图解家庭医学全书

TUJIE JIATING YIXUE QUANSHU

郑　楚　何书广 ◎ 编著

（上）

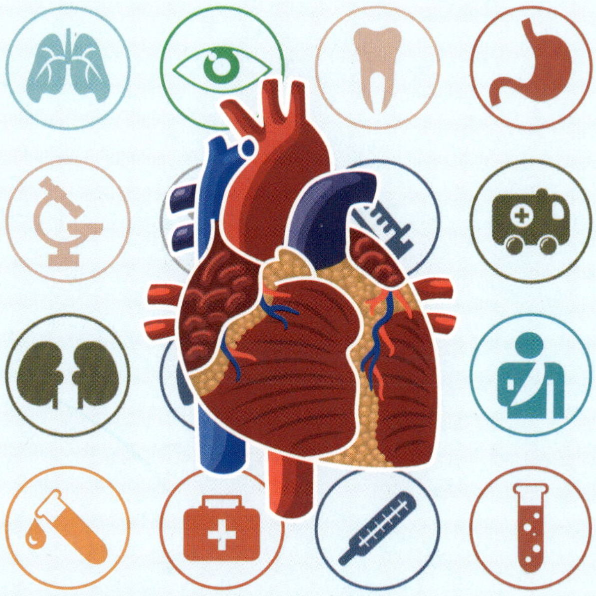

中医古籍出版社
Publishing House of Ancient Chinese Medical Books

图书在版编目（CIP）数据

图解家庭医学全书 / 郑楚，何书广编著. —北京：中医古籍出版社，2014. 6

ISBN 978-7-5152-0605-9

Ⅰ.家… Ⅱ.①郑 …②何 … Ⅲ. ①家庭医学 Ⅳ. ① R1

中国版本图书馆CIP数据核字（2014）第090834号

图解家庭医学全书

编　　著：郑　楚　何书广

责任编辑：于　峥

出版发行：中医古籍出版社

社　　址：北京市东直门内南小街16号（100700）

印　　刷：北京通州皇家印刷厂

发　　行：全国新华书店发行

开　　本：889mm × 1194mm　1/16

印　　张：27

字　　数：300千字

版　　次：2014年6月第1版　2014年6月第1次印刷

书　　号：ISBN　978-7-5152-0605-9

定　　价：286.00元（上中下）

前言

目前，由于我国医疗资源十分有限，医疗机构又普遍存在“以药养医”等种种弊端，上医院看病常常需要办理各种繁杂的手续，付出高昂的医疗费用，看病就医成了当前让老百姓最头疼的事儿。因此，多数人也希望能在家中自主治疗一些疾病，而不用时时、事事都求助于医生。自我治病防病，维护和促进身体的健康，这是完全可行的。只需要掌握医学基本常识、基本的护理技能和急救技能，就能在日常生活中成为最好的家庭医生，有力地捍卫自己和家人的健康。如果能做到对自身和家人的身体状况有较为清楚的了解，随时监测身体的各项指标，判断身体发出的各种警讯，就完全可以根据病情和经济情况选择合适的自疗妙方，从而免去了上医院求医的种种麻烦。

也有一些人对家庭自我保健和医疗抱怀疑态度，认为病了只能求助医生，事实上这是过度放大了医生的作用。在治疗一些小病小痛方面，医生事实上并不比我们自己更高明。医生的治疗的确能缩短病程，缓解症状，这让多数人认为完全是医生的功劳。然而大家所不知道的一个真相是：许多疾病是可以通过身体自愈能力来痊愈的，医生用药后反而会抑制身体本身的自愈能力，久而久之，人体会开始依赖医药。最高明的医生是我们身体本身的自愈力，只需要我们自己去引导它发挥作用，就可以轻轻松松地恢复健康。

其实，无论对于患者还是医生而言，拥有一部真正称得上权威的家庭医学全书都是梦寐以求的事情。患者足不出户，就获得世界一流医学专家关于各种疾病的治疗建议，放心、舒心、省事、省钱，其效果还远远超过了那些医术平庸者开出的药方。《家庭医学全书》就是一部符合广大读家庭需求的书，它既是一部家庭医疗保健指南，帮助读者解决自身或家人的健康问题，也可当作医生参考和学习的医学工具书。

本书的内容涉及面广，涵盖家庭健康医疗的各个方面，信息含量非常丰富，是目前最全面的家庭健康医疗实用工具书之一。全书共有十四章，首先，重点讲述了常见病的诊断方法，以及急症和意外伤害的急救措施和急救的基本常识，帮助读者轻松掌握各种急救技能。其次，介绍了中医治病、常用中草药和针灸推拿法，让读者真正享受花钱少，无副作用的疾病诊疗方法。最后，按不同病症分科，用图文结合的方式介绍了各种常见病的基本常识和治疗方法，帮助读者轻松应对生活中的常见病。

阅读本书，读者能获得最权威、最专业的防病、治病、保健方案，掌握准确、实用的医学知识和信息，了解疾病真相，面对疾病，无须恐慌，无须乱投医，一些小病在家就可以处理，大病去医院时，自己多一分医学知识储备，便能更好地配合医生治疗，使得医生更准确地诊断疾病，治疗效果也会倍增。但愿本书能满足每一个家庭的需要，帮助您随时解决健康问题，为您和家人的健康保驾护航。

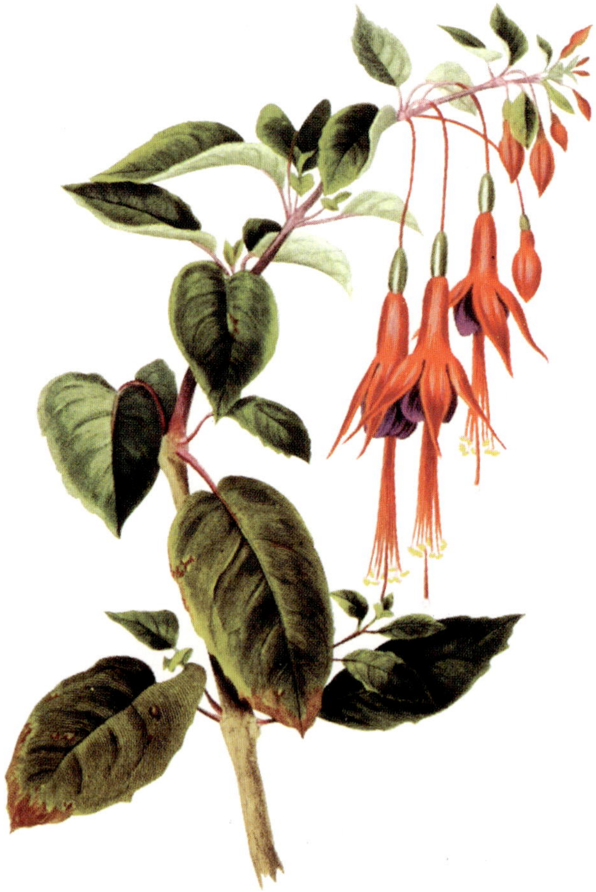

目录

第一章　常见病的诊断

头痛……2
眩晕……5
咳嗽……7
呕吐……10
胸痛……12
腹泻……14
腹水……17
血尿……18
便血……21
黄疸……22
肝脾肿大……25
水肿……27

第二章　急症处理

腹痛……32
高热……35
昏迷……38
休克……40
小儿惊厥……43
呼吸困难……45
异物……47
气胸……50
血胸……52
出血……52
中暑……57
溺水……59
电击伤……60
急性中毒……61
毒蛇咬伤……64
疯狗咬伤……67

第三章　意外伤害救治

止血……70
包扎……72
固定……77
搬运……78

第四章　中医治病

第一节　望闻问切
望诊……82
闻诊……83
问诊……83
切诊……84
摸体表……85
第二节　辨证施治
辨证施治的注意要点……85

八纲辨证施治......86
第三节　病邪的辨证施治
风证......87
温证......87
痰证......88
暑证......88
燥证......88
食积......88
虫证......89
第四节　内脏、气血的辨证施治
心病......89
肝病......89
脾病......90
肺病......90
胃病......91
肠病......91
肾病......91
膀胱病......92
气证......92
血证......92
第五节　热性病的辨证施治
实证期......93
虚证期......93

第五章　常用中草药

识别科属形态......96
重视保护药源......96
第一节　中草药的常识
熟悉采集季节......97
掌握药物性能......97
了解加工方法......97
注意用法剂量......99
第二节　常用中草药简介
解表药......101
清热药......103
泻下药......120
祛风湿药......121
利尿渗湿药......124
活血药......129
理气药......135
止血药......138
化痰止咳药......143
驱虫药......146
消食药......149
补益药......149
安神、镇痉药......155
清暑药......157
祛寒药......157
外用药......158
收敛药......159
软坚药......162

第六章　针灸与推拿

第一节　常用穴位
取穴的方法......164
人体常见穴位......164
第二节　推拿疗法
作用及适应证......175
常用手法......175
常见的热敷方......177
第三节　新罐疗法
刺血拔罐法......180
推罐法......181
水罐法......181

第七章　内　科

第一节　呼吸系统
呼吸系统生理概述......184

呼吸系统体格检查 185
上呼吸道感染 187
支气管扩张 189
哮喘 190
大叶性肺炎 191
呼吸系统其他疾病 193

第二节　消化系统

消化系统生理概述 194
消化系统体格检查 196
慢性胃炎 197
肝硬化 199
消化系统其他疾病 201

第三节　循环系统

循环系统生理概述 202
循环系统体格检查 203
高血压病与高血压性心脏病 204
冠状动脉硬化性心脏病 205
风湿病 206
慢性风湿性瓣膜病 208
心律失常 210
心力衰竭 211
循环系统其他疾病 214

第四节　泌尿系统

泌尿系统生理概述 215
泌尿系统体格检查 216
肾小球肾炎 216
慢性肾炎 217
泌尿系结石 218
泌尿系统其他疾病 219

第五节　血液系统

血液系统生理概述 220
贫血 221
紫癜 222
白血病 223
急性白血病 224
慢性白血病 224
血液系统其他疾病 225

第六节　神经系统

神经系统生理概述 226
神经系统体格检查 227
坐骨神经痛 228
面神经瘫痪 229
癫痫 230
脑血管意外 231
神经系统其他疾病 232

第七节　内分泌系统

内分泌系统生理概述 233
甲状腺 234
肾上腺 234
胰岛 234
脑垂体 234
性腺 235
单纯性甲状腺肿 235
甲状腺功能亢进 236
糖尿病 237
内分泌系统其他疾病 239

第八节　其他

神经衰弱 240
类风湿性关节炎 241

第八章　外科

第一节　外科感染

阳证与阴证的临床表现 244
阳证的治疗 244
阴证的治疗 245
痈 247
急性淋巴管炎 248
急性淋巴结炎 249
乳腺炎 249
手指的化脓性感染 250
甲沟炎 251
脓性指头炎 251

化脓性腱鞘炎 252
下肢溃疡 253
下肢静脉曲张 254
化脓性骨髓炎 254
全身化脓性感染 255
骨与关节结核 256
第二节　急腹症
胃、十二指肠溃疡急性穿孔 257
肠梗阻 258
急性阑尾炎 259
胆管蛔虫病 262
急性胆囊炎、胆石症 262
急性腹膜炎 263
第三节　肛门病
肛门检查法 264
内痔 265
外痔 267
混合痔 268
肛裂 269
肛瘘 270
第四节　肿瘤
良性肿瘤 271
皮脂腺囊肿 271
脂肪瘤 272
纤维瘤 272
血管瘤 272
乳房纤维腺瘤 272
恶性肿瘤 273
第五节　其他
烧伤 274
疝 277
睾丸鞘膜积水 279
第九章　伤科
第一节　人体的骨骼系统
头颅骨 282
躯干骨 282
上肢骨 283
下肢骨 283
第二节　骨折
骨折总述 284
骨折的分类 284
骨折的诊断 285
骨折的急救原则 285
骨折的具体处理 285
骨折的愈合标准 288
骨折的药物应用 288
锁骨骨折 289
肱骨外科颈骨折 290
肱骨干骨折 291
肱骨髁上骨折 292
前臂双骨折 293
桡骨下端骨折 294
股骨颈骨折 295
股骨粗隆间骨折 295
股骨干骨折 296
髌骨骨折 297
胫腓骨骨折 297
踝部骨折 298
指（趾）骨骨折 299
胸腰椎压缩性骨折 300
第三节　脱位
脱位总述 302
下颌关节脱位 302
肩关节脱位 303
肘关节脱位 304
髋关节脱位 305
髌骨脱位 305
第四节　软组织损伤
软组织损伤总述 306
颈部扭伤 307
肩关节周围炎 307

膝部扭挫伤 309
第五节　颅脑损伤
颅脑损伤的分类 310
颅脑损伤的诊断 311
颅脑损伤的治疗 311
第六节　腰背痛
腰部急性扭伤和慢性劳损 312
腰椎间盘突出症 314
腰背痛的分类及诊断鉴别 315

第十章　儿科

第一节　概　说
生长发育 318
保育 318
第二节　新生儿疾病
颅内出血 321
脐炎 321
硬肿症 322
破伤风 323
败血症 323
第三节　小儿各系统疾病
口腔炎 324
鹅口疮 325
支气管肺炎 326
婴儿腹泻 328
婴儿手足搐搦症 330
佝偻病 330
低血糖症 332
暑热症 332
遗尿 333
第四节　小儿传染病
百日咳 334
水痘 336
麻疹 336

第十一章　妇科

第一节　概说
女性生殖器的介绍 340
女性生殖器生理 341
阴道检查 341
第二节　妇科病
月经不调 343
痛经 344
带下 346
盆腔炎 347
慢性盆腔炎 348
子宫脱垂 349
子宫肌瘤 350
卵巢囊肿 351
子宫颈癌 351
第三节　避孕
口服避孕药 351
阴茎套 352
第四节　流产
人工流产 352
药物流产 353

第十二章　皮肤病

第一节　概说
皮肤病临床表现 356
局部治疗原则 357
中医辨证施治 358
第二节　常见皮肤病
冻疮 359
皲裂 360
湿疹 360
荨麻疹 362

痒疹 363
接触性皮炎 363
药物性皮炎 364
单纯疱疹 365
带状疱疹 365
鸡眼、胼胝(老茧) 366

第十三章　眼病

第一节　眼睛的结构
眼球 368
第二节　常见眼病
沙眼 369
角膜炎 369
结膜炎 370
青光眼 371
白内障 372

第十四章　耳鼻咽喉口腔科

第一节　耳鼻咽喉的简单结构
耳 374
鼻 374
咽 374
第二节　耳病
喉 375
聋哑 375
外耳道疖、外耳道炎 375
化脓性中耳炎 376
第三节　鼻病
慢性鼻炎 377
鼻窦炎 378
鼻息肉 380
第四节　咽、喉病
慢性咽炎 380
喉炎 381
第五节　口腔病
牙痛 382
简易拔牙 382

附录

速查表 384
常用诊疗术 386
家庭急救 396
指压穴位疗法 409

第一章

常见病的诊断

现代社会中，随着人们工作和学习压力的增大，生活中越来越多的人被一些常见病所困扰，比如头痛、眩晕、咳嗽、胸痛等，这些疾病时刻都在影响着我们的健康。

如果我们对这些疾病多一些了解，就可以很好地预防疾病。即使得了病，也能很快地找出生病的原因，有助于疾病的诊断和治疗。这样我们就能远离生活中的致病隐患，拥有一个健康的身体。

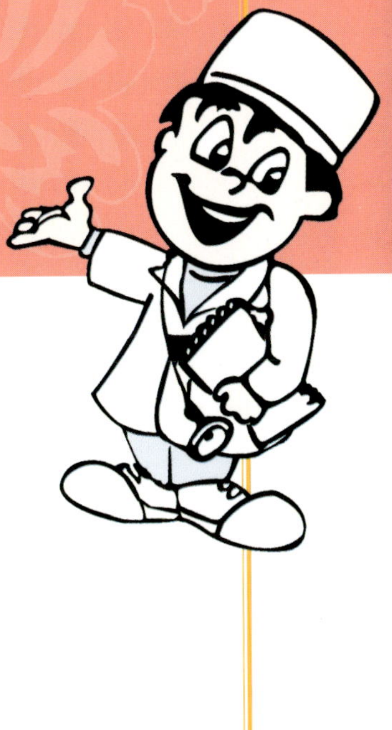

头痛

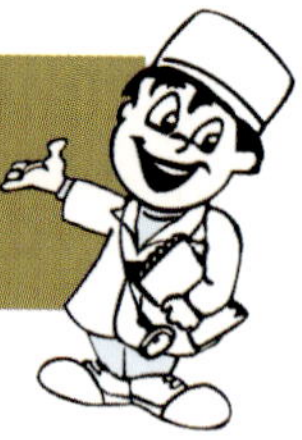

头痛是临床上常见的症状之一，引起头痛的原因很多，其中有些是严重的致命疾患。在进行病因诊断时，往往十分困难。

引起头痛的常见病因

（一）头部疾病

(1) 脑实质疾病：如脑瘤、脑震荡、流行性乙型脑炎等。

(2) 脑血管疾病：如脑出血、蛛网膜下隙出血、脑血管硬化等。

(3) 脑膜疾病：如化脓性脑膜炎、结核性脑膜炎、流行性脑脊髓膜炎等。

(4) 颅内肿物及颅内压增高：包括脑瘤、脑脓肿、囊肿、颅内血肿、脑寄生虫等。

（二）五官疾病

(1) 眼部疾病：如散光、青光眼、远视和虹膜睫状体炎。

(2) 耳部疾病：如中耳炎、乳突炎。

(3) 鼻部疾病：如鼻炎、鼻窦炎。

(4) 咽部疾病：如咽炎、扁桃体炎。

（三）全身性疾病

(1) 传染病：如疟疾、血吸虫病。

(2) 心血管疾病：如高血压、动脉硬化。

(3) 精神神经系统疾病：如神经衰弱、偏头痛、癔病、癫痫等。

诊断

（一）了解病情

1. 头痛发生的时间：原发性高血压的头痛时间往往在晨间；脑瘤和副鼻窦炎的头痛时间一般在上午时比较剧烈；眼部疾病所导致的头痛，常常在下午或晚上发生，或者经常发生在看书之后。

2. 疼痛的部位

(1) 前额头痛：常见于眼、鼻、咽部疾病，以及贫血和发热性疾病。

(2) 顶部头痛：常见于神经衰弱等。

(3) 侧部头痛：常见于耳部疾病、偏头痛以及癔病等。

(4) 枕部头痛：常见于脑膜炎、高血压、尿毒症、癫痫和蛛网膜下隙出血等。

(5) 全部头痛或位置不固定的头痛：多见于脑震荡、动脉硬化、脑炎、神经衰弱等。

3. 疼痛的程度：脑膜炎常常会导致剧烈的头痛；脑瘤、副鼻窦炎和眼部疾病会导致中等程度的头痛。

4. 头痛伴随的症状

(1) 失眠：神经衰弱、脑膜炎所引起的头痛都会影响到睡眠；脑瘤、副鼻窦炎所引起的头痛一般不影响睡眠。

(2) 恶心呕吐：流行性脑脊髓膜炎、流行性乙型脑炎、脑瘤等可伴有呕吐而无恶心；偏头痛时常可伴有恶心呕吐；鼻部和眼部的疾病引起的头痛很少引起呕吐。

(3) 视力减退：眼部疾病一般都引起视力减退，脑瘤也可能出现视力减退现象。

(4) 耳鼻流脓：耳、鼻部疾病的可能性最大。

（二）体格检查

(1) 体温增高：常见于发热性疾病和传染病，如伤寒、疟疾、流行性脑脊髓膜炎、流行性乙型脑炎等。

(2) 心脏检查：高血压病可有左心扩大及心尖区柔软吹风样收缩。

(3) 神经系统检查：流行性脑脊髓膜炎、流行性乙型脑炎等可出现抬头试验、抬腿试验和划足底试验阳性。

(4) 血压测定：血压增高常见于高血压病及肾性高血压；血压偏低常可见于贫血和重型流行性乙型脑炎。

(5) 视力检查：在远视和散光时，可以发现视力不正常。

(6) 鼻部检查：副鼻窦炎和乳突炎时，常有局

头痛鉴别诊断表

病名	症状体征
流行性乙型脑炎	多发于夏、秋季节，发热，头痛，喷射式呕吐，随着病情发展，出现烦躁、昏迷、抽搐颈有抵抗
脑震荡后遗症	受伤后，有数分钟意识丧失，病人清醒后出现头晕、头痛等症状，可达数月或数年常无明显体征。发现脑肿瘤、脑脓肿、脑血肿头痛呈持续性，逐渐加剧，可伴有喷射式呕吐，视力逐渐减退，可出现复视、面部麻木、面瘫等，眼底检查可发现视神经乳头水肿
流行性脑脊髓膜炎	多发于冬、春季节，起病急，高热，剧烈头痛，喷射式呕吐，很快进入昏迷，颈有抵抗，抬腿试验、划足底试验阳性，胸腹部散在出血点，严重者可出现全身性瘀斑
化脓性脑膜炎	一年四季均可发生，发热，头痛，呕吐，常有大叶性肺炎或中耳炎史。颈有抵抗，抬腿试验、划足底试验阳性
结核性脑膜炎	一年四季均可发生，发热，头痛，呕吐，常有肺结核史。病程长，发展到晚期会出现昏迷，颈有抵抗，抬腿试验、划足底试验阳性
蛛网膜下腔出血	一年四季均可发生，有高血压病史。头痛，呕吐，一般无发热，昏迷不多见，脑脊液呈血性
脑动脉硬化	多见于老年，头晕，头痛，或有暂时性昏厥，神志不清，记忆力与智力减退
青光眼	眼疼头痛，视力减退，看灯周围有色彩圈，可出现恶心呕吐，慢性患者起病缓，临床表现为眼压增高，角膜水肿，瞳孔扩大呈椭圆形
虹膜睫状体炎	眼痛，怕光，流泪，视力减退，越近角膜充血越重，颜色紫红，瞳孔缩小，不能对光反射
慢性鼻炎	鼻塞流涕，两侧鼻塞或左右交替，多为间歇性，常于平卧时加重，可有嗅觉减退
急慢性中耳炎	阵发性疼痛，感染严重者可剧烈疼痛，有跳动感，可有发热，慢性患者可长期间歇性流脓，外耳道有脓液流出，耳镜检查可发现鼓膜充血或穿孔，咽部干痛，鼻黏膜充血
慢性副鼻窦炎	鼻塞，流大量鼻涕，嗅觉不灵，头胀，头晕，头部隐痛，鼻腔脓涕，有时咽后壁亦有鼻涕黏附，副鼻窦区有压痛感
偏头痛	阵发性一侧头痛，剧烈时伴呕吐，吐后头痛反而减轻。不发作时与正常人一样，中年以后可能停止发作，无阳性体征，可出现于高血压、癔病、神经衰弱、癫痫等
扁桃体炎	咽喉疼痛，伴发热，畏寒，关节酸痛，扁桃体肿大充血，可有白色分泌物

部压痛，副鼻窦炎可发现鼻腔流脓。

(7) 耳部检查：中耳炎时，可有外耳道流脓和鼓膜穿孔现象。

(8) 咽部检查：扁桃体炎时，扁桃体肿大，表面可有白色分泌物。

治疗

（一）西药

(1) 复方阿司匹林或氨非咖：每次 1 片，每日 3 次。用于一般性头痛。

(2) 非那根：每次 25 毫克，每日 3 次，有轻微头痛时可以选用。

(3) 杜冷丁：每次 100 毫克，每日 3 次，主要用于剧烈疼痛，在一般性止痛药无效时应用。或用 50 ~ 100 毫克，进行肌内注射。

(4) 酒石酸麦角胺：每次 1 ~ 2 毫克，每日 3 次，对偏头痛效果较好，可以防止偏头痛的发作。

（二）新针疗法

1. 前额头痛

主穴：印堂、合谷。

备穴：上星、列缺。

治法：挟刺印堂。刺合谷达到一定感应时出针。每次二穴，如果效果不佳可配用备穴。

2. 顶部头痛

主穴：涌泉、悬钟。

备穴：太冲、百会。

治法：涌泉针 0.8 ~ 1 寸，没有效果时配用太冲或百会。

3. 侧部头痛

主穴：太阳、外关。

备穴：风池、内关。

治法：用太阳透率谷，达到强烈酸麻胀痛时出针。远端配外关，一般出针即有一定的效果，效果不佳时改用或配用备穴。

4. 枕部头痛

主穴：风池、后溪。

备穴：昆仑、丰隆。

治法：如主穴效果不佳，可加备穴。

5. 全部头痛

主穴：印堂、百会、太阳。

备穴：足三里、合谷。

治法：针主穴，效果不佳时配用备穴。

（三）推拿疗法

1. 抹太阳至风池，左右各 30 ~ 50 次，然后拿风池、肩井穴（刺激较强）20 ~ 30 次，最后重复抹印堂至攒竹至鱼腰至太阳穴 10 次，每日治疗 1 ~ 2 次。

2. 先按印堂、攒竹、阳白、头维穴，以酸胀为度。接着用抹法，印堂至神庭、印堂至太阳各 20 ~ 30 次。

（四）草药单方

1. 川芎 9 克，白芷 9 克，煎服或研末吹鼻。

2. 全蝎 3 克，蜈蚣三条，地龙 9 克，焙干，研末吞服，每次 3 克，每日 2 次。

（五）中医辨证施治

(1) 外感头痛：头痛发热，咽痛或扁桃体肿大，或有呕吐，苔薄脉数，宜清热祛邪。连翘 15 克，板蓝根 50 克，大青叶 50 克，拳参 50 克，川芎茶调散 9 克，水煎服，每日 1 剂。

加减法：鼻流脓涕加苍耳子 9 克，辛夷 6 克。

(2) 肾虚头痛：头脑空痛，耳鸣，头晕，腰背酸痛，苔薄脉细弦，宜养阴补肾。熟地 9 克，党参 9 克，山药 9 克，杜仲 9 克，山茱萸 6 克，枸杞子 9 克，当归 9 克，水煎服，每日 1 剂。

(3) 肝阳头痛：烦躁，易怒，头痛，失眠，苔薄脉弦，宜平肝熄风。龙胆草 9 克，黄芩 9 克，钩藤 12 克（后入），牡蛎 50 克（先煎），磁石 50 克（先煎），川芎 4.5 克，夏枯草 12 克，水煎服，每日 1 剂。

头痛按摩法

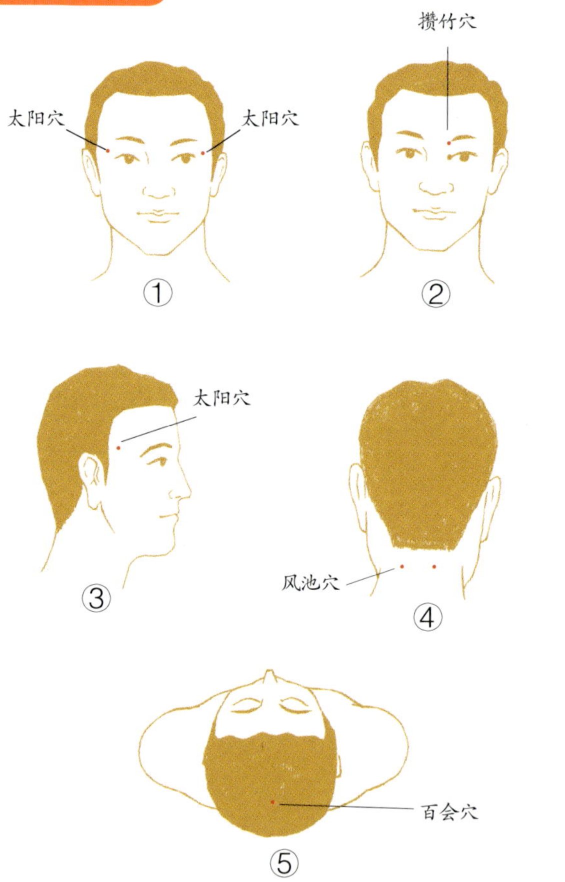

① 前额痛　使用穴位：前额五点包括两边太阳穴、两边眉毛中点、两眼内侧与鼻根交界处。

② 膀胱经部头痛　使用穴位：攒竹穴。

③ 偏头痛　使用穴位：太阳穴(眉梢与外眼角中间)。

④ 后头痛　使用穴位：风池穴(头后部两侧凹窝)。

⑤ 头顶痛　使用穴位：百会穴(两耳尖直上连线与鼻中直上连线相交处)。

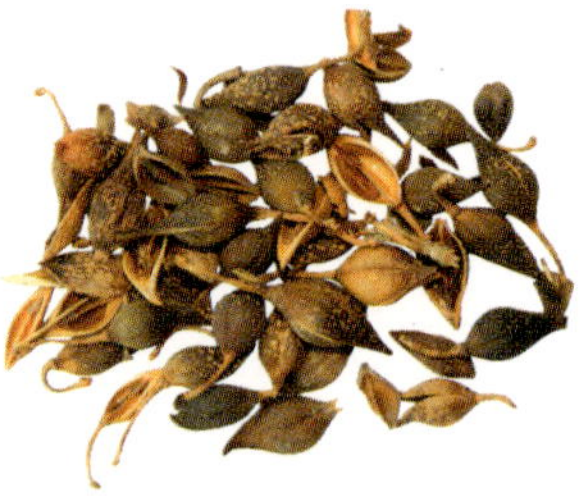

连翘

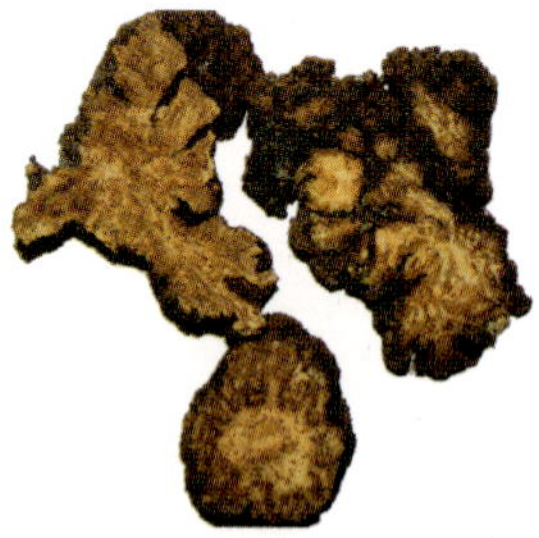

川芎

眩晕

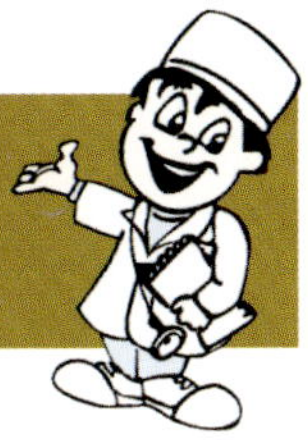

眩晕是目眩和头晕的总称，也就是感觉自身或外界的东西在旋转运动。眩晕通常会使人站立不稳、头昏眼花。

引起眩晕的常见病因

（一）脑部疾病

脑瘤、脑血栓等。

（二）心血管疾病

高血压、低血压、动脉硬化等。

（三）精神神经系统疾病

癔病、神经衰弱、癫痫等。

（四）耳部疾病

前庭神经炎、迷路炎、晕船、晕车等。

诊断

（一）详细询问以下各点

(1) 眩晕与环境的关系：长期生活在嘈杂的环境中，耳源性眩晕可能最大；在坐船或乘车时发生眩晕的可能性较大。

(2) 眩晕发生的情况：感觉到自身及周围环境在旋转，常见于脑部疾病；没有感觉外物及自身在旋转，只是站立不稳，常见于心血管疾病。

(3) 眩晕伴有的症状：伴有恶心呕吐，眼球震颤，应考虑是耳源性眩晕；伴有口吐白沫、抽搐等，应考虑癫痫；情绪激动时头晕加重，应考虑是高血压或动脉硬化。

（二）体格检查

详细检查病人是否有高血压、贫血、眼球震颤、中耳炎或者其他疾病。

治疗

（一）一般性眩晕可服用镇静剂

(1) 利眠宁：每次 10 毫克，每日 3 次。

眩晕鉴别诊断表

病名	症状体征
迷路炎	常继发于中耳炎、乳突炎，发热，眩晕，呕吐，听力障碍，闭目难立，眼球震颤，乳突部可有压痛，运动病（晕车、晕船）于乘车和坐船时，发生恶心呕吐
耳源性眩晕	突然发生眩晕，外界东西及自身感觉旋转，恶心呕吐，面色苍白，出汗，严重的会出现神志不清，眼球震颤
白血病	头晕，乏力，发热，鼻、牙龈、胃肠道、皮下、脑等部位均可出血，周围血液中可找到幼稚细胞，白细胞明显增生，肝脾可肿大
脑肿瘤	头痛，眩晕加剧，常伴顽固性呕吐，站立不稳，眼球震颤，放射线有助于诊断高血压。头晕，头痛，头胀，心悸。在情绪激动后头晕加重，血压升高，心脏可向左扩大，心尖区可有收缩期杂音
动脉硬化	头晕，头痛，记忆力减退，脉弦紧，眼底血管硬化变细
缺铁性贫血	面色苍白，头晕眼花，耳朵嗡嗡作响，两眼皮内及指甲血色变淡，红细胞及血红蛋白减少
再生障碍性贫血	头晕，面色苍白，皮下出血点，尿血，便血，红细胞、白细胞、血小板均减少
神经衰弱	头晕，头痛，耳鸣，眼花，记忆力差，思想不能集中，失眠。无明显阳性体征，癫痫发作时大叫一声，意识丧失，全身抽搐，口吐白沫，大小便失禁，发作后头晕头痛，精神疲倦，发作时瞳孔散大

(2) 三溴片：每次 0.6 ～ 0.9 克，每日 3 次。

(3) 苯巴比妥：每次 15 ～ 30 毫克，每日 3 次。

眩晕发作时除用上述镇静剂外，还可以服用下列药物。

(1) 晕海宁：每次 50 毫克，每日 3 次。

(2) 氟桂嗪：每次 5 ～ 10 毫克，每日 2 次。

(3) 非那根或冬眠灵：每次 12.5 ～ 25 毫克，每日 3 次。

(4) 山莨菪碱 (654–2)：每次 10 ～ 20 毫克，每日 1 次，静脉滴注。

眩晕发作时，最好是卧床休息，这样能减轻眩晕的感觉。如果不断地呕吐，可以进行静脉注射葡萄糖。

（二）推拿疗法（同“头痛”）

（三）中医辨证施治

(1) 肝阳眩晕：急躁，容易发脾气，头晕头痛，苔薄黄，脉弦数，宜平肝潜阳。天麻 4.5 克，嫩钩藤 12 克（后下），珍珠母 50 克（先煎），磁石 50 克（先煎），夜交藤 15 克，龙胆草 3 克，水煎服，每日 1 剂。

(2) 痰湿眩晕：头晕头重，胸闷恶心，舌苔白腻，脉象濡滑，宜祛痰化湿。焦白术 9 克，姜半夏 9 克，茯苓 9 克，陈皮 6 克，白芷 4.5 克，水煎服，每日 1 剂。

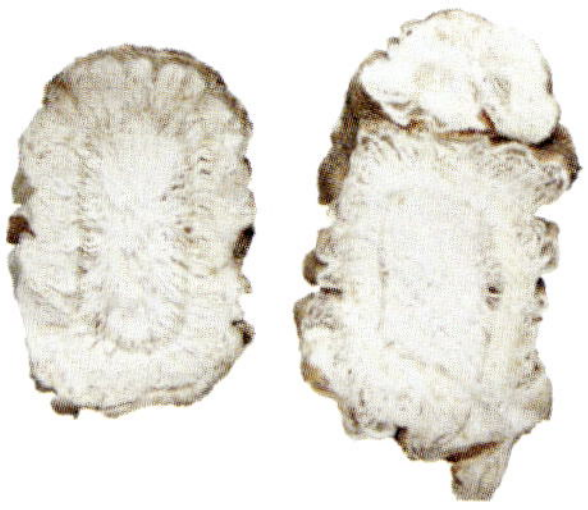

白芷

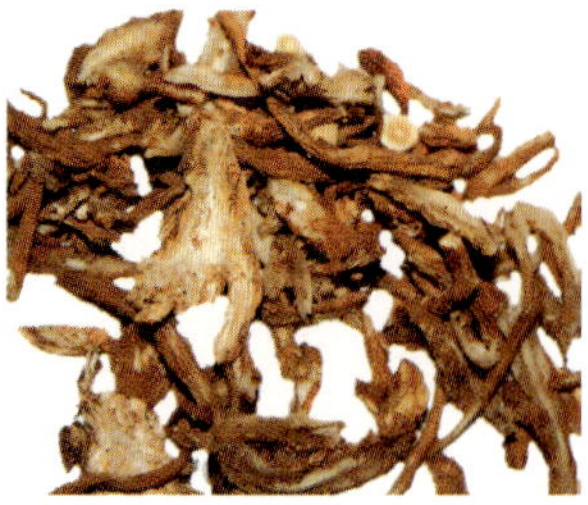

当归

加减法：心烦、口苦加竹茹 6 克，枳实 9 克；目赤、小便红，加黄柏 9 克。

(3) 血虚眩晕：面色苍白，耳鸣目花，苔薄，舌质淡，宜补血安神。当归 9 克，丹参 12 克，五味子 4.5 克，柏子仁 9 克，夜交藤 50 克，水煎服，每日 1 剂。

(4) 气虚眩晕：神疲乏力，胃口不好，苔薄，脉细，宜健脾益气。党参 9 克，黄芪 9 克，焦白术 9 克，远志 4.5 克，茯苓 9 克，炒枣仁 9 克，水煎服，每日 1 剂。

耳石复位疗法治眩晕

第1步：患者正坐，慢慢平躺到床上。第2步：医生用手轻轻托住患者的后脑勺。第3步：医生将病人的头轻轻向左转45度，然后向右转45度，重复10次。第4步：病人将身体先向左侧身，然后向右侧身，重复10次。第5步：完成以上四步后轻轻将病人扶起，正坐5分钟。

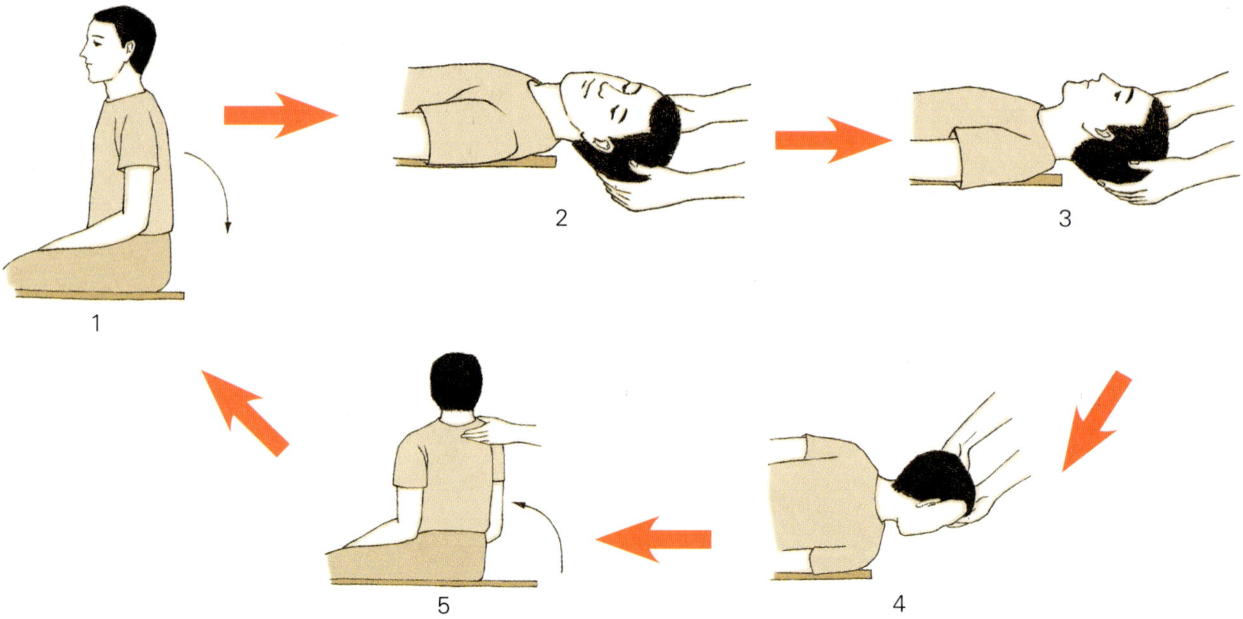

咳嗽

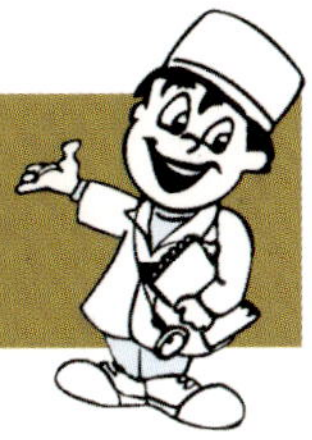

咳嗽是人体的一种保护性呼吸反射动作。咳嗽的产生，是由于当异物、刺激性气体、呼吸道内分泌物等刺激呼吸道黏膜里的感受器时，冲动通过传入神经纤维传到延髓咳嗽中枢，引起咳嗽。

咳嗽的动作是短促深吸气，声门紧闭，呼吸肌、肋间肌和膈肌快速猛烈收缩，使肺内高压的气体喷射而出，随着急速冲出的气流，呼吸道内的异物或分泌物被排出体外。

引起咳嗽的常见病因

(一) 呼吸系统疾病

呼吸道各部位，如咽、喉、气管、支气管和肺，异物、炎症、肿瘤、出血等刺激均可引起咳嗽。

(二) 心脏病

如二尖瓣狭窄或其他原因所致左心功能不全引起的肺瘀血与肺水肿，可引起咳嗽。右心或体循环静脉栓子脱落引起肺栓塞时，也可出现咳嗽与咳血。

(三) 传染病、寄生虫病

如百日咳、白喉、肺结核、肺吸虫病等。

(四) 循环系统疾病

如心力衰竭时引起的肺水肿。

诊断

(一) 详细询问病史

(1) 咳嗽出现的时间：早晨咳嗽加剧，常见于支气管扩张；夜间的单声咳嗽，常见于肺结核。

(2) 咳嗽的具体表现：急性咳嗽常见右上大叶性肺炎、呼吸道感染等；慢性咳嗽常见于肺结核、慢性支气管炎等。

(3) 咳痰的性质和多少：咳出大量的脓痰，常见于支气管扩张、肺脓肿；铁锈色痰常见于大叶性肺炎；泡沫性痰常见于支气管哮喘；粉红色痰常见于心力衰竭引起的肺水肿。

(4) 咳嗽的节律：咳嗽嘶哑常见于急性咽喉炎；轻微短促的咳嗽常见于肺结核初期；发作时咳声不绝，持续 10 ~ 20 次，咳嗽之后因吸气而产生特殊的高音声调，可能是百日咳。

(5) 咳嗽伴发的症状：

①咳嗽伴发高热常见于肺炎；咳嗽伴发低热常见于肺结核。

②咳嗽伴有呕吐常见于百日咳、慢性咽炎；咳嗽伴有呼吸困难常见于哮喘、心力衰竭；咳嗽伴有消瘦常见于肺癌。

③咳嗽痰中带血常见于急性支气管炎、肺结核等；咳嗽大量咯血常见于支气管扩张及晚期肺结核等。

(二) 体格检查

1. 咽部充血常见于上呼吸道感染；扁桃体肿大常见于扁桃体炎。

2. 肺部听到哮鸣音常见于哮喘；干性啰音常见于支气管炎；肩胛间听到细湿啰音常见于肺结核；肺底部听到湿性啰音常见于肺炎及慢性支气管炎继发感染；两肺中听到湿性啰音常见于心力衰竭及支气管肺炎。

3. 如果心脏有杂音，则可能是心脏疾病。

(三) 实验室检查

1. 白细胞和中性粒细胞增高，常见于肺部炎症。

2. 将痰放在白色透明的瓶子里，24 小时静置后，可分为 3 层：上层为白色泡沫，中层为混浊的液体，下层为黄绿色沉渣。常见于肺脓肿及支气管扩张。

治疗

(一) 祛痰及镇咳药

(1) 氯化铵 (10%)：口服每次 5 ~ 10 毫升，每日 3 次；或用片剂，每次 0.5 ~ 1 克，每日 3 次。用于咳嗽、痰不易咳出的患者，尿毒症患者禁用。

咳嗽鉴别诊断表

病名	症状体征
上呼吸道感染	突然发病，流涕，咳嗽，鼻塞，发热，畏寒，鼻有分泌物，咽部充血
急性支气管炎	咳嗽痰少，常有轻度发热；慢性患者天冷时加重，气候变暖时减轻，肺部可听到干性或湿性啰音。支气管哮喘阵发性咳嗽，一般晚间较为厉害，发作时呼吸困难，不能平卧，发作将止时，咳出白色泡沫痰，两肺满布哮鸣音
肺吸虫病	咳嗽，咯血。本病发生多有地方性，痰中可找到肺吸虫虫卵
白喉	发热，咳嗽，咳声粗而浊，类似狗叫。严重者出现喉梗阻现象，呼吸困难，蝉鸣声，紫绀，烦躁不安等，喉、咽及扁桃体覆有乳白色或灰白色假膜，不易拭去，若用力拭去，会有浅表出血
百日咳	多见于儿童，一阵阵地咳个不停，最后产生一种特殊声音，好像雄鸡啼叫的尾声一样，肺部有时可听到干性啰音
心力衰竭、心脏病	咳嗽，气急，不能平卧，痰带粉红色，口唇紫绀，两肺满布湿性啰音，心率加快，可有杂音
支气管扩张	长期慢性咳嗽，大量脓痰，体位改变时更多，经常痰中带血或咯血。有少量干性或湿性啰音
支气管癌、肺癌	年龄在中年以上，咳嗽少痰，痰中带血，胸痛，很快消瘦。晚期可出现恶病质，放射线检查有助于明确诊断
支气管肺炎	多见于老人及小孩，发热干咳，或咯黏液浓痰，严重者可出现气急、紫绀。初期少量干性啰音，以后湿性啰音增加，可出现密集细小湿性啰音及捻发音
非典型性肺炎	起病缓慢，发热，干咳，后有少许黏痰，偶带血丝，一般2～3周内恢复，可有少量干性或湿性啰音
大叶性肺炎	起病比较突然，寒战，高热，有频繁的咳嗽，随着病情的发展可出现铁锈色痰，胸痛明显，在有病的一侧可听到支气管呼吸音和湿性啰音，叩诊浊音；白细胞和中性粒细胞显著增高
肺脓肿	高热，大量黄色或绿色脓性痰液，痰静置后可分为三层：上层为黏液及泡沫，中层为浆液，下层为脓块及坏死组织。如未及时治疗可见并发肺部，可听到湿性啰音，白细胞及中性粒细胞显著增高
肺结核	面颊潮红，胃口不好，盗汗，胸部隐痛，经常痰中带血或咯血。放射线检查有助于诊断
胸膜炎	发热，干咳，无痰，咳嗽及呼吸时胸痛加剧，患侧叩诊浊音，语颤及呼吸音减低或消失

(2) 复方甘草合剂：口服每次10毫升，每日3次。用于一般咳嗽，若咯痰不畅，可加入氯化铵。

(3) 咳必清：口服每次12.5～25毫克，每日3次。用于剧烈咳嗽，对上呼吸道感染引起的咳嗽效果更佳，多痰及心力衰竭病人禁用。

(4) 磷酸可待因：口服每次15毫克，每日3次。一般情况下不宜应用；若咳嗽剧烈，影响呼吸、饮食及睡眠，而且痰液不多者，可暂时使用；肺源性心脏病、呼吸衰竭者应禁用。

(5) 敌咳：口服每次10毫升，每日3次。可使痰液变稀，用于一般咳嗽。

（二）草药单方

1. 鲜萝卜300克，洗净，带皮切丝，绞汁内服。用于治疗咳嗽痰多，喉痒咽干。

2. 佛耳草15克，水煎服。用于治疗咳嗽痰多，不发热。

3. 枇杷叶（去毛）50克，老桑叶50克，车前草50克，水煎服，每日分2次服。用于治疗喉痒

民间偏方—— 刮痧治咳嗽

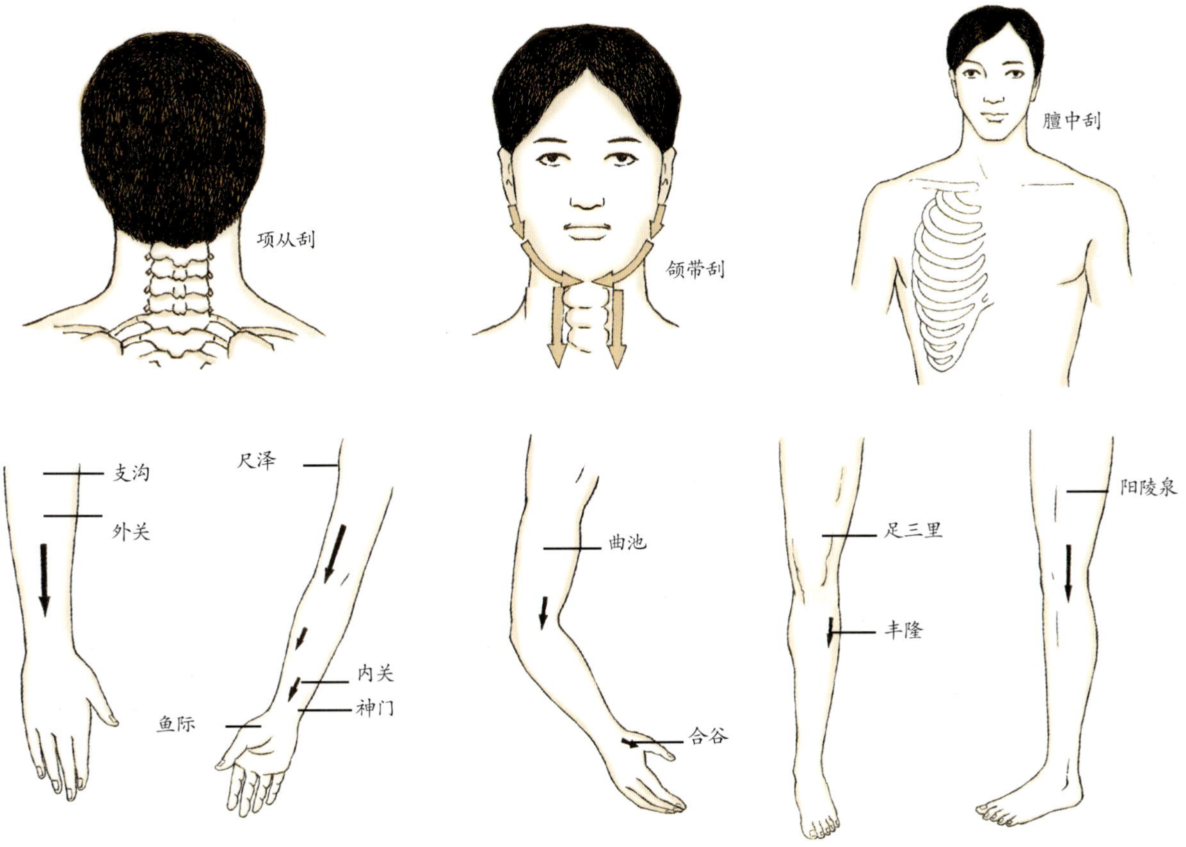

任选以上穴位的一穴或者多穴进行刮痧治疗均可缓解咳嗽症状。

咳嗽较剧，痰多黏稠。

（三）中医辨证施治

(1) 燥火咳嗽：干咳，口唇咽喉干燥，舌边及舌尖色红，宜清燥润肺。桑叶 9 克，杏仁 9 克，枇杷叶 9 克（去毛），麦冬 9 克，北沙参 9 克，水煎服，每日分上、下午服。

(2) 风热咳嗽：咯痰不爽或干咳，口干，咽喉疼痛，或有发热，舌苔薄黄，脉滑数，宜清热化痰。桑叶 9 克，菊花 9 克，杏仁 9 克，甘草 3 克，桔梗 4.5 克，连翘 9 克，薄荷 3 克（后下），芦根 50 克（去节），水煎服。

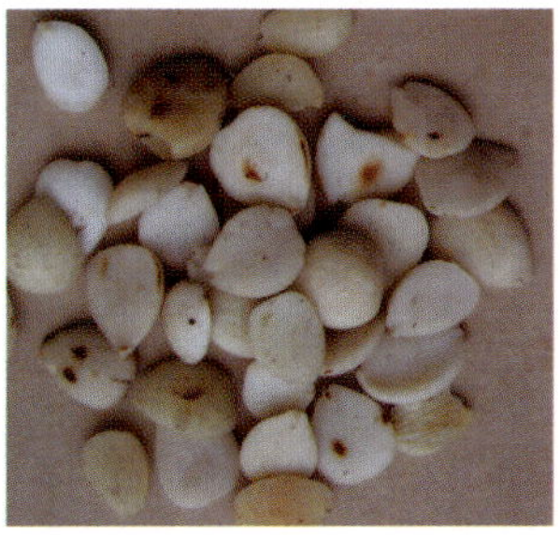

杏仁

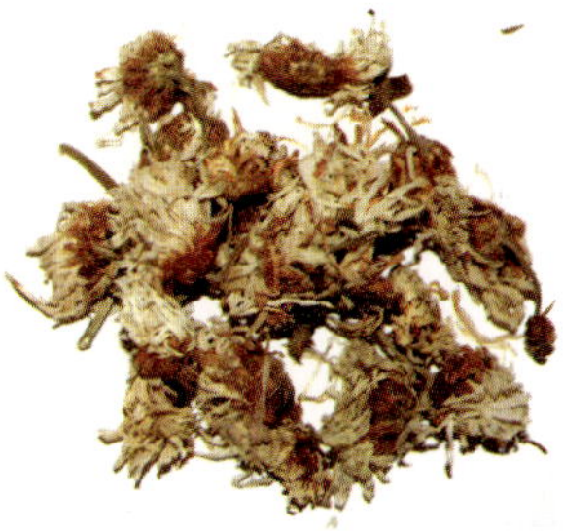

菊花

(3) 风寒咳嗽：头痛、鼻塞或流清涕，咳嗽痰稀，怕冷或有发热，舌苔薄白，宜疏散风寒。杏仁 9 克，紫苏 9 克，前胡 9 克，制半夏 9 克，桔梗 3 克，陈皮 3 克，甘草 3 克，水煎服，每日分上、下午服。

(4) 痰湿咳嗽：咳嗽痰吐白沫，喉中漉漉作声，甚至气急不能平卧，宜化痰平喘。炙麻黄 4.5 克，光杏仁 9 克，炙甘草 3 克，焦白术 9 克，川朴 6 克，云茯苓 9 克，水煎服，每日 1 剂。

（四）中成药

(1) 宁嗽露：每次 15 毫升，每日服 3 ～ 4 次。

(2) 半夏露：每次 2 食匙，每日服 3 ～ 4 次。

(3) 杏仁止咳糖浆：每次 1 食匙，每日服 3 ～ 4 次。

呕吐

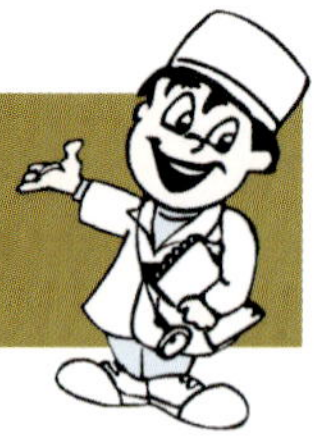

呕吐是胃内食物反入食管，经口吐出的一种现象。呕吐发作时常有出汗、心跳、面色苍白和腹部不适或疼痛的感觉，开始时吐出胃里的残渣，以后甚至可以呕出胆汁。

引起呕吐的常见病因

(一) 中枢性呕吐

常见的有流行性乙型脑炎、流行性脑脊髓膜炎、脑血管疾病、脑肿瘤等。

(二) 周围性呕吐

常见的有胃炎、胃溃疡、胃穿孔、胃癌、肠梗阻、腹膜炎等。

诊断

(一) 详细询问病史

(1) 呕吐与恶心的关系：呕吐时没有感觉恶心，呕吐后并不感到轻松，常见于中枢性呕吐；呕吐时感觉恶心，呕吐后感到恶心暂时缓解，常见于周围性呕吐。

(2) 呕吐物的性质：呕吐物有酸臭味及隔日的食物，见于幽门梗阻；混有胆汁或粪便，见于肠梗阻；混有血液，说明呕吐剧烈，使胃黏膜少量出血。

(3) 呕吐物的量：少量呕吐可能是胃神经官能症及妊娠呕吐；大量的呕吐可能是幽门梗阻。

(4) 呕吐与饮食的关系：如果食物尚未到达胃内就发生呕吐，多为食道的疾病，如食道癌；呕吐发生于饭后 2 ~ 3 小时，可见于胃炎、胃溃疡和胃癌；发生于饭后 4 ~ 6 小时，可见于十二指肠溃疡；发生于饭后 6 ~ 12 小时，并吐出前一日所吃的食物，常见于幽门梗阻。

(5) 呕吐伴发的症状

①呕吐伴发热、头痛和喷射式呕吐，应考虑是流行性脑脊髓膜炎或流行性乙型脑炎等。

②呕吐伴发腹泻，应考虑是急性胃肠炎、霍乱等。

③呕吐伴发腹痛，应考虑是溃疡病、阑尾炎、胆囊炎等。

④呕吐伴发昏迷，应考虑是尿毒症、糖尿病酮中毒、肝昏迷等。

⑤呕吐伴发神经系统症状，应考虑是脑血管疾病等。

⑥呕吐伴发黄疸，应考虑是传染性肝炎等。

(6) 已婚妇女突然停止月经将近 2 个月，则应考虑是妊娠呕吐。

(7) 如果服用氯化铵、氨茶碱、水杨酸盐、磺胺类和奎宁等药物后，出现呕吐，应考虑是药物反应。

(二) 体格检查

1. 如果呕吐伴有发热症状，应详细检查抬腿试验和划足底试验；若皮肤上出现红色瘀斑，应该考虑是流行性脑脊髓膜炎和流行性乙型脑炎。

2. 注意腹部肌肉紧张度和压痛。腹软、上腹部多有压痛，常见于溃疡病；右上腹部有压痛，常见于胆囊炎或传染性肝炎；腹部若有块状物，应考虑是肿瘤等。

3. 剧烈呕吐后，会丧失大量水分，容易引起脱水，所以要及时地补充水分。

治疗

(一) 西药

1. 阿托品，每次 0.3 毫克，每日 3 次。

2. 复方颠茄片，每日 3 次，每次 1 ~ 2 片。

3. 维生素 B6，每次 10 ~ 20 毫克，每日 3 次。常用于妊娠呕吐。

4. 冬眠灵，每次 12.5 ~ 25 毫克，每日 3 次。有强烈的镇吐作用，可用于剧烈的呕吐，不可与苯巴比妥钠配伍。

5. 呕吐严重，出现脱水现象，可用 5% 葡萄糖液或盐水 1000 ~ 2000 毫升，加维生素 C1000 毫克，进行静脉滴注。

呕吐鉴别诊断表

病名	症状体征
流行性脑脊髓膜炎	突然高热，头痛，喷射式呕吐，皮下瘀斑，昏迷，抽搐，发病于冬春季，颈有抵抗，抬腿试验、划足底试验阳性
阳性流行性乙型脑炎	高热，头痛，呕吐，烦躁不安，嗜睡昏迷，发病于夏秋季，颈可有抵抗，抬腿试验、划足底试验可出现阳性。
结核性脑膜炎	高热，头痛，呕吐，昏迷，有结核病史，散发于四季
慢性胃炎	上腹部疼痛，饭后有灼热感和饱腹感，胃口不好，口臭，嗳气，上腹部可有压痛
胃下垂	上腹部有下坠感，胃口不好，有时可出现恶心呕吐，体质较瘦，常伴有肝、肾等内脏下垂
溃疡病	溃疡病引起幽门梗阻时出现明显呕吐，平时有慢性、节律性、周期性上腹部疼痛，上腹部有压痛，幽门梗阻时可有震水音
胃穿孔	上腹部突然剧烈疼痛，常发生于饱餐后，有溃疡病史，腹肌紧张如板样，肝浊音界消失，进行性消瘦
幽门梗阻	出现明显呕吐，上腹部触及块物，锁骨淋巴结肿大，长期大便隐血试验阳性，胃神经官能症，恶心、呕吐频繁，甚至厌食，常伴有头痛、上腹不适等症状
胆石症	突然发生于多食油腻后的晚上，右上腹疼痛，向右肩放射，发热，呕吐，可出现黄疸，右上腹有触痛，肌紧张，有时触及胆囊，剑突右下方会有阵发性剧烈绞痛，有“钻顶”感，恶心，呕吐，可吐出蛔虫剑顶右下方有轻度触痛
急性胰腺炎	突然发生，多见于暴饮暴食后，上腹部持续性剧烈疼痛，多向腰背部放射，恶心，呕吐，2~3天后发热，中上腹部横位性触痛，血、尿中淀粉酶明显升高
急性阑尾炎	转移性右下腹疼痛，发热，恶心，呕吐，右下腹阑尾点局限性触痛，反跳痛
急性腹膜炎	腹痛剧烈，恶心，呕吐，发热，可出现休克，腹肌紧张如板样，腹部有明显触痛，白细胞计数明显升高
肠梗阻	腹部有阵发性绞痛，大便秘结，呕吐出胆汁或粪液，腹部有压痛，可见到肠型及肠蠕动波
急性传染性肝炎	发热，恶心，呕吐，厌食油腻，体温下降时有的出现黄疸，小便如红茶，肝轻度肿大，有压痛，巩膜黄染霍乱、副霍乱和伤寒

（二）新针疗法

主穴：内关。

备穴：中脘、足三里。

治法：针刺内关应捻转 2 分钟。如效果不佳，加备用穴或灸中魁穴。

（三）草药单方

1. 制半夏 9 克，生姜 4 片，煎汤内服。
2. 冲酱油汤内服。
3. 把生姜捣成汁，涂在舌尖上，或者直接服用生姜汁。

（四）中医辨证施治

(1) 外邪犯胃：若出现发热、恶心呕吐、脉浮的现象，宜祛邪和胃。藿香 9 ~ 15 克，紫苏 9 ~ 15 克，厚朴 4.5 克，姜半夏 6 克，水煎服，每日 1 剂。

加减法：食滞加六麯 9 克，焦山楂 9 克；若口苦、胸闷加竹茹 6 克，黄连 1.5 ~ 3 克；若呕吐清水，苔白腻，去藿香、紫苏，加桂枝 4.5 克，白术 9 克。

(2) 脾胃虚弱：若出现倦怠乏力、恶心呕吐、饮食不振、苔薄、脉濡、大便稀薄的现象，宜温中健脾。党参 9 克，白术 9 克，干姜 3 克，半夏 9 克，炙甘草 4.5 克，水煎服，每日 1 剂。

加减法：吐清水加吴茱萸 3 克；若舌质红加淮山药 9 克，莲肉 9 克，去干姜。

（五）中成药

1. 藿香正气丸，每日 2 次，每次 9 ~ 12 克。

指压内穴止呕吐

因小恙引起呕吐，可用中指压内关穴止呕。内关穴在掌后(掌面方向) 2寸处尺、桡骨之间，压至有酸胀感即说明已中穴位，约1分钟即止呕吐。

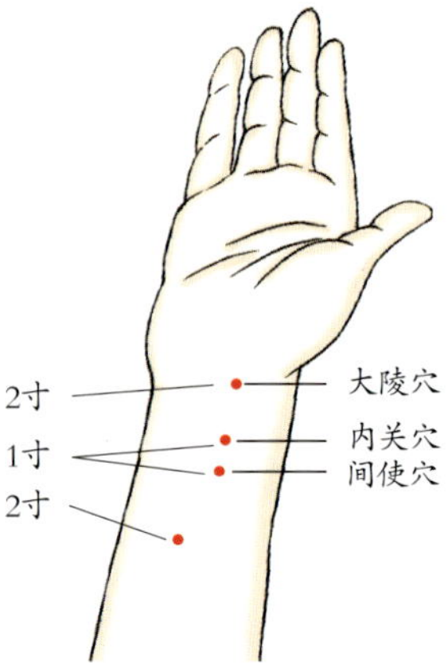

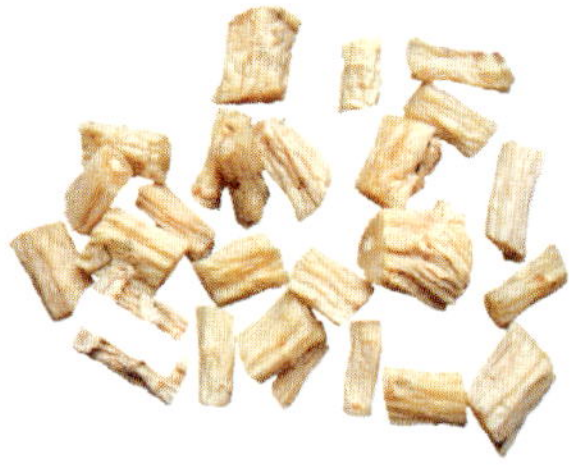
党参

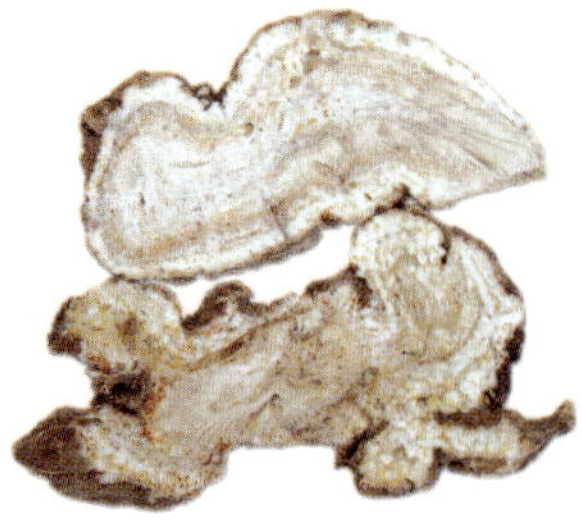
白术

适用于恶心呕吐、发热畏寒。

2. 纯阳正气丸，每日 2 次，每次 1.5 ~ 3 克。适用于恶心呕吐、腹痛腹泻。

3. 左金丸，每日 2 次，每次 3 ~ 6 克。适用于口吐酸水、呕吐物酸臭。

4. 木香槟榔丸，每日 2 次，每次 9 克。适用于呕吐、腹泻。

胸痛

胸痛是常见的症状，一般是由胸部疾病引起的。胸痛的严重程度与引起胸痛的原因不一定有确切的关系，如胸部带状疱疹可产生剧烈胸痛，而急性心肌梗死的胸痛有时并不很严重。

引起胸痛的常见病因

（一）胸腔脏器疾患

胸腔脏器包括胸膜、肺、纵隔、心脏及食管、大血管等，可引起胸痛的疾病有肺癌、胸膜炎、气胸、肺部感染、肺梗死、心绞痛、心肌梗死、心包炎、食道肿瘤、食管裂孔疝等。

（二）胸壁疾患

包括胸壁的挫伤、肋软骨炎、肋骨骨折、皮炎、肌炎、肋间神经炎、带状疱疹等。

（三）腹腔脏器疾患

如肝脓肿、膈下脓肿、胰腺炎、急性胆囊炎、脾梗死等也可放散到胸部引起疼痛。

（四）脊柱疾患

由颈胸段脊髓发出的神经分支分布到胞壁、胞膜、膈肌、心脏等部位。当颈胸椎由于外伤、劳损等原因，导致关节、椎体间的轻度错位时，可刺激有关的神经丛而出现胸痛。

诊断

（一）问清病史

(1) 疼痛时间：呼吸或咳嗽常使肋间神经痛或胸膜炎的疼痛加剧；食道炎的疼痛常发生于吞咽食物时；心绞痛或心肌梗死常在劳累后晚上发生疼痛。

(2) 疼痛部位：胸膜炎的疼痛常位于胸侧部；肋间神经痛的部位则沿肋间分布；外伤的疼痛常见于外伤的部位；心绞痛常位于胸骨下或心前区，并常放射到左肩和左臂内侧。

(3) 疼痛性质：神经痛常为针刺样或刀割样；骨痛呈酸痛或锥痛；肌肉痛呈酸痛样；急性食道炎的疼痛呈灼热感；心绞痛常感觉到压迫感和窒息感。

(4) 疼痛伴发的症状：呼吸系统炎症常有气急、发热、咳嗽、咯痰等症状；气胸常伴有呼吸困难和紫绀；心肌梗死常伴有休克现象。

（二）体格检查

1. 呼吸系统炎症常常导致胸痛，如大叶性肺炎

诊断胸痛的程序

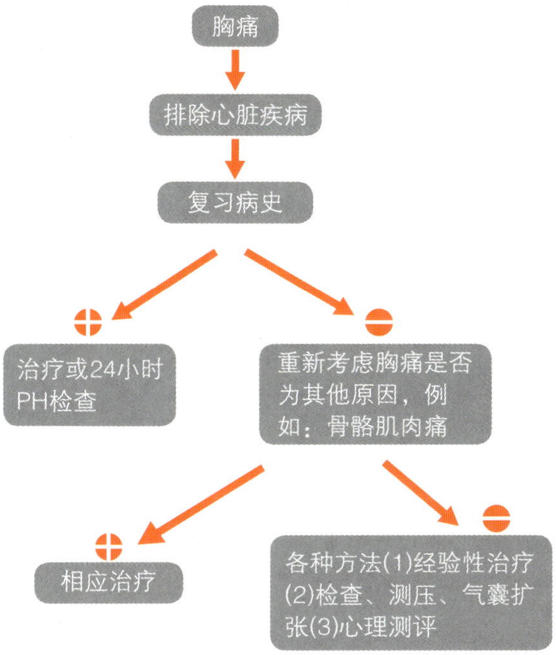

的患病一侧叩诊浊音，听诊湿性啰音及支气管呼吸音；胸膜炎患病一侧叩诊实音，听诊呼吸音降低，语颤减弱。

2. 当肋骨骨折时，胸痛有挤压痛感，出现血肿，或可听到骨摩擦音。

3. 在呼吸运动时因疼痛加重，使呼吸运动受到限制，常见于气胸、胸膜炎、肋间神经痛。

4. 注意口唇及胸壁有无疱疹，口唇有疱疹常见于大叶性肺炎；胸部有疱疹常见于带状疱疹。

治疗

(一) 镇痛药

1. 胸痛时，无论有无发热现象，都可选用镇痛片，每次 1 片，每日 3 次；消炎痛片，每次 25 毫克，每日 2 ～ 3 次；或用炎痛喜康 10 ～ 20 毫克，每日 1 次，口服或肌内注射。

胸痛鉴别诊断表

病名	症状体征
带状疱疹	疱疹是沿着胸部肋间神经分布，从背后向前蔓延，疼痛剧烈。疱疹呈带状
肋间神经痛	沿着胸部肋间神经分布的部位有刺痛，往往在咳嗽和深呼吸时加重、无明显阳性体征，发现有外伤史，局部疼痛骨折处有压痛、血肿，可察及骨摩擦音
急性支气管炎	咳嗽时胸骨后疼痛，痰少，可伴发热，可听到干性啰音
心血管神经官能症	胸痛、心悸、头晕、头痛、失眠等症状，无心血管系统阳性体征发现
急性食道炎	胸骨后疼痛，常于进食时疼痛加剧
食道癌	多见于老年人，消瘦，胸骨后闷痛感，逐步地不能进食，最后流质也不能咽下，钡剂放射线透视有助于明确诊断
纵隔肿瘤	咳嗽，胸痛，肿瘤压迫气管及食道时，出现呼吸困难及吞咽困难，放射线有助于诊断
气胸	胸痛，伴有呼吸困难，感觉吸气不足，紫绀，患侧呼吸音降低，叩诊高清音。胸有胸部外伤史，胸痛，呼吸困难
紫绀	患侧呼吸音降低，叩诊实音，心及气管移向健侧
胸膜炎	胸痛在咳嗽、呼吸时加重，可有发热、咳嗽、呼吸困难等症。患侧叩诊浊音，呼吸音降低，语颤减弱
心包炎	心前区疼痛，伴发热、出冷汗和疲乏，可出现呼吸困难及咳嗽，心率加快，可听到心包摩擦音
心绞痛	有心脏病史，多见于中老年，胸痛时心前区有压迫感。疼痛可放射到左肩和左臂，伴出冷汗，心电图有助于诊断
心肌梗死	突然心前区剧烈疼痛，常于晚上发生，伴有血压下降、面色苍白、出冷汗、四肢发冷等休克症状

2. 若疼痛剧烈，出冷汗，或伴有血压下降，可选用延胡索乙素，每次 100 毫克，每日 3 次；或口服杜冷丁，每日 3 次，每次 50 毫克，或肌内注射 50 ~ 100 毫克。

3. 局限的疼痛可以用 0.5% ~ 1% 利多卡因，对肋间神经痛效果较好。

(二) 新针疗法

主穴：内关，丘墟透照海。

备穴：阳陵泉、支沟。

治法：先针内关、阳陵泉，持续捻转 2 ~ 5 分钟，如果疼痛不能停止，可针刺支沟穴。如果这一切都不能缓解胸痛，可以用皮肤针，在疼痛部位轻度叩刺，以后再进行拔罐。

(三) 推拿疗法

1. 揉华盖、膻中穴，约 2 ~ 3 分钟。

2. 于膏肓俞和膈俞采用揉法或摩法 1 ~ 2 分钟。如果是肋骨骨折或带状疱疹者则不宜进行推拿。

(四) 中医辨证施治

(1) 气滞：刺痛以胸肋为主，或有胸闷，苔薄，治宜疏肝理气。金铃子 9 克，延胡索 12 克，广木香 4.5 克，制香附 9 克，广郁金 9 克，枳壳 4.5 克，水煎服，每日 1 剂。

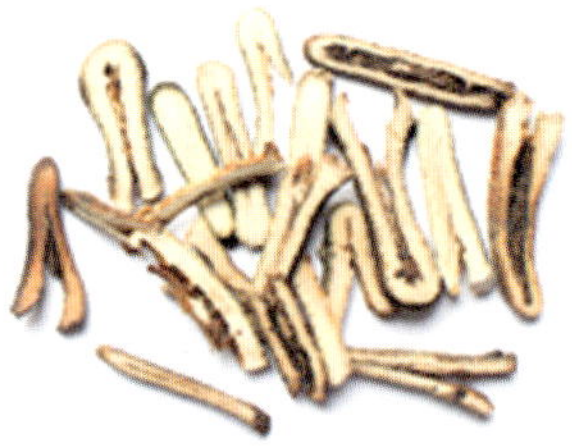

枳壳

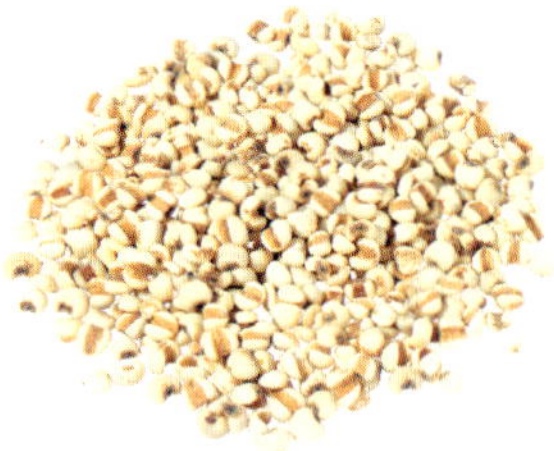

薏苡仁

(2) 肺热：胸痛、咳嗽、黄色咯痰、发热形寒，宜清肺热。金银花 50 克，连翘 50 克，鲜芦根 60 克（去节），冬瓜子 60 克，薏苡仁 15 克，鱼腥草 50 克，桔梗 4.5 克，桃仁 4.5 克，水煎服，每日 1 剂。

(3) 血瘀：胸痛，苔薄，舌质有紫块，脉律不齐，宜活血祛瘀。当归 15 克，丹参 15 克，赤芍 9 克，桃仁 6 克，每日 1 剂，水煎服。若兼有气滞者可加香附、郁金、青皮。

腹泻

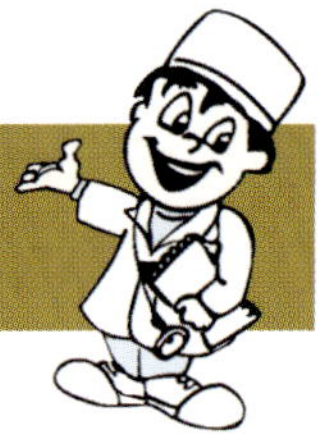

腹泻是一种常见症状，是指排便次数明显超过平日习惯的频率，粪质稀薄，水分增加。腹泻常伴有排便急迫感、肛门不适、失禁等症状。腹泻分急性和慢性两类。

引起腹泻的常见病因

(一) 急性感染

急性胃肠炎、食物中毒、痢疾等。

(二) 慢性疾患

慢性结肠炎、血吸虫病、肠结核、直肠癌或结肠癌等。

诊断

(一) 详细询问病史

(1) 有无腹痛：肚脐周围绞痛，应考虑是食物中毒；左下腹疼痛，应考虑是细菌性痢疾；右下腹疼痛，应考虑是阿米巴痢疾和肠结核；中上腹部疼痛，应考虑是胃肠炎；腹泻后腹痛不缓解者，应考虑是痢疾；腹泻后腹痛能缓解者，应考虑肠结核、肠炎等。

(2) 病程和大便次数：急性腹泻，一般发病急、病程短、腹泻次数较多；慢性腹泻，一般病程长，腹泻次数较少。

(3) 大便的性状：脓血样大便常见于细菌性痢疾；豆瓣酱样大便常见于阿米巴痢疾；水样大便常见于急性胃肠炎；米泔水样大便常见于霍乱；白色黏冻样大便常见于食物中毒或慢性结肠炎。

(4) 有无里急后重：一般肠炎没有里急后重的症状；细菌性痢疾多见里急后重。

(5) 年龄：肠系膜淋巴结核，多见于儿童；肠结核，多见于中年人；结肠癌和直肠癌，多见于老年。

(6) 流行区：要了解当地地方病的情况。在血

腹泻鉴别诊断

病名	症状体征
伤寒、副伤寒	体温逐渐上升，1周后持续高热，恶心，呕吐，腹泻，神志呆滞，肝脾肿大，玫瑰色皮疹，相对性缓脉
细菌性痢疾	怕冷，发热，腹痛，腹泻，里急后重，脓血样大便，左下腹压痛，大便镜检可见到巨噬细胞及脓细胞和红细胞
急性胃肠炎	有饮食不洁或受寒病史，呕吐物有馊气，水样大便，常在腹泻后有松快感，上腹部或脐周围部有压痛
食物中毒	常有进食未烧熟的蟹、变质的鱼、肉等饮食不洁史，且同食的人，常同时有相同的症状。症见呕吐、腹泻、水样大便，可伴有发热，脐周围绞痛，大便可培养出致病菌
阿米巴痢疾	低热或无热，腹泻，无明显的里急后重，豆瓣酱样大便，常有特殊臭味，右下腹压痛，大便镜检可找到阿米巴滋养体及包囊
霍乱、副霍乱	一般先有腹泻，再见呕吐，米泔水样大便，量多，次多，脱水，小腿肌肉酸痛，严重的病人可引起周围循环衰竭而死亡，大便可培养出霍乱弧菌
血吸虫病	有疫水接触史，腹泻一般较轻，可有脓血样大便，可见肝脾肿大，急性者有发热、荨麻疹等，大便沉渣检查可找到血吸虫卵，大便孵化可见阳性
肠结核	常有结核病史，腹胀，腹泻与便秘常交替出现，右下腹痛多发生于饭后，大便后可缓解，右下腹可有压痛
慢性结肠炎	病程长，症状轻，大便有白色黏冻，腹泻前常腹痛加剧，腹泻后即缓解，无明显阳性体征
结肠癌、直肠癌	年龄多在中年以上，贫血，消瘦，大便常带有血液
直肠癌	在肛指检查时，可触及坚硬而高低不平的肿块
消化不良	小儿常因喂养不当，成人常因消化道慢性疾病所引起，大便中可见不消化食物，并伴有消瘦、贫血、营养不良等

吸虫病流行区域，要考虑血吸虫病。

（二）体检和实验室检查

(1) 检查病人的全身状况：注意有无皮肤干皱发冷、眼窝凹陷、口渴饮水、脱水等现象。

(2) 检查腹部的状况：有无压痛、肿块、肝脾有无肿大等。腹部不同部位的疼痛，可能是不同的疾病引起的腹泻。腹部若有肿块，应考虑肿瘤；肝脾出现肿大，应考虑是血吸虫病。

(3) 检查大便：大便中有红细胞、脓细胞和巨噬细胞，则是细菌性痢疾；大便中有阿米巴滋养体及包囊，则是阿米巴痢疾。

(4) 肛门指诊：对可能是直肠癌变的病人，必要时可做肛门指诊。

治疗

（一）饮食

一般可给予粥、米汤、面条等易消化的食物，宜多饮盐开水。如有脱水者，应及时补充水分。

（二）止泻药

在一般情况下，特别是在急性腹泻时，不宜单独用止泻药物，而应根据其病因，进行针对性的治疗。

(1) 次碳酸铋：用于治疗一般性腹泻。每次0.3 ~ 1.5克，每日3次。

(2) 矽炭银：用于治疗急性肠炎，或者因受冷而引起的腹泻。每次1 ~ 3片，每日3次。

(3) 复方樟脑酊：用于治疗剧烈的腹泻，效果较好，但不宜长期连续服用。每次2 ~ 5毫升。

（三）新针疗法

主穴：足三里、气海、止泻。

备穴：上巨虚、天枢、阴陵泉。

治法：先针刺足三里，得气后再刺气海。如果继续腹泻，可针刺止泻穴，或用艾条在肚脐周围熏灸10分钟。

（四）推拿疗法

1. 病人正坐，横擦脾俞、胃俞、肾俞、八窌，以热为度。

2. 病人仰卧，先摩中脘10分钟，接着摩腹10分钟。

3. 病人俯卧，按脾俞、胃俞及大肠俞，以酸胀为度。

（五）草药单方

可选用马齿苋、铁苋菜、凤尾草、辣蓼、鸡眼草、地锦草等，各用50克，水煎服。

以上草药对于急性腹泻的效果较好，对细菌性痢疾也有很好的疗效。

（六）中医辨证施治

(1) 湿热：如果出现舌苔黄腻、发热、腹泻、大便脓血的症状，宜清化湿热。白头翁15克，秦皮15克，黄芩9克，黄柏12克，白芍6克，甘草3克，水煎服，每日1剂。

加减法：肛门下坠者，可加木香9克。

(2) 寒湿：如果出现怕冷发热、恶心呕吐、腹痛喜热、大便溏薄、舌苔白腻、脉沉缓的症状，宜散寒温中。藿香9克，苏梗叶9克，姜半夏9克，吴茱萸3克，干姜3克，水煎服，每日1剂。

加减法：因饮食生冷而引起的腹泻，可加肉桂

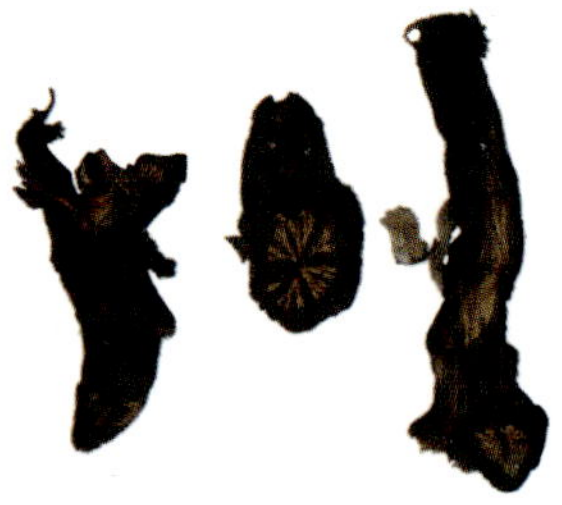

白头翁

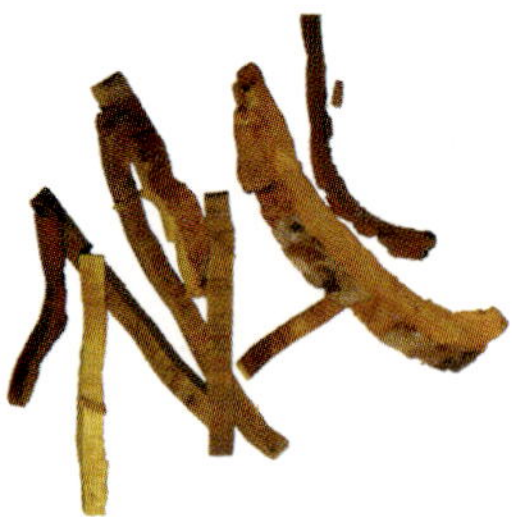

黄柏

3克；因食物不洁而引起的腹泻，可加玉枢丹1.5克，用开水吞服。

(3) 脾虚：可有胃口不好、消化不良、大便稀薄、苔薄、脉弱的症状，宜健脾化湿。党参9克，茯苓9克，炒白术9克，炒扁豆12克，薏苡仁12克，炒莲肉9克，水煎服，每日1剂。

加减法：如出现四肢发冷的症状，可加附子9克（先煎），肉桂3克（后下）；若五更腹泻，可加补骨脂9克，肉豆蔻9克。

(4) 伤食：如果出现腹泻、腹胀痛、舌苔腻的症状，宜消导化滞。枳实9克，白术9克，黄芩9克，黄连3克，大黄3克，六曲12克，山楂9克，水煎服，每日1剂。

（七）中成药

1. 木香槟榔丸，主治伤食腹泻，每日2次，每次9克。

2. 香连丸，主治湿热腹泻，每日3次，每次3克。

按摩穴位治疗儿童腹泻

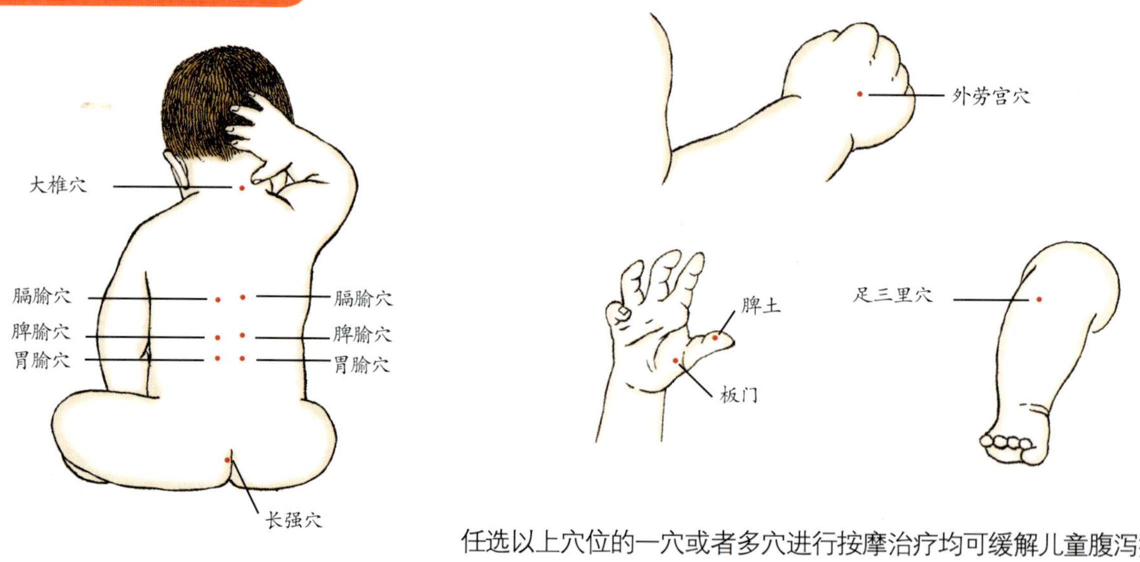

任选以上穴位的一穴或者多穴进行按摩治疗均可缓解儿童腹泻症状。

腹水

正常人的腹腔内可以有少量液体，对内脏起润滑作用，而腹水是腹腔内有不正常的液体积存。

引起腹水的常见病因

(一)肝脏疾病

肝硬化(血吸虫病、肝炎、营养不良)、肝癌等。

(二)心脏疾病

右心衰竭等。

(三)肾脏疾病

急、慢性肾炎等。

(四)其他病因

结核性腹膜炎、丝虫病等。

诊断

(一)详细检查腹水的临床特点

1. 只有腹水而无其他部位水肿，常见于肝硬化、肝癌、结核性腹膜炎等。

2. 腹水伴全身性水肿，常见于急慢性肾炎、心力衰竭、营养不良性水肿。

3. 腹水伴轻度黄疸，可能为肝硬化，伴有深度黄疸，可能为肝癌。

4. 腹水伴有腹内触痛和肿块时，则以结核性腹膜炎、腹膜继发性癌最为常见。

(二)询问与腹水有关的疾病

在血吸虫病流行区首先考虑血吸虫病性肝硬化；有黄疸史应考虑肝炎引起的肝硬化；有慢性咳嗽、咯血、盗汗史应考虑结核性腹膜炎；有全身性水肿应考虑急、慢性肾炎；有心脏病史应考虑右心衰竭。

(三)腹水的肉眼观察

清亮草黄色腹水，常为肝硬化、心力衰竭、肾炎和营养不良所致；血性腹水，常为肝癌和腹膜继发性癌；混浊黄色或淡黄色腹水，常为结核性腹膜炎；乳白色腹水，常为丝虫病或腹膜继发癌所致。

(四)鉴别腹水与巨大卵巢囊肿

当病人平卧时，肠被卵巢囊肿压至腹后部及两侧，因此叩诊时前腹呈浊音，两侧呈鼓音。腹水因肠腔浮于上面，因此叩诊时前腹呈鼓音，两侧呈浊音。当病人取坐位时，卵巢囊肿及腹水的鼓音域和浊音域可变化。

治疗

(一)应服低盐或无盐饮食，注射高渗葡萄糖，补充多种维生素

(二)利尿剂

腹水鉴别诊断表

病名	症状体征
丝虫病	发热呈周期性，有淋巴结炎及淋巴管炎，乳糜尿，或出现腹水象皮肿，鞘膜积液，腹水乳白色
结核性腹膜炎	多见于儿童或青年，伴有发热，盗汗，消瘦，常有肺结核史，腹部柔韧，有压痛；腹水常为混浊黄色或淡红色
腹膜继发性癌	有原发病灶，如胃癌、胰头癌、肝癌等，恶病质，多见于中年人和老年人
腹水血性右心衰竭	有心脏病史，气急，紫绀，上腹部饱满或隐痛，颈静脉怒张，搏动明显，肝肿大，有压痛，下肢慢性水肿
心包炎	起病缓，乏力，呼吸困难，到疾病的后期出现腹水，肝肿大与颈静脉怒张，比呼吸困难更显著，心搏动弱，心音远而轻，心率快

(1) 氨苯喋啶：每次 50 毫克，每日 3 次，不要与氯化钾配合应用，若长期与安体舒通合用，可产生血钾过高现象。

(2) 双氢克尿塞：每次 25 毫克，每日 3 次，在肝功能无严重损害时可慎用。同时给氯化钾，每次 1.0 克，每日 3 次。

(3) 呋塞米注射液：每次 20 ~ 40 毫克，每日 1 次，肌注或静注。

（三）放腹水

如果腹水很多，严重影响到进食和呼吸，可考虑放腹水，放水不宜超过 2000 毫升，但是不能反复放腹水。也可以进行腹水静脉回流，但是容易诱发肝性昏迷。

（四）新针疗法

主穴：脾俞、足三里。

备穴：肾俞、阴陵泉、三阴交。

治法：先取主穴，后刺备穴。

（五）草药单方

1. 半边莲 120 克，水煎服。或用半边莲、马蹄金各 50 克，水煎服。

2. 乌桕根白皮，研细末，加水做成丸为梧桐子大，阴干后贮藏，每日服 2 次，每次 2 粒。

（六）外敷方

甘遂 9 克，砂仁 9 克，研成细末，大蒜头打烂，加上药，用水调成糊状，敷在脐中，用带束好。

（七）中医辨证施治

(1) 正虚：乏力，体弱，腹水不退，脉细，苔薄，宜用扶正利水法。党参 15 克，焦白术 9 克，云茯苓 9 克，陈葫芦瓢 60 克，木通 6 克，水煎服，每日 1 剂。

加减法：阴虚者加川石斛 18 克（先煎），炙鳖甲 15 克（先煎）；阳虚者加熟附片 9 克（先煎），干姜 3 克。

(2) 邪实：腹水，尿少，体质尚健，舌苔腻，脉弦实，宜用泻下法。车前子 60 克，黑丑 4.5 克（分 2 次吞），泽泻 12 克，生牡蛎 60 克（先煎），党参 15 克，川石斛 18 克（先煎），郁李仁 9 克，水煎服，每日 1 剂，但不宜久服，腹水消退后即停服。

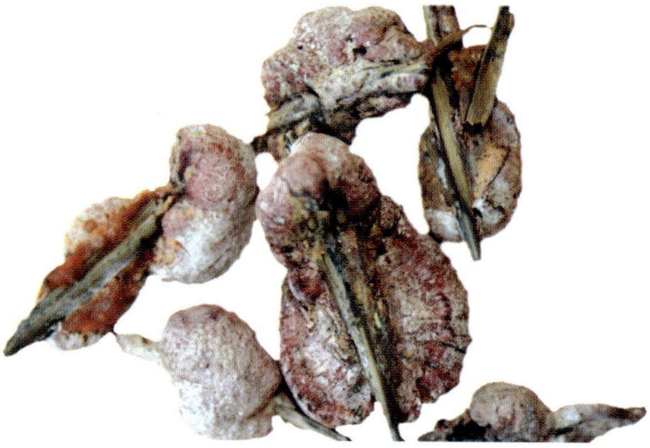

甘遂

血尿

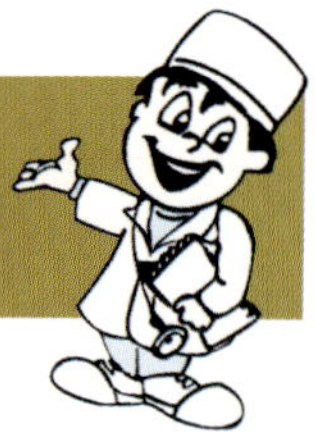

正常的小便是没有血的，如果尿液中有红细胞存在，称为血尿。尿血大量时，肉眼都能看到，称为肉眼血尿；尿血少量时，需要显微镜观察，称为显微镜血尿。

引起血尿的常见病因有

（一）泌尿系统疾病

肾结核、尿路结石、肾炎、泌尿系肿瘤等。

（二）全身性疾病

白血病、紫癜、再生障碍性贫血等。

诊断

（一）详细询问病史

(1) 血尿的来源部位：排尿一开始就有血，后来反而清晰无血，说明大多来自尿道。如果第一段尿清晰，到最后几滴才发现血液，则多见于膀胱的

如何检测出血的部位

将病人一次尿，分为前、中、后三杯，并互相对照。可判断出病人的出血位置。

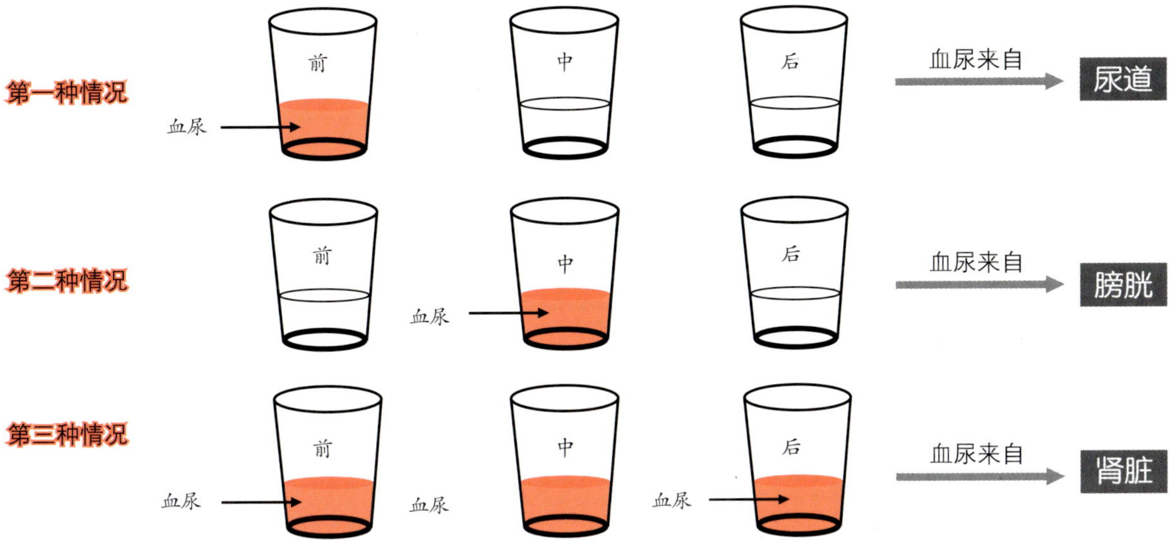

疾病。尿自始至终都有血，而且和尿完全混合，表示出血部位在肾脏。

根据以上原理，通常用三杯试验来帮助确定出血的部位。将病人一次尿，分为前、中、后三杯，并互相对照。若血尿仅在第一杯出现，说明血来自尿道；若血液仅在最后一杯中存在，表示血来自膀胱；若所有三杯都有均匀的血色，表示血来自肾脏。

(2) 血尿的性质：尿中有血液凝块，一般表示膀胱或尿道出血；在显微镜检查中可找到红细胞管型，表示来自肾脏。

(3) 血尿应与邻近器官混入尿内的血液相区别，应问清是否有月经来潮及痔疮出血等。

(4) 血尿也应与血红蛋白尿区别开来，小便隐血试验阳性而显微镜下无红细胞存在，则为血红蛋白尿，应问清有无溶血性贫血、恶性疟疾等。

(5) 详细询问血尿的伴随症状

①血尿伴有肾绞痛或在身体震动时而腰部疼痛加重，则应想到肾脏结石。

②血尿伴尿频、尿痛等膀胱刺激症状，应想到膀胱炎、膀胱结核或膀胱结石。

③血尿伴排尿困难或尿潴留，应想到前列腺肥大或其他肿瘤。

④血尿伴有脓尿，应想到尿路感染的可能，如急、慢性肾盂肾炎。

⑤血尿伴盗汗、低热或有肺结核史，应想到泌尿系结核。

⑥血尿伴皮肤、鼻腔、齿龈等出血，应想到白血病、紫癜或再生障碍性贫血。

⑦血尿伴外伤史，泌尿道外伤可能最大。

⑧血尿应注意是否服磺胺类等药物引起。

（二）体格检查

注意有无肾脏肿大和压痛感，有无肝脾肿大和出血，叩击肾区时，看有无痛感等。

治疗

（一）止血药（可以任选 1 ~ 2 种）

(1) 安特诺新：每次 2.5 ~ 5 毫克，每日 3 次，口服。或每次 5 ~ 10 毫克，每 4 小时 1 次，肌内注射。

(2) 仙鹤草素：每次 20 ~ 60 毫克，每日 3 次，口服。或每次 10 毫克，每 4 ~ 6 小时一次，肌内注射。

(3) 紫珠草溶液：每次 10 毫升，每日 4 次，口服。

(4) 维生素 K4：每次 4 ~ 8 毫克，每日 4 次，口服。

(5) 维生素 K3：每次 4 ~ 8 毫克，每日 2 ~ 4 次，肌内注射。

以上各种止血药中，安特诺新对血小板减少性

血尿鉴别诊断表

病名	症状体征
泌尿系统结核	有肺结核病史，肾结核可能只有血尿而无其他明显症状，膀胱结核有尿痛、尿急，小便次数增多。尿检查可见到红细胞、脓细胞或少量蛋白，24小时尿沉淀物检查可发现结核杆菌泌尿系结石
肾绞痛	出现血尿，可放射至阴部及大腿内侧
膀胱结石	有小便突然中断的现象，小便中可有泥沙样或大小不等的结石排出，肾区可有叩击痛
泌尿系肿瘤	开始时无痛性血尿，随着肿瘤逐渐增大，或血块通过输尿管时，也可引起疼痛，放射线有助于诊断
泌尿系外伤	有外伤史，常见全血，尿急、血尿以急性肾炎为常见，突然起病，眼睑浮肿后布及全身，血压增高
慢性肾炎	有反复发作的水肿，血尿较少见，尿常规可见到蛋白尿、管型及红细胞
急性、慢性肾盂肾炎	发热，寒战，腰部酸痛，有尿频、尿急、尿痛，慢性肾盂肾炎也可急性发作。尿常规可见到红细胞，但以脓细胞为主

紫癜效果较好，也可用于各种出血症；仙鹤草素可用于各种出血；紫珠草溶液对呼吸道出血效果较好，也可用于血尿、便血等；维生素 K3 及维生素 K4，对凝血酶原缺乏效果较好。

（二）大量出血

由于膀胱内血块凝结而影响排尿时，将粗金属导管放入膀胱，然后用 2% 枸橼酸钠液，或温盐水洗出血块。如果前尿道出血，可在尿道外加压进行止血，或用粗导管插入尿道压迫止血。

（三）新针疗法

主穴：肾脊（在命门穴二侧骨缘处）。

备穴：关元、足三里。

治法：针关元时向下透中极，中刺激。

（四）草药单方

1. 鲜小蓟 15 克，水煎服。

2. 白茅根或紫珠草 30 ~ 60 克，水煎服。

3. 鲜仙鹤草 60 克左右，用冷开水洗净，捣烂绞汁服，或水煎服。

（五）中医辨证施治

(1) 火旺：血尿，心烦，小便赤热；或有尿痛，宜清心泻火。 15 克，木通 3 克，甘草 3 克，鲜竹叶 15 克，黑山栀 9 克，小蓟 15 克，水煎服，每日 1 剂。

(2) 血瘀：肾绞痛，血尿或尿中有血块，苔薄，舌质青紫，宜活血化瘀。全当归 9 克，川芎 3 克，桃仁 9 克，牛膝 9 克，生蒲黄（包）9 克，小蓟 9 克，水煎服，每日 1 剂。

加减法：如有结石，加连钱草（金钱草）50 克。

(3) 阴虚：尿频尿急，尿血，腰膝酸软，舌质红，脉细数，宜滋阴清火。熟地 12 克，怀山药 9 克，丹皮 4.5 克，土牛膝 9 克，黄柏 9 克，知母 9 克，石斛 12 克（先煎），水煎服，每日 1 剂。

加减法：发热去熟地，加金银花 12 克，连翘 12 克。

(4) 气虚：胃口不好，乏力神软，尿血，舌淡，脉虚软无力，宜补中益气。炙黄芪 15 克，焦白术 9 克，陈皮 4.5 克，升麻 3 克，柴胡 4.5 克，党参 9 克，当归 9 克，炙甘草 3 克，水煎服，每日 1 剂。

加减法：尿血多可加小蓟 15 克，槐花 9 克。

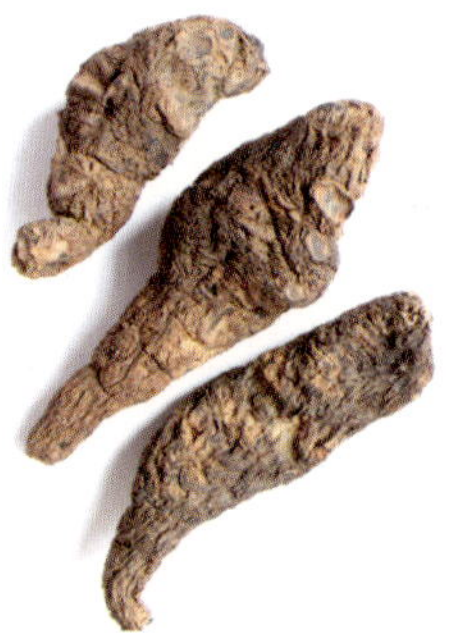

生地

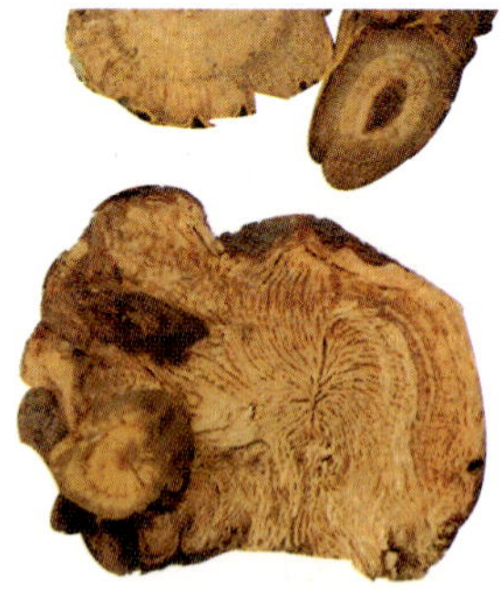

甘草

便血

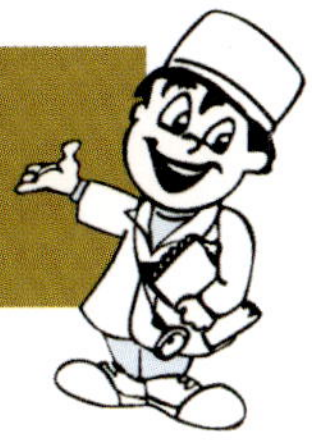

便血是指大便带血从肛门排出，颜色可分为鲜红或暗红。这是下消化道出血的特殊症状。

引起便血的常见病因

（一）上消化道大量出血

呕血、胃及十二指肠溃疡并发出血、食道静脉破裂出血等。

（二）肠道疾病

细菌性痢疾、阿米巴痢疾、血吸虫病、肠结核、肠炎、小肠肿瘤、肠套叠等。

（三）肛门疾病

痔疮、肛裂、脱肛等。

（四）其他疾病

各种血液病、流行性出血热、伤寒与副伤寒、钩虫病、维生素缺乏症等。

诊断

（一）详细询问症状

(1) 便血的颜色：越近肛门的部位出血、便血的颜色越鲜红；越离肛门远的部位出血颜色越暗红；若上消化道大量出血，则变为漆黑如柏油一样。

(2) 便血与大便的关系：大便后有鲜血滴出，常见于肛裂和痔疮；大便中夹有血液，常见于结肠癌、血吸虫病及肠结核等；大便与血液混合，常见于大量上消化道出血。

(3) 便血与黏液或脓的关系：直肠肛门疾病除肛瘘外，一般无黏液及脓液；大小肠疾病常伴有黏液及脓液，如痢疾、肠结核等；上消化道疾病及血液病则无黏液及脓液。

(4) 便血的伴发症状

①便血伴里急后重，最常见的有细菌性痢疾，其次是阿米巴痢疾、直肠癌及息肉。

②便血伴有皮下出血或乌青块者，则要考虑血液病，如白血病、紫癜、再生障碍性贫血等。

③便血伴有发热，应考虑伤寒、痢疾和白血病。

（二）体格检查

便血鉴别诊断表

病名	症状体征
肛门疾病	血液颜色鲜红，在大便表面或大便后滴血，肛裂出血后疼痛。肛门检查可以确定诊断是否为细菌性痢疾、阿米巴痢疾、血吸虫病、肠结核、结肠癌、直肠癌
肠套叠	多见于2岁以下婴儿，有阵发性腹痛及呕吐，便血量少，呈豆瓣酱样，腹部可触及块物
伤寒并发出血	持续发热，恶心呕吐，胃口不好，表情淡漠，皮疹，缓脉，在发病2～3周可出现便血，面色苍白，肝脾肿大，质地柔软，可有压痛，出血后血压下降
上消化道出血	经过胃酸的作用，呕血时呈咖啡色，大便呈漆黑色，溃疡病出血有胃气痛病史；食道静脉破裂出血，多有脾脏肿大，甚至有腹水，溃疡病上腹部可有压痛
食道静脉破裂出血	有肝脾肿大，蜘蛛痣，肝掌，腹壁静脉怒张
白血病	长期发热，贫血，乏力，有出血倾向，如鼻出血、牙龈出血、便血、肝脾肿大，全身浅表淋巴结肿大，周围血中可找到幼稚细胞，白细胞多至数万到数十万
紫癜皮下点状出血	乌青块，分布不一，四肢多于躯干，贫血，脾肿大，血小板减少，束臂试验阳性
再生障碍性贫血	贫血，面色苍白，皮下瘀斑，便血，尿血，乏力，反复感染后，发现红细胞、白细胞和血小板都减少

(1) 腹部：检查有无触痛、肿块、肝脾肿大等。如便血而腹部有肿块时，应考虑肠套迭和结肠癌等；如肝脾肿大，应考虑血吸虫病、血液病及伤寒等。

(2) 直肠手指检查：检查有无内痔、直肠癌及息肉等。

(3) 肛门：检查痔疮、肛裂和肛瘘等。

（三）实验室检查

1. 肉眼观察大便血色、血量和黏液及脓等；显微镜检查有无巨噬细胞、阿米巴原虫、血吸虫卵等。

2. 做血常规检查，若白细胞显著升高数万至数十万，又能见到幼稚细胞，应考虑白血病；若红细胞、白细胞、血小板均减少，应考虑再生障碍性贫血等。

3. 有条件可做大便培养或伤寒（副伤寒）血清凝集试验，有助于对细菌性痢疾和伤寒的诊断。

治疗

（一）止血药（详见“血尿”节）

（二）新针疗法

1. 直肠及肛门出血。

主穴：长强、中窌。

备穴：绝骨、承山、三阴交。

治法：长强、中窌刺 1 ~ 2 寸。对治疗直肠及肛门的出血效果较好。

2. 全身性疾患引起便血。

主穴：大椎、足三里。

备穴：合谷、曲池、三阴交、膈俞。

治法：每日 1 次，每次 1 ~ 3 穴，中弱刺激。有里急后重加刺天枢、气海、上巨虚；发热加大椎、风池。此法可用于全身性疾患引起的便血。

（三）草药单方

紫珠草、仙鹤草、地锦草或侧柏叶 50 克（鲜用，干者量减半），水煎服。

（四）中医辨证施治

(1) 脾虚便血：胃口不好，面色无华，大便稀薄，神疲乏力，宜健脾温中。党参 9 克，黄芪 9 克，炒白术 9 克，炒枣仁 12 克，干姜 3 克，炙远志 9 克，水煎服，每日 1 剂。

加减法：便血多可加生地榆 50 克，鲜生地 50 克；大便色黑加灶心土（包）30 ~ 60 克，煎汤代茶。

(2) 湿热便血：便血鲜红，大便不爽，苔黄腻，宜清化湿热。地榆 15 克，茜草根 15 克，淡黄芩 9 克，黄连 3 克，焦山栀 9 克，云茯苓 9 克，水煎服，每日 1 剂。

加减法：便血量多可加槐花 9 克，侧柏叶 9 克。

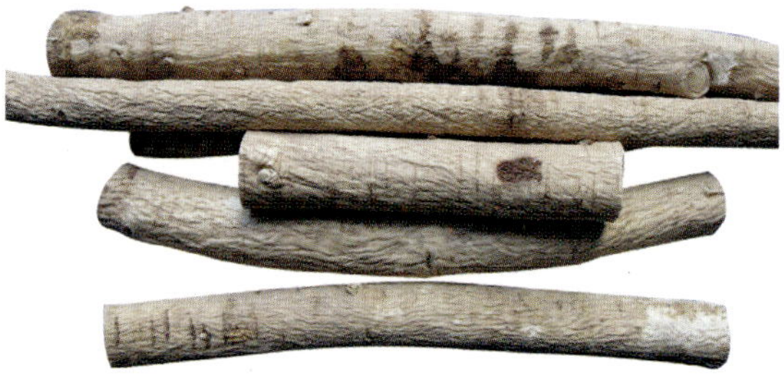

黄芪

黄疸

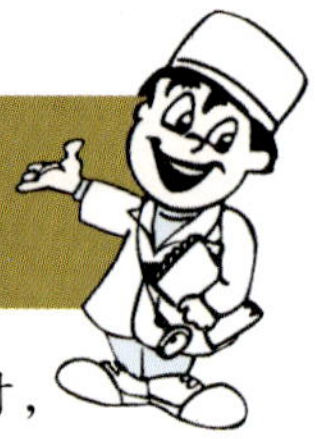

黄疸是以面目及全身皮肤发黄为特点，尤其以眼白发黄为主要特点。在检查是否患有黄疸时，应在充足的自然光线下进行。

引起黄疸的常见病因

（一）溶血性黄疸

如蚕豆病、黑尿热、先天性溶血性黄疸等。

（二）肝细胞性黄疸

如传染性肝炎、肝脓肿、肝癌等。

（三）阻塞性黄疸

如胰头癌、胆石症等。

诊断

（一）发生黄疸时的表象

巩膜和软腭黏膜首先出现黄色，然后遍及全身

黄疸症状流程图

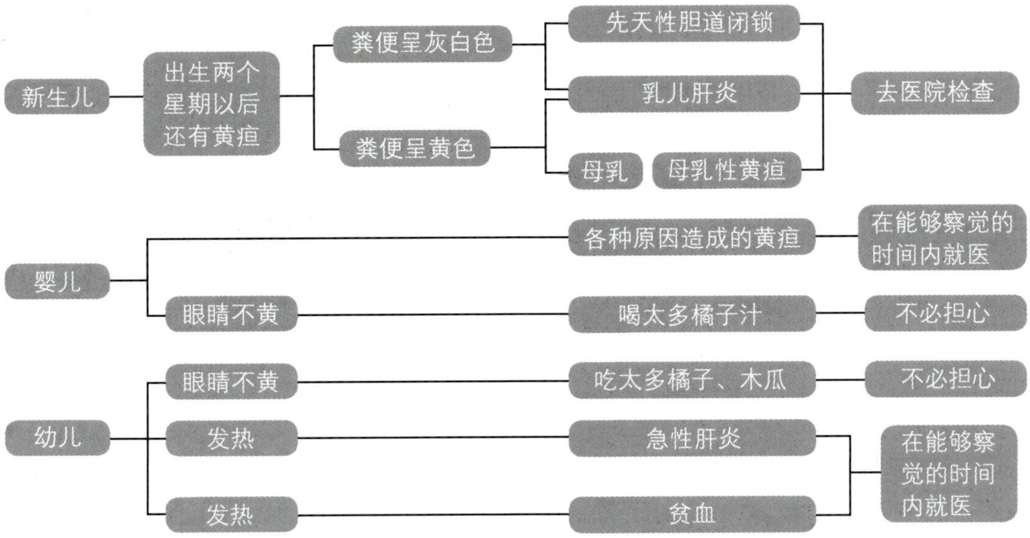

皮肤，以胸、腹、脸部的皮肤，黄色更为明显。这可与其他原因而引起的皮肤发黄，进行区别。

（二）详细询问病史

(1) 黄疸的色调：橘黄色常见于传染性肝炎；柠檬色常见于中毒性肝炎；棕黄色常见于亚急性苯黄色肝萎缩；黄绿色常见于肝癌；褐黑色常见于肝硬化等。

(2) 小便的颜色：出现黄疸后，深黄色尿常见于疟疾；咖啡色尿常见于溶血性黄疸；红茶色尿常见于传染性肝炎；黑色尿常见于黑尿热或肝癌等。

(3) 大便的颜色：出现黄疸后，大便颜色加深，常见于溶血性黄疸；大便颜色变淡如陶土色，常见于阻塞性黄疸；大便颜色深浅不一，常见于肝细胞性黄疸。

(4) 发病与病程：发病快，病程短，常见于急性传染性肝炎；间歇性反复发作，伴有右上腹疼痛，常见于胆囊炎和胆石症；黄疸进行性加深，常见于亚急性黄色肝萎缩和肝癌等。

(5) 腹痛：右上腹疼痛，常见于肝炎；阵发性或突发性右上腹绞痛，或向背部放射，常见于胆石症；持续性剧烈疼痛，常见于肝癌等。

(6) 曾经是否与肝炎病人有过频繁接触；有无发热、呕吐、胃口不好、皮肤瘙痒等症状；有无与毒物接触，以及过去是否因为服用药物而引起中毒性肝炎。

(7) 注意年龄、性别：先天性溶血性黄疸，多见于小儿；胆石症，多见于30岁以后的肥胖妇女；肝癌多见于老年人等。

（三）体格检查

(1) 肝脏的形态：肝缩小，常见于肝坏死或肝硬化；轻度或中度肿大，质软有压痛，常见于肝炎；高度肿大，质硬，表面不规则，常见于肝癌。

(2) 脾脏肿大：常见于慢性肝炎、肝硬化、黑尿热等。

(3) 胆囊肿大：常见于胰头癌或胆石症等。

(4) 腹水：常见于肝硬化或肝癌。

(5) 蜘蛛状痣：常见于慢性肝炎、肝硬化。

(6) 贫血：常见于溶血性黄疸。其他原因引起的黄疸，在晚期也会出现贫血。

（四）小便泡沫试验

将病人的小便放在白色透明的玻璃瓶子里，反复摇动而产生泡沫，在肝细胞性或阻塞性黄疸时，可见泡沫呈黄色；在溶血性黄疸时，则呈白色泡沫。

（五）区别巩膜黄疸与眼结合膜下脂肪

黄疸分布均匀，遍及整个眼白；而结合膜下的脂肪，多积聚在巩膜近眼角之处，而且分布不均匀，微凸出，多见于30岁以后的中年人。

治疗

（一）西药（含保肝药）

(1) 肝泰乐：每日3次，每次0.1克，可用于肝炎、中毒性肝炎、肝硬化等。

(2) 麸氨酸或味精(含麸氨酸钠 80%)：每日 3 ~ 4 次，每次 2 ~ 5 克，可防止肝昏迷。

(3) 益肝灵：每次 2 片，一日 3 次，3 个月为一疗程。主要用于慢性、迁延性肝炎。

(4) 葡萄糖：每日 4 次，每次 2 ~ 4 汤匙。

(二) 手术治疗

如果是由于肿瘤而引起的黄疸，在其他治疗效果不显著的情况下，可考虑进行外科手术治疗。

(三) 新针疗法

主穴：胆俞、太冲、医明。

备穴：至阳、足三里、脾俞。

治法：每日 1 次。黄疸退后，隔日 1 次或每周 2 次。

(四) 草药单方

1. 岩柏 60 克，水煎服，每日 1 剂。

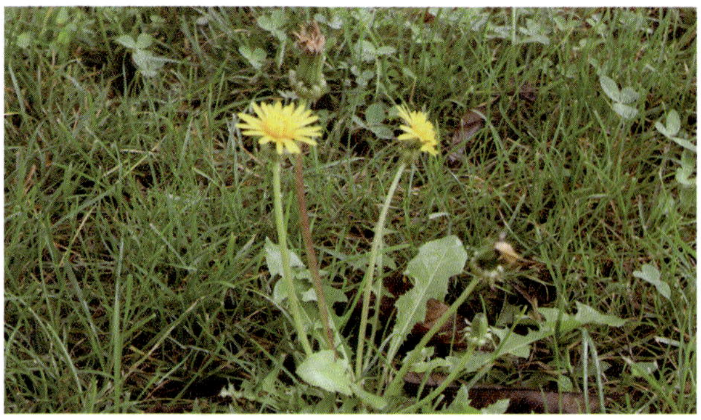

蒲公英

2. 蒲公英、茵陈蒿各 50 克，用水煎服。
3. 平地木 50 克，红枣 10 枚，煎服，每日 1 次。
4. 金钱草 60 克，水煎服，每日 1 剂，对阻塞性黄疸具有很好的疗效。

(五) 中医辨证施治

(1) 气滞血瘀：黄疸长期不退，有右上腹剧烈

黄疸鉴别诊断表

病名	症状体征
传染性肝炎	多见于儿童及青年，有肝炎接触史，常伴有发热，恶心，呕吐，胃口不好，厌食油腻，右上腹不适或疼痛，乏力，肝脏轻度肿大，质软有压痛
中毒性肝炎	有药物中毒史，如磷、锑等，一般可见胃口不好、恶心、呕吐等症，在停药后，黄疸也逐渐消退，肝有压痛
肝硬化	有肝炎史或血吸虫病史，乏力，消瘦，胃口不好，可见腹水肝脾肿大，质地坚硬，蜘蛛痣，肝掌等
肝脓肿	有阿米巴痢疾史或有败血症史，发热，肝区压痛，黄疸，肝肿大，压痛明显，超声波检查有助于诊断
肝癌	黄疸不断加深，进行性消瘦，恶病质，多见于老年
肝脏进行性肿大	质硬，表面有结节，可见腹水
肝外肿瘤压迫所致的黄疸	多见于中年以上，消瘦，皮肤瘙痒，腹痛，黄疸进展较慢，但不断加深，大便呈陶土色，右上腹可触及肿块，或能触及胆囊
胆囊炎	发热或有寒战，右上腹阵发性或突发性绞痛，可向右肩、背部放射，黄疸可反复出现，右上腹有明显压痛，可触及胆囊
胆汁郁积综合征	常见于婴儿，全身情况佳，皮肤瘙痒，大便呈陶土色，经激素治疗后即消退，除黄疸外，无其他明显体征
先天性溶血性黄疸	慢性，常见于儿童，常有家族史。由情绪等刺激而诱发，头痛，恶心，四肢酸痛，发热，贫血，酱油样尿
钩端螺旋体病	发生于5～8月稻谷收割时，有下水稻田劳动史，发热，小腿肌肉酸痛，全身皮肤黏膜充血或有出血点，肝脾可见肿大，腓肠肌明显压痛
黑尿热	有恶性疟疾史，常先有寒战、发热，伴有腰痛、恶心、呕吐、脾脏显著肿大

疼痛，苔薄，舌质有紫块，宜理气化瘀。穿山甲15克（先煎），蒲公英50克，土茯苓15克，半边莲50克，石见穿50克，柴胡9克（醋炒），制香附9克，水煎服，每日1剂。

(2)湿热黄疸：如果出现黄色鲜明、小便浓茶色、舌苔黄腻、发热的症状，宜清化湿热。黑山栀9克，茵陈30～60克，黄柏9克，生大黄1.5～4.5克（后下），水煎服，每日1剂，分两次服用。

加减法：胸闷，舌苔白腻，去黄柏，加泽泻9克，猪苓15克，川朴3克，海金沙50克。

(3)寒湿黄疸：如果出现胃口不好、脘闷或腹胀、黄色晦暗、大便稀薄的症状，宜温化寒湿。焦白术9克，茵陈30～60克，干姜3克，甘草4.5克，淡附片3～9克（先煎），每日1剂，水煎服。

（六）中成药

1. 舒肝丸，每日2次，每次1丸。

2. 黄疸茵陈冲剂，每日2次，每次1包。一般可用于传染性肝炎，也可用于胆囊炎。

3. 茵陈黄疸丸，每日2次，成人每次服4粒，儿童每次服1～2粒，饭前用开水送服。

肝脾肿大

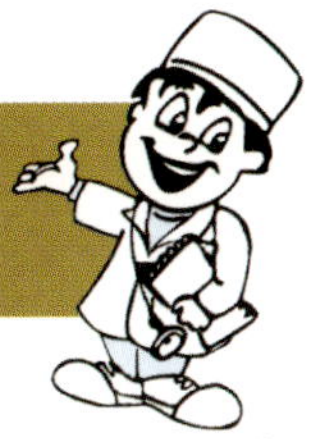

肝脏和脾脏均增大。肝脾一般在肋下能触及，当内脏下垂或横膈下降或深吸气时，肝脾才能被触及，但不超过肋下1厘米，且质地较软。肝脾肿大常见于慢性肝炎、血吸虫病、肝硬化早期等。

肝肿大与脾肿大可在同一疾病中出现；有的疾病则单独出现肝或脾的肿大；有的疾病随着病情发展到晚期，脾脏肿大非常明显而肝脏反见缩小。

引起肝脾肿大的常见疾病

（一）肝脏肿大

以肝脏肿大为主的疾病有肝炎、肝脓肿、肝癌、肝包虫病，以及心力衰竭引起的肝瘀血等。

（二）脾脏肿大

以脾脏肿大为主的疾病有疟疾、血吸虫病、伤寒、黑热病、肝硬化等。

诊断

（一）详细询问病史

(1)年龄：一般感染以儿童及青年人较多；肝硬化多见于中年人；肝癌多见于中年以上。

(2)生活地区：生活在长江以南的人们感染血吸虫病的可能性较大；长江以北则以黑热病较常见；畜牧区则以包虫病较常见。

(3)心率：心率很快，呼吸困难，下肢水肿，常见于心力衰竭引起的肝瘀血。

(4)发热：隔一日或两日发热，伴有寒战、出汗，常见于疟疾；长期不规律发热，体温出现反复升降，常见于黑热病。

(5)黄疸：疟疾、肝炎可出现黄疸；肝癌则黄疸进行性加深。

(6)腹痛：右上腹疼痛可见于肝炎、肝硬化；右上腹剧烈疼痛可见于肝癌。

(7)出血：皮肤出血，常见于白血病和血小板减少性紫癜；鼻出血常见于黑热病；食道静脉破裂出血，常见于肝硬化。

（二）体格检查

(1)一般情况：肝硬化、肝癌、黑热病患者，常有明显消瘦；疟疾、白血病患者常有贫血；肝硬化病人的皮肤可有蜘蛛痣。

(2)肝脏：要了解肝脏的大小、硬度、边缘、结节以及压痛等。

①大小：肝脏一般向下肿大，肝脏向上肿大，常见于阿米巴肝脓肿和包虫病。

②硬度：传染性肝炎及中毒性肝炎肝脏质地柔软；肝硬化、肝癌时肝脏质地坚硬。

③边缘：肝硬化时，肝脏边缘锐利；肝瘀血时则粗钝。

④结节：肝硬化时，肝脏表面呈细颗粒状；肝癌时，肝脏表面呈大小不等圆形突出的结节。

⑤压痛：肝瘀血及肝炎时，肝压痛范围较广；肝包虫病时，肝虽无压痛，但有囊性感觉。

(3)脾脏：要了解脾脏的大小、硬度以及压痛等。

①大小：脾肿大以白血病所引起者最为常见，其次是黑热病、血吸虫病、晚期肝硬化等；疟疾引起的脾肿大则并不太大，经治疗后可以缩小。

②质地：疟疾、白血病、晚期血吸虫病、肝硬化引起的脾肿大，质地坚硬；黑热病引起的脾肿大，质地较为柔软。

③压痛：急性传染病引起的脾肿大常有压痛，慢性脾肿大常无压痛。

(4)腹壁静脉曲张：可见于肝硬化、肝癌等。

治疗

(一)手术治疗

如果脾脏肿大十分明显，则应该考虑手术治疗。

(二)新针疗法

主穴：内关、足三里、阴陵泉。

备穴：三阴交、太冲、复溜。

治法：内关透支沟，阴陵泉透阳陵泉，中刺激。

(三)草药单方

1. 五灵脂、蒲黄、木馒头各 9 ~ 15 克，水煎服。
2. 石见穿 30 ~ 60 克，水煎服。
3. 外敷方：水红花子 15 克，朴硝 3 克，陈石灰 50 克，大黄 6 克，山栀 15 克，酒酵适量，同时捣烂，敷于两肋，隔 1 ~ 2 日换药。

(四)中医辨证施治

(1)气滞：肝脾肿大，质地较软，两肋作痛，苔薄，脉弦，宜理气通络。青陈皮各 4.5 ~ 9 克，制香附 9 克，藿香 9 克，枳壳 4.5 克，丹参 12 克，水煎服，每日 1 剂。

(2)血瘀：肝脾肿大，压之疼痛，蜘蛛痣，面色黯黑，毛细血管充血，苔薄舌紫，宜活血化瘀。桃仁 9 克，杜红花 4.5 克，五灵脂 9 克，川芎 9 克，台乌药 9 克，延胡索 9 克，水煎服，每日 1 剂。

加减法：正气已虚，应加入党参 9 克，当归 9 克，白术 9 克。

肝脾肿大鉴别诊断表

病名	症状体征
肝瘀血	有心脏病、心力衰竭病史，气急，紫绀，上腹部饱满或隐痛，颈静脉怒张，搏动明显，心脏扩大并可有杂音
血吸虫病	生活在血吸虫病流行地区，有河水接触史，下痢，腹水，肝脾肿大，肝脏质硬，表面颗粒状结节，蜘蛛痣，腹壁静脉曲张
肝包虫病	多见于畜牧区，自觉症状很少，有时上腹部有饱满感，肝脏轻度肿大，触诊有囊性感觉
中华枝睾吸虫病	多见于广东地区，有食生鱼史，全身乏力，精神不振，胃口不好，腹泻，有的可出现黄疸，肝可肿大，大便中可找到中华枝睾吸虫虫卵
疟疾	寒战，发热，出汗后热退，多有规律性出现，隔一日或两日发作一次；恶性疟疾无此种规律。脾肿大因感染时间长短和轻重而不同，血中可找到疟原虫，有的可出现黄疸
黑热病	见于长江以北地区，有不规则发热，体温每日可有两次升降，消瘦，贫血，脾脏随病情呈进行性肿大，肝脏轻度或中度肿大
伤寒、副伤寒	多见于夏秋季，持续发热，胃口不好，表情淡漠，缓脉，玫瑰色皮疹，肝脾轻度肿大，质地柔软，可有压痛
白血病	长期发热，贫血，乏力，有出血倾向，肝脾肿大，周围血中可找到幼稚细胞，全身浅表淋巴结肿大
血小板减少性紫癜	皮下点状出血，乌青块，分布不一，四肢多于躯干，贫血，脾肿大，血小板减少，束臂试验阳性
淋巴瘤	有周期性发热，寒战，乏力，盗汗，体重减轻，全身淋巴结肿大，脾肿大

水肿

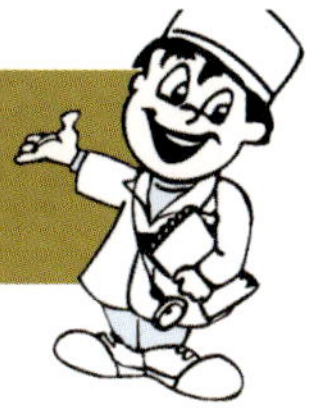

水肿是指血管外的组织间隙中有过多的体液积聚，为临床常见症状之一。与肥胖不同，水肿表现为手指按压皮下组织少的部位时，有明显的凹陷。水肿可分为全身性水肿和局部性水肿。

引起水肿的常见病因

（一）全身性水肿

(1) 心性水肿：常见于充血性心力衰竭、急或慢性心包炎等。

(2) 肾源性水肿：常见于肾小球肾炎、肾盂肾炎及肾病综合征等。

(3) 肝源性水肿：常见于病毒性肝炎、肝硬化等。

(4) 营养不良性水肿：常见于低蛋白血症、维生素 B1 缺乏症等。

(5) 结缔组织病所致的水肿：常见于红斑狼疮、硬皮病及皮肌炎等。

(6) 内分泌性水肿：常见于席汉氏综合征、甲状腺功能减低及库欣综合征等。

(7) 特发性水肿：如功能性水肿等。

(8) 其他：贫血性水肿、妊娠中毒性水肿。

（二）局部性水肿

(1) 静脉梗阻性水肿：常见于血栓性静脉炎、下肢静脉曲张等。

(2) 淋巴梗阻性水肿：常见于丝虫病的象皮腿、流行性腮腺炎所致胸前水肿等。

肾病综合征水肿形成的发病机理示意图

肾病综合征水肿的形成和患者本身发生尿蛋白和低蛋白血症有着直接密切的联系。当肾病综合征患者发生水肿时，不仅仅是眼睑、面部、四肢及脚踝等肢体受累及，随着肾病病情的恶化进展，水肿可波及患者的全身，包括胸腔、腹腔、心包、肺脏等人体重要内脏。这时候肾病综合征患者的治疗需要进行全身系统的综合治疗，这大大增加了肾病综合征治疗的难度。因此，已检查出大量蛋白尿的肾病综合征患者一定要积极采取有效救治措施，方能阻止更多并发症的出现。

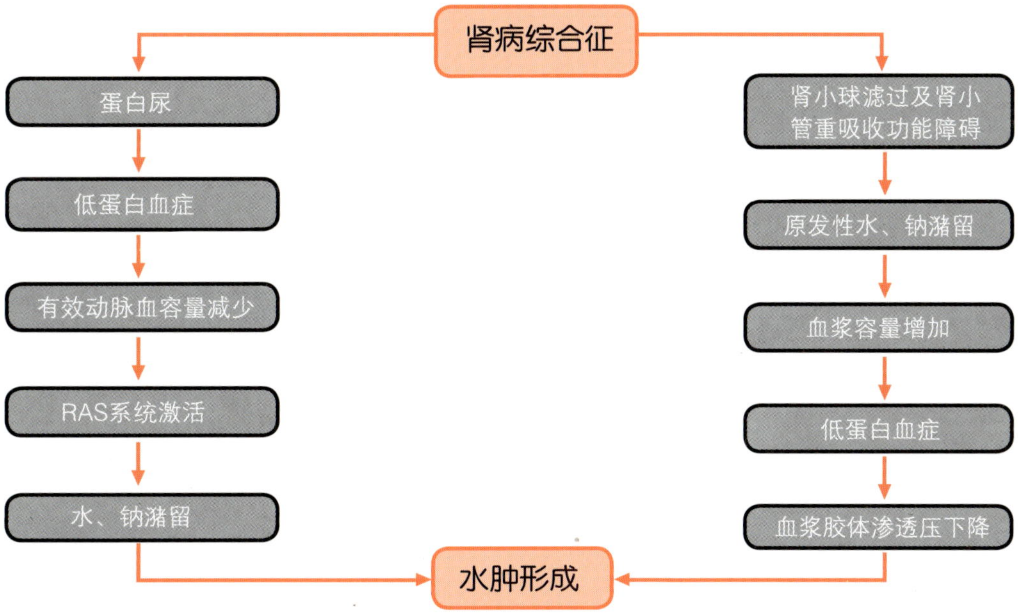

(3) 炎症性水肿：常见于丹毒、疖肿、蜂窝组织炎等所致的局部水肿。

(4) 变态反应性水肿：常见于血管神经性水肿、接触性皮炎等。

诊断

（一）详细询问和检查

(1) 水肿的部位

①全身性水肿：见于肾炎、心力衰竭、营养不良性水肿。

②眼睑或颜面：见于肾炎早期、局部感染和小儿患百日咳时。

③身体上部：见于纵隔肿瘤和动脉瘤等。

④胸、腹壁或腰部：如伴有发红和压痛，则为局部感染所致。

⑤两侧下肢：见于肾炎、心力衰竭、妊娠及卵巢囊肿压迫静脉时。

⑥限于一侧下肢：见于淋巴管阻塞、丝虫病或蜂窝织炎等。

(2) 水肿的性质

①水肿压之凹陷见于肾脏病和心脏病的水肿；水肿非凹陷性见于丝虫病和甲状腺功能减退。

②局部有红、肿、热、痛，则多为炎症所致。

(3) 水肿发展情况：心脏性水肿，先出现于踝部，然后逐渐上延至全身；肾脏性水肿，先出现于眼睑，然后遍及全身；肝脏性水肿，见于下肢，多伴有腹水；营养不良性水肿，先见于下肢，然后遍及全身。

(4) 注意心脏扩大，心杂音，肝脾肿大，肝脏压痛等。

水肿鉴别诊断表

病名	症状体征
心力衰竭	有心脏病史，气急，紫绀，上腹部饱满或隐痛，水肿在下肢和晚间最明显，随着心力衰竭的好转，水肿逐渐消退
颈静脉怒张	搏动明显，肝肿大有压痛，心脏扩大，可有杂音及心律不齐，心率增快
肝硬化	水肿缓起，以腹水及下肢浮肿较为明显，有黄疸，乏力，消瘦，胃口不好，肝炎及血吸虫病等病史，肝脾肿大，质地坚硬，蜘蛛痣，肝掌，腹壁静脉怒张
急性肾炎	水肿骤起，由眼睑布及全身，血压增高，大量蛋白尿及血尿，2周前有链球菌感染史，全身水肿
慢性肾炎	水肿缓起，可反复发作，某些病人有急性肾炎史，乏力，腰酸，胃口不开，恶心，面色苍白
凹陷性水肿	血压可增高，营养不良，有钩虫病及缺铁性贫血史。有头晕，乏力，两耳嗡嗡发响，面色发黄，可全身性水肿，发生缓慢，两眼皮内及指甲血色变淡，红细胞及血红蛋白降低
甲状腺功能减退（黏液性水肿）	年龄在40～60岁间，愚笨，理解力差，皮肤苍白，粗糙水肿按之不凹，脉率缓慢，妊娠水肿于妊娠后期
高血压	水肿，蛋白尿，血管神经性水肿，服某种食物及药物后水肿突然发生，眼睑与脸面最为常见，可有发热，可发现风团样皮疹
毒蛇咬伤	有毒蛇咬伤史，咬伤后局部出现肿胀，迅速向心端伸展，有发热，复视，眼睑下垂，严重者出现昏迷，伤口有牙痕或断牙留在组织内
蜂窝织炎	局部出现皮肤红、肿、热、痛，伴发热，多发于四肢及颈部。附近淋巴结肿大，有压痛，脓头
胸腔、腹腔肿瘤，纵隔肿瘤和动脉瘤	出现上身浮肿，卵巢囊肿，出现下肢浮肿，放射线有助于诊断丝虫病

（二）实验室检查

(1) 血常规：红细胞和血红蛋白明显降低，提示营养不良性水肿，但肾性水肿到了后期也可有此症状；白细胞增多，提示有炎症的可能。

(2) 尿常规：若有尿蛋白及管型尿等提示为肾性水肿。

(3) 粪常规：若见有钩虫卵应考虑钩虫病引起的水肿。

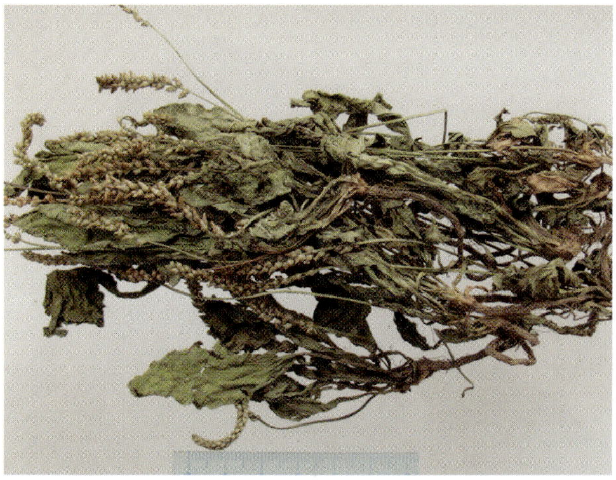

车前子

治疗

（一）注意饮食

无盐饮食，给多种维生素及高渗葡萄糖。

（二）利尿剂（主要适用于全身性水肿）

(1) 氨苯喋啶：每次 50 毫克，每日 3 次。

(2) 呋塞米注射液：每次 20 ~ 40 毫克，每日 1 次，肌内注射或者静脉滴注。

(3) 氯噻酮：每次 100 毫克，隔日 1 次，可用于心性、肝性和肾性水肿。妊娠水肿者禁用。

（三）新针疗法

主穴：曲池、列缺、阴陵泉。

备穴：足三里、三阴交、脾俞、肾俞。

治法：每日或隔日针刺 1 次。

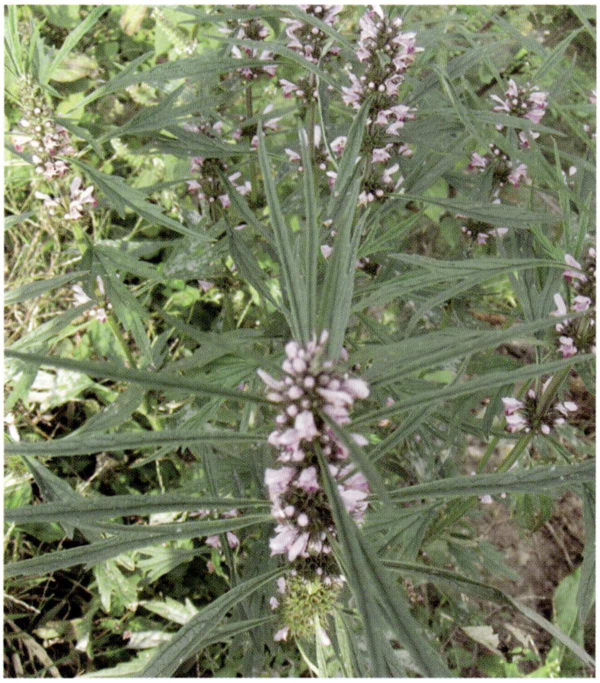

益母草

（四）草药单方

1. 大蒜去皮 4 个，田螺去壳 4 只，车前子 9 克，以上各药研末做饼，贴在脐中，用带子固定。

2. 茅根、冬瓜皮、玉米须、海金沙、车前草、益母草、半边莲等任选一两种，每用 30 ~ 75 克，水煎服，每日分 2 次服。

（五）中医辨证施治

(1) 水湿：水肿按之凹陷，尿少，胸闷，倦怠，苔白腻，脉缓，宜通阳利水。桂枝 9 克，白术 9 克，

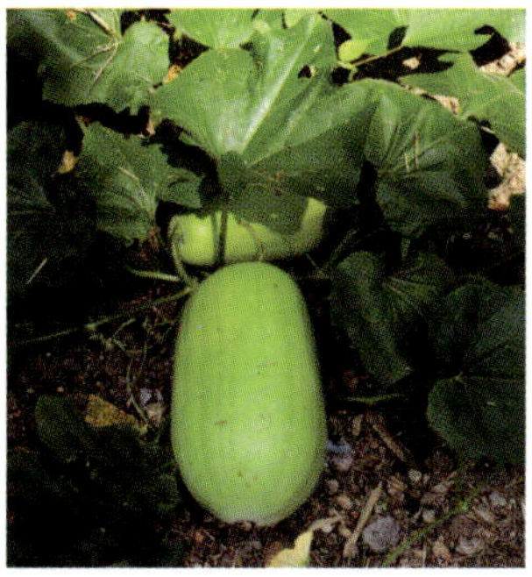

冬瓜

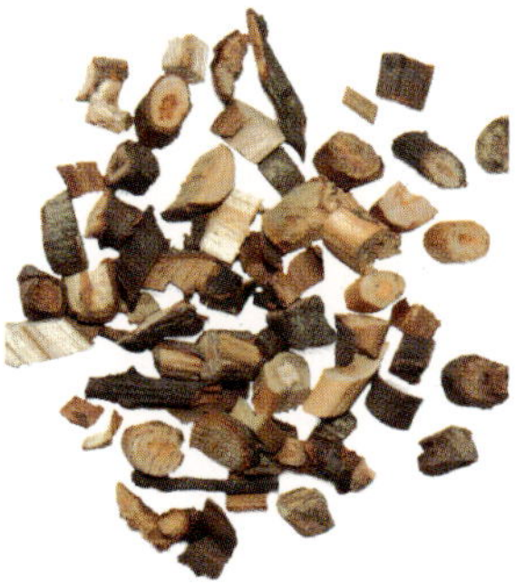

桂枝

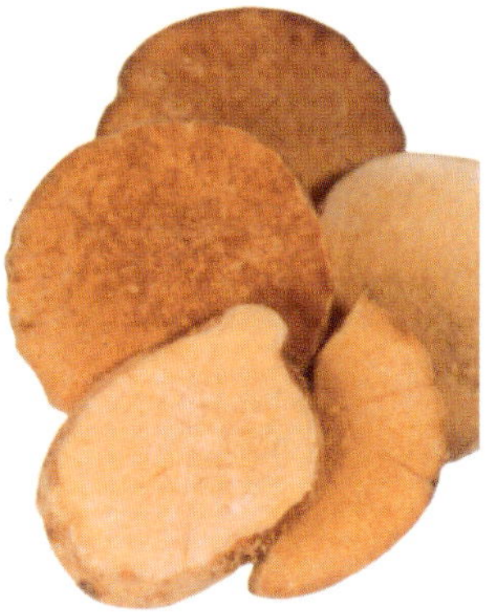

泽泻

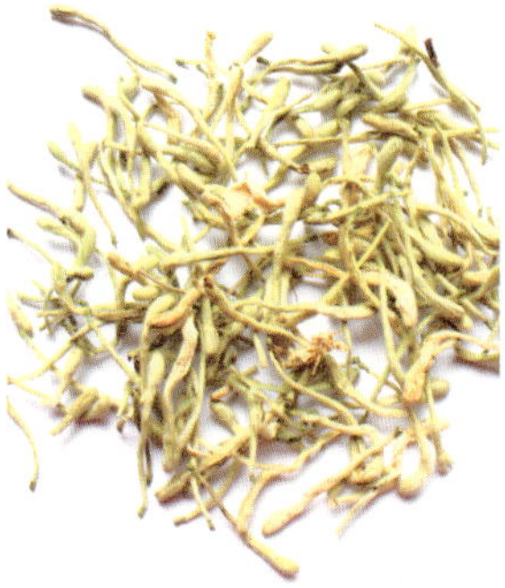

银花

茯苓 15 克，猪苓 15 克，泽泻 15 克，桑白皮 50 克，大腹皮 50 克，水煎服，每日 1 剂。

加减法：汗出恶风加防己 15 克，黄芪 9 克。

(2) 湿热：局部水肿，发红发热，苔薄，脉数，宜清热利湿。蒲公英 50 克，银花 15 克，连翘 9 克，茯苓 9 克，水煎服，每日 1 剂。

(3) 风热：眼睑及面部浮肿，然后遍及全身，关节酸痛，苔薄，脉浮，宜祛风行水。净麻黄 6 克，生石膏 50 克(打碎，先煎)，生姜三片，甘草 4.5 克，焦白术 9 克，水煎服，每日 1 剂。

加减法：热不高去石膏加鲜茅根 50 克；恶寒、舌苔白腻去石膏加羌活、防风各 9 克；咽喉红肿加蒲公英 15 ~ 50 克。

(4) 阳虚：全身性水肿，面色苍白，胃口不好，四肢发冷，舌质淡，宜温阳利水。熟附子 9 ~ 15 克(先煎)，干姜 6 克，焦白术 9 克，茯苓 9 克，猪苓 15 克，泽泻 15 克，水煎服，每日 1 剂。

加减法：气虚者加党参 9 克，黄芪 9 克；腰痛尿少加葫芦巴 9 克，巴戟天(或仙灵脾)9 克。

第二章

急症处理

急症，发病很急，而且来势汹汹，如若处理不当，可能在短时间内引发死亡。我们要做的就是在治疗设备和技术均不允许的条件下，如何面对紧急情况和如何做出最有效的处理，为病人赢得宝贵的救治时间。

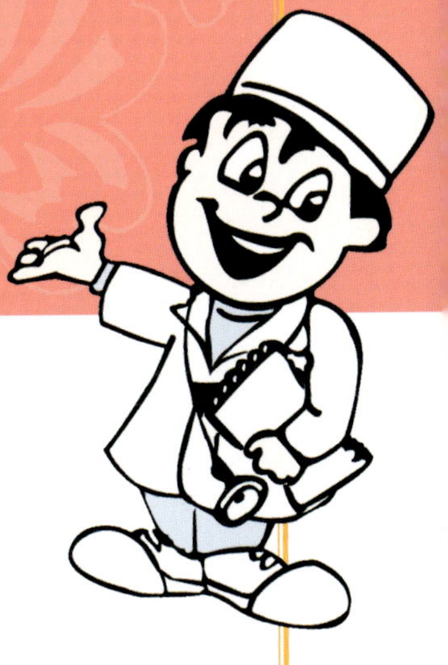

腹痛

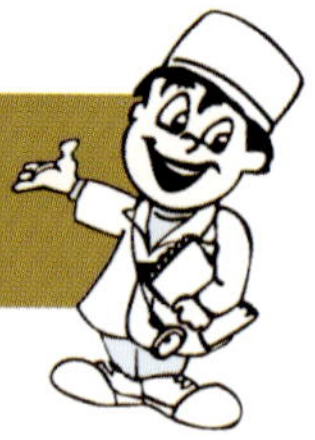

腹痛是一种常见的病症，指由于各种原因引起的腹腔内外脏器官的病变，而表现为腹部的疼痛。腹痛可分为急性与慢性两类。急性腹痛的特点是发病突然，发展迅速，由于部分患此病者需尽快手术治疗，所以被称为“急腹症”。

急性腹痛是多种疾病的共同症状，由于病因不同，腹痛的部位、性质及体征等均具有不同的特点。在诊断和鉴别诊断上，要透过腹痛的现象看清疾病的实质。因此要问清病史，仔细检查，再结合必要的化验检查，做深入的分析研究，才能得出早期的正确诊断。

诊断

（一）问清病史

(1) 腹痛部位：首先要明确腹痛开始和现在的部位。要求病人用手指指出腹痛最剧烈的部位和范围。一般来说，腹痛的固定部位，大多是病变的部位。比如：上腹部疼痛多为胃的疾患；右上腹部疼痛多为肝和胆道的疾患；右下腹部疼痛多为回盲部的疾患（如阑尾炎、肠结核等）；左下腹部疼痛多为结肠的疾患（如菌痢等）；脐周围疼痛多为小肠的疾患（如肠梗阻、蛔虫痛等）。如先有局部疼痛而后向全腹发展，多为阑尾、胃、肠、胆囊穿孔而并发弥漫性腹膜炎。

(2) 腹痛时间：突然发生的腹痛，常见有胃溃疡穿孔、肠梗阻、胆道蛔虫病等；逐渐加剧的腹痛，常见的则为急性阑尾炎、急性胆囊炎等。

(3) 腹痛性质：阵发性腹痛多见于梗阻；持续性腹痛多见于炎症以及内出血；持续性腹痛伴阵发性加剧者，则为炎症伴有梗阻，如急性胆囊炎、胆石症、绞窄性肠梗阻等。绞痛则多为梗阻；钝痛和胀痛多见于炎症；放射痛为腹内脏器病变之一，如急性胆囊炎放射到右侧肩胛部，肾绞痛放射到大腿内侧和外生殖器。肺炎、胸膜炎时也可有放射痛到达腹部。

要注意腹痛性质的改变，如若突然减轻甚至不痛或阵发性绞痛变为持续性疼痛，则病变有坏死、穿孔可能，如急性阑尾炎、胃溃疡病穿孔等。

(4) 消化道症状：先有腹痛而后有恶心、呕吐，多为急性阑尾炎、肠梗阻等。呕吐发生在腹痛之前，常为急性胃肠炎。阵发性腹痛后发生腹泻多见于急性肠炎。腹痛后无大便、不放屁，则多为肠梗阻。

(5) 饮食：溃疡病穿孔常发生于饱食之后；急性胆囊炎、急性胰腺炎常发生在多吃油腻食物之后。

(6) 寒热：先有发冷、发热而后有腹痛者，多见于内科疾病，如急性胃肠炎、肺炎等。先有腹痛而后有发冷、发热、黄疸者则为胆总管结石。胆道

腹痛部位分布图

左上腹部疼痛多为胃病；右上腹部疼痛多为肝病；右下腹部疼痛多为回肠部的疾患；左下腹部疼痛多为结肠的疾患；脐周围疼痛多为小肠的疾患。

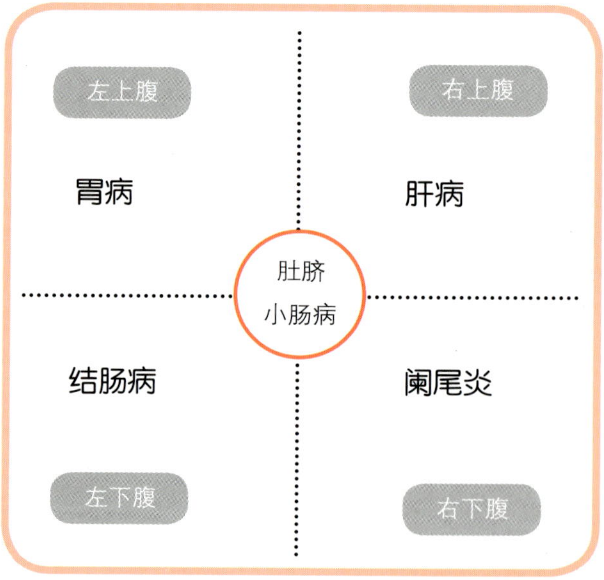

常见急性腹痛疾病的鉴别诊断

病名	发病情况与病史	腹痛部位	腹痛性质	腹部体征	发热	消化道症状	化验及检查
急性阑尾炎	逐渐发生	始于上腹部或脐周围，转移至右下腹	持续性疼痛，伴轻度阵发性加剧	右下腹阑尾点局限性压痛，反跳痛，肌紧张	体温轻度升高	恶心，呕吐	白细胞增高，但常不超过20000
急性胆囊炎、胆石症	常突然发生于多食油腻后的晚上	中上腹或右上腹	持续性疼痛或阵发性绞痛，向右肩胛部放射	右上腹有压痛，肌紧张，肝区常有叩击痛，有时可触及胆囊	高热可伴有寒战	恶心，呕吐，可出现黄疸	白细胞增高
胆道蛔虫病	突然发生，可有近期服驱虫药病史	剑突右下方	阵发性剧烈绞痛，有“钻顶”感	剑突右下方有轻度压痛，反跳痛	早期不发热，伴胆道感染时可有寒战、高热	恶心，呕吐，可吐出蛔虫	血中嗜酸性细胞增加，大便中可找到蛔虫卵
胃、十二指肠溃疡急性穿孔	突然发生，多见于饱餐后，过去可有溃疡病史，常伴有休克	中上腹部，但很快发展到全腹	持续性刀割样痛	剧烈压痛，腹肌紧张，硬如木板，肝浊音界消失	休克时体温下降，6～12小时后明显升高	恶心，呕吐	白细胞增高，X线发现腹腔内游离气体
急性肠梗阻	突然发生，可有腹外疝史、手术史	多起自腹中部	阵发性绞痛	有压痛，腹胀，有时可见到肠型，肠鸣音亢进，有气过水声、金属音	早期不发热	可吐出胆汁、粪汁，无大便，肛门不排气	白细胞增高，X线发现肠腔内有积气、积液
急性胰腺炎	突然发生，多见于暴饮暴食后，可伴有休克	上腹部	持续性剧烈疼痛，多向腰背部放射	横位性压痛，轻度肌紧张，严重者可有腹胀	2～3天后有发热	恶心，呕吐	白细胞增高，血、尿中淀粉酶明显升高
肾绞痛	突然发生，过去可有血尿史	上腹部或腰部	阵发性剧烈绞痛，多向大腿内侧、外生殖器放射，伴有排尿痛	压痛轻微，但肾区有叩击痛	伴感染时可有发热	恶心，呕吐	尿中红细胞显著增加
肝、脾破裂	突然发生，有外伤史，常伴有休克	始于上腹部，然后发展到全腹	持续性疼痛，可有左肩部放射痛	轻度压痛，肌紧张，可有移动性浊音	休克时体温下降	血红蛋白、红细胞均下降	
肠寄生虫症	逐渐发生，多有排蛔虫史	脐周围	阵发性疼痛	无固定压痛点，无明显肌紧张，有时可摸到由蛔虫引起的索条状物	一般正常	可有恶心、呕吐	大便内有蛔虫卵

续表

病名	发病情况与过去病史	腹痛部位	腹痛性质	腹部体征	发热	消化道症状	化验及检查
急性胃肠炎	突然发生，多有吃过不清洁食物病史	全腹部	阵发性绞痛	压痛不局限在一个部位，多无肌紧张	大多有发热	呕吐在腹痛之前，腹泻后腹痛可减轻	大便像水样，有黏液或脓性分泌物
大叶性肺炎	突然起病，有呼吸道感染症状	上腹部、右下腹	持续性，可有胸痛、肩痛，在深呼吸时加剧	上腹部可有压痛	寒战、高热		白细胞增高，X线胸透发现片状阴影
急性输卵管炎	逐渐发生，有白带增多史，多发生于月经期间、月经后	下腹部	持续性疼痛，常伴有腰部痛	压痛部位较低，但两侧常对称	有发热		白细胞增高
宫外孕破裂	突然发生，可伴有休克，有月经过期史，阴道流血，且常有多年不育史	先在下腹一侧，然后发展到全腹	持续性痛，常向肩部放射	一侧下腹部有明显压痛，但肌紧张较轻，可有移动性浊音	一般正常		血红蛋白、红细胞下降
卵巢囊肿扭转	突然发生，腹内可有肿块史	在下腹部一侧较明显	阵发性剧烈绞痛	有压痛，肌紧张，可摸到肿块	早期不发热	恶心、呕吐	白细胞稍增高

蛔虫病、急性胰腺炎、急性肠梗阻等，发病初期均无发热。急性阑尾炎早期体温不高。

（二）细致体检

(1) 视诊：腹部呼吸运动受限制，多见于弥漫性腹膜炎。腹部膨隆则为腹腔内有积气、积液。有肠蠕动波出现，可能为肠梗阻。

(2) 听诊：肠梗阻时，肠鸣音亢进，并可听到气过水声或金属音。腹膜炎时，肠鸣音可减退或消失。

(3) 触诊：根据不同部位出现的压痛、肌紧张、反跳痛、肿块等，结合腹内脏器的解剖位置，说明所在脏器有病变。

(4) 叩诊：移动性浊音出现表示腹腔内有积液（血、水）；肝浊音界缩小或消失，表明有胃、肠穿孔。

（三）化验与 X 线检查

检验血、尿、粪，进行 X 线透视、造影或摄片，虽是良好的辅助诊断方法，但只能作为诊断时的参考，而决不能单凭这类资料作为肯定的最后诊断。

治疗

（一）诊断未明确前

严密观察病员的全身情况如体温、脉搏、血压等，局部体征的变化如腹痛、压痛、肌紧张的程度和范围等。要早期预防和治疗休克。采取禁食、输液、半卧位、抗感染等基本治疗措施。止痛可用阿托品 0.5 毫克肌内注射，或针刺足三里、阳陵泉、太冲、合谷等穴。但必须禁用吗啡类药物。对腹胀病人应放胃管，用注射器不断抽出胃肠内的气体和液体。

经一定时期的严密观察而病情仍未好转，或反而加剧者，应及时考虑送医院做剖腹探查。

（二）诊断明确后

针对不同病因，需及时采取不同的治疗方法。

高热

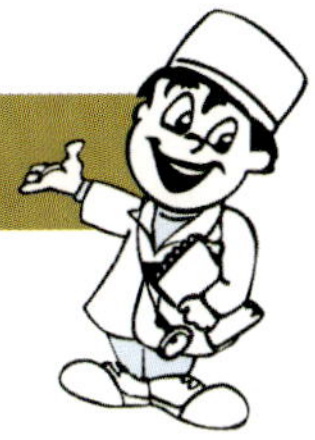

发热是多种疾病的常见症状。高热在临床上属于危重症范畴。引起高热的原因有很多，下列几种疾病是临床上比较常见的疾病。

（一）寄生虫病

比如急性血吸虫病、疟疾等。

（二）病毒感染

比如流行性感冒、流行性乙型脑炎、麻疹等。

（三）细菌感染

比如肺炎、急性扁桃体炎、流行性脑脊髓膜炎、伤寒及副伤寒、肾盂肾炎、败血症、细菌性痢疾、急性乳腺炎、产褥热、丹毒等。

（四）其他

比如恶性肿瘤、风湿热及中暑等。

诊断

（一）询问病史

(1) 了解起病的缓急，起病的季节，以及当地传染病的流行情况，有无接触史，还有发热的高低、热型、发热的长短和经过等。

(2) 伴随的主要症状：呼吸系疾病常有咳嗽、咯痰、胸痛等症状。消化系疾病常有腹痛、腹泻、恶心、呕吐等症状。泌尿系统疾病常有尿频、尿急、尿痛、腰酸等症状。风湿病常有关节红、肿、热、痛等症状。

各种急性传染病都有其特殊症状，比如脑膜炎有剧烈头痛和呕吐症状。

（二）体格检查

(1) 注意患者的神志意识、呼吸及紫绀等情况，如果病情严重，却找不到感染病灶时，应考虑是否患败血症。

发热的临床过程及特点与病理生理的联系

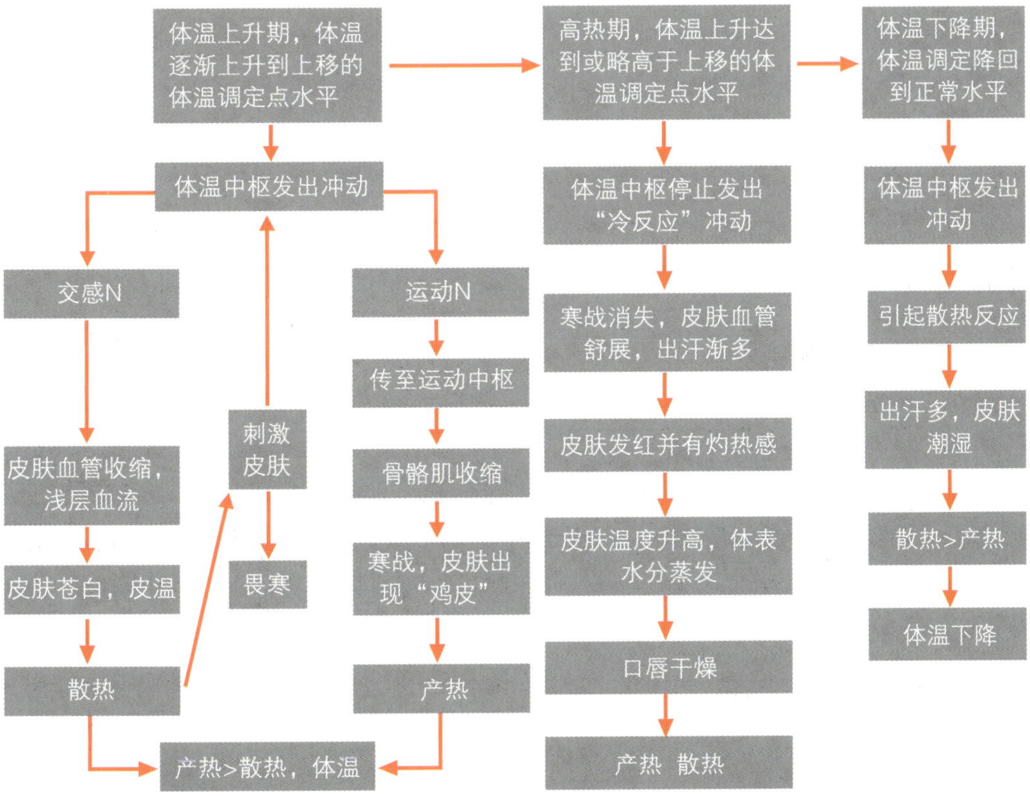

高热鉴别诊断表

病名	发病情况	症状体征
上呼吸道感染、流行性感冒	突然发病，有受冷史	鼻塞，流涕，全身不适，咳嗽，若同一地区有许多人出现相同症状，应考虑流行性感冒，咽部充血，鼻有分泌物
麻疹	多发于冬春季	咳嗽，流涕，流泪，可见麻疹、口腔黏膜斑，出红色斑丘疹，疹起自颈部，继至面部、躯干、四肢。热退后，出现米糠样脱屑
流行性腮腺炎	多发于冬春季	腮腺部肿胀，或有头痛、呕吐，或有睾丸肿胀、疼痛，以耳垂为肿胀中心，有压痛，腮腺管口红肿
传染性肝炎	有接触史	胃口不好，恶心呕吐，乏力，上腹部不适，有的热退时出现黄疸，肝肿大，肝区有压痛，小便黄如浓茶，小便泡沫亦呈黄色
脊髓灰质炎	多发于夏秋季	发热、全身不适，多汗，再度发热，头痛，呕吐，肌肉疼痛，瘫痪腱反射亢进，瘫痪时消失
流行性乙型脑炎	好发于夏秋季	头痛，呕吐，嗜睡，谵妄，颈有阻力，可出现抬腿试验、划足底试验阳性
流行性脑脊髓膜炎	好发于冬春季	头痛，喷射式呕吐，昏迷，暗红色瘀斑，颈项强直，抬腿试验、划足底试验阳性
猩红热	起病急，有接触史，多发于冬春季节	咽痛咽充血，猩红色细小斑丘疹，压之褪色，口唇周围苍白，杨梅舌，大块脱皮
细菌性痢疾	多发于夏秋季	发热，腹痛，腹泻，大便脓血，里急后重，大便检查有脓细胞及红细胞，吞噬细菌
伤寒	起病缓，有接触史	体温逐渐上升，一周后持续性高热，可有恶心呕吐，腹痛，神志呆滞，肝脾肿大，玫瑰色皮疹，相对性缓脉，苔厚腻
败血症	有感染史	头痛，寒战，常伴有恶心，呕吐，腹泻皮下出血点，肝脾肿大、压痛，轻度黄疸
白喉	四季均可发病，以秋冬为多	发热，咽痛，狗叫样咳嗽，声音嘶哑，咽或喉等黏膜上有灰白色假膜，不易拭去，强行剥离可引起出血
结核病	起病慢，小儿也可突然发病	咳嗽，下午可高热，早晨热度恢复37℃以下，盗汗，消瘦，胃口不好，失眠。肺结核有时可听到细湿啰音；肾结核肾区可有叩击痛
慢性支气管炎	继发感染，有慢性支气管炎史	咳嗽，气急，呼吸困难，紫绀，痰吐黄色，肺部闻及干性或湿性啰音
肺脓肿及支气管扩张	呼吸道感染病史	胸痛，咳嗽，大量脓痰，置于容器内可分为三层，可听到湿性啰音，若病程较长，可有杵状指
大叶性肺炎	发病急	咳嗽，胸痛，咯铁锈色痰，病变部位可听到湿性啰音，呼吸音减低，语颤、语音增强
丹毒	发病急	高热、寒战，容易复发，但极少化脓，局部红肿、灼热
急性乳腺炎	初产妇多见	乳房疼痛，寒战，乳头破裂，局部红、肿、热、痛
产褥热	产后3～5天	寒战，恶露有臭味，子宫及子宫旁有压痛
稻热病	好发于夏秋季，有疫水接触史	寒战，全身肌肉酸痛，小腿肚、腓肠肌明显酸痛，或可有出血，黄疸，腓肠肌压痛明显，肝脾可肿大
急性血吸虫病	有疫水接触史	长期发热，咳嗽，腹泻肝肿大，有压痛，脾亦可触及
疟疾	有蚊子叮咬史	有发冷，发热，出汗热退的过程，隔一日或两日发作一次，亦有数小时发作一次，脾可肿大，可出现贫血
风湿病	有扁桃体及皮肤感染史	大关节红、肿、热、痛，游走性，出汗，心跳，环形红斑，皮下结节，心率增快，心音降低，或心瓣膜区可听到杂音

(2) 皮肤和黏膜：皮肤感染，常见于丹毒和疖肿。出现皮疹，常见于出疹性的传染病，如麻疹、猩红热等。黄疸常见于肝胆疾病及败血症。皮下瘀斑应考虑流行性脑脊髓膜炎及血液病等。

(3) 头及颈部：注意口腔咽部有无充血和扁桃体红肿。鼻旁窦有触痛，如副鼻窦炎。外耳道流脓和乳突处触痛，如中耳炎。颈项强直，如流行性乙型脑炎、流行性脑脊髓膜炎等。

(4) 胸部检查：心脏瓣膜区听到杂音，应考虑心脏疾患；肺部听到干、湿性啰音，要考虑肺部感染。

（三）化验

条件许可时可做血常规（特别注意白细胞计数和分类）、大小便常规、穿刺液、放射线、血涂片（找疟原虫、螺旋体）等必要的体格检查。

紧急处理

（一）饮食注意

卧床休息，大量饮水，必要时或不能口服者可给静脉补液。吃易消化而富有营养的饮食，保持大便通畅。

（二）草药单方

鸭跖草、乌蔹莓、白英、忍冬藤等任选50克种，每用15～50克，水煎服。或用金线吊葫芦根3克，研末吞服。

（三）病因治疗

如诊断基本明确，给予特殊治疗（见有关疾病章节）。如诊断不明确，需根据下面原则治疗。

1. 对症处理后，密切观察。

2. 如当时当地正流行某种急性传染病，且病人有可疑情况时可先按该病处理，以免耽误。

3. 长期发热未能确诊，可按最可能的疾病做试验治疗。

4. 在一般情况下不要滥用抗菌感染药物，若病情较重，白细胞计数增高者可给予抗生素治疗，白细胞计数偏低者可选用抗病毒药物。

（四）体温过高应对症处理

(1) 退热

①物理降温：用井水或冷水毛巾敷头部，或用50%酒精擦浴。

②针灸：针刺曲池、外关、合谷、大椎，刺少商、十宣出血。

③药物降温：用复方阿司匹林口服，或用柴胡注射液2毫升，立刻肌内注射。小儿还可用50%安乃近液滴鼻。重病人应用药物降温须慎重，一般先给小剂量，以免出大汗而致虚脱。

(2) 镇静：高热、烦躁不安（尤其是小孩）应给镇静剂，如冬眠灵或非那根，25毫克口服或肌内注射。

（五）中医辨证施治（若诊断明确后见有关各篇）

(1) 风寒：以鼻塞流涕、形寒怕冷、骨节酸痛、口淡为主症，苔薄，舌质正常，治宜祛风散寒。荆芥、羌活各9～15克，柴胡4.5～9克，桔梗3～6克，水煎，每日1剂，分2次服。

(2) 热毒：以高热、咽痛、口干或有皮疹为主症，苔薄，舌红，治宜清热解毒。大青叶、板蓝根、拳参（上海习惯上称“草河车”）各50～100克，连翘9～15克，每日1剂，水煎，分2次服。

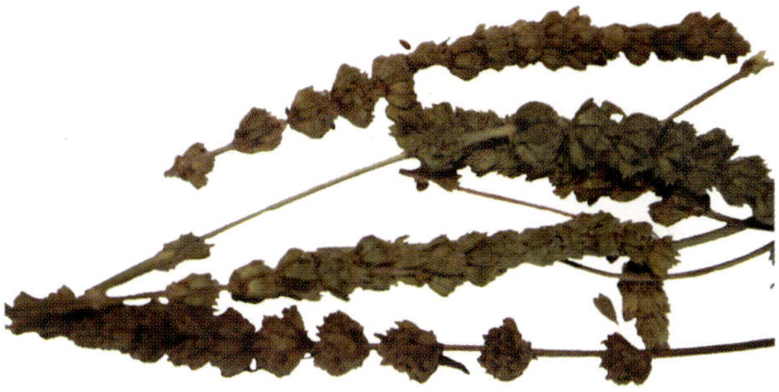

荆芥

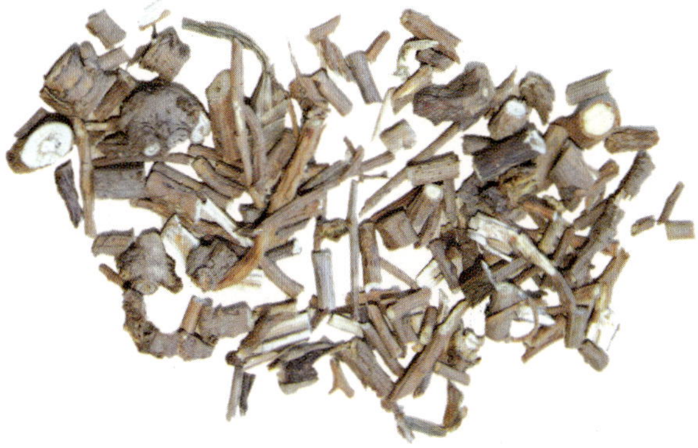

柴胡

昏迷

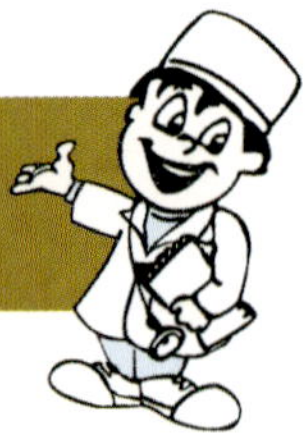

昏迷是一种极严重的意识障碍，是由于内在原因或外来的各种原因，使机体中枢神经系统受到严重的抑制，而对外界事物或强烈的刺激失去反应而呈昏迷状态。

昏迷的种类

（一）浅昏迷

意识丧失，呼唤不应，大小便失禁，或伴有谵语，躁动，但吞咽及咳嗽反射尚存在，角膜反射和瞳孔反射均未消失，肌腱反射反而常增强。

（二）中昏迷

意识丧失更甚，呼吸急促，全身强直或痉挛，角膜反射消失，瞳孔反射迟钝，病理反射阳性。

（三）深昏迷

意识深度丧失，呼吸急促或呈潮式呼吸，肢体软瘫，瞳孔反射迟钝或消失，吞咽困难。

（四）过度昏迷

即脑死亡。

昏迷发病的常见原因

（一）脑与脑膜疾患

流行性乙型脑炎、流行性脑脊髓膜炎、脑肿瘤、脑出血、脑血管栓塞、脑血栓形成、脑血管痉挛、癫痫、蛛网膜下隙出血等。

（二）头颅外伤

脑震荡、脑挫伤、颅底骨折等。

（三）各种药物中毒

有机磷农药中毒，白果、杏仁中毒等。

（四）传染病

恶性疟疾、败血症等病。

（五）疾病末期

肝昏迷、尿毒症、酸中毒等。

（六）其他

中暑等。

诊断

（一）询问病史

1. 病史：询问患者有无糖尿病、高血压、心脏病、肾炎、癫痫等患病史。

2. 发病时详细情况，起病急或缓，有无可能的诱因（如药物中毒、脑外伤等）或前驱症状（如发热、头痛、呕吐、抽搐等）。

3. 如病人已昏迷，则应询问病人当时所处环境的情况，如室温、田间施药等。

（二）体格检查

(1) 注意年龄：如老年人常见的有脑血管意外等；青少年常见的有中毒、癫痫、流行性脑脊髓膜炎、流行性乙型脑炎等。

(2) 呼吸情况：大呼吸常见于糖尿病昏迷；有鼾声的呼吸常见于脑血管意外、癫痫等；潮式呼吸常见于尿毒症。

(3) 呼吸气味：尿毒症昏迷常能嗅到小便气味；糖尿病昏迷常能嗅到苹果气味。

(4) 头部：头皮外伤、颅底骨折时耳鼻可流血或流出水样液体，中耳炎可引起化脓性脑膜炎或脑脓肿。

(5) 颈项强直常见于脑膜炎、蛛网膜下隙出血。

(6) 心脏有杂音，心律不齐，应考虑脑栓塞。

(7) 眼：如脑出血时两眼向脑病侧偏斜。

（三）实验室检查

做血、尿常规以及脑脊液检查等，有助于诊断。

紧急处理

1. 加强护理，保暖，仰卧而头偏向一侧，以免

昏迷鉴别诊断表

病名	发病情况及病史	症状体征
流行性脑脊髓膜炎	好发于冬春季。化脓性脑膜炎散发于四季，有中耳炎及肺炎史	高热，头痛，喷射式呕吐，全身散发性暗红色瘀斑，颈项强直，抬腿试验、划足底试验阳性
流行性乙型脑炎	好发于夏秋季	高热，头痛，呕吐，烦躁，嗜睡，颈项强直，可出现抬腿试验、划足底试验阳性
结核性脑膜炎	有结核病史，散发于四季	高热，头痛，呕吐，消瘦，盗汗，颈项强有抵抗，抬腿试验、划足底试验阳性
癫痫	有反复发作史	吐白沫，全身抽搐，瞳孔扩大，对光反应消失
脑出血	有原发性高血压病史	头晕、头痛为先驱症状，呕吐，鼾声，肢体偏瘫，瞳孔大小不相等
脑血栓	有高血压及动脉硬化史	头晕眼花，进行性偏瘫、肢体偏瘫或活动不利
脑栓塞	有心脏病史等	心跳气急，突然发生偏瘫，心瓣膜区可听到杂音
蛛网膜下隙出血	有原发性高血压病史	发作前剧烈头痛，头颈强直，可出现划足底试验阳性
脑外伤	有外伤史	昏迷，苏醒后可再度进入昏迷，有头部外伤感染
败血症	有感染史	高热，头痛，恶寒，可伴有腹泻，皮下出血点，肝脾肿大，压痛，轻度黄疸
中毒性肺炎	发病急	咳嗽，胸痛，高热，咳铁锈色痰，患侧可听到湿性啰音，呼吸音降低，语音、语颤增强
中毒性菌痢	发病急，常见于夏秋季	高热，嗜睡，有时可有腹痛、腹泻，做肛门指检或灌肠发现脓血便
脑型疟疾	常见于夏秋季	发冷，高热，昏迷，肝脾可肿大，血中可找到疟原虫
肝性脑病	有肝脏病史	先兆症状有烦躁和特殊震颤，令其两臂伸出成水平，手指分开，则出现阵发性不规则的震动，巩膜黄染，肝脾肿大，腹水
糖尿病昏迷	有糖尿病史	多饮，多尿，多食，呼出气体有苹果味，尿糖及尿酮强阳性
尿毒症	有慢性肾炎及肾盂肾炎史	少尿或无尿，浮肿或消瘦，贫血，既往或有尿频、尿急史，尿常规可发现尿蛋白及管型

对昏迷患者进行急救

首先取出病人口中的异物，防止病人窒息，对病患者进行人工呼吸，然后让病人平躺，头侧向一边以免舌头后缩堵塞呼吸道，最后给病人保暖，等待救援。

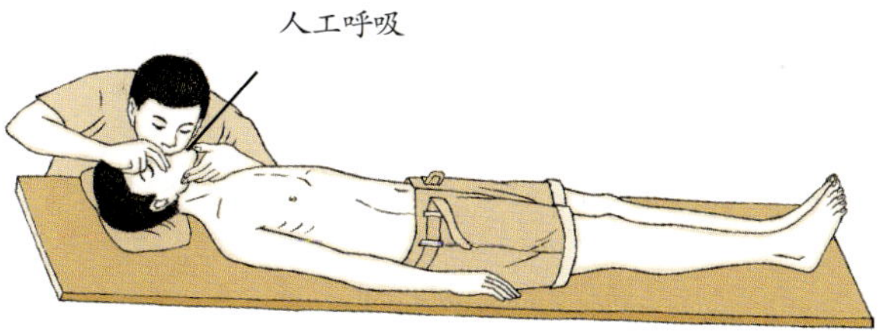

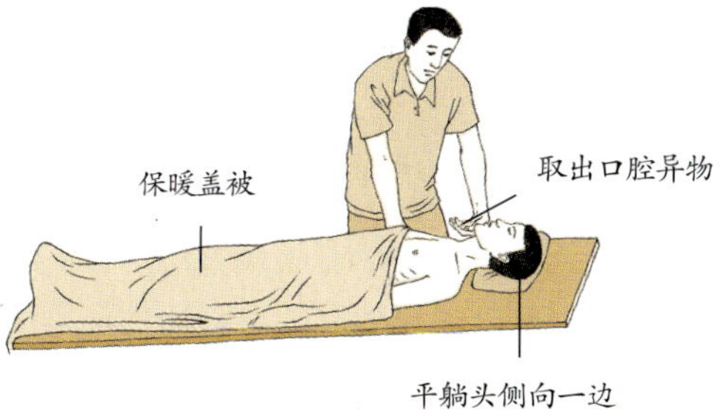

舌往后缩；若舌内缩，应用舌钳将舌拉出，以免窒息。保持口腔卫生，可用高锰酸钾加水（呈粉红色溶液）擦口腔，除去口腔异物，如假牙等，清除呼吸道痰液。

2. 纠正循环衰竭，给予中枢兴奋剂，如尼可刹米或苯甲酸钠咖啡因，每次 0.25 克，每 1 ~ 2 小时肌内注射。

3. 纠正机体缺氧，可进行人工呼吸或口对口呼吸，若出现大呼吸、潮式呼吸，可给尼可刹米，每次 1.5 毫升，洛贝林每次 3 毫克，每隔 2 ~ 4 小时交换肌内注射。

4. 寻找病因，针对病因治疗。

5. 预防或抗感染，选用抗生素。

6. 中医中药：可选用下面开窍苏醒药。深昏迷吞咽困难者宜慎用，避免咽入气管内，或用鼻饲。

(1) 紫雪丹

适应证：谵语、烦躁、抽搐、斑疹等症。

服法：每服 1.5 ~ 3 克，凉开水调服，每日 1 ~ 2 次。

(2) 至宝丹

适应证：高热神昏谵语、痰涌气急、烦躁不安等症。

服法：每日服 1 ~ 2 次，每次服 1 粒。

(3) 牛黄清心丸

适应证：高热神志不清、手足抽搐、舌干唇燥等症。

服法：每服 1 丸，每日 1 ~ 3 次，温开水送下，小儿酌减。

休克

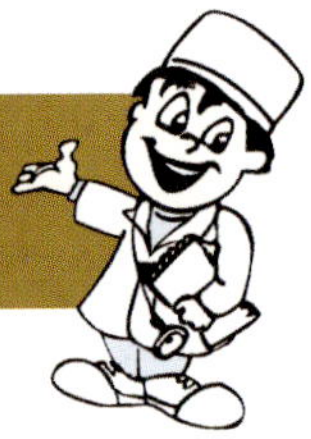

休克是指由于心排血量不足或周围血流分布异常等综合因素引起急性周围循环衰竭、全身组织缺氧而产生的症候群。通常都有低血压和少尿。病情危急，必须及时救治。

休克按照发病的原因可分为创伤性休克、出血性休克、中毒性休克、过敏性休克等。

休克的常见原因

（一）大量出血

战伤、肝硬化、脾破裂、溃疡病和子宫外孕等。

（二）心脏疾病

心肌梗死等。

（三）药物过敏

青霉素及普鲁卡因过敏等。

（四）严重感染

败血症、肺炎、流行性脑脊髓膜炎、中毒型菌痢等。

（五）严重外伤

骨折、脑外伤等。

（六）严重中毒

农药及除害药物中毒等。

（七）严重脱水

妊娠呕吐、性胃肠炎、幽门梗阻等。

诊断

（一）休克的特征

患者四肢发冷，浑身出冷汗且面色苍白，脉搏细弱而快，血压下降至收缩压 80 毫米汞柱以下，甚至消失。表情淡漠或烦躁，甚至昏迷。

（二）详细询问病史

(1) 出血情况：呕吐咖啡色物及排出柏油样大便，应考虑溃疡病并发出血，肝硬化食道静脉破裂。若有严重腹部外伤史，应考虑脾破裂。若腹痛、停经、面色皖白，应考虑宫外孕。

(2) 注意流行季节及感染情况：在冬春两季常见的有中毒性肺炎、流行性脑脊髓膜炎；在夏秋两季常见的有中毒性菌痢等。

(3) 用药情况：对注射青霉素及普鲁卡因，应考虑过敏性休克。使用农药后发生，则可能是农药中毒。

休克鉴别诊断表

病名	病史	症状体征
溃疡病出血	有溃疡病史	有反复发作的上腹部节律性疼痛，或嘈杂、泛酸，呕吐夹有食物残渣，瘀血状如赤豆汤，或大便黑色如柏油样，上腹部可有压痛
食道静脉破裂	有肝硬化等门静脉高压病史	上腹部不适，胃口不好，肝区疼痛，腹胀，乏力，多呕吐鲜血，亦可似亦豆汤，或大便如柏油样，蜘蛛痣，腹水，腹壁静脉曲张。肝、脾肿大出血
急性胰腺炎	有暴饮暴食史	上腹部持续性剧烈疼痛，多向腰背部放射，恶心、呕吐，或有腹胀，中上腹部横位性压痛，轻度肌紧张，血、尿中淀粉酶明显升高
子宫外孕破裂	有停经史	有恶心、呕吐等早期妊娠反应，持续性腹痛，有不规则的阴道少量出血，下腹部可出现肌紧张、压痛及反跳痛
战伤大出血	有枪弹伤或外伤史	面色白，流血，昏迷，四肢软瘫，战伤不同部位出现不同体征，如骨折有骨摩擦音，脑外伤有瞳孔散大等
流行性脑脊髓膜炎	流行性，突然发病于冬春季	头痛，喷射式呕吐，高热，昏迷全身散发性，暗红色瘀斑，颈有抵抗，抬腿试验、划足底试验阳性
大叶性肺炎	突然发病	高热，咳嗽，胸痛，咳铁锈色痰，患侧可听到湿性啰音，呼吸音降低，听到支气管呼吸音、语颤增强
中毒型菌痢	发病急，多见于夏秋季，有饮食不洁史	高热，嗜睡，可有腹痛，腹泻，大便脓血样，伴里急后重，大便常规能见到大量红、白细胞，找到巨噬细胞。若无腹泻，应灌肠后做大便常规检查
败血症	有感染史	高热，头痛，寒战，昏迷，皮下出血点，肝脾肿大、压痛，轻度黄疸
药物过敏	有注射青霉素或普鲁卡因等药物史	注射后立刻出现面色白，出冷汗，头晕，恶心，两目发黑等症状，注射部位可有发痒、出疹，水与电解质丧失
急性胃肠炎	有饮食不洁史	急性腹痛，腹泻，大便水样，频频呕吐，呕吐物酸臭，可伴有高热、脱水现象，眼球下陷，皮肤干燥皱缩，无弹性
霍乱	有流行病史	上吐、下泻大量米泔样排泄物，无里急后重，肌肉痉挛，尿闭，烦躁不安，迅速出现严重脱水
心源性急性心肌梗死	有冠状动脉硬化性心脏病等病史	多发生于40岁以上男子，胸骨后剧烈疼痛，呼吸困难，烦躁不安，体温可增高，血清转氨酶增高，心电图有助于明确诊断
慢性心力衰竭	有心脏病史	呼吸困难，不能平卧，气急，紫绀，后期可出现休克，心瓣膜区可听到杂音，两肺可听到湿性啰音，肝可肿大，下肢可水肿

(4) 其他：还需问清是否有外伤史、心脏病史、急性胃肠炎史等。

（三）体检

1. 详细检查外伤情况，尤其是头部和腹部。常见的有脑外伤、骨折、内脏出血等。

2. 高热而无明显其他体征，应首先考虑中毒性菌痢，其次考虑败血症及中毒性肺炎等。

3. 皮下出血点：如流行性脑脊髓膜炎、败血症等。

4. 脱水：妊娠呕吐、急性胃肠炎等。

紧急处理

1. 让病人平卧，不用枕头

注意保暖。尽量不要搬动病人。如果必须搬动，动作要轻缓。

2. 严密观察病情，特别要注意血压、呼吸、脉搏及神志状态。

3. 升压药

(1) 新福林 10 毫克肌内注射，或 20 ~ 60 毫克加入 5% 葡萄糖溶液 500 毫升中静脉滴注。或用美速克新命 10 ~ 20 毫克，每半小时至 2 小时肌内注射 1 次，或 40 ~ 100 毫克加入 5% 葡萄糖溶液 500 毫升中静脉滴注。可用于各种低血压及休克的防治。

(2) 去甲肾上腺素 2 ~ 6 毫克，加入 5% 葡萄糖溶液 500 毫升中静脉滴注。每 100 毫升葡萄糖溶液中不得超过 5 毫克去甲肾上腺素。必须严密注意不可漏出血管外，否则可引起组织坏死。亦可应用重酒石酸去甲肾上腺素。去甲肾上腺素 1 毫克相当于重酒石酸去甲肾上腺素 2 毫克。可用于各种休克，但心源性休克效果较差。

(3) 异丙基肾上腺素：以 0.25 ~ 1 毫克加于 5% 葡萄糖溶液 500 毫升中，每分钟静脉滴注 10 ~ 15 滴，可根据血压情况增加药量及控制滴注速度。血压稳定 12 小时后，可逐渐减少剂量而停药。如使用 1 小时，血压上升不理想，可加大剂量，一般不超过 2 ~ 4 毫克。本品忌与碱性药物配伍，忌与肾上腺素同用，心源性休克亦忌用。对中毒性休克效果较好。

(4) 血管紧张素：用 1 ~ 2.5 毫克加于 5% 葡萄糖溶液 500 毫升中静脉滴注，按病情而定，或可更浓，主要用于创伤性休克或手术后休克。

(5) 将患者的头偏向一侧，防止呕吐物吸入，勿经口进食。血容量已补足的，可使用血管活性药酚妥拉明多巴胺或 654–2 静滴，以改善脏器微循环。阿拉明 50 ~ 100 毫克加于 5% 葡萄糖溶液 250 ~ 500 毫升中静脉滴注。此两种药用于心源性休克较好。

对休克病人紧急施救

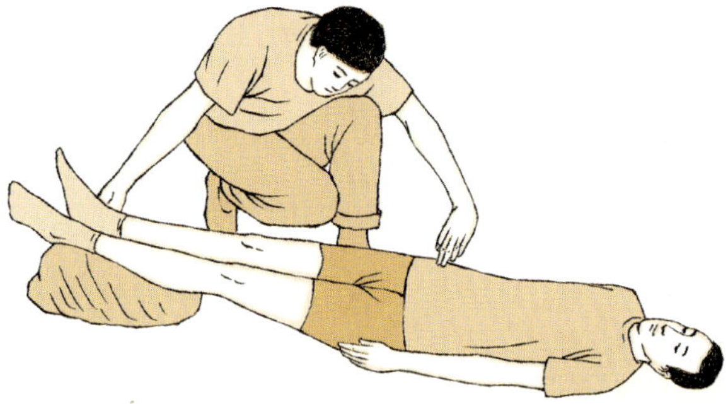

呼叫120，让病人平躺，尽量不要移动病人，垫高病人的下肢，保证更多的血液能供应脑组织，并尽力找出引起病人休克的原因。

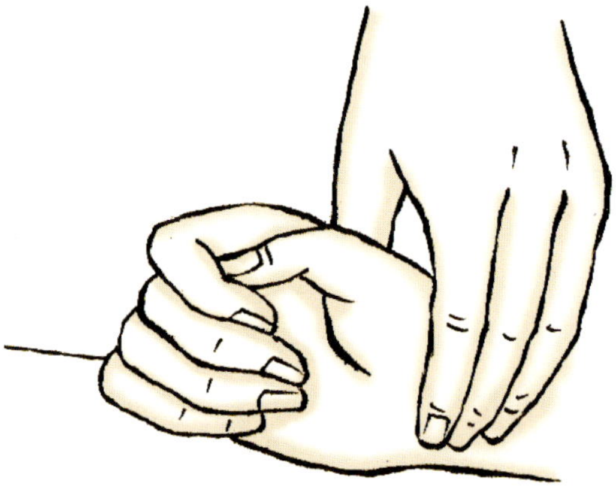

检查病人的脉搏，要每2 ~ 3分钟一次，并做记录，救助者一旦到达，立即向他们报告这些信息。，

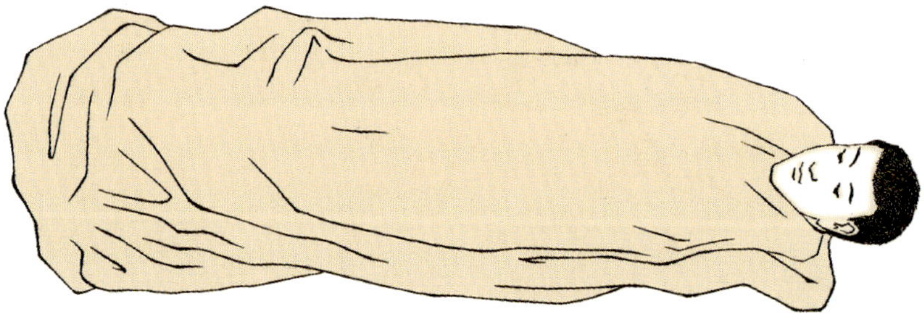

给病人盖好被子，保持其体温，但勿过热，不能给病人吃或喝任何东西。

小儿惊厥

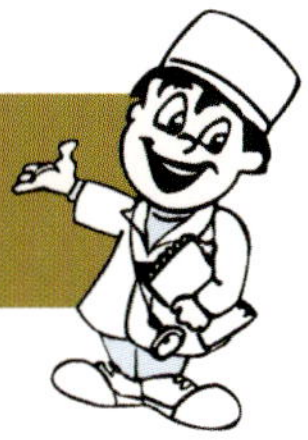

惊厥是大脑皮质功能的暂时紊乱。表现为突然发作的全身性或局限性肌群强直性和阵挛性抽搐。多数伴有意识障碍。惊厥是小儿时期常见的急症，由于小儿大脑的发育尚未完善，兴奋易于扩散，所以小儿常常发生惊厥现象，其发病率为成人的10倍，尤以婴幼儿多见。

诊断

临床表现：患者突然发病，而且发作时间短暂，肌肉阵发性痉挛，四肢抽动，两眼上翻，口吐白沫，牙关紧闭，口角牵动，呼吸不规则或暂停，面部与口唇发绀。可伴有意识丧失、大小便失禁等。

小儿惊厥应着重寻找原因。必须详细询问病史，仔细检查，包括神经系统检查，结合必要的实验室及辅助检查综合分析。

（一）发热情况

1. 发热惊厥大多为感染引起。可分为一般性和中枢性两种。一般性感染，如中毒性大叶性肺炎、细菌性痢疾、尿路感染等；中枢性感染，如流行性乙型脑炎、化脓性脑膜炎等。

2. 无热惊厥大多为代谢性疾病，如手足搐搦症、血糖过低等；少数为颅内病灶，如脑瘤、颅内出血、大脑发育不全或外伤（如脑震荡）；或中毒，如白果中毒、酒精中毒；或癫痫等。

（二）年龄

不同年龄发生热惊厥原因不同。

初生至1个月内：以颅脑损伤（产伤）、窒息、颅内出血、核黄疸、脑发育畸形、代谢紊乱、破伤风、化脓性脑膜炎、败血症、高热惊厥等多见。

2 ~ 6个月内：常见的有手足搐搦症、大脑发育不全、脑出血后遗症、各种脑膜炎、高热惊厥。

7个月至2岁内：常见的有高热惊厥（上呼吸道感染较多见）、各种脑膜炎、手足搐搦症、血糖

小儿惊厥家庭护理

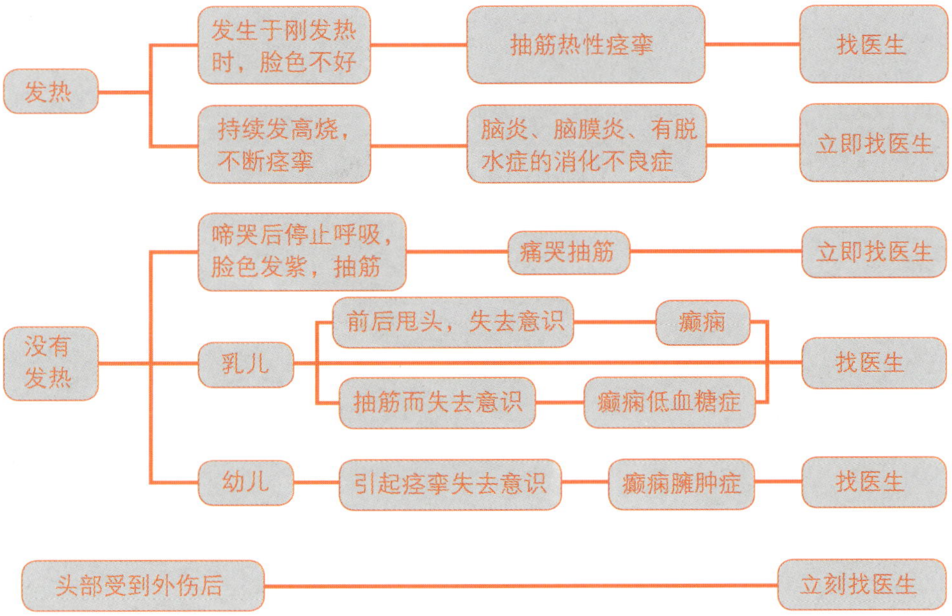

过低。

2岁以上：常见的有高热惊厥(细菌性痢疾与中毒性肺炎较多见)、各种脑膜炎、脑炎、高血压脑病、癫痫。

（三）季节

夏秋季多见流行性乙型脑炎、细菌性痢疾等；冬春季常见流行性脑脊髓膜炎、手足搐搦症、高热惊厥等。

（四）相关病史

如高热惊厥和癫痫则可见反复发作史。

（五）体格检查

1. 抽搐时注意神志是否清晰及抽搐的情况；意识不丧失者，如士的宁中毒等。

2. 瞳孔是否等大。不等大者，如脑瘤等。

3. 身体各部有无病灶与皮疹，如大叶性肺炎有肺部实变病灶，流行性脑脊髓膜炎、败血症则有出血点等。

4. 是否有脑膜刺激症状、囟门凸起等；阳性者，如颅内疾病。

紧急处理

先做紧急的对症处理，然后找出原因，迅速针对病因进行治疗。

（一）一般治疗

1. 静卧于软床上，解开衣领。

2. 防止创伤：以纱布裹压舌板，使口张开，或在上下磨牙间安放牙垫，防止咬伤舌头。

3. 清除口、鼻，咽喉分泌物和呕吐物，以防吸入窒息，保持呼吸道通畅。

4. 必要时给氧。

5. 高热者物理降温或给解热药物。

（二）西药

(1) 退热：安乃近5～10毫克/千克/次，肌内注射；同时可冷敷头部、冷盐水灌肠或酒精擦浴，或人工冬眠，协助降温。

(2) 止痉：常用者如下。

①安定：每次0.2～0.3毫克/千克，最大剂量不超10毫克，直接静注，速度1毫克/分，用后1～2分钟发生疗效。静注有困难者，可按每次0.5毫克/千克保留灌肠，安定注射液在直肠迅速直接吸收，通常在4～10分钟发生疗效。应注意本药对呼吸、心跳有抑制作用。

② 10%水合氯醛，1～2毫升/岁/次，灌肠。

③苯巴比妥钠6～7毫克/千克/次，肌内注射，必要时1小时后可以重复。

④反复抽搐不止者，用硫喷妥钠10毫克/千克/次，静脉注射。用此法时，千万要注意喉痉挛及呼吸衰竭的发生。

（三）新针疗法

主穴： 人中、合谷、阳陵泉。

备穴： 内关、风池、涌泉。

治法： 先针刺人中、阳陵泉，未见好转，再针刺备穴，中、强刺激。

（四）推拿

1. 神昏者

点按法：人中穴。

拿法：风池、肩井、曲池、内关、外关、承山。

小儿惊厥鉴别诊断

发热否	颅内疾病	颅外疾病
发热惊厥	急性：①各种化脓性脑膜炎；②脑炎、脑型小儿麻痹症；③继发于各种传染病后的脑炎(如水痘、腮腺炎、麻疹等) 慢性：①结核性脑膜炎；②脑脓肿	①呼吸道：上呼吸道感染、扁桃体炎、肺炎；②消化道：细菌性痢疾、中毒性消化不良；③泌尿道感染；④特种传染病：败血症、疟疾、猩红热、麻疹；⑤创伤感染：破伤风
无热惊厥	①颅内出血：如新生儿颅内出血、脑震荡；②大脑发育不全：如脑积水、小头畸形；③肿瘤：如脑瘤；④脑水肿：如高血压脑病；⑤癫痫	①代谢性疾病：如婴儿手足搐搦症、血糖过低、尿毒症；②中毒：食物如白果、杏仁等；③药物如酒精、阿托品、奎宁、二二三等；④精神因素：如癔病

2. 高热者

推脊：300 ~ 500 次。

（五）草药单方

1. 金线吊葫芦 3 克，钩藤 6 克，水煎服。

2. 七叶一枝花 2.5 克，金线吊葫芦 2.5 克，研末，凉开水送服，每日 3 次。

3. 白颈红蚯蚓（截断取跳得高的一段）6 ~ 8 条，浸入白糖内，蚯蚓即化为水，取糖水蚯蚓内服。

（六）中医辨证施治

表证：发热初起，无汗，突然惊厥，舌淡红，苔薄白者，宜解表、清热、熄风。荆芥 9 克，淡豆豉 9 克，菊花 4.5 克，银花 12 克，连翘 12 克，竹叶 6 克，大力子 9 克，钩藤 12 克（后入），蝉衣 4.5 克，薄荷 3 克（后入），煎汤服。可同时吞服小儿回春丹，每次 3 ~ 5 粒，每日 2 ~ 3 次。

呼吸困难

呼吸困难是呼吸功能不全的一个重要症状。患者有呼吸不畅、空气不够用的感觉和各种费力呼吸的特征，如鼻翼颤动，开口呼吸，同时有呼吸次数、深度、节律的改变。重症患者常被迫采取端坐位（端坐呼吸）或半卧位，过度缺氧时还会发生紫绀。

呼吸困难的发病原因

1. 心源性呼吸困难：心力衰竭。

2. 肺原性呼吸困难：支气管哮喘、肺炎、重度肺结核、肺气肿、异物阻塞、胸腔积液或气胸等。

3. 中毒性呼吸困难：尿毒症、糖尿病昏迷、农药中毒等。

4. 其他：脑血管意外、癔病、重度贫血等。

诊断

（一）病史

1. 呼吸道异物阻塞、气胸及癔病等，常起病急；

穴位治疗呼吸困难

在病人突然出现呼吸困难、喘不上气来时，可以用手指按住图中所指的任意一个穴位，可以防止病人晕倒。

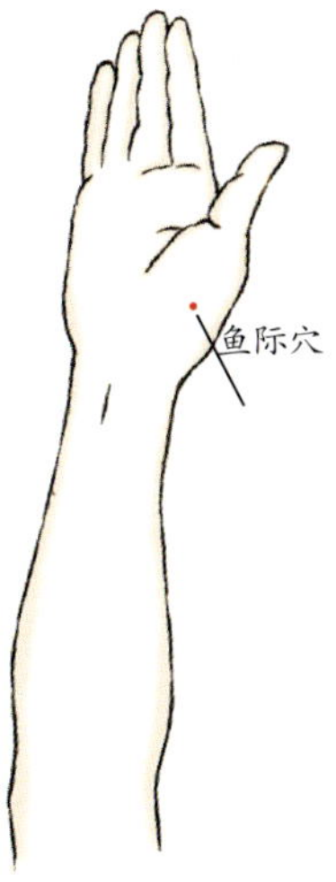

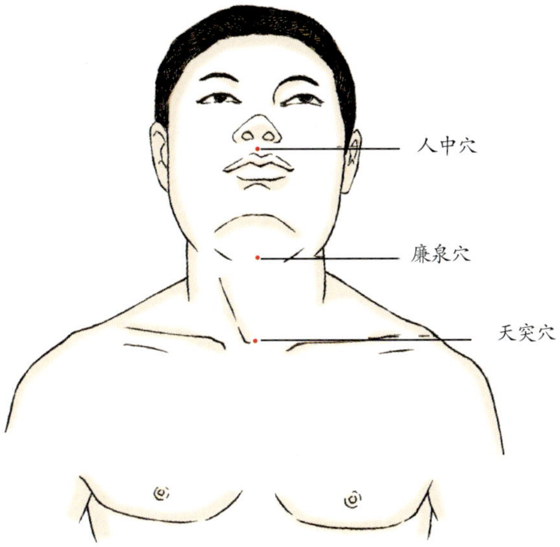

呼吸困难鉴别诊断表

病名	病史	症状体征
支气管哮喘	有反复发作史	发作时以呼气困难为主，咳嗽，咳泡沫痰，两肺可听到哮鸣音
哮喘性支气管炎	有支气管炎史	咳嗽，痰吐黄色，伴有发热、畏寒，两肺可听到散在哮鸣音，还可听到细小湿性啰音
肺气肿	有慢性咳嗽及支气管哮喘史	长期咳嗽，气促，肺部叩诊呈高清音，呼吸音低，心音轻，可有筒状胸
大叶性肺炎	发病急，无气急史	咳嗽，胸痛，高热，咳铁锈色痰，病侧叩诊浊音，可听到湿性啰音，语颤增强
胸膜炎	常有结核病史	发热，咳嗽，胸痛，每于呼吸及咳嗽时疼痛加剧，患侧呼吸音降低或消失，叩诊实音，气管及心脏向健侧移位
肺及纵隔肿瘤	中年以上多患此病	干咳，胸痛，短时间内很快消瘦，在晚期可出现恶病质，放射线检查有助于诊断气道
心力衰竭	有心脏病史	紫绀，心跳，水肿，烦躁两肺可听到湿性啰音，心率很快，肝可肿大，下肢可水肿
癔病	与精神因素有关	气急，手足发麻或抽搐。无阳性体征

儿童发生呼吸困难时，特别要想到吸入异物的可能。

2. 心源性呼吸困难常同时有心跳、浮肿、咳嗽、紫绀等症状。早期心力衰竭仅在劳累时发生；心力衰竭进一步加重时，即使静卧也有气促感。左心衰竭所致的呼吸困难常在晚间发生，有时还有粉红色泡沫样痰咳出。

3. 伴有咳嗽、胸痛、咳痰、咯血、发热等症时，均应考虑有无呼吸系统疾病的可能，例如肺炎、结核性胸膜炎、肺结核等。

4. 支气管哮喘及心源性呼吸困难，多数有反复发作史。

5. 尿毒症多见于晚期慢性肾炎。气胸多见于重度肺结核或肺气肿患者。脑血管意外的患者多有高血压病史。

（二）体征

1. 意识障碍甚至昏迷，呼吸慢而深，有时患者的呼吸由浅渐深，再渐变浅，然后停止片刻或数秒钟，又周期性地由浅至深，再变浅而暂停。这种不规则呼吸称为潮式呼吸，是疾病到了晚期的征象，如脑血管意外、糖尿病昏迷、有机磷农药中毒等。

2. 吸气期呼吸困难：呼吸慢而深，肋间肌、膈肌等呼吸肌高度紧张，胸骨上窝、锁骨上下窝、胸廓下部及腹上部吸气时凹陷。常见于呼吸道阻塞，如吸入异物、炎症（急性喉炎、白喉）、肿瘤等病时。

3. 呼气期呼吸困难：呼吸次数增减无定，肺部两侧可听到较多哮鸣音，如支气管哮喘。

4. 吸气及呼气呼吸困难：呼吸次数增多，有明显胸痛时呼吸较浅，如肺炎、胸腔积液、气胸等。

紧急处理

1. 保持呼吸道通畅：可用 50 毫升针筒套上橡皮细管吸痰，如喉阻塞时可考虑做气管切开术。

2. 有条件可吸入氧气。

3. 新针疗法

主穴：内关、天突。

备穴：列缺、膻中、丰隆。

治法：中、强刺激。

4. 保持安静，卧床休息。可应用少量镇静药，如非那根 12.5 ~ 25 毫克，口服或肌内注射；鲁米那 0.015 ~ 0.03 克口服，均为每日 3 次。

5. 呼吸兴奋剂：洛贝林 3 毫克，肌内注射，或可拉明 0.375 克，肌内或静脉注射，必要时可重复应用。

异物

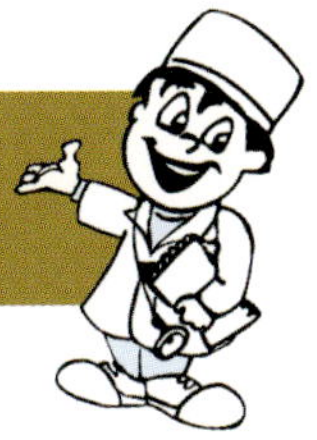

本节着重介绍眼内（结膜、角膜）异物、鼻腔异物、咽异物、气道异物和耳道异物。

结膜、角膜异物

结膜、角膜异物是指灰末、小昆虫、金属碎块及木屑等异物意外进入眼内角膜结膜所致的一种眼科急症。飞入眼内的灰尘、细砂粒等附着在结膜囊，不侵入角膜的，称结膜异物；如果铁屑、砂粒等物附着或嵌入角膜，则称角膜异物。其主要症状为流泪和异物感。

（一）治疗

1. 异物进入后切忌用手指乱擦，应把眼闭合起来，让泪水流出，有时异物也随着泪水一起流出。

2. 结膜异物大多位于上睑结膜面及穹窿部，但亦可以附着在其他部位。应在光线明亮处翻转眼皮，找到异物后，用生理盐水棉签或清洁手帕、棉花揩去。

3. 对于角膜异物，有的嵌得较深，可用 1% 潘妥卡因滴眼 2 ～ 3 次麻醉以后，用盐水棉签揩去。如无效，可用异物针或以注射针头剔去，需注意不要伤及角膜及看是否有铁屑残留。异物剔去后用 0.5% 氯霉素眼药水或其他眼药水滴眼，防止继发感染。

为了防止异物侵入，必须注意防护。比如灰末很多时，可以戴上眼镜等。

鼻腔异物

鼻腔异物是鼻腔内外来的物质。鼻腔外来物质可分为下列三种类型：①非生物类，如包糖纸、塑料玩具、纽扣、项链珠、玻璃珠、石块、泥土等。②植物类，如豆类、花生、果核等。③动物类，如昆虫、蛔虫、蛆虫、水蛭等。

鼻腔异物好发于幼儿，往往无法准确交代病史。对一侧鼻阻塞，流臭脓带血涕者应想到鼻腔异物的可能，需做详细的鼻腔检查以防漏诊。

角膜缘切口前房异物取出示意图

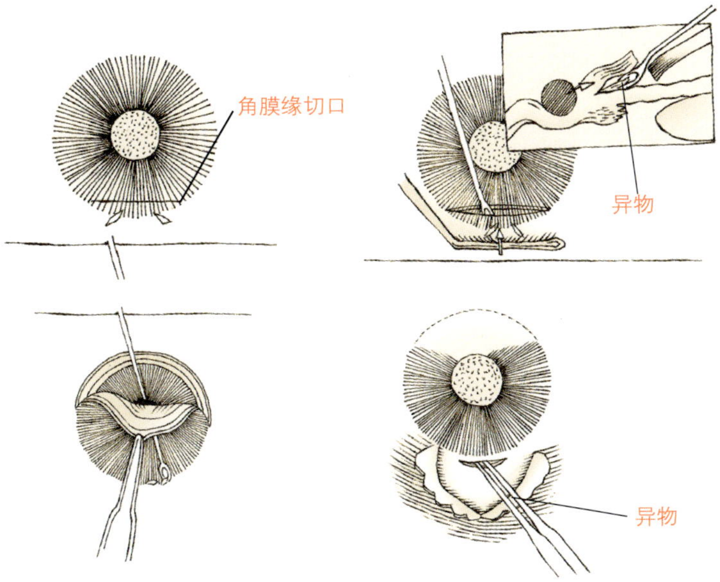

异物进入角膜缘时，不要慌张，不可用手搓揉眼睛。畏光者可用眼罩或墨镜遮盖受伤眼睛。眼睛疼痛时，可用1%地卡因或4%可卡因滴眼。立即送医院眼科接受手术去除异物。

(一)诊断

1. 主要症状是幼儿单侧性鼻臭、流脓涕、鼻塞并伴有出血。这里"单侧性"是很重要的,应与鼻炎相区别。

2. 检查时可用窥鼻器或任何其他代用品,将鼻孔张开,用手电筒照射鼻腔内,即可看到异物,其四周有分泌物,拭净后更易看清。

(二)治疗

1. 对鼻腔前部的圆形光滑异物不可用鼻镊夹取,以免将物推至鼻腔深部,甚至坠入喉内或气管中,而发生窒息危险。需用弯钩或曲别针,自前鼻孔伸入,经异物上方达异物后面,然后向前钩出。对小儿患者须将全身固定,以防挣扎乱动,必要时可用全身麻醉。为避免异物吸入喉和气管内,宜取平卧头低位。

2. 对不能钩出的较大异物,可用粗型鼻钳夹碎,然后分次取出。

3. 对过大的金属性或矿物性异物,可行鼻窦切开术或鼻侧切开术经梨状孔取出,对一些在上颌窦或额窦的异物,需行上颌窦或额筛窦凿开术取出。

4. 对有生命的动物性鼻腔异物,需先用乙醚或氯仿棉球塞入鼻腔内,使之失去活动能力,然后用鼻钳取出。近来发现 2% 的卡因或青鱼胆粉亦有麻醉水蛭吸盘的作用。

注:由于小儿不肯合作,应由大人将小儿抱紧,使头部完全固定,并张开鼻孔,用镊子或小钩子取出异物,但切勿往后鼻孔推,以免异物落入呼吸道或消化道。

(三)并发症

长期鼻腔异物可并发鼻中隔穿孔、下鼻甲坏死、鼻窦炎及鼻结石,小儿长期鼻腔异物除上述局部并发症外,还可因慢性失血引起贫血和营养不良。

咽异物

咽部异物是耳鼻喉科常见急症之一,易被发现和取出,如处理不当,常延误病情发生严重并发病。较大异物或外伤较重者可致咽部损伤。咽异物产生的原因:

1. 饮食不慎,将未嚼碎的食物或混杂在食物中的鱼刺、肉骨、果核等咽下所致。

2. 儿童嬉戏,将小玩具、硬币等放入口内,哭、笑、跌倒时异物坠入喉咽部。

3. 老年人咽部感觉较差,牙齿脱落,咀嚼不充分,易发生此病。

4. 精神病患者、昏迷、酒醉、癫痫发作、咽肌瘫痪、自杀、麻醉未醒时可将异物咽下。

5. 头颈部外伤时,弹片等异物存留于咽腔。

6. 手术中止血纱条、棉球、缝针等误留于鼻咽部扁桃体中。

咽部异物取出术

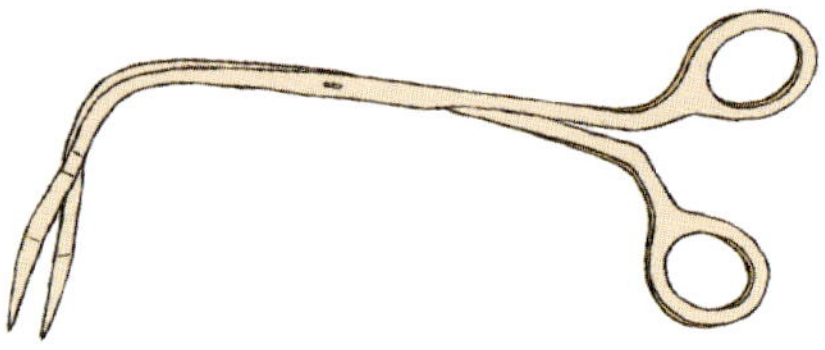

喉咽部异物钳

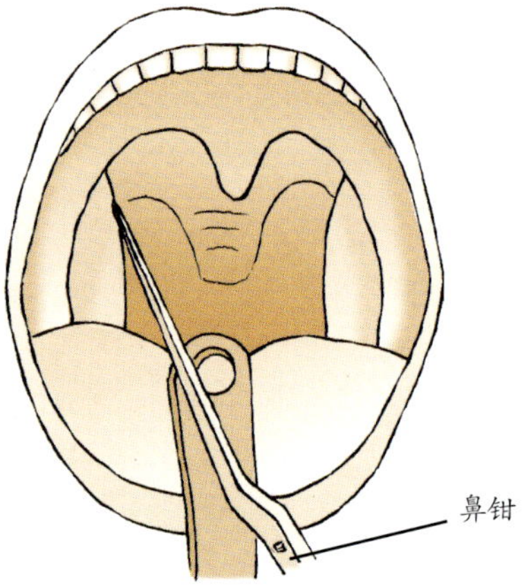

用鼻钳取出扁桃体异物

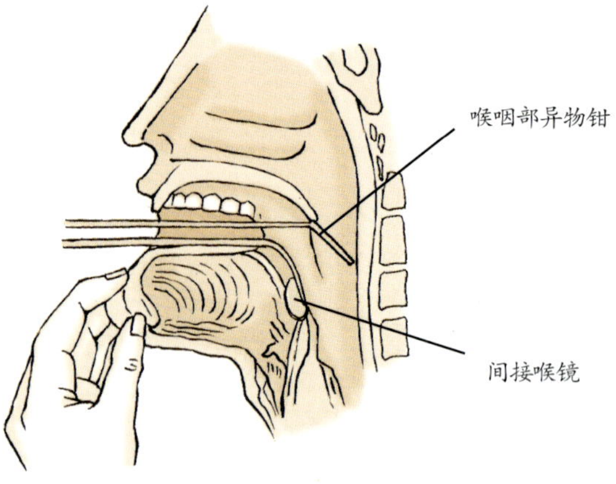

间接喉镜下取出舌根部异物

（一）诊断

1. 咽部有异物刺激感，吞咽时明显，部位都比较固定。

2. 如果刺破了黏膜可见少量血液。

3. 较大的异物可引起吞咽和呼吸困难。

4. 异物多存留在扁桃体窝内、舌根、会厌谷、梨状窝。

（二）治疗

1. 咽部异物，如扁桃体、咽侧壁较小的异物，可用镊子夹出。

2. 位于舌根、会厌谷、梨状窝等处的异物，可在间接或直接喉镜下用异物钳取出。

3. 鼻咽部异物，需先用探针触诊和 X 线检查，以确定异物位置、大小、形状和硬度，然后牵引软腭以后，鼻孔弯钳取出异物，取出时应采取仰卧、低头位，以防异物坠入下呼吸道或被咽下。

4. 已发生咽部感染者，应先用抗生素控制炎症，再取出异物，已有咽旁或咽后脓肿形成者，经口或颈侧切开排脓取出异物。

气道异物

气道异物是指各种异物造成口、鼻、咽、喉、气管，甚至支气管的阻塞，导致通气功能障碍，甚至死亡。

常见的异物有豆类、花生、小硬币、小玩具、小纽扣等。

（一）诊断

异物进入气道后，立即有连续的强烈的咳呛，咳得面孔发红发紫，透不过气来（这是诊断气道异物的一个很重要的依据），随后有阵发性咳嗽。如果异物较大，可有不同程度的呼吸困难；如异物停留在喉声门部，则有声嘶。

小儿异物呛入时，如无大人在旁，则问不出明

气管堵塞急救

气道阻塞的儿童：救助者坐着将孩子俯伏在双腿上，让其胸廓横过膝而下垂，这样可使孩子的胸部和头部低悬。一只手扶住孩子外侧，用另一只手有节律地拍击其两肩胛间的背部，使气道内阻塞物脱离原位。如果孩子开始咳嗽，则暂停拍背。若孩子咳嗽变弱，应重复上述过程。

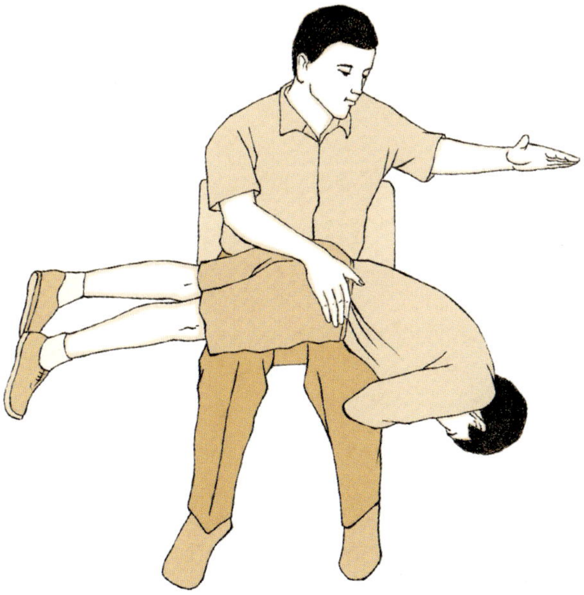

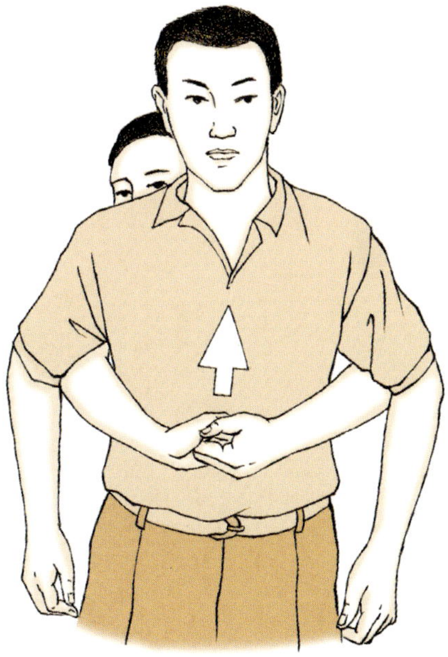

气道阻塞的成人：救助者站在病人的背后，用双臂围抱病人的腰部，一手握拳，拇指侧顶住其脐上2厘米，远离剑突，另一手抱拳，连续向内、向上猛压6~10次。然后，站在病人面前，一手拇指与其他四指将其嘴撬开，抓住舌头从咽后部拉开，另一手示指沿颊内侧探入咽喉取出异物。

显的异物史。此外小儿气道异物，特别是植物性异物（如花生、豆类），常伴有不同程度的发热，误诊为肺炎是常有的事。检查可发现以下症状。

1. 不同程度的喉阻塞体征。

2. 咳嗽时在喉部可扪到或听到异物撞击声门的“拍击声”。

3. 支气管异物可以产生一侧或一叶的肺不张或肺气肿，患侧呼吸音降低甚至消失。

（二）治疗

如果确定或强烈怀疑有气道异物的患者，均应做气管镜检查。如发现异物，即行取出。气道异物是一种紧张而又高度危险的疾病，异物随时可以嵌顿喉部，而使患者窒息死亡。如异物突然堵塞声门，呼吸阻断，应立即做气管切开；在没有气管切开的条件下，可以将小孩头向下，脚朝天倒提，然后用手指到口内去挖，此时小孩定有呕吐或咳嗽，有时异物会自行落出。

（三）预防

1. 小儿吃东西时不可打骂，以免突然啼哭将异物吸入。

2. 瓜子一类食物最好不给小儿吃。

3. 叮嘱小儿不要将小型玩具、硬币放在口内。

耳道异物

耳道异物多见于儿童。成人多为挖耳或外伤时所遗留。亦见于虫类侵入而造成。异物分三类：非生物类，如石子、小玩具等；植物类，如豆类、种子等；动物类，如飞虫、蟑螂等。

（一）诊断

1. 随异物性质而异，可久存外耳道而无症状；可有耳痛、耳鸣、出血和听力减退。亦可继发外耳道炎、中耳炎。

2. 外耳道有异物症。

（二）治疗

1. 若异物为活的动物，需先行杀死或麻醉后用镊子钳出，或用小钩钩出或用冲洗法冲出。

2. 若植物性异物，禁用冲洗法，以防受潮膨胀。

3. 光滑之异物，禁用镊子钳取，以防愈钳愈深，有伤及鼓膜的危险。

4. 如异物嵌顿在外耳道深部，不能取出，可经耳后切口，除去外耳道部分骨质后取出。

5. 外耳道已继发急性炎症，宜先抗炎治疗，待炎症消退后再取异物。

6. 钳取异物时，头部必须绝对固定，以免损伤耳道和鼓膜。小儿不能合作者，可在全身麻醉下进行操作。

气胸

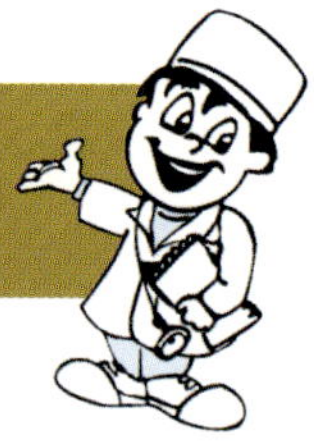

空气进入胸膜腔称为气胸。此时胸腔内压力升高甚至由负压变成正压，使肺脏压缩，静脉回心，血流受阻产生不同程度的心肺功能障碍。

气胸分为创伤性气胸和自发性气胸两类，创伤性气胸多见于肋骨骨折或刀、枪、子弹或针刺穿破胸膜所致。自发性气胸多见于肺结核、肺气肿等疾病发展的结果。临床上按气胸的表现，又可分成闭合性、开放性和张力性三种，尤以后两种最为严重，如不及时处理，可发生休克而导致死亡。

诊断

大多起病急剧，伴有突然胸痛、呼吸困难、面色苍白或紫绀。严重的可有冷汗、脉搏增速、血压下降、休克等症状。体检时，创伤周围常可触及皮下气肿，心脏大血管向健侧移位，患侧肺部叩诊鼓音，听诊呼吸音减低或消失，健侧增高。不同类型的气胸还有其不同的特点。

1. 闭合性气胸：轻的可无明显症状，较重的有胸闷、气促感觉，一般无显著呼吸困难。心脏、气管可能有轻度移位，患侧肺部叩诊鼓音，呼吸音减轻。

2. 开放性气胸：有显著呼吸困难，紫绀和休克。体征比上述更明显，同时有开放性创口，且可能听到空气经创口进出的声音。

3. 张力性气胸：因破裂口形成活瓣，吸气时气体进入胸腔而呼气时气体不能排出，故病情严重，患者情绪紧张，有严重呼吸困难，紫绀，休克，呈进行性加重，心脏、气管移位显著。除上述体征外，还可有胸部膨隆，肋间隙增宽凸出，活动度减少等。

紧急处理

气胸治疗原则在于根据气胸的不同类型适当进行排气，以解除胸腔积气对呼吸、循环所生成的障碍，使肺尽早恢复功能。

（一）预防

积极治疗原发病灶，即可预防本病的发生。

（二）一般治疗

1. 安静、止痛：可口服可待因，每次 15 ~ 30 毫克；必要时可皮下或肌内注射杜冷丁 50 ~ 100 毫克。

2. 避免深呼吸和咳嗽；呼吸困难者可给氧气。

3. 有休克者按休克处理。

（三）特殊治疗

1. 抽气治疗：少量气体无明显症状者可不必抽气，能自行吸收。有呼吸困难和心脏受压迫者，应立即抽气。其法：取半卧位，在患者前胸壁靠近腋前线第二肋或第三肋间，用大号针头刺入胸膜腔，针头基底接一段橡皮管。如无气胸计，则可用大号针筒抽气。抽气量视病情而定，如症状明显好转即可停抽。张力性气胸因胸膜腔内压力大于大气压，紧急急救时可立即在上述部位插入粗针头放气。

2. 创口处理：开放性气胸，应迅速用棉垫或大块凡士林纱布填塞创口，防止漏气，使成闭合性气胸。待病情好转后，应及早清创，缝合创口。同时可注射破伤风抗生素 1500 单位，以预防破伤风感染。另外，还应根据创口污染的程度，酌情用抗生素预防感染。

3. 经上述处理无效时，则应考虑闭式胸腔引流术或转院施行外科手术开胸探查，以缝合漏气裂口。

（四）病因治疗

因内科疾患所致的自发性气胸，除上述治疗外，还应同时治疗原发疾病，如为活动性肺结核所致者，应进行抗肺结核药物治疗。

气胸穿刺法

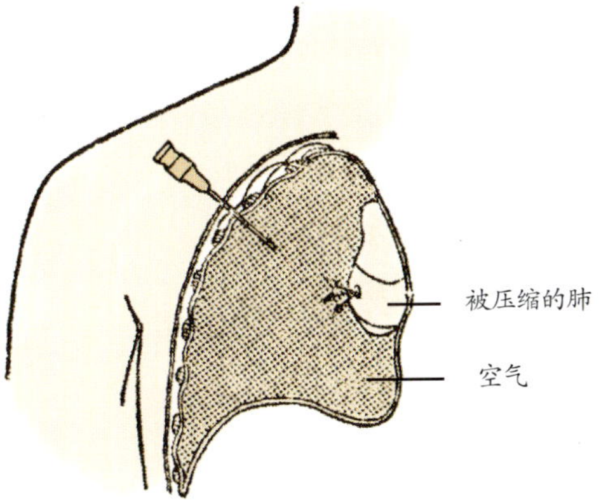

血胸感染测试

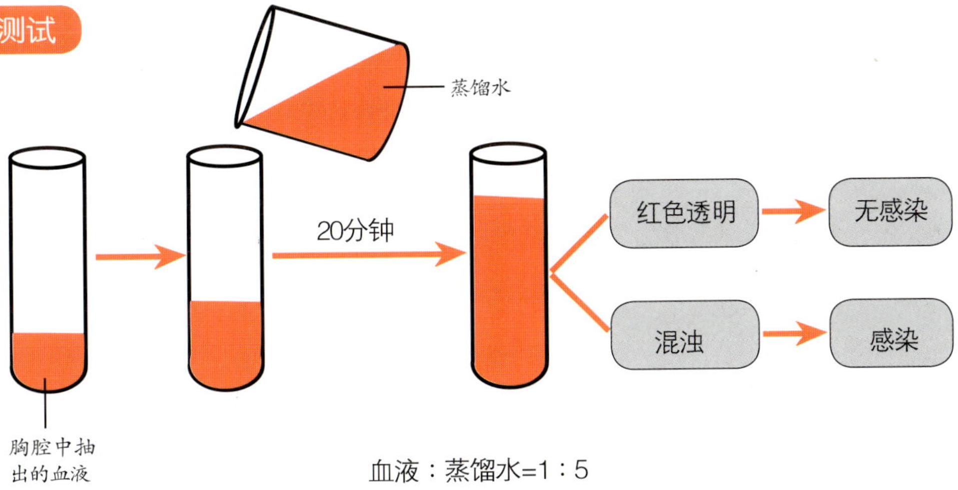

血胸

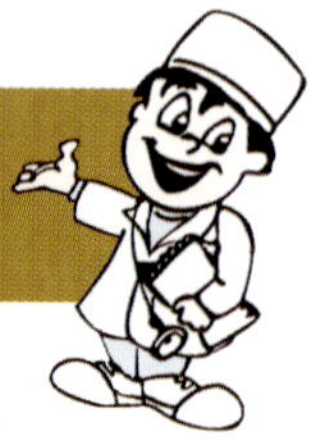

胸膜腔积聚血液称血胸，血胸乃由于肺组织损伤出血，或胸内胸壁血管受伤破裂，血液进入胸膜腔所致。常见于闭合性的肋骨骨折，折断的骨端刺破胸壁和肺的血管而引起，也可见于胸壁的刀、枪伤。

血胸的主要表现为胸痛、呼吸困难和内出血症状。患者常合并有气胸而形成血气胸。心脏或胸内大血管如主动脉及其分支，上下腔静脉和肺动脉破裂时，出血量多而迅速，伤情重病人常在短时间内因大量失血休克死亡。

诊断

1. 有胸部损伤病史。

2. 症状：小量血胸可能无自觉症状，大量血胸可有胸痛、呼吸困难、面色苍白、紫绀、脉搏增快、血压下降等内出血休克症状。

3. 体征：胸膜腔大量积血时，患侧胸廓丰满，呼吸活动减低，叩诊浊音或实音，听诊呼吸音减低或消失，心脏气管可向健侧错位。

4. 有继发感染时，白细胞计数增高，体温上升。

5. 胸腔穿刺有血液即可确诊。根据抽出的血液检查，可判断出血是否已经停止和有无继发感染。

(1) 将抽出血液放置半小时，若不凝结，表示出血已停止，反之则尚在继续出血。

(2) 取血液 1 份，用蒸馏水稀释 4 ~ 5 倍，混摇 20 分钟。若为红色透明液体，则表示无感染，混浊者表示已有感染。

紧急处理

1. 受伤后 24 小时内，如无明显压迫症状，可严密观察，同时给凝血药物，如维生素 K、安特诺新等。有压迫症状者，可胸腔穿刺抽血，至解除压迫症状为止。

2. 若无明显气急时，多数患者可在受伤 24 小时后进行胸腔穿刺抽血。一般每次抽吸量不应超过 1000 毫升，每日或隔日抽吸一次，每次抽吸后应同时注入青霉素溶液 20 万单位。

3. 根据临床表现估计失血量，及时进行输血补液，防治休克。

4. 如疑有胸内出血持续不停，除输血外，还应考虑手术开胸探查止血。

5. 其他治疗与气胸的一般治疗相同。

出血

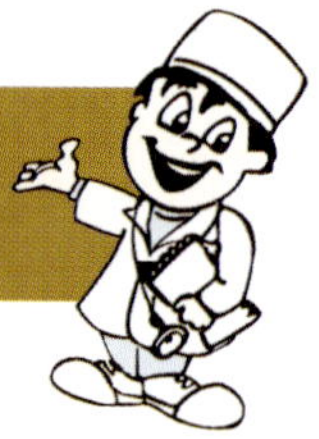

本节着重介绍咯血、呕血、黑粪、鼻出血。

咯血

气管、支气管、肺组织出血，经口腔排出，叫作咯血。咯血量的多少视病因或病变的性质而异，大量咯血时血液自口鼻涌出，常可阻塞呼吸道，造成窒息或严重失血危及生命；小量咯血有时仅痰中带血，容易被忽视。咯血量多少并不一定与疾病的严重程度完全一致，小量咯血，尤其是持续痰中带血，可能是肺癌的一种临床表现。因此不仅对大量咯血要采取有效措施，进行止血及抢救，对小量咯血也应在查明原因后妥善处理。

（一）引起咯血的疾病主要是呼吸系统疾病

1. 呼吸系统疾病

肺结核、支气管扩张、肺癌、肺脓肿、支气管炎、肺炎、肺真菌病、肺阿米巴病、肺吸虫病、支气管结石尘、肺恶性肿瘤、良性支气管瘤等。

2. 心血管系统疾病

风湿性心脏病、二尖瓣狭窄、肺动脉高压、肺栓塞、肺动静脉瘘等。

3. 全身性疾病

血小板减少性紫癜、白血病、血友病、再生障碍性贫血、弥散性血管内凝、血肺、出血性钩端螺旋体病、流行性出血热、肺型鼠疫、慢性肾衰竭、尿毒症、白塞病、胸部外伤、肺出血、肾病综合征、替代性月经、氧中毒和结缔组织病等。

（二）诊断

1. 咯血和呕血的鉴别

咯血：

(1) 是咳出的，咯血前常有咽喉发痒或血腥气。

(2) 咳出血液为鲜红色，泡沫状，常混有痰。

(3) 咯血停止后可有持续性痰血。

(4) 粪便颜色正常。但是，若大量咯血，血液吞入胃中，也可使大便发黑。

(5) 有呼吸系统或心脏病史。

呕血：

(1) 是呕出的，呕血前常有腹上部不适、恶心或眩晕感。

(2) 呕出的血液颜色暗红或褐色，混有胃液或食物等。

(3) 一般无持续性痰血。

(4) 粪便呈柏油样（漆黑发亮）。

(5) 有溃疡病史或肝硬化病史等。

2. 根据病史和检查，鉴别引起咯血的常见疾病。

（三）紧急处理

1. 西药治疗

(1) 镇静与镇咳：如苯巴比妥 0.03 克，每日 3 次；复方甘草合剂 10 毫升，每日 3 次；咳嗽厉害时可用咳必清 25 毫克，每日 3 次，口服。

(2) 止血药：维生素 K38 毫克，每日 2 ～ 3 次，肌内注射；安特诺新 10 毫克，每日 2 ～ 3 次，肌内注射。

(3) 大量咯血，可用脑垂体后叶素 5 ～ 10 单位，加于 25% 葡萄糖溶液 40 毫升中，缓慢静脉注射。一般 15 ～ 20 分钟注完，或加入 5% 葡萄糖溶液 500 毫升中静脉滴注。如咯血不止，可 6 ～ 8 小时重复一次。该药可使内脏小血管收缩，利于止血。如在使用时出现面色苍白、肠蠕动亢进症状，可对症处理。冠状动脉疾患、高血压、肺源性心脏病、心力衰竭、妊娠妇女等禁用。

2. 新针疗法

主穴：鱼际、尺泽、足三里。

备穴：少商、列缺、肺腧。

咯血鉴别诊断表

病名	病史	咯血及咳痰	体征	X线
肺结核	可有乏力、消瘦、午后低热、盗汗等，或症状不明显	血色鲜红，或为血丝痰，多为干咳。当有空洞形成后，痰量增加且呈脓性	有时可听到细湿性啰音，或呼吸音减低	可发现肺部结核病灶
支气管扩张	有长期咳嗽、咳痰及反复肺部感染史，或有反复咯血史	满口鲜血或痰中带血。或兼痰量甚多，为黄脓样或带臭气	多在胸下部及背部听到散在湿性啰音	可正常，或见肺纹增粗增深
肺脓肿	有吸入异物、昏迷、呕吐、口腔外科手术后感染物吸入史，有高热、乏力、食欲减退，或有胸痛气急	痰中带血或大量鲜血，痰初为泡沫状，以后变为脓性，臭味较浓	可能不明显，或在病变部位呼吸音减低，有湿性啰音，如空洞形成，可听到空洞音	初期可见局部致密阴影，脓肿形成后，有脓腔液出现
心力衰竭	有心脏病史，可见呼吸困难、心悸、紫绀、不能平卧等	多为粉红色泡沫状痰	有心力衰竭。两肺底或满肺可听到广泛湿性啰音	有肺充血或肺水肿现象

治法：平刺法，可留针。

3. 草药单方：一般属凉血止血药，可任选一种作临时止血用。

(1) 仙鹤草 (脱力草)50 ~ 100 克，煎服，每日 2 次。用鲜者绞汁服亦可。

(2) 鲜茅根 100 ~ 200 克，洗净后切碎，放入碗中，以开水冲泡，每日服 2 ~ 3 次。

(3) 十灰丸 9 克，吞服，每日 3 次。

(4) 白芨粉 3 ~ 4.5 克，吞服，每日 3 ~ 4 次。

4. 中医辨证施治

(1) 气火上逆：反复咯血，血色鲜红或痰中带血，宜降气凉血。鲜生地 15 克，苏子 9 克，丹皮 9 克，茜草根 15 克，侧柏炭 12 克，煎服，每日 2 次。

加减法：咳嗽有痰加杏仁 9 克。

(2) 阴虚火旺：消瘦、午后低热、盗汗等而咯鲜红色血或有血丝痰的病人，宜养阴止血。生地炭 15 克，赤芍 15 克，丹参 15 克，百部 15 克，麦冬 9 克，沙参 9 克，黄芩炭 12 克，藕节炭 15 克，煎服，每日 2 次。

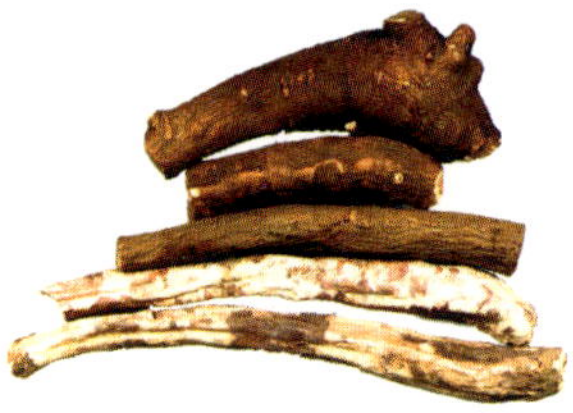

赤芍

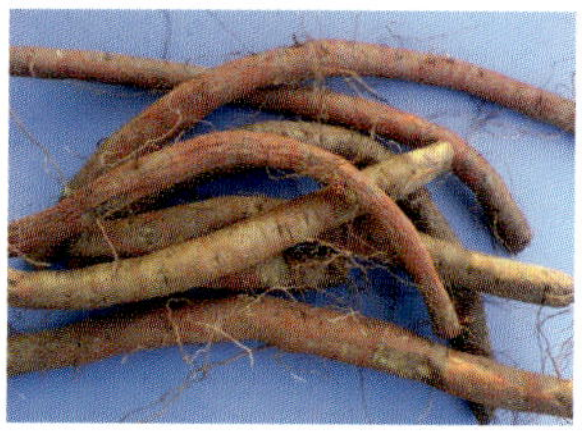

丹参

(3) 热毒：咯血而咳痰腥臭的病人，宜解毒排脓。鲜芦根 50 克，生苡仁 15 克，桃仁 12 克，茜草根 15 克，冬瓜子 15 克，鱼腥草 50 克，煎服，每日 2 次。

(4) 血瘀：咳嗽、咯血、心悸、气急、紫绀，宜活血化瘀。丹参 15 克，桃仁 9 克，红花 6 克，苏子 9 克，藕节炭 15 克，煎服，每日 2 次。

5. 加强病因治疗

如肺结核用抗结核病毒治疗，心力衰竭用强心剂。

6. 窒息抢救

如因咯血较多而引起呼吸道阻塞、或因咯血过多引起喉头或气管痉挛而发生突然窒息时，应使病人取头低足高位，轻度拍击背部，使血液由气管咯出，并清除口中血块。必要时应采用口对口吸出血块或痰液或气管切开等急救措施。

7. 如因大出血出现休克时，按休克处理。

鼻出血

鼻出血是鼻腔疾病的常见症状之一，引起鼻出血的缘由很多，主要由外伤、全身性疾病 (如感冒、血液病、高血压、肝硬化、尿毒症等)、鼻腔本身疾病 (如鼻中隔偏曲、萎缩性鼻炎)、肿瘤、异物等原因所引起。

(一) 诊断

1. 对鼻出血暂停或已进行止血者

(1) 首先询问病史：近期有无感冒、外伤史，既往有无反复鼻出血史，对儿童单侧鼻出血者，应考虑鼻腔异物；对中老年患者，要询问有无高血压、动脉硬化史。

(2) 查出血原因：局部应详细检查鼻腔、鼻、咽部，必要时应行 X 线平片、CT 扫描鼻及鼻窦，内窥镜检查对伴有高热者，应做必要的血液及细菌学的检查，以排除血液病及急性传染病。

2. 对继续出血且出血量较多者

(1) 应先止血 (前后鼻孔填塞)。

(2) 估计出血量：若估计出血量达 500 ~ 1000 毫升时，应及时补充血容量，以防休克发生。

(3) 判断血供来源：必要时应采取手术，结扎相应的血管。

(二) 紧急处理

1. 较大量出血病人往往情绪较紧张，使血压升高，加剧出血。因此医务人员必须消除病人的顾虑，稳定其情绪。必要时适当用镇静剂，如鲁米那、利眠宁等。

2. 在止血的同时应询问最近及过去有什么其他疾病，如有应同时给予相应的治疗。

3. 新针疗法

主穴：大椎 (针刺放血)、迎香。

备穴：合谷、上星、印堂。

4. 中药：焦山栀 15 克，侧柏叶 100 克，白茅根 50 克，水煎服。此外，檵木花 15 克，水煎服，效果也很好。

5. 局部处理

(1) 头发烧灰放入出血处，或用花龙骨、血余炭各 3 克，研末吹鼻内。

(2) 大蒜头切开，揉擦涌泉穴。

(3) 鼻出血大多来自鼻中隔前方，较少量出血时可用力压迫双侧鼻翼部而止血。

(4) 用 1% ~ 2% 麻黄素溶液、鼻净溶液或 1 ∶ 1000 肾上腺素溶液浸湿棉花或棉片，塞于前鼻孔，以收缩血管而止血。

(5) 如果发现活动性出血点，则用局部麻醉剂(1% 潘妥卡因或 1% 达可罗宁) 麻醉后，用 30% 硝酸银局部烧灼，使破裂血管形成蛋白膜而止血。

(6) 用凡士林纱条沿鼻中隔由上向下填塞，使其呈重叠式堵塞鼻前孔。

(7) 一般情况采用以上方法即可止血。若特殊出血则必须加用后鼻孔填塞，甚至用颈外动脉结扎法。

6. 全身治疗：

(1) 适量使用止血剂。

(2) 大量出血时必须防止出血性休克出现，应考虑适当输血、补液。

指压法止鼻血

流鼻血时，正确的做法应当是：坐下来，全身放松，用手指压着流鼻血的鼻子中部５～１０分钟(利用鼻翼压迫易出血区)。患者头部保持直立位，因为头低可引起头部充血，头仰可使血液流向咽部。口中的血液应尽量吐出，以免咽下刺激胃部引起呕吐。指压期间用冷水袋(或湿毛巾)敷前额及后颈，可促使血管收缩，减少出血。

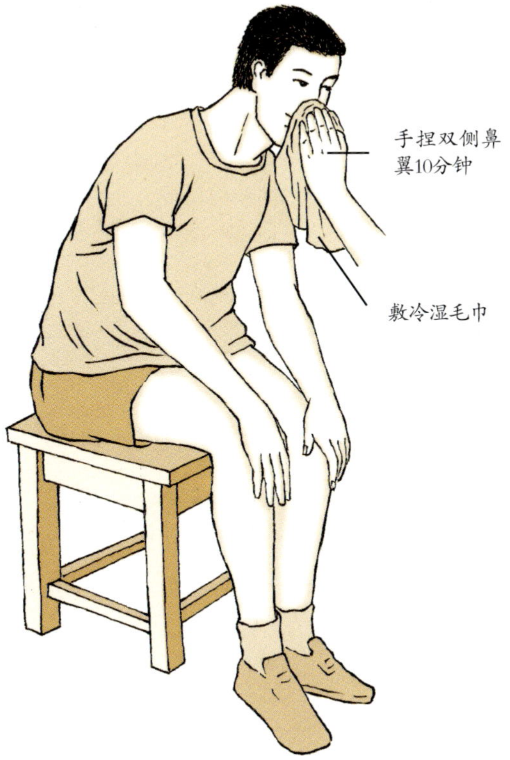

呕血与黑粪

呕血与黑粪为上消化道 (食管、胃、十二指肠或胆道) 出血的表现。大多数是溃疡病和肝硬化 (食道及胃底静脉曲张破裂) 的并发症。一次出血量超过 60 毫升时，可出现黑粪 (呈柏油样)，如出血量较多，并同时有呕血。若出血速度慢，血可在胃中停留较长时间，呕出的血为深棕色，若出血量大且速度快，则呕出的血呈鲜红色，便出的血为暗红色。

(一) 诊断

1. 呕出鲜红色 (或紫褐色) 血液，或赤豆汤一样的液体，排出漆黑色的成形大便或稀糊成柏油样的大便。

2. 根据病史、体检可查出引起呕血与黑粪的疾病，最常见者及其鉴别如下。

(二) 紧急处理

1. 一般处理

(1) 大量出血应绝对卧床休息，尽量少搬动病人。

(2) 严密观察有无继续出血，定时测脉搏、呼吸、血压。

(3) 呕血较多时应禁食，黑粪病人可给流汁饮食。静脉滴注葡萄糖溶液及生理盐水。

2. 西药治疗

(1) 病人情绪紧张者可给镇静剂，如苯巴比妥钠 0.1 克，肌内注射，或 0.3 克口服，每日 3 次。

(2) 止血剂：可用维生素 K38 毫克，每日 2 ~ 3 次，肌内注射；或安特诺新 10 毫克，每日 2 ~ 3 次，肌内注射。

(3) 溃疡病人可给解痉剂，如颠茄合剂 10 毫升，每日 3 次；或阿托品 0.3 毫克，每日 3 次。同时给碱性药，如氢氧化铝凝胶 10 毫升，每日 3 次。

(4) 如系食道及胃底静脉曲张破裂出血，且血红蛋白并不过低者，可用脑垂体后叶素 10 单位，加入 50% 葡萄糖溶液 20 毫升中，缓慢静脉注射，或用 20 单位加入 5% 葡萄糖溶液 500 毫升中，静脉滴注。

3. 草药单方

呕血与黑粪鉴别诊断

病名	出血情况	病史	症状体征
溃疡病	呕血或黑粪，以黑粪多见，出血量多少不等	有反复发作的腹上部节律性疼痛病史	有胃部泛酸史，腹上部可有压痛，有壁龛或十二指肠球部畸形
肝硬化	(胃底及食道静脉曲张)主要表现为呕血，血色鲜红，量常很大	有肝炎、血吸虫病史或饮烈酒史	有腹上部不适、胃口不好、肝区疼痛、腹胀、乏力等症状。皮肤蜘蛛痣，肝掌，肝脾肿大，腹壁静脉曲张，腹水食道及胃底静脉曲张
胃癌	持续性黑粪，较常见	胃口不好，腹上部不适及进食后疼痛，恶心呕吐，年龄多在40岁以上	很快消瘦，腹上部有肿块，左锁骨上淋巴结肿大，腹水，恶病质胃充盈缺损
食道癌	一般为呕血	进行性吞咽困难，胸骨后或近剑突处疼痛，年龄常在50岁以上	消瘦，恶病质肿瘤部位狭窄及充盈缺损

(1) 翻白草 9 ~ 15 克，白茅根 50 ~ 100 克，六月雪 15 ~ 50 克，马兰根 15 ~ 50 克，水煎，药汤送服血余炭(研细)，每次 3 ~ 6 克。

(2) 仙鹤草 100 克，煎服，每日 2 ~ 3 次。

(3) 白芨粉 3 ~ 4.5 克，吞服，每日 3 ~ 4 次。

(4) 紫珠草 100 克，水煎服；或紫珠草溶液 20 毫升，口服，每日 3 次。

4. 中药：灶心土 100 克(烧草的灶心土，烧煤的无用)，煎汤代水，生地 15 克，生地榆 12 克，黄芩炭 12 克，白芨 9 克，炒白术 9 克，煎服，每日 2 次。

加减法：上腹痛加白芍 9 克，脉细弱加熟附子 6 克(先煎)。

5. 食道及胃底静脉曲张破裂大量出血，可用三腔管气囊压迫法(使用法见附录)。

6. 大量出血引起休克，应抗休克治疗(见“休克”节)。

7. 大量出血经上述治疗无效，应考虑外科手术治疗。

放置方法：放置前必须检查气囊是否漏气。放置时将双气囊三腔管前端和气囊外面涂以石蜡油，轻轻将管腔经鼻孔放入，直至管壁标记 65 厘米处停止。先将胃气囊充气(150 ~ 200 毫升)，然后将三腔管轻轻外拉，压迫胃底部，再将食管气囊充气(120 ~ 150 毫升)，压迫食道的曲张静脉，并固定，加适当重量牵引。

(三)注意事项

1. 初次充气保持 6 ~ 12 小时，未见继续出血可 4 ~ 6 小时放气一次，间歇半小时再注气，放气前要吞石蜡油 15 毫升。

2. 血止后，在放气状态下观察 24 小时，无出血方可取出。

3. 取出前要吞石蜡油，抽空 2 个气囊的空气，慢慢抽出。取出后禁食 1 日，以后进流质饮食 1 ~ 2 日。

胃管外扎阴茎套代三腔管

三腔管使用说明：双气囊三腔管的一腔通食道气囊，另一腔通胃气囊，第三腔通胃，作抽吸胃内积血和注入药物与饮食用。如果无三腔管，可用胃管外扎阴茎套代用。

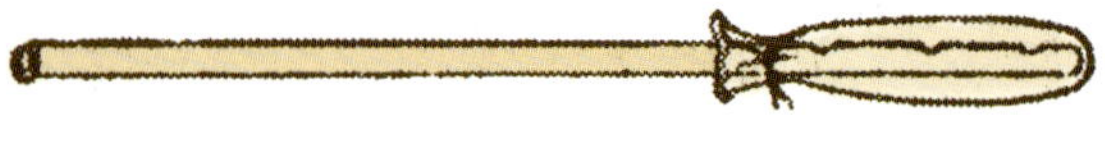

中暑

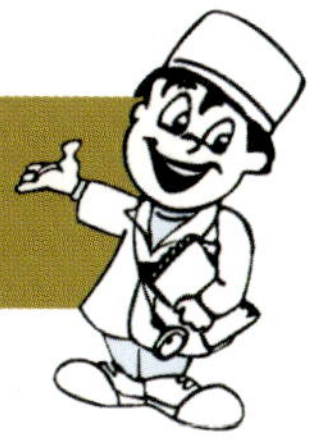

中暑俗称“发痧”，是指在日光下曝晒以及高温和热辐射的长时间作用下，机体体温调节障碍，水、电解质代谢紊乱及神经系统功能损害的症状的总称。包括日射病、热痉挛、热衰竭、热射病，四者可以单独出现，亦可合并出现。有脑疾病的病人、老弱及产妇耐热能力较差，尤易发生中暑。

中暑的原因有很多，在高温作业的车间工作，如果再加上通风差，则极易发生中暑；农业及露天作业时，受阳光直接曝晒，再加上大地受阳光的曝晒，使大气温度再度升高，使人的脑膜充血，大脑皮质缺血而引起中暑，空气中湿度的增强易诱发中暑；在公共场所人群拥挤集中时，产热集中，也亦造成中暑。

中暑是一种能危及生命的急性病，若不给予迅速有力的治疗，可引起抽搐和死亡、永久性脑损害或肾脏衰竭。核心体温达 41℃是预后严重的体征；体温若再略为升高一点则常可致死。年老体弱和酒精中毒可加重预后。

（一）紧急处理

1. 首先要做的是迅速撤离引起中暑的高温环境，选择阴凉通风的地方休息；解开衣扣和裤带，把上身稍垫高，然后先用温水敷头部及擦全身，后用冰水或井水敷病人的头部，或用酒精遍擦全身。同时，给病人降温，按摩四肢及皮肤，以促进血液循环，增加散热能力。如病人神志清醒，给饮大量的冷茶或糖水、盐水、苏打水、西瓜汁等。

2. 新针疗法

主穴：十宣、人中、涌泉。

备穴：百会、曲池、大椎。

治法：刺十宣出血，再针人中、涌泉，后刺备穴，中、强度刺激。

3. 刮痧疗法：如痧气较重，有发冷、发热、头痛、胸腹胀痛、呕吐下泻、手脚麻木、神志不清现象时，用瓷质或钝的片状工具，蘸冷水，刮背脊两侧、颈部、胸肋、肩臂和膝弯等处，在皮肤出现红紫色后，再用棉花蘸麻油或食油涂擦，腹部则以食盐摩擦，效果较好。

4. 推拿疗法：重拿合谷、内关、人中穴，以醒为度；然后拿委中穴，按足三里 1 分钟，待其清醒后，取坐位，再拿风池穴 15 ～ 20 次；如胸闷，横擦胸部（重点在华盖、膻中穴），以热为度；最后拿肩井 15 ～ 20 次。

5. 草药单方

(1) 黄荆叶捣汁滴鼻，或用卧龙丹（成药）少许吸入，使打喷嚏。如更严重的，可调用卧龙丹冷开水内服。

中暑的鉴别诊断表

类型	诊断要点
日射病	在烈日下工作，头部受阳光过分照射；出现剧烈头痛、头晕、眼花、耳鸣、恶心、呕吐、精神兴奋或昏睡；体温不高或轻度升高
热痉挛	在高温环境下工作，大汗；开始仅小腿肌肉抽搐，接着出现强烈痉挛，四肢及骨骼肌均可出现，并伴有口干、尿少、乏力、头晕、恶心等症状
热衰竭(虚脱型中暑)	高温环境下工作；先有头晕、恶心，终至昏倒，面色苍白，呼吸浅表，皮肤发冷，脉搏细速，血压下降，瞳孔散大，神志不清，甚至昏迷；体温一般正常
高热型中暑	生活和工作环境闷热；多发生于老年人；起病前常有四肢酸痛、头晕思睡、胃口减退、胸闷心烦、口渴、恶心等前驱症状；高热，皮肤干燥无汗；严重者出现神志不清、呕吐、腹泻、尿少、呼吸不匀、心律不齐、抽搐、血压下降

刮痧治中暑

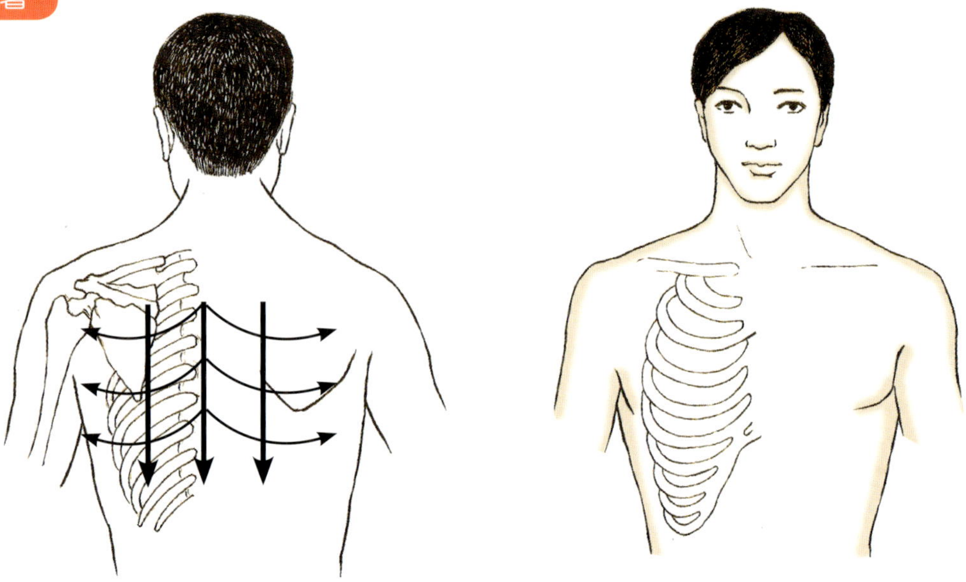

先刮后背20下，再刮前胸20下，可缓解中暑症状。

(2) 黄荆叶、鱼腥草各 9 克，泡水服。如汗多者，用沙参 12 克，麦冬 9 克，五味子 3 克，水煎服。或服行军散一分，或用辟瘟丹一包(4 片)，开水化服，孕妇均忌用。

6. 中医辨证施治

(1) 热盛伤阴：发热，口干，舌质红或绛，脉细数，宜清热生津。鲜竹叶 9 ~ 15 克，生石膏 50 克 (先煎)，麦冬 6 ~ 9 克，石斛 9 ~ 12 克，甘草 7.5 克，水煎，每日分 2 次服。

(2) 气分实热：高热，无汗，口干而渴，脉洪大，宜清解气热。生石膏 50 ~ 100 克 (先煎)，知母 9 ~ 15 克，甘草 4.5 ~ 9 克，香薷 6 克，水煎，每日分 2 次服。

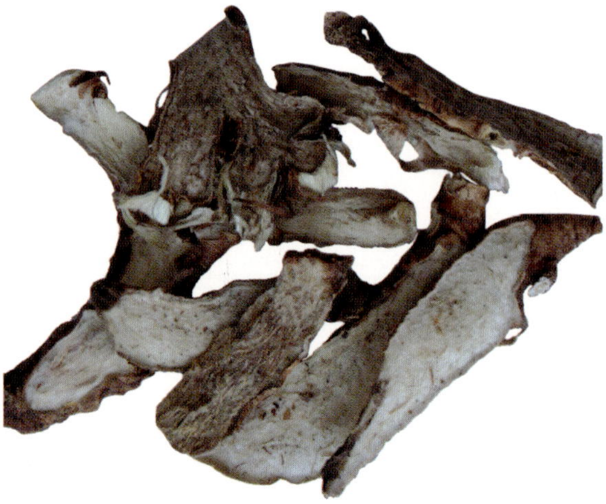

知母

7. 对症治疗

(1) 对热痉挛、热衰竭病人，应快速静脉滴注生理盐水，并可同时采用针刺治疗。热痉挛针刺大椎、曲池、内关、劳宫、十宣 (出血)；热衰竭除针刺上述穴位外，再加足三里、委中 (出血)、涌泉。

(2) 高热型中暑：冬眠灵 12.5 毫克，加入 20 毫升生理盐水中静脉注射；针刺治疗取穴大椎、内关、曲池、足三里。

(3) 有呼吸循环抑制者，立即皮下注射苯甲酸钠咖啡因 0.25 克，可拉明 0.375 克。同时可针刺治疗，取穴同热衰竭。

8. 严重病人应积极处理，同时设法转送医院。

(二) 预防

1. 在炎热的夏天，注意合理安排时间，早出工，晚收工，中午多休息。在田间劳动时，穿浅色或白色的衣服，戴草帽；劳动一段时间后到树荫或凉棚下适当休息一会儿。

2. 多饮淡盐开水，或用六一散、积雪草、藿香、六月霜、黄荆叶等水煎当茶喝。

3. 准备人丹、十滴水及清凉油等常用防暑药品。

4. 如感到不出汗或突然停止出汗，心跳加快，头晕，应立即到荫凉处休息。

溺水

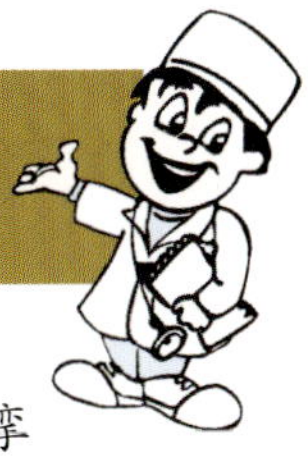

溺水是常见的意外，溺水是由于大量的水，经过口鼻，灌入肺内，或冷水刺激使喉头痉挛所造成的特殊形式的窒息和缺氧，若不及时抢救，可迅速导致死亡。

诊断

症状的轻重和溺水时间的长短有很大关系。溺水时间短者，四肢末端以及口唇紫绀，结膜充血，四肢紧张或痉挛。溺水时间较长者，面色青紫，肢体冰冷，不省人事，甚至呼吸和心跳均停止，瞳孔散大。

紧急处理

1. 倒水：这是抢救溺水者的首要工作和关键问题。首先挖去患者口鼻腔内的异物，松解上身衣领，然后将患者肺内，尤其是上呼吸道内，以及胃内的积水倒出，使呼吸道通畅。方法是将患者翻转俯卧，两手插入腰部提高，使头肩低位，这样易于压迫及排空胃内积水，进而使肺内的水一并倒出，这一姿势同时还利于做人工呼吸。

2. 人工呼吸和心脏按摩：如果呼吸已经停止，宜立即做俯卧压背式人工呼吸，要持续进行，并配合口对口呼吸，这是较有效的一种治疗方法。若心跳微弱或已停止，应同时配合心脏按摩。

3. 急救药物：可选择注射尼可刹米、苯甲酸钠咖啡因、肾上腺素、阿托品等，以促使心跳、呼吸的恢复。如心跳已停止者，可直接注射于心室内。

4. 新针疗法：急救时可选用人中、会阴、涌泉、内关、关元等穴，均用强刺激，留针 5 ~ 10 分钟。神志清醒、呼吸通畅后，可在关元做隔姜灸 30 ~ 50 次。

5. 注意保暖，必要时给氧，苏醒后可服浓茶或姜糖水。

6. 注射青霉素，防止吸入性肺炎等并发症。

7. 如果缺氧时间较长而引起脑水肿者，需应用高渗葡萄糖、甘露醇或山梨醇等进行脱水治疗。

8. 民间简法

(1) 将食盐研细，从头顶至足底及四肢腹背处

溺水急救方法

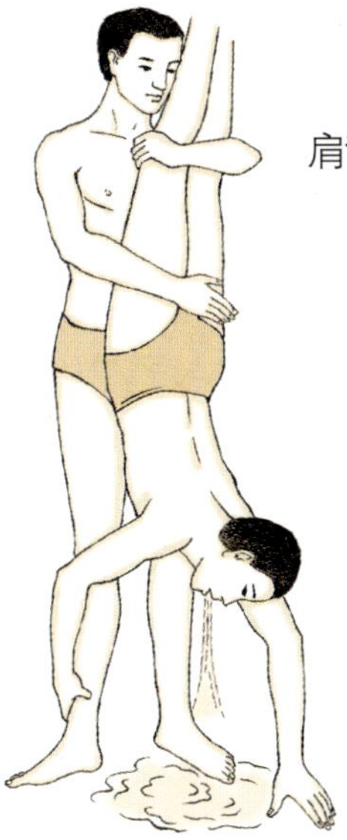

肩背倒立倒水法

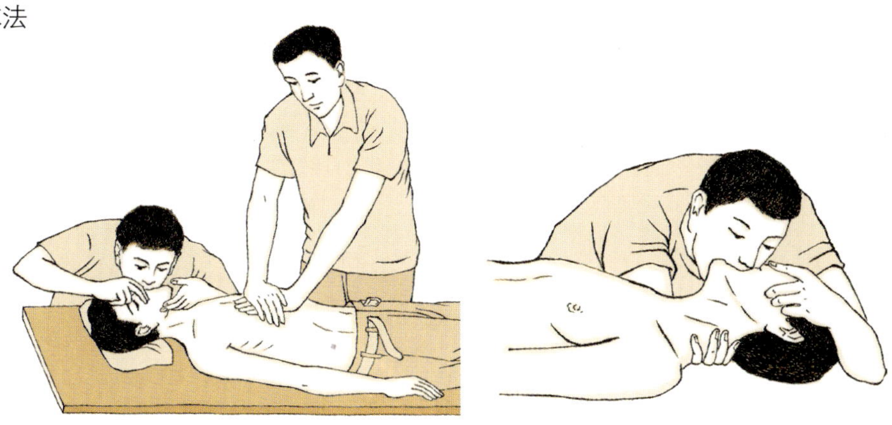

人工呼吸

用力摩擦，约10分钟，水可由毛孔渗出。

(2)将救起的患者，脱去湿衣，用草木灰铺地上3厘米厚，患者俯卧灰上，再向身上盖灰，3厘米厚，露出头面，把嘴撬开，灰湿了再换，苏醒后停用。

预防

游泳有益于身心健康，学习游泳就是预防溺水最积极有效的措施，但为了确保安全，需注意以下几点。

1. 加强卫生宣教，心脏病患者，不宜游泳，初学游泳者不要到深水区。

2. 游泳训练时，应加强组织领导，落实安全急救措施，并提倡集体游泳，以免发生溺水现象。

3. 所有船只均应设有安全急救设备。

4. 此外，生活在农村的儿童应尽量避免到河边玩耍。

电击伤

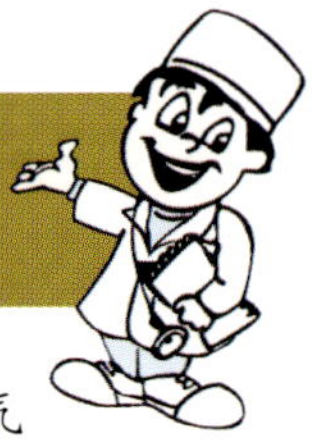

电击伤俗称“触电”，包括触电和雷击。通常是指人体直接触及电源或高压电，经过空气或其他导电介质传递电流通过人体时引起的组织损伤和功能障碍，严重者甚至死亡。故及时抢救是十分重要的。目前，由于各种用电及避雷等安全装置的增加，电击伤的发生率已显著降低。但电击伤和热烧伤不一样。电击伤时，因为体内的血管是优良的导电线路，因此电流能够深入体内，甚至引起肌肉和骨骼的坏死。故严重的电击伤，不仅有局部表面的烧伤，还可能有深部组织的损害。

引起电击伤的原因很多，主要是缺乏安全用电知识，安装和维修电器、电线不按规程操作，电线上挂吊衣物，高温、高湿和出汗使皮肤表面电阻降低容易引起电损伤。意外事故中电线折断落到人体以及雷雨时大树下躲雨或用铁柄伞而被闪电击中都可引起电损伤。

诊断

除局部有不同程度的烧伤外，全身则出现人事不省，肌肉痉挛，阴茎勃起，皮肤寒冷紫绀，心跳微弱或消失，呼吸可停止等电休克症状。

紧急处理

1. 立即切断电源：如关闭电门，或尽快地利用手边任何绝缘器具(干燥的木棍、扁担或绳索等)以拉开电源。

2. 人工呼吸：大部分患者均需进行人工呼吸，首先要松解衣领，人工呼吸必须坚持较长的时间，切勿轻易放弃。

3. 心脏按摩：凡有心室纤维颤动或心跳已经停止，宜立刻做心脏按摩。

4. 氧气吸入。

5. 呼吸兴奋剂：如山梗菜碱、苯甲酸钠咖啡因、尼可刹米等肌内注射。

6. 注意保暖。

7. 处理局部烧伤及预防感染：可对症处理。

预防

1. 宣传安全用电。

2. 不用湿手直接接触电源，电灯开关尽可能改装拉线开关。

3. 不在通电的电线上晒衣服，雷雨天不在树底下躲雨。

4. 电器设备损坏后应及时维修，维修时必须注意安全操作，切勿粗心大意，以免造成触电危险。

触电急救方法

先打120，再用绝缘器具挑开电线，或关掉电源。让病人平躺，解开衣领，进行长时间的人工呼吸，等待救援。

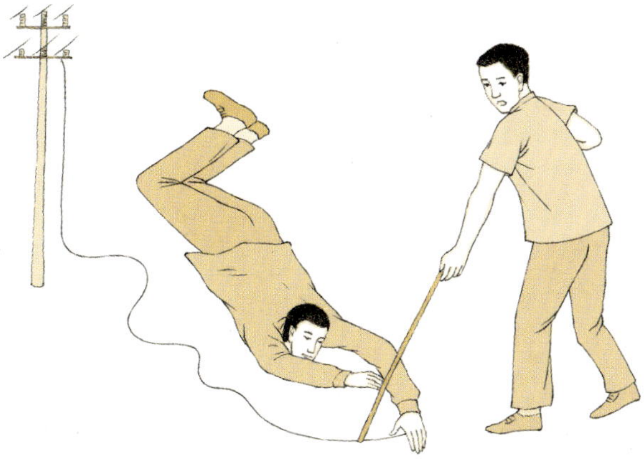

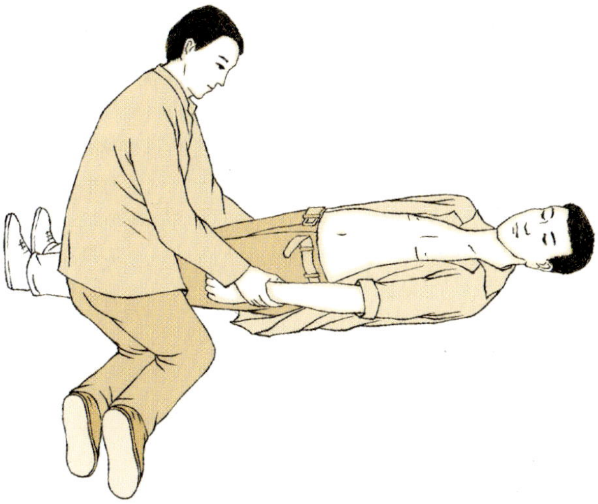

急性中毒

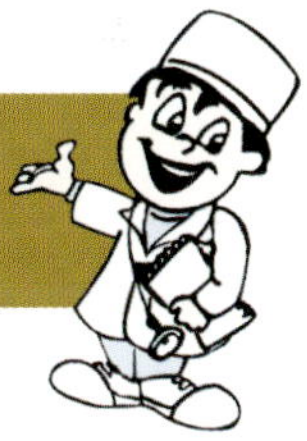

急性中毒是指毒物短时间内经皮肤、黏膜、呼吸道、消化道等途径进入人体，使机体受损并发器官功能障碍。急性中毒多为违犯操作规程及设备故障或误服、误吸等引起。其特点是起病急、病情变化迅速，不及时治常危及生命。

紧急处理

（一）排除毒物或促进毒物的排泄的处理方式

(1) 催吐：可用手指或压舌板刺激咽部催吐，或口服硫酸铜溶液（硫酸铜少量加水成淡蓝色）或肥皂水（肥皂加水成米泔样）反复数次。

(2) 洗胃：插入胃管后，注入温开水，再行抽出，反复多次；或大量饮入高锰酸钾溶液（高锰酸钾少量加水成淡红色），后用手指或压舌板刺激咽部催吐，反复几次至洗出液清爽为止。

(3) 清肠：服用 50% 硫酸镁 30 ~ 50 毫升，或用麻油 30 ~ 50 毫升内服。

(4) 利尿：静脉输入 5% 葡萄糖溶液或 5% 葡萄糖盐水 1 500 ~ 2 000 毫升。

（二）解毒疗法

(1) 减低毒性：用蛋白、牛奶沉淀毒物，并起保护润滑黏膜作用。用活性炭吸附毒物，减少吸收。用弱碱中和强酸，弱酸中和强碱。用高锰酸钾分解生物碱和其他有机毒物等。

(2) 应用对抗剂：如亚硝酸盐中毒用美蓝，曼陀罗中毒用毛果芸香碱。

(3) 解毒单方：甘草 50 ~ 100 克，绿豆 50 ~ 200 克，水煎服。

（三）对症治疗

(1) 呼吸循环衰竭：用中枢兴奋剂，如可拉明、苯甲酸钠咖啡因、山梗菜碱等。应重复应用。一般肌内注射和皮下注射，紧急时静脉注射。

(2) 呕吐腹痛：可用阿托品 0.5 毫克，皮下注射（曼陀罗中毒禁用）。

(3) 抽搐：可肌内注射苯巴比妥钠 0.1 ~ 0.2 克（小儿以 8 毫克 / 千克 / 次计算），或用水合氯醛 1.0 ~ 2.0 克溶于水灌肠。

常用药物中毒鉴别诊断

药名	症状	解救方法
非那西丁	呕吐、抑郁、神志朦胧、紫绀、皮疹、脉速而微且不规则、呼吸困难、盗汗、四肢发冷、体温下降、虚脱	①静脉注射美蓝1～2毫克／千克／次，或口服3～5毫克／千克／次。②给大量维生素C。③保温及对症治疗
定氨基比林、安乃近、安替匹林、保泰松	恶心、呕吐、盗汗、皮疹、谵妄、虚脱、抽搐、中性粒细胞减少	①对症治疗和一般处理。②如发现粒细胞缺乏时，需用抗生素预防感染
阿司匹林、水杨酸钠	头痛、眩晕、恶心、呕吐、神志朦胧、耳鸣、视听力减退、大量出汗、精神错乱、谵妄、幻觉，有时有高热、皮疹、出血症状、酸中毒	①补液，大量服用碳酸氢钠或静脉滴注乳酸钠，促进排泄，纠正酸中毒。②止血。③对症治疗和一般处理
盐酸麻黄碱、中药、麻黄	焦虑不安、头晕、失眠、心悸、气短、恶心、呕吐、发热、出汗、排尿困难、心动过速、心律不齐、血压上升、瞳孔放大、痉挛等	①对症治疗和一般处理。②禁用氨
茶碱、利血平	鼻塞、腹泻、面色潮红、嗜睡、四肢无力、心跳缓慢、体温下降、神经反射减弱或消失、意识不清、呼吸深而慢、眼睑下垂、瞳孔缩小	对症治疗和一般处理
异烟肼	失眠、头痛、眩晕、手足抽搐、反射亢进、便秘、尿闭、精神失常、昏迷	①对症治疗和一般处理。②给大量烟酰胺，每次200～300毫克，每15分钟至1小时静脉注射；或维生素$B_6$50～200毫克肌内注射，每15分针至1小时一次。③症状好转后，烟酰胺每次口服50毫克，每日3次，连服1周；或用维生素B_6
氨茶碱	不安、激动、谵妄、抽搐、呕吐、发热、蛋白尿，最后休克而死亡	对症治疗和一般处理
阿的平	恶心、呕吐、皮痒、腹痛、皮肤呈黄色、视觉障碍，甚至失明、头晕头痛、记忆紊乱，可发生再生障碍性贫血及中毒性肝炎	①静脉注射苯甲酸钠咖啡因。②置患者于暗室内以保护眼睛。③对症治疗和一般处理
抗组胺药（苯海拉明、扑尔敏）	恶心、呕吐、血尿、尿频、共济失调、抽搐、昏迷、血压下降、皮疹、粒细胞减少	①对症治疗和一般处理。②必要时皮下注射磷酸组胺
氯丙嗪类药物	皮疹、紫癜、感光过敏、黄疸、血压降低或出现休克	对症治疗和一般处理
碘	口腔、胃灼热，腹痛腹泻，呼吸困难，虚脱	①煮熟的淀粉洗胃，继给牛奶。②对症治疗和一般处理
强酸(硫酸、盐酸、硝酸)	接触部位受腐蚀，肿胀有灼痛，呼吸困难，脉快而弱，瞳孔放大	①忌洗胃，忌服碳酸氢钠。②给牛奶或蛋白。③给稀石灰水、稀肥皂水作中和剂。④对症治疗
强碱(氢氧化钠、碳酸钠、氨水)	接触部位腐蚀灼热，剧烈疼痛，血性呕吐、下泻，声哑，脉速，严重时可产生虚脱	①给醋，但碳酸盐中毒时忌用。②其他处理同强酸
樟脑球	误服后可有胃肠及膀胱刺激症状，贫血，肝脾肿大，抽搐，昏迷等	①用温水或活性炭悬液洗胃。②给蛋白及牛奶。③对症治疗

续表

药名	症状	解救方法
巴比妥类	头痛、眩晕、谵妄，以后进入昏睡，瞳孔大小不等，口唇青紫、尿少、呼吸浅而不规则，血压、体温降低，休克，最后呼吸衰竭而死亡	①给中枢兴奋药，如印防己毒素，每次1～6毫克，肌内注射，每15分钟至半小时一次，直至角膜反射恢复；或用0.5%美解眠20～40毫升，加于5%葡萄糖中滴注。②对症治疗和一般处理
溴化物	食欲不振，产生幻觉，皮炎，结膜炎，瞳孔不等且不规则，共济失调，谵妄，昏迷	①给大量食用盐水，以促使溴离子排泄。②兴奋时给镇静剂，抑制时给浓茶磺胺制剂，不适反应：皮肤红疹，紫绀，血尿，无尿或尿痛，小便中可发现磺胺结晶体，血液中可出现粒细胞减少，严重者可出现酸中毒，停用磺胺类药物。③大量饮水，可静脉滴注5%葡萄糖液。④对症治疗和纠正酸中毒
山道年中毒	黄视、眩晕、头痛、呕吐、痉挛、角弓反张、精神错乱及中枢抑制等	①洗胃后导泻，忌用油类泻药。②忌用鸦片类药物。③安置于阴暗安静室内

中毒急救方法

用手指刺激咽部，将有毒食物吐出，最好反复多次，将毒素尽量排出体外。

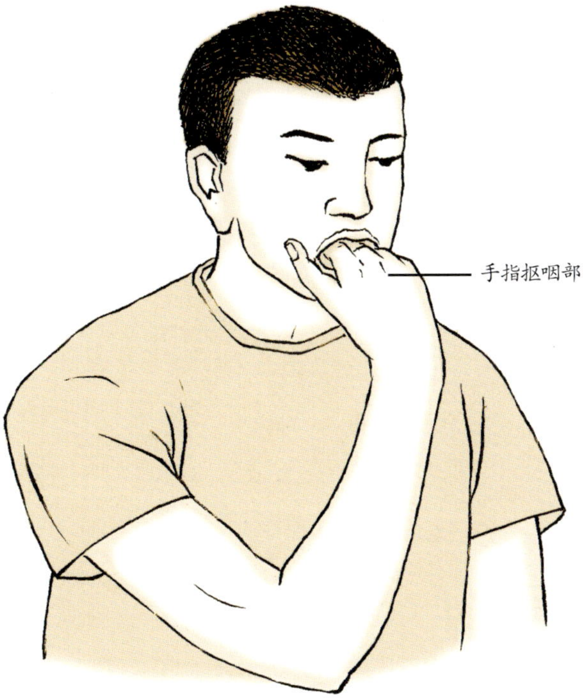

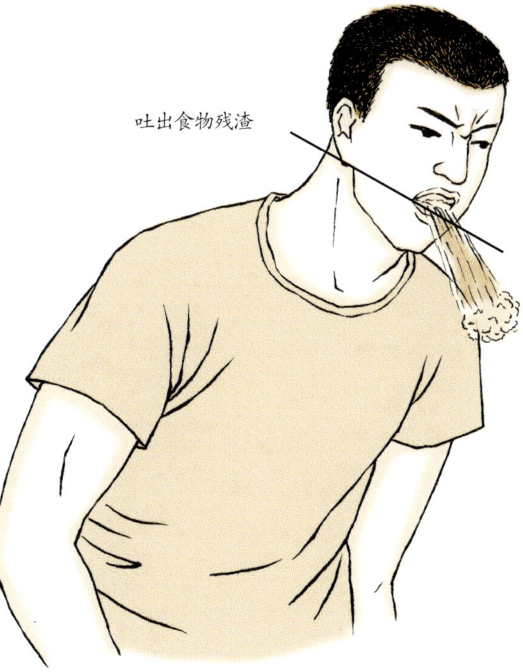

毒蛇咬伤

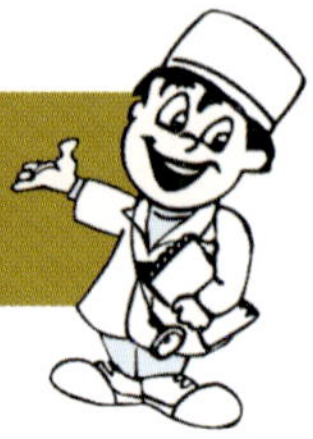

毒蛇咬伤在我国南方各省农村较为多见。一般发生于春、夏、秋季节，咬伤部位多见于四肢，尤以下肢为常见。被毒蛇咬伤后，毒液由毒蛇口中毒牙射入人体，并发生一系列的中毒症状，甚则迅速造成死亡。

诊断要点

（一）局部症状

初起局部红、肿、热、痛。伤口可留有牙根或残留断牙。肿势迅速发展，向躯干蔓延，附近腋下或腹股沟的淋巴结肿大。伤口流血不止，局部可见明显的水疱、血泡、溃烂。也有初期无明显红、肿、热、痛，而只觉伤处麻木。

（二）全身症状

早期大都首先出现发热、怕冷、骨节酸痛、头昏眼花、耳鸣，然后出现恶心、呕吐、鼻出血、便血、皮肤瘀点或瘀斑、复视。晚期则出现低头嗜睡、血压下降、瞳孔放大、牙关紧闭、呼吸及吞咽困难、四肢抽搐、角弓反张、舌苔紫黑等症状。这说明病情已经发展到非常危急的阶段。

治疗

（一）急救

急救是治疗毒蛇咬伤的关键，直接影响到预后的好坏。急救的原则为迅速阻止毒液扩散，尽量排除毒液，取出断牙并进行消肿。

1. 患者应保持安静，避免因恐惧、烦躁而引起血液循环加快，加速毒素的扩散。迅速利用可能条件，就地进行急救。

2. 结扎：立即以柔软的绳带，在伤口上方进行结扎。但注意每隔 20 ～ 30 分钟，必须放松 1 ～ 2 分钟，以免肢体因瘀血而坏死。

3. 伤口处理：①立即用冷开水、泉水、米泔水冲洗伤口，条件困难时也可用尿液去除伤口周围粘附的毒液；条件许可时，用高锰酸钾溶液、双氧水、肥皂水或浓盐水冲洗更好。②用火柴烧灼伤口，能使毒素部分分解。③伤口如有闭塞，可用小刀轻轻挑拨，使其开放，但不宜刺入过深。④在伤口周围 3 ～ 6 厘米肿胀处挑破 2 ～ 3 处，用火罐、吸奶器或其他吸物接在伤口上吸取毒血；在无口腔黏膜破损或龋齿的情况下，也可用口吸吮，但必须边吸边吐，再用清水漱口。⑤伤口如有残留毒蛇断牙，应用小镊子经消毒后仔细取出，否则会影响消肿和伤口的愈合。

毒蛇咬伤自救法

立即以柔软的绳带，在伤口上方进行结扎，阻止毒素扩散，清洗伤口，并紧急送往医院。

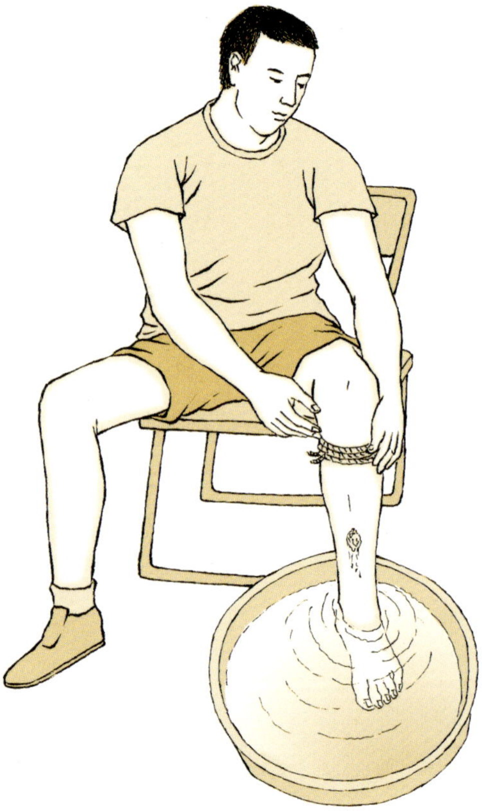

4. 解蛇毒：立刻用“691 蛇药”半粒米大小，滴在下眼睑内，用手轻轻揉擦眼睑，使药溶解，每2小时滴药一次。忌盐及荤腥食物。

5. 引流消肿：在伤肢的手指或足趾间(八邪、八风穴)，用消毒三棱针或注射用粗针头与皮肤相平，向上刺入皮下约1厘米，迅速拔出，将患肢下垂，由上到下轻轻揉搓，放出含有毒汁的血液。再肿再做，一日可行2～3次。

(二)内治法

治疗毒蛇咬伤必须内外并重。内治的原则一般为泻火凉血、清热解毒。

1. 被毒蛇咬伤后，首先应用通便泻火的方剂，在临床上往往可取得良好的效果。龙胆草50克，白芷12克，煎服，得大便微下溏薄为止。

2. 用冷水洗出竹、木烟杆或烟袋里的烟油，饮服2～3碗。受毒重的病人会觉得味甜不辣，可饮至病人感到味辣为止。

3. 即饮服醋1～2碗。另用五灵脂4.5克，雄黄五分，研末，酒调服。

4. 新鲜半边莲200～400克(干草用量减半)，煎汤分三次内服(药渣可敷于创口周围)。鬼针草100克，煎汤代茶。滴水珠二粒捣碎，温开水送服。以上三种草药任选一种。此外，根据各地区情况，还可选用以下草药：七叶一枝花、半枝莲、鸭跖草、杠板归、瓜子金、葎草等。

5. 内服南通蛇药片20片，用温开水或陈酒吞服，每6小时一次。病情严重的第一次服30～40片，以后每4～6小时服20片。

6. 发现瘀斑或口鼻出血时，用凉血祛瘀、清热解毒法。水牛角15克，生地12克，赤芍9克，丹皮9克，黄连3克，焦山栀9克，射干9克，金银花9克，水煎服。

7. 发现高热神昏、惊悸抽搐时，用清热解毒法。蝉衣6克，白僵蚕9克，全蝎三只，蜈蚣二条，半边莲15克，龙胆草6克，白菊花6克，川贝9克，生甘草3克，七叶一枝花9克，水煎服。

加减法：咽喉肿痛、吞咽困难、痰迷心窍者加石菖蒲6克；严重昏迷者应吞服牛黄1～1.5克或

各种毒虫咬伤施治方法

毒虫名称	诊断要点	施治方法
蜈蚣	①咬伤处有一瘀点，周围红肿，剧痒或剧痛。②甚则发热头痛、浑身麻木、心悸、抽搐、脉数。③一般数天后症状消失，儿童亦有危及生命的	①雄鸡口内涎沫涂患处。②甘草、雄黄各等份研末，用菜油调敷患处；或以新鲜桑叶捣汁外敷。③10%氨水湿敷，一般不需内服，病情严重者服南通蛇药片20片，每日3～4次
刺毛虫	①初感瘙痒刺痛，势如火灼。②久则外痒内痛，甚则发生溃烂	①初用豆豉、菜油捣敷痛痒之处，少时刺毛出现，去掉豆豉及刺毛，再用白芷汤洗。②溃烂时用海螵蛸末掺之，或按一般溃疡处理
黄蜂	①咬伤处有明显肿胀，剧烈灼痛。②严重时可出现头昏、头痛、恶心、呕吐，甚至昏迷等	①10%氨水湿敷，或用苏打水洗涤伤口。②青苔捣烂外敷严重时可用南通蛇药片20片，每日三至四次
蝎子	①局部大片红肿，剧烈疼痛，可引起淋巴结或淋巴管炎症。②严重者有寒战、高热、呕吐、恶心等全身症状	大蜗牛捣烂涂之，或以明矾米醋调敷患处
蚊、臭虫、虱、蚤	①瘙痒，也可引起红斑、丘疹或风团样损害，中央有微小瘀点、小丘疹或水疱。②轻者无明显皮肤损害，重者局部成片红肿或瘀斑	①薄荷叶擦患处或用1%～2%的薄荷溶液擦患处。②10%氨水湿敷
蚂蟥(水蛭)	①伤在腿的中部，有蚂蟥吸附腿上。②伤处微肿而流血水，或形成丘疹、风疹中有瘀点	①伤处可掺九一丹或涂些碘酒，并用干纱布包扎。②如蚂蟥吸附腿上，以手掌轻轻拍击叮咬部周围，或用醋、酒、盐水、烟油涂蚂蟥叮咬部，蚂蟥就会放松吸盘而落下，切不可强行拉下

牛黄清心丸一粒；呕吐者加生姜15克，半夏4.5克，或生姜捣取汁服；小便不利者加车前子(包)15克；大便不通者加生大黄9克(后下)。

(三)外治法

外治的原则一般为清热解毒，消肿止痛，化瘀生新。

1. 洗涤

(1) 鲜金银花50克(干品用15克)，甘草3克。

(2) 葱白100克，生甘草15克。上药任选一方，煎汤待温，淋洗患肢。

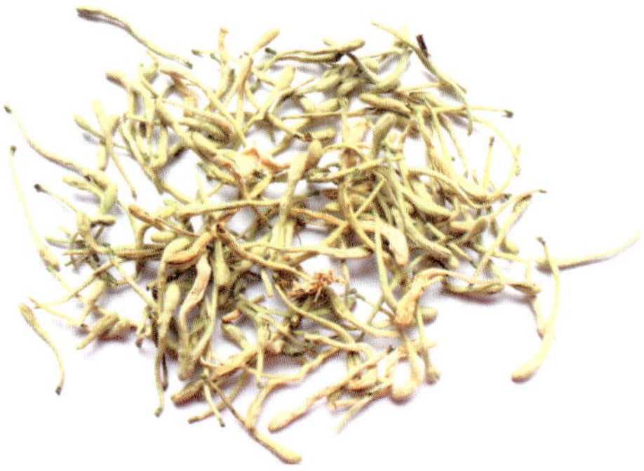

金银花饮片

2. 外敷

(1) 南通蛇药片5片，温开水调和，外敷于距伤口1.5厘米的周围。(注意伤口上不要涂)

(2) 也可根据各地区情况，选用鲜半边莲、半枝莲、七叶一枝花、滴水珠、半夏、南星、马鞭草、车前草、丝瓜叶、木芙蓉、紫花地丁草、萱草根、乌桕叶等一至数种，洗净，加少许食盐，捣烂外敷。

(3) 冰片、黄柏等量，研细末和匀，麻油调敷于伤口周围及肿胀处，一日后用温水洗去再敷。

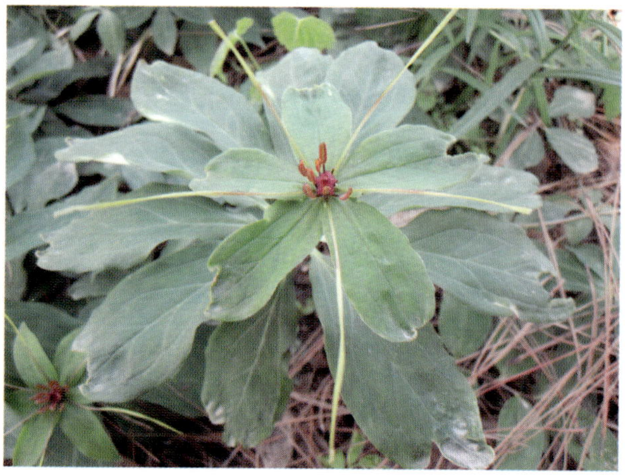

一枝花

3. 溃烂创口处理

(1) 一般溃烂：炉甘石9克，青黛9克，冰片3克，黄升丹六分，共研细末，撒于伤口溃烂处，外敷红油膏纱布。

(2) 形成严重慢性溃疡：用青黛五分，炉甘石3克，熟石膏6克，共研细末，外敷创口。也可用七叶一枝花、滴水珠等研末，调敷于创口四周(勿敷中间)。待脓水已稀、腐肉已去，改用生肌散、红油膏外敷。

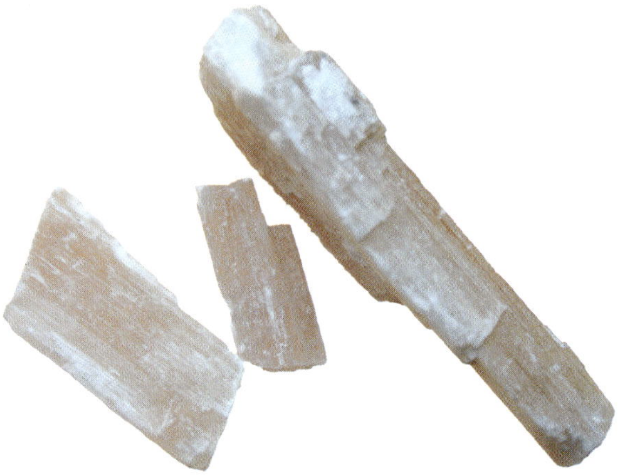

熟石膏

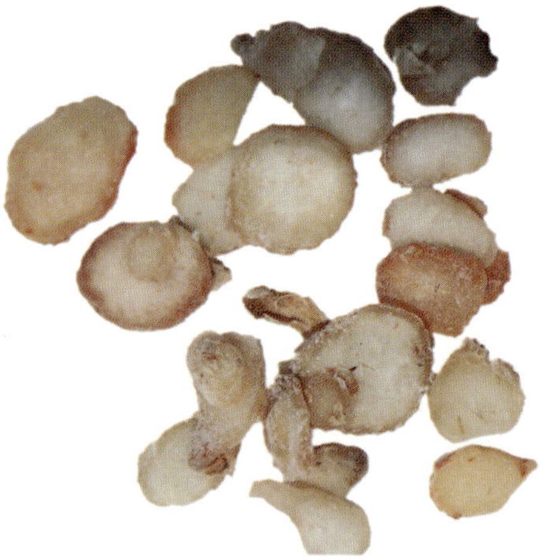

半夏

预防

为了预防毒蛇咬伤，应开展防治的宣传教育。在屋前后应做好清洁卫生工作。室内常撒些石灰。在多蛇地区行走时，宜穿着鞋子、长裤，这样即使咬着也可减轻伤势。

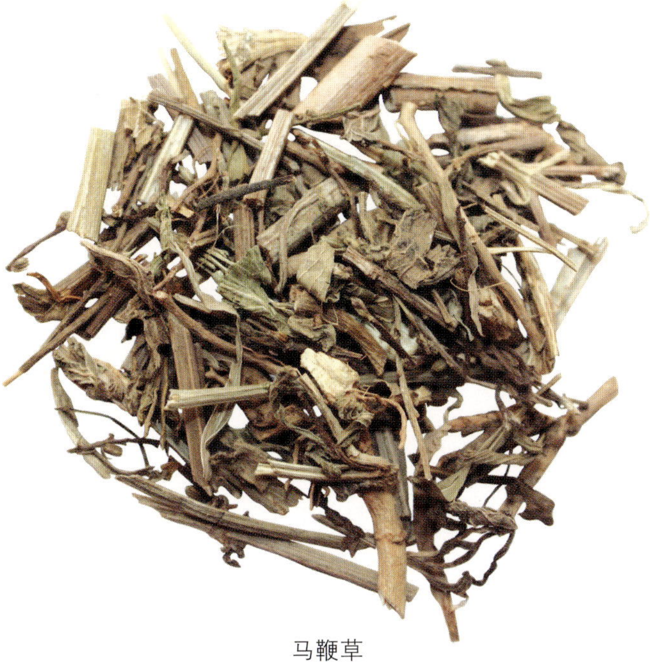

马鞭草

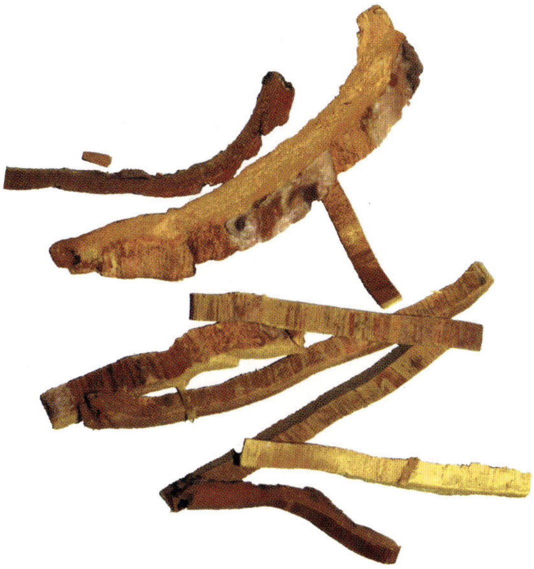

黄柏

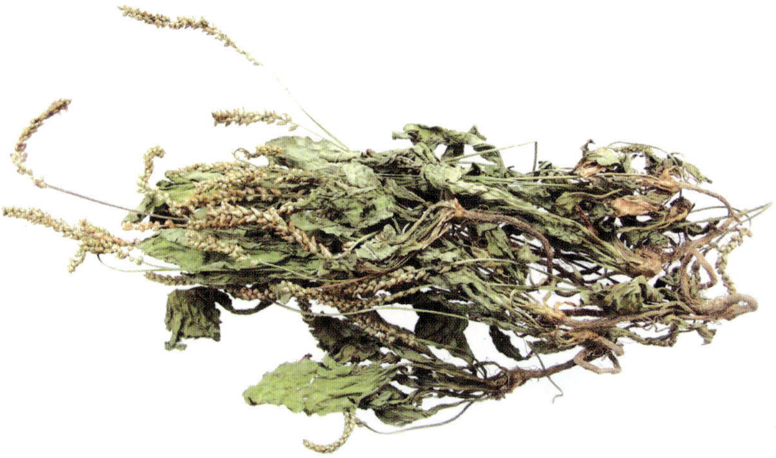

车前草

疯狗咬伤

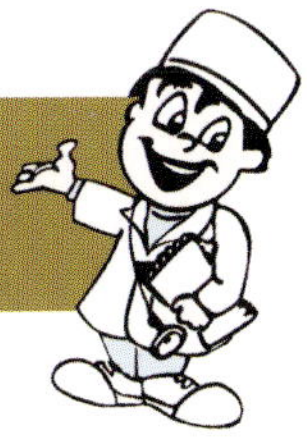

被疯狗咬伤或身上的伤口接触到疯狗的唾液，都有可能感染疯狗病毒而发病。

诊断

1. 有疯狗咬伤或接触疯狗唾液史。
2. 潜伏期一般在 3 个月内，最长可达到 5 年。
3. 刚发病时精神萎靡，微热头痛，失眠烦躁，口干恶心，小便涩痛，有恐惧感，已愈合的创口有痛痒麻木。

4. 在发病后 1 ~ 2 日出现发狂，对风、声、光很敏感，轻微刺激就可引起抽搐、烦躁，凡听到水、谈到水、见到水，都能引起咽喉痉挛，所以又叫“恐水病”。

5. 后期渐趋安静，出现瘫痪，呼吸微弱，瞳孔散大，数小时内可迅速死亡。

紧急处理

1. 局部创口，首先应仔细检查，了解伤口范围及深度，立即用大量清水及肥皂水冲洗伤口，深的伤口可用浓硫酸或浓石炭酸烧灼，或进行必要的扩创。

2. 及时注射狂犬病疫苗，每日在腹部或其他部位皮下注射疫苗 2 毫升，需连续注射 14 ～ 21 日。如咬伤在头、面、颈处，或小儿患者，更应快速进行，一日 2 次，需在 5 ～ 7 日内完成。

3. 取新鲜万年青 (连根) 约 50 克，捣烂，用纱布包裹，绞取自然汁灌服，服后大便排出血块。

4. 桃仁、大黄、地鳖虫各 9 克，共研成极细末，伤轻的一日服 1 剂，伤重的一日服 2 剂，每剂分两次服，用温开水送下。服药后，大便排出粉红色水粪，且一直服到小便清为止。

5. 抽搐时，可用蜈蚣二条焙黄研末，烧酒少许调服。

预防

通常疯狗大多颈硬，头低，耳朵下垂，尾巴向下拖，直向前行，不能返身顾后。见到疯狗，应设法捕杀、火葬或深埋，严禁剥皮或食肉。对咬人的狗或其他温血动物，应立即捕捉，医学观察 10 日，确定为疯狗或疯狂动物或可疑疯狂动物，应立即杀掉。一旦被狗咬伤而不能辨别是否为疯狗时，应及时正确地处理伤口，并给予必要的疫苗注射。

当意外发生的时候，我们需要及时地进行抢救，这时就需要掌握一些意外伤害救护的技术，有了这些技术，我们才能及时地对病人进行急救。因此，了解一些意外伤害防护的技术在我们的生活中是十分有用的。

注射狂犬疫苗

被疯狗咬伤后，及时清洗伤口并包扎好后，开始注射狂犬疫苗，连续注射14~21日。

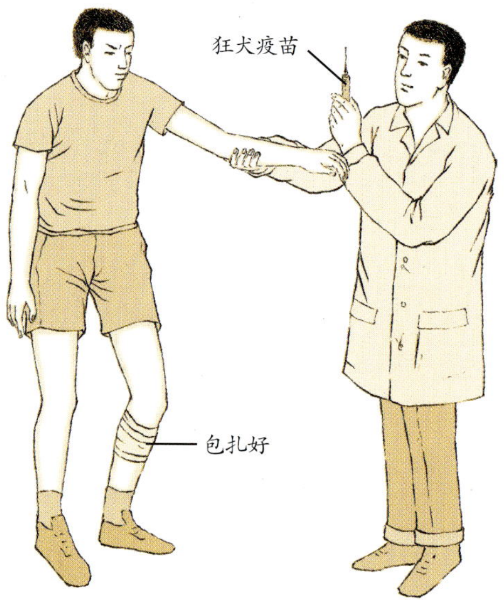

第三章

意外伤害救治

生活中充满了各种各样的意外，这些意外很可能会危及我们的生命，所以我们应该注意和增加我们对意外伤害防护的知识，以便我们在面对意外伤害时能够随机应变，尽量降低风险及对身体的伤害。

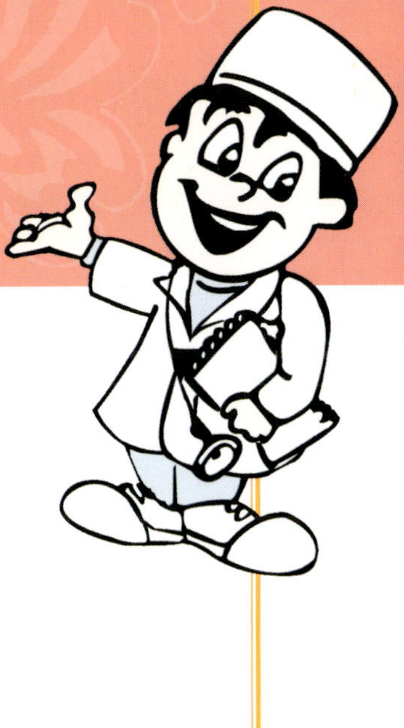

当意外发生的时候，我们需要及时地进行抢救，这时就需要掌握一些意外伤害救护的技术，有了这些技术，我们才能及时地对病人进行急救。因此，了解一些意外伤害防护的技术在我们的生活中是十分有用的。

止血

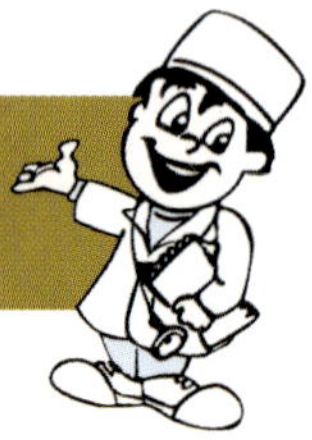

生活中常常会遇到出血的情况，这时，该如何止血呢？首先，我们先了解出血有哪几种类型。

出血可分为外出血和内出血两种。外出血是指身体由于受到损伤，导致血管破裂后，血液从伤口流出的现象；内出血是由于内在的原因，身体内的器官或组织破裂出血，血液向体内流的现象。

外出血包括毛细血管、静脉和动脉出血三种。毛细血管出血，是少量的血液从毛细血管渗出。静脉出血，是从血管流出暗红色的血液。动脉出血，是从血管喷出鲜红色的血液。了解了出血的类型，才能进行正确的止血。

止血的方法

（一）一般止血法

毛细血管出血或者小的外伤出血，流出的血液会自动凝结，这时我们要将伤口进行消毒，然后用三角巾或绷带进行包扎即可。

（二）指压止血法

动脉出血时，会有大量血液从血管喷出，这时要用手指压住出血血管的上部（近心端），用力压住，阻断血液的来源。所以说，指压止血法适用于动脉损伤出血。

1. 头面部出血，伤口小时，压迫伤口两侧即可止血；伤口较大时，可在耳屏前压迫颞动脉。口、鼻、面颊部出血，可在下颌骨水平支距下颌角约3厘米的凹陷处压迫颌外动脉。

2. 肩部或上臂发生动脉出血，可用拇指从锁骨上窝将锁骨下动脉压向第一肋骨。上臂远端或前臂出血，可在上臂内侧肱二头肌内缘用手指将肱动脉压向肱骨。手指出血，可以压迫手指根部两侧的指

面部出血的压点及其止血区域

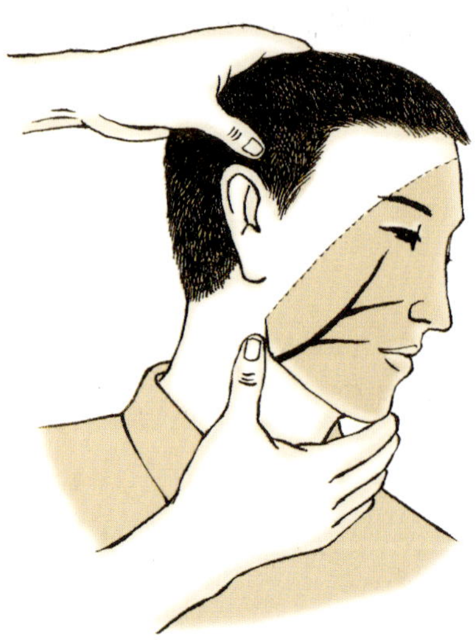

颞动脉的压点及其止血区域

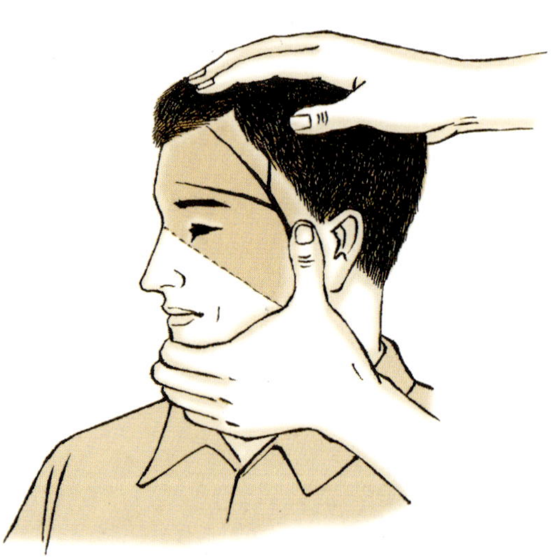

锁骨下动脉

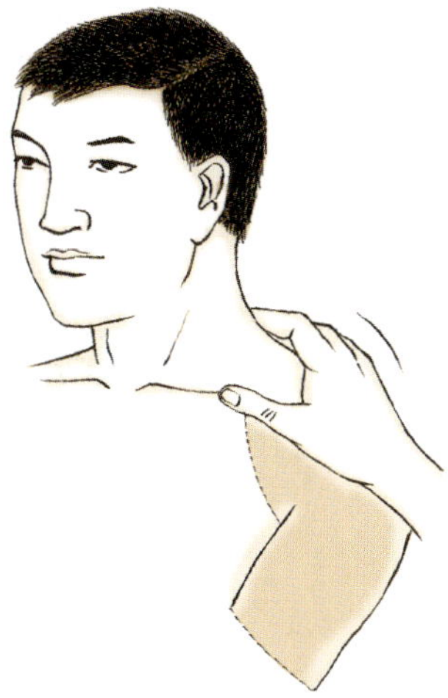

动脉。

3. 大腿或小腿出血，可在腹股沟卵圆窝处压迫股动脉。股动脉较粗，血流量大，常需两手同时进行压迫。

⑷动脉出血时，指压法虽然能够迅速止血，但这只是暂时性的，还必须把病人送到医院进行进一步处理。

（三）加压包扎止血法

如果创口较大而出血较多时，要加压包扎止血。包扎的压力应适度，除达到止血而又不影响肢体远端血液运行为度。包扎后若远端动脉还可触到搏动，皮色无显著变化即为适度。严禁用泥土、面粉等不洁物撒在伤口上，造成伤口进一步污染，而且给下一步清创工作带来困难。

股动脉压点及其止血区域

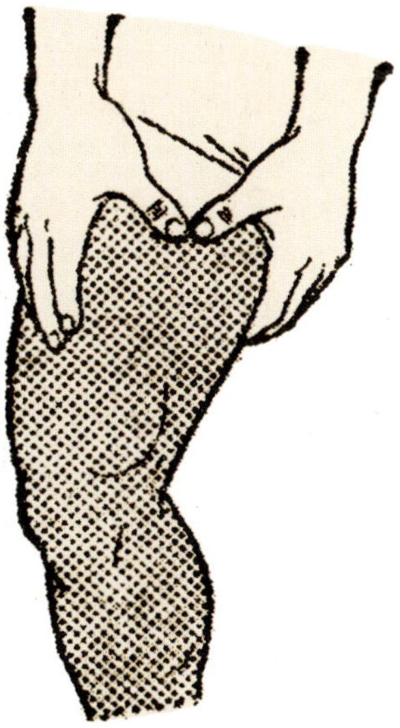

（四）止血带止血法

如果是较大的肢体动脉出血，为了方便运送病人，应当用止血带。所需要的物品有：橡皮带、宽布条、三角巾、毛巾等。

上肢出血：止血带应结扎在上臂的上端，禁止扎在中段，避免损伤桡神经。

下肢出血：止血带扎在大腿的中部。

上止血带前，先要将伤肢抬高，尽量使静脉血回流，并用软质敷料垫好局部，然后再扎止血带，以止血带远端肢体动脉刚刚触及不到为度。

使用止血带应严格掌握适应证和要领，如扎得太紧，时间过长，均可引起软组织压迫坏死，肢体远端血液运行障碍，肌肉萎缩，甚至产生挤压综合征。如果扎得不紧，动脉远端仍有血流，而静脉的回流受阻，反而造成伤口出血更多。扎好止血带后，一定要做明显的标志，止血带上写明止血的部位和时间，以免忘记定时放松，造成肢体缺血时间过久而坏死。扎上止血带后每半小时到一小时放松一次，

止血带结扎法

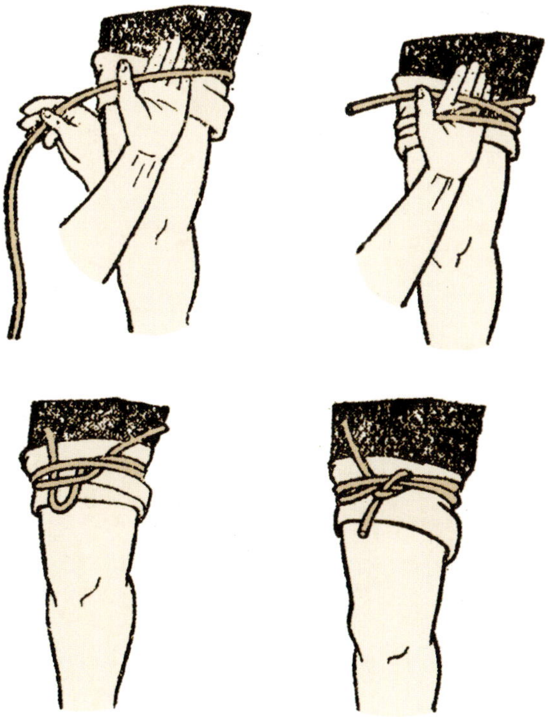

放松 3 ~ 5 分钟后再扎上，放松止血带时可暂用手指压迫止血。

（五）草药止血法

1. 消炎止血粉：岗稔 3 份，紫珠草 4 份，三丫苦 3 份，磨成细末，混合均匀后，每日敷 1 次。

2. 冬青树叶，适量，白糖作引子，捣碎后敷在患处。

3. 旱莲叶适量，白糖作引子，捣碎后敷在患处。

包扎

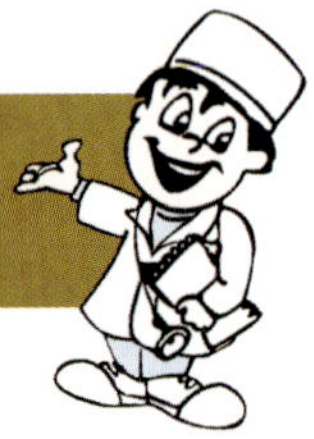

为了保护伤口，减少伤口感染的机会，也为了减轻病人的疼痛，当身体出现外伤时，要及时地进行包扎。

包扎时需要三角巾、绷带、裹伤包等，如果情况紧急，没有这些材料时，也可用衣服或毛巾来代替。

三角巾的包扎方法

1. 头部包扎法：将三角巾折叠后，放在额前眉上，两底角经过耳朵，在后脑勺交叉，拉紧后再绕回额前打结，最后将顶角拉齐塞进折缝内。

头部包扎法

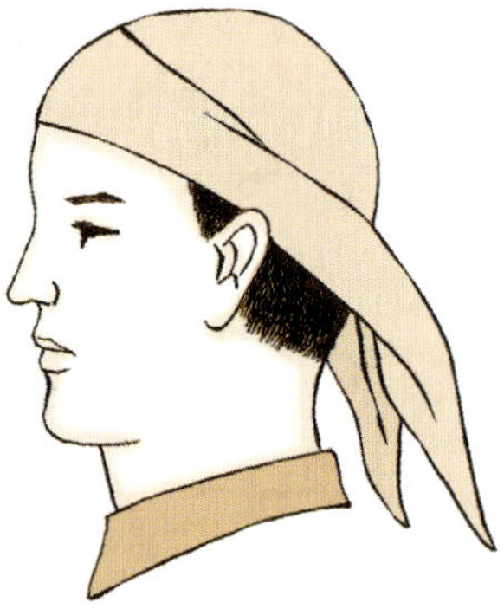

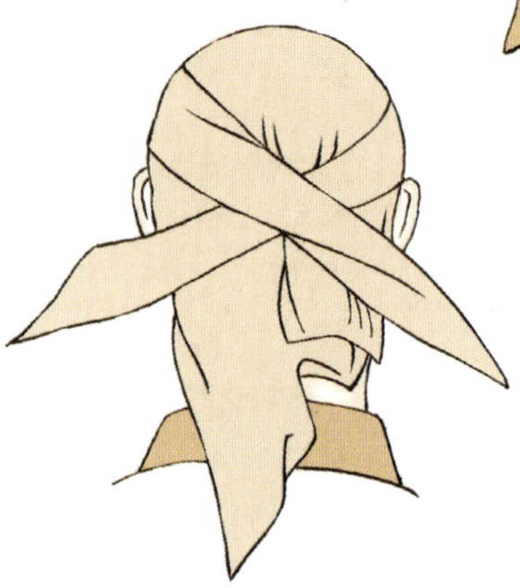

2. 面部包扎法：先将三角巾顶角打结，包住面部，再在眼、鼻、口的位置剪几个小孔，然后将两底角向后拉，在后脑勺处交叉，再绕回到额前打结。

面部包扎法

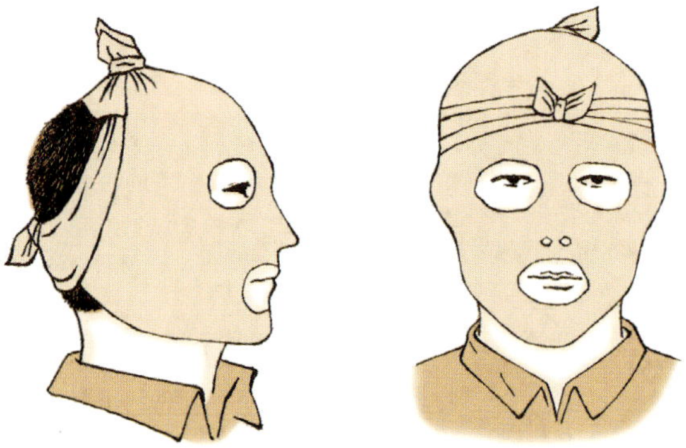

3. 单眼包扎法：将三角巾折叠成约四横指宽的带状巾，以 2 / 3 向下放于伤侧眼部，并经耳下及枕骨粗隆下方绕至对侧耳上方，压住另一端，在前额及枕上缠一圈，最后在健侧耳上打结。

单眼包扎法

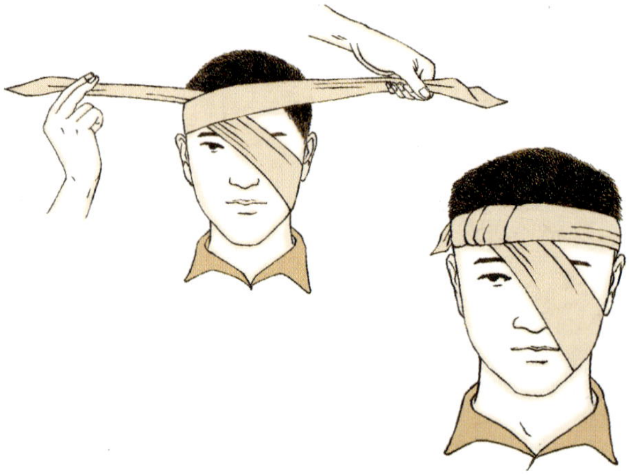

4. 双眼包扎法：将三角巾折叠成约六横指宽的带状巾，从前面将双眼遮盖至枕后交叉，再绕向前额打结。

双眼包扎法

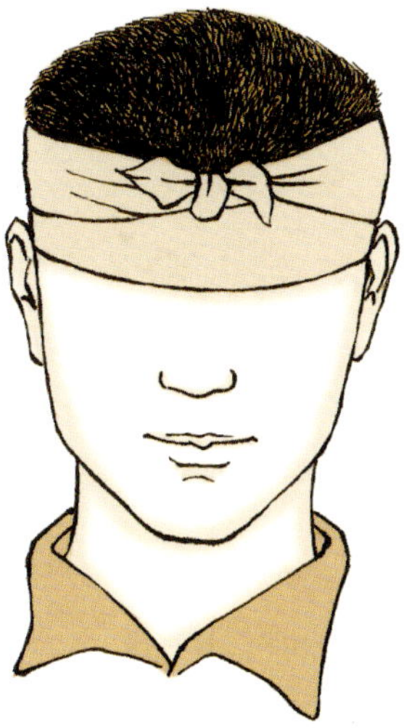

5. 下颌包扎法：将三角巾折叠成约四横指宽的带状巾，分为1／3及2／3两端，在下颌角处围绕包扎，并交叉兜绕下颌下方，将两端沿两侧耳前上提，并在头顶前缘打结。

下颌包扎法

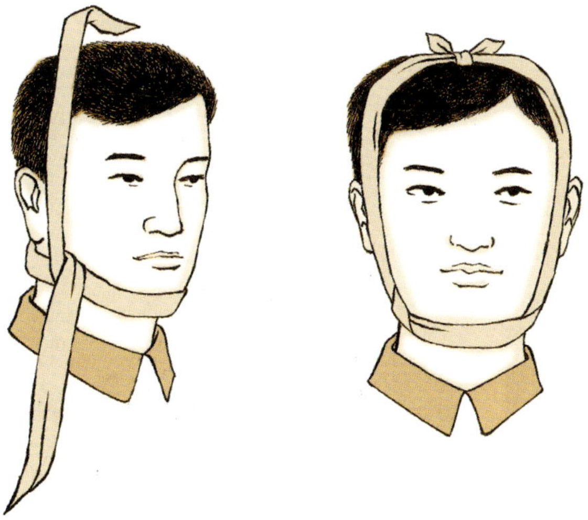

6. 肩部包扎法：将三角巾一底角放在对侧腋下，顶角过患肩向后拉，再将顶角系带在患侧上臂上1／3处绕紧，然后再将另一底角反折向背部拉至对侧腋下打结。

肩部包扎法

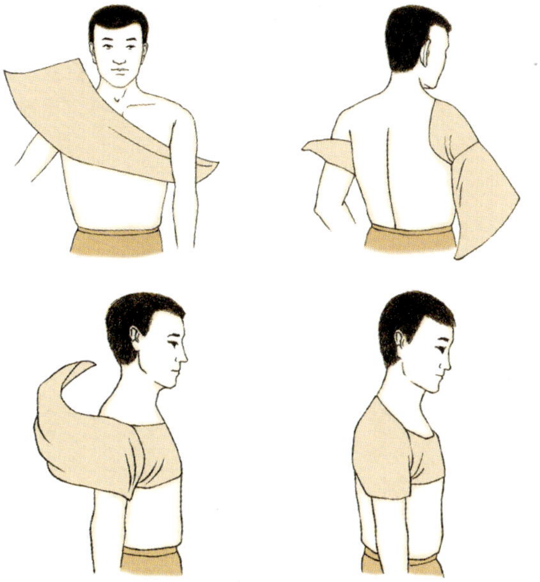

7. 手部包扎法：将伤手平放在三角巾中央，手指指向顶角，底边横放于腕部，将顶角折回覆盖手背，两底角在手背或手掌交叉，围绕腕部打结。

手部包扎法

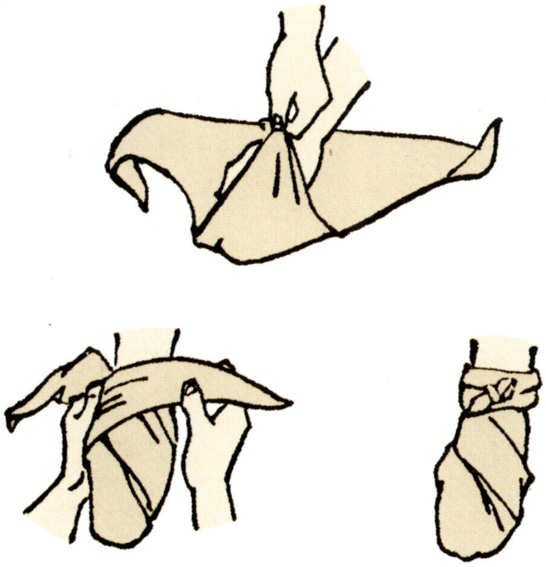

8. 单胸包扎法：将三角巾底边横放在胸部，略向伤侧倾斜，并绕向背后打结，顶角越过伤侧肩部绕向背后，与两底角的结扎在一起。

单胸包扎法

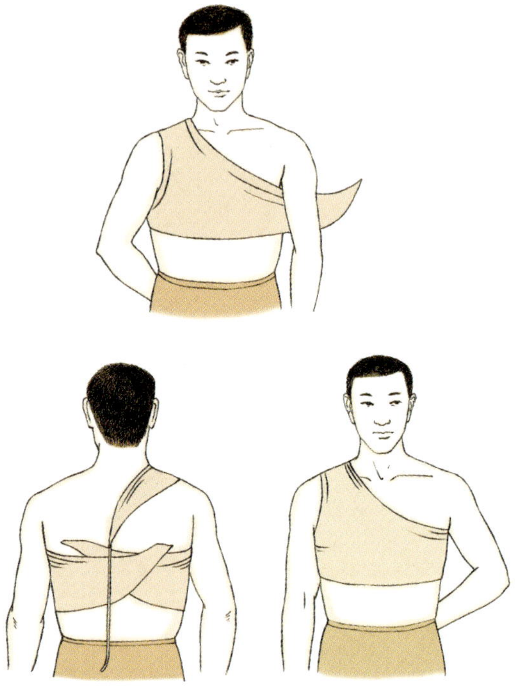

9. 双胸包扎法：先将三角巾折成鱼尾状，两底角分别放在两肩上，拉至颈后打结，再将顶角系带在背部与底边打结。

双胸包扎法

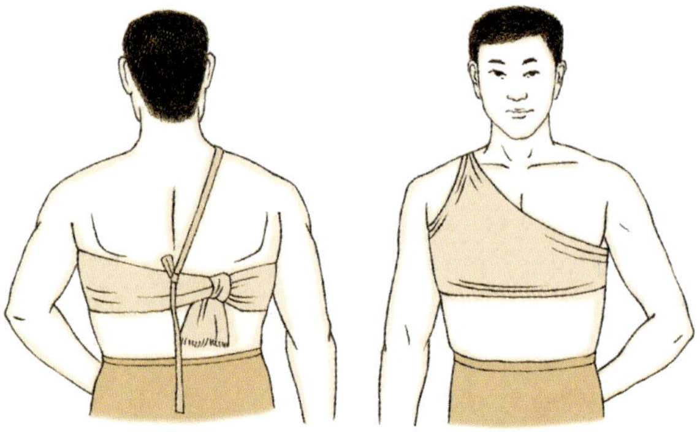

10. 悬臂带：大悬臂带，将三角巾平放在胸部，顶角向伤臂的肘尖，曲肘成 90 度，把前臂放在三角巾上，然后提起三角巾下端，兜住前臂，并将两底角越过颈部，在颈后打结，顶角包住肘部。小悬臂带，将三角巾折成带状，在前臂的下部兜起，并在颈后打结。

大悬臂带

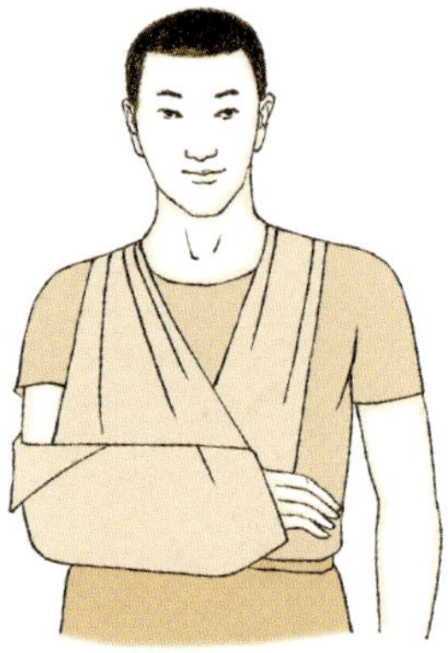

小悬臂带

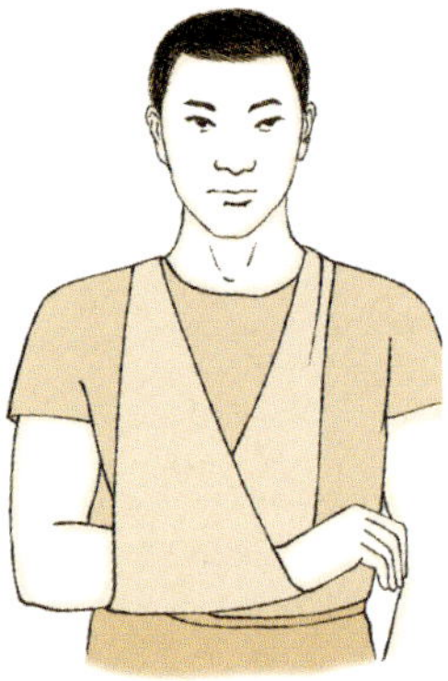

11. 腹部包扎法：将三角巾折成鱼尾状，鱼尾朝下贴在腹部，顶角和底边折后形成的角在腰部打结，牵拉鱼尾两角（即底角）在大腿旁打结。

腹部包扎法

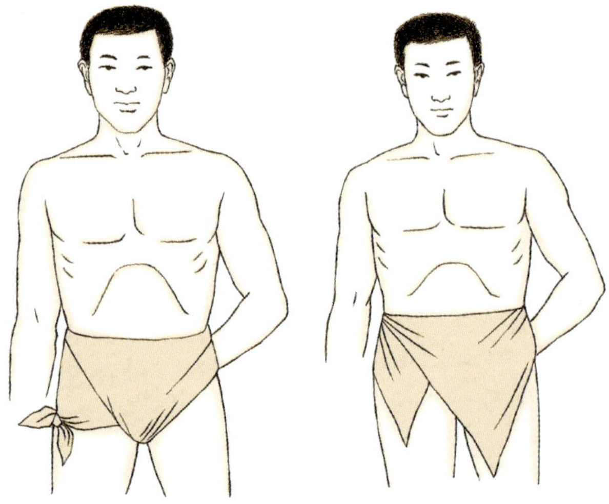

12. 单侧臀部包扎法：将三角巾斜放在臀部，上端偏向髂前，下端偏向背侧两腿之间，顶角接近臀裂下方，将顶角系带在大腿上部，绕一圈将三角巾扎牢，然后把下端的底角提起，沿臀部拉至对侧髂上，与另一端打结。

单侧臀部包扎法

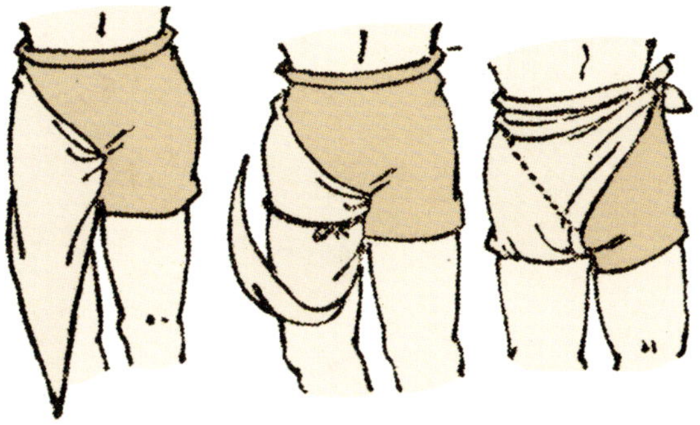

13. 双臀包扎法：将两块三角巾的顶角打结，放在腰部正中，取两条三角巾的一端底角围绕在腹部打结。再提起另一端的两底角，分别由臀下大腿内侧绕至前面与相对的边打结，或与上面的两底角打结。

双臀包扎法

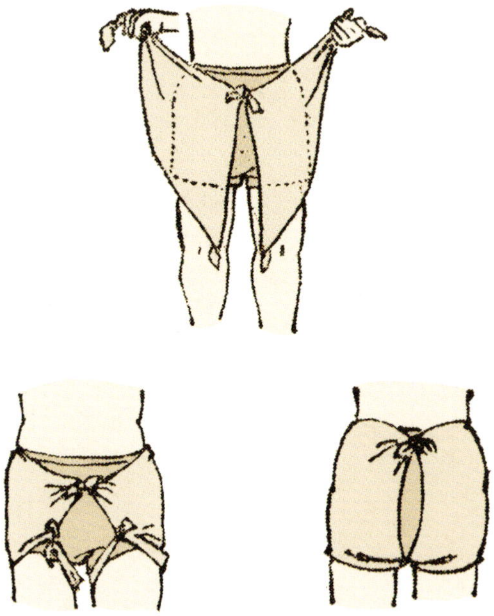

14. 足部包扎法：将足斜放在三角巾一边，取另一边于踝上包绕打结；再用另一底角包足，打结于踝关节处。形如鞋靴。

足部包扎法

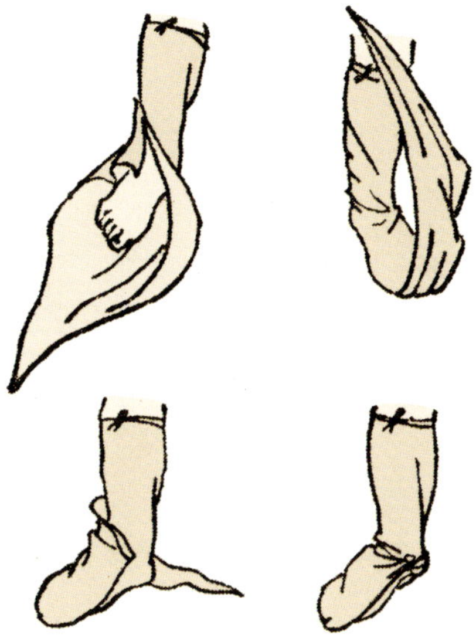

【附】

内脏脱出，例如肠脱出，应用消毒纱布包住，然后用三角巾进行包扎。而不是把脱出的肠再塞进去。进行包扎的时候，注意不要损伤到内脏，然后把病人尽快送到医院进行治疗。

绷带的包扎方法

1. 螺旋形包扎：先将绷带环行绕扎 2 ~ 3 圈，再将绷带向上卷，每卷一圈都盖住前一圈的 1 / 3 至 2 / 3。

螺旋形包扎法

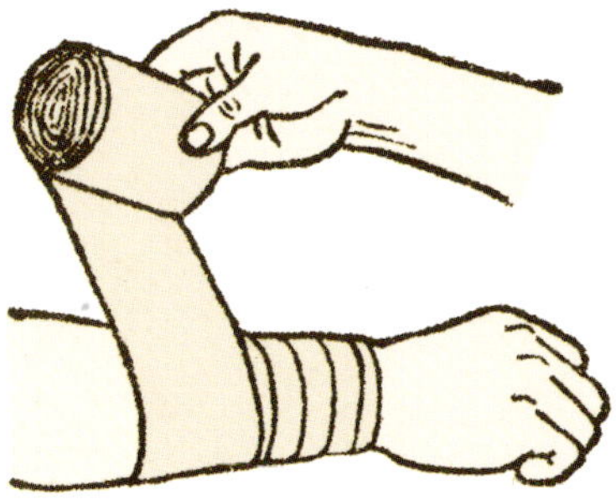

2. 环叠形包扎：绷带做环形重叠缠绕。为了使绷带固定，不致滑脱，可将第一圈稍斜，第二圈、第三圈环行，并把斜出圈外的角折回到圈里，再重叠绕扎。结尾时，可用别针或胶布，或将尾部剪开打结等方式固定。

环叠形包扎法

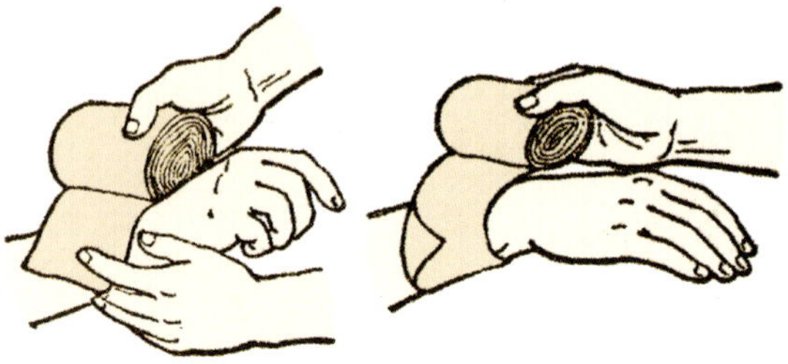

3. 人字形包扎：绷带先按“8”字形缠绕，再按“8”字形一圈大一圈地绕下去，成为重叠的人字形。

人字形包扎法

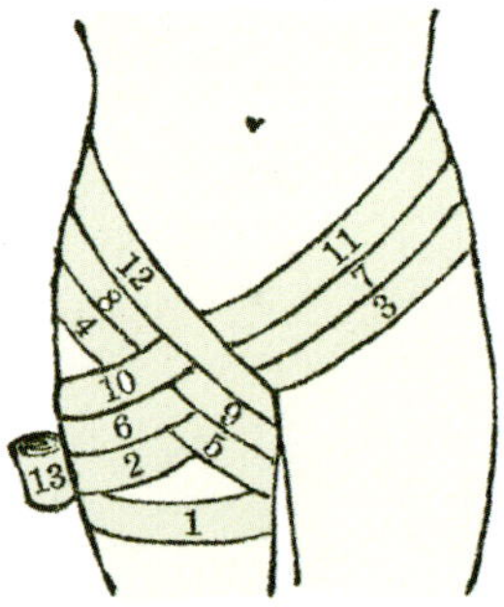

4. 扇形包扎：主要用在关节部位的包扎，常用离心性包扎法，即从关节向关节的上下包扎。

扇形包扎法

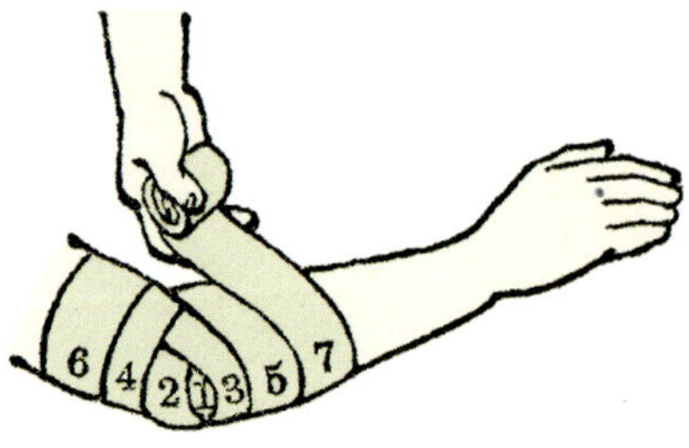

5. 四头带包扎：把绷带的两头剪成两条，做成四头带。下颌部、鼻部、前额和枕骨等受伤，多用这种方法包扎。

四头带包扎法

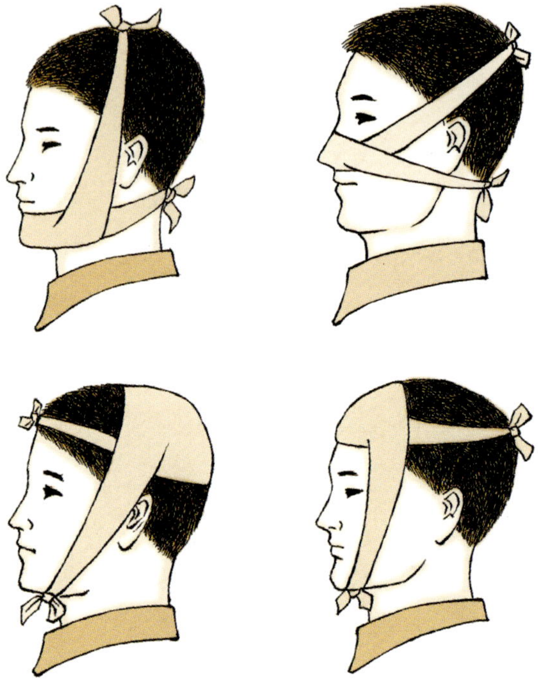

包扎注意事项

1. 包扎伤口所用的材料应该进行彻底的消毒，如果情况紧急，也可使用清洁的替代品，如把毛巾用热水浸泡、晒干后使用；

2. 包扎时松紧要适宜，太紧的话，会影响病人的血液循环；太松的话，则容易脱落，起不到固定的作用。

3. 包扎时动作要求熟练、轻缓，如果碰到病人的伤口，会使疼痛加剧、出血或伤口感染。

4. 运用三角巾包扎时应做到中心伸展，角要拉紧，边要固定，把药品准确地贴在伤口上。

固定

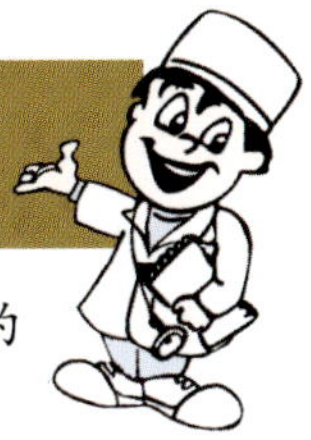

出现骨折时，要在骨折部位用夹板进行固定，使受伤部位不再移动，从而避免折断的骨头刺伤肌肉、神经和血管，减轻病人的痛苦。同时也方便将病人送到医院进行救治。

固定的一般原则

1. 夹板的长短和宽窄要适宜，一般其长度要超过折断的骨头。如无夹板可用竹竿、木棍等代替。

2. 发现骨折后立即固定，注意夹板勿压伤皮肤及肌肉，扎缚要松紧适宜，一般应扎缚在断骨的上下两头。

3. 开放性骨折，要注意伤口止血，并用消毒纱布包住，再上夹板。

固定的方法

1. 锁骨骨折：锁骨一侧折断者，用大悬臂带即可。锁骨两侧均折断者，可用丁字形夹板贴于背后，在两肩及腰部扎缚。

2. 上臂骨折：用两块适合的夹板在断骨内外侧上下两头扎缚固定，然后屈肘 90° 角做小悬臂。

3. 前臂骨折：用夹板两块，在前臂掌背侧上下两端扎缚固定，并屈肘 90° 角做小悬臂。

单侧锁骨骨折

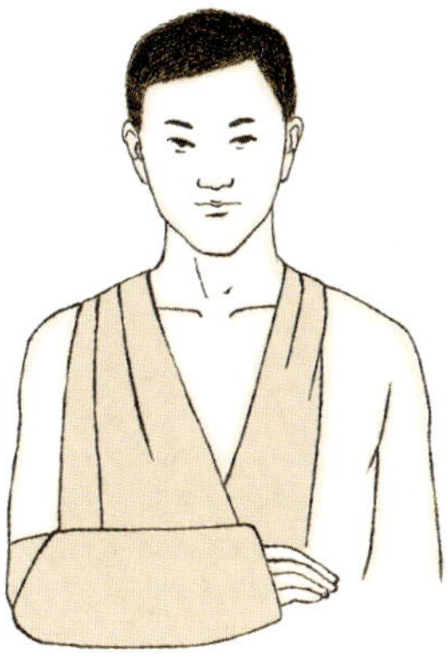

双侧锁骨骨折

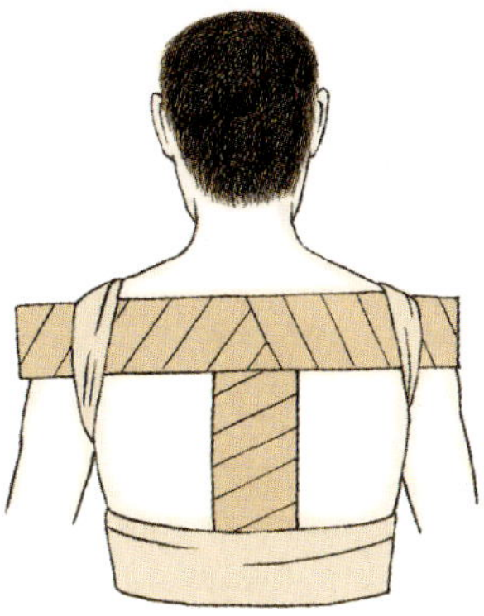

上臂骨折

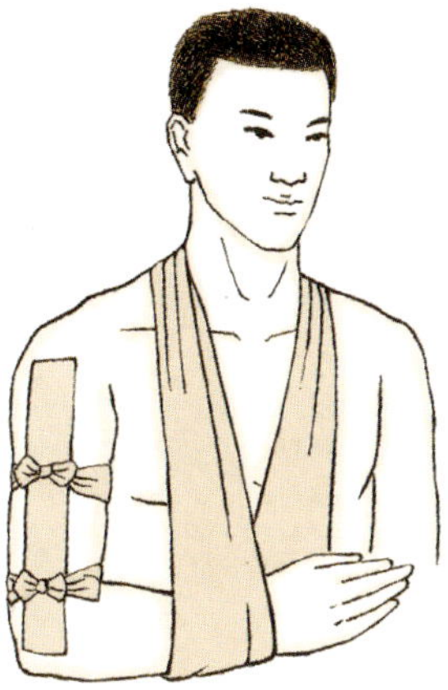

前臂骨折

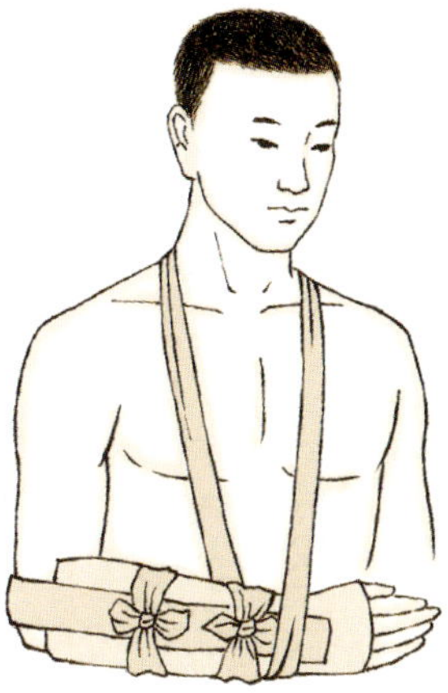

4. 大腿骨折：取长短夹板两块，分别放在伤腿的外侧（由足跟至腋窝）、内侧（由足跟至腹股沟），并分段扎几道。

大腿骨折

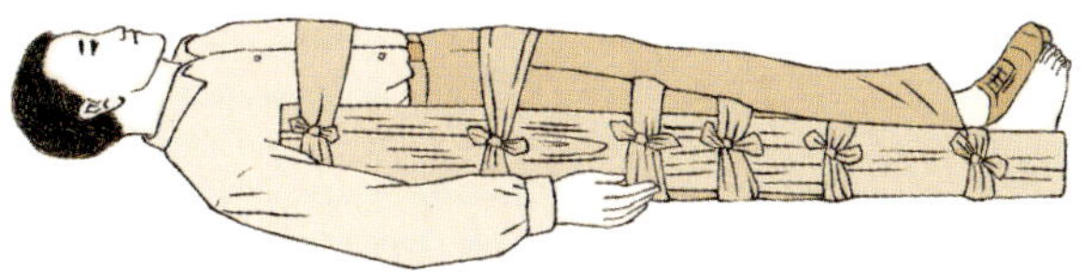

5. 小腿骨折：取长短相等的夹板（从足至大腿）两块，放在伤腿内外侧，自大腿至踝部分段扎几道。

小腿骨折

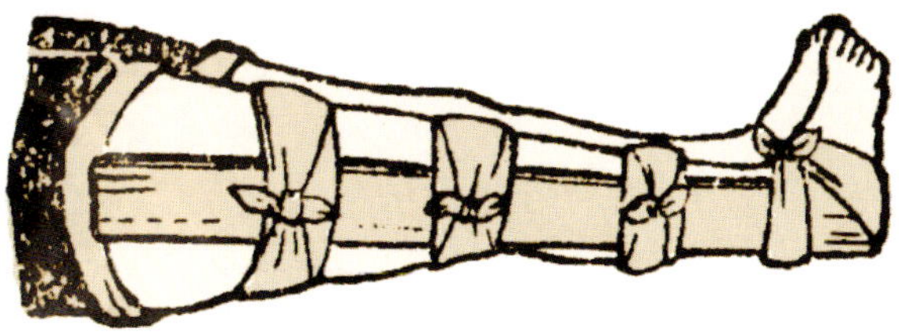

如无夹板及代用品，可以将健侧腿同伤腿并拢。两腿之间塞上棉花，自踝部至大腿分段扎几道。大腿小腿骨折均适用。

6. 脊柱骨折：情况较重，应立即让伤员俯卧在担架或门板上，腹部及胸部加垫，固定不使移动，以免加重损伤。

脊柱骨折

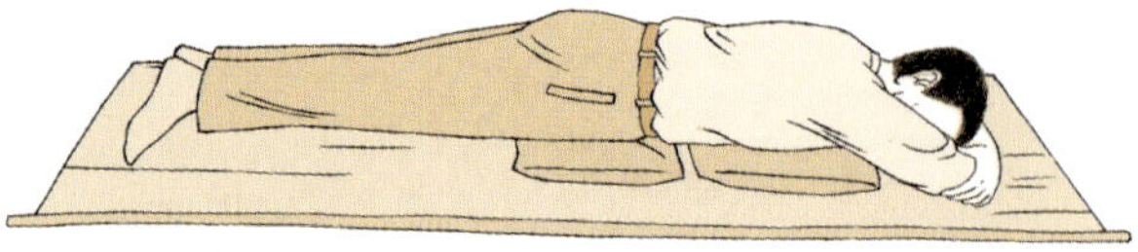

搬运

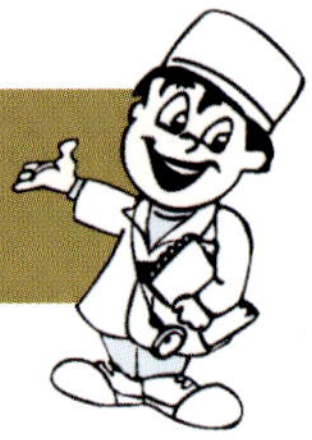

搬运病人，就是把病人送到安全地带或者送往医院做进一步的治疗。因此，在搬运时，动作要敏捷，能够灵活地运用搬运方法和用具，将病人及时地送到医院，

各种徒手和用担架搬运的方法：扶持法、背负法、椅托法、拉车法、环形带搬运法、木棒搬运法、侧身匍匐搬运法、担架搬运法。

扶持法

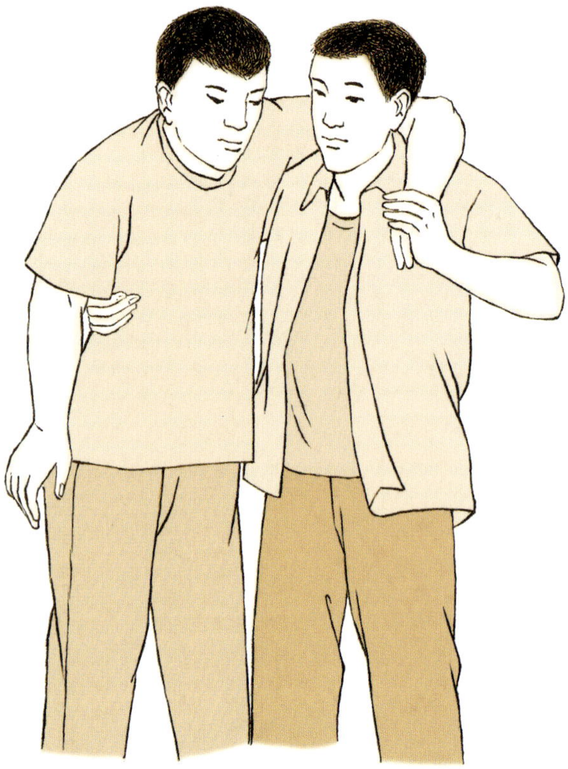

背负法

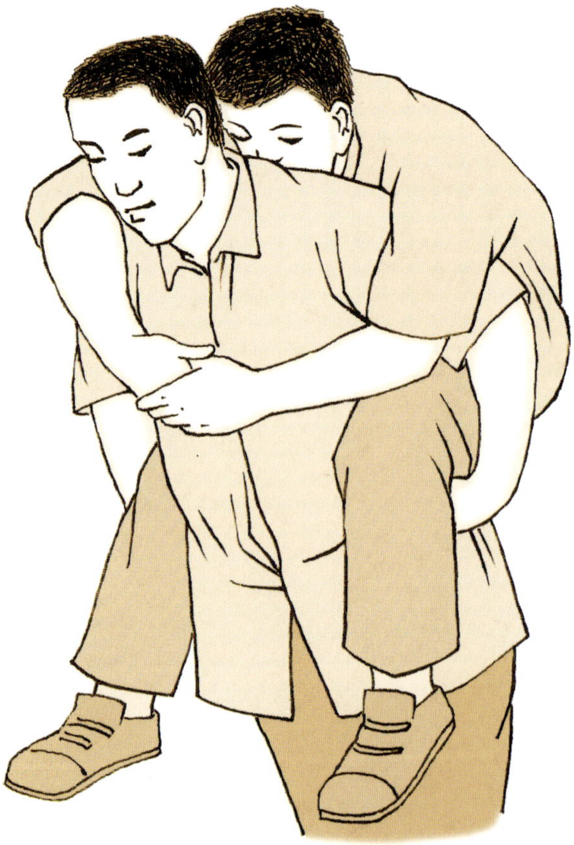

拉车法

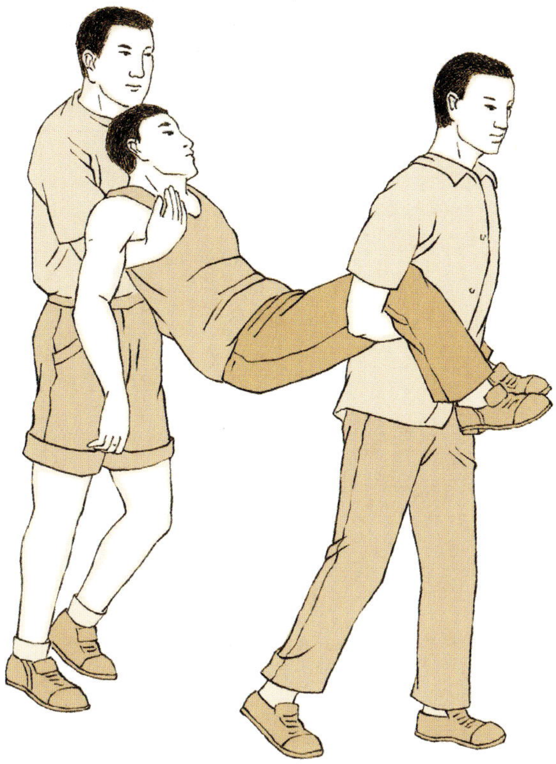

椅托法

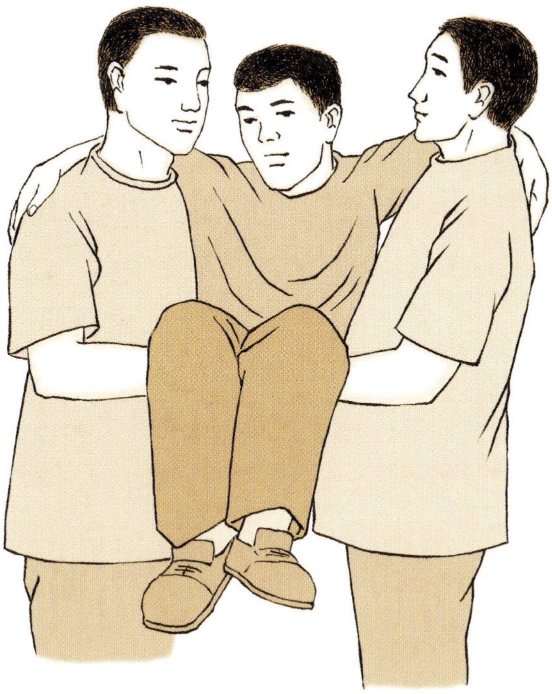

环形带搬运法

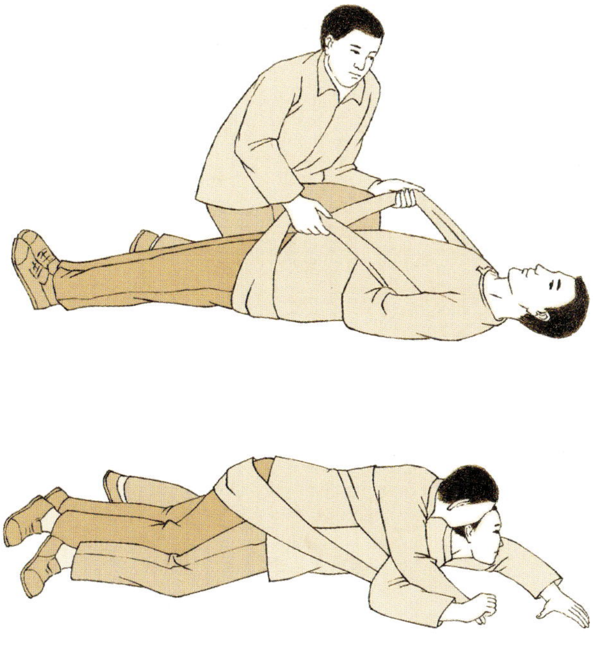

木棒搬运法

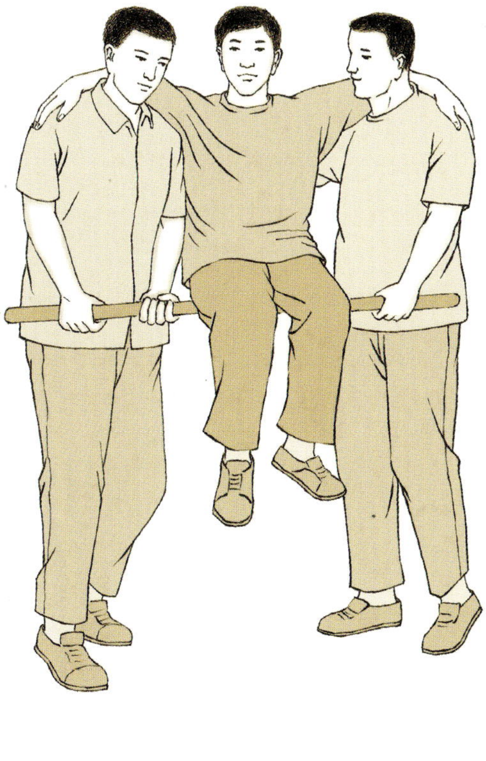

侧身匍匐搬运法

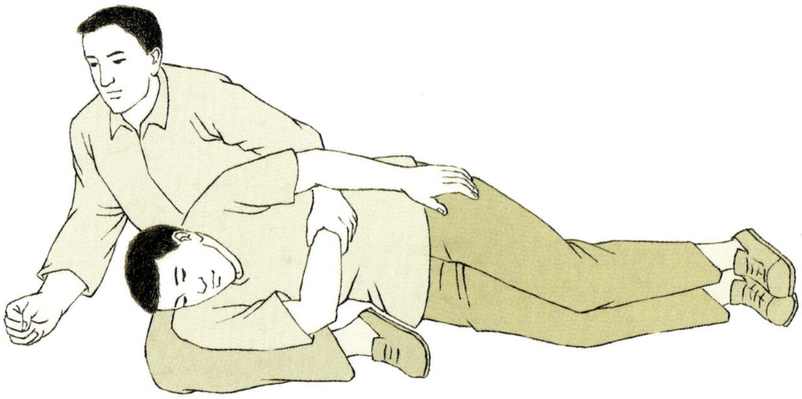

担架搬运法

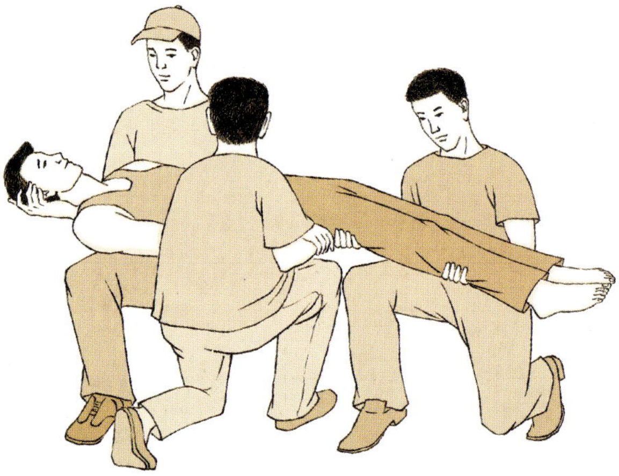

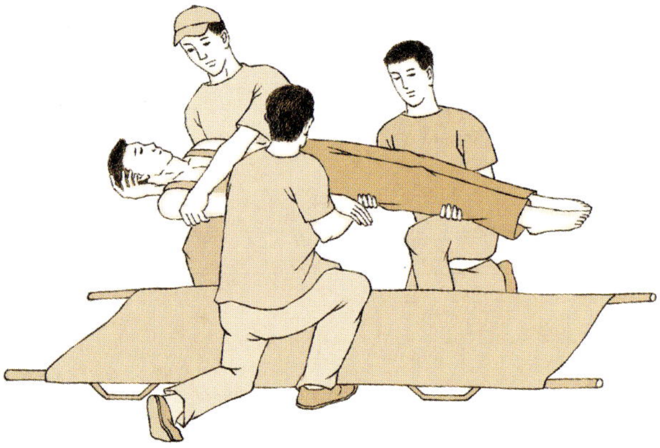

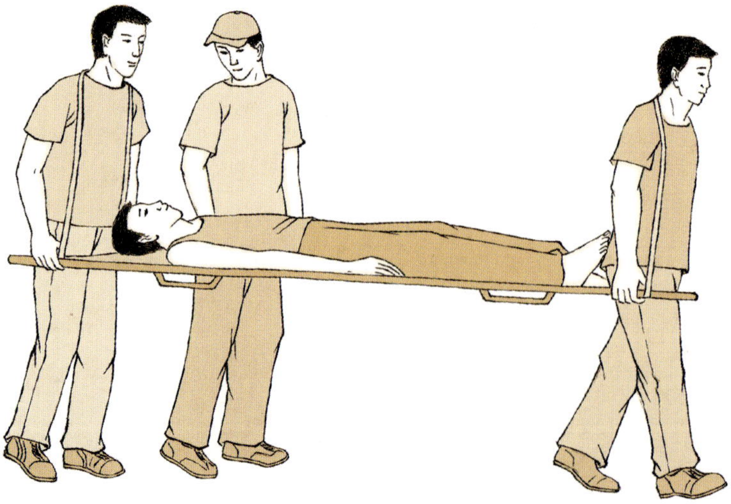

第四章

中医治病

中医是指中国传统医学，它承载着中国古代人类同疾病做斗争的知识和经验，是我国一项民族文化遗产。

中医看病，首先是用望、闻、问、切四种方法了解病情；然后，根据中医的基本理论，将四诊所得的材料进行综合分析，确定疾病的诊断方法。下面我们将中医四诊和辨证施治的主要内容，做简要的介绍。

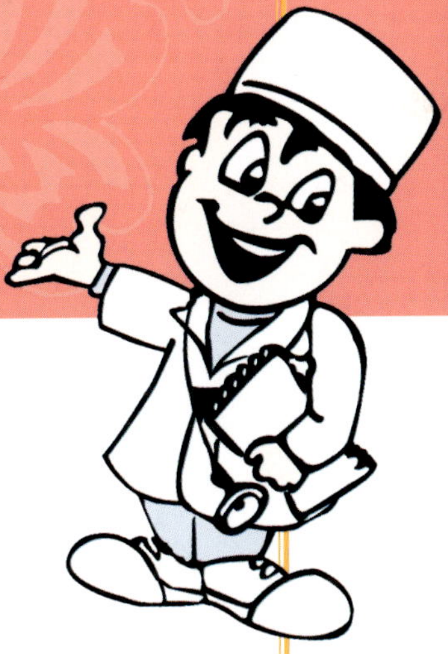

第一节　望闻问切

中医四诊

望，指观气色；闻，指听声息；问，指询问症状；切，指摸脉象。合称四诊，是中医治疗必需的步骤。

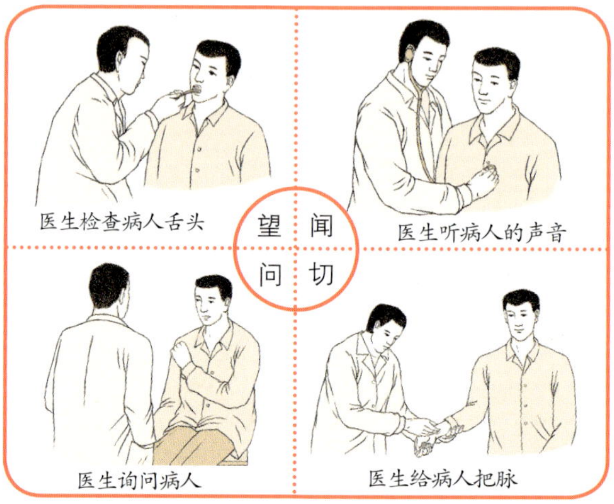

望诊

望诊就是医生利用自己的眼睛去观察病人。望诊的内容很多，如病人的精神、形态、面色、舌苔以及全身各部分出现的异常现象，都要通过望诊获得。

望神

望神就是观察病人的精神状态。如果病人两眼灵活有神，精神良好，表示疾病还不十分严重。如果病人两眼无光，表情呆板，精神萎靡，常表示病情已经十分严重，应当引起特别的重视。

望色

望色是通过观察患者全身皮肤色泽变化诊察疾病的一种方法，也称色诊。通过色诊可了解脏腑虚实、气血盛衰和病情严重程度。

1. 面色苍白：多是虚证，尤其是血虚。
2. 面色潮红：多是热证，实热或虚热。
3. 面色发黄：多是虚证，尤其是脾胃虚。
4. 面色晦暗：多是虚证，尤其是肾亏。
5. 黄疸：病人眼白发黄，严重的甚至全身皮肤也发黄，多是湿热。

望舌

观察舌苔和舌质的变化，这是中医诊病的重要内容。

1. 舌苔：舌苔是正常人的舌背上有一层薄白而润的苔状物，叫舌苔。在正常情况下，舌苔较薄，呈现白色。当患病时，舌苔就变厚，颜色也会发生变化。因此，可以通过观察舌苔来诊断病情。

白苔：多是表证、寒证。舌苔薄白而过于润滑，多见于表寒证。舌苔薄白而干燥，为表热证或感受燥邪。舌苔白厚而干燥，代表湿浊化热伤津。舌苔布满白苔，摸之不燥，称为“粉白苔”，表示得瘟疫病。

黄苔：多是热证。苔薄黄厚而干燥，则里热盛，津液受损。苔黄干燥生刺，舌有裂纹，为里热极盛，津液大伤，脏腑大热。舌苔黄厚而腻，多为痰热、食积或湿热内蕴。舌苔黄滑而润，为阳虚表现。

灰苔：主里证。苔灰薄而润滑，多为寒湿内阻，或痰饮内停。苔灰而干燥，为热病或阴虚火旺。

黑苔：大多由黄苔或灰苔转化而成，表明了病情极其严重。苔黑而干燥，为热盛津亏。舌尖苔黑而干燥，为心火盛。苔黑而润滑，为阳虚阴寒极盛。

2. 舌质：正常人的舌质淡红色，湿润，转动灵活，能自由伸出口外。

舌淡：舌质的颜色比正常人淡，是虚证，多见于血虚和阳虚。

舌红：舌质的颜色比正常人红，是热证或阴虚。舌红而无苔是阴虚；深红者多是热盛伤阴；舌红而苔黄是有实热。

舌红起刺：多是热证。

舌紫：舌紫色，或有紫斑，多是血瘀。

舌头强硬：多见于肝风。

舌头干燥：多是热盛伤阴。

闻诊

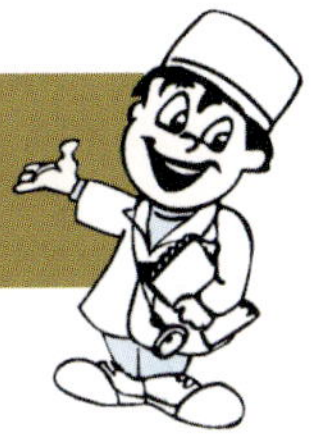

闻诊是从病人发生的各种声音，从声音的高低、缓急、强弱、清浊而获知病性的方法。

1. 声音高亢：是正气未虚，属于热证、实证。

2. 语声重浊：多是外感风寒，肺气不宣，气郁津凝，湿阻肺系会厌，声带变厚，以致声音重浊。

3. 声音嘶哑：新病暴哑，为风寒束表，肺系会厌受其寒侵，经隧收引，津凝会厌，以致不能发音。若久病、重病突然声哑，则是比较危险的症状。

4. 声低息短，少气懒言：是中气虚损的症状。病人经常神志不清，语无伦次，也是急性热病的症状。

5. 咳声高低缓急，可辨寒热虚实：咳声清高、无痰、舌红、乏津，是燥热犯肺或水不涵木、木火刑金。咳声重浊、痰多清稀是外感风寒、内停水饮或少阴阳虚、水饮内停。咳声急迫、连声不止是寒邪束表、气道挛急所致。吐出痰液其咳即止，是痰阻气道之征。

6. 呃逆：俗称打嗝。如果打嗝不止，是肺气不宣、脾气不运、肝气不舒的表现。

问诊

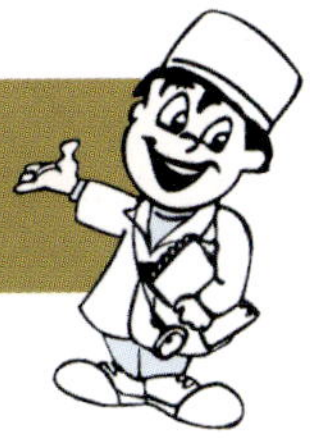

问诊应当直接问病人；如果病人是幼儿或者已经昏迷，则应当对了解病人病情的人进行询问。

问诊的内容，首先要问清楚病人的主要症状以及这些症状出现的时间和发展变化过程，还要问清病人的病史，特别应当问清以下这些问题。

寒热

初起发热、怕冷是表证；发热、不怕冷而出现出汗、口渴是里证。经常怕冷而无发热是阳虚；经常面部发红、有低热、掌心热是阴虚。

汗

发热不高、怕风、有汗是表邪较轻；发热、怕冷、无汗是表邪较重。不发热而出汗叫自汗，是阳虚；睡着后出汗叫盗汗，是阴虚。

饮食口味

喜欢热的饮食，多是寒证；喜欢冷的饮食，多是热证。口苦，多是肝有热。口淡、口甜、口腻，多是有湿。

大小便

大便秘结、干燥难解，多是实证、热证；大便稀薄有不消化食物，多是虚证、寒证。小便短少黄赤，多是实证、热证；小便清长色白，多是虚证、寒证。

月经

对于女性病人，应当注意询问月经。月经提前、量多、色鲜红，多是热证；月经延期、色暗紫，多是寒证。月经延期、色淡，多是血虚；月经量少有块，经前腹痛，多是血瘀。

切诊

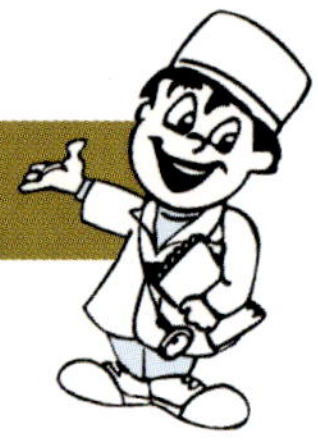

切就是摸和按的意思，切诊也就是按脉和摸体表。切脉是中医诊断疾病的方法之一，对于诊断疾病起到了重要的作用。

切脉的方法

病人取坐位或仰卧位，手掌向上平放，医生以示指、中指和无名指顺序放在病人腕部桡动脉上，按察脉搏跳动情况。切脉前应该先让病人休息一会儿，这样切脉才能准确。

脉象

正常人的脉搏，一呼一吸之间 4 ~ 5 次，每分钟 60 ~ 80 次，因为古代没有钟表，所以医生以自己的呼吸来计数病人的脉搏。正常时，脉搏比较平稳，如果患病时，脉搏会变化，常见的脉象有以下十种。

1. 浮脉：脉搏呈现部位浅，轻取即得，这种脉多属表证。

2. 沉脉：轻按不明显，重按才感到，这种脉多属里证。

3. 迟脉：脉搏慢，一呼一吸之间二三次，这种脉多属寒证。

4. 数脉：脉搏快，一呼一吸之间六七次，这种脉多属热证。

5. 弦脉：脉搏硬而有力，好像按在拉紧的弓弦上，这种脉多属肝胆病证或寒证。

6. 滑脉：脉搏流利，像珠子滑过去一样，这种脉多属有痰。孕妇怀孕时也会出现这种脉。

7. 濡脉：脉浮而较软、较细，这种脉多属有湿。

8. 细脉：脉来细小如线，这种脉多属虚证。

9. 洪脉：脉来如波涛汹涌，多属热证。

10. 结代脉：脉律不齐，动而中止，多属心病。

脉象示意图

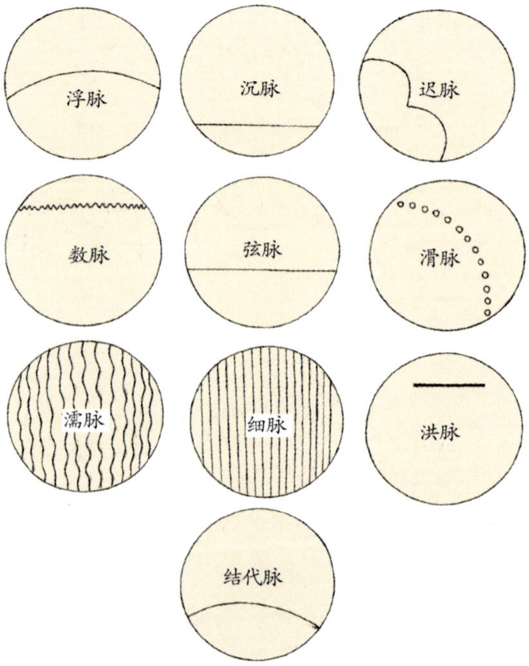

摸体表

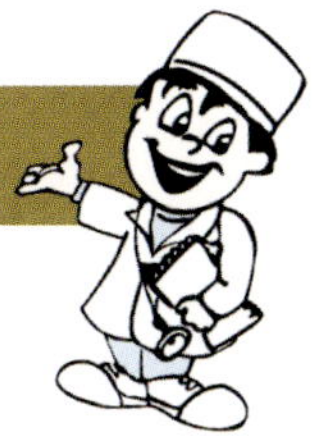

1. 摸皮肤：皮肤灼热，多是实证、热证；皮肤冷而汗多，多是虚证、寒证。

2. 摸手脚：手脚冷，多是虚证、寒证。

3. 摸腹部：腹部胀痛，以手按压下去更痛而抗拒，多是实证；按压反觉舒服，多是虚证。

第二节　辨证施治

医生了解了病人的病情后，用中医的基本理论，对病情进行分析、推理、判断、综合，从而得出疾病的原因、部位、性质、深浅的结论，并决定治疗的方法过程，称为辨证施治。

辨证施治的注意要点

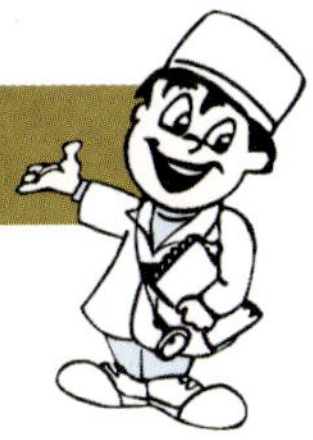

(一)辨别疾病的部位

疾病总是发生在人体的某一部位，如在气、在血或在某一脏腑。一定部位的疾病也都表现出一定的证候。脏腑气血的辨证，就是通过分析证候，辨别疾病在人体哪一部位。例如，肺病有咳嗽、咳痰、咯血等症。

(二)辨别疾病的性质

古代医学中常用表里、寒热、虚实、阴阳等名词来概括疾病的不同性质，称为“八纲辨证”。

八纲中的表里是指疾病部位的深浅；虚实是指邪正盛衰；寒热是指疾病的属性；阴阳是指疾病的类别。八纲辨证必须通过“病邪辨证”与“脏腑气血辨证”后才能对疾病做出恰当的判断。

(三)辨别疾病的“病邪”

一切破坏人体正常功能，引起疾病的因素，不管是从体外侵入的还是体内生成的，都叫作“病邪”。风、寒、湿、痰、热、暑、燥、虫等，都是病邪。每种病邪都能致病，并且都有一定的证候。例如，湿邪致病有胸闷、胃口不好、口中淡腻、舌苔腻等证候。

(四)辨别热性病

所谓热性病是指由外邪引起的，以发热为主要证候的一类疾病。热性病的辨证，就是通过证候分析，了解它的发生、发展过程，掌握热性病的一般规律和相应的治疗方法。

八纲辨证施治

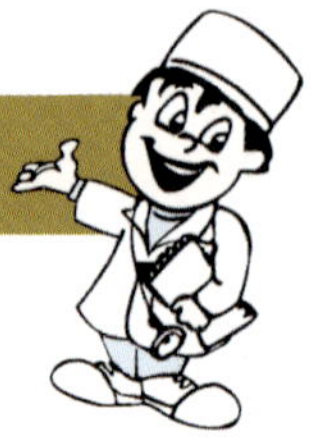

（一）虚实

虚实的概念是在中医学中“邪正”理论的基础上形成的。凡是正气不足，抗病力弱的，都称为虚证。病邪炽盛，人体抗病力强的，称为实证。治疗方法，实证以祛邪为主，虚证以扶正为主。如发表、攻下、祛风、散寒、化湿、清热、行气、消瘀、化痰、逐水、消食、驱虫等方法，都应用于实证；如益气、补血、养阴以及健脾、补肾等方法，都应用于虚证。

虚证的症状：神疲乏力，自汗，盗汗，心悸，耳鸣，声音低微，气短，面色无光，久泄，食物不化，腰酸遗精等。脉象细小无力，舌质淡或红，少苔。

实证的症状：腹胀胸满，喘逆气粗，胁腹痞块，疼痛拒按，大便秘结或腹痛下痢，小便不通等。脉象弦实有力，舌苔厚腻。

（二）寒热

寒证多为人体功能衰退的证候；热证多为人体功能亢盛的证候。热证的治疗用清热、凉血、泻火、解毒等方法，寒证的治疗用回阳、温中、散寒等方法。

寒证的症状：面色苍白，恶寒，蜷卧，脘腹疼痛，大便稀薄，小便清长，四肢不温等。脉沉细或迟或弦紧，舌苔白润。

热证的症状：面红，目赤，身热不恶寒，烦躁，口干喜饮，大便秘结，小便黄赤等。脉数有力，舌质红，苔黄腻干燥。

（三）表里

凡病在人体的肌肤、经络的，都属于表证的范围；病在脏腑的，都属于里证的范围。表证用发汗、解表、疏通经络等方法，里证治法在“病邪辨证”与“脏腑气血辨证”中介绍。

表证的症状：怕冷，发热，头痛，身痛，鼻塞，四肢关节酸痛等。脉象浮，舌苔薄白。

里证的症状：发热，烦躁，口渴，胸闷呕吐，胁痛腹痛，便秘或泄泻等。脉滑数或沉弦，舌苔腻。

（四）阴阳

阳证，即一般所称的热证，以及外科疮疡，局部红肿热痛，脓液稠厚发臭等，偏实的较多。

阴证，即一般所称的寒证，以及外科疮疡，局部不红、不热、不痛，脓液稀薄等，偏虚的较多。阳证和阴证的治疗方法分别与寒证和热证相同。

阴阳还有另一个含义，是指机体内脏功能活动和各种体液。一般以气称为阳，精、血、津液称为阴。如肾阳不足、肾阴亏损、脾阳不振、胃阴虚耗等，都表示着内脏功能活动减退和体液虚亏的情况。

在诊断疾病时，要运用八纲辨证，结合病因进行全面分析。如表证又有表虚、表实、表寒、表热之分；里证又有里寒、里热、里虚、里实之别；寒有虚寒和实寒；热有实热和虚热等。

只有进行辨证分析，才能得出正确的诊断方法。八纲的具体运用，必须同病邪辨证与脏腑气血辨证以及热性病的辨证等密切结合起来。例如：要确诊一个疾病的虚实时，实，必须分析是属于风、火、痰、瘀、湿、滞等哪一种病邪，它发生在哪一个脏腑；虚，要分析是属于气虚、血虚、阴虚、阳虚、脾虚、肾虚等哪一类虚证。这样才能使八纲辨证具体化，达到辨证施治的目的。

八纲辨证

根据病情资料，运用八纲进行分析综合，从而辨别疾病现阶段病变部位的深浅、病情性质的寒热、邪正斗争的盛衰和病症类别的阴阳，以作为辨证纲领的方法。

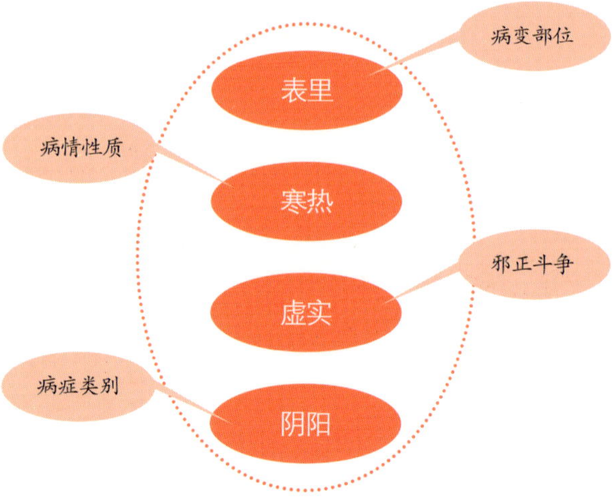

表证和里证的鉴别

表证	里证	半表半里证
发热恶寒并见	只热不寒或只寒不热	寒热往来
全身疼痛，鼻塞、喷嚏	咳嗽，心悸，呕吐，腹泻	胸胁苦满
舌变化不明显	舌变化明显	舌变化不明显
多见浮脉	多见浮脉	多见弦脉

第三节 病邪的辨证施治

风证

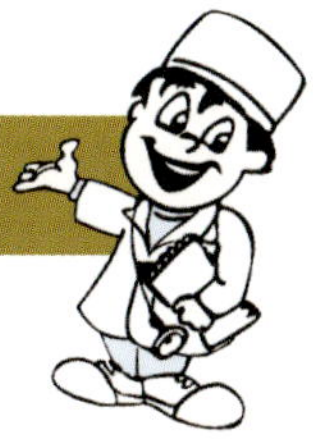

外风

1. 风邪侵袭肌表，出现表证，见“八纲辨证施治”和“热性病的辨证施治”表证条。

2. 风邪侵入经络，常常与湿邪、寒邪一起侵入经络，并可化热。

主要证候：关节疼痛。若偏风，则疼痛游走不固定。若偏寒，则疼痛比较固定，肌肤麻木，活动不便。若化热，则局部出现红肿，发热，口渴，脉数。

治疗方法：祛风通络，化湿散寒。偏风者以祛风为主，用羌活、防风、秦艽、桑枝、当归、络石藤等；偏寒者以散寒为主，用羌活、桂枝、川乌、草乌、延胡索等；偏湿者以化湿为主，用苍术、白芷、五加皮、豨莶草、米仁、木瓜等。化热则以祛风利湿为主，用忍冬藤、羌活、黄柏、桑枝、防己、米仁等。

内风

1. 肝风详见肝病。

2. 热极生风

主要证候：头痛、发热、神志不清、手指蠕动，甚至出现抽搐。舌苔黄质红，脉数。

治疗方法：清热凉血，熄风镇痉，用金银花、生地、大青叶、紫草、钩藤、全蝎、地龙、蜈蚣等。

3. 血虚风热

主要证候：皮肤瘙痒、干燥粗糙、脱屑。

治疗方法：养血祛风，用当归、鸡血藤、生地、蝉衣、茺蔚子、荆芥等。

温证

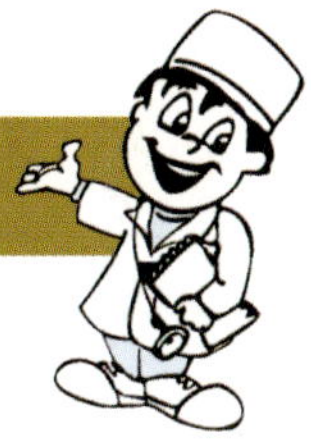

（一）脾胃湿热

主要证候：胸闷腹胀，不思饮食，口唇干燥，肢体倦怠，黄疸色泽鲜明，腹泻或便秘，小便黄赤。舌苔黄腻，脉濡数。

治疗方法：清热化湿，用苍术、半夏、黄檗、黄芩、金钱草、茵陈、海金沙等。

（二）湿困脾胃

主要证候：胸闷腹胀，口中淡腻，胃口不好，恶心呕吐，四肢无力，大便稀薄。舌苔白腻，脉濡。

治疗方法：化湿健脾，用藿香、厚朴、半夏、苍术、茯苓、佩兰、扁豆等。

（三）水湿泛滥

主要证候：面色苍白，神疲乏力，面部和肢体出现浮肿，小便少。舌苔腻，脉濡。

治疗方法：利湿健脾，用冬瓜皮、泽泻、黄芪、车前子、茯苓、猪苓、白术等。

（四）肝胆湿热

主要证候：胁痛，目赤，口苦，小便赤热，黄疸。舌苔黄腻，脉数。

治疗方法：泻肝火，利湿热，用柴胡、龙胆草、黄芩、山栀、泽泻、车前子、木通等。

（五）膀胱湿热

主要证候：小便频繁，色赤，量少，尿道灼痛，排尿不畅，下腹胀痛。

治疗方法：清热利湿，用金钱草、木通、黄柏、车前子、海金沙、滑石等。

痰证

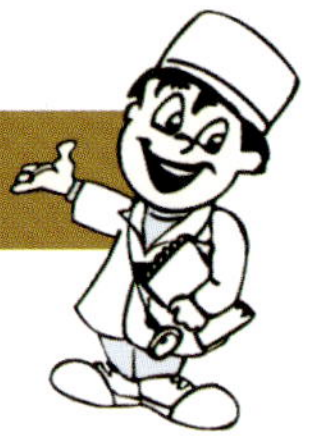

（一）咳痰（详见肺病证候）

（二）痰蒙心窍

主要证候：喜怒无常，神志不清，胡言乱语。如果出现面红，口渴，大便秘结，小便黄，舌苔黄，则属痰火。

治疗方法：化痰开窍，用陈皮、远志、半夏、菖蒲、郁金、胆星等。属痰火者加用黄芩、竹沥、白矾等。

（三）风痰

主要证候：恶心呕吐，神志不清，口吐白沫，甚至出现四肢抽搐或突然跌倒，脉弦滑。

治疗方法：化痰平肝熄风，用陈皮、半夏、远志、白蒺藜、钩藤、珍珠母、全蝎、地龙等。

暑证

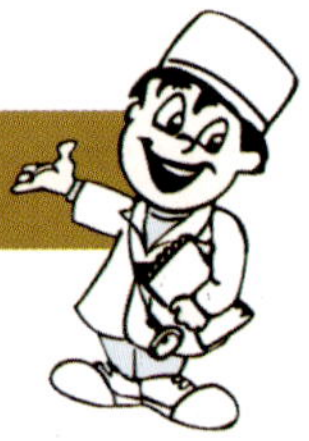

（一）暑湿

主要证候：腹部发胀，四肢无力，口苦，饮食减少，有时会出现低热和大便稀薄。舌苔腻，脉濡软。

治疗方法：清暑化湿，用厚朴、藿香、佩兰、制半夏、扁豆等。

（二）暑热

主要证候：身体发热，口干，心情烦躁，多尿，无汗或少汗。舌苔薄黄，脉数。通常情况下，小儿容易得暑热。

治疗方法：解暑清热，用鲜藿香、薄荷、六一散、青蒿、香薷、金银花、西瓜皮等。

（三）中暑

主要证候：胸闷，恶心呕吐，发热，无汗，头晕，甚至出现神志不清。舌干，脉数无力。

治疗方法：清热生津，用连翘、银花、香薷、芦根、麦冬、知母、生石膏等。

燥证

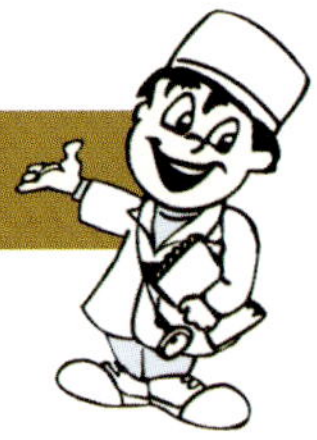

（一）外燥（多发于秋季，又称为秋燥）

主要证候：发热，口渴，鼻干，唇燥，咽痛，干咳，甚至出现痰中带血，胸痛。舌尖红，脉浮数。

治疗方法：清肺润燥，用玉竹、麦冬、桑叶、茅根、沙参、花粉、芦根等。

（二）内燥（多指阴液枯燥）

主要证候：面色无光，四肢无力，咽干舌燥，毛发无光泽，大便秘结，妇女月经稀少。

治疗方法：增液润燥，用元参、麦冬、生地、黄精、石斛、麻仁、当归等。

食积

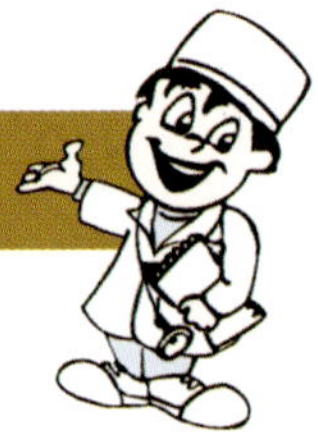

主要证候：不思饮食，恶心呕吐，嗳气，呕吐物多腐臭，大便秘结或腹泻。舌苔厚、黄腻。

治疗方法：消导健胃，用山楂、鸡内金、枳实、槟榔、白术等。

这里仅指寄生在肠内的，包括蛔虫、绦虫、钩虫、蛲虫等。

虫证

主要证候：腹痛，面色萎黄，胃口不好，食性怪僻，逐渐消瘦，面部出现白斑，肛门痒，大便时可排出虫。通常蛔虫会引起腹痛；绦虫引起恶心呕吐；钩虫引起面色萎黄；蛲虫引起夜间肛门痒。

治疗方法：驱虫。用使君子、雷丸、槟榔、苦楝根皮、乌梅、百部、南瓜子、贯众等。

第四节　内脏、气血的辨证施治

心病

实证

心火炽盛

主要证候：心烦失眠，面红目赤，口干咽燥，口舌糜烂。舌尖红或起刺，脉数。

治疗方法：泻心火，用黄连、竹叶、生地、木通、山栀等。

虚证

（一）心阳虚

主要证候：心悸，气喘，口唇青紫，胸闷，舌淡苔白，脉细小或大而无力。

治疗方法：温通血脉，振奋心阳，用丹参、附子、红花、肉桂等。

（二）心阴虚

主要证候：心悸，失眠，多梦，体虚，盗汗。舌质红，脉细数或细弱。

治疗方法：养心安神，用当归、远志、麦冬、生地、酸枣仁、柏子仁等。

肝病

实证

（一）肝风

主要证候：头痛，眩晕，急躁易怒，四肢麻木，甚至抽搐，言语不清，舌伸出时歪斜抖动，或突然跌倒昏迷，脉弦。

治疗方法：平肝熄风，用天麻、白蒺藜、钩藤、地龙、蜈蚣、珍珠母等。

（二）肝火

主要证候：眩晕头痛，急躁易怒，面红目赤，口苦口干，大便秘结，肋痛，呕吐苦水或黄水。舌质红，舌苔黄，脉弦数。

治疗方法：清肝泻火，用菊花、龙胆草、夏枯草、黄芩、钩藤等。

（三）肝气郁结

主要证候：胸闷，胃痛，恶心呕吐，嗳气，或出现腹泻，泻后腹痛无明显减轻，脉弦。

治疗方法：疏肝理气，用白芍、柴胡、川楝子、香附、郁金等。

（四）寒滞肝脉

主要证候：小腹疝痛，睾丸坠胀，或阴囊收缩。舌滑润，苔白，脉弦或沉弦。

治疗方法：温经暖肝，用青皮、吴茱萸、乌药、茴香、橘核、肉桂等。

虚证

主要证候：耳鸣，眼花，头晕头痛，面部发热，夜不能寐。舌红少苔，脉弦细数。

治疗方法：养阴潜阳，用女贞子、生地、旱莲草、枣仁、白芍、牡蛎、珍珠母等。

脾病

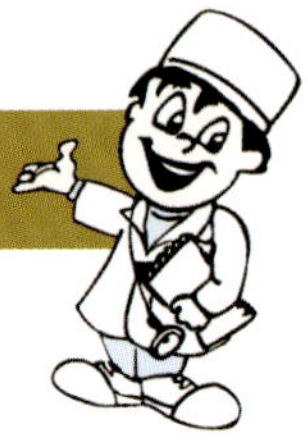

实证

在“病邪的辨证施治”的实证中已有介绍，请查看。

虚证

（一）脾阳不振

主要证候：面色苍白，消化不良，乏力，口吐清水，小便清，大便稀薄。舌质淡，苔白，脉濡软或沉细兼迟。

治疗方法：温振脾阳，用白术、干姜、肉果、荜茇、补骨脂等。

（二）脾不统血

主要证候：面色苍白，神疲乏力，皮下出血，便血，尿血等。女性还可能出现月经过多的症状。

治疗方法：补脾摄血，用白术、党参、甘草、黄芪、仙鹤草、黄芩等。

（三）中气不足

主要证候：食欲不振，神疲乏力，消瘦，大便稀薄，脱肛，女性会出现子宫下垂。舌苔薄白，脉细。

治疗方法：补中益气，用党参、红枣、黄芪、升麻、白术、茯苓、甘草等。

肺病

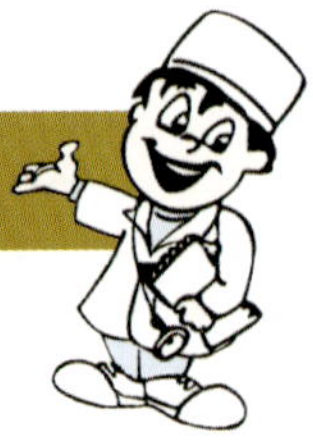

实证

（一）肺部痰热

主要证候：咳嗽，痰黄稠或脓样，或血痰，气喘，口渴喜饮。舌苔黄，脉数。

治疗方法：清肺化痰，用黄芩、竹沥、半夏、桑白皮、冬瓜子、海蛤壳、鱼腥草、芦根等。

（二）肺部痰湿

主要证候：气短，胸闷，咳嗽，咳痰黏稠。舌苔白腻，脉濡缓。

治疗方法：化痰湿，用苍术、茯苓、厚朴、陈皮、制半夏等。

（三）肺部痰寒

主要证候：咳嗽，气喘，喉中有痰鸣声，痰白色。舌苔白，脉弦紧。

治疗方法：温肺化痰，用干姜、制半夏、苏子、杏仁、白芥子、细辛、桂枝、麻黄等。

虚证

（一）肺气虚

主要证候：气短，气喘，痰液稀薄，声音低缓，怕冷。舌质淡，苔薄，脉软无力。

治疗方法：补益肺气，用党参、五味子、黄芪、百合、山药等。

（二）肺阴虚

主要证候：咽干口燥，咳嗽少痰，或痰中带血，低热，失眠，盗汗。舌质红，脉细数。

治疗方法：养阴清肺，用百合、麦冬、生地、功劳叶、鳖甲、沙参等。

胃病

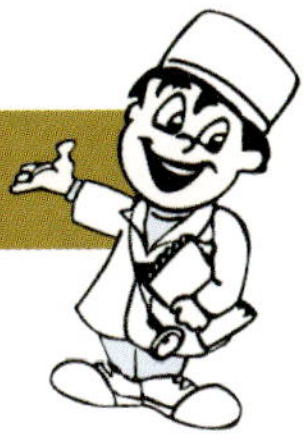

实证

(一)胃热

主要证候：食后易饥，口渴多饮，或牙龈肿痛，口臭，便秘，或食入即呕吐，舌苔黄，脉数。

治疗方法：清胃热，用竹叶、芦根、石膏、大黄、知母等。

(二)胃寒

主要证候：恶心呕吐，呃逆，脘腹冷痛，得热则减。舌苔白，脉弦。

治疗方法：温胃散寒，用生姜、吴茱萸、制半夏、川椒、木香、丁香等。

虚证

(一)胃阳虚

主要证候：空腹胃痛剧，口吐清水，得食痛减。舌苔白，脉沉细。

治疗方法：温阳暖胃，用干姜、吴茱萸、黄芪、桂枝、荜澄茄、木香等。

(二)胃阴虚

主要证候：口干咽燥，胃脘疼痛，大便秘结。舌红少苔，脉细数。

治疗方法：益胃养阴，用麦冬、玉竹、白芍、甘草、石斛、沙参等。

肠病

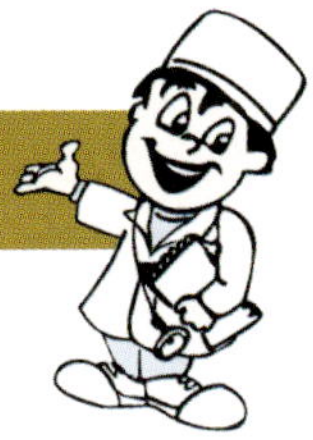

热证

(一)湿热滞留

主要证候：身热腹痛，痢下赤白，肛门灼热，里急后重。舌苔黄腻，脉数。

治疗方法：清热、导滞，用黄连、黄柏、秦皮、焦山楂、槟榔、木香、白头翁等。

(二)瘀热阻滞

主要证候：初起常见脐腹部疼痛，然后转移到右下腹部，疼痛难忍，便秘或腹泻，发热。舌苔黄腻，脉数有力。

治疗方法：清热、化瘀、通滞，用大黄、丹皮、桃仁、红藤、蒲公英、厚朴等。

寒证

(一)受寒挟滞

主要证候：肠鸣辘辘，腹部胀痛，小便清利，腹泻。舌苔白腻，脉缓。

治疗方法：散寒化滞，用厚朴、焦山楂、紫苏、枳壳、藿香、木香等。

(二)肠虚滑脱

主要证候：腹泻不止，肛门下脱，精神疲倦，四肢乏力。舌淡苔薄，脉细无力。

治疗方法：涩肠固脱，用干姜、肉豆蔻、赤石脂、五倍子等。

肾病

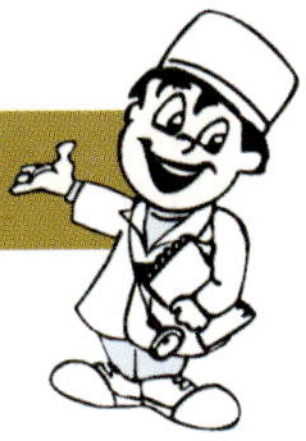

(一)肾阳不足

主要证候：面色淡白，怕冷，头晕，耳鸣，听力减退，腰酸肢软，小便清长或频数，阳痿，遗精，妇女白带多而稀薄。舌质淡，苔薄白，脉沉细。

治疗方法：益肾温阳，用熟地、鹿角、附子、肉桂、狗脊、续断、菟丝子、仙灵脾等。

(二)肾阴亏损

主要证候：头晕眼花，腰酸、耳鸣，虚烦失眠，健忘，遗精早泄，口干。舌红少苔，脉细数。

治疗方法：滋阴益肾，用龟板、熟地、山萸肉、枸杞子、女贞子、天冬、潼蒺藜等。

(三)肾虚水泛

主要证候：周身水肿，下肢尤甚，按之凹陷，形寒肢冷，咳嗽，痰稀薄，动则气喘。舌质淡，苔白，脉沉。

治疗方法：益肾、温阳、利水，用附子、桂枝、茯苓、白术、泽泻、车前子等。

（四）肾不纳气

主要证候：短气喘促，动则更甚，咳嗽，易出汗，怕冷，面部虚浮。脉细无力，或沉细。

治疗方法：益肾纳气，用熟地、山萸肉、胡桃肉、五味子、补骨脂、紫石英等。

膀胱病

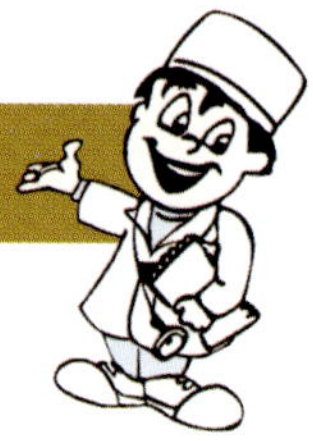

（一）实热

见“病邪的辨证施治”中湿证“膀胱湿热”条。

（二）虚寒

主要证候：小便频繁而清长，严重者出现小便不禁，遗尿。舌淡苔润，脉沉细。

治疗方法：兼补肾气，固摄膀胱，用覆盆子、桑螵蛸、益智仁、菟丝子、牡蛎、龙骨等。

气证

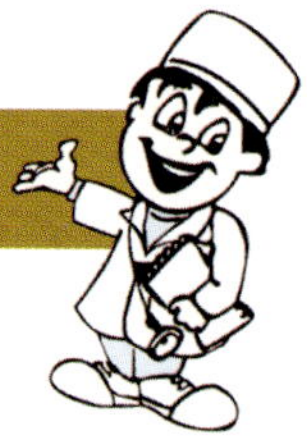

（一）气虚

主要证候：神疲乏力，语音低微，出汗，眩晕，食欲不振。舌苔薄，脉软弱。

治疗方法：补气，用党参、红枣、白术、茯苓、黄芪、甘草等。

（二）气滞

主要证候：胸闷腹胀，嗳气稍舒，或胸胁脘腹攻走疼痛，妇女会出现痛经、小腹坠胀等。脉多弦。

治疗方法：理气，用枳壳、香附、郁金、陈皮、乌药、木香、川楝子等。

血证

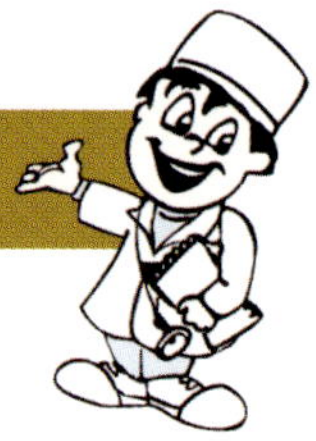

（一）血虚

主要证候：头晕眼花，心悸，失眠，手足发麻，面色苍白，口唇发白。舌质淡，脉细。

治疗方法：补血，用当归、何首乌、熟地、白芍、桑椹子、旱莲草等。

（二）血热

主要证候：吐血，鼻出血，尿血，便血，女性会出现月经过多等，或皮肤斑疹色红。血色鲜红，舌质红绛，脉数。

治疗方法：凉血，用生地、丹皮、紫草、赤芍、大小蓟、茜草根等。

（三）血瘀

主要证候：疼痛，血色紫暗有块，皮肤红斑或血肿，腹内肿块，唇舌青紫，脉细涩。

治疗方法：活血化瘀，用当归尾、红花、赤芍、丹参、川芎、桃仁、生地等。

第五节 热性病的辨证施治

以发热为主要证候的一类疾病就称作热性病。热性病的病程可分实证期和虚证期。

实证期

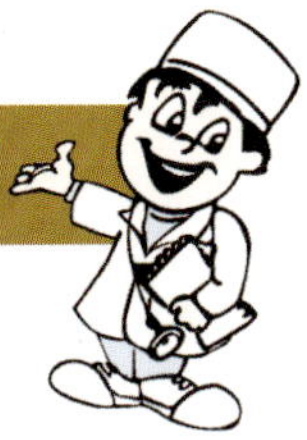

表证

（一）表热

主要证候：发热，恶寒轻，或仅有恶风，口渴，咽喉肿痛，头痛。舌苔薄白或薄黄，脉浮数。

治疗方法：辛凉解表，用薄荷、桑叶、菊花、连翘、豆豉、葱白等。

（二）表寒

主要证候：头痛，发热，无汗，恶寒重，骨节酸痛。苔白，脉浮紧。

治疗方法：辛温解表，用荆芥、羌活、桂枝、防风等。

半表半里证

（一）偏热

主要证候：寒热往来，口苦，恶心呕吐，胸闷胁痛，胃脘胀满。舌苔薄黄，脉弦。

治疗方法：清热为主，用黄芩、柴胡、半夏、枳实、川朴等。

（二）偏湿

主要证候：胸膈满闷，神情呆滞，身热起伏，午后热甚，有汗而热不解。苔白，脉濡。

治疗方法：清热化湿，用黄芩、厚朴、草果、枳实、知母等。

里证

（一）气分热证

主要证候：身热，面赤，出汗，口渴。舌苔黄，脉滑数。

治疗方法：清热解毒，用金银花、黄芩、黄连、知母、山栀、蒲公英、石膏等。

主要证候：身体发热，大便秘结，腹部胀痛、拒按，谵语。舌苔黄，脉沉而有力。

治疗方法：用攻下药，如大黄、芒硝、枳实等。

（二）血分热证

主要证候：发热，神经错乱，口鼻出血及便血，身上有斑疹，舌质红绛等。

治疗方法：凉血解毒，用金银花、紫草、生地、大青叶、丹皮、元参等。如果有烦躁、神昏、惊厥等证候，则用牛黄清心丸或紫雪丹。

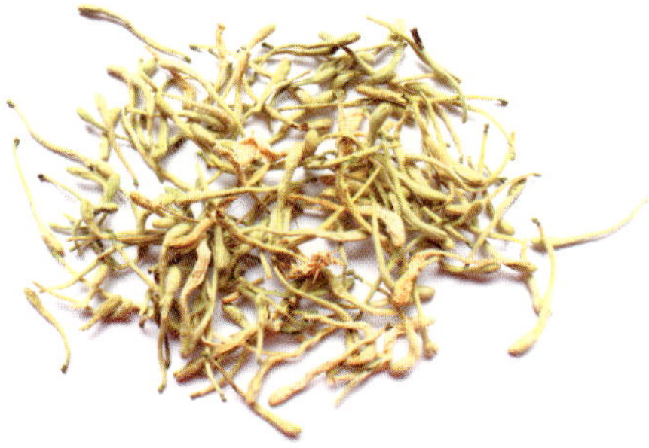

金银花饮片

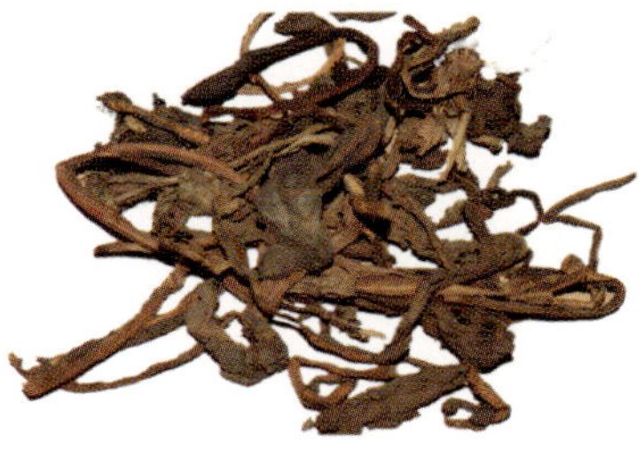

大青叶

虚证期

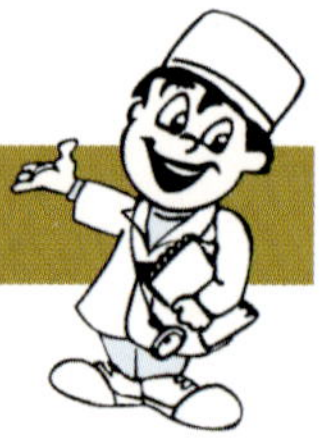

（一）阳虚

主要证候：昏迷，气短，烦躁，恶寒，四肢寒冷，或者出现呕吐，腹泻。脉沉细数。

治疗方法：温阳救脱，用干姜、党参、附子等。

（二）阴虚

主要证候：口燥，咽干，耳聋，手足抽搐。舌红少苔，脉细数。

治疗方法：滋阴熄风，用阿胶、生地、钩藤、鸡子黄、龟板、鳖甲、牡蛎等。

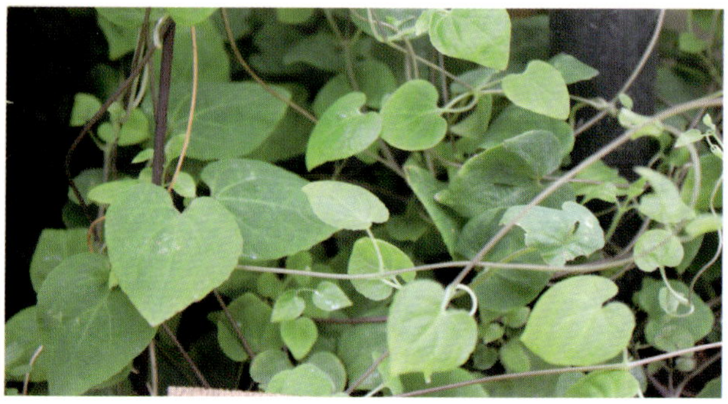

党参

第五章

常用中草药

中药虽然由植物药（包括根、茎、花、叶、果实）、动物药（包括骨、皮、内脏、器官等）和矿物药组成，但却常被称为中草药，这是因为植物药在中药中占大多数。其中植物药最为著名的是灵芝、人参、枸杞、何首乌等。动物药最为珍贵的则是鹿茸、蛇毒、熊胆、牛黄等。矿物药则以芒硝、朱砂等最为常用。中草药是中医所使用的独特药物，也是中医区别于其他医学的重要标志。目前，各地使用的中药已达5000种，而各种药材相互搭配组成的药剂更是不胜枚举。

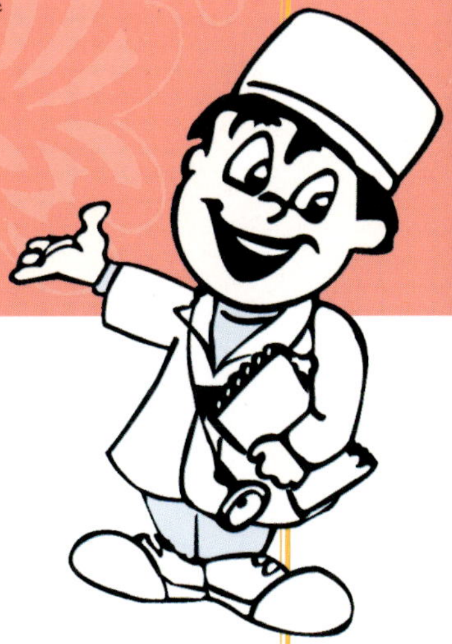

第一节　中草药的常识

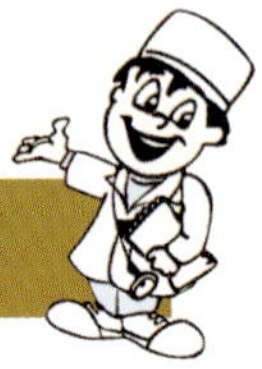

识别科属形态

我国是中草药的发源地，中国人民对中草药的探索以及对中草药的应用经历了几千年的历史，使得中草药得到了最广泛的认同和应用。但是，我们必须注意每一种中草药的科属形态，因为在中草药范畴内“同名异物”“异名同物”的现象广泛存在。这是由于地域和时代的关系，即使同一种中草药在不同的地区就有几种不同的名称，而有些名称相同的中草药则分别属于不同的科属植物。因此，我们要仔细鉴别，避免误用药物，影响疗效，危害身体健康。

每一种中草药只能属于一种原植物，即使它可能有好几种名称。例如：石胡荽，又名鹅儿不食草，就是菊科植物球子草。每一种中草药，也都有其固定的形态特征。我们可以根据植物的根、茎、叶、花、果实、种子等的特点，把所有植物归类为若干科属。同一科属的植物尽管形状、大小各异，但却都具有某些共同的特征。在中草药应用上碰到“名实”不符的情况时，就必须查看它的科属形态，正确地鉴别品种，以免误用。

【附】常用的植物学名词解释：

木本：茎为木质，坚硬，能逐年增长，通常较粗大。

草本：茎为草质，柔软，大多矮小。

灌木：通常无高大明显的主干，只有矮短丛生的枝干。

乔木：通常有高大粗直的主干，主干上又有分枝。

攀援茎：茎依靠卷须或吸盘，附着于它物向上生长，属藤本。

缠绕茎：茎直接围绕于它物向上生长，属藤本。

对生叶序：每节上只生两叶，并相对排列。

互生叶序：每节只生一叶，并依次交互生长。

常绿：到冬天叶子不黄不落的，称为常绿。

孢子囊群：蕨类植物的背面，常有细末子集结成许多点状，称孢子囊群，它是该植物繁殖的器官。

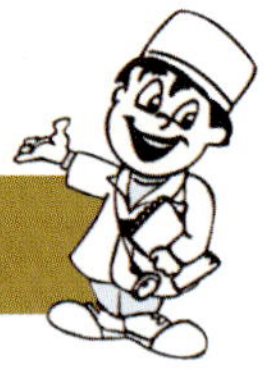

重视保护药源

用中草药来预防、治疗疾病是医疗卫生工作中的一项长期而艰巨的任务。所以，我们既要按照目前的需要合理采用，又要保护药源，考虑长远的利益。

适当种植：按照预防、治疗疾病的需求，对于罕见、稀少不易采集的品种，我们可以适当地进行引种繁殖，以备后用。

留根保种：对于地上部分可以代替根部使用的多年生植物，我们就尽量采用地上部分，不要连根拔掉；对于必须用根或根茎的，则应该注意留种。用全草的一年生植物，如果大量采集，则要留下部分茁壮的植物，以备留种繁殖。对于用叶子的药物，不要一次性地把整株叶子采光，应尽量采摘密集的部分，以不影响植物正常的生长。对于用树皮的药物，注意在采取时不要将整圈树皮完全剥落，而要有间隔地纵向剥下；对于用树根的药物，采掘时一定要防止损伤主根，避免树木枯死。

另外，在结合垦地填浜和伐木修枝时，可以充分利用，随时将可用作药物的资源（如树枝、树皮、树根、全草等）收集起来。

熟悉采集季节

中草药的疗效与它的采集时间密切相关。采集的不合时宜，不但影响药物的疗效，而且还会减少药物的产量。不同的药用部分有不同的生长成熟时期，因此也就有不同的采集时期。通常，用茎、叶(包括全草)的中草药，适宜在它生长最为茂盛的时期或开花时期采摘，通常在夏秋季，因为这时养料已从根部输送到全草；对于花类的中草药，适宜在其含苞欲放之时或刚开始开花的时候采集；对于果实的中草药，在果实初成熟的时候采摘最为适宜；对于用种子的中草药，适宜成熟以后采集；对于用皮的中草药(包括树皮与根皮)一般在四五月采集，此时最容易采剥，而且植物的皮部浆液最多，疗效最好；对于用根(泛指地下部分)的中草药，最适宜在初春或深秋两季采集，因为此时植物的根部养料最充足，药物的疗效最好。

掌握药物性能

不同的药物有不同的性能，但大体来说可以用“四气五味”四个字来概括。“四气”指的是寒、热、温、凉；“五味”则是指辛、甘、酸、苦、咸。

在中医里，病证通常被分为寒证和热证两大类。因此，用来治疗寒证的药物，通常认为它们具有热性；用来治疗热证的药物，则通常具有寒性；而有些药物不具有寒热温凉的作用，药性较平和，所以人们又在“四气”里加了一个“平”字。而对于药物的温凉两性，只不过是在程度上比热寒两性略为差一些。

不同的药物含有不同的有效成分，因此在服用时会刺激病人的感官，产生不同的味感。“五味”指的就是在药物服用过程中，所产生的不同的味觉。而有些药物没有明显的味感，所以“五味”中又增加了一个“淡”字。同一味道的药物，有时还可能引起共同的作用，一般归纳为“辛散”“甘缓”“酸收”“苦坚”“咸软”“淡渗”。即辛味药有发散、行气的疗效；甘味药有缓和、调补的疗效；酸味药有收敛的疗效；苦味药有泻火、燥湿的疗效；咸味药有润下、软坚的疗效；淡味药则有利尿渗湿的疗效。气和味是紧密相连的，有的中草药有各种不同的性能，即气同味异、味同气异和一气兼治有数味的情况，因此在学习应用中，除了熟知药物的共性之外，还要仔细查看每种药物的特殊性能和适应范围。

了解加工方法

中草药要成为成品需要许多加工程序，即中草药从采集到制成“饮片”，中间要历经许多工序，这个制成中草药成品的过程总称为“炮制”。

本段将概括介绍炮制的主要目的以及炮制的基本方法。

一、炮制的主要目的

1. 便于贮藏与制剂：中草药采集以后，为了使之洁净，必须为之清除杂质。有些中草药含水分过多，贮藏时容易发生霉烂、变质及虫蛀现象，所以在贮藏之前必须使之干燥，即可采用晒干或烘、炒的方法使其干燥。而有些原株生药使用时有效成分不易渗出，则必须切碎（称为“饮片”）处理。

2. 消除或降低药物的毒性：如巴豆致泻作用十分猛烈，必须榨油后用；半夏生用时刺激咽喉，需用姜制。

3. 提高或改变药物的疗效：如某些主要成分为生物碱的药物，为了提高其有效成分的渗出，充分发挥其疗效，则要用醋制；有些药物为了改变其性能，用于不同的病症，则需要经过炮制。如鲜地黄具有清热凉血的功效，熟地黄则用来补血滋阴；甘草生用时具有解毒功效，蜜炙时则有补益功效。

二、常用炮制方法

（一）水制法

(1) 洗：洗就是将药物放在水中洗净。

(2) 漂：漂就是将药物放在水中浸漂，以漂去有些药物的腥味（如乌贼骨）或毒性（如附子），每日必须换水 1 ~ 2 次。

(3) 泡：泡则是用开水或药汁水浸泡，目的是为了减低原药的刺激性，如用甘草水泡远志、吴茱萸，用开水浸泡干姜等。

(4) 水飞：水飞则是将质地较坚硬的贝壳或矿石类药物先制成粗粉，再加水在研钵内共研，使成极细粉末，以便内服或外用。

（二）火制法

1. 煅：煅主要是将药物通过烈火直接或间接煅烧，主要作用是使它质地松脆，易于粉碎，能充分发挥药物疗效。直接火煅，是指将矿石和贝壳类不易碎裂的药物放在烈火中煅烧，如灵磁石、牡蛎等。间接煅烧（又叫焖煅），是指将药物（如陈棕、血余）放在铁锅内，再另用一铁锅覆上，为不使其漏气，用盐泥固封锅边，放火上烧至锅内无声为止，待冷后取出。

2. 炒：炒是药物在炮制加工中较为常用的一种加热法，是指将药物放在铁锅中加热，炒至黄而不焦（如炒枳壳、炒白术等）；或炒至药物的外面焦黑，而内呈焦黄色，就是炒炭（如地榆炭、山楂炭等）。

3. 炮：炮与炒基本相同，只是炮要求火力猛烈，操作动作要快，这样可使药物（一般需切成小块状）通过高热，达到体积膨胀松胖，如干姜即用此法加工成为炮姜炭。

4. 煨：常用的煨法是将药物用草纸包裹两三层，放在清水中浸湿，置小火上直接煨烧，煨至草纸焦黑内熟取出，比如煨生姜。

5. 炙：是将药物加热拌炒的另一种方法。

(1) 砂炙：砂炙指用铁砂与药物拌炒。先将铁砂炒热呈青色，倒入药物拌炒，至松胖为止，取出，筛去铁砂。如龟板、鳖甲等用砂炙后变成松脆，药性即易于煎出。

(2) 蜜炙：即将蜂蜜放在铁锅内加热，再加入药物拌炒至蜜汁吸尽为止，如炙甘草、炙黄芪等。

6. 烘：即将药物用火力、蒸汽或电力等方法微微加热，使之干燥，以便贮藏，或使之易研成粉末。

7. 焙：与“烘”相同。

（三）水火合制法

1. 蒸：蒸则是用水蒸气来蒸制药物。如熟女贞、五味子，即是将女贞子、五味子放在蒸笼内，隔水蒸熟，可减少酸味。又如寒性凉血的生地黄，通过蒸熟后即成为温性补血的熟地黄。

2. 煮：煮是将药物放在锅内，加水，再加辅助药料同煮至熟透。例如附子、乌头与豆腐煮，可降低其毒性。

3. 淬：淬是将药物在火中烧红后，迅速投入水或醋中。例如煅灵磁石、煅代赭石须用醋淬，制甘石需用药汁淬。淬的作用，除能使被淬的药物酥松易于粉碎外，还因药汁的吸收而改变其性能。

草药加工方法

炮制方法	炮制方法分类
水制法	洗、漂、泡、水飞
火制法	煅、炒、炙、煨、炮
水火合制法	蒸、煮、淬

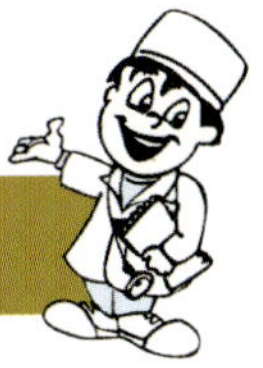

注意用法剂量

中草药的种类十分繁多，其用法亦丰富多彩。中草药一般是煎成汤剂内服；也有将药物焙干后研成粉末（散剂）或做成药丸（丸剂）直接服用；新鲜的中草药还可以用冷开水洗净后，捣烂绞出汁来服用。有些中草药可单味应用；也可以把同治一种病的几种中草药配合在一起用，这就是“配伍”。中草药用来外敷时，一般用鲜药洗净捣烂，直接敷于患处就可以了；也可以用干品研粉，调醋或油、饴糖、蜜、酒等外敷。

用来内服时，常用的是汤剂，就是一种（单味药）或多种药物（鲜药或干品都可，用鲜药时剂量要比干品大一些，因为其中含有水分），加水煎煮。煎药最好用砂锅，先将砂锅内部洗净，放入药物，再加冷水，浸 20 ~ 30 分钟，让水分浸透药物，使药物的有效成分先溶解一部分在水里，以便容易全部煎出。加水的多少要因具体情况而定，一般是将水加至遮住药物为止。煎药如无砂锅，则暂时用铝锅也可以，但不宜用铁锅。煎煮中草药的火力和时间也有讲究。一般在煎煮发汗解表药时，火力要较大，应采取快速煎煮的办法，通常在煮沸 5 ~ 10 分钟后即可停火，倒出服用。某些不宜久煎的药物如薄荷等，又应该在其他药物将煎好的时候再加入（即所谓“后下”），以免降低药效。至于补气、补血等滋补性的药物，则应该在煮沸后用小火慢慢地煎煮，每次要煎半小时至 1 小时，使它们的有效成分能全部溶解在药汁里。某些有效成分不易煎出来的药物如生石膏、牡蛎、龟板、鳖甲等，须先行煎煮 15 ~ 20 分钟（即所谓“先煎”），然后加入其他药物。而某些有毒的药物如乌头等，更需先煮 2 小时，以减少这些药物的毒性。

应用中草药治疗疾病时，必须对病情轻重、体质强弱、男女老幼等具体情况做全面的考虑。老弱年幼的病人用量要少些；药性猛烈或有毒性的药物，用量要严格控制；破血、泻下的药物，孕妇忌用。此外，药物做成丸剂或研成粉剂，内服的剂量应比入汤剂的少；在汤剂方面，应用单味药治病，应比复方配伍的剂量重一些。

本章中所写明的内服剂量一般都是干品的成人一日量，鲜品应酌量增加。在应用时除有毒药物外，还可视具体情况酌量增减。处方剂量目前仍沿用旧秤制，即 500 克等于十 300 克。现将中草药常用处方量写法举例如下。

中草药常用处方写法

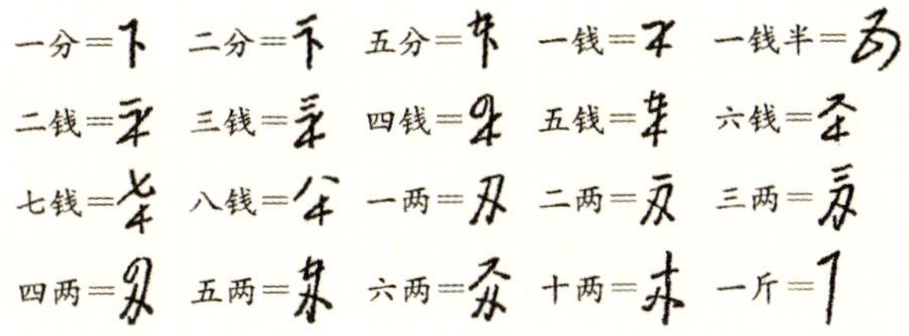

第二节 常用中草药简介

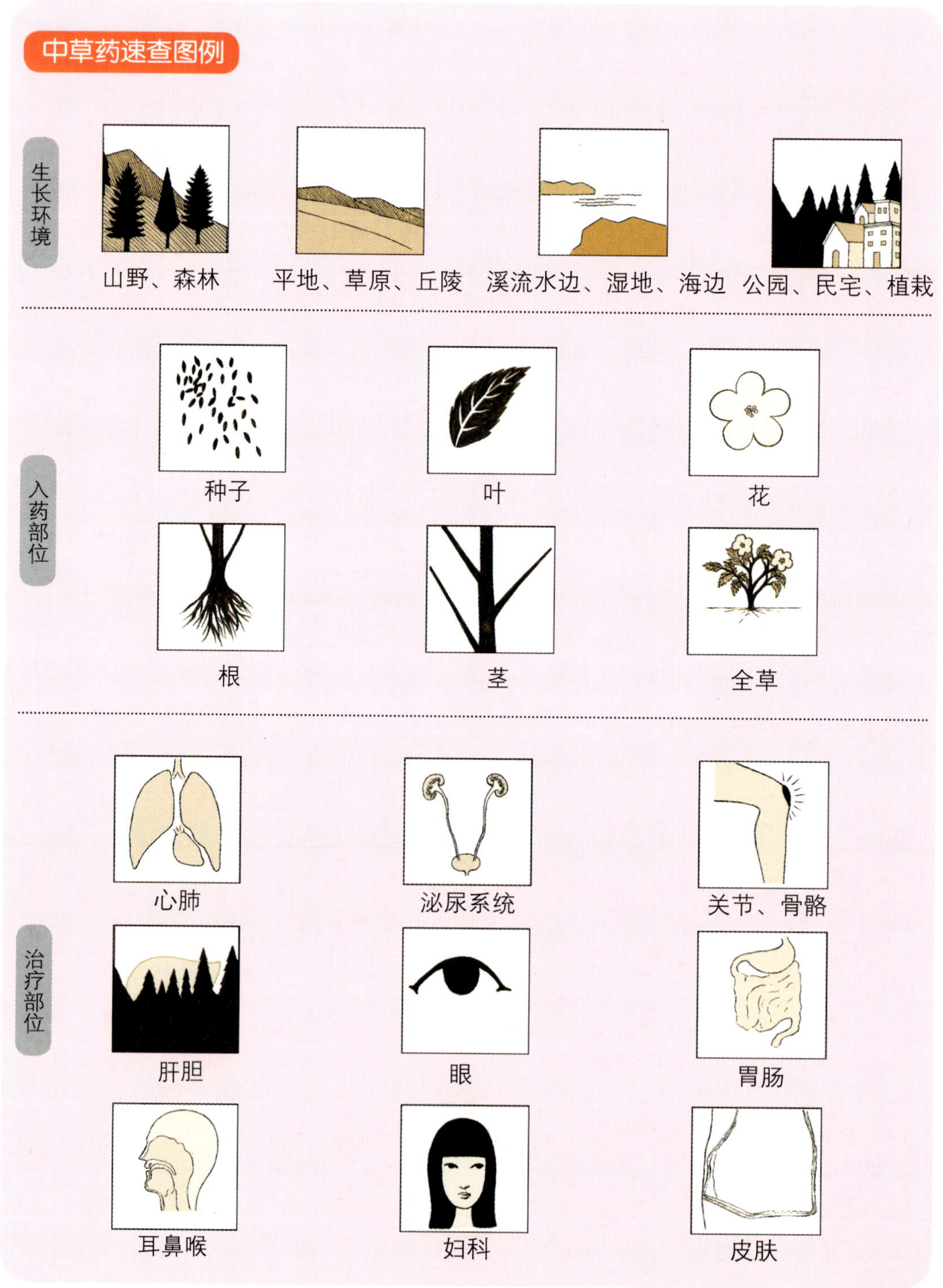
中草药速查图例
生长环境
山野、森林
平地、草原、丘陵
溪流水边、湿地、海边
公园、民宅、植栽
入药部位
种子
叶
花
根
茎
全草
治疗部位
心肺
泌尿系统
关节、骨骼
肝胆
眼
胃肠
耳鼻喉
妇科
皮肤

解表药

解表药是指用来治疗“表证”的中草药。解表药一般味辛，具有发汗、发散的功用。解表药有性温、性凉两味，因此它适应的范围也分为两类：辛温解表药主要用来治疗发热轻、怕冷重、头痛、身疼、口渴的风寒表证；而辛凉解表药则用来治疗发热重、怕冷轻、口渴、眼红、脉数的风热表证。

紫 萍

【处方用名】浮萍草。

【别名】紫背浮萍。

【植物形态】浮萍科，浮萍属。多年生小型草本植物，漂浮于水面。茎似叶，呈倒卵状，扁平，圆形，通常 3 ~ 4 片生长在一起，正面呈绿色，有光泽，反面紫色，垂生多数细根。花朵极小。通常 6 ~ 7 月开花。

【生长环境】多生在池塘、渠道、水田等地方。

【采收加工】全草入药。6 ~ 9 月捞取，洗净，晒干，亦要拣去杂质。

【性味功效】辛寒。具有发汗透疹、清热、利尿消肿之功效。

【主治用法】①麻疹透发不畅，风疹发痒。②感冒发热无汗。③水肿、小便不利。 以上病症用量 3 ~ 9 克，大剂量可用 50 克，煎服。

紫 苏

【处方用名】紫苏叶、苏叶。

【别名】苏叶、红紫苏。

【植物形态】唇形科，紫苏属。高 30 ~ 90 厘米。属一年生草本植物。叶子呈卵圆形，对生，有香气，叶长 3 ~ 10 厘米，叶边缘有粗锯齿，一般正面绿色，反面紫色，或两面均是紫色。花较小，呈淡红色，密布于树梢或叶腋，偏向一侧。果实亦小，呈褐色，形如倒卵，上面亦有网纹。一般 7 ~ 9 月份开花，9 ~ 10 月份结果。

【生长环境】人工栽培。

【采收加工】茎叶用来入药。7 ~ 8 月份采收，洗净，晒干。

【性味功效】辛温。具有发汗、行气、解鱼蟹毒之功效。

【主治用法】①咳嗽胸闷：可以与黑苏子一同用，还可以配合橘皮、苦杏仁等。②感冒发热、怕冷、无汗，可单独用，也可以配合生姜、葱白或荆芥、防风等同用。③食鱼蟹中毒引起的呕吐、腹泻等症，可配合藿香、生姜、橘皮、半夏等配用。以上病症常用量：4.5 ~ 9 克，煎服。

【附】①黑苏子(种子)具有化痰、止咳、平喘、润肠之功效。用来治疗咳嗽痰多、胸闷气喘等疾病。多与白芥子、莱菔子配用。常用量为 4.5 ~ 9 克，煎服。但要注意黑苏子含有油质，可润肠，腹泻的病人不宜服用。②紫苏梗(老茎)具有顺气、安胎之功效。用于治疗气胀胸闷、胎动不安，亦可与橘皮、竹茹等同用。用量为 4.5 ~ 9 克，煎服。

黄 皮

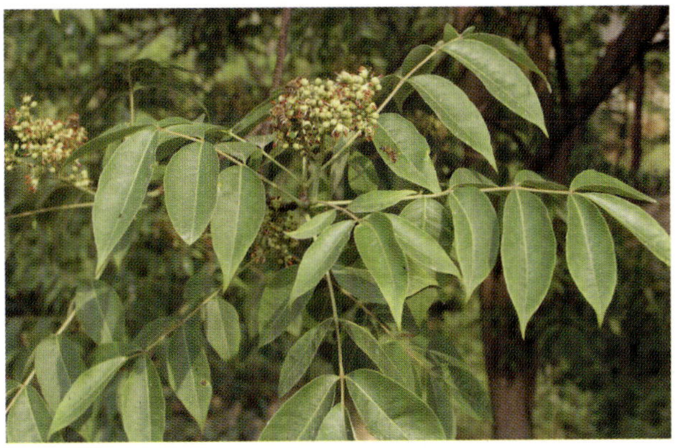

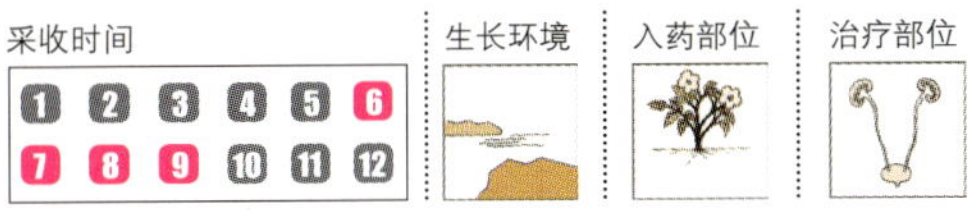

【处方用名】黄皮叶、黄皮树叶。

【别名】黄皮树、黄弹子。

【植物形态】芸香科，黄皮属。属高大乔木。枝小、叶柄、嫩叶背、花序轴等均有小疣体和软毛。叶子呈羽状复叶，互生，小叶 5 ~ 13 片，呈椭圆形，先端较尖，基部偏斜，有油点。花呈白色。果实呈球形，果皮呈黄色，果肉则呈白色，味甜酸。

【生长环境】为栽培果树。多在广东、广西、福建、台湾、云南等地常见。

【采收加工】叶入药。秋季采叶（早采影响结果），阴干。

【性味功效】苦辛微温。具有疏风解表、行气止痛之功效。

【主治用法】①胃痛：用叶 15 ~ 50 克，煎服。②普通感冒、流感、疟疾：用鲜黄皮叶 50 ~ 100 克（干品减半），煎服。

【附】黄皮核（核）行气止痛。治胃痛、疝痛、腹部痉挛性疼痛，9 ~ 15 克，煎服。

解表药

药名	处方用名	性味	功效	主治	常用量
麻黄	净麻、黄炙、麻黄	辛苦温	具有发汗、利尿、平喘之功效。蜜炙润肺，同时还具有减少发汗的功效	①表实无汗。②咳嗽气喘。③水肿	3～9克
桂枝	川桂枝	辛甘温	具有发汗、散寒、活血、通经等功效	①外感表证。②闭经、痛经。③肩背肢节痛	3～9克
荆芥	荆芥穗	辛温	具有祛风、利咽、解热等功效	①感冒。②咽肿、眼红。③吐血、便血	(炒黑用)6～9克
防风	青防风	辛甘温	具有发表、祛风湿、止痛之功效	①感冒。②头痛。③风湿关节痛。④破伤风	6～9克
葱白	葱白	辛温	发表，散寒，通阳	①外感风寒、头痛。②鼻塞。③腹泻、腹部冷痛	3～9克或3～10根
细辛	细辛、北细辛	辛温	发表，散寒，温肺祛痰，祛风止痛	①感冒风寒、头痛。②咳嗽气喘。③风湿痛	2.5～3克
柴胡	软柴胡	苦微寒	发表和里，退热，疏肝	①时冷时热。②胸胁胀闷。③月经不调	3～6克
桑叶	霜(冬)桑叶	甘苦寒	祛风，清热，明目	①风热表证。②风火目疾	6～9克
白菊黄菊	白菊花、杭菊花	甘苦微寒	祛风，平肝明目，清热解毒。白菊平肝明目功效较好；杭(黄)菊味苦清热力较强	①风热表证。②头痛目赤、头晕眼花。③疔疮肿毒	6～9克
葛根粉	葛根	甘辛平	退热，生津	①热病表证、口渴。②斑疹初起。③痢疾泄泻	6～12克
薄荷	薄荷	辛凉	清凉，发汗，退热，祛风，止痒	①感冒发热、头痛鼻塞、喉痛。②风火赤眼。③风疹及皮肤发痒	3～6克(后下)
蝉蜕	蝉衣	咸甘寒	清热解毒，镇痉，明目	①感冒发热、咽喉肿痛、声音嘶哑。②麻疹高热、疹发不透。③惊风。④小儿夜啼。⑤皮肤发痒。⑥风火翳眼	3～4.5克

清热药

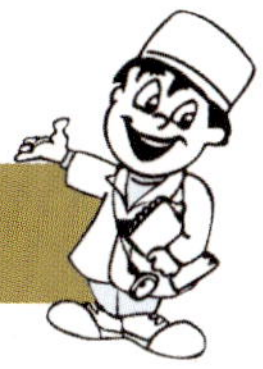

热药为治疗各种热证的中草药，药性多偏于寒凉。热证表现为多个方面，热盛可以化“火”，可以成“毒”，还可以侵入血分，也可以和“湿”相结合。因此，清热药根据其药的特性，分别具有清热泻火、清热解毒、清热凉血、清热燥湿等作用，适用以下病证。

1. 热毒证：痈疽疖疔、无名肿毒、咽喉肿痛、各种化脓性炎症(阑尾炎、乳腺炎等)。

2. 里热火盛：高热、汗出、口渴、烦躁、脉数以及眼睛红痛、咽喉肿烂等疾病。

3. 血热证：高热、神志不清、说胡话、斑疹和皮肤黏膜出血(包括内脏出血、月经过多等)、舌色紫红(即“绛”，音酱)。

4. 湿热证：黄疸、痢疾肠炎、疮毒、湿疹、白带等。

清热药品种类繁多，性能各异，在应用时必须根据热证类型及邪热所在部位，选择相适应的清热药进行治疗。

蒲公英

【处方用名】蒲公英。

【别名】黄花地丁、黄花郎、地贡。

【植物形态】菊科，蒲公英。属多年生草本植物。乳汁呈白色。根表面呈棕黄色，深埋于地下。叶柄带红紫色，叶子簇生，呈深浅不一的羽状分裂或不裂。花茎细长，中空，上部有毛，从叶间抽出，顶部生黄色的头状花。果实呈褐色，小，顶端有白色长毛。几乎常年开花，2 ~ 5 月份最为茂盛。

【生长环境】多生于路边、田野及草坪等处。

【采收加工】全草入药。5 ~ 11 月采收，洗净，晒干。

【性味功效】苦甘寒。具有清热解毒、利尿、缓泻之功效。

【主治用法】①热疖、疔疮肿毒、流火、乳痈(乳腺炎)、淋巴腺炎等症，可单用，也可配合紫花地丁等。②感冒发热、扁桃体炎及急性咽喉炎、急性支气管炎，可单用，也可配合板蓝根或大青叶。③尿路感染，可单用，也可配合车前草及忍冬藤。④便秘、胃炎、肝炎。⑤风火赤眼。上述病症常用药量为 15 ~ 50 克，最大剂量可用 100 克，用水煎服。疔疮肿毒等除内服外，还可用鲜草洗净，捣烂外敷。⑥骨髓炎：每日 50 ~ 75 克，煎服，连服一个半月。

鸭跖草

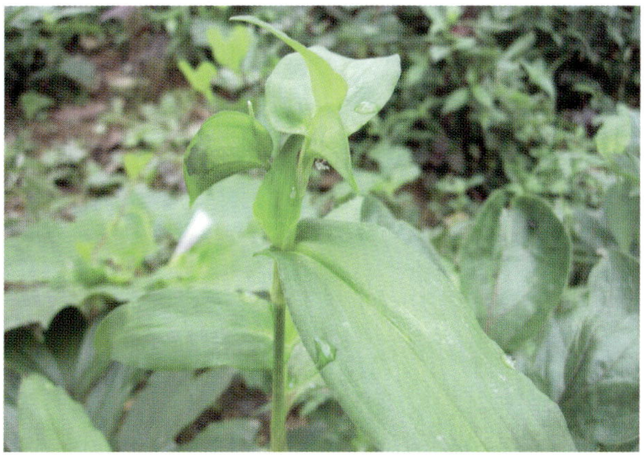

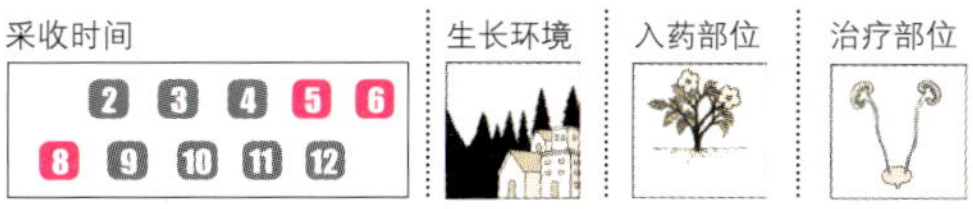

【处方用名】鸭跖草。

【别名】竹叶水草、萤火虫草、竹叶菜、兰花草。

【植物形态】鸭跖草科，鸭跖草属。高约 30 厘米左右，属一年生草本植物。茎下部横卧地面，节上常生根，上部直立。叶形似竹叶，互生。茎梢开蓝花，花外面有心状卵形、折合的绿色苞片。果实为白色，多汁，成熟时 3 裂。通常 8 ~ 10 月开花。

【生长环境】多生在田边、路旁，水沟、河边、树下、墙脚等阴湿处。

【采收加工】全草入药。5 ~ 8 月采收，洗净，晒干，切断。防霉。

【性味功效】苦大寒。具有清热解毒、强心、利尿、消肿之功效。

【主治用法】①急性热病发高热，或高热昏迷而有心力衰竭的现象。②咽喉肿痛、疮痈肿毒、关节肿痛、痔疮肿痛及蛇咬肿痛等症。③痢疾、感冒、鼻炎、头痛等症。④尿道炎、膀胱炎、小便不利、水肿、腹水、脚气浮肿。上述病症用量 50 克，必要时可用 250 ~ 350 克，煎服。⑤流行性腮腺炎：取鲜草 100 克，用冷开水洗净，捣烂绞汁服。

葎草

【处方用名】葎草。

【别名】拉拉藤、割人藤。

【植物形态】大麻科，葎草属。属一年生蔓草植物，有雌雄之分。茎长而蔓延，密生倒钩刺。茎上叶互生，其他叶对生，五角形，5 ~ 7 掌状深裂，边缘有粗锯齿，正面极粗糙。雄花淡黄绿色，集合呈圆锥形排列；雌花合成绿色、带球形的花穗。果实呈扁圆形。通常 8 ~ 9 月开花。

【生长环境】多生于空地、路旁及篱笆旁等处。

【采收加工】全草入药。6 ~ 9 月采收，洗净，晒干，切断。

【性味功效】甘苦寒。具有清热解毒、利尿、健胃、退虚热之功效。

【主治用法】①尿路感染、小便不利、涩痛、尿血、膀胱结石、疝气等症。②肺炎发热、肺病低热、盗汗、失眠、风湿低热。③消化不良、腹泻。上述病症用量 15 ~ 50 克，煎服。④湿疹、皮肤瘙痒：适量煎汤外洗。⑤蛇虫咬伤、疮痈：鲜草洗净，捣烂外敷。

半边莲

【处方用名】半边莲。

【别名】急解索、奶儿草、蛇啄草。

【植物形态】桔梗科，半边莲属。高可达 18 厘米，属多年生小型草本植物。茎纤细。叶长椭圆形或线形，边缘常有浅齿。花淡红色或白色，单生于叶腋，花瓣（冠裂）偏向一边。果成熟时两瓣裂开。通常 6 ~ 8 月开花。

【生长环境】多生于渠道边、水稻田边、河岸

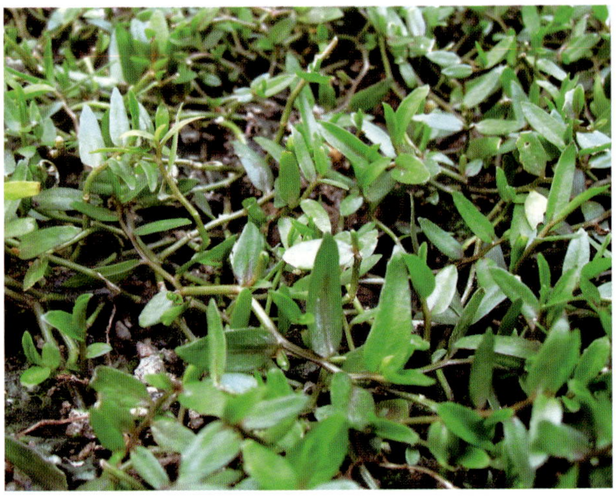

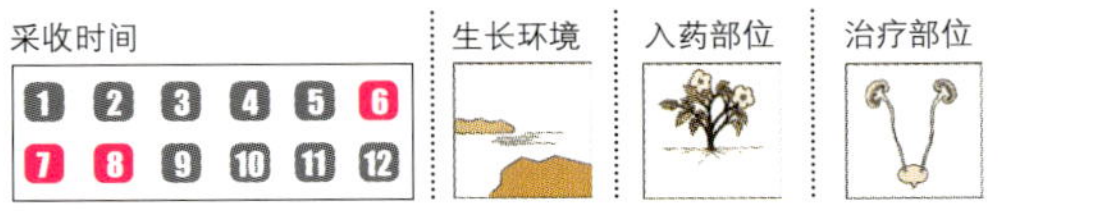

等阴湿处。

【采收加工】全草入药。6 ~ 8 月采收，洗净，晒干。防霉蛀，放干燥处。

【性味功效】辛平。具有清热解毒、利尿之功效。

【主治用法】①扁桃体炎、阑尾炎、肠炎腹泻：50 克，煎服。②毒蛇咬伤：鲜草 150 ~ 250 克，洗净，捣汁服及外敷。③晚期血吸虫病、腹水、肾炎水肿：50 ~ 100 克，煎服。④由血防—846 或链霉素引起的眩晕等症：可用半边莲 50 克，配合墨旱莲、白芷、车前草、女贞子、紫花地丁等，煎服。⑤虫咬肿痛、疮疖初起，可用鲜草适量，捣烂外敷。

爵 床

【处方用名】小青草。

【别名】野万年青、疳积草。

【植物形态】爵床科，爵床属。高可达 30 厘米，属一年生草本植物。茎方，绿色，基部常卧伏地上。叶呈长圆状披针形，对生。花淡红色，小，有紫斑，密集成顶生或腋生花穗。果实为细长形。通常 7 ~ 10 月开花，9 ~ 12 月结果。

【生长环境】生于路旁、田边、沟边等阴湿处。

【采收加工】全草入药。7 ~ 10 月采收，洗净，晒干，切断。

【性味功效】咸寒。具有抗疟、清热解毒、利尿消肿、活血止痛之功效。

【主治用法】①疔疮痈疽、感冒发热、咳嗽、喉痛、瘰疬。②疟疾：50克煎汁，于疟疾发作前3～4小时服下。③小儿肾炎、疳积、肝炎、肝硬化、腹水。上述病症用量15～50克，煎服。④腰背疼痛：适量，煎汤熏洗。⑤跌打损伤：鲜草适量，洗净，捣敷患处。

地耳草

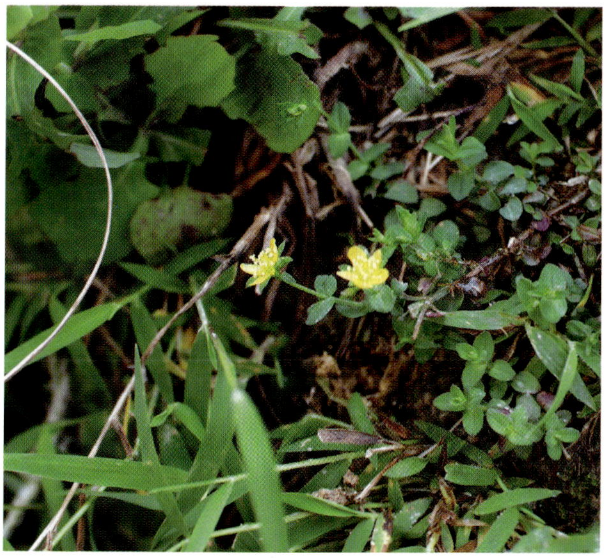

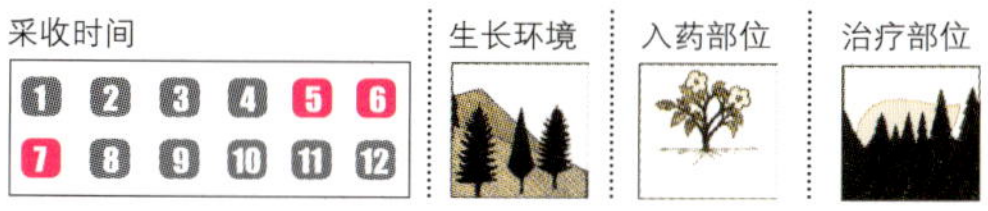

【处方用名】地耳草。

【别名】田基黄。

【植物形态】金丝桃科，金丝桃属。高15～30厘米，属一年生或多年生草本植物。茎方，基部近节处生细根。叶对生，小，呈卵形或阔卵形，长不到2厘米，正面直脉明显，有透光的细点，二叶基部互相接近。花黄色，小，生于枝梢。果实为长圆形，成熟时开裂为3瓣。通常5～6月开花。

【生长环境】生于山野较湿润的地方。

【采收加工】全草入药。5～7月采收，洗净，晒干，切断。

【性味功效】甘苦平。具有清热解毒、利尿、活血、消肿之功效。

【主治用法】①急、慢性肝炎、肝区疼痛、早期肝硬化、阑尾炎：15～50克，煎服。②跌打损伤、疮疖疔痈、蛇虫咬伤：鲜草适量，捣烂外敷。

【注】①本品10%溶液对金黄色葡萄球菌及链球菌有抑菌作用。②本品与白花蛇舌草配伍治疗阑尾炎效果较好，用量可增加到100克。

猪殃殃

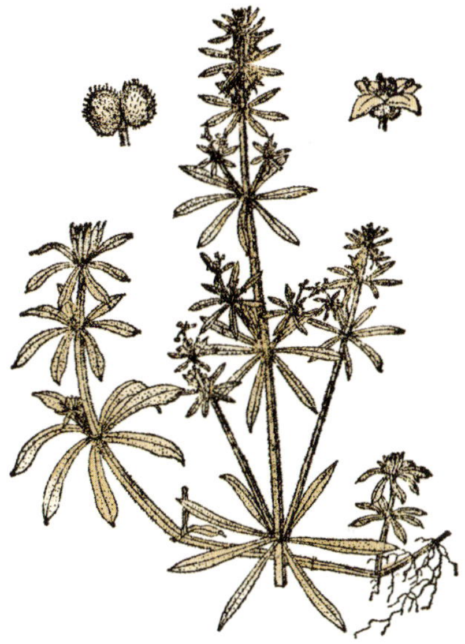

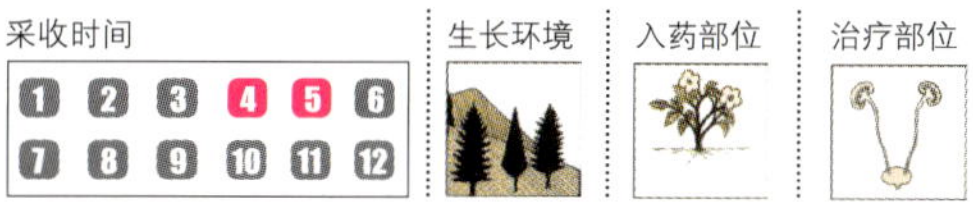

【处方用名】猪殃殃。

【别名】猪殃殃草、拉拉藤。

【植物形态】茜草科，猪殃殃属。属二年生蔓草植物。茎细长，有四棱，棱上有倒生细刺。叶6～8片轮生，线状倒披针形，边缘有细刺毛。花颜色为淡黄绿色，很小。果实为两个并立的半球形小果，外面密生钩刺，易附着衣服。通常4～5月开花。

【生长环境】多生于豆麦田间、路旁、沟边等地。

【采收加工】全草入药。4～5月采收，洗净，晒干，切断。

【性味功效】辛微寒。具有清热解毒、活血通络、利尿止血之功效。

【主治用法】①疮疖、肿瘤、阑尾炎。②筋骨风痛。③便血、尿血。④白血病，可配合忍冬藤、半枝莲、马蹄金、龙葵、枸杞根、丹参、黄精等用。上述病症用量 15 ~ 50 克，大剂量可用 150 克，煎服。

紫花地丁

【处方用名】紫花地丁。

【别名】地丁草、铧头草。

【植物形态】堇菜科，堇菜属。属多年生小型草本植物，植株整体有短毛。叶簇生于根部，叶的形状变化很大，呈三角状卵形至椭圆状阔披针形，边缘有浅波状钝齿。春季花梗从叶丛中抽生出，花呈淡蓝紫色。果实呈长圆形，熟时会分裂成 3 瓣。通常 3 ~ 4 月开花，5 ~ 8 月果熟。

【生长环境】多生于池畔、田埂、垄沟等向阳处；市区公园草坪上通常也比较常见。

【采收加工】全草入药。7 ~ 10 月采收，洗净，晒干，切断。防霉。

【性味功效】苦寒。具有清热解毒之功效，外用则可拔毒退肿。

【主治用法】①阑尾炎、黄疸。②目赤肿痛、麦粒肿、疔疮肿毒、乳痈、肠炎腹泻。③毒蛇咬伤。上述三种病症常用药量为 15 ~ 50 克，取水煎服。外用可取适量鲜草，洗净，捣烂敷患处。

【注】犁头草、白花地丁等植物与紫花地丁相似，通常可与紫花地丁混用。

七叶一枝花

【处方用名】七叶一枝花。

【别名】蚤休、草河车、重楼。

【植物形态】百合科，七叶一枝花属。属多年生草本植物，地下根茎肥大，表面棕黄色，粗糙有节，节间短。茎单一，直立，高 45 ~ 90 厘米。叶轮生，3 ~ 8 片，一般为 7 片，排列于枝顶。小叶纸质，长圆形。花顶生，黄绿色。果实为红色或紫色。通常 4 ~ 8 月开花，7 ~ 10 月果熟。

【生长环境】多生于山谷、溪边、丛林下温暖少风或阴湿的地方。

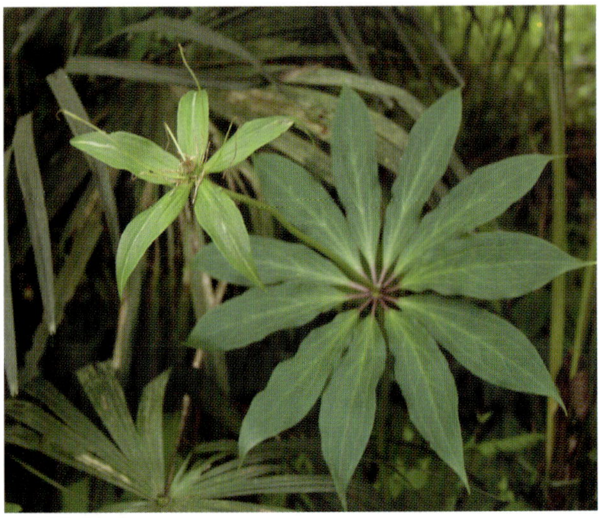

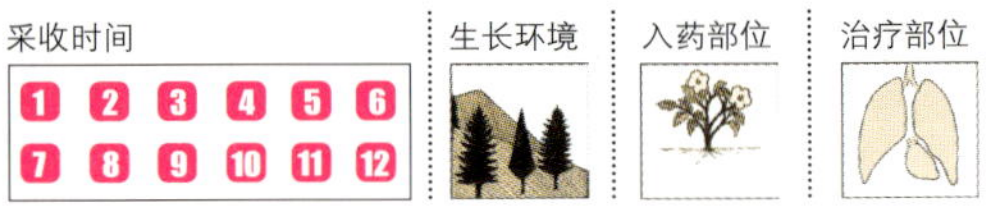

【采收加工】根茎入药。一年四季均可采摘，洗净，晒干。

【性味功效】苦微寒，有小毒。具有清热解毒、消肿止痛、镇痉之功效。

【主治用法】①小儿麻疹并发肺炎、流行性腮腺炎、高热、痉挛。②疮痈肿毒。③咽喉肿痛。④肿瘤。⑤哮喘。⑥毒蛇咬伤。上述病症用量 3 ~ 15 克，煎服；或外用研粉和酒醋调涂患处。⑦癫痫，本品焙干研粉，每日 3 次，每次吞服五分，可装入胶囊用温开水送服。15 日为一疗程。病史短者服后可逐渐延长发作时间。如服后见效，可连服第二疗程。

鱼腥草（蕺菜）

【处方用名】鱼腥草。

【别名】狗贴耳、侧耳根、臭菜。

【植物形态】三白草科，鱼腥草属。高为 20 ~ 60 厘米不等，属多年草本生植物。有匍匐的地下茎，茎叶搓碎后有强烈鱼腥气。叶子呈卵状心形，互生，长约 6 厘米，嫩时带紫红色。花穗生在枝顶，呈淡黄色，基部有 4 片花瓣状的苞片。通常 5 ~ 6 月开花。

【生长环境】多生在沟边、树下等阴湿处。

【采收加工】全草入药。6 ~ 8 月采收，洗净，切断，晒干。

【性味功效】辛微寒。具有清热解毒、消痈肿之功效。

【主治用法】①咽喉炎：取鲜草100克，用冷开水洗净，加少量醋，捣烂取汁含漱。②皮肤疮疖肿毒、妇女外阴瘙痒、痔疮、肛痈：用适量水煎汤熏洗。③痢疾、中暑腹泻：取药物50克，用水煎服。④尿路感染：可配合忍冬藤、冬瓜子等。常用量为15～50克，取水煎服。⑤肺结核：每日用50～100克，用水煎服，需连服3个月。⑥肺痈（肺脓肿）：单用50克，煎服（先加水适量，浸泡1个小时，再煮沸3～5分钟即可）。对于病情较重者，可以配合鲜芦根、忍冬藤、桔梗、冬瓜子、生米仁、甘草等同用。

马齿苋

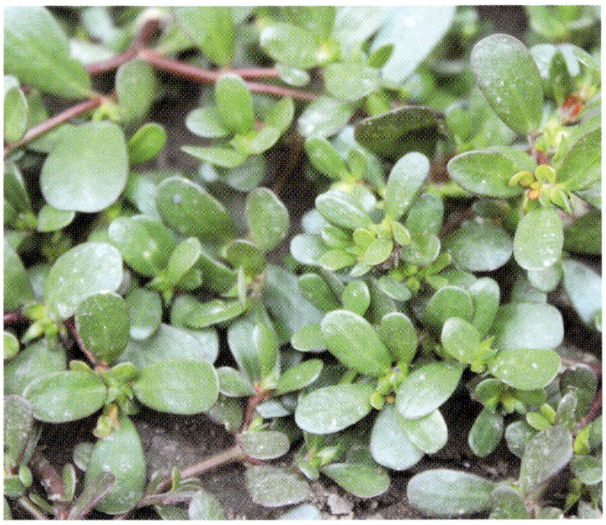

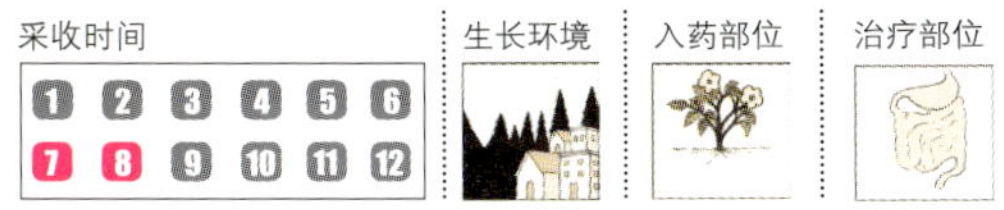

【处方用名】马齿苋。

【别名】瓜子菜、酱板草、猪钻头。

【植物形态】马齿苋科，马齿苋属。属一年生草本植物。从基部四散分枝，平卧或斜上。茎、叶肉质肥厚，呈绿色或带红色。叶呈倒卵形，互生或接近对生。花呈黄色，小，生于枝梢，朝开暮闭，中午最盛。果实成熟时呈环状裂开。通常6月开花。

【生长环境】多生于田间、荒地、路旁、园圃等向阳处。

【采收加工】全草入药。8月采收，洗净，放沸水中浸烫2～3分钟，取出晒干，切断。本品极易发霉，需经常翻晒。

【性味功效】酸寒。具有清热解毒、治痢之功效。

【主治用法】①百日咳发热：单用100克，水煎分三次服。②细菌性痢疾、腹泻、便血：药量为50～100克，用水煎服；或用鲜草200克洗净，捣烂取汁服，或煎服。小儿酌减。③疮疡热毒、蛇虫咬伤：鲜草洗净，捣烂外敷，也可内服，用量同上。

菊花脑

【处方用名】野菊。

【别名】连梗野菊、苦薏、田边菊。

【植物形态】菊科，菊属。属多年生草本植物。叶呈卵形或长圆状卵形，互生，羽状分裂，正反两面几乎无毛。头状花黄色，集生在枝端。通常10～11月开花。

【生长环境】多生于路旁或空地。

【采收加工】茎叶入药。7～9月采收茎叶，洗净，切断，晒干。

【性味功效】苦辛凉。具有清热解毒之功效。

【主治用法】①鼻炎、支气管炎、风火赤眼、疮疖痈肿、咽喉肿痛：15～50克，煎服。②蛇咬伤、湿疹、皮肤瘙痒：150～200克，煎汤熏洗，或鲜草打烂外敷。

【附】野菊花（花）具有清热解毒功效。治感冒、结膜炎、热疖、疔疮肿毒、高血压。取药物9～50克，煎服。外用适量。

忍冬（金银花）

【处方用名】金银花、忍冬花。

【别名】双花。

【植物形态】忍冬科，忍冬属。属常绿蔓生灌木。茎缠绕，小枝空心。叶呈长椭圆形，对生，两面有毛或至少反面有毛。花初开时白色，后变黄色，成对生于叶腋，有时有紫斑，芳香。浆果黑色，呈球形。通常 5 ~ 6 月开花，10 ~ 11 月果熟。

【生长环境】生于篱旁、林边，也有栽培。

【采收加工】花蕾入药。5 ~ 6 月采花蕾，阴干、晾干或晒干。晾晒时用筷子翻动以防变黑。成品放入甏内，防受潮、变色和虫蛀。

【性味功效】甘寒。具有清热解毒之功效。

【主治用法】①急性热病发热、皮肤出现红色斑点，可配合连翘、玄参、鲜生地等同用。②风热感冒的发热、头痛、流黄涕或喉痛，可与连翘、荆芥、薄荷等同用。③热疖、疔疮、脓疱疮、丹毒、咽喉肿痛，可单用，也可与蒲公英、紫花地丁、野菊等配合使用。④痢疾、大便脓血等。上述病症用量 9 ~ 15 克，煎服。必要时可用 100 ~ 200 克。

【附】① 银花子(果实)性凉，解毒止痢。治热毒疮肿、痢疾。9 ~ 12 克，煎服。②忍冬藤(茎藤)主治用法与金银花相似，15 ~ 50 克，煎服。又能通经络，用于关节肿痛、风湿痛，可与络石藤配伍，用量同上。

【注】据文献记载，误食毒蕈中毒，急采新鲜的金银花嫩茎及叶适量，用冷开水洗净，嚼细服下，可解毒。附记以供参考。

地胆草

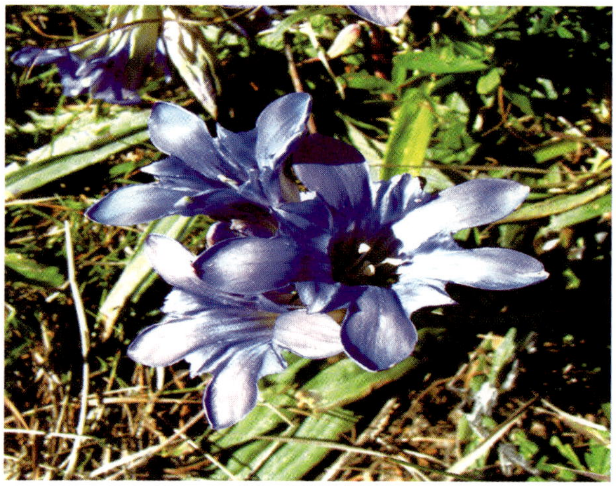

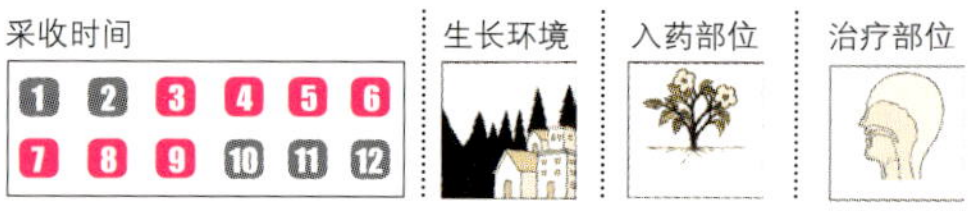

【处方用名】地胆头、土公英。

【别名】苦地胆、地胆头。

【植物形态】菊科，地胆草属。属多年生草本植物。全株有毛，茎粗壮。叶大部分根生，常伏地生长，矩圆状披针形，两面有粗糙毛，边缘有浅齿。花集生于枝顶，呈淡紫色。果实为纺锤形，顶端常有六枚硬刺毛。

【生长环境】生于田埂、山坡、路边或村旁旷野草地上。

【采收加工】全草入药。春、夏、秋三季皆可采收，洗净，晒干。

【性味功效】苦寒。具有清热凉血、解毒、利水消肿之功效。

【主治用法】①感冒、菌痢、急性胃肠炎、扁桃体炎、咽喉炎、结膜炎。②毒蛇咬伤、疖疔湿疹、下肢溃疡。③肾炎、脚气水肿、肝炎。上述病症用量 15 ~ 50 克，煎服。外用鲜草洗净，捣烂，敷蛇咬伤、疖疔处。鲜草煎汤外洗湿疹、下肢溃疡处。

龙葵

【处方用名】龙葵。

【别名】野海椒。

【植物形态】茄科，茄属。高 30 ~ 60 厘米，属一年生有毒草本植物，分枝繁多。叶呈卵圆形，互生，边缘有波状疏齿。花白色，侧生在茎节间做伞状排列。浆果为球形，成熟时呈黑色。通常 6 ~ 9 月开花结果。

【生长环境】多生于田间、菜园、路边、竹林等处。

【采收加工】全草入药。7 ~ 10 月采收，洗净，切断，晒干。防霉。

【性味功效】苦微甘滑寒，有小毒。具有解毒、散结、抗癌、利尿之功效。

【主治用法】①痈肿疔毒、牙痛。②肿瘤常可与白英、蛇莓等配合用。③小便不利。上述病症用量 9 ~ 15 克，大剂量可用 50 ~ 75 克，煎服。

了哥王

【处方用名】了哥王根(根)、了哥王叶(叶)。

【别名】南岭荛花、地棉根、山豆了。

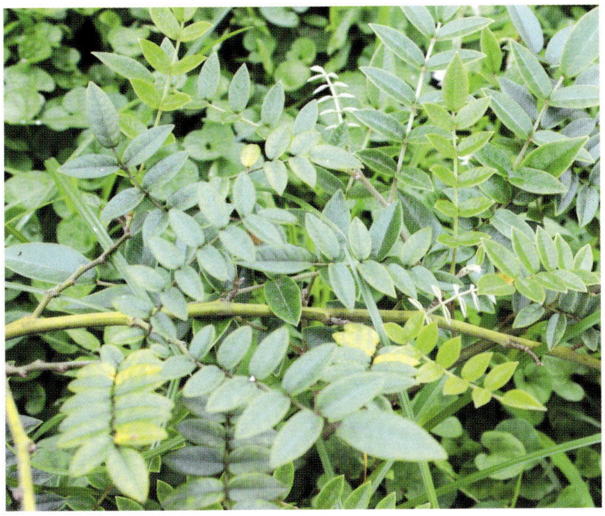

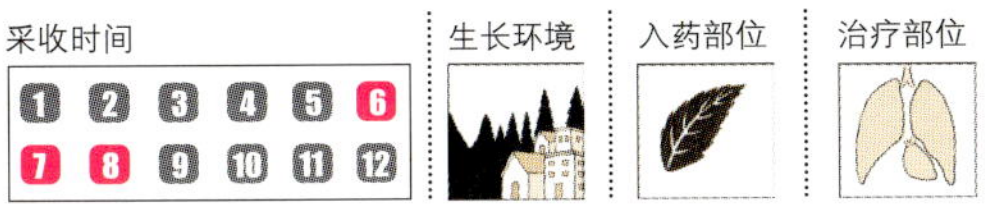

【植物形态】瑞香科，荛花属。高 30 ~ 90 厘米，属灌木植物。茎枝褐红色，皮部纤维丰富。叶呈矩圆形或倒卵形，对生。侧脉纤细而多。花呈黄绿色，数朵集生于枝顶。果实为长卵形，绿豆大小，熟时暗红色。通常 5 ~ 6 月开花，8 ~ 9 月果熟。

【生长环境】生于村边、路旁、山坡、荒地等草丛中。

【采收加工】根、叶入药。夏采叶，晒干。秋、春挖根，洗净，切片，须反复蒸晒，以去毒性。

【性味功效】苦寒，有毒。具有消肿散结、清热解毒之功效。

【主治用法】①淋巴结核、哮喘、腮腺炎、百日咳、扁桃体炎：根 9 ~ 24 克，加水适量，文火煮 2 小时以上，去渣取汁，分两次服。②疔疮肿毒、跌打损伤、蛇虫咬伤、小儿头疮：鲜茎叶捣烂外敷或挤汁外涂。

【注】本品甚毒，内服必须连续用文火煎 2 小时以上，以减低毒性，否则极易中毒。中毒症状为喉咙燥痛、头晕、面红、腹痛腹泻，可用绿豆、生甘草共煮汤内服解毒。

白花蛇舌草

【处方用名】白花蛇舌草。

【别名】蛇针草、蛇舌草。

【植物形态】茜草科，耳草属。属一年生草本植物。茎纤弱，略带方形或圆柱形，具有显著的纵棱。叶对生，具短柄，叶片线形至线状披针形，革质，先端渐尖，具锐尖头，边缘平直；托叶膜质，顶端有小齿。花白色，单生或两朵同生于叶腋，无柄。蒴果。通常 7 ~ 10 月开花。

【生长环境】多生于山坡、路边、溪畔的杂草丛中。

【采收加工】全草入药。夏、秋采收，洗净，晒干。

【性味功效】甘淡凉。具有清热解毒、活血利尿之功效。

【主治用法】①阑尾炎、肠炎、扁桃体炎、咽喉炎、急性肝炎、尿路感染等。②各种癌症，可控制或改善症状。上述病症用量 50 ~ 100 克，煎服。捣烂外敷，可治疮疖痈肿、跌打损伤及毒蛇咬伤。孕妇慎用。

一点红

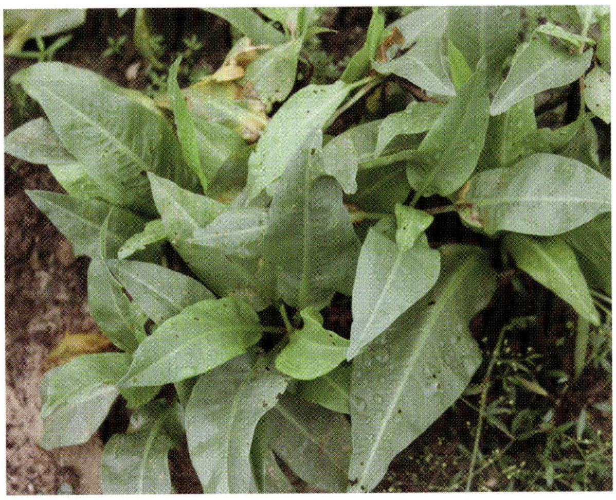

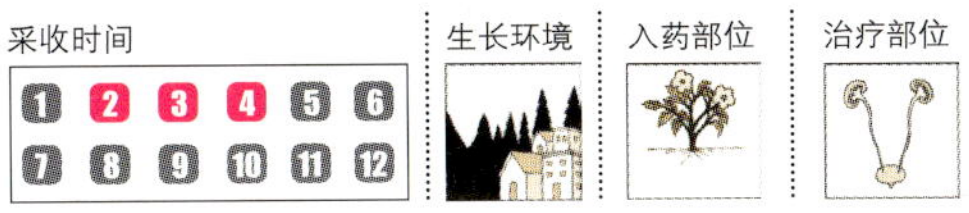

【处方用名】一点红。

【别名】 羊蹄草、叶下红、红背草。

【植物形态】菊科，一点红属。属一年生草本植物，茎细而中空，表面光滑无毛或有白色疏毛，有少数分枝。叶互生，无柄，下部叶琴形分裂，顶端圆钝，基部狭窄；上面的叶卵状披针形，先端犁头形，基部抱茎，有不规则的锯齿，反面紫红色。

花紫红色，顶生。

【生长环境】生于村边、荒地、园地、路边等处。

【采收加工】全草入药。采收带花全草，洗净，晒干。

【性味功效】苦凉。具有清热解毒、消炎利尿之功效。

【主治用法】①感冒、急性肠炎、菌痢、咽喉肿痛、尿路感染、外伤感染、痈疽等：15 ~ 50 克（鲜用 100 ~ 200 克），煎服。②跌打损伤、蛇咬伤、铁钉扎伤、皮炎、湿疹：可用鲜草洗净、捣敷或干草煎洗。

天葵

【处方用名】天葵草。

【别名】紫背天葵、夏无踪（天葵）、千年老鼠屎（天葵子）。

【植物形态】毛茛科，天葵属。高可达 30 厘米，属多年生草本植物，地下块根为棕褐色，呈椭圆形。茎细，分枝少，有白色细毛。秋冬两季从根端出叶，有长柄；复叶由 3 片小叶组成，各小叶再 3 裂，并有缺刻，正面绿色，反面紫色；茎生叶有短柄，比根出叶小。花白色，外面淡红色，单生于叶腋或茎顶。果熟时裂开，2 ~ 4 个排列呈星芒状。种子黑色。通常 3 ~ 4 月开花。果实立夏前成熟，全草便枯死。

【生长环境】多生在树下、石缝等荫蔽处。

【采收加工】全草入药。2 ~ 4 月采收，剪取茎叶，晒干。

【性味功效】甘寒，有小毒。具有清热解毒、利尿之功效。

【主治用法】①瘰疬、肿毒、蛇咬伤：可内服或外敷。②尿路结石。上述病症用量为 9 ~ 15 克，煎服，外用适量。

【附】天葵子（天葵的块根）甘凉。清热解毒，消痈肿。治瘰疬、乳痈、肿痛、疮痈肿毒、跌打损伤等症，9 ~ 18 克，煎服，或用鲜根捣敷乳痈、肿毒，有消肿止痛的功效。

马兰

【处方用名】马兰根。

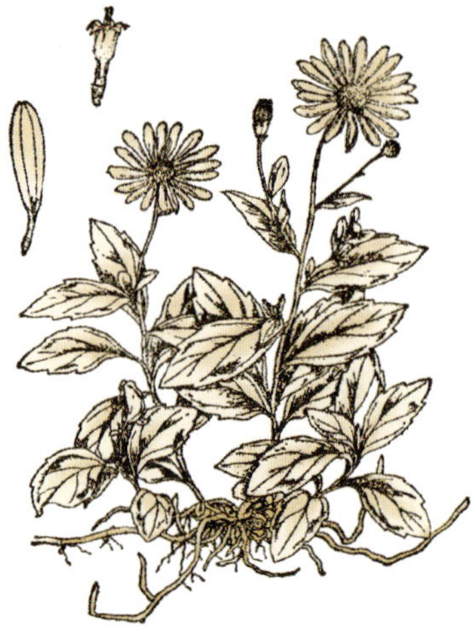

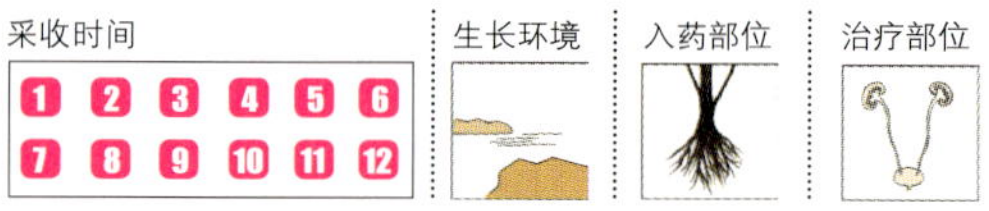

【别名】鸡儿肠、路边菊、马兰头。

【植物形态】菊科，马兰属。属多年生草本植物，有匍匐茎。叶互生，边缘有粗锯齿。头状花蓝色，中心黄色。通常 8 ~ 10 月开花。

【生长环境】多生在田埂、路边、垄沟等湿润处。

【采收加工】根入药。一年四季均可挖采，洗净，晒干。

【性味功效】辛平。具有清热解毒、止血、利尿、消肿之功效。

【主治用法】①黄疸、肝炎、痢疾、小便涩痛、咽喉肿痛、痔疮。②鼻出血、牙龈出血、吐血、皮下出血；上述病症用量 9 ~ 50 克，煎服。③蛇咬伤：用连根鲜草，洗净，捣烂，外敷患处。

一枝黄花

【处方用名】一枝黄花。

【别名】 蛇头王、满山黄、百条根。

【植物形态】菊科，一枝黄花属。高 15 ~ 60 厘米，属多年生草本植物。茎基略带紫红色，很少分枝。叶呈长圆形或披针形，互生，边缘有锯齿，茎上部的较狭小而无齿。头状花密集茎顶，黄色。果实呈圆柱形。通常 10 月开花，11 月结果。

【生长环境】生在田野、丘陵等较干燥的地方。

【采收加工】全草入药。7 ~ 9 月采收，洗净，切断，晒干。

【性味功效】辛苦凉，有小毒。具有清热解毒、消肿、止痛之功效。

【主治用法】①感冒、咽喉肿痛、扁桃体炎：9 ~ 50 克，煎服。②毒蛇咬伤、刀伤出血、各种疮痈肿毒等：鲜草适量，洗净，捣烂外敷，同时用鲜草 50 ~ 100 克，煎服。③鹅掌风、灰指甲、脚癣：每日用 50 ~ 100 克，煎取浓汁，浸洗患部，每次半小时，每日 1 ~ 2 次。7 日为一疗程。

【附】一枝黄花根(根) 具有清热解毒的功效，治咽喉肿痛，9 ~ 15 克，煎服。

榄核莲

【处方用名】一见喜、榄核莲。

【别名】穿心莲、斩蛇剑。

【植物形态】爵床科，穿心莲属。高可达 45 ~ 75 厘米，属一年生草本植物。茎方有棱，分枝很多，节膨大。叶对生，深绿色，尖卵形。花白色，排成顶生或腋生，花序疏散。果似橄榄核而稍扁，表面中央有一纵沟。

【生长环境】人工栽培。

【采收加工】全草或叶入药。夏季采叶，晾干；秋季采收全草，洗净，晒干。

【性味功效】苦寒。具有清热解毒、消肿止痛之功效。

【主治用法】①菌痢、肠炎腹泻。②扁桃体炎、咽喉炎、肺炎、肺结核。③疮毒及蛇虫咬伤。上述病症用量 6 ~ 15 克，煎服；或研粉装胶囊吞服，每次五分，每日 3 剂。外敷适量。

【注】本品极苦，如剂量较大，胃弱者服后可能引起呕吐。

婆婆针

【处方用名】鬼针草。

【别名】盲肠草、引线包。

【植物形态】菊科，狼把草属。高 45 ~ 90 厘米，属一年生草本植物。茎方。茎中部以下的叶对生，羽状深裂，边缘有锯齿，茎梢的叶互生。头状花，

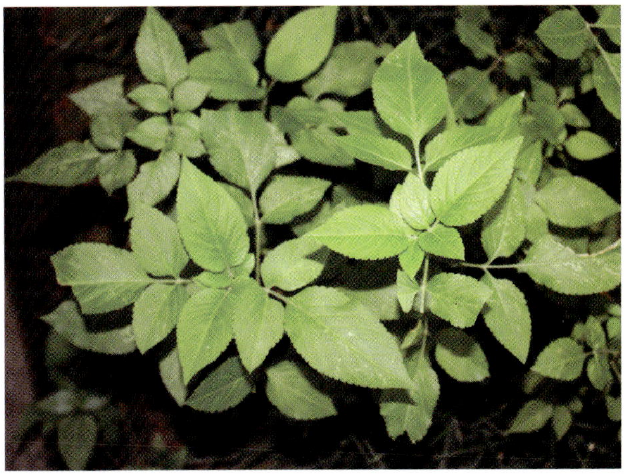

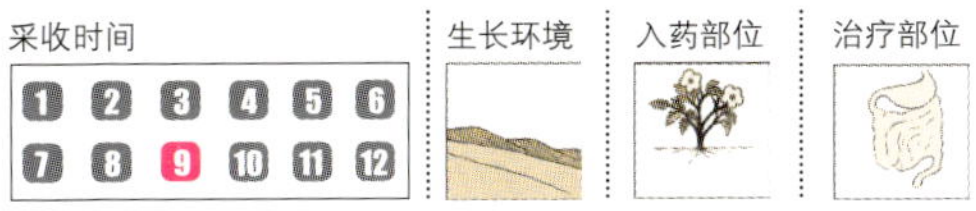

黄色。果实细长，顶端有 3 ~ 4 个短刺。通常 8 ~ 11 月开花。

【生长环境】生长在田间、路边、林园、荒野等处。

【采收加工】全草入药。9 月采收，洗净，切断，晒干。

【性味功效】苦平。具有清热解毒、强壮之功效。

【主治用法】①咽痛、关节痛、毒蛇咬伤。②阑尾炎、肠炎腹泻。③脱力劳伤。上述病症用量 50 ~ 100 克，煎服。

凤尾草

【处方用名】凤尾草。

【别名】双凤尾、鸡脚草。

【植物形态】凤尾蕨科，凤尾蕨属。高 30 厘米，属多年生常绿草本植物。根茎短，密生栗褐色小鳞片。叶丛生，硬纸质，羽状深裂，裂片线形，叶脉明显，叶柄细长，有 3 条棱。

【生长环境】生在墙缝或墙脚下、井旁石缝等阴湿处。

【采收加工】全草入药。一年四季可采，洗净，晒干，切断。

【性味功效】苦寒。具有清热解毒、收敛止血、止痢之功效。

【主治用法】①细菌性痢疾，可单用，也可与辣蓼等配合。②黄疸型肝炎、扁桃体炎。③便血、尿血、咯血、痔疮出血。④遗精、白带。⑤蛲虫病。上述病症用量 9 ~ 15 克，大剂量可用 50 ~ 100 克，煎服。

天胡荽

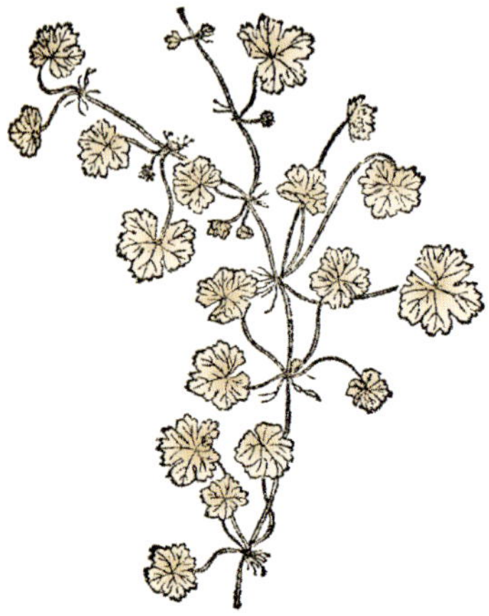

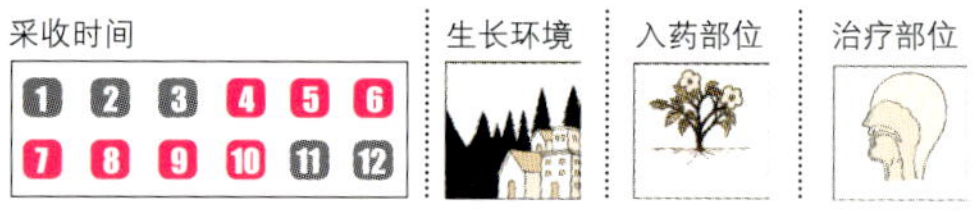

【处方用名】天胡荽。

【别名】移星草、满天星、破铜钱、盆上芫茜。

【植物形态】伞形花科，天胡荽属。属多年生小型草本植物，有异味。茎细长蔓延地面，节节生根。叶圆形或肾形，正面有光泽，直径 0.5 ~ 3 厘米，常 5 ~ 7 裂，边缘有钝齿。花很小，10 ~ 15 朵密集成球形，生于花梗顶端。通常 5 月开花。

【生长环境】多生在墙脚下、井边、路旁等阴湿处。

【采收加工】全草入药。4 ~ 10 月采收，洗净，晒干。防霉。

【性味功效】辛平。具有消肿止痛、清热解毒、化痰止咳之功效。

【主治用法】①咽喉肿痛：鲜全草洗净，加食盐少许，捣烂取汁，滴在患处。②风火赤眼：鲜草 50 克，洗净，煎服。③哮喘、慢性支气管炎：鲜草 50 克，用冷开水洗净，捣烂绞汁服。④百日咳：鲜草 9 ~ 15 克，煎服，可加白糖适量。⑤蛇缠疮（即带状疱疹）：鲜全草捣烂，用酒精浸泡半日后，用棉花蘸搽患处。⑥脚癣湿痒：鲜全草加食盐少许，捣烂敷患处，连敷几日。

【注】上海中药店的“移星草”是“谷精草”。

垂盆草

【处方用名】垂盆草。

【别名】鼠牙半枝莲。

【植物形态】景天科，景天属。高 9 ~ 18 厘米，属多年生肉质草本植物。茎平卧或倾斜，接近地面部分易生根。叶 3 片轮生，倒披针形至长圆形，扁平。花黄色，小。通常 6 ~ 7 月开花，8 ~ 9 月结果。

【生长环境】常生在岩石上。

【采收加工】全草入药。5 ~ 8 月采收，洗净，晒干或烘干，或用沸水撩过后晒干。防霉。

【性味功效】甘淡微酸凉。具有清热解毒、消痈肿、利尿、解蛇毒之功效。

【主治用法】水火烫伤、痈肿疮疹、毒蛇咬伤、肿瘤：鲜草 50 ~ 200 克，洗净捣汁服；干草 15 ~ 50 克，煎服。外用鲜草适量，洗净，捣烂敷患处。

【注】上海中药店出售的“半枝莲”，原植物名“并头草”，唇形科，黄芩属。药用全草。性味辛寒。功能为清热解毒、利尿消肿。主治疮痈肿毒、肝炎、肝肿大、肝硬化腹水、蛇虫咬伤、肿瘤等。一般用 15 ~ 50 克，大剂量可用 100 克，煎服。

抱石莲

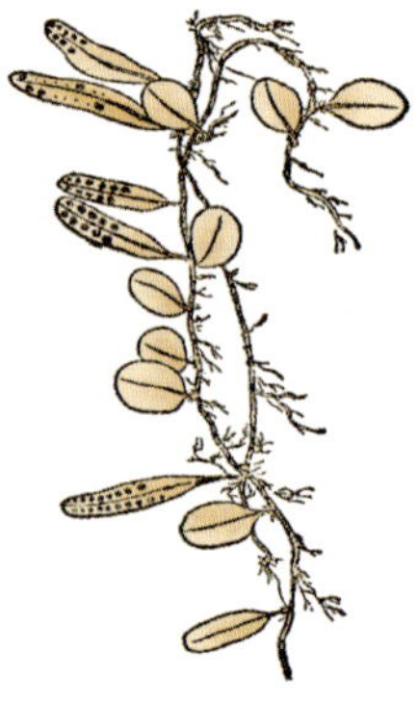

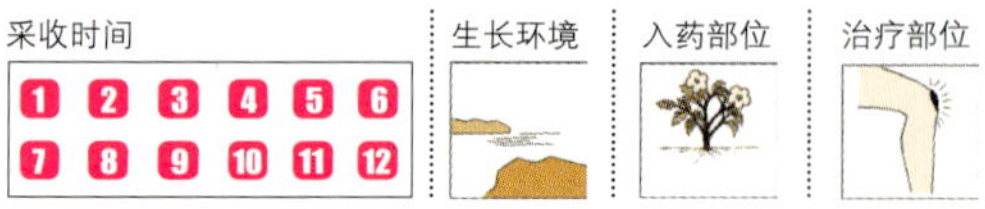

【处方用名】抱石莲。

【别名】鱼鳖金星、鱼鳖草。

【植物形态】水龙骨科，骨牌蕨属。陆生或附生多年生草本植物。根状茎细弱，长而横走，疏被淡棕色的薄质鳞片。叶有 2 型：营养叶卵圆形或矩圆状卵圆形；孢子叶细长如舌形或匙形，但也常有与营养叶同形的，背面着生孢子囊群，圆形，黄褐色，数枚至十余枚不等，分两行沿中脉左右排列。

【生长环境】生于山谷、溪边及阴地的岩石和树干上。

【采收加工】全草入药。常年可采，洗净，晒干。

【性味功效】淡平。具有清热解毒、祛风化痰之功效。

【主治用法】①肺结核咳嗽咯血、淋巴结炎。②膝关节风湿痛。③臌胀。④疔疮。上述病症用量 15 ~ 50 克，煎服；鲜草洗净，捣烂，外敷疔疮。

乌蔹莓

【处方用名】乌蔹莓。

【别名】五爪金龙、母猪藤。

【植物形态】葡萄科，乌蔹莓属。属多年生蔓草本植物，凭借卷须攀登它物。掌状复叶互生，小叶 5 片，边缘有圆钝锯齿。花淡黄绿色，小。浆果呈球形，成熟时黑色。通常 7 ~ 8 月开花，8 ~ 9 月结果。

【生长环境】路边、田间、草丛中及树下到处可见。

【采收加工】全草入药。6 ~ 9 月采收，洗净，晒干，切断。

【性味功效】苦酸寒。具有清热解毒、利尿、活血、消肿之功效。

【主治用法】①尿血、喉痛、大叶性肺炎、皮肤创伤发炎等症：15 ~ 50 克，煎服。②跌打损伤、蛇虫咬伤、热疖疮痈：鲜草适量，洗净，打烂外敷。

【附】乌蔹莓根（根）功效与全草相似。①治跌打损伤，9 ~ 15 克，燉酒服。②治尿道炎，鲜根 50 克，冷开水洗净，捣汁饮或煎服。

蛇莓

【处方用名】蛇莓、蛇果草。

【别名】三匹风、蛇果果。

【植物形态】蔷薇科，蛇莓属。整休有白毛，属多年生矮小型草本植物。茎细长，匍匐，节节生根。叶为掌状复叶，互生；小叶 3 片，菱状卵形，边缘有钝圆锯齿。花黄色，有长柄。果鲜红色。通常 4 ~ 5 月开花。

【生长环境】生于路旁、屋边等阴湿处。

【采收加工】全草入药。4 ~ 10 月采收，洗净，晒干，切断。

【性味功效】甘苦寒。具有清热解毒、散结之功效。

【主治用法】①肿瘤、疔疮：9 ~ 50 克，煎服。②蛇咬伤、烫伤：鲜草洗净，捣烂外敷。③瘰疬：鲜草 50 ~ 100 克，洗净，煎服。

牛膝

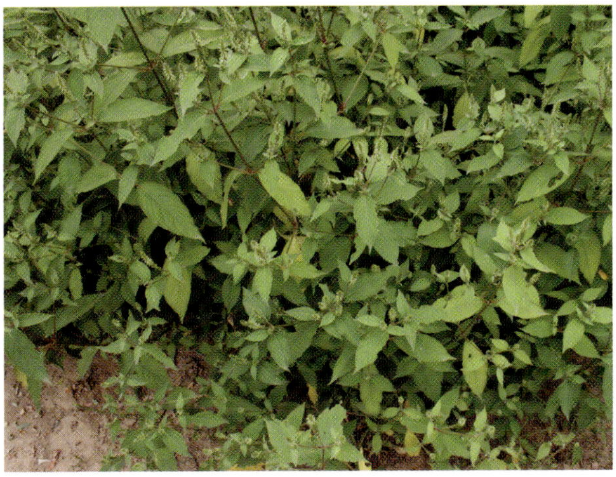

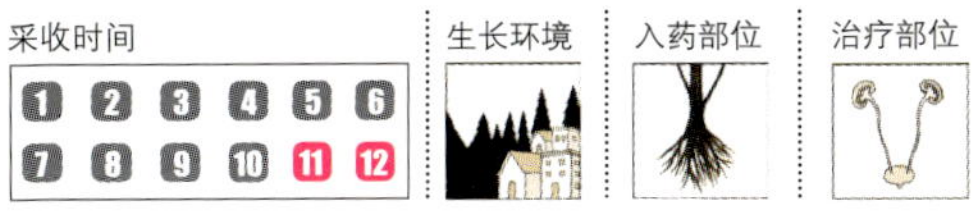

【处方用名】土牛膝。

【植物形态】苋科，牛膝属。高可达 60 厘米左右，属多年生草本植物。根粗大，圆柱形，土黄色。茎方，节膨大如牛膝盖。叶呈椭圆形或带披针形，对生。花细小，开后下垂，绿色，密集茎顶成细长花穗。果实有刺，易附着衣服。通常 8 ~ 9 月开花，10 ~ 11 月结果。

【生长环境】生在竹园、路边、屋旁草丛等处。

【采收加工】根入药。11 ~ 12 月采挖，洗净，切断，晒干。本品极易发霉，所以雨季放石灰甏内。

【性味功效】苦酸平。具有通经利尿、清热解毒、活血止痛之功效。

【主治用法】①脚气肿胀、关节炎、风湿痛。②闭经。③白喉。④咽炎：急性的可配合金银花或忍冬藤等；慢性的可配合玄参、麦冬等。⑤跌打损伤。以上病症用量 9 ~ 15 克，大剂量用 50 ~ 75 克，煎服。孕妇忌服。

【注】本品是指“土牛膝”。

羊 蹄

【处方用名】羊蹄根。

【别名】土大黄、癣大黄、羊耳朵草。

【植物形态】蓼科，酸模属。高可达 90 厘米，属多年生草本植物。根粗大，黄色。叶长椭圆形，边缘波状，根粗，叶有长柄。花小，淡绿色，轮生于花梗上，层层排列。果苞三棱状，外面有网纹和瘤状突起，边缘有小齿，内含褐色、光亮的果实。通常 4 ~ 5 月开花，5 ~ 6 月结果。

【生长环境】多生于田野、路边等潮湿的地方。

【采收加工】根入药。11 ~ 3 月采挖，洗净，切片，晒干。防霉蛀。

【性味功效】苦酸寒。具有清热解毒、杀虫治癣、通便之功效。

【主治用法】①顽癣：用鲜根洗净，加醋磨汁涂患处。②秃疮、头风白屑(头部脂溢性皮炎)：用根或全草，加食盐少许，捣烂外敷。③疥疮：鲜根加醋，磨汁或捣汁，再加猪油调匀成膏，敷患处。④便秘：鲜根 15 ~ 50 克，煎服；体质强壮、大便燥结数日不通的可加玄明粉 6 克，冲服。

栀 子

【处方用名】生山栀、黑山栀、炒山栀。

【别名】山枝子。

【植物形态】茜草科，栀子属。高可达 90 ~ 180 厘米，属常绿灌木。叶对生或三叶轮生，

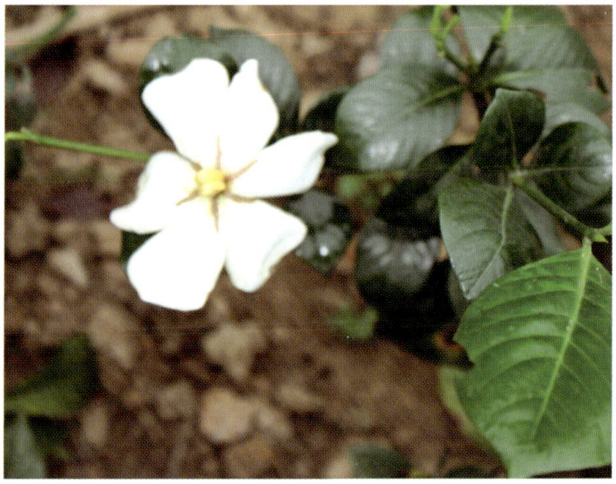

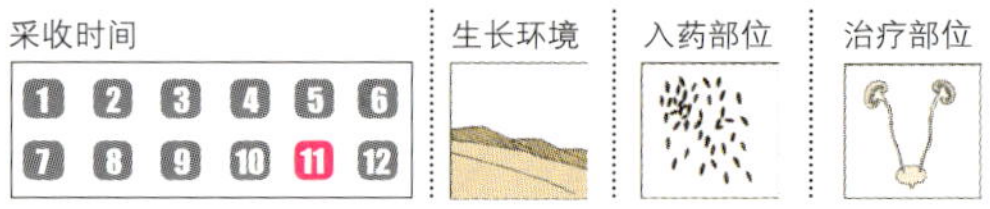

革质，深绿色有光泽，卵状椭圆形，全缘。花为白色，有香气，高脚碟形，单生于枝顶或叶腋。果呈卵形，有纵直六角棱，熟时橙色。通常 7 ~ 10 月开花。

【生长环境】生于山坡、丘陵灌木丛中，亦有栽培。

【采收加工】种子入药。11 月采收成熟果实，晒干为生山栀；炒后称黑山栀或炒山栀。

【性味功效】苦寒。具有泻火清热、凉血、解毒之功效。

【主治用法】①热病烦渴。②风火赤眼肿痛、热疮。③黄疸、小便不利。④吐血、鼻出血。上述病症用量 4.5 ~ 9 克，打碎煎服。本品生用，泻火清热力强；炒黑，凉血止血较好。⑤伤筋肿痛：用生栀子捣烂，酌加面粉，水调成糊状，外敷患处。

木芙蓉

【处方用名】芙蓉花。

【植物形态】锦葵科，木槿属。高可达 150 ~ 450 厘米，属落叶灌木或小型乔木。枝条上有星状毛。叶呈广卵形或卵圆形，互生，掌状 3 ~ 5 裂，裂片三角形，边缘有钝齿，基部心形。花初开时为白色或淡红色，随后渐变为深红色。果实稍呈球形，密生黄毛。通常 8 ~ 10 月开花。

【生长环境】多生于山坡、路旁或人工栽培。

【采收加工】花入药。秋季采收，晒干。

【性味功效】微辛平。具有清热，解毒、消肿、排脓、止痛、凉血、止血之功效。

【主治用法】①疔疮、肿毒、水火烫伤：鲜花捣汁外涂，或干花研细末，用蜂蜜或麻油或菜油调敷患处。②肺痈（肺脓肿）：50 克，煎服。③吐血、子宫出血：9 ~ 15 克，煎服。

【附】芙蓉叶（叶）治疗疮肿毒，用法与花同。

翻白草

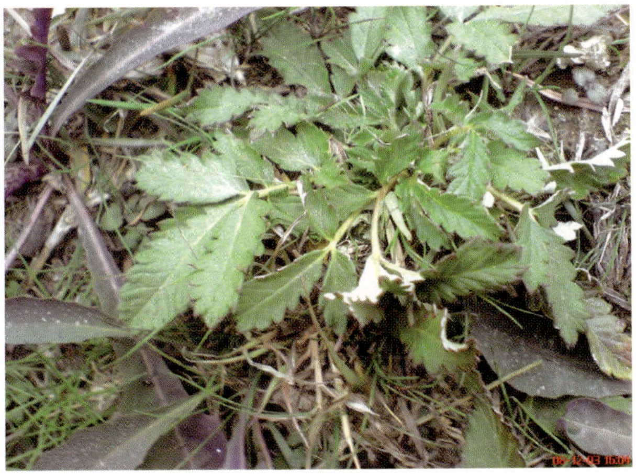

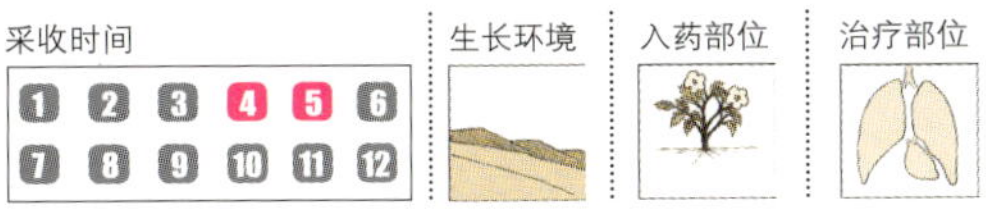

【处方用名】翻白草。

【别名】天青地白草、鸡爪莲、白头翁。

【植物形态】蔷薇科，委陵菜属。属多年生草本植物。地下宿根丛生，呈纺锤形。茎短，表面密生白色绵毛。根生叶丛生，小叶通常 3 ~ 7 片，叶片长圆形，边缘有齿。正面有稀疏刚毛，反面密生白色绵毛。叶柄长；一茎 3 叶，叶形与根生叶相似，但叶柄短。花为黄色。果实呈卵形。通常 4 ~ 5 月开花。

【生长环境】多生于低山坡、路边、田野草丛等处。

【采收加工】全草及根入药。4 ~ 5 月采收，洗净，晒干。

【性味功效】甘微苦平。具有清热、凉血、解毒、止血之功效。

【主治用法】①各种传染性疾病的发热、菌痢（阿米巴痢疾亦有效）：全草（单用根亦可）9 ~ 15 克（鲜用加倍），水煎服。②乳腺炎、肺炎、咯血、吐血：均用全草，水煎服。用量同上。③外敷治创伤出血。

夏枯草

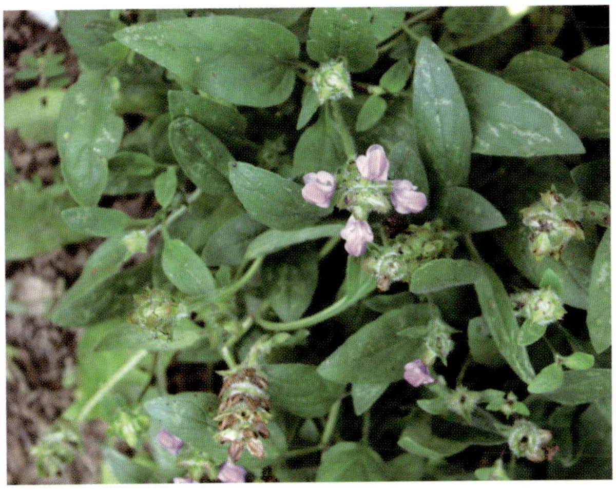

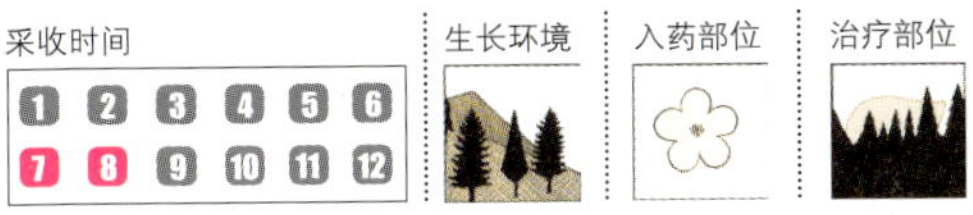

【处方用名】夏枯草。

【别名】夏枯花、夏枯球、花鼓草。

【植物形态】唇形科，夏枯草属。高 12 ~ 36 厘米，属多年生草本植物。有匍匐茎。茎方，丛生，带淡红色，通常不分枝。叶对生，卵形或长圆形，有疏齿或无齿。花蓝紫色，密集茎顶成长 1.8 ~ 4.2 厘米的花穗。果呈三棱状，长圆形，深黄色，有褐色花纹。通常 5 ~ 6 月开花，7 ~ 8 月结果。

【生长环境】生在田野、路边、草丛中。

【采收加工】花穗入药。7 ~ 8 月采收，晒干。

【性味功效】辛苦寒。具有清肝火、降血压、散结消瘰之功效。

【主治用法】①肝火上升的头痛、头晕、眼痛。②瘰疬。③黄疸型肝炎。④高血压。⑤肺结核。上述病症用量 6 ~ 12 克，大剂量可用 50 克，煎服。

漆姑草

【处方用名】漆姑草。

【别名】瓜捶草、蛇牙草。

【植物形态】石竹科，漆姑草属。属一年生或二年生小型草本植物。茎多从基部分枝，枝下端平卧，上部直立，成丛生状，上部疏生短细毛。叶对生，线形，肥厚，基部有薄膜连成鞘状。花腋生或成顶生，白色。果广卵形。

【生长环境】生于田野、路旁及园圃等阴湿处。

【采收加工】全草入药。夏、秋季采收，洗净，晒干。

【性味功效】酸甘凉。具有凉血、行血、解毒之功效。

【主治用法】①漆疮：鲜草捣汁搽患处，或干草煎汤待凉洗患处。②瘰疬溃烂：鲜草用冷开水洗净，捣烂外敷患处。③跌打损伤：15 克，煎服。④毒蛇咬伤：鲜草 50 克，冷开水洗净，加开水捣烂绞汁服；外用鲜草洗净捣烂，敷于伤口周围及肿处。

三白草

【处方用名】三白草。

【别名】三张白、百节藕。

【植物形态】三白草料，三白草属。高 30 ~ 60 厘米余，属多年生草本植物。茎下部伏地，节上生根，上部直立。叶呈长圆状心形，互生，绿色，近顶部 2 ~ 3 片叶子花期常呈白色（故称“三白草”），全缘。花序顶生。果实呈球形。通常 6 ~ 7 月开花，8 ~ 9 月果熟。

【生长环境】生长在水沟旁及沼泽处。

【采收加工】带根全草入药。4 ~ 9 月采收，洗净，晒干。

【性味功效】甘辛寒，有小毒。具有清热、利尿、祛痰、消痈肿、通乳之功效。

【主治用法】①妇女白带、尿路感染、咽喉肿痛、慢性支气管炎、肺痈（肺脓肿）、咳痰腥臭：50 克，水煎服。②水肿、脚气：50 克，水煎服，也可加甜酒小半杯同煎。③疮毒：鲜根量，酌加明矾少量，同捣烂如泥，敷患处。

积雪草

【处方用名】落得打。

【别名】崩大碗。

【植物形态】伞形花科，积雪草属。属多年生匍匐草本植物。茎细长，爬地，随处生根。叶常 2 ~ 4 片簇生节上，有长柄，肾圆形，边缘有钝齿。花淡红紫色，小，数朵生叶腋间。果实呈扁圆形。通常 5 ~ 6 月开花，6 ~ 7 月结果。

【生长环境】生于田野、沟边等较阴湿处。

【采收加工】全草入药。5 ~ 9 月采收，洗净，晒干，切断。本品极易发霉，须经常翻晒。

【性味功效】苦辛寒。具有清热解毒、止血、利尿、活血、消肿之功效。

【主治用法】①肠胃炎、扁桃体炎、感冒头痛、火眼、牙痛、皮肤湿疹、湿热黄疸。②胆囊炎、胆腺炎。③吐血、尿血，可与生蒲黄、生地黄等配合应用。④小便不利。⑤跌打损伤，可配合当归、桃仁、川芎、赤芍等。上述病症用量 9 ~ 15 克，大剂量可用 50 克，煎服。

黄 独

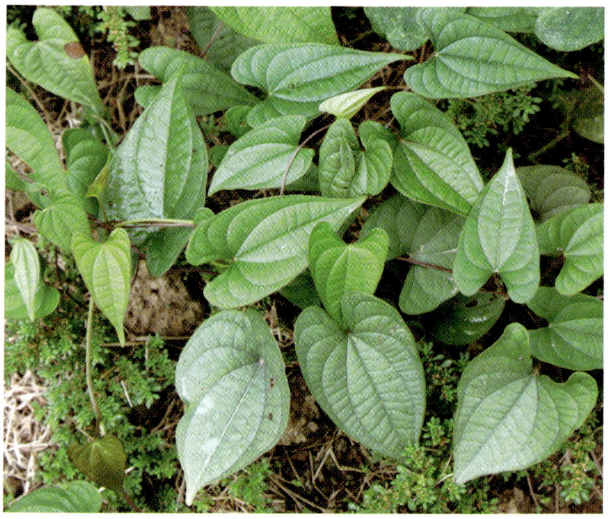

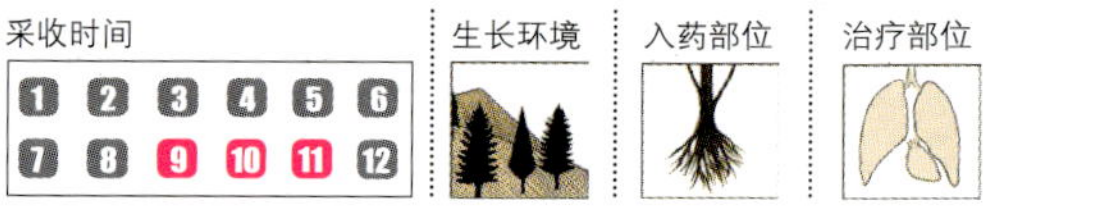

【处方用名】黄药子、黄独。

【别名】金线吊蛤蟆、黄药脂。

【植物形态】薯蓣科，薯蓣属。属多年生缠绕草质藤本植物。具有球状地下块茎。茎圆形，叶片卵形，互生，具长柄，先端锐尖，基部阔心形，全缘，有脉 7 ~ 9 条，叶腋常有珠芽。有雌雄之分，雄株花序短而丛生，或呈圆锥状；雌株花序 1 ~ 4 个丛生于叶腋。果实呈矩圆形，下垂，有翅。通常 7 ~ 9 月开花，9 ~ 10 月结果。

【生长环境】生于山野沟边、溪边等杂草和灌木丛中。

【采收加工】带根块茎入药。9 ~ 11 月采收，洗净，切片，晒干。

【性味功效】苦平。具有清热解毒、消肿、止血、止咳平喘之功效。

【主治用法】①甲状腺肿大。②吐血、咯血。③咳嗽气喘。上述病症用量 9 ~ 50 克，煎服。

白毛垂花蓼

【处方用名】辣蓼。

【别名】辣蓼草、蓼子草、水蓼。

【植物形态】蓼科，蓼属。高可达 90 厘米，属一年生大型草本植物。茎基带红色，粗大，有暗紫色细点。叶呈带披针形，互生，有多数明显的侧脉，正面中央往往有黑斑，反面有白色绵毛。花小，密集成下垂的淡红色或绿白色花穗。果扁圆形，小，黑褐色有光泽。通常 9 ~ 10 月开花。

【生长环境】多生于近水处。

【采收加工】带根全草入药。5 ~ 10 月采收，洗净，切断，晒干。

【性味功效】辛温。具有解毒、利尿、止痢、止痒之功效。

【主治用法】①痢疾、肠炎：50 克，煎服。也可配合凤尾草或马齿苋同用。②蛇犬咬伤：鲜草洗净，捣烂外敷。③皮肤湿痒、顽癣：鲜草适量，洗净捣烂外敷，或煎汤熏洗。

【注】①植物辣蓼与水蓼也有止痢效果，可单用或与车前草等同用。②其他蓼属植物如显花蓼、蚕茧蓼、丛枝蓼等是否有相似药效，有待研究。

长萼鸡眼草

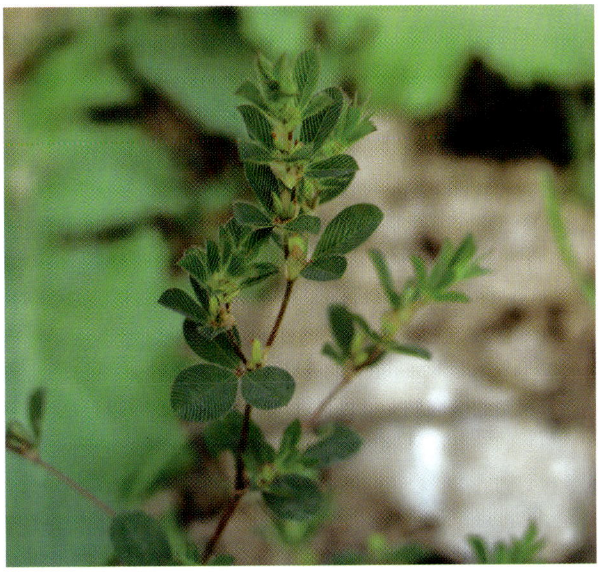

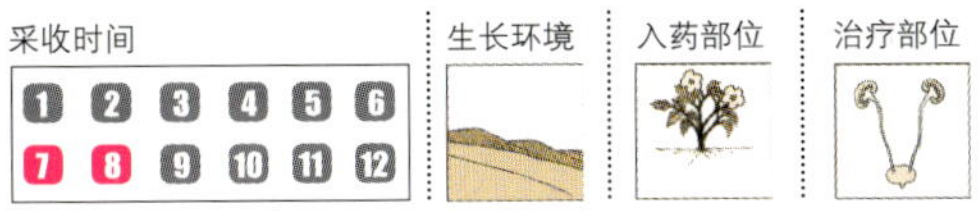

【处方用名】鸡眼草。

【别名】蚂蚁草、白斑鸠窝。

【植物形态】豆科，鸡眼草属。高不到 30 厘米，属一年生草本植物。茎绿色，细长，生有白色向上柔毛。复叶互生，小叶 3 片，呈倒卵形，主脉密生长毛，细脉平行。花 1 ~ 2 朵生于叶腋，淡红色。果实呈椭圆形，很小，内仅有种子 1 粒。7 月开花。

【生长环境】生于路边、草地上。

【采收加工】全草入药。7 ~ 8 月采收，洗净，晒干。

【性味功效】辛寒。具有清热解毒、利尿、止泻之功效。

【主治用法】①感冒发热、咳嗽胸痛。②尿路感染。③肠炎腹泻、痢疾，可与车前草或紫花地丁配合同用。如有肠鸣，可加枳壳；腹痛可加红藤。以上病症用量 15 ~ 50 克，大剂量可用 100 克，煎服。

【注】另有“鸡眼草”，形态与长萼鸡眼草相似，但茎较柔软，白色柔毛向下，小叶为长椭圆形，很少有毛。目前长萼鸡眼草常与鸡眼草混用。

酸浆

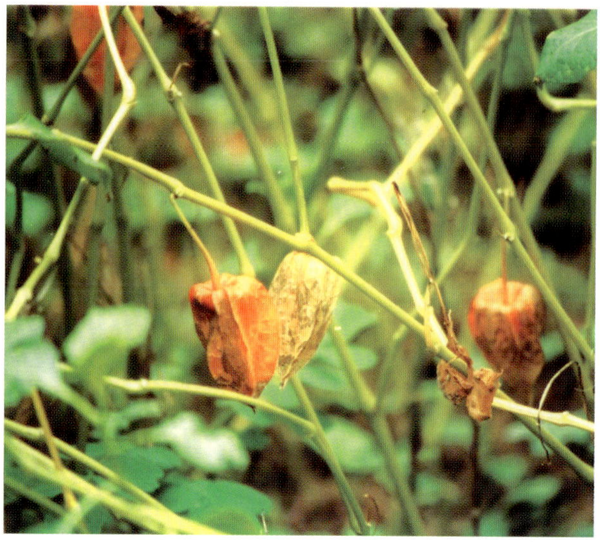

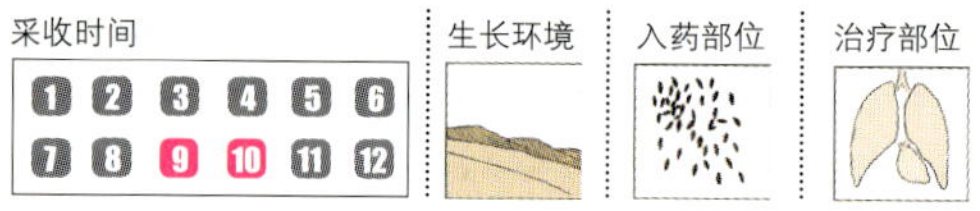

【处方用名】挂金灯。

【别名】金灯笼。

【植物形态】茄科，酸浆属。高 30 ～ 60 厘米，属多年生草本植物，有爬地的根状茎。茎多单生，不分枝。叶阔卵形或卵形，长 3 ～ 10 厘米，宽 3 ～ 6 厘米，边缘有粗大钝齿。花白色。果生于一橘红色、灯笼状的萼内。通常 7 ～ 9 月开花，10 月果熟。

【生长环境】生于田野、沟边等处，也有栽培。

【采收加工】种子入药。9 ～ 10 月采收，晒干。本品易霉、易蛀，须注意。

【性味功效】酸平。具有清热、消肿之功效。

【主治用法】①肺热咳嗽，可配合桑叶、枇杷叶等。②咽喉肿痛，可与蒲公英等同用。上述病症用量 4.5 ～ 9 克，煎服。

滴水珠

【处方用名】滴水珠。

【别名】水半夏、石半夏、独叶一枝花、一粒珠。

【植物形态】天南星科，半夏属。属多年生草本植物。地下块茎球形。仅生 1 ～ 2 片单叶，近戟形或心形，颜色为绿色或淡紫色，表面光滑；柄长，叶柄与叶片相接处常有一颗珠芽。肉穗花序。通常 4 ～ 6 月开花。

【生长环境】多分布于山区或半山区，生于阴湿的草丛中、石壁上、岩石边等处。

【采收加工】块入药。一年四季均可采。

【性味功效】辛温，有毒。具有消肿、散结、解毒、散瘀之功效。

【主治用法】①蛇虫咬伤、痈疖初起：鲜块茎 3 克，洗净，用开水吞服（不可嚼碎）；另取鲜块茎捣敷患处。②腰部扭伤疼痛：鲜块茎 3 克，吞服；另取鲜块茎加食盐或白糖捣敷患处。③跌打损伤：鲜块茎捣敷患处。

清热药

药名	处方用名	性味	功效	主治	常用量
石膏	生石膏	辛甘寒	清热降火，止渴除烦	①高热不退、烦渴狂躁。②肺热咳喘	9～50克
知母	肥知母	苦寒	清热，润燥滋阴	①热病烦渴。②虚热。③二便不利（属虚证者）	3～12克
芦根	活芦根、鲜芦根	甘寒	清热，止呕	①肺热咳嗽。②胃热呕吐、呃逆。③解河豚毒	50克
竹叶	鲜竹叶	甘淡寒	清热降火，解渴除烦	①热病烦躁口渴。②口舌生疮。③小便黄少	3～12克
决明子	草决明	苦甘微寒	清热，祛风明目，缓泻	①目赤翳障。②伤风头痛。③便秘	4.5～9克

续表

药名	处方用名	性味	功效	主治	常用量
青葙子		苦微寒	清肝火，散风热	①目赤翳障。②高血压	6～9克
鲜地黄	鲜生地	甘苦寒	清热凉血，滋阴，止血	①热病伤津。②斑疹、咽喉红肿。③热证出血	15～50克
玄参		咸苦微寒	滋阴降火，解毒	①高热伤津。②咽痛、斑疹。③痈疽。④瘰疬（淋巴结肿）	9～24克
丹皮	牡丹皮	辛苦微寒	凉血，散瘀	①热病发斑。②出血。③经闭。④阑尾炎。⑤高血压	6～12克
紫草	紫草根	甘咸寒	凉血，活血，解毒	①斑疹(兼能预防麻疹)。②痈肿。③子宫绒毛膜上皮癌	6～9克
连翘		苦微寒	清热解毒，排脓	①风热表证。②痈疽。③瘰疬	6～12克
大青叶		苦大寒	清热解毒，凉血	①热病发斑。②热毒咽喉肿痛。③疮疡、丹毒等	15～50克
板蓝根		苦寒	清热解毒，利咽	①咽喉肿痛。②流行性腮腺炎	15～50克
白鲜皮		苦寒	清热解毒，祛风湿	为治皮肤病要药，热疮、风疹、湿毒均可治	3～9克
白头翁		苦微寒	凉血解毒热毒	下痢	3～9克
黄芩		苦寒	清湿热，泻火，安胎，降血压	①发热。②肺热咳嗽。③黄疸。④泄泻。⑤高血压	3～9克
黄连	川连	苦寒	泻火，燥湿，解毒	①发热。②泻痢。③心烦、呕吐。④眼红肿。⑤疔毒	2.5～6克
黄柏		苦寒	泻火，燥湿	①发热。②痢疾。③黄疸。④疮毒。⑤湿	3～9克
龙胆草		苦寒	清湿热，泻肝火	①眼红胁痛、咽痛口苦。②惊风。③阴部肿痒	3～6克
茵陈	绵茵陈	苦微寒	清利湿热	为治黄疸的主要药物	9～24克
苦参		苦寒	清湿热，祛风，杀虫	①湿热痢疾、黄疸。②疮疥、痔疮、麻风	3～9克
败酱草		苦寒	清热解毒，消肿排脓	①肠痈、腹痛。②疮痈肿毒。③肺痈	9～15克，大剂量可用50克

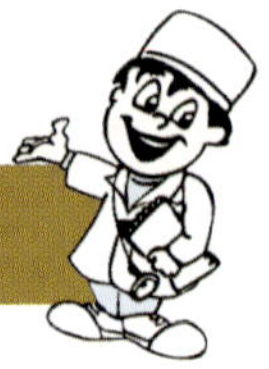

泻下药

泻下药就是能引起腹泻或能滑润大肠的药物。泻下药能泻火、排毒、逐水消肿和清除肠内的积屎之功效。有部分泻下药药性猛烈、有毒，具有峻下逐水的作用。不但能通大便也利小便，因此被称为“通利二便”，主要治疗浮肿和腹水，但用药时要多加注意，对症下药。

乌 柏

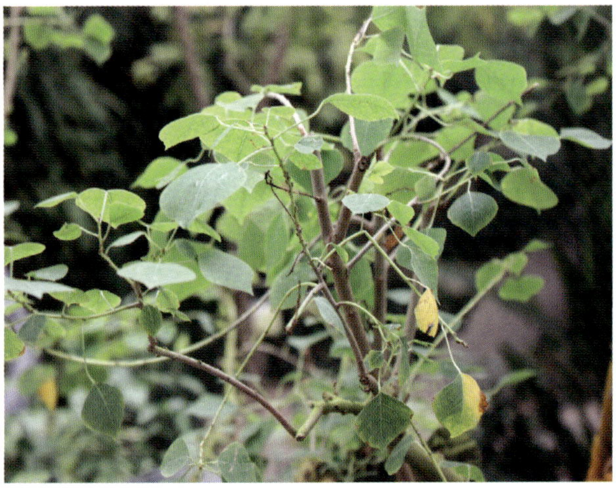

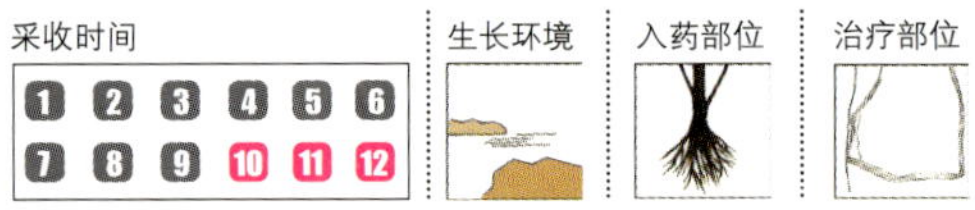

【处方用名】乌桕根皮。

【别名】柏树根皮。

【植物形态】大戟科，乌桕属，高可达10～13米，属落叶乔木。全株含有白色毒性乳汁。叶子互生，呈菱状卵形，顶部尤为尖细。长和宽均为3~9厘米，秋季会变为红色；叶柄上端有2个突起的腺。花朵有雌雄之分，较小，呈黄绿色，密集丛生于枝干顶端，呈细长花穗，起初均为雄花，随后在花穗的基部有1～4朵雌花。果实近乎球形，熟时呈黑色，裂开时为3瓣，各瓣均有1粒种子。种子呈黑色，外面有白蜡层。通常7~8月开花，10~11月果熟。

【生长环境】常栽培于路边、河边或渠道旁等地。

【采收加工】根入药。10月至来年2月采根皮，洗净，切断，晒干。

【性味功效】苦微温。具有泻下解毒、祛风活血之功效。

【主治用法】腹水肿胀、毒蛇咬伤：常用量为9～12克，用水煎服。

【附】①乌桕白蜡（种子外的蜡）可用来治疗手足皮肤开裂。②乌桕叶（叶）可用来治疗皮肤湿疹等病症，取适量药物用水煎汤外洗。

【注】本品含有花椒素等成分。毒蛇咬伤后可服用嫩枝梢，同时需要饮用大量冷开水，这样可以延缓中毒时间。

泻下药

药名	处方用名	性味	功效	主治	常用量
大黄	生大黄，酒大黄，制大黄	苦寒	攻下，泻火，祛瘀。生用泻下通便，不宜久煎；酒制蒸熟用于祛瘀，清湿热	①积食不消、便秘。②实热证。③经闭。④水肿、黄疸。⑤疔毒	3～9克
芒硝	玄硝、明粉	咸苦寒	攻下，泻火	大便秘结属实证热证者	6～12克(冲服)
郁李仁		辛苦平	通利二便	①大便燥结。②水肿	3～9克

续表

药名	处方用名	性味	功效	主治	常用量
大戟		苦寒，有毒	逐水峻下	①水肿。②腹水	2.5～3克
甘遂		苦寒，有毒	逐水，攻痰	①水肿。②腹水。③痰迷癫痫	2.5～6克
商陆		苦寒，有毒	逐水，攻痰	①水肿。②腹水。③痰饮喘咳	2.5～6克
牵牛子	黑丑、白丑	辛热，小毒	逐水，杀虫，通便	①水肿。②便秘。③虫积	3～9克
葶苈子		辛苦大寒	泻水，定喘	①水肿。②喘咳	3～9克（包煎）

祛风湿药

祛风湿药用来祛除肌肉、经络及筋骨间的风湿，治疗关节痹痛；一些药物还具有强筋骨、补肝肾的功效，亦兼治筋络拘急、四肢麻木等病症。

苍 耳

【处方用名】苍耳子。

【植物形态】菊科，苍耳属。全株粗糙有短毛，高可达120～150厘米，属一年生草本植物。叶呈心状三角形，互生，边缘有不规则粗齿或缺刻，有3条粗脉。花生于叶腋，有雌雄之分。茎上部为雄花，下部为雌花。果实为椭圆形，密生钩刺。通常5～6月开花，9～10月果熟。

【生长环境】多生于田间、路边、竹林、屋边等干燥向阳的地方。

【采收加工】种子入药。8～10月采收，晒干。

【性味功效】苦辛温。具有发汗，祛风湿，止痛，通鼻塞之功效。

【主治用法】①风湿痛、头痛、肌肉麻痹：可配合桑枝、豨莶草等应用。②麻风病、疥疮。③鼻炎、鼻塞流涕：可配合辛夷花，煎服，也可外用；上述病症用量3～9克，煎服。

【附】①苍耳虫（通常生在茎内，形如小蚕，8～10月捉取）浸麻油中，用时撩取1～2条，捣烂敷患处，外贴清膏药，可治疗疮肿毒初起。对未溃的疮面，先用消毒针挑破，涂上苍耳虫，一日后即流出黄水。隔日换药1次，连敷2～3次。②苍耳草（全草）功用与苍耳子相似，并能镇痉，治癫痫；鲜草适量捣烂外敷，能治蜂刺、虫咬。一般用9～15克，大剂量可用50克，煎服。

两面针

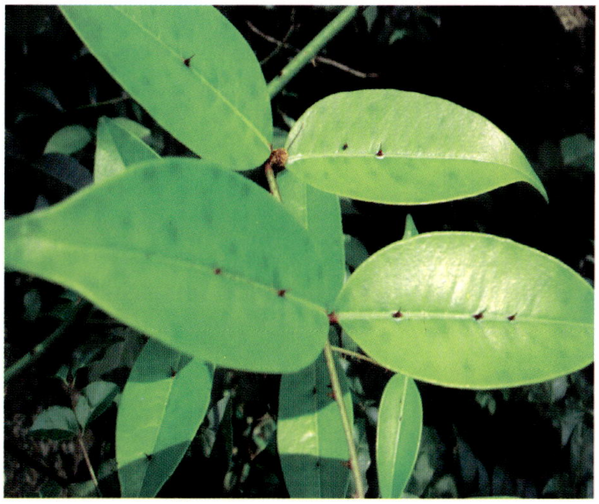

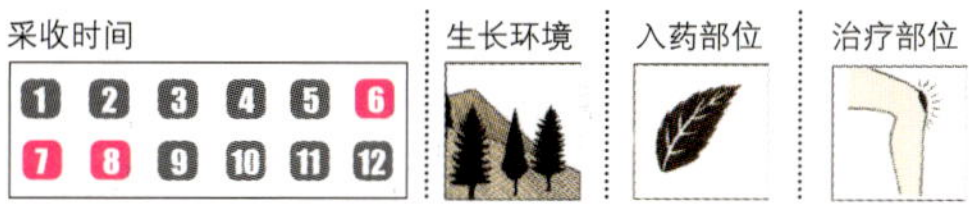

【处方用名】两面针。

【别名】入地金牛、野花椒。

【植物形态】芸香科，花椒属。高可达

90 ~ 180 厘米，属常绿藤状灌木。根皮黄色，常有褐色点状小斑，尝之有持久的麻舌感。枝、叶柄、叶脉均生有小钩刺。叶呈羽状复叶，互生，有小叶 5 ~ 11 片；小叶呈卵状椭圆形，有油点，边缘有浅齿。花为白色，生在叶腋。果实呈球形。种子成熟时黑色，有麻辣味。

【生长环境】多产于广西、广东、湖南、云南、台湾。生于山野及灌木丛中。

【采收加工】根入药。一年四季均可挖采。

【性味功效】辛苦微温。有祛风活络、散瘀止痛、解毒消肿之功效。

【主治用法】①胃气痛、风湿骨痛、腰肌劳损、跌打损伤。②破伤风、毒蛇咬伤。上述病症用根 6 ~ 15 克，煎服。

【附】① 两面针叶 (叶) 散瘀止痛。鲜叶捣敷，治跌打损伤。②两面针皮 (茎皮) 功效用法同根。

【注】本品有毒，用量不可过大。过量则会引起中毒现象，如头晕、眼花、呕吐等。

海州常山

【处方用名】臭梧桐。

【植物形态】马鞭草科，海州常山属。高 180 ~ 360 厘米，属落叶灌木或小型乔木。树皮灰白色，嫩枝上有毛。叶为阔卵形或椭圆形，对生，长 6 ~ 15 厘米，边缘无齿或有波状齿。花白色或带淡红色，密集枝梢。果实呈扁球形，成熟时蓝色，有浆汁，生于红紫色的萼内。通常 8 ~ 9 月开花，9 ~ 10 月结果。

【生长环境】多生在路旁、沟边、山谷或山坡的灌木丛中。

【采收加工】带嫩枝的叶入药。6 ~ 8 月上旬采叶 (开花后的叶，有效成分下降，不宜采收)，晒干。

【性味功效】味苦。具有祛风湿、止痛、降血压之功效。

【主治用法】①风湿痛、骨节酸痛及原发性高血压：9 ~ 50 克，煎服；或研粉每服 3 克，每日 3 次。也可与豨莶草配合应用。②湿疹或痱子发痒：适量煎汤洗浴。③疟疾：15 克，于发作前 2 小时煎服。

【附】①梧桐根 (根) 祛风、止痛、降血压。治风湿痛、高血压，15 ~ 100 克，煎服。治高血压可与枸杞根同用。②臭梧桐花 (带宿萼的果实) 祛风湿、平喘。治气喘及风湿痛，9 ~ 15 克，煎服。

豨莶

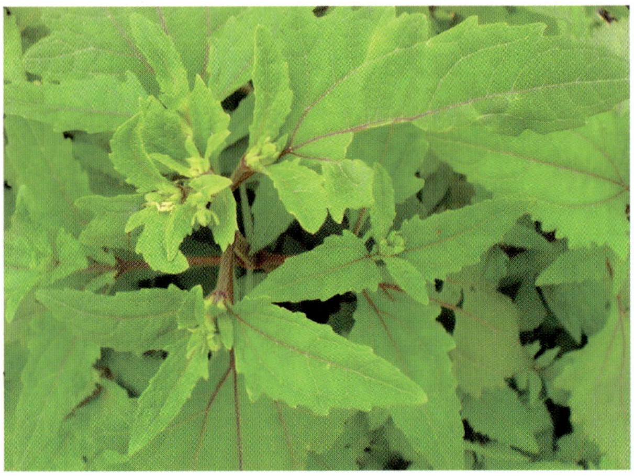

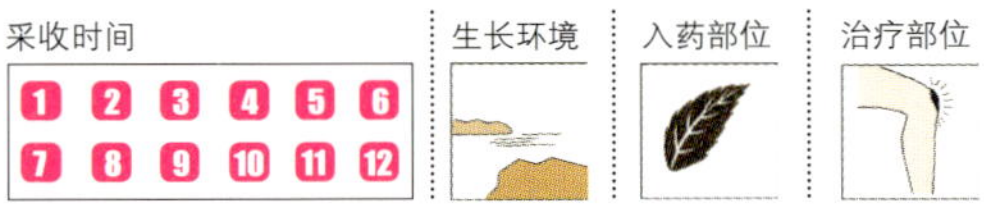

【处方用名】豨莶草。

【植物形态】菊科，豨莶属。高可达 90 厘米，属多年生草本植物。全体密生白色柔毛。叶呈卵形或三角状卵形，对生，长 6 ~ 18 厘米，有 3 条粗脉，边缘有粗齿。头状花细小，黄色；花与花梗都有腺毛，容易粘着衣服。通常 8 ~ 10 月开花。

【生长环境】人工栽培，也有少量野生于路旁、宅边等处。

【采收加工】全草入药。8 ~ 9 月收割，洗净，晒干。

【性味功效】苦寒。具有祛风湿、止痛、降血压之功效。

【主治用法】①风湿痛，可配合桑枝等。②高血压，可配合夏枯草、青葙子等同用。上述病症用量 9 ~ 15 克，煎服。如用于降血压，可用 15 ~ 50 克，煎服。③筋骨痿弱、腰膝无力、手脚麻木、半身不遂等症，豨莶草 500 克，用黄酒 100 克拌和，蒸熟。每日 9 ~ 12 克，煎服；或研粉，吞服，每服 3 克。

络石

【处方用名】络石藤

【植物形态】夹竹桃科，络石属。属常绿藤本，茎赤褐色，常生有气根。叶呈叶片椭圆形或卵状披针形，对生，老时带革质。花白色，有香气，腋生。果实呈圆柱形。种子顶端有白毛。通常 4 ~ 6 月开花， 9 ~ 10 月果熟。

【生长环境】多生于山坡林下或阴湿沟涧。

【采收加工】带叶茎藤入药。一年四季均可摘采，洗净，晒干。

【性味功效】苦微寒。具有祛风通络、利关节、凉血消痈之功效。

【主治用法】①风湿痹痛、关节酸痛、筋脉拘挛。②咽喉肿痛、疮疖痈肿。上述病症用量 9 ~ 50 克，煎服。③疖痈及外伤出血，可用鲜叶洗净，捣烂外敷患处。

【附】薜荔果(薜荔的果实) 别名木馒头、鬼馒头。甘涩平。补肾固精、通乳、活血消肿。主治：①阳痿、遗精：薜荔果 12 克，楤草 12 克，煎服。②乳汁不通：用薜荔果 2 个，猪前蹄 1 只，煮食并饮汁。③痈疽初起：9 ~ 12 克，煎服。

【注】桑科榕属薜荔的不结实的带叶茎藤，有些地区也以“络石藤”入药。上海地区所用的“络石藤”，就是薜荔的不结实的带叶茎藤。

菝葜

【处方用名】菝葜。

【别名】金刚刺、金刚藤头、铁刺苓。

【植物形态】百合科，菝葜属。属落叶蔓生有刺灌木，有雌雄之分。根茎粗大，坚硬，横生地下。茎细长有节，节处弯曲，有疏刺。叶呈椭圆形或近圆形，互生，革质，长 3 ~ 9 厘米，有直脉 3 ~ 5 条；叶柄基部有卷须 2 根，用以缠绕他物。花为黄绿色，小，呈腋生伞状排列。果实呈球形，熟时红色，如豌豆大。通常 4 ~ 6 月开花，11 ~ 12 月果熟。

【生长环境】多生于山坡、路边灌木丛中。

【采收加工】块根入药。10 月至来年 2 月采挖，洗净，切片，晒干。放干燥处，防蛀。

【性味功效】甘酸平温。具有解毒消肿止痛，祛风利湿，止痢之功效。

【主治用法】①筋骨酸痛、跌打损伤，可配合虎杖根等同用。②疔痈、肿瘤。③肠炎腹泻、妇女白带。上述病症用量 15 ~ 50 克，煎服。④糖尿病：21 克，加乌梅一个，煎服。

祛风湿药

药名	处方用名	性味	功效	主治	常用量
独活		辛苦温	祛风湿	风湿痛	5.5～12克
羌活		辛苦温	祛风湿，止痛解热	①感冒发热、头痛身痛。②风湿痛	5.5～12克
木瓜	宣木瓜	酸温	舒筋络，和胃化湿	①关节拘挛疼痛。②脚气。③呕吐腹泻	4.5～9克
威灵仙		辛温	祛风湿	①关节疼痛拘挛。②鱼骨鲠喉	9～15克
秦艽		苦辛平	祛风湿，清虚热	①关节痛。②肝炎、黄疸。③虚热、低热	3～12克
蚕砂	晚蚕砂	甘辛温	祛风湿，活血，炒炭止血	①关节痛。②腹痛。③月经不调。④崩漏(炒炭吞服)	3～9克 (包煎)
苍术		甘辛温	燥湿，健脾，祛风	①消化不良、胀闷恶心、腹痛、腹泻。②关节疼痛。③足痿。④夜盲	3～9克
松节	油松节	苦温	祛风湿	专治关节痛	6～12克

续表

药名	处方用名	性味	功效	主治	常用量
桑枝	嫩桑枝	苦平	祛风湿，通筋活络，止痛	风湿痛、手指发麻、关节伸举不便	9～50克
寻骨风		苦平	祛风湿，通经络	风湿性关节炎	15～100克
乌梢蛇		甘平	祛风攻毒，镇痉	①风湿痛、手足麻木。②惊风、癫痫。③疥癣疮毒	9～50克
白花蛇	蕲蛇	甘咸温，有毒	搜风通络	①关节疼痛拘挛。②皮肤顽癣。③中风	2.5～4.5克
蜂房	露蜂房	苦咸甘平，有小毒	祛风，解毒，消肿	①乳痈肿痛(尚未化脓)。②惊痫、风湿痛、肿瘤(以上内服)。③痈疽瘰疬	(外用)4～9克，大剂量可用15～50克，煎服

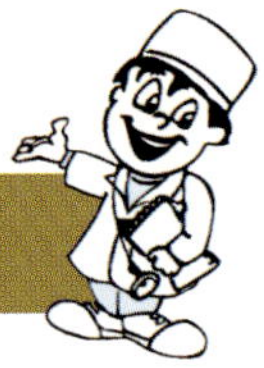

利尿渗湿药

利尿渗湿药是以通利小便、渗除水湿为主要功效的药物。利尿渗湿药用以治疗小便不利、排尿异常（如尿频、尿急、尿路结石等）、水肿等疾病。另外，中医认为与“湿”有关的病症，如痢疾腹泻、湿温、湿疹、关节疼痛（“风湿”）、黄疸（“湿热”或“寒湿”）等疾病，也需配伍本类药物。

黄毛耳草

【处方用名】黄毛耳草。

【别名】石打穿、地蜈蚣。

【植物形态】茜草科，耳草属。属多年生草本植物，全体有黄色长柔毛。茎呈细长状，铺散地面，节上生根。叶对生，呈卵形或卵状披针形，全缘。花为淡蓝色，生于叶腋。果实细小，呈扁球形。通常 7 ～ 8 月开花，9 月果熟。

【生长环境】多生于山坡、路边、岩石上、溪边草丛中。

【采收加工】全草入药。9 ～ 10 月采收，洗净，晒干。

【性味功效】辛苦平。具有清热利尿、平肝之功效。

【主治用法】适用于暑热泻痢、湿热黄疸、小儿急性肾炎、反胃呃逆、肿瘤。常用药量 9 ～ 15 克，加水煎服。

连钱草

【处方用名】连钱草、金钱草。

【别名】遍地香、透骨消。

【植物形态】唇形科，活血丹属。有香气，属多年生匍匐草本植物。茎方，细长，匍匐。叶对生，有长柄，呈肾圆形，上面有细毛，反面通常带紫色，边缘有圆齿；花枝上的叶顶端较狭尖。花 1 ～ 3 朵生叶腋，呈淡红紫色。果实为褐色，呈长圆形。通常 3 ～ 4 月开花，4 ～ 5 月结果。

【生长环境】多生在路边、田野、林缘、溪边、树下和房屋附近等阴湿地方。

【采收加工】全草入药。4 ～ 10 月采收，洗净，切断，晒干。防霉。

【性味功效】微甘寒。具有利尿、化湿、清热解毒、消肿、健胃之功效。

【主治用法】①尿路结石：单用 50 ～ 250 克，加水煎服。②湿热黄疸：可与铃茵陈或绵茵陈等配合使用。③肾炎水肿：连钱草 50 克，萹蓄草 50 克，荠菜花 15 克，加水煎服。④肺热咳嗽、咳血：可与枇杷叶、金沸草、牛蒡子等配合使用；咳血可配合仙鹤草同用。上述病症用量 9 ～ 15 克，大剂量可用 50 ~ 100 克，煎服。⑤胃及十二指肠溃疡：每日 18 ~ 50 克，煎汁分两次服，早晚各一次。⑥疮疖、腮腺炎、皮肤撞伤青肿(皮下瘀血)：鲜草适量，捣烂外敷患处。⑦小儿疳积：每用 9 克，加适量动物肝脏，煎汁服。

酢浆草

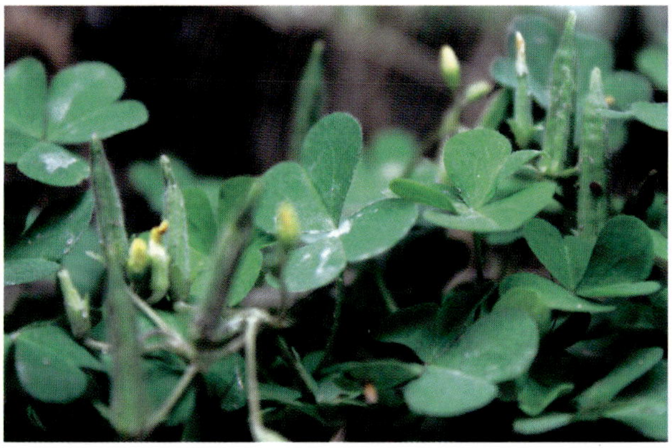

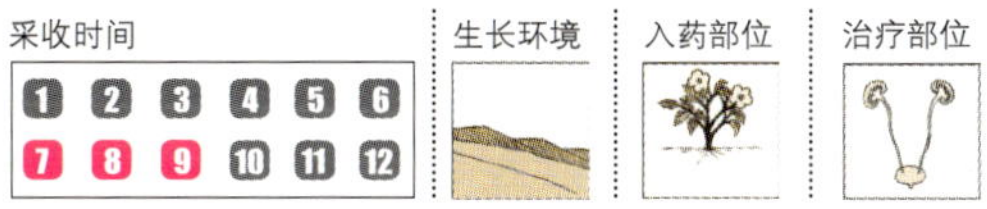

【处方用名】酢浆草。

【别名】酸浆草。

【植物形态】酢浆草科，酢浆草属。属多年生草本植物。茎较细弱，匍匐或斜升，常节上生根。掌状复叶互生；小叶 3 片，呈倒心形，顶端凹入，有时带紫红色。花为黄色，小，一至数朵生于叶腋。果实呈圆柱形，具有棱。春、秋季连续开花。

【生长环境】多生于田野、路旁、墙脚下等处。

【采收加工】全草入药。6 ~ 8 月采收，洗净，晒干。

【性味功效】酸寒。具有利尿，清热、消炎、止痛、活血之功效。

【主治用法】①小便不利、尿道涩痛。②尿路结石，尿血、白带。③咳嗽哮喘。④黄疸肝炎。上述病症常用药量为 9 ~ 50 克，煎服。⑤痔疮脱肛、脚癣、湿疹：取适量全草，煎汤熏洗。⑥跌打损伤、疮毒痈肿：鲜草适量，捣烂外敷患处，可同时煎汁内服。

阴行草

【处方用名】铃茵陈。

【别名】灵茵陈、黑茵陈。

【植物形态】玄参科，阴行草属。高可达 30 ~ 60 厘米，属一年或二年生草本植物，全株有柔毛。叶对生，茎上部叶互生，羽状分裂，有 4 ~ 5 对狭小裂片。花为黄色，单生于枝顶叶腋。果实细长，熟时开裂，内含多数细小种子。通常 8 ~ 9 月开花。

【生长环境】多生于向阳山坡、丘陵草丛中。

【采收加工】全草入药。7 ~ 9 月采收，洗净，晒干。

【性味功效】苦寒。有清热利尿、消滞，化湿之功效。

【主治用法】①小便短赤、黄疸、肝炎。②呕吐、泄泻腹痛。上述病症用量 9 ~ 50 克，煎服，必要时可酌增剂量。

【注】北方大多数地区将本品作“刘寄奴”用。

车 前

【处方用名】车前草。

【植物形态】车前科，车前属。属多年生草本植物。叶簇生地上，卵形或椭圆形，全缘，有 3 ~ 7 条粗脉。花梗从叶丛中抽出，花为白色，极小，成细长花穗。果实成熟时环状裂开。种子细小，呈黑褐色。通常 4 ~ 7 月开花。

【生长环境】多生于田野、路旁等处。

【采收加工】全草入药。4 ~ 10 月采收，洗净，晒干。

【性味功效】甘寒。具有利尿、止咳化痰、清热解毒、明目等功效。

【主治用法】①小便不利、小便色黄而量少、尿道涩痛、腹泻等症，可单用，也可与蒲公英、忍冬藤等配合同用。②咳嗽多痰及高血压。③水肿。④失眠多梦。⑤眼红肿痛、怕光、流泪，可配桑叶、青葙子等。上述病症常用药量为 15 ~ 100 克，煎服。⑥肝炎、黄疸：用鲜草 50 克，洗净捣汁服，连服 7 日。⑦皮肤肿毒初起：鲜草捣烂外敷患处。

【附】车前子(种子)功效与车前草相似。4.5 ~ 15 克，布袋包煎。

合萌

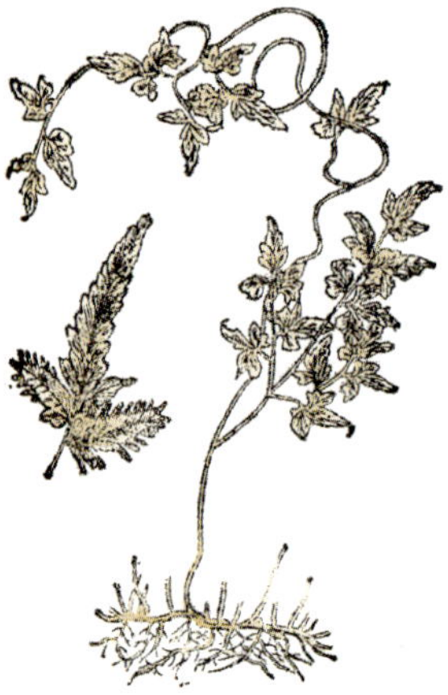

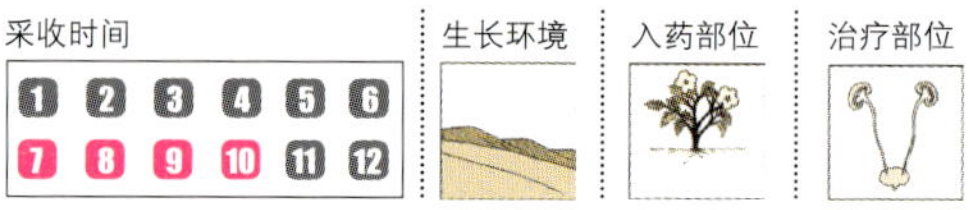

【处方用名】田皂角。

【别名】野鸭树草。

【植物形态】豆科，合萌属。高可达 30 ~ 90 厘米，属一年生草本植物。茎中空，直立。复叶互生，有小叶 20 ~ 30 对，线状长椭圆形，晚上闭合。花为黄色，常 3 ~ 6 朵生腋出花梗上。豆荚细长，扁平，有 6 ~ 10 节，成熟后节节分离。通常 7 ~ 8 月开花，9 ~ 10 月结果。

【生长环境】多生池塘边、水田边或水沟旁等潮湿处。

【采收加工】全草入药。6 ~ 7 月采收，洗净，晒干。

【性味功效】苦平。具有清热解毒、利尿、祛风之功效。

【主治用法】①荨麻疹：适量，煎汤外洗。②疖痈。③小便不利。④乳汁不通。⑤蛲虫、蛔虫病，可配合苦楝根皮同用。上述病症用量 6 ~ 15 克，煎服。⑥外伤出血：取适量鲜草，洗净，打烂外敷患处。

【附】①梗根通（根）治小儿疳积：用根 15 克，炒焦，水煎，去渣取汁再加入猪肝 100 克，炖服，可加盐或白糖，吃肝和汤。②梗通草（剥去外皮的主茎）清热、利小便、通乳汁。治小便不利，热病烦渴，乳汁不通，3 ~ 9 克，煎服。

海金沙

【处方用名】海金沙藤。

【别名】左转藤。

【植物形态】海金沙科，海金沙属。属多年生蔓草植物。根茎横走，黑褐色或栗褐色，密生细鳞片。茎细，质硬而有光泽，长 90 ~ 180 厘米，能缠绕他物。羽状复叶互生，小羽片呈各种分裂，小叶有钝齿。夏秋间，茎上部叶的反面边缘生许多黑褐色孢子（繁殖体），叫海金沙。孢子期 5 ~ 11 月。

【生长环境】多生于山野路旁或干旱的山坡、丘陵灌木丛中。

【采收加工】全草入药。7 ~ 10 月采收，洗净，晒干。

【性味功效】甘寒。具有清热解毒、利尿之功效。

【主治用法】尿路感染、尿路结石、肾炎水肿、痈肿疔毒、黄疸、白带、乳痈、腮腺炎、口腔炎等症：常用药量为 15 ~ 50 克，煎服。焙干研末，外敷可治刀伤出血。

【附】海金沙（孢子）适用于小便不利、尿道刺痛、尿路结石、水肿等病症。常用药量为 3 ~ 9 克，布包煎服。

马蹄金

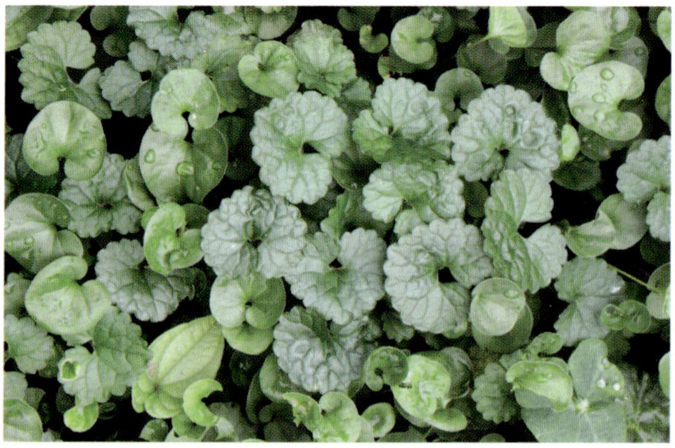

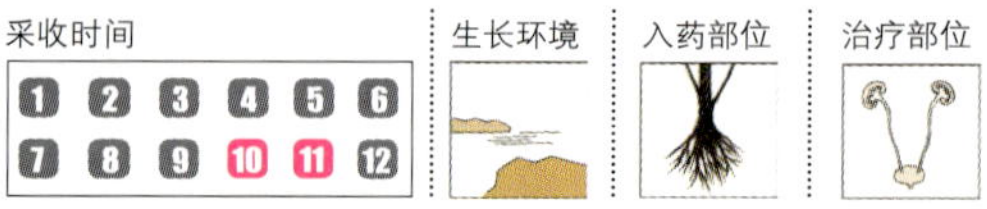

【处方用名】马蹄金。

【别名】荷包草、黄疸草、小元宝草、小金钱草。

【植物形态】旋花科，马蹄金属。属多年生草本植物。茎细长，匍匐地面，节上生根。叶呈肾形或圆形，互生，形似马蹄，长 0.6 ~ 1.5 厘米，宽 0.9 ~ 1.8 厘米，有长柄。花形小，淡黄色或白色，单生于叶腋。果实呈带球形，成熟后开裂。通常 4 ~ 5 月开花，6 ~ 8 月结果。

【生长环境】多生在路边、田边、墙脚等阴湿地方。

【采收加工】全草入药。一年四季均可摘采，洗净，晒干，或鲜用。

【性味功效】辛平。具有祛风利湿、清热解毒、补血之功效。

【主治用法】①湿热黄疸、伤风感冒、咽喉肿痛、肺热咳嗽：15 ~ 50 克(鲜用加倍)，煎服。②乳痈、湿疹、蛇虫咬伤：鲜草适量，捣烂外敷。③全身水肿(肾炎)：鲜草捣烂敷脐上，每日 1 次，7 日为一疗程，或 15 ~ 50 克，煎服。④血虚无力：50 克，加红枣 10 颗，煎服。

黄花菜

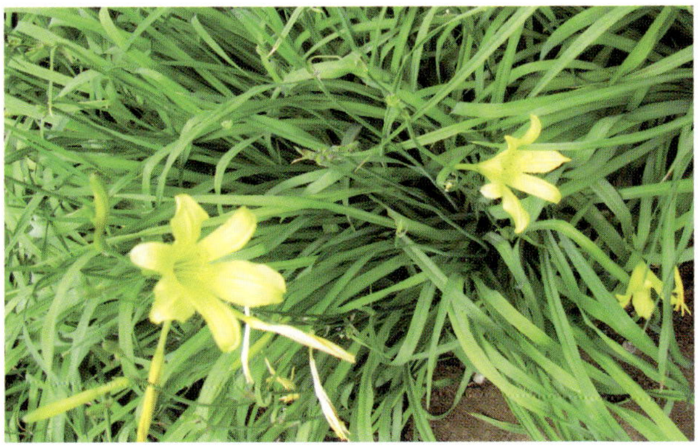

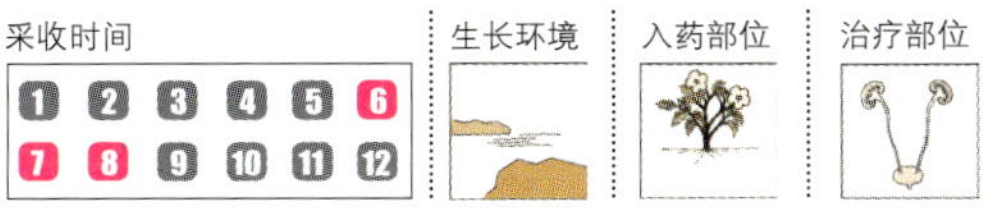

【处方用名】萱草根。

【植物形态】百合科，萱草属。属多年生草本植物。根圆柱状，多数环生在根状茎四周，幼时白色，后变黄色或褐色，根的末梢常肿大如块根。叶丛生，带状披针形，长达 75 厘米，宽达 1.5 厘米。花茎从叶丛中抽出，高约 90 ~ 120 厘米，有 4 ~ 5 个分枝，上生鲜黄色花。果实呈椭圆形。种子为黑色。7 ~ 8 月开花，8 ~ 9 月结果。

【生长环境】多生在河边、树下阴湿处。

【采收加工】根入药。10 ~ 11 月采挖，洗净，晒干。本品不易干燥，可先晒几日，堆一日，如此反复进行，至干足为止。

【性味功效】甘凉，有毒。具有清热，利尿消肿之功效。

【主治用法】①小便不利、水肿、黄疸。②吐血、鼻出血。③关节酸痛，可配金雀根同用。以上病症用量 3 ~ 9 克，煎服。④乳痈肿痛：用鲜根适量，洗净，捣烂敷患处，每日换 2 ~ 3 次。

【注】此药有毒，用量过多或长期服用会损害视力。

过路黄

【处方用名】对坐草。

【别名】大叶金钱草。

【植物形态】报春花科，珍珠菜属。属多年生草本植物。茎柔弱，爬行于地面。叶呈卵形或心形，对生。花为黄色，有长柄，成对生于叶腋，叶与花瓣上都有黑色条纹。通常 5 ~ 7 月开花。

【生长环境】多生于山坡旁、溪沟边等阴湿处。

【采收加工】全草入药。6 ~ 8 月采收，洗净，晒干。

【性味功效】苦酸凉。具有利尿排石、清热解毒、活血之功效。

【主治用法】①肾及膀胱结石、胆囊结石：50 ~ 100 克，大剂量可用 200 ~ 250 克，煎服。②腹水肿胀：鲜草适量，捣烂敷脐部。③肾炎水肿：15 ~ 50 克，煎服。④黄疸：9 ~ 50 克，可配合茵陈等同用，煎服。⑤跌打损伤：鲜全草，洗净，捣汁一小杯服。

土茯苓

【处方用名】土茯苓。

【别名】山遗粮、冷饭团。

【植物形态】百合科，菝葜属。属攀缘状灌木，地下块茎成不规则结节状，表面褐色，坚硬，内粉

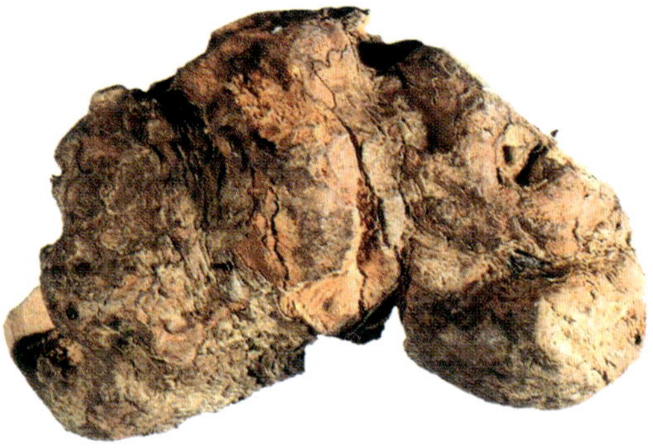

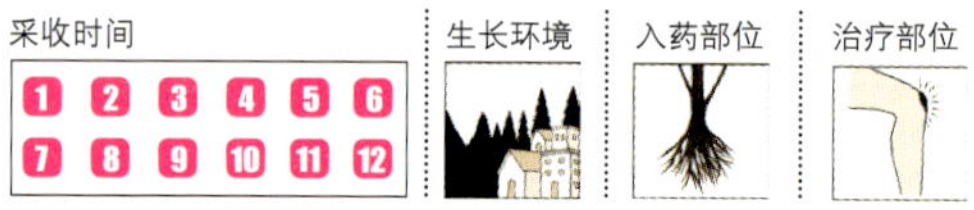

性肉质。茎细长而光滑。叶革质，披针形，正面深绿色，反面粉白色，叶腋常有2卷须。花呈黄绿色，小，生于叶腋。果实为球形，熟时呈蓝紫色。通常5～6月开花，9～11月果熟。

【生长环境】多生于山坡路边，常攀援于其他树上。

【采收加工】根入药。一年四季均可采挖，洗净，切片，晒干。

【性味功效】甘淡平。具有祛湿热、利筋骨、解毒之功效。

【主治用法】①风湿骨痛。②恶疮肿毒、皮炎。③胃气痛、腹泻。④肾炎。上述病症用量15～50克，大剂量可用2～3两，煎服。⑤甲状腺肿大：同黄药子各9克，煎服。

薏苡

【处方用名】米仁根

【别名】米仁、川谷、薏苡米。

【植物形态】禾本科，薏苡属。属多年生草本植物，茎丛生，直立，高可达90～120厘米，多分枝。叶互生，质硬，呈扁平细长披针形，叶缘粗糙，叶基部成鞘状。花腋生，有雌雄之分。夏秋间开花、结果。

【生长环境】人工栽培或野生。

【采收加工】根入药。待收割果实后，挖根，洗净，晒干。

【性味功效】甘凉。具有利湿、驱虫之功效。

【主治用法】①浮肿、尿路感染、尿路结石、痢疾、白带。②小儿疳积、癫痫、肿瘤、黄疸、蛔虫病。以上病症用量50～100克，煎服。

【附】薏苡仁(种仁)又名薏米仁、米仁。性味甘微寒。具有利尿化湿、清肺热、排脓、缓和拘挛、健脾胃、止泻之功效。主治：①脾胃虚弱、水肿腹泻。②肺痈、肠痈。③筋脉拘挛、风湿痛等。④肿瘤。上述病症用量9～15克，大剂量可用50～200克，煎服。

萹蓄

【处方用名】萹蓄草。

【别名】竹节草。

【植物形态】蓼科，蓼属。高可达30厘米，属一年生草本植物。茎平卧、斜升或直立，基部多分枝，表面有细沟纹。叶呈狭椭圆形或线形，互生，长1～4厘米，宽约14厘米，茎叶有时有白粉。花为绿白色，小，簇生于叶腋，花蕾或边缘带红色。果实为黑色，呈三角形状。通常5～9月开花。

【生长环境】多生在宅旁、山野、路边等地。

【采收加工】全草入药。6～8月采收，洗净，晒干。

【性味功效】苦平。具有利尿、清热、驱虫之功效。

【主治用法】①小便不利、尿道涩痛，可与车前草、海金沙等配合使用。②湿热黄疸，可与绵茵陈或铃茵陈等配合使用。③虫积腹痛(蛔虫)。上述病症常用药量为9～50克，煎服。④鼻出血：9克，炒炭研末，分三次用开水送服。

【注】另有一种“习见蓼”，外形和萹蓄很相似，但它的叶较狭小，果实褐色而光亮，没有细纹或小点，一般不作萹蓄草用。

杠板归

【处方用名】河白草、杠板归。

【别名】贯叶蓼、猫抓刺。

【植物形态】蓼科，蓼属。属一年生蔓草植物，茎、叶柄和主脉上都生有倒生钩刺。凭借钩刺则可攀登它物。叶呈带三角形，互生，叶柄长在叶反面；托叶盘状。花朵为白色或淡红色。果实肉质，呈球形，熟时为蓝色。通常6～7月开花，8～9月结果。

【生长环境】多生于河旁、河沟边草丛中。

【采收加工】全草入药。6～9月采收，洗净，切断，晒干。

【性味功效】酸平。具有利尿、消肿、消炎、解毒之功效。

【主治用法】①肾炎水肿：可单用200克，煎汤熏洗。②风火赤眼、疮痈、泻痢、瘰疬、带下：9～50克，煎服。③百日咳：50克，微炒，加淡水酒和冰糖烧开当茶喝，每日1剂。④痔疮：适量煎汤外洗。⑤蛇咬蜂刺：鲜草适量，洗净，捣烂外敷。⑥茎叶烟熏，可杀臭虫。

利尿渗透药

药名	性味	功效	主治	常用量
茯苓	甘淡平	利尿，补脾，安神	①水肿。②小便不利。③脾虚泄泻。④心悸	6～15克
猪苓	甘淡平	利尿，渗湿	①水肿。②小便不利。③淋浊	6～12克
泽泻	甘咸寒	利尿，渗湿	①水肿。②小便不利。③泄泻。④淋浊	6～9克
木通	苦寒	利尿，泻火，通血脉	①淋痛尿闭。②经闭。③产后乳汁少	6～9克
滑石	甘寒	利尿，渗湿，清暑	①暑热烦渴。②泄泻。③淋浊。④小便不利	3～6克
萆薢	苦平	利湿浊(粉萆薢较好)，祛风湿(川萆薢较好)	①小便淋浊。②风湿关节痛。③赤白带下	6～9克
赤小豆	甘酸平	利尿，排脓	①水肿脚气。②痈疽肿毒	9～15克
地肤子	甘苦寒	清湿热，利小便	①湿热小便不利。②皮肤湿毒、热疮	6～12克
玉米须	甘平	利尿，退黄，降压	①糖尿病。②急慢性肾炎浮肿。③肝炎黄疸、胆囊炎、胆结石。④高血压	50克
冬瓜皮	甘微寒	利尿，消肿	①小便不利。②水肿	12～50克
冬瓜子	甘微寒	清热，化痰，排脓，利湿	①肺热咳嗽。②肺痈(肺脓肿)。③肠痈	9～15克

活血药

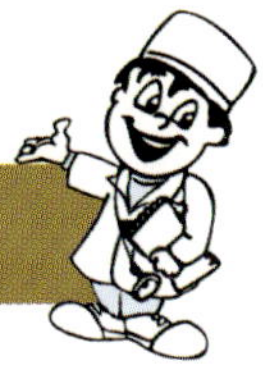

不管内服还是外敷，活血药均有活血、散瘀的功效，用来治疗瘀血阻滞及血液流行不畅等病症，如妇产科的闭经、痛经；外科的痈疽等症。

值得注意的是有些活血药具有通经作用，孕妇不宜服用，以防引起流产。

算盘子

【处方用名】算盘子根。

【别名】狮子滚球、千年矮、野南瓜。

【植物形态】大戟科，算盘子属。高可达120厘米，属落叶灌木，树皮暗灰褐色，枝、叶有细毛。

叶互生，呈椭圆形至倒卵状长圆形，长 3 ～ 5 厘米。花有雌雄之分，为淡绿色，小，簇生于叶腋，果实带红色，呈扁圆形，有 5 ～ 8 条槽，形似算盘子或小“南瓜”，成熟时开裂。种子为红褐色。通常 5 ～ 6 月开花，8 ～ 10 月果熟。

【生长环境】生于山坡。

【采收加工】根入药。10 月至来年 2 月挖取，洗净，切断，晒干。

【性味功效】苦凉。有活血散瘀、清热、利湿、解毒之功效。

【主治用法】①妇女经闭、湿热白带。②肠炎腹泻、痢疾。③尿道炎。④感冒发热、咳嗽、咽喉肿痛。以上病症用量 15 ～ 50 克，煎服。⑤外痔：200 ～ 250 克，煎汤。放盆内，先熏后洗。

【注】有些地区将叶、果实也作为药用，治肠炎腹泻，算盘子叶 50 克，煎服。治疟疾，算盘子果实 50 克，在疟疾发作前 2 小时煎服。

盘柱南五味子

【处方用名】红木香(根)、紫金皮(根皮)。

【植物形态】木兰科，南五味子属。属常绿攀援状灌木，长丈余。小枝条紫褐色，表面有棕色皮孔。叶互生，革质，椭圆形，边缘有锯齿，正面深绿色，反面淡绿色。花为淡黄色，生在叶腋。果聚合成球形，成熟时呈暗红色，果柄细长下垂。通常 5 ～ 6 月开花，9 ～ 10 月果熟。

【生长环境】多生长于山坡杂木林之中。

【采收加工】根入药。一年四季均可采挖，洗净，切片，晒干。

【性味功效】辛平。具有活血、消积、散瘀止痛(孕妇慎用)、凉血、收敛之功效。

【主治用法】①食积、消化不良、腹内胀痛、慢性胃炎、急性肠胃炎：根 9 ～ 15 克，煎服。②跌打损伤、风湿筋骨痛：根皮适量，研粉水调外敷，或根 9 ～ 15 克，煎服。③吐血、便血、盗汗、遗精：根 50 克，煎服。

【采收加工】全草入药。8 ～ 9 月采收，去净泥土，晒干。

【性味功效】苦辛平。具有活血止痛之功效。

【主治用法】①骨痛。②痈肿。③肝炎。上述病症用量 15 ～ 50 克，洗净，用水煎服。

六月霜

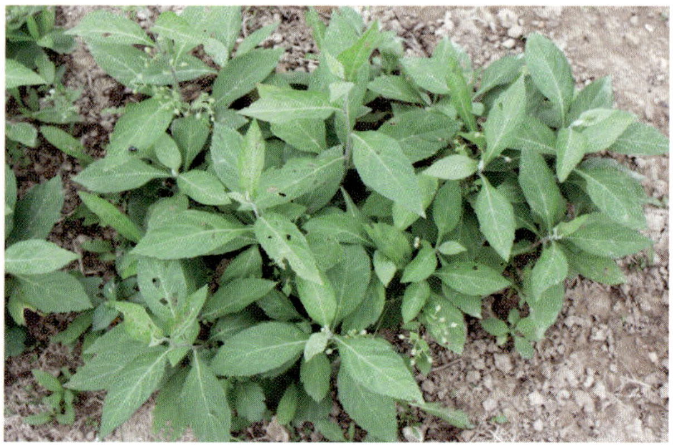

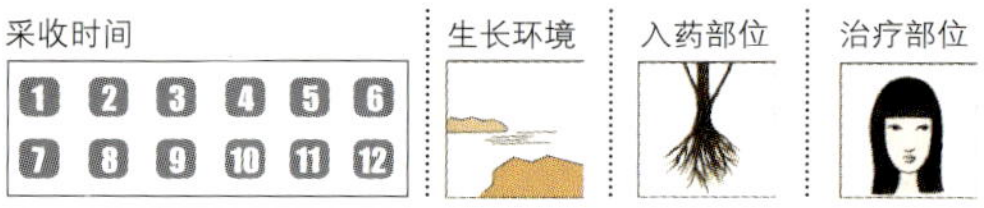

【处方用名】刘寄奴。

【别名】化食丹、消饭花。

【植物形态】菊科，艾属。高可达 60 ～ 120 厘米，属多年生草本植物。叶呈卵形或卵状披针形，互生，边缘有尖齿，反面有蛛丝状毛，茎下部叶在花开时枯落。头状花呈白色，小，密集枝顶，稍有芳香。通常 6 ～ 7 月开花，9 ～ 10 月果熟。

【生长环境】多生在河旁草丛等地。

【采收加工】全草入药。6 ～ 8 月采收、洗净、晒干。

【性味功效】苦温。具有活血、通经、止痛、消食之功效。

【主治用法】①月经不通、瘀积腹痛：9 ～ 12 克，煎服。也可配合桃仁、当归、川芎等。②乳痈肿痛：50 ～ 100 克，煎汁分两次服。③跌打损伤：用 50 克煎服；或用鲜草 100 克，洗净，捣汁服，也可酌加少量黄酒冲服。④丝虫病引起的象皮肿：每日 100 克，煎服。⑤食积不消、痧气、肚痛胀满：15 ～ 50 克，煎服，也可配合消化药和理气药同用。

水晶花

【处方用名】银线草。

【植物形态】金粟兰科，金粟兰属。属多年生

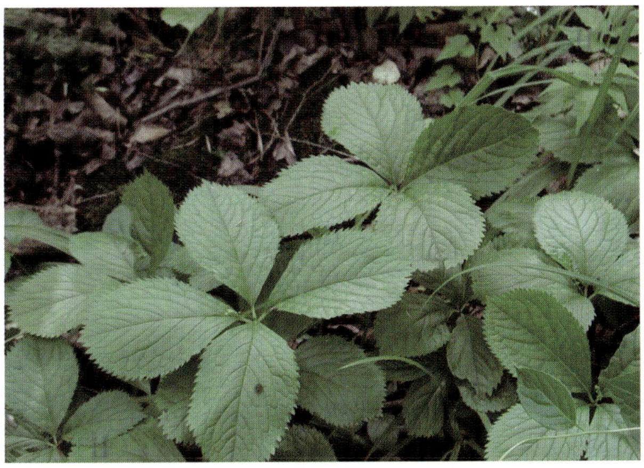

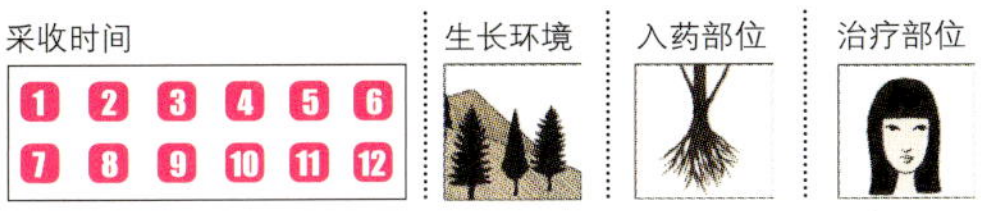

草本植物。茎单一或数茎由根丛抽出，节明显，节上生鳞片状小叶。单叶对生，常两对生于茎端，很接近；叶片呈广卵形或椭圆形，顶端钝或渐尖，基部广楔形，上面暗绿色，边缘具粗锯齿，齿尖有一腺体。花序单一，呈穗状，由茎端抽出，无花柄及花被，药隔发达，顶端3裂，伸长成线形，乳白色。通常4 ~ 5月开花。

【生长环境】生于山坡、林下等阴湿而富有腐殖质的草丛中。

【采收加工】根入药。一年四季均可挖采，洗净，晒干。

【性味功效】苦辛温。有活血、止痛之功效。

【主治用法】①跌打损伤：1.5 ~ 2克，炒研细粉，用热黄酒送下。②胃气痛、月经不调、痛经：1.5 ~ 2克，炒研细粉吞。

【注】本品有毒，多服会引起呕吐，宜慎用。

紫金牛

【处方用名】平地木。

【别名】老不大、矮脚茶。

【植物形态】紫金牛科，紫金牛属。高为9 ~ 18厘米，属常绿矮小灌木植物。有爬行的地下茎。叶通常3 ~ 7片集生枝端，呈椭圆形或长椭圆形，边缘有尖齿，正面绿色，有光泽。花青由色，有红色小点，通常2 ~ 6朵生于枝端叶腋。果实呈球形，成熟熟时呈红色，经久不落。通常6 ~ 7月开花，9 ~ 11月果熟。

【生长环境】多生在山脚、山坡、竹林、树下及灌木丛中等阴湿处。

【采收加工】全株入药。一年四季均可采收，洗净，晒干。

【性味功效】微苦平。具有活血止痛、利尿、健胃、止血之功效，并有强壮作用。

【主治用法】①跌打损伤、筋骨酸痛、月经不调，可配合当归、川芎、赤芍等。②湿热黄疸、肝炎，可单用，酌加红枣，煎服；也可配合绵茵陈或铃茵陈、连钱草等。③急、慢性肾炎、副鼻窦炎、膀胱炎、睾丸肿痛。④肺结核盗汗、咯血，可单用，酌加红枣，煎服。亦可加糯稻根、生藕节或生侧柏叶、仙鹤草等，同煎。⑤脱力劳伤：可单用，加红枣煎服。

地瓜儿苗

【处方用名】泽兰。

【别名】地笋子。

【植物形态】唇形科，地笋属。高可达120厘米，属多年生草本。地下茎肥厚，呈白色。茎方形，棱上和节上都有长硬毛。叶对生，带披针形，边缘有三角状尖锯齿。花腋生成轮，每轮6 ~ 10朵，白色。通常8 ~ 9月开花，9 ~ 10月结果。

【生长环境】多生长在池旁、田边等潮湿处。

【采收加工】全草入药。7 ~ 8月采收，洗净，晒干。

【性味功效】苦微温。具有活血、散瘀、通经之功效。

【主治用法】①月经不调、痛经、产后瘀血阻滞、腹痛，可配合当归。桃仁、川芎、赤芍等或与香附、玄胡索、红花、益母草等同用。②跌打伤痛，可配合当归、桃仁、落得打等。③疮疡肿块不消，可与赤芍、当归、忍冬藤、牛甘草等配合应用。④尿路感染、水肿。以上病症用量9 ~ 12克，煎服。

丹 参

【处方用名】丹参、紫丹参。

【别名】血丹参、大叶活血丹、紫丹参。

【植物形态】唇形科，鼠尾草属。具朱红色宿根，属多年生草本植物。茎直立，方形，有沟槽，高 30 ~ 60 厘米，多分枝，密生长柔毛和腺毛。叶对生，羽状复叶小叶 3 ~ 5 片，呈椭圆状卵形，边缘有圆锯齿，反面有白色长柔毛。花序顶生或腋生，花为紫色。果实呈倒卵形，黑色。通常 4 ~ 6 月开花。

【生长环境】多生长于山区田埂边、路边。

【采收加工】根入药。10 月到来年 5 月份采挖，洗净，切片，晒干。

【性味功效】苦微寒。具有祛瘀生新，活血调经之功效。

【主治用法】①月经不调、经期腹痛。②肝脾肿大。③腰脊扭伤、跌打损伤。④疮痈肿痛。以上病症用量 9 ~ 12 克，煎服。⑤肾盂肾炎：50 克，加红枣 50 克，同煎服。⑥关节炎：鲜根 150 ~ 200 克，水煎，冲黄酒、红糖，早、晚饭前服。

紫 参

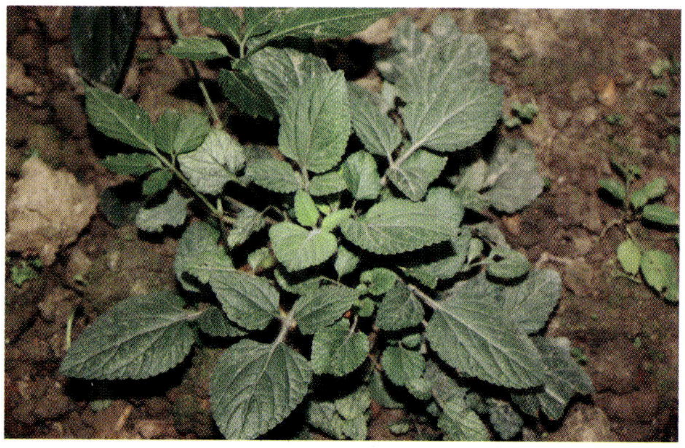

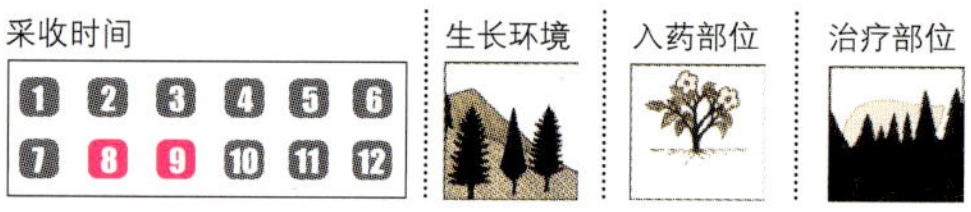

【处方用名】石见穿。

【别名】石打穿、月下红。

【植物形态】唇形科，鼠尾草属。高可达 60 厘米，属一年生草本植物。茎单一或分枝，全株生有倒生的柔毛。叶对生，上部为单叶，下部为复叶；复叶由三小叶组成，小叶片呈卵形或披针形，边缘有圆锯齿，反面叶脉上有柔毛；单叶卵形至披针形，两面均有柔毛。花呈紫色，常 6 朵花轮集成顶生或腋生，果实为椭圆状卵形，褐色，光滑。通常 7 ~ 8 月开花，9 ~ 10 月结果。

【生长环境】生于山坡草丛。

【采收加工】全草入药。8 ~ 9 月采挖，洗净，切片，晒干。

【性味功效】苦辛平。活血止痛。

【主治用法】骨痛、臃肿、肝炎。

益母草

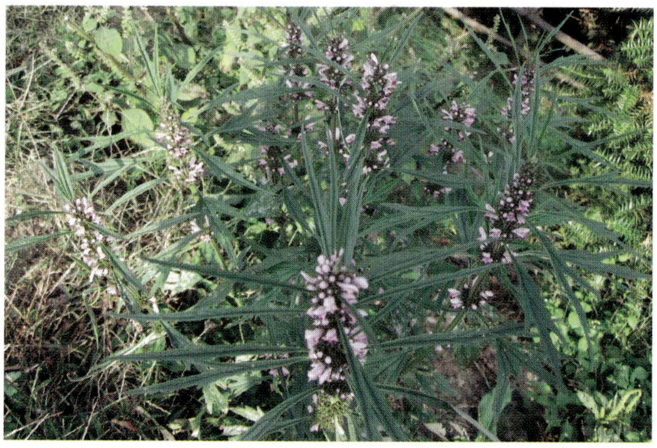

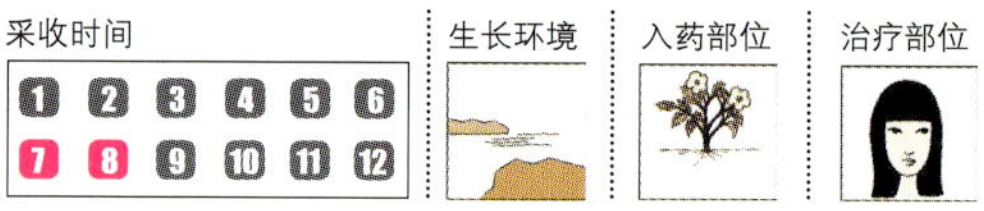

【处方用名】益母草。

【别名】益母蒿。

【植物形态】唇形科，益母草属。高 60 ~ 90 厘米，属二年生草本植物。茎叶都有细毛，茎方，直立而单一。根出叶有长柄，有 5 ~ 9 浅裂；茎生叶对生，有短柄，深裂，茎梢的叶狭长而不裂。花小，淡红或紫红色，簇生于叶腋，层层排列。果实小，呈褐色，三棱状。通常 6 ~ 8 月开花，7 ~ 9 月结果。

【生长环境】多生于田野、路旁、沟边、宅旁等处。

【采收加工】全草入药。7 ~ 8 月采收，洗净，晒干。

【性味功效】辛苦微寒，活血调经、降血压、利尿消肿。

【主治用法】①月经不调、月经来潮前小腹胀痛。②产后瘀血阻滞、腹痛。③高血压、肾炎水肿。上述病症用量 9 ~ 50 克，煎服。

【附】①茺蔚子（果实）又名为“三角胡麻”“小胡麻”。与益母草功用基本相同；亦可配合桑叶、白菊花、青葙子，用于眼红肿痛，4.5 ~ 15 克，煎服。②益母花（花）功效与益母草相似，并有补血作用。用于贫血体弱，3 ~ 9 克，煎服；或加红枣 6 ~ 10 颗，一同煎。③童子益母草（嫩苗）功效与益母草相似，并有补血作用。一般用 15 ~ 50 克，煎服。

蚊母草

【处方用名】仙桃草。

【别名】接骨仙桃。

【植物形态】玄参科，婆婆纳属。高 9 ~ 18 厘米，属一年生草本植物。基部分枝呈丛生状。叶呈倒披针形，边缘有疏锯齿，通常茎下部的叶对生，有短柄，上部的叶互生，无柄。花呈白色或微红色，小，腋生。果实呈扁圆形。部分果内常有虫瘿。通常 4 ~ 5 月开花、结果。

【生长环境】多生于水稻田旁及湿地。

【采收加工】全草入药。4 ~ 6 月趁果内寄生的小虫尚未从穴孔逸出时采收，洗净，蒸后（杀死小虫）晒干。

【性味功效】苦温。具有活血、止血、补血、调经、平肝、和胃之功效。

【主治用法】①吐血、咯血、肺病咯血、鼻出血、便血。②跌打内伤、劳损、咳痰带血。③月经不调、痛经。④胃痛。以上病症用量 9 ~ 15 克，煎服。

马鞭草

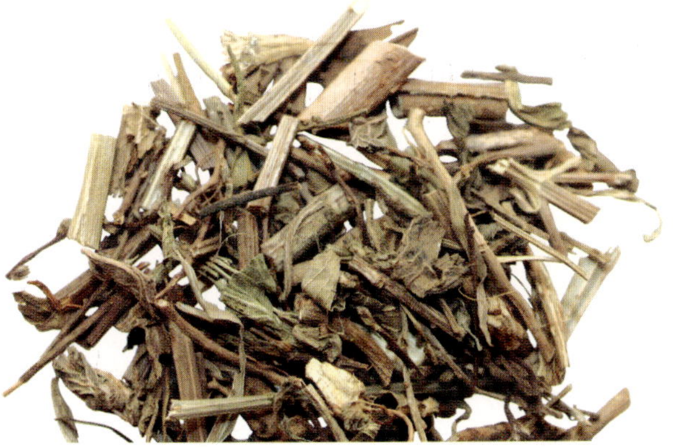

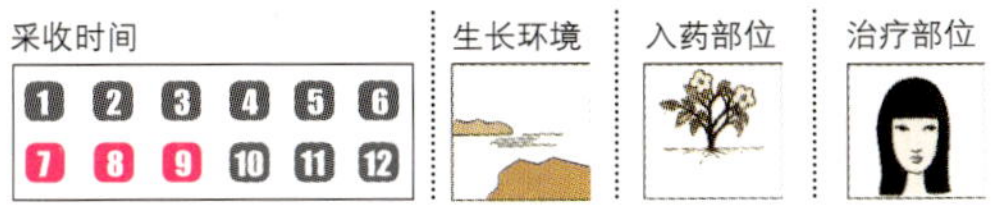

【处方用名】马鞭草。

【别名】铁马鞭、紫顶龙芽草。

【植物形态】马鞭草科，马鞭草属。高可达 90 厘米，属多年生草本植物，茎叶都有毛。茎方，分枝开展，基部木质。叶为暗绿色，对生，常深裂，并有缺刻和粗齿，正面有皱纹。花呈淡蓝紫色，小，密生成细长花穗，形如马鞭。果实呈长圆形，小。通常 6 ~ 8 月开花，7 ~ 11 月结果。

【生长环境】生于河边、屋旁等向阳处。

【采收加工】全草入药。7 ~ 9 月采收，洗净，切断，晒干。本品易发霉，需经常翻晒。

【性味功效】苦微寒。具有活血散瘀、通经、利水、止泻、杀虫等功效。

【主治用法】①关节痛、跌打损伤、肝炎、经闭、痛经。②水肿、水泻、痢疾、疟疾。上述病症常用药量为 15 ~ 50 克，煎服。③湿疹瘙痒：煎汤外洗。

虎　杖

【处方用名】虎杖、虎杖根。

【别名】九龙根、花斑竹、斑根、大活血龙。

【植物形态】蓼科，蓼属。高可达 180 厘米，属多年生大型草本植物，有雌雄之分。地下根茎坚硬、横行，呈黄色。茎斜上，表面有条纹，空心，散生紫红色小点，有明显的节。叶互生，呈阔卵圆形或卵状椭圆形，长 5 ~ 9 厘米。花为白色，小，密生于叶腋。果实为赤褐色，呈三角形，光滑，外有红色有翅的萼。通常 6 ~ 7 月开花，9 ~ 10 月果熟。

【生长环境】多生在河岸边、沟边等湿润处。

【采收加工】根入药。8 ~ 11 月采挖，洗净，切片，晒干。

【性味功效】微苦甘温。利湿退黄、活血通经、通络止痛。

【主治用法】①黄疸、胆囊结石：治黄疸可配合连钱草等；治胆囊结石，可单用 50 克，煎服。②经闭，可配合茜草根、马鞭草、益母草等。③风湿痛、跌打损伤：治风湿痛，可配合西河柳、鸡血藤等；治跌打损伤可配合金雀根等，以上病症用量 9 ~ 50 克，煎服。④水火烫伤：鲜根适量，用浓茶汁磨成糊状搽患处。

茅莓

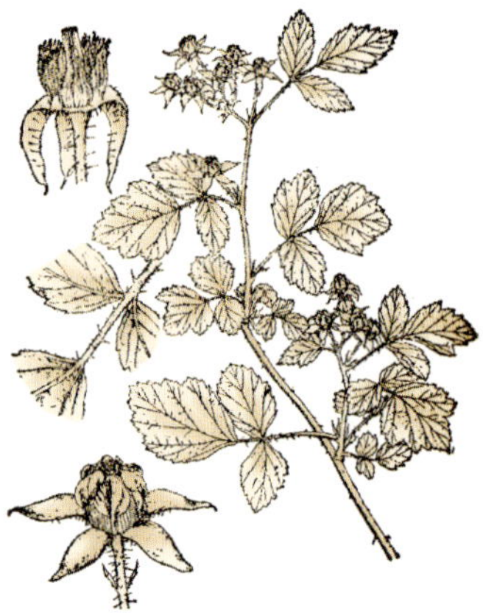

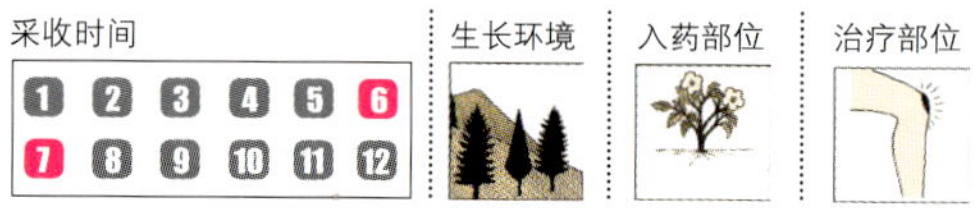

【处方用名】天青地白草。

【别名】蛇泡筋、红梅消。

【植物形态】蔷薇科，悬钩子属。高为90～120厘米，属落叶灌木。枝条有倒生小刺，呈拱形或带匍匐性。羽状复叶互生；小叶3片，边缘有不整齐粗齿，反面密生白色绒毛。花为粉红色，数朵生于枝顶。果实呈球形，成熟时为深红色。通常5～6月开花，7～8月果熟。

【生长环境】多生于向阳的山坡或草丛中。

【采收加工】全株入药。6～7月采收，洗净，晒干。

【性味功效】甘苦凉。具有清热解毒、活血消肿之功效。

【主治用法】①跌打损伤：可配合金雀根、扦扦活、落得打、水苦荬等，15～50克，煎服。②湿疹、皮炎：全草适量，煎汤熏洗。③疮痈肿毒：鲜草洗净，捣烂敷患处。

【附】茅莓根（根）也叫作“红梅消”“蛇泡筋”“薅秧藨”。具有清热解毒、活血消肿、祛风除湿的作用。治跌打损伤、感冒高热、咽喉肿痛、肝炎、咳血、吐血、肾炎水肿、尿路感染、风湿骨痛；又治干血痨（月经闭止、手心发热、身体消瘦），可配合童子益母草、平地木、葎菜、仙鹤草、红枣等。以上病症用量15～50克，煎服。

紫葳

【处方用名】凌霄花。

【别名】紫葳花。

【植物形态】紫葳科，紫葳属。属落叶木质藤本，茎干攀登高可达650厘米左右。羽状复叶对生；小叶7～9片，带卵形，边缘有粗锯齿。花橘红色，漏斗状钟形，直径约为5厘米，上部裂成5片，花下面的绿色萼有突起的纵棱。果实成熟时开裂。通常7～8月开花，11月果熟。

【生长环境】庭园、园圃栽培。

【采收加工】花入药。7～8月采摘，晒干。放甏内，防霉蛀，需经常翻晒。

【性味功效】辛微寒。活血通经、凉血、祛风。

【主治用法】①经闭：可配合当归、赤芍、刘寄奴等，4.5～9克，煎服。②周身发痒，温暖时更痒：15～24克，煎服。③皮肤湿癣：可用凌霄花配合羊蹄根等量，酌情加煅明矾，共研细末，外搽患处。④痛风：9克，与络石藤15克，同煎服。

活血药

药名	处方用名	性味	功效	主治	常用量
川芎	川芎	辛温	活血，法风	①妇产科要药，治月经不调、闭经、痛经、胞衣不下等。②头痛、关节痛	3～6克
赤芍	赤芍	辛甘平	活血，凉血	①妇科血滞诸症。②疮疡。③损伤瘀血	6～9克
桃仁	桃仁	苦甘平	活血，散瘀，滑肠	①活血功用同红花，常同用。②肠燥便秘。③阑尾炎	6～9克

图解家庭医学全书

TUJIE JIATING YIXUE QUANSHU

郑　楚　何书广◎编著

（中）

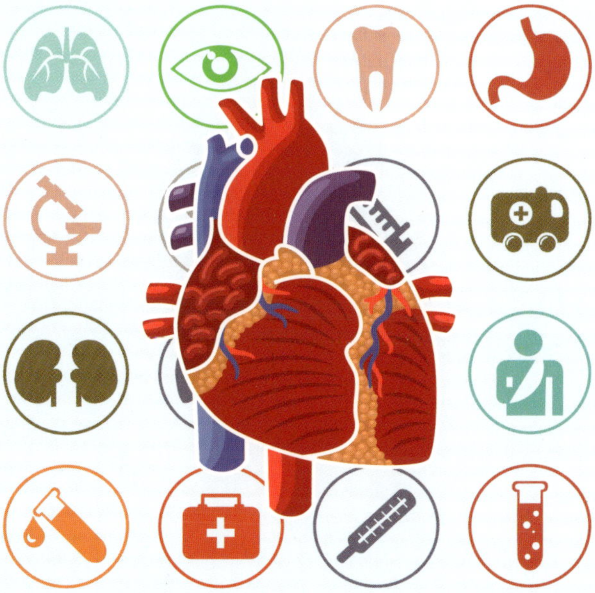

中医古籍出版社
Publishing House of Ancient Chinese Medical Books

理气药

理气药具有疏通气滞、醒脾开胃和解郁止痛的作用，其药性大多辛温芳香。气滞的疾病，一般分为脾胃气滞(通常表现为腹部胀闷、嗳气泛酸、恶心呕吐、便秘或腹泻)、肺气滞(通常表现为咳嗽气喘等)、肝气郁滞(通常表现为胁肋胀痛，月经不调)等类型。一般滋补类中药在煎服时，为防其滋腻碍胃的副作用，通常加少量理气药。

楝

【处方用名】苦楝子、金铃子。

【植物形态】楝科，楝属，高6.5～10米。属落叶乔木。树冠呈伞形，稀疏。嫩枝为绿色，老枝则呈紫褐色。羽状复叶大，互生；小叶有很多深浅不一的钝齿。花为淡蓝紫色，集合成腋生的大圆锥形花丛。果实肉质，近乎球形，熟时黄色。通常4～5月开花，10月果熟。

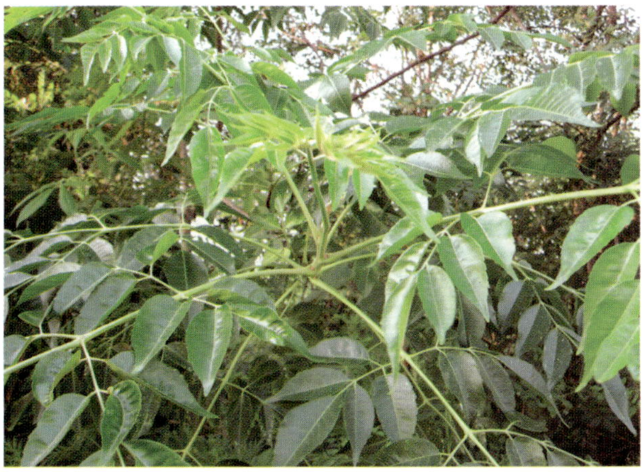

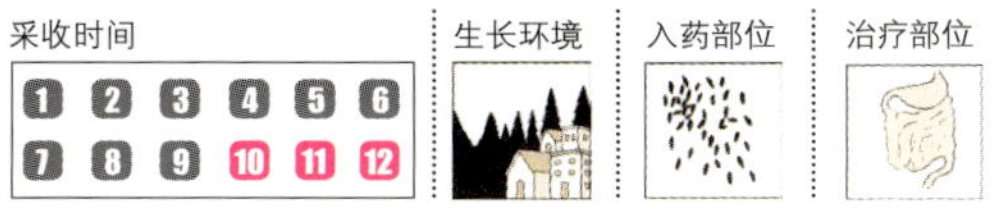

【生长环境】栽培。

【采收加工】种子入药。10～12月采收，洗净，敲扁或切开晒干。本品易霉蛀，需经常翻晒。

【性味功效】苦寒。理气止痛、杀虫，治癣。

【主治用法】①胃痛、腹痛、疝气痛，可配合玄胡索或香附等；治疝气痛可与橘核、小茴香等配用。②蛔虫引起的腹痛。以上病症用量4.5～15克，煎服。③头癣：将苦楝子炒黄，研成粉末，加等量凡士林或猪油调匀外搽。

【附】①苦楝根皮(根皮) 详见驱虫药。②楝树叶(叶) 外用可治湿疹瘙痒：150～200克，与蜀羊泉等量煎汤外洗。

莎 草

【处方用名】香附。

【别名】香附子、三角草。

【植物形态】莎草科，莎草属。高30厘米左右，属多年生草本植物。地下有蔓延的匍匐茎和外皮黑色的块茎。地上茎呈三角形。叶细长，丛生，呈深绿色有光泽。花为红褐色，生于茎顶，花下有4～6片苞叶。果实为长三棱形，成熟时灰黑色，外有褐色毛。通常6～7月开花。

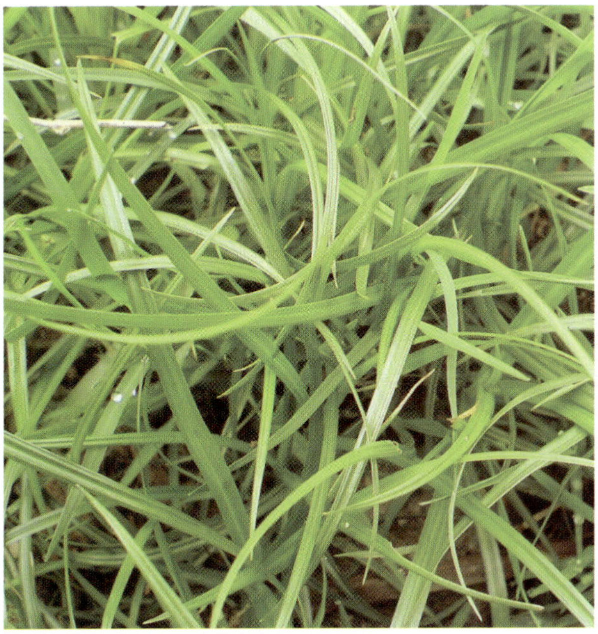

香附

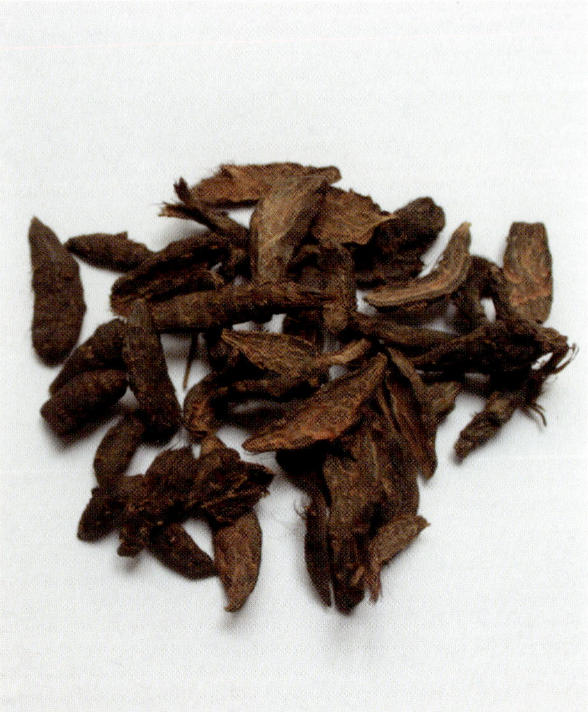

香附饮片

【生长环境】多生在场地周围、田间、路旁、垄沟、海滩等地方。

【采收加工】茎入药。9 ~ 11 月采挖，洗净，晒干，燎去须根。用时打碎。

【性味功效】辛苦平。具有理气解郁、调经止痛之功效。

【主治用法】①胸闷、胁肋痛、胃痛、腹痛。胸闷胁痛，可配瓜蒌皮、郁金等；胃寒腹痛（口不渴、喜饮热茶）可配干姜。②月经不调、痛经，可配合当归、川芎、玄胡索等。以上病症用量 4.5 ~ 12 克，煎服。

枸橘枳

【处方用名】枸橘梨。

【别名】臭橘、枸橘李。

【植物形态】芸香科，枸橘属。最高可达 3 米，属落叶灌木或小型乔木。茎干和枝呈绿色。小枝扁，有棱角，顶端变坚硬刺。复叶互生；小叶 3 片，带革质，有半透明油点，边缘有小锯齿。花呈白色，生于去年枝上，叶前开放。果实为球形，外有柔毛，熟时黄色，有香气。通常 4 月开花，9 ~ 10 月果熟。

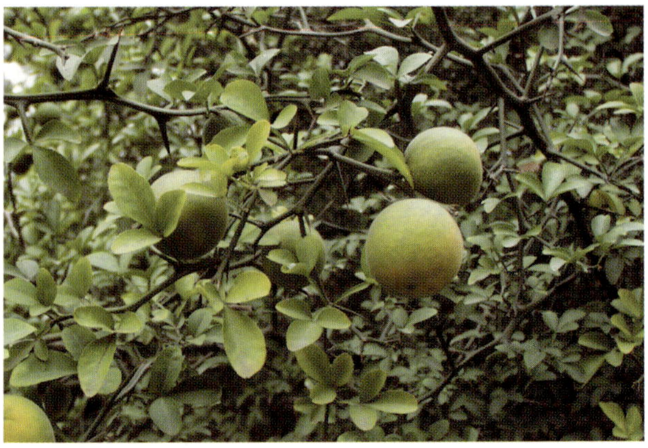

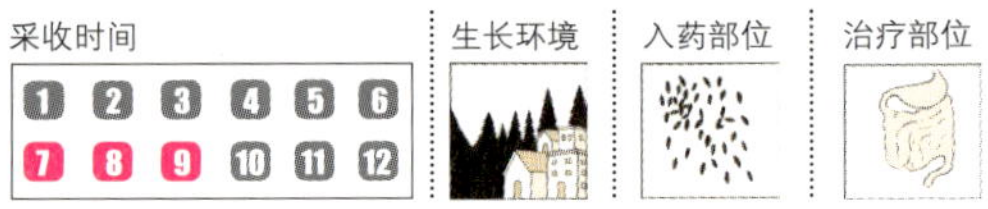

【生长环境】常栽培作绿篱用。

【采收加工】种子入药。7 ~ 10 月采摘，切成小块，晒干。

【性味功效】辛苦温。具有利气、健胃、通便之功效。

【主治用法】①子宫脱垂、脱肛。②疝气。③乳房结核。以上病症用量 9 ~ 15 克，大剂量可用 50 克，煎服。

【附】枸橘叶（叶）又叫“臭橘叶”。行气消结，止呕。治噎膈、反胃、呕吐、口疮：6 ~ 15 克，煎服。治噎膈，可配石见穿、威灵仙等；治反胃、呕吐，可配姜半夏、竹茹等。

野蔷薇

【处方用名】白残花。

【别名】野蔷薇花。

【植物形态】蔷薇科，蔷薇属。属落叶灌木。枝细长多刺。复叶互生；小叶 7 ~ 9 片，呈倒卵形或椭圆形，上半部边缘有细锯齿，两面有微细柔毛。花呈白色或带微红，密集枝梢，有香气。果实呈球形，小，成熟时为红色。通常 4 ~ 5 月开花，9 ~ 10 月果熟。

【生长环境】多生于河边、沟旁或竹林中，有时作绿篱用。

【采收加工】花入药。5 月花朵初开时即应采收，晒干，密封瓶内，防止香气散失。

【性味功效】苦涩寒。具有清暑热、顺气和胃、解渴、止血之功效。

【主治用法】治暑热胸闷、吐血口渴、呕吐不思饮食：4.5 ~ 9 克，煎服。

【附】野蔷薇根（根）具有活血、通络、收敛之功效。适用于：①小便失禁、白带、口腔腐烂。②关节炎、半身瘫痪、月经不调。上述病症用药量为 15 ~ 50 克，煎服。

马兜铃

【处方用名】青木香。

【别名】水马香果。

【植物形态】马兜铃科，马兜铃属。属多年生蔓草植物。茎攀援上升，为暗绿色。叶互生，犁头形，基部两侧突出如耳。花为紫绿色，呈斜漏斗形，镰状弯曲。果实呈球形，下垂，形如小瓜，熟后裂成 6 瓣。通常 7 ~ 8 月开花，10 月果熟。

【生长环境】生在堤岸、田野、竹园、草丛等处。

【采收加工】根入药。11 月到来年 3 月挖根，洗净，切片，晒干。

【性味功效】苦微辛寒。具有顺气止痛、解毒、消食、降血压、祛风湿之功效。

【主治用法】①暑天发痧腹痛、胃气痛：研末，每次吞服 2.5 ~ 3 克。②皮肤湿疹抓破后溃烂：适量研末，麻油调搽。③原发性高血压、风湿性关节炎：4.5 ~ 9 克，煎服。

【附】①马兜铃（果实）苦微辛寒。有清肺降气、止咳平喘的功效，可用于肺热咳嗽、痰多气喘、痰中带血等症，3 ~ 9 克，煎服。也可配合枇杷叶、前胡等。②青木香藤（茎叶）中药原名“天仙藤”。苦温，有活血通络、化湿消肿的功效，适用于风湿痛、妊娠水肿等症，9 ~ 12 克，煎服。

野葱

【处方用名】薤白头。

【别名】野白头、野葱头。

【植物形态】石蒜科，葱属。属多年生草本植物，有强烈葱味。外形如葱，但全株较细弱，鳞茎球状，叶 2 ~ 3 片，细弱，常下垂，有纵棱，内侧扁平。花淡红色，花茎高 30 ~ 60 厘米，有时长满紫黑色珠芽而不开花，或花与珠芽混生。通常 5 月开花。

【生长环境】多生长于田野、园圃等地。

【采收加工】茎入药。4 ~ 5 月中旬采挖，洗净，开水撩过后晒干。本品极易霉，需经常翻晒。

【性味功效】辛温。具有温中、理气之功效。

【主治用法】①胸痛、胁肋痛：配合全瓜蒌同用。②痢疾。上述病症用药量为 9 ~ 12 克，煎服。

理气药

药名	处方用名	性味	功效	主治	常用量
木香	广木香	苦辛温	理气，止痛。	①消化不良。②胃痛、腹痛。③痢疾泄泻	3 ~ 6克
橘皮	陈皮、广皮	苦辛温	理气，健脾，化痰	①咳嗽痰多。②呕吐、腹胀、不思饮食	3 ~ 6克
青皮	小青皮	苦辛温	疏肝气，散积滞	①胁肋痛。②乳腺炎、乳房结块	3 ~ 6克
枳壳		苦微寒	下气，化痰	①便秘。②痰多。③腹胀、腹痛。④内脏下垂	3 ~ 6克
厚朴	川朴	苦辛温	化湿散满，降气，平喘	①腹部胀闷、腹痛。②气喘痰多	3 ~ 6克
延胡索	玄胡索、元胡	苦辛温	理气，活血，止痛	为止痛要药，用于胃痛、腹痛、腰痛、痛经、四肢痛等	6 ~ 12克

续表

药名	处方用名	性味	功效	主治	常用量
郁金	广玉金	苦辛寒	理气，开郁，活血，止痛	①胸胁痛、痛经。②胸闷、神志不清。③肝胆疾病	6～9克
乌药	台乌药	辛温	顺气解郁，温中止痛	①胸腹胀痛。②疝痛。③小便频数	4.5～9克
香橼皮		苦辛平	理气宽中，化痰止痛	①胃痛、胸闷。②呕吐。③咳嗽痰多	4.5～9克
柿蒂		苦温涩	下气，止呃	呃逆	4.5～6克

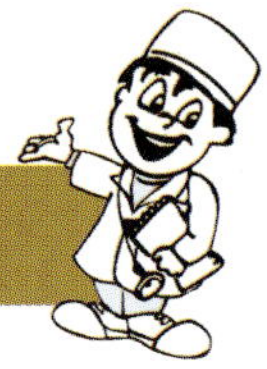

止血药

用来治疗各种出血的药物统称为止血药。在使用止血药时需根据病情酌情配合活血药、清热药、凉血药、收敛药等使用。

白茅

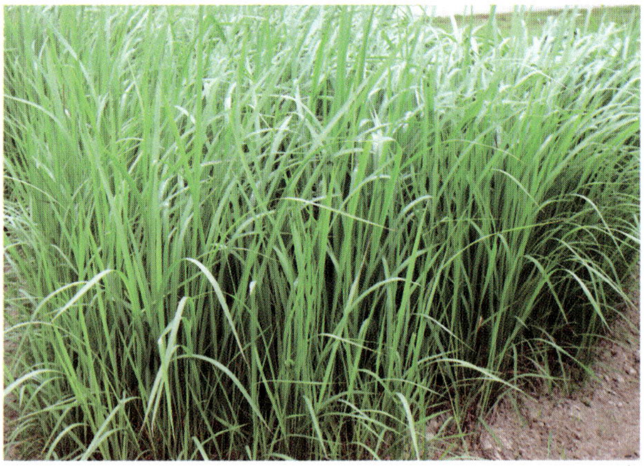

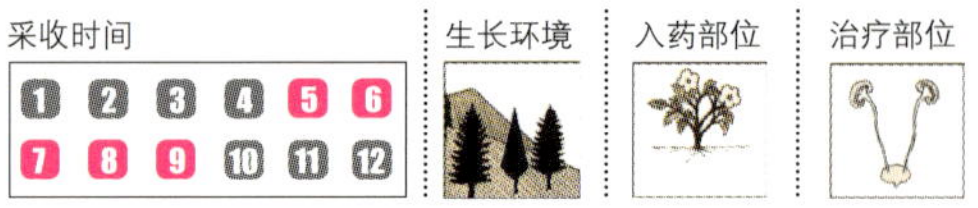

【处方用名】白茅根。

【植物形态】禾本科，白茅属。高可达30～90厘米，属多年生草本植物。地下有白色、细长、具节的匍匐茎，节上有褐色鳞片和细根。叶细长，表面及边缘粗糙。花长5～18厘米，较叶先开，密集茎顶成圆柱状花穗，密生银白色长柔毛。通常5～6月开花，7～9月结果。

【生长环境】多生长在渠道边、河边、路旁和田埂等处。

【采收加工】根入药。一年四季均可挖采，除去细根及外层“衣膜”，洗净，切断，晒干。防霉，或将带泥的放阴凉处备用，在应用时洗净。

【性味功效】甘寒。具有清热、止血、利尿之功效。

【主治用法】①麻疹发高热，疹子透发不畅，且有咳嗽、口渴等症，可与蝉衣、桑叶、牛蒡子、薄荷等同用。②肺热咳嗽、咳吐黄痰，可与鲜芦根、冬瓜子、枇杷叶等搭配使用。③热性病发热、烦渴，可与鲜芦根等配合使用。④咯血、吐血、鼻出血、尿血，可搭配侧柏叶、仙鹤草、生蒲黄等(治鼻出血，可单用鲜茅根100～200克，煎服)。⑤小便短少、腹胀水肿，可与冬瓜皮、车前子等搭配使用。上述病症常用量鲜根为50～100克，煎服。或干根15～50克，煎服。鲜根疗效比较好。

【附】茅针花(白茅的花穗)又名“白茅花”。亦具有止血功效，适用于吐血、鼻出血等病症。取药4.5～9克，煎服。

瓦韦

【处方用名】七星草、瓦韦。

【别名】骨牌草。

【植物形态】水龙骨科，瓦韦属。高 15 ~ 21 厘米，属多年生常绿草本植物，根茎粗壮横走，密生质厚的鳞片。叶由根茎生出，呈线状披针形，革质，全缘，上端渐尖，基部渐狭成短柄；反面淡棕色，正面则为深绿色，中肋明显隆起。孢子囊群大，圆形，黄色，近中肋处，互相密接，幼嫩时具有圆形盾状的隔体，成熟时脱落。

【生长环境】多生于山坡林下的岩石上，或大树干上，荫蔽的砖墙上，溪边石隙中及瓦片缝中。

【采收加工】带根全草入药。5 ~ 8 月采收带根全草，洗净，晒干。

【性味功效】苦平。具有清热、利尿、止血、解毒之功效。

【主治用法】①咳嗽吐血、眼睛上冒：用全草 9 克(刷去孢子)，煎服。②全草晒干炒炭存性，外治走马牙疳。③有些地区用来治肺结核并解硫黄中毒，9 克，煎服。

鹿蹄草

【处方用名】鹿衔草。

【别名】鹿含草、破血丹。

【植物形态】鹿蹄草科，鹿蹄草属。属多年生常绿草本植物，地下具细长匍匐茎，具有不明显的节，每节上均有一鳞片。地上茎直立。叶于基部丛生，叶片呈圆形至阔椭圆形，全缘或具细疏齿，正面暗绿色，反面带紫红色。花茎由叶丛中央抽出，长 12 ~ 21 厘米，花集生于上端，呈粉红色。果实呈扁球形，具五棱。通常 4 ~ 6 月开花，9 ~ 10 月结果。

【生长环境】生于山谷阴湿的草丛中或林下。

【采收加工】全草入药。全年可采，洗净，晒干。

【性味功效】苦平。补肝肾、强筋骨、止血、散瘀。

【主治用法】①肺结核咯血、其他内出血及慢性痢疾：15 克，煎服。②筋骨疼痛、闭经：100 克，酒 500 毫升，浸 1 周后，每日 2 次，分 7 ~ 10 日服完。③外伤出血：适量，研成细末，撒敷创面。

龙芽草

【处方用名】仙鹤草。

【别名】脱力草。

【植物形态】蔷薇科，龙芽草属。高可达 45 ~ 120 厘米，全株有白色长毛，属多年生草本植物。复叶互生，小叶大小不等，边有粗齿，小叶间夹杂有成对的小裂片。花呈黄色，小，多数密生于枝顶叶作长穗状。果实有钩刺。通常 8 ~ 9 月开花，9 ~ 10 月结果。

【生长环境】多生在田野、竹园或屋旁，也有人工栽培的。

【采收加工】全草入药。5 ~ 6 月及 9 ~ 11 月采收，洗净，晒干。

【性味功效】苦涩微温。具有止血、强心、强健身体之功效。

【主治用法】①脱力劳伤、闪挫损伤、腰痛。②肝炎、腹泻、月经不调、小儿疳积。③吐血、咯血、鼻出血、尿血、子宫出血等症。上述病症常用药量为 9 ~ 15 克，大剂量可用 50 ~ 150 克，加水煎服。

地锦草

【处方用名】地锦草。

【别名】铺地锦、红茎草、粪脚草。

【植物形态】大戟科，大戟属。含有白色乳汁，属一年生匍匐小型草本植物，茎从根部分为数枝，带紫红色，平铺地面。叶小，对生，长椭圆形，边缘有细齿。花呈暗红色，生于叶腋或陵腋，极小。通常 6 ~ 8 月开花，7 ~ 9 月结果。

【生长环境】多生于路边、树下、房屋附近等处。

【采收加工】全草入药。6 ~ 9 月采收，洗净，晒干，切断。防霉。

【性味功效】辛平。具有止血、利尿、健胃、活血、解毒之功效。

【主治用法】①跌打肿痛、女人乳汁不通。②黄疸、痢疾、腹泻、尿路感染、便血、尿血、子宫出血、痔疮出血等症。③小儿疳积。上述病症用量 9 ~ 50 克，大剂量可用 100 克，煎服。④蛇咬伤、头疮、皮肤疮毒、创伤出血：取适量鲜草，洗净，捣烂外敷患处。

【注】与地锦草同属的植物“斑地锦”等，亦作地锦草入药。

大蓟

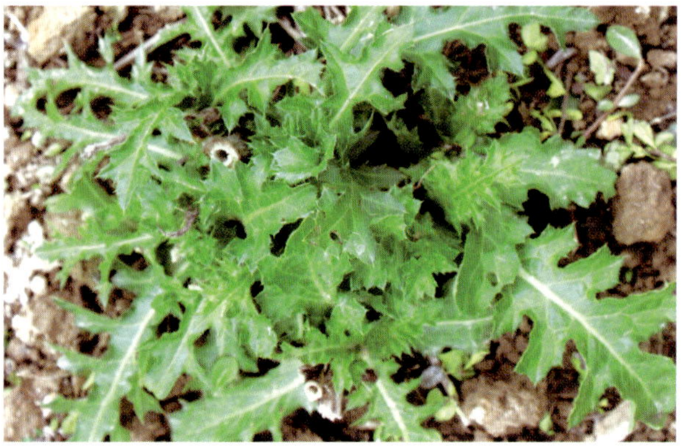

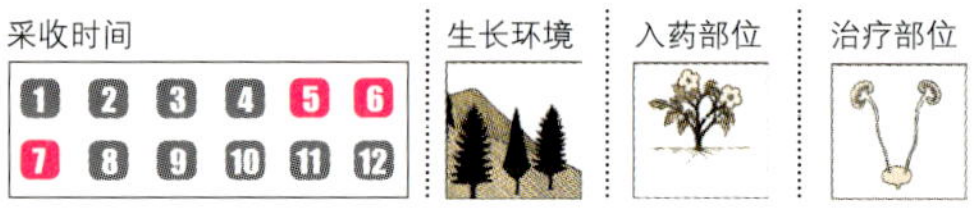

【处方用名】大蓟草。

【植物形态】菊科，蓟属。高可达60 ~ 90厘米，属多年生草本植物，全株密生白色丝状毛。根肉质，簇生，通常呈长纺锤形或长锥形。叶互生，羽状深裂，裂片 5 ~ 6 对，边缘牙齿状，齿顶生刺。头状花，紫红色，顶生，较小蓟花为大，外面有短刺。通常 5 ~ 6 月开花，8 月结果。

【生长环境】多生长在路旁、田野等处。

【采收加工】全草入药。5 ~ 7 月采收，洗净，晒干。

【性味功效】甘苦凉。具有止血、散瘀、消肿之功效。

【主治用法】①疮痈肿毒，内服、外敷均可。②吐血、咯血、鼻出血、尿血、子宫出血等症，与小蓟草的止血功效相似，两药可同用，也可配合其他止血药。上述病症常用药量为 9 ~ 15 克，煎服。

【附】大蓟根又句“六轮台”。上有止血，散瘀，消肿，固涩之功效。①遗精、白带。②吐血、鼻出血、尿血、子宫出血。③黄疸、疮痈。上述病症常用药量为 15 ~ 100 克，煎服。

小蓟

【处方用名】小蓟草。

【别名】刺儿草、野红花、牛戳刺。

【植物形态】菊科，蓟属。高可到 45 厘米，属多年生草本植物，地下有长匍匐根。叶呈椭圆形或长椭圆形，互生，两面有疏密不等的白色蛛丝状毛，边缘有针刺。头状花，呈淡紫色，单生于枝顶。通常 5 ~ 6 月开花。

【生长环境】多生于田埂、路边、垄沟等湿润处。

【采收加工】全草入药。5 ~ 6 月采收，洗净，切断，晒干。

【性味功效】甘苦凉。具有清热、止血、降压、散瘀消肿之功效。

【主治用法】①黄疸、肝炎、肾炎。②各种出血证，可配合其他止血药。③高血压，可配枸杞根、夏枯草等。上述病症常用药量为 9 ~ 15 克，大剂量时可用 50 克，煎服或鲜草洗净，捣烂取汁服。

茜草

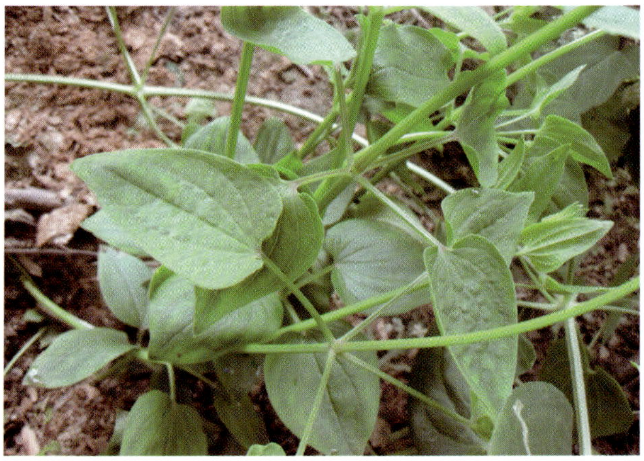

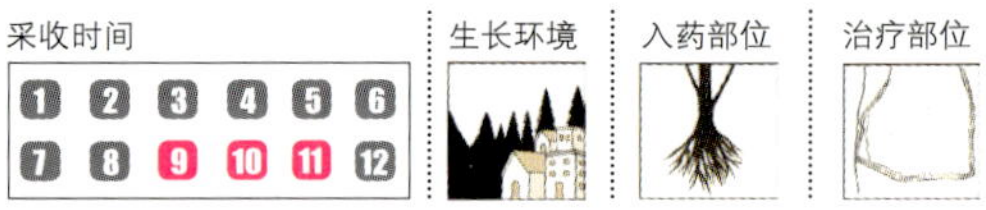

【处方用名】茜草根。

【别名】血茜草、地苏木、过山龙。

【植物形态】茜草科，茜草属。属多年生蔓草植物。根赤黄色。茎方，生倒刺。叶 4 片轮生，卵形或长圆形，叶柄、叶缘和叶反面均有刺。花呈淡黄色，小。果实呈球形，成熟时黑色。通常 8 ~ 9 月开花，9 ~ 10 月结果。

【生长环境】多生于篱笆、屋边、园林等处。

【采收加工】根入药。9 ~ 11 月挖根，洗净，晒干。防霉。

【性味功效】苦寒。止血、活血散瘀。

【主治用法】①外伤出血：焙研细末，外敷。②跌打损伤：可用 9 ~ 12 克，配合当归、桃仁、川芎或落得打等，煎服。③吐血、咯血、鼻出血、尿血、便血、子宫出血等症：3 克五分至 9 克，煎服。④月经不通：50 克，煎服；也可配合童子益母草、虎杖根、马鞭草等。

【附】茜草藤（茎藤）原中药名叫“过山龙”。活血消肿。治跌打损伤、痈肿：常用药量为 9 ~ 15 克，煎服。治痈肿：用新鲜茎叶适量，捣烂外敷患处。

卷 柏

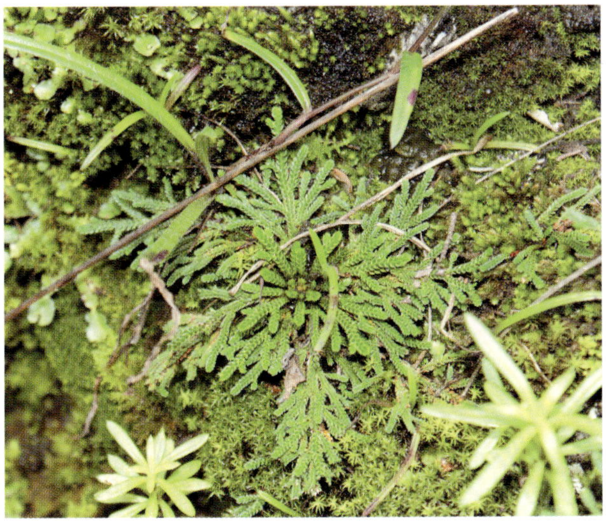

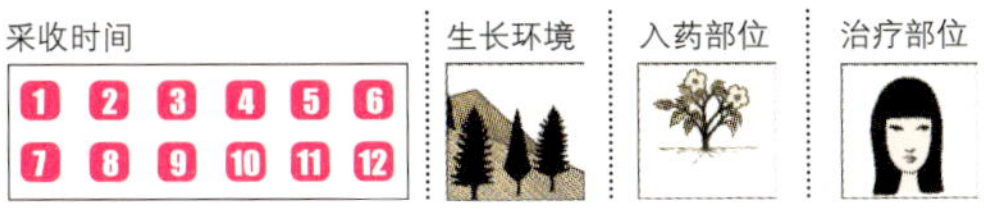

【处方用名】卷柏。

【别名】九死还魂草、铁拳头。

【植物形态】卷柏科，卷柏属。属多年生草本植物，主茎短，分枝直立而丛生，全株楔形，干后拳卷；各枝常为 2 歧，扇状 2 ~ 3 回羽状分枝。叶复瓦状密生，侧叶呈稍扁长圆状卵形，几全缘。孢子囊穗着生枝顶，孢子囊肾形。

【生长环境】生于山谷的岩石处。

【采收加工】全草入药。一年四季均可采摘，洗净，晒干。

【性味功效】辛平。具有活血止血，强阴益精，镇痛之功用。

【主治用法】①吐血、鼻出血、大便出血、尿血、月经过多：50 ~ 100 克，煎服；也可配白茅根 50 克，同煎。②小儿惊风：6 克，煎服。③哮喘：150 克，煎服。④跌打损伤：50 ~ 100 克，水煎，冲入黄酒少量，内服。

侧 柏

【处方用名】侧柏叶。

【别名】扁柏叶。

【植物形态】柏科，侧柏属。高可达 3 米，属常绿小型乔木。叶呈鳞片形，极小，密生于小枝上；小枝成片而生，往往与地面呈垂直排列。果实肉质，呈卵圆形，粉蓝色，成熟后则为红褐色，木质化而坚硬。通常 4 ~ 5 月开花，10 ~ 11 月结果。

【生长环境】人工栽培。

【采收加工】叶入药。一年四季均可采摘，除去粗梗，晒干。

【性味功效】苦涩微寒。具有止血的功效。

【主治用法】咯血、吐血、鼻出血、尿血、大便出血及子宫出血等症：常用药量为 9 ~ 15 克，煎服或炒炭研粉，药量为 2.5 ~ 3 克，吞服，每日 2 ~ 3 次。

鳢 肠

【处方用名】墨旱莲。

【别名】旱莲草。

【植物形态】菊科，鳢肠属。高可达 30 厘米，属一年生草本植物，全株粗糙有毛。茎叶折断后，流出的液汁数分钟后，即变蓝黑色。茎直立或倾伏，着土后节上易生根。叶对生，带披针形，边缘常有细齿。头状花小，白色，生于叶腋或枝顶。果实黑色。由于全草干燥后呈黑色，所以得名墨旱莲。通常 7 ~ 10 月开花，8 ~ 11 月结果。

【生长环境】多生在路边草丛中或田间、水沟、河边、宅边等较阴湿处。

【采收加工】全草入药。7 ~ 9 月采收，洗净，晒干，切断。本品极易霉，需经常翻晒。

【性味功效】甘酸凉。具有止血、止痛、消肿、排脓之功效，又有强健身体的作用。

【主治用法】①外伤出血：用鲜草洗净，捣

烂外敷，或晒干研细末，外敷伤口，能止血、止痛。②咯血、吐血、鼻出血、大小便出血、慢性阑尾炎：用药物 50 克，煎服。治尿血，则可配合车前草用；其他出血，可配合生侧柏叶、藕节、生蒲黄或白茅根等。③皮肤湿痒：煎汤熏洗。④疮疡肿毒：鲜草适量，洗净捣烂外敷。⑤肝炎、小儿疳积发热、结膜炎：鲜草 50 ～ 100 克，煎服。⑥肝肾两亏、头发早白、头晕、耳鸣：常用药量为 9 ～ 12 克，配合女贞子、桑椹子、枸杞子各 9 ～ 12 克，煎服。

止血药

药名	处方用名	性味	功效	主治	常用量
槐花	生槐米、槐米炭	苦寒	止血，凉血	①各种出血(生用或炒炭都可)。②高血压(生用)	6～15克
陈棕	陈棕炭	苦涩平	止血	治各种出血	3～9克
藕节		涩平	止血	治各种出血	鲜藕绞汁内服具同样功效，9～15克(鲜用加倍)
白芨		苦平	止血，消肿，生肌	①肺、胃等出血。②痈肿溃疡	3～9克
三七	参三七、田三七	甘微苦	止血，活血，止痛	①止血要药，内服治内脏出血，外用治创伤出血。②跌打损伤	3～6克研粉吞服，每次2.5～3克
血余(人发)	血余炭	苦平	止血，利尿	①治各种出血。②小便不通	2.5～6克
菊三七	菊三七根	甘微苦温	散瘀，止血，解毒消肿	①跌打损伤。②吐血、咯血、鼻出血	3～9克
艾	艾叶	苦辛温	止血，散寒，止痛	①崩漏。②月经不调、痛经、白带	3～9克
蚕豆花		甘微辛平	止血，止带，降血压(梗用于止血)	①各种内、外出血。②白带。③高血压	15～50克
丝瓜叶		苦酸微寒	外用止血，消炎	创伤出血	干粉适量外敷
灶心	土灶心、土伏龙	肝辛微温	和胃止呕，收敛止血。	①虚寒性的吐血、便血。②反胃或妊娠呕吐	50～100克
荠菜花		甘淡凉	清热解毒，止血，降血压	①吐血、便血、子宫出血。②高血压、头晕、眼痛。③痢疾。④肾炎。⑤乳糜尿	9～12克，大剂量可用50～100克
蒲黄	生蒲黄	甘平	止血，行血(生用能行血，也能止血，不必炒炭)	①各种内出血。②瘀血刺痛。③外伤出血，可适量外敷	3～9克(包煎)
万年青根	白河车	甘苦寒	强心利尿，清热解毒，止血	①咯血、吐血、崩漏。②心脏病水肿。③咽喉闭塞、扁桃体炎、白喉等	9～50克

化痰止咳药

化痰药指的是用来减少痰涎或使之易于咳出的药物；而止咳药指的是能够减轻或制止咳嗽气喘的药物。由于在病机上咳嗽与痰有密切关系，所以把其归合在一起总称为化痰止咳药。根据不同的病情，化痰止咳药可配合收敛药、解表药、渗湿药、理气药等同用。

石胡荽

【处方用名】鹅儿不食草、鹅不食草。

【别名】球子草、二郎箭、鹅不食。

【植物形态】菊科，石胡荽属。高 5 ~ 15 厘米，属一年生小型草本植物。茎纤细，基部伏地，着土易生根。叶互生，匙形，上部边缘有 3 ~ 5 个齿。头状花细小，淡黄绿色，扁球形，单生于叶腋。通常 5 ~ 10 月开花，6 ~ 11 月结果。

【生长环境】生于路旁、园圃、石缝等阴湿地方，以树荫下较为常见。

【采收加工】全草入药。5 ~ 6 月采收，洗净，晒干。防霉。

【性味功效】辛温。具有化痰、通鼻窍、消肿、解毒、明目之功效。

【主治用法】①感冒、流感、百日咳：3 ~ 9 克，需加冰糖或白糖，煎服。②风火赤眼、怕光流泪：3 ~ 6 克，煎服。③鼻炎：用鹅儿不食草研细，适量，加凡士林，调成 10% ~ 20% 软膏，涂鼻黏膜。也可以加入少量薄荷研调。④疮痈肿毒、蛇咬伤、跌打损伤：鲜草适量，捣烂外敷。

【注】鹅儿不食草有辣味，有刺激性，一般内服只用少量。

胡颓子

【处方用名】胡颓子叶。

【别名】潘桑叶、马奶树叶。

【植物形态】胡颓子科，胡颓子属。高 180 厘米左右，属常绿灌木。小枝褐色，有时变刺状。叶革质，椭圆形，长 5 ~ 11 厘米，宽 3 ~ 6 厘米，边缘波状且常反卷，正面初时有鳞片，后变光亮，反面密生白色和褐色鳞片。花 1 ~ 4 朵簇生，下垂，为银白色。果实呈椭圆形，长约 2 厘米，初时灰褐色，成熟后为红褐色。通常 10 ~ 11 月开花，第二年 5 月果熟。

【生长环境】栽培或呈半野生于丛林、路旁、宅边等处。

【采收加工】叶入药。一年四季均可采摘。鲜用或晒干皆可。

【性味功效】酸平。具有收敛、止咳之功效。

【主治用法】肺虚咳嗽、气喘，可单用，也可与枇杷叶配合同用，9 克，煎服。或焙干研末吞服，每服 3 克，每日 1 ~ 2 次。

【附】①胡颓子根（根）酸平。止血。咯血、咽喉肿痛：9 ~ 12 克，煎服。皮肤疮癣：适量煎汤熏洗。②胡颓子（果实）酸平。止泻。治腹泻：4.5 ~ 9 克，煎服。

半 夏

【处方用名】姜半夏、制半夏。

【别名】野芋头。

【植物形态】天南星科，半夏属。高不足 30 厘米。属多年生草本植物。地下块茎为黄白色，呈球形，每块茎生叶 1 ~ 2 片。叶有长柄，柄下部内侧生一珠芽，顶端有 3 片小叶。花茎单一，由块茎生出，花序顶生，上部生雄花，下部生雌花，外包一绿色或带紫色的大苞片，花轴上端细长，突出苞外。通常 6 月开花。

【生长环境】生在竹林、园圃、田野等阴湿处。

【采收加工】球状块茎入药。6 ~ 7 月采挖后，擦去外皮，洗净，切成 2 ~ 3 分厚的片，按鲜半夏重量比例称取明矾粉 6%，生姜 5% 打汁（反复打碎取汁，后可加水适量，打至姜渣无辣味为止），

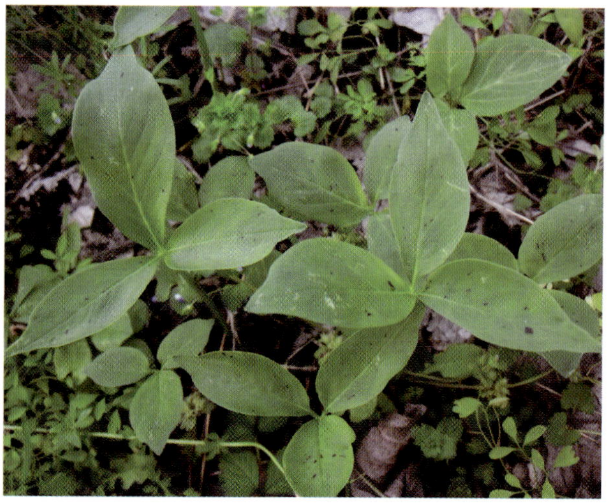

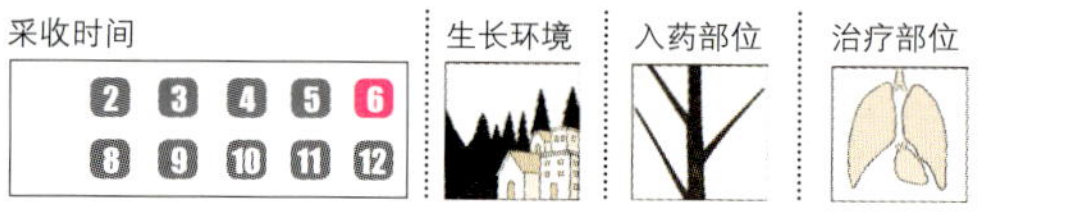

将半夏片、明矾粉、姜汁拌和入缸，腌 3 ～ 6 日，以嚼后 5 分钟不麻喉舌为标准。然后取出漂净，晒干。

【性味功效】辛温、有毒。具有化痰止咳、止呕之功效。

【主治用法】①咳嗽痰多，口不苦、不渴的可配合橘皮，痰稀白色的可再加干姜，也可与佛耳草等配合。②胃寒呕吐（口不渴）、妊娠呕吐。上述病症用药量为 4.5 ～ 12 克，煎服。本品有毒，内服须经腌制。

【注】还有一种“掌叶半夏”，民间亦作半夏用。

旋复花

【处方用名】旋复花。

【别名】全福花、金沸花、天打马兰。

【植物形态】菊科，旋复花属。高可达 60 厘米，属多年生草本植物。有蔓延的地下茎，全株有细毛。叶互生，呈阔披针形，边缘有浅齿，宽 1 ～ 3 厘米。头状花为黄色，生枝梢，直径 3 厘米左右。通常 7 ～ 10 月开花。

【生长环境】生于河边、荒滩、垄沟边等湿润处及沿海地区。

【采收加工】花入药。8 ～ 9 月采花。晒 1 日，晾 1 日，隔日再晒。晒干后放容器内压紧，防散瓣，防霉。

【性味功效】苦辛咸微温。化痰、下气。

【主治用法】①咳嗽气喘，可配佛耳草或半夏、前胡、枇杷叶等。②嗳气胸闷：可配橘皮、半夏。以上病症用量 6 ～ 12 克，用纱布包，煎服。

【附】旋复梗 又名为“金沸草”。即摘去花的旋复花全草，与旋复花性能主治相似。9 ～ 12 克，煎服。

蔊菜

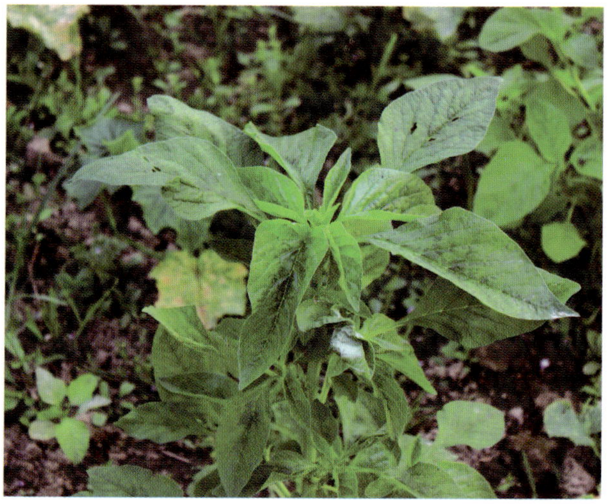

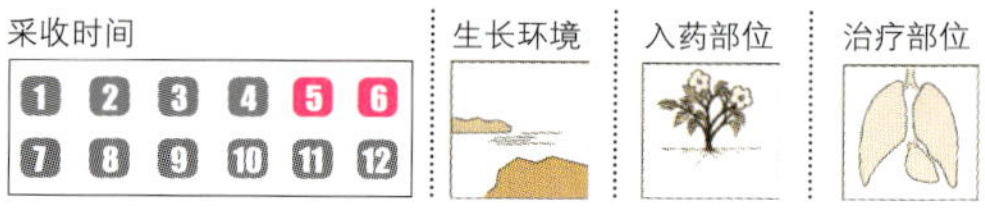

【处方用名】蔊菜。

【别名】江剪刀草、野菜子。

【植物形态】十字花科，蔊菜属。属多年生草本植物，茎随生长环境及土地的肥瘠不同而长短粗细大不一样，有时直立；有时伏地。根出叶和茎基叶呈长椭圆形，羽状分裂。茎生叶则为卵形至披针形，不分裂或稍分裂，边缘有不整齐锯齿。花为黄色，小。果实细长，熟时开裂成 2 瓣。通常 5 ～ 9 月开花，边开花边结果。

【生长环境】生在田野、路旁、沟边等阴湿处。

【采收加工】全草入药。5 ～ 6 月采收，洗净，晒干，切断。防霉。

【性味功效】辛凉。具有止咳化痰、活血通经、清热解毒之功效。

【主治用法】①咳嗽气喘：15 ~ 50 克，煎服。可配合黄药子、臭梧桐花等，或与棉花根等配合。②干血痨（经闭、腹胀、消瘦）：每日用 50 克，酌加红糖，煎服。③疔疮痈肿：用适量鲜草，打烂外敷患处。

【注】据文献记载，本品不能与黄荆叶同用，同用则使人肢体麻木。

蔓生百部

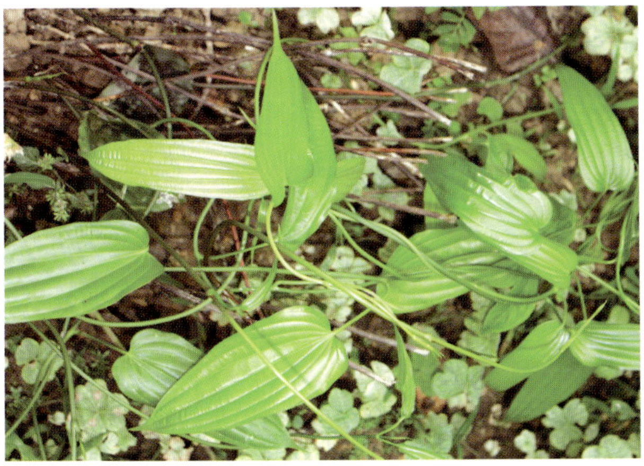

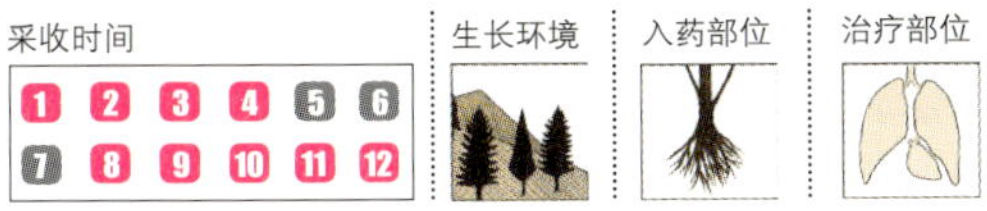

【处方用名】百部。

【别名】肥百部。

【植物形态】百部科，百部属。属攀援多年生草本植物。根茎短，簇生，有纺锤形的肉质根。茎下部直立，上部常攀援他物，全株光滑无毛。叶 3 ~ 4 片轮生，呈卵形至卵状披针形，全缘。花梗与叶中脉贴生，颇似花开于叶上，花瓣 4 片，淡绿色。果广卵圆形而扁，暗赤褐色。种子深紫褐色。通常 5 ~ 7 月开花结果。

【生长环境】生于树林、竹林、旷野、路边等处。

【采收加工】根入药。8 月至来年 4 月掘取。洗净，于沸水锅中煮 5 ~ 10 分钟，捞出充分晒干。

【性味功效】甘苦微温。润肺、止咳、杀虫。

【主治用法】①新久咳嗽：6 ~ 15 克，煎服。②百日咳：制成 20% 百部糖浆，每次 5 毫升左右，内服，每日 3 次。或用 15 克，配合天浆壳 6 克，煎服，酌加冰糖或白糖。③蛲虫：50 克煎汁，灌肠。④头虱、体虱：适量浸酒洒发，或喷洒内衣。

【注】本品同属植物，直立百部、对叶百部、细花百部、狭叶百部，功效与百部相似，亦入药用。

萝摩

【处方用名】天浆壳、萝摩。

【别名】麻雀棺材、天将壳。

【植物形态】萝摩科，萝摩属。属多年生蔓草植物。茎叶断后有白色乳汁流出。叶对生，卵状心形，反面呈粉绿色。花生于枝端叶腋，白色带有淡紫红斑，里面密生长毛。果实呈纺锤形，长 8 ~ 9 厘米，宽约 2 厘米，表面有时有小突起。种子为扁平状，顶端生白色棉絮状毛，随风飞扬。通常 7 ~ 8 月开花，9 月结果。

【生长环境】生于田野、竹林、河边和路边等处。

【采收加工】种子入药。10 月采收（剖取种毛另作药用），晒干。

【性味功效】甘辛温。具有化痰、止咳、平喘之功效。

【主治用法】①咳嗽痰多、气喘，可配合金沸草、前胡或枇杷叶、车前草等。②百日咳，可配合百部同用。③麻疹透发不畅、发热咳嗽，可作为辅助药，配合蝉衣、桑叶、牛蒡子等同用。以上病症用量 6 ~ 9 克，煎服。

【附】①萝摩藤（茎藤）又叫“奶浆藤”。有补肾强壮作用。主治：肾亏遗精、乳汁不足、脱力劳伤。以上病症用量 15 ~ 50 克，煎服。②萝摩种毛（种毛）止创伤出血，适量外敷。

化痰止咳药

药名	处方用名	性味	功效	主治	常用量
杏仁	苦杏仁	苦温	止咳，平喘。滑肠	①咳嗽、气急。②便秘	6～12克
紫菀	生紫菀、炙紫菀	辛苦温	止咳，化痰、蜜炙润肺	①咳嗽气喘、咳痰不爽。②肺虚久咳	3～9克
款冬花		辛温	止咳	常与紫菀同用	3～9克
桔梗	苦桔梗	苦辛平	祛痰，排脓，开肺气	①咳嗽痰多。②肺脓肿。③咽喉疼痛	3～9克
前胡		苦辛微寒	化痰降气，散风热	①痰多气喘。②外感风热表证	6～9克
白果		甘苦涩平，有小毒	止咳平喘，止白带	①咳嗽气喘。②白带	4.5～9克
贝母	川贝、浙(象)贝	苦甘寒	止咳化痰，散结(浙贝)	①阴虚肺燥的咳嗽(如肺结核)用川贝。②浙贝治表证咳嗽及瘰疬	3～9克
瓜蒌	全瓜蒌(皮、仁合用)、瓜蒌皮、瓜蒌仁	甘寒	清肺热，化痰，宽胸利气(皮)，消痈肿，润肠(仁)	①胸闷作痛。②痰黄稠。③便秘	6～15克
桑白皮		辛甘寒	清肺热，止咳，利尿，降血压	①肺热咳嗽、咳喘痰多。②小便不利。③高血压。④糖尿病	9～12克
枇杷叶		苦平	止咳，化痰，止呕，解渴	①咳嗽痰多、气喘。②胃热呕吐、口渴	9～15克
天南星		辛苦温，有毒	搜风祛痰，燥湿通络	①风痰壅盛。②痰饮咳嗽。③风湿痹痛。④中风口噤	3～9克
白芥子		辛温	温肺豁痰，消肿止痛	①咳嗽痰多气急。②胸胁痰涎停留。③流注阴疽	3～9克
竹茹		甘微寒	清热止呕，涤痰开郁	①热证呕吐。②痰热郁结。③烦闷不宁	6～9克

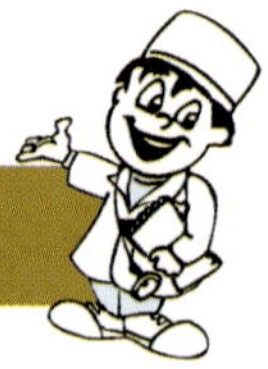

驱虫药

驱虫药指的是用来驱除或杀灭人体寄生虫的药物。驱虫药大多有毒性，入脾、胃，经大肠，对人体内的寄生虫，尤其是肠道内寄生虫，具有毒杀、麻痹作用，迫使其排出体外。使用驱虫药物时，须根据患者体质的强弱、寄生虫的种类以及病情的缓急，来选用和配合适当的药物。本章另附有几种外用杀虫、疗癣药。

除虫菊

【处方用名】除虫菊。

【植物形态】菊科，菊属。属多年生草本植物。根生叶密集丛生，叶柄长，叶片呈椭圆形或长圆形，羽状全裂，裂片则呈线形，反面密生白色细毛。花茎干直立，上面有白色细毛，花朵单生于枝端。果实呈线形、瘦，通常 5 ~ 6 月开花。

【生长环境】人工栽培。

【采收加工】花、茎、叶均可入药，尤以花为最好。5 ~ 6 月采收，加工成粉剂、油剂、熏剂 (如蚊香) 等。

【性味功效】杀虫。

【主治用法】主要为灭蚊、蝇、虱、臭虫、跳蚤。外用可治疥癣。

【注】本品对人畜均无害，但在蚕室、蜂房附近避免使用本药物。

木 槿

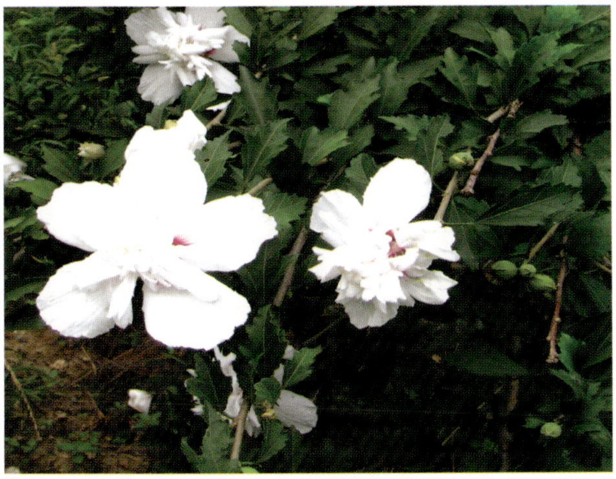

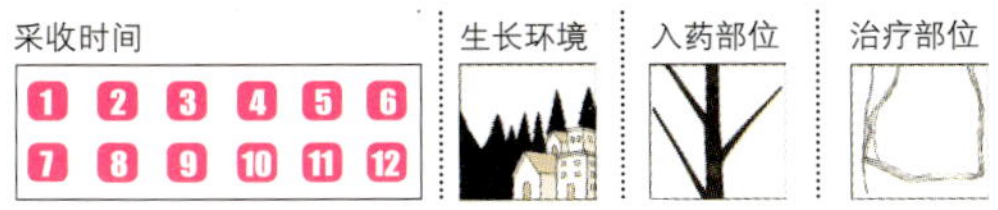

【处方用名】川槿皮、木槿皮。

【别名】白槿皮。

【植物形态】锦葵科，木槿属。高可达 300 厘米，树皮呈灰褐色，属落叶灌木或小型乔木。叶子呈卵形或菱形卵状，互生，长 3 ~ 6 厘米，边缘有不规则的粗型齿纹，通常有 3 裂，有 3 条明显的主脉。花朵多为淡红紫色，单瓣生于叶腋，也有白色、紫色和重瓣的。果实整体呈长圆形，顶端呈尖嘴形状，有绒毛，成熟时会裂开成 5 瓣。种子背是有棕色长毛。通常 8 ~ 9 月份开花。

【生长环境】通常栽培作为绿篱。

【采收加工】茎皮入药。一年四季均可采收，洗净，切断，晒干。

【性味功效】甘涩平。具有杀虫疗癣之功效。

【主治用法】顽固癣症，用米醋浸汁外涂。

【附】①木槿根 (根)：性味甘微寒。具有清热除湿之功效。主治湿热白带。用量为 50 克，另加瘦猪肉 50 克同煮，吃肉饮汤。②白槿花 (花)：性味苦寒。具有清热解毒之功效。主治腹泻、痢疾、湿热白带等，其治痢止泻效果颇为显著。常用量为每次 9 ~ 15 克，用水煎服或焙干研末吞服，每次用量为 3 克，每日 2 ~ 3 次。③朝天子 (果实)：性味苦平。具有清肺、化痰之功效。治偏正头痛，取适量用水煎汤熏洗。治咳嗽痰喘，常用量为 9 ~ 15 克，用水煎服。

【注】①“白槿花”是木槿开白花的一个变种。②以“朝天子”为名的中药，有数种原植物，上海地区习惯上用木槿的果实。

羊踯躅

【处方用名】羊踯躅、闹羊花。

【植物形态】杜鹃花科，杜鹃花属。属落叶灌木。幼枝上有短小柔毛和刚毛。叶子互生，叶片呈长圆形，反面有灰色短柔行，叶子顶端钝或突尖，基部则呈楔形。花朵生于枝端，呈漏斗状或钟状，多数呈黄色，有绿斑。果实呈长椭圆形，成熟时则呈赤褐色。通常 4 ~ 5 月开花。

【生长环境】多生于山地。

【采收加工】花或叶入药。通常 4 ~ 5 月采收，晒干。

【性味功效】辛温，有大毒。可外用、杀虫。

【主治用法】花、叶捣烂后浸水喷洒，或研粉撒，可用来消灭臭虫、跳蚤、蛆虫、孑孓和钉螺等害虫。

贯众

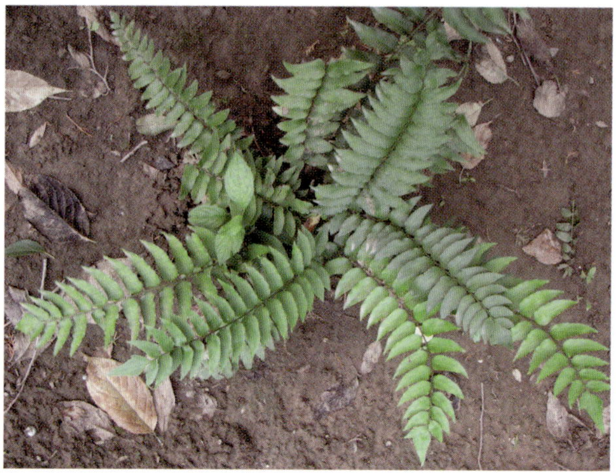

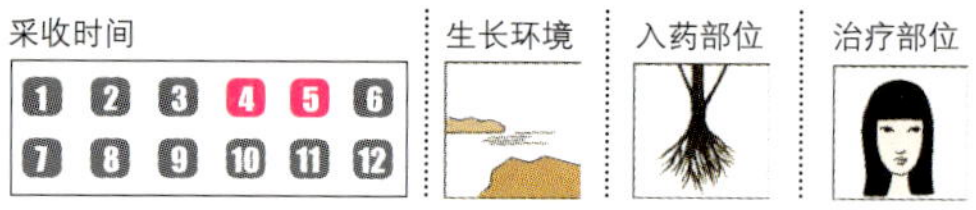

【处方用名】贯众。

【别名】贯仲、昏鸡头。

【植物形态】鳞毛蕨科，贯众属。高30～75厘米，属多年生草本植物。根状茎短，上面密布深褐色大鳞片，断面上有褐色麻点。叶呈羽状复叶，复生；小叶为10～20对，呈镰刀形，边缘有细型锯齿。

【生长环境】多生于石隙、溪旁及山林阴湿等处。

【采收加工】根入药。一年四季均可采收，洗净，切片，晒干。

【性味功效】苦寒，有小毒。具有清热解毒、止血、杀虫之功效。

【主治用法】①蛔虫、蛲虫。②感冒发热、痢疾、疮疡。③便血、尿血、月经过多。上述三种病症常用药量为6～15克，最大剂量可为50克，用水煎服。

【附】贯众叶(叶)又名“金星凤尾草”。民间通常多用来治疗遗精。常用量为每次50克，取水煎服。

毛茛

【处方用名】毛茛。

【别名】老虎脚爪草。

【植物形态】毛茛科，毛茛属。高为30～60厘米，属多年生草本植物，茎部直硬且有毛，叶呈白色，密集丛生于茎上。叶子多为掌状深3裂，裂片上端亦有浅裂。花朵生于茎梢，呈黄色。果实密集成球状，小。通常4～5月份开花，6～8月份结果。

【生长环境】多生于旷野、路边和向阳山坡的草丛等处。

【采收加工】全草入药。一年四季均可采，或随用随采。

【性味功效】辛温，有毒。外用发泡，具有杀虫、截疟、退黄疸、治哮喘之功效。

【主治用法】①黄疸、结膜炎(风火赤眼)：取少量鲜根，洗净捣烂贴于寸口或内关穴上(也可下垫薄姜片1块)，待皮肤有灼热感且起疱之时，即除去。②哮喘：方法与上同，敷大椎穴或取少量叶用纱布包塞鼻孔，喘平后即除去。③疟疾：方法亦与上同，在发作前6小时敷大椎穴，连敷2～3次。④杀灭孑孓：取鲜草一份，切碎，加水19份，浸泡1日，取药汁喷洒积水坑等孑孓孳生地。

【注】本品只能外用，切不可内服。

驱虫药

药名	处方用名	性味	功效	主治	常用量
使君子		甘温	驱蛔	专治蛔虫病	4.5～9克
槟榔	花槟榔	辛苦温	驱虫，破气，行水	①肠寄生虫，尤以绦虫效最佳。②食积气滞的腹胀痛、泄泻。③脚气	12～50克
石榴根皮		酸涩温	驱虫，收敛，止泻	①蛔虫、绦虫。②久泻、久痢。【附】与石榴皮(果皮)功用相似，主要用于收敛止泻	4.5～9克

续表

药名	处方用名	性味	功效	主治	常用量
大蒜		辛温	杀虫，解毒	①阿米巴痢疾。②钩虫。③痈疽。④痢疾	6～12克
鸦胆子		苦平	杀虫，止痢，止疟	①阿米巴痢疾。②疟疾	每次吞10～20粒，日服3次
苦楝根皮		苦寒	驱蛔	蛔虫病	15～50克

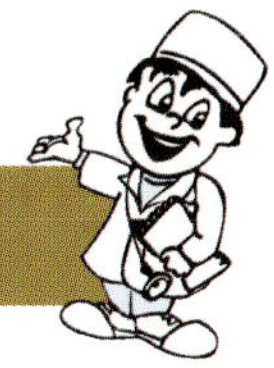

消食药

消食药又称消导药或助消化药，是具有消除食积、增强消化功能的药物。如果饮食不节，损伤脾胃，每致饮食停滞，则会出现各种消化功能障碍的病症，如腹部胀闷、嗳气、疼痛、胃口不开、大便稀薄夹有泡沫和不消化食物等症状。消食药，主要适用于食积停滞所致的脘腹胀满、嗳气泛酸、恶心呕吐、不思饮食、泄泻或便秘等症。

消食药

药名	处方用名	性味	功效	主治	常用量
麦芽		咸平	消食，退乳	①专消米、面食积。②退乳	9～18克，退乳用100克
谷芽		甘平	消食	消米、面食积	常与麦芽同用9～18克
神曲	焦六曲、六神曲	甘辛温	消食	积滞不化、腹泻	6～15克
鸡内金	皮鸡肫、皮鸡内金	甘平	消食，止遗溺	①食积不消。②小儿遗尿	3～9克
山楂	焦山楂、山楂炭	酸甘微	消食，破气散瘀	①食积不消。②产后瘀阻腹痛。③泄泻下痢。④疝气肿痛	4.5～9克
莱菔子		辛甘平	消食，化痰	①食积不消、胃腹饱胀。②咳嗽痰多	4.5～9克

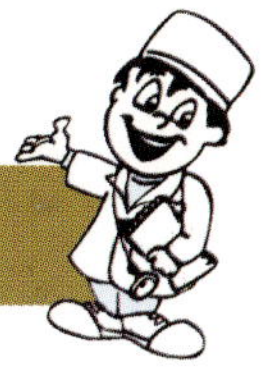

补益药

能够补助人体的气血阴阳的亏损，达到补虚或消除衰弱证的药物，称为补益药。

虚证一般分为气虚、血虚、阴虚、阳虚四种。

1. 气虚：体倦乏力、大便泄泻、食欲减退、气促声微、脘腹胀满等。

2. 血虚：面色苍白、眩晕耳鸣、心悸及月经不调等。

3. 阴虚：潮热盗汗、烦渴、干咳、咯血、舌红、脉细数等。

4. 阳虚：阳痿遗精、腰膝酸软、尿频、泄泻、气喘等。

补益药中有些药物能补气、能助阳，有些药物能补血、能滋阴，分别适用于上述病症。

根据病情的需要，也可配合应用。

何首乌

【处方用名】鲜首乌、干首乌、制首乌。

【别名】野山芋。

【植物形态】蓼科，蓼属。属多年生蔓草植物，地下的块茎肥大呈黑褐色，根茎为横行排列。茎呈绿紫色，缠绕性生长，基部木质，空心，上部多分枝。叶呈卵状心形，互生，全缘或略呈波状。花朵呈绿白色，小而繁密。果实黑色有光泽，呈三棱形。通常 8 ~ 10 月开花，11 月结果。

【生长环境】多生于墙脚、石缝等地方。

【采收加工】块根入药。一年四季可采挖，洗净，切片，晒干，防霉，为干首乌。洗净，切片，反复焖蒸，使内部成棕褐色，晒干，为制首乌。采用新鲜的随用随切，称鲜首乌。

【性味功效】苦甘微温。鲜首乌、干首乌具有润肠通便、消痈肿之功效。制首乌则有补血、补肾、滋补强壮等功效。

【主治用法】①制首乌：贫血体弱、遗精、头晕眼花、腰膝酸软。9 ~ 15 克，用水煎服；亦可配合女贞子、枸杞子等同用。②鲜首乌、干首乌：便秘、疮疖、瘰疬。鲜用 50 克，干用 9 ~ 15 克，用水煎服。

【附】①首乌叶（叶）：用来治疗水、火烫伤，取适量鲜首乌叶，与鲜乌蔹莓叶，洗净，捣烂敷患处。治无名肿毒：取适量鲜首乌叶、鲜蒲公英，洗净，捣烂敷患处。②首乌藤（茎）又名“夜交藤”。具有安神、通络等功效，适用于失眠、贫血、周身酸痛等病症。常用药量为 15 ~ 50 克，用水煎服。

枸杞

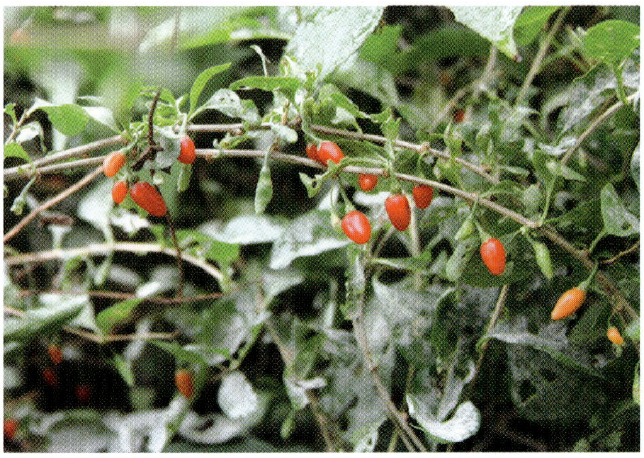

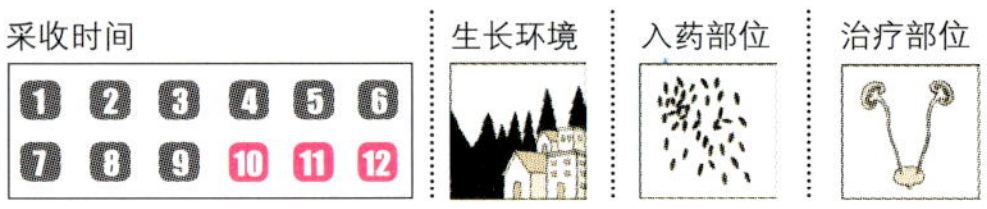

【处方用名】枸杞子。

【别名】枸杞果、甘杞子。

【植物形态】茄科，枸杞属。属落叶灌木植物。枝呈拱状弯垂，小枝常变成刺。叶呈披针状长椭圆形或狭卵形，互生，或丛生枝旁。花呈淡紫红色，有深紫色直纹，数朵生于叶腋。浆果呈红色，长卵圆形。8 ~ 10 月开花，10 ~ 12 月结果。

【生长环境】多生于低山坡、路边、河边、竹园等处。

【采收加工】种子入药。10 ~ 12 月采果，先在阴凉处晾至外皮皱缩，后晒干。

【性味功效】甘酸平。具有补血、补肾、养肝、明目之功效。

【主治用法】①腰痛体弱：可用枸杞子 50 克，加蜂蜜 50 克，水适量，煎服或隔水蒸服。连服 5 ~ 7 日。②贫血衰弱、肾亏遗精、腰酸、头晕、两眼昏糊：可配合女贞子、墨旱莲、桑椹子等，常用 9 ~ 12 克，煎服。

【附】①枸杞根（根）祛风、清热、降血压、强壮。适用于关节痛、低热、高血压、两眼昏糊及肾亏等症，15 ~ 50 克，煎服。治高血压，可与臭梧桐根或桑树根同用；治肺结核潮热，可配合功劳叶、鱼腥草等。②地骨皮（根皮）苦寒。有清肺热、退虚热等功效，适用于肺热咳嗽、口渴、虚热、盗汗等症，9 ~ 12 克，煎服。

山药

【处方用名】山药、淮山药。

【别名】薯蓣。

【植物形态】薯蓣科，薯蓣属。属多年生缠绕性草本植物，地下块茎肉质柔软而粘滑，一般呈圆柱状棍棒形，表面生有细须根。叶呈箭形或三角状卵形，对生，叶腋常生珠芽。花呈乳白色，有雄雌之分，雄花穗直立，雌花穗下垂。花果三翼，种子有圆翅。通常 7 ~ 8 月开花，9 ~ 10 月结果。

【生长环境】人工栽培或野生。

【采收加工】块根入药。11 ~ 12 月挖取，洗净，用竹刀刮去外皮，切片，晒干。防蛀。

【性味功效】甘平。具有补脾胃、补肾、固精之功效。

【主治用法】①慢性咳嗽痰多，可配合生米仁、冬瓜子等。②气虚衰弱、慢性腹泻、食欲减退、肢体疲乏，可配合党参、生白术、生谷芽等。③遗精、小便次数多、糖尿病、白带多：治遗精，可配合桑螵蛸；治体弱白带，可配合白扁豆；治糖尿病，可配合生地、生黄芪等。上述三种病症用量 9 ~ 15 克，煎服；如炒研细粉，每次用量为 2.5 ~ 4.5 克，吞服。

【附】山药藤（茎）性味甘平。用来治疗皮肤湿疹、丹毒等，用药量为 150 ~ 200 克，用水煎汤熏洗；或捣烂鲜茎用来外敷患处。

女贞

【处方用名】女贞子。

【别名】冬青子。

【植物形态】木樨科，女贞属。高可达 600 厘米，属常绿大灌木或小型乔木。叶呈革质，卵形或卵状披针形，对生，叶正面有光泽，长为 8 ~ 12 厘米。花为白色，小，密集于枝顶成大圆锥花丛。浆果呈长椭圆形，成熟时颜色为蓝黑色。通常 6 ~ 7 月开花，8 ~ 12 月果熟。

【生长环境】人工栽培。

【采收加工】种子入药。11 ~ 12 月采收，蒸熟，晒干。防霉。

【性味功效】甘苦平。具有补肾滋阴、养肝、明目之功效。

【主治用法】①肾亏遗精、腰酸、头晕、耳鸣、两眼昏糊：可配合枸杞子、旱莲草等同用，用药量为 9 ~ 24 克，用水煎服。②治头晕、腰酸、两眼昏糊及贫血体弱等症：可用女贞子、旱莲草、桑椹子各 200 ~ 400 克，共同焙干研末，每日服 9 ~ 12 克，临睡时吞服，可酌加白糖。也可分 2 次服。连服 1 ~ 2 月。如有感冒、腹泻，可暂停数日。

蛇床

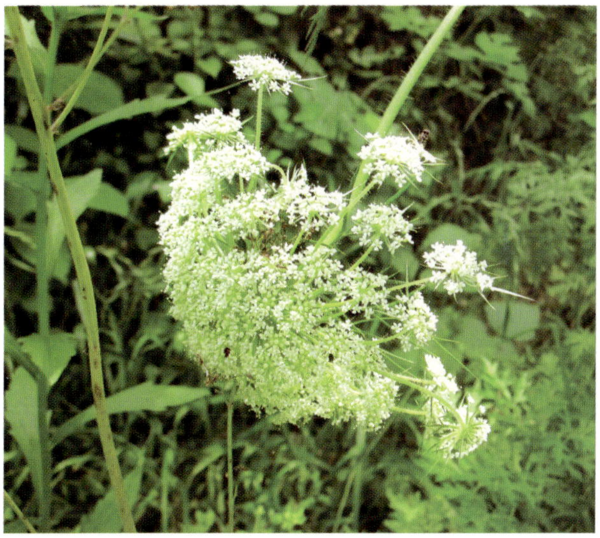

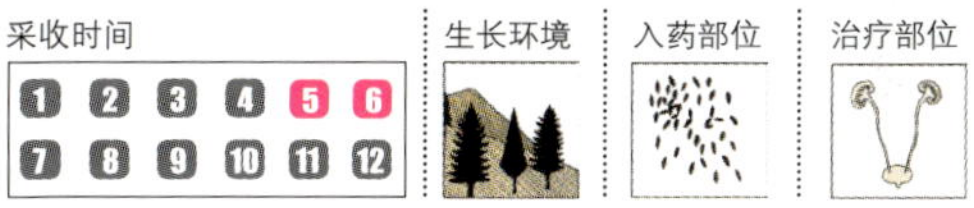

【处方用名】蛇床子。

【植物形态】伞形花科，蛇床属。高 24 ~ 45 厘米，属一年生草本植物，叶呈羽状细裂，互生。花为白色，小，伞形排列。果实呈卵圆形，有棱。通常 4 ~ 7 月开花，6 ~ 8 月结果。

【生长环境】多分布在郊县，生于田野、路旁等地。

【采收加工】种子入药。6 月采收，除去泥屑杂质，晒干。防蛀。

【性味功效】辛苦温，有小毒。具有补肾助阳、杀虫之功效。

【主治用法】①阴道滴虫病、阴囊湿痒：取适量药物煎汤熏洗。②肾亏阳痿：常用药量为 3 ~ 9 克，用水煎服。

锦鸡儿

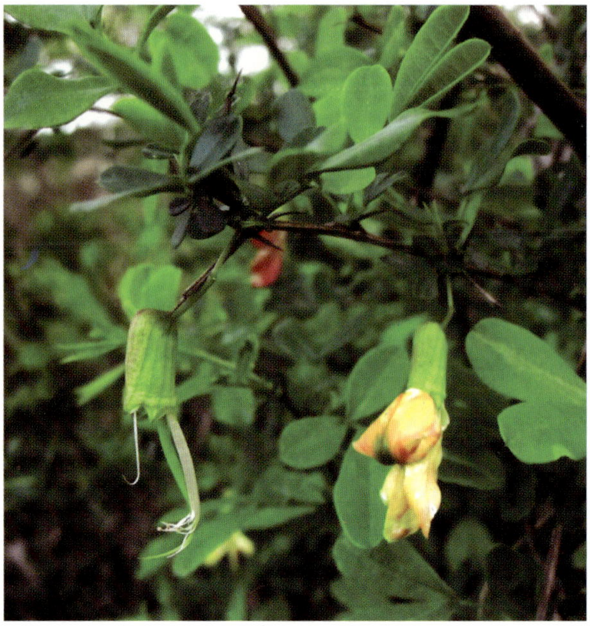

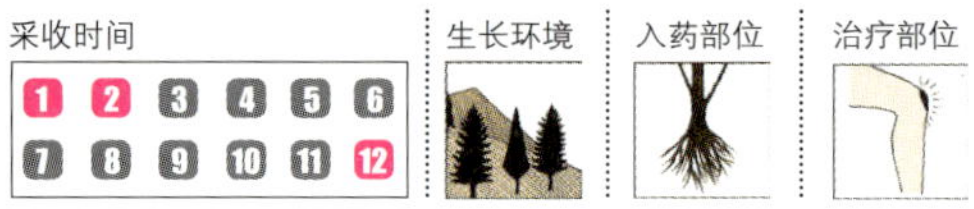

【处方用名】金雀根。

【别名】金雀藤、阳雀花根、土黄芪。

【植物形态】豆科，锦鸡儿属。高 60 ~ 90 厘米，属落叶灌木植物。枝干丛生，有黄褐色斑点，通常每节丛生数叶。叶子呈羽状复叶，上有小叶 4 片，呈倒卵形，分成二对，通常上面一对比下面一对大，复叶基部节上常有刺。花呈黄色，生于叶丛中。豆荚线形。4 月开花，5 月结果。

【生长环境】多生于山坡、林下、路旁、郊野旷地上、杂丛中。市区亦偶有人工栽培。

【采收加工】根入药。12 月至来年 2 月采挖，洗净，切片，晒干。

【性味功效】甘微温。补气、通乳汁、活血、止痛、利尿。

【主治用法】①跌打损伤，可配合扦扦活、落得打等。②风湿性关节疼痛，可配合虎杖根、细柱五加或桑枝等。③体虚乏力、浮肿、乳汁不足：加猪蹄炖服。上述病症常用药量为 50 ~ 100 克，用水煎服。

【附】金雀花（花）有活血祛风、止咳、强壮之功效。主治：头晕头痛、耳鸣眼花。肺虚久咳。小儿疳积。上述病症用药量为 3 ~ 15 克，用水煎服。

构 树

【处方用名】楮实子。

【别名】楮树、谷树子。

【植物形态】桑科，构属。高可达 900 厘米，属落叶乔木，有雌雄之分。叶呈阔卵形，互生，叶长 8 ~ 17 厘米，宽 3 ~ 9 厘米，正面粗糙，反面密生柔毛，常有 1 至多个不对称的缺刻，边缘有锯齿。雄花穗腋生，下垂；雌花穗球形。果实有橘红色肉质外被，形似杨梅。通常 4 ~ 5 月开花，8 ~ 10 月结果。

【生长环境】多生于山野、村落、屋旁、河边等处。也有人工栽培。

【采收加工】种子入药。9 ~ 10 月采果实，晒干后，搓碎，簸除衣壳取子。

【性味功效】甘寒。具有补肾、强筋骨、利尿明目之功效。

【主治用法】腰膝酸痛无力、阳痿、水肿、眼睛生翳等病症：常用药量为 9 ~ 15 克，用水煎服。

【附】①谷树浆（树干砍一刀后流出的浆汁）鲜浆汁外涂可治顽癣及虫咬。②谷树根皮（刮去外皮的根白皮）具有利尿消肿、祛风湿之功效。可治疗水肿、筋骨酸痛，常用药量为 9 ~ 15 克，用水煎服。③谷树叶（叶）用来杀虫疗癣，用鲜叶打汁，外涂顽癣及虫咬。

野大豆

【处方用名】野毛豆。

【别名】野豆。

【植物形态】豆科，大豆属。全体密生锈色长硬毛，属一年生蔓草。茎细长，缠绕于它物上。复叶互生；小叶 3 片，呈卵形或披针状长椭圆形。花很小，多为红紫色，也有白色的。豆荚很像毛豆但比毛豆稍小，长 7 ~ 23 毫米，有时弯曲呈半月形，成熟后开裂，内有 3 ~ 4 粒种子。种子呈椭圆形或肾形，稍扁平。通常 9 月开花，10 ~ 11 月结果。

【生长环境】生于竹园或田间。

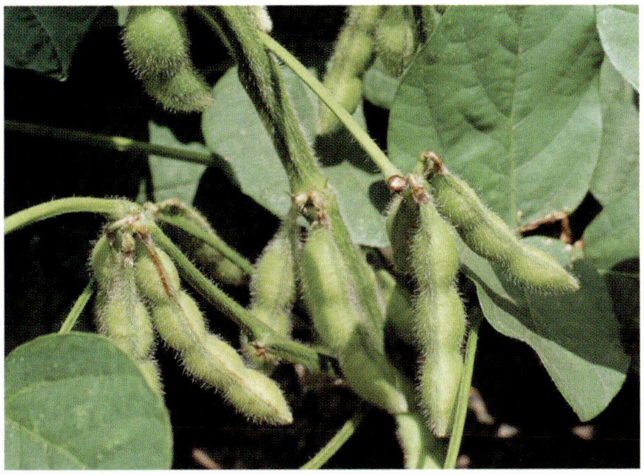

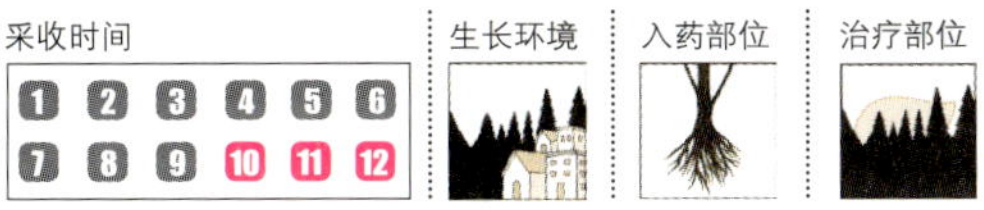

【采收加工】带果全草入药。10 ～ 11 月采收，洗净，切断，晒干。

【性味功效】甘微寒。具有滋阴、强壮、敛汗等功效。

【主治用法】自汗、盗汗：可与红枣、糯稻根等同用，取药量为 50 ～ 100 克，加水煎服。

【附】野料豆（种子）具有平肝、明目之功效，亦有强壮作用。治肝阳头晕，可与女贞子、桑叶、白菊花等同用；治头晕眼花、小儿疳积，常用药量为 15 ～ 50 克，加水煎服。

羊 乳

【处方用名】山海螺、羊乳根。

【别名】四叶参、蔓参。

【植物形态】桔梗科，党参属。属多年生蔓草植物，地下根呈纺锤形，肉质，并有特殊气味。茎长可达丈余，缠绕着生长，带紫色。多分枝，折断有白色乳汁。生于侧枝上的叶多近 4 片轮生，一般为卵形或广披针形。生于茎上的叶小而互生。花为绿白色，呈钟形。果实呈圆锥形。

【生长环境】多生于山坡、灌木丛下潮湿肥沃之处。

【采收加工】根入药。一年四季均可采挖，洗净，蒸透，切片，晒干。

【性味功效】甘平。具有滋阴强壮、润肺祛痰、排脓解毒、消肿之功效。

【主治用法】①肺脓肿、扁桃体炎、乳腺炎、疮痈肿痛。②病后体弱、产后缺乳、体虚白带。③蛇咬伤。上述病症常用药量为 15 ～ 100 克，煎服。

补益药

药名	处方用名	性味	功效	主治	常用量
党参	潞党参	甘平	补中益气，补血	①气虚乏力。②贫血体弱	6～15克
黄芪	生黄芪、炙黄芪	甘微温	补气，止汗，托疮生肌，利尿(蜜炙用于补气助阳)	除治气虚(弱于人参)外，尚可治：①自汗不止。②痈疽疮毒。③水肿。④风湿痛。⑤糖尿病	6～15克
白术	生白术、炒白术	苦甘温	补脾，化湿(健脾止泻可用炒白术)	①脾胃虚弱、胀闷、食欲不振、泄泻。②面目虚浮、四肢水肿	6～12克
大枣	红枣	甘温	补脾胃，补血	①脾虚血亏。②缓和药性	3～12颗
甘草	生甘草、炙甘草	甘平	祛痰，解毒(生)补气(炙)	①气血虚 咳嗽、气促。②生用能解毒(疮毒、药毒)	3~6克，大剂量可用50～200克
孩儿参		甘苦微寒	补气养胃	①体弱神疲。②小儿消瘦。③病后虚弱。④肺虚咳嗽	9～15克
黄精	制黄精	甘平	补脾，润肺，生津。	①脾胃虚弱。②肺虚咳嗽。③消渴	9～15克
白芍	杭白芍	苦酸微寒	养血，止痛，调经，平肝	①胸腹诸痛 。②月经不调。③眩晕。④手足拘挛。⑤血虚	3～12克

续表

药名	处方用名	性味	功效	主治	常用量
当归	全当归	甘辛微温	补血，活血，调经，止痛	①血虚。②月经不调。③跌打损伤。④痈疽。⑤胁痛	3～12克
桑椹	桑椹子	甘酸微凉	补肾明目，养血益阴	①烦躁失眠。②耳鸣目昏。③肠燥便秘。④血虚风痹	9～15克
地黄	大生地、熟地	甘寒(生)甘微温(熟)	滋阴，凉血，止血(生)，补血，滋阴(熟)	阴虚津少、低热、出血症(生)、贫血、心悸、头晕、津少、月经过多(熟)	9～15克
鹿角	鹿角片、鹿角粉	甘咸温	益气助阳，活血消肿	①治各种肾阳虚（比鹿茸差，但价较廉）。②疮痈。③乳汁不通	3～9克(研粉吞)
肉苁蓉	甜苁蓉	甘酸温	补肾助阳，润肠	①阳痿、腰痛无力。②肠燥便秘	6～12克
人胞	紫河车、胎盘	甘咸温	补气血	治各种虚损，阳虚既可用，阴虚亦可配伍	3～9克(研吞)
杜仲	绵杜仲	甘辛温	补肝肾，降压，安胎	①肾虚腰痛、阳痿、尿频。②胎动不安。③高血压	9～12克
狗脊	金毛狗脊、制狗脊	苦辛温	补肝肾，祛风湿	①腰痛脚软。②风湿痛	9～15克
续断	川断	苦微温	补肝肾，止崩漏，通血脉	①腰痛脚软。②崩漏。③扑跌损伤	9～12克
补骨脂		辛温	补肾助阳	①阳痿早泄。②溲频遗尿。③虚寒泄泻。④腰膝冷痛	6～12克
淫羊藿	仙灵脾	甘辛温	补肾助阳，强筋健骨	①阳痿腰弱。②筋挛骨痹	9～12克
智仁		辛温	温脾散寒，固肾暖胃	①脾寒泄泻。②涎多遗尿。③胃寒痛	6～12克
菟丝子		辛甘平	补肝肾，益精髓	①阳痿遗精。②腰痛脚软。③小便频数	9～15克
韭菜子		甘辛温	补肾助阳，强腰膝	①小便频数、遗尿、遗精、白带多。②腰膝无力	4.5～9克
沙参	南沙参、北沙参	甘淡微寒	润肺止咳，养胃生津(南沙参力较薄弱)	①肺热咳嗽。②热病伤津和虚证口燥	9～12克
龟板	生龟板、炙龟板	咸甘平	滋阴，健骨	①阴虚诸症。②热病伤阴的昏迷痉挛。③肾虚骨软	15～50克(生用须先煎)
天冬	明天冬	甘苦寒	清肺滋肾	①肺热喘咳。②肺虚劳嗽。③消渴。④阴虚内热	9～12克
石斛	川石斛、金石斛、鲜金石斛	甘平	滋阴，养胃，生津（川、金功效相似，鲜用清热生津)	①阴虚内热。②热病伤津。③烦渴舌绛。④病后虚热	9～12克
百合		甘平	润肺止咳，养阴清热	①劳嗽吐血、干咳久咳。②虚烦惊悸	9～15克

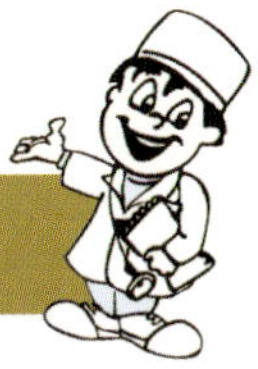

安神、镇痉药

安神、镇痉药是用来治疗神志不安、失眠、昏迷癫狂、高热惊厥、手足抽搐等病症的药物。在安神、镇痉药中，有的具有镇痉作用，主治惊风抽搐、肝风内动的，叫作平肝熄风药；有的具有滋补益气的功效，被称作养心安神药。

钩 藤

【处方用名】钩藤、嫩钩藤。

【别名】双钩藤、挂钩藤。

【植物形态】茜草科，钩藤属。长约 90 ~ 180 厘米，属藤状灌木。嫩枝呈四方状，枝节上有 1~2 个鹰爪形状的钩。叶子呈椭圆形，互生，正面呈绿色，反面呈粉绿色。花朵为黄色，腋生，密集汇成头状花序，外形似绒球。

【生长环境】多生于山谷、溪边、山坡和疏林等地方。

【采收加工】带钩茎枝，或茎枝入药。春、夏、秋三季均可采收，切断，晒干。

【性味功效】微苦寒。具有清热、平肝熄风、降血压之功效。

【主治用法】①头晕、头痛、高血压。②神经性头痛。③小儿高热抽搐。上述病症可取药量 9 ~ 15 克，用水煎服。

【附】钩藤根（根）主治风湿性关节炎、坐骨神经痛等病症，取药量为 15 ~ 50 克，用水煎服。

【注】钩藤不能久煎，所以处方上需注明后下。

景天三七

【处方用名】景天三七。

【别名】费菜、养心草。

【植物形态】景天科，景天属。高 30 厘米左右，属多年生肉质草本植物。根状茎粗大强壮，且坚硬，近乎本质化。地上茎则常密集丛生。叶子扁平、肥大厚实，互生或近乎对生，呈披针形或倒卵状披针

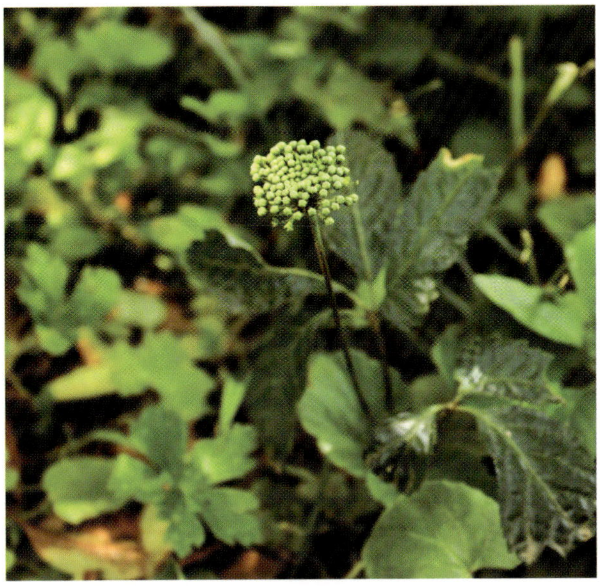

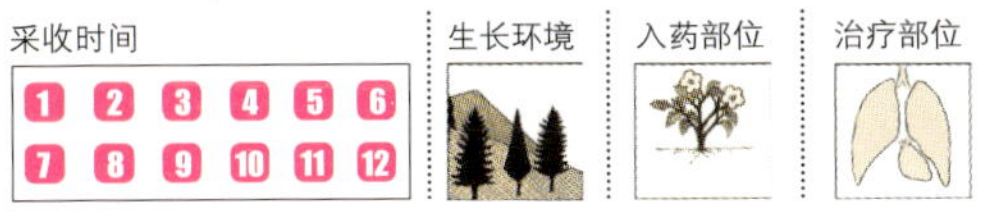

形，边缘多有细小锯齿。花朵呈黄色，较小，一般密生于茎顶。多 6 ~ 8 月份开花。

【生长环境】多生在山坡岩石等处，民间也有栽培。

【采收加工】全草入药。可随用随采。

【性味功效】甘微酸平。具有安神补血、止血散瘀之功效。

【主治用法】①精神不安、心悸、失眠、烦躁：可用 100 克鲜草，外加猪心一个，用水炖服。②跌打损伤：取适量鲜草，捣烂外敷患处。③吐血、咯血、牙龈出血、鼻出血、崩漏：取鲜草 100 克，用水煎服。

合 欢

【处方用名】合欢皮。

【别名】夜合皮。

【植物形态】豆科，合欢属。高可达 10 米，属落叶乔木。树皮呈黑色或淡黄褐色。叶呈羽状复

叶，且复生，有 5 ~ 9 片羽片，每片有 20~26 对镰刀状小叶，炎热天气或夜间则闭合。花朵为粉红色，呈丝绒形状，生长在枝梢。果实呈豆荚扁状，不裂开。多 6~7 月开花，10 月份结果。

【生长环境】多生于路边、旷野、山坡等处，也有栽培。

【采收加工】茎可入药。2 ~ 4 月剥皮，洗净，切成小块，晒干。

【性味功效】甘平。具有安神、活血、消痈肿、止痛之功效。

【主治用法】①失眠心烦：可与首乌藤等同用。②痈肿。③肺痈：可与鱼腥草、冬瓜子、桃仁等配合使用。④跌打损伤：可单独用，取适量用水煎服；也可与当归、赤芍、桃仁、川芎等配合使用。上述病症可取药量 9 ~ 50 克，用水煎服。

【附】夜合花（花蕾）又叫“合欢米”“夜合米”。具有安神、理气解郁之功效。主治失眠、胸中郁闷、胃口不好，常用量为 4.5 ~ 9 克，用水煎服。

安神、镇痉药

药名	处方用名	性味	功效	主治	常用量
远志		苦辛温	安神，化痰	①神志不宁、惊痫。②咳嗽痰多	3～9克
酸枣仁	炒枣仁、生枣仁	甘酸平	安神，敛汗	①烦躁失眠。②虚汗	6～15克
柏子仁		甘辛平	安神，润肠	①失眠、盗汗。②老年人及产后便秘	6～15克
珍珠母	珍珠母、真珠母	咸寒	镇静，安神	头晕、心悸、失眠、高血压	50克(用河蚌壳内层也可)
牛黄		苦甘凉	定惊，清热，解毒	①高热、神志不清、说胡话、惊风、痉挛。②咽喉腐烂。③痈疽疔毒	0.5～1.5克
菖蒲	石菖蒲	辛温	安神，辟浊	①神志不清、耳。②胸腹胀闷、疼痛	3～9克
磁石	灵磁石、煅磁石	辛寒	镇惊安神、平喘	①肾亏耳鸣、头晕眼花。②肾虚喘咳。③心悸、失眠	9～50克(入丸药须煅用)
龙齿		涩凉	镇惊安神	①烦躁失眠。②惊痫癫狂	9～15克
蚯蚓	蚯蚓干、地龙	咸寒	清热，镇痉，活络，利尿，平喘	①热病、惊风、痉挛。②关节不利。③尿闭。④哮喘	3～9克
全蝎	淡全蝎	辛平，有毒	镇痉，止痛，解毒	①惊风、破伤风、抽搐、痉挛。②风湿痛。③瘰疬	全蝎1.5～2.5 (研吞)
蜈蚣		辛温，有毒	熄风镇痉，解毒	①惊风、抽搐、痉挛。②痈疽瘰疬、蛇咬。③破伤风	1.5～3克

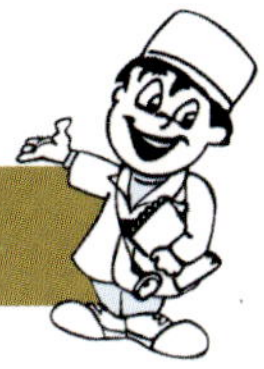

清暑药

清暑药是用来清热解暑的药物。主要用来治疗夏天中暑和暑湿着脾，比如出汗烦渴、怕冷发热、头重身重、胸闷腹胀、上吐下泻等病症。

黄花蒿

【处方用名】秋蒿、黄花蒿。

【别名】黄篙。

【植物形态】菊科，艾属。茎部有棱条，高可达 60 ~ 120 厘米，属一年生草本植物。茎嫩时呈绿色，老后则呈黄褐色。叶子互生，呈黄绿色，分裂极细。花朵生于枝干顶部，很小，黄色，呈头状，球形。果实呈淡褐色，很小。通常 8 ~ 10 月开花，11 月结果。

【生长环境】多生在田野、荒地、竹园、路边或垄沟边等地。

【采收加工】全草入药。通常 8 ~ 9 月采收，切断，晒干。

【性味功效】苦寒。具有清热消暑之功效。

【主治用法】①疥疮、风疹块：取适量药物煎汤熏洗。②疟疾、间歇热、肺结核潮热：取药量 9 ~ 15 克，用水煎服。③暑热发痧、胸闷、腹痛：用种子 15 克或鲜嫩叶 15 ~ 50 克，煎后服。也可作清暑饮料。

清暑药

药名	处方用名	性味	功效	主治	常用量
藿香	鲜藿香、土藿香、广藿香	辛微温	解暑(鲜)，止呕，化湿(土、广藿香都是干品，功同)	①暑热证。②中暑吐泻、腹痛。③胸闷、消化不良	3～9克(鲜加倍)
佩兰	鲜佩兰、佩兰叶	辛平	解暑(鲜)，化湿	①暑热证。②口臭、恶心、消化不良	与藿香常同用 3～9克(鲜加倍)
香薷	陈香薷	辛微温	解暑，解表，利水	①暑天受凉，怕冷、发热、无汗等症。②水肿	4.5～9克
荷叶	鲜荷叶、干荷叶	苦平	解暑(鲜)，平肝(干)	①暑热证(鲜)。②头痛、头晕	(干)3～9克

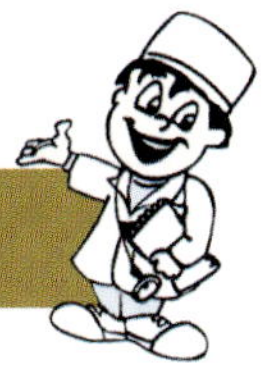

祛寒药

祛寒药是用来治疗里寒证的药物。又称温里药，其性味通常为辛热。辛能发散，热则祛寒。由于脏腑不同，里寒证的表现也不同，通常表现为四肢发凉、怕冷乏力、面色苍白、呕吐泄泻、大汗不止、心腹冷痛、久泻水肿、脉象沉迟等病症。

竹叶椒

【处方用名】土花椒。

【植物形态】芸香科，花椒属。高为 120 ~ 180 厘米，属常绿灌木。枝上有刺。叶呈羽状复叶，且互生。小叶 3 ~ 5 片，呈披针形或椭圆状披针形，边缘有细小、圆形的细齿，叶脉上生有刺，总叶柄突起呈翅状。花朵呈淡绿色，且小。果实暗红色，呈球形，表面有许多瘤状小突起，有辛味。种子呈黑色，有光泽。通常 5 ~ 6 月份开花，7 ~ 8 月结果。

【生长环境】栽培。

【采收加工】种子入药。10 ~ 11 月可采摘果实，晒干。筛去种子(椒目)，另作药用。

【性味功效】辛温，有少许毒性。具有温里、散寒、止痛、杀虫之功效。

【主治用法】①寒痰冷喘。②受寒引起的胃痛、腹痛、腹泻。③蛔虫引起的腹痛。上述三种病症可用药 2.5 ~ 3.5 克，用水煎服。④湿疹发痒：取药 50 克，煎汤外部擦洗。

【附】椒目(种子)性味苦寒，有利尿消肿之功效。用于治疗小便不利、水肿、气喘等病症。常用量为 3 ~ 6 克，用水煎服。

祛寒药

药名	处方用名	性味	功效	主治	常用量
附子	淡附子、熟附片、黑刚块	大辛大热，有毒	回阳，温中，散寒	①大汗、大泻、大吐、腹痛之后的虚脱。②肾阳虚诸症。③胸腹寒痛。④寒湿关节痛	3～9克
肉桂		辛甘大热	温补，散寒	①治肾阳虚，常与附子同用。②寒证胃痛、腹痛、痛经	1.5～3克
干姜		大辛大热	回阳，温中，散寒	①治虚脱，常与附子同用。②胸腹寒痛、腹泻③肺寒咳嗽	3～9克
吴茱萸		辛苦大热	温中止痛，理气止呕，杀虫	①胃腹胀满。②呕吐吞酸。③腹痛泻痢。④寒疝。⑤脚气	2.5～4.5克

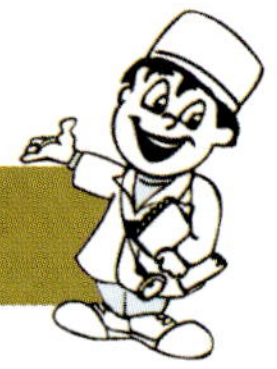

外用药

外用药指的是应用于损伤部位的常见药物，通常采用涂、敷、擦、洗等方法来治疗疾患。这是因为外用药多有毒，所以大多只能体表外敷用。内服虽有一定的适应证，但必须十分小心，只有在必要时，暂时内服少量药物，且不能过量，更不能连续服用，以免中毒。

外用药常可用来杀虫解毒、化腐生肌、排脓止痛以及收敛止血。

外用药

药名	处方用名	性味	功效	主治	常用量
硫黄	生硫黄、制硫黄	酸温，有毒	杀虫，利肠，助阳	①疥癣。②虚寒久痢久泻。③虚寒便秘	外用适量，内服2.5克须用制硫黄
轻粉		辛寒，有毒	杀虫，攻毒，泻下	①疥癣、恶疮。②腹水肿胀	外用适量，内服0.05克，入丸散用

续表

药名	处方用名	性味	功效	主治	常用量
雄黄	腰黄	辛苦温，有毒	解毒，杀虫	①疥癣恶疮。②毒蛇咬伤。③疳积虫痛。④疟疾	外用适量，内服0.5克
硼砂	月石	甘咸凉	解毒，消肿	①咽喉肿痛。②眼睛红肿。③口疮	外用适量，内服2.5克
炉甘石	制甘石	甘平收湿。	止痒，生肌，明目消翳	①皮肤湿疹、疮疡脓水多。②眼红烂。③目生翳膜	外用适量
铅丹	广丹、东丹、黄丹、红丹、桃丹粉	辛咸微寒，有毒	拔毒生肌	为制膏药原料，配其他药治痈疽溃疡、跌打损伤、烫伤	外用适量

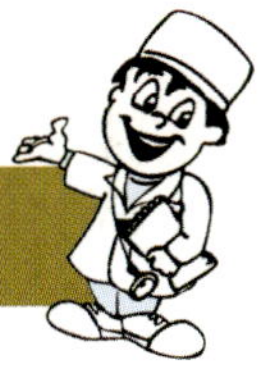

收敛药

收敛药又叫“收涩药”，具有收敛固涩的作用，是可以用来治疗各种滑脱证候的药物。滑脱的病症主要有：盗汗、自汗、久咳、久泻、遗精、白带、脱肛、遗尿、尿频等。

盐肤木

【处方用名】盐肤木。

【别名】盐树。

【植物形态】漆树科，漆树属。属小型乔木。叶子呈羽关复叶，互生。小叶呈卵形，椭圆形或长椭圆形，多为 7 ～ 13 片，反面有密集的短柔毛，且边缘有粗型锯齿，叶轴有翼，且常于该处生虫瘿。花朵有雌雄之分，呈乳白色，多生于枝梢处，且成圆锥花序。果实外面密集生有灰白色短软绒毛，果实呈扁圆形。通常 8 ～ 9 月开花。

【生长环境】生于旷野、坡地、丘陵等灌木丛中。

【采收加工】根入药。一年四季均可剥取。洗净，晒干。

【性味功效】咸凉。具有敛肺降火、祛瘀止血之功效。

【主治用法】①黄疸、子宫出血、便血：常用量为 15 ～ 50 克，用水煎服。②慢性支气管炎、肺结核：常用药量为 50 克，用水煎服。

【附】五倍子(虫瘿)用来主治：①治小儿盗汗，用五倍子研成粉末，每次分三分，加少量温开水，调成糊状，每晚睡前敷肚脐处，另外再用一张小清膏药外贴加固。连敷三到四次。②治肺虚久咳、消渴盗汗、久泻久痢、便血脱肛、滑精遗尿等症，用量为 2.5 ～ 6 克，用水煎服。③用治先兆流产，用 6 克五倍子研成粉末，分两次，温开水送服。

金樱子

【处方用名】金樱子。

【别名】糖罐子。

【植物形态】蔷薇科，蔷薇属。属攀援状灌木，多分枝，节处弯曲，有钩刺。叶呈复叶，且互生，叶背及叶柄也有钩刺，每叶常分为 3 片小叶，也有少部分有 5 ～ 7 片。花朵分为五瓣，呈白色。果实成熟时呈红黄色，甘甜可口，形状似花瓶，表面密生许多小刺。

【生长环境】生长于丘陵、坡地、林边、路旁

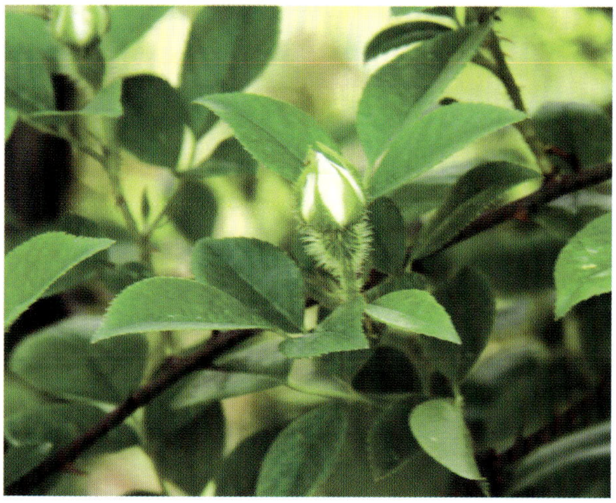

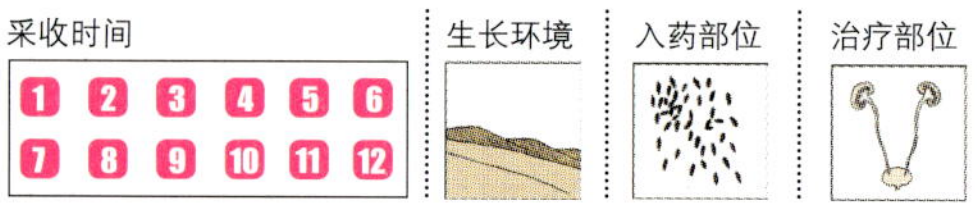

的灌木丛中等地。

【采收加工】种子入药。秋冬季采收，要除去小刺，切开除去种子，蒸后晒干。

【性味功效】酸涩平。具有收涩、固精、止泻之功效。

【主治用法】主治慢性腹泻、白带、遗精、遗尿、小便次数多等。常用量为 9 ~ 15 克，用水煎服。

【附】金樱根（根）又叫“野石榴根”。具有活血止泻、消炎止痛之功效。主要用来治疗腰酸腿疼、跌打损伤、慢性腹泻等。常用量为 15 ~ 50 克，用水煎服。

桃金娘

【处方用名】岗稔根、岗稔果、岗稔叶。

【别名】岗稔、山稔。

【植物形态】桃金娘科，桃金娘属，高通常为 90 ~ 180 厘米，属灌木。叶子呈椭圆形状，且对生，正面光滑，反面则有白毛。嫩枝密集生长柔软多毛。花朵生于叶腋，呈紫红色。果实成熟时紫红色，形状似杯状，味道甜，可食。

【生长环境】生于丘陵、坡地、山路旁；主产于福建、广东、广西、云南、台湾等地。

【采收加工】根、果、叶皆入药。根一年四季均可挖采，洗净，切片，晒干。夏季采叶，晒干，亦可鲜用。秋季采果，蒸熟，晒干。

【性味功效】甘涩平。具有收敛止泻、祛风活络、补血安神、益肝补肾等功效。

【主治用法】①急性胃肠炎：用叶煎服，用量为 15 ~ 50 克。②无黄疸型传染性肝炎（活动期）：用根煎服，用量为 50 克。需连续服用 30 ~ 40 日。③慢性痢疾、慢性肠炎、风湿骨痛、腰肌劳损、气虚浮肿：用根煎服，用量为 15 ~ 50 克。④孕妇贫血、病后体虚、头晕心悸：取果煎服，用量为 9 ~ 15 克。

碎米荠

【处方用名】碎米荠

【别名】白带草

【植物形态】十字花科，碎米荠属。高 18 ~ 24 厘米，属二年生小型草本植物。叶子呈羽状分裂，裂片大小不等，最大的则为顶端裂片。茎从根部分成数枝，枝干上部左右连续弯曲。花朵呈白色，形状较小。果实直立，呈细长形状，成熟时两瓣裂开。通常 3 ~ 4 月份开花。

【生长环境】生在路旁、田间、水边等潮湿地区。

【采收加工】全草入药。3 ~ 4 月采收，洗净，晒干，切断。注意防霉蛀。

【性味功效】甘温。具有收敛、止带、止痢等功效。

【主治用法】痢疾、白带：常用量为 15 ~ 50 克，煎服；另治白带，必须配山药、芡实、乌贼骨等。

臭 椿

【处方用名】椿根皮。

【别名】樗白皮、椿根白皮。

【植物形态】苦木科，臭椿属。高达 300 厘米，树冠稀疏，属落叶乔木。叶呈复叶，且互生，很大，长 30 ~ 60 厘米；小叶呈卵状披针形，一般 13 ~ 25 片，长 6 ~ 11 厘米，边缘波状起伏，基部歪斜，各侧常有一个大齿牙。花朵小，呈绿色，密集生于枝梢。果实淡绿色，呈长椭圆形，长 3 厘米左右，有扁而薄的翅；种子则生于翅的中央。通常 5 月份开花，9 ~ 10 月份果熟。

【生长环境】栽培或生于山野、竹园等处。

【采收加工】茎入药。一年四季均可采，洗净，切成小块状，晒干。

【性味功效】苦涩寒。具有清湿热、收敛止痢、止血、止白带之功效。

【主治用法】①湿热白带，可与黄芩、赤芍等配合用。②月经过多，可与墨旱莲、陈棕炭等配合用。③痢疾腹泻，可与黄芩、木香等配合同用；以上三种病症常用量为9 ~ 15克，用水煎服。④皮肤疮癣：外用，适量，煎汤洗。

【附】凤眼草（臭椿的果实）功效与椿根皮相似。用于治疗痢疾、便血、白带等症，常用量为4.5 ~ 9克，用水煎服。

收敛药

药名	处方用名	性味	功效	主治	常用量
山茱	萸萸肉、山萸肉	酸涩微温	补肾，涩精	①遗精、阳痿。②腰痛、头晕 。③小便频数	6～9克
五味子	北五味、五味子	酸温	敛肺滋肾，止泻止汗	①自汗、盗汗。②遗精。③虚证咳喘。④久泻不止。⑤失眠	3～6克
牡蛎	左牡蛎	咸平微寒	收敛，化结，平肝	①自汗、盗汗。②遗精。③瘰疬。④眩晕	12～50克
覆盆子		甘酸微温	缩尿，涩精	①虚证、小便频、遗尿。②遗精、阳痿、早泄	4.5～9克
芡实		甘涩平	健脾止泻，涩精	①脾虚久泻。②遗精。③白带多	9～15克
诃黎勒	诃子、诃子肉	苦酸平	涩肠敛肺	①痢疾、久泻、脱肛。②久咳、声哑	3～9克
乌梅		酸平	敛肺涩肠，安蛔止痛	①久咳不止。②久痢。③蛔虫病、呕吐、腹痛	3～9克
麻黄根		甘平	止汗	自汗、盗汗	3～9克
糯稻根		甘平	止汗	①自汗、盗汗。②肝炎。③丝虫病	50～100克，治丝虫病用100～400克
鸡冠花		甘凉	固下止血	①赤白带下。②崩漏。③痔漏下血	9～15克
桑螵蛸	海螵蛸	咸甘平	固肾益精	①遗精早泄。②小便不禁	3～9克
乌贼骨		咸微温	止血，止带，制酸，收湿生肌	①子宫出血、白带。②胃酸过多。③皮肤外伤出血、阴囊湿疹、皮肤溃烂	9～12克。焙干研粉吞服，每次2.5～3克。外用适量
莲须		甘涩微温	益肾固精，止血	①遗精、遗尿、白带。②吐血。③崩漏	3～9克

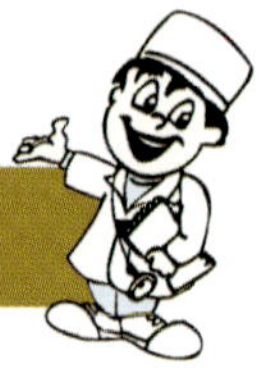

软坚药

软坚药一般药味咸，即“咸软”，是用来软化硬结的药物。软坚药多用来治疗肿瘤、痞块（肝脾肿大）、瘿瘤（甲状腺肿）、瘰疬（慢性淋巴腺炎或淋巴结核）等疾病。

软坚药

药名	处方用名	性味	功效	主治	常用量
海藻		苦咸寒	化结利水	①瘰疬瘿瘤。②肝硬化。③水肿、脚气	3～12克
昆布		咸寒	化结利水	①瘰疬瘿瘤。②肝硬化。③水肿、脚气	可同用3～12克
海带		咸寒	化结利水	①瘰疬瘿瘤。②肝硬化。③水肿、脚气	3～12克
鳖甲	炙鳖甲生鳖甲	咸平	化结滋阴	①痞块、肿瘤。②虚热、盗汗	15～50克(生用须先煎)

第六章

针灸与推拿

针灸与推拿是我国传统医疗方法的精华，也是我国历代劳动人民及医学家在长期与疾病的斗争中创造和发展起来的最早的医学。针灸和推拿具有适应证广，疗效明显，操作简便，不良反应少等优点，因此深受广大人民群众的欢迎。在社会发展进步的今天，针灸和推拿这两种非药物治疗方法，受到了世界范围内各界人士的重视和瞩目。

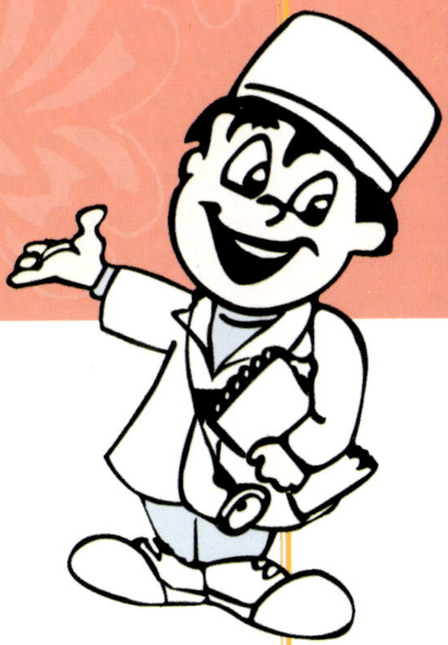

第一节 常用穴位

取穴的方法

穴位的取法，主要是根据体表的各种标志，如头面五官、骨节突起、肌肉凹陷、皮肤皱纹等。在距离这种标志较远的部位，则采用折量法，即把一定的部位分成几等份，或称“骨度分寸”。

这种折量的分寸，可用手指来比量：屈中指中节，其两端纹头之间相当一寸，四横指相当三寸，两横指相当一寸半。

人体常见穴位

人体的常见穴所在部位主要可分为以下几个部分：头面颈项部、胸腹部、背腰部、上肢和下肢。

头面颈项部的常用穴位

穴名	部位	针法	针感	主治
人中	在人中沟上1/3处	斜刺，针尖向上，深0.2～0.5寸	有局部胀痛	休克、中暑、腰痛落枕、癫痫、面部肿痛
印堂	在两眉之间正中	斜刺，从上向下，深0.5～1寸	有局部酸胀	头痛、鼻病、目痛、眩晕、失眠、小儿惊风
上星	头部前正中线入发际1寸处	横刺，从前向后沿皮刺入，深0.3～0.5寸	有局部酸胀	头痛、目痛、鼻出血、鼻塞、鼻炎
百会	在头顶正中线与两耳尖连线的交叉处	横刺，向前后左右透刺，深0.5～1寸	有局部酸胀	严重头痛、眩晕、休克、高血压、脱肛
哑门	项后正中入发际5分	针尖向喉结方向，深1～2寸，注意不要过深	浅刺时有局部发胀，深刺时病人有手足或全身触电感，如有此感应时，应立即退针	聋哑、项强、神经官能症
大椎	第七颈椎与第一胸椎棘突之间	直刺，深0.5～1寸。灸法：直接灸5～15壮，温灸15～30分钟	酸胀向下或向头部放散	疟疾、肝炎、癫痫、支气管炎、肩背冷、白细胞减少
迎香	鼻翼旁5分，鼻唇沟中	斜刺，针尖透向内上方，深0.2～1寸	有局部酸胀	鼻炎、鼻窦炎、面神经麻痹
太阳穴	太阳眉梢与外眼角中间向后1寸凹陷处	直刺0.2～0.3寸，向后斜刺0.8～2寸	有酸胀痛，放散至半侧头部	偏头痛、眼痛、感冒、失眠

续表

穴名	部位	针法	针感	主治
听宫	耳屏中部，张口时耳前凹陷处	直刺 1～2寸	耳中发胀	耳聋、耳鸣、聋哑、中耳炎、面神经麻痹
听会	耳屏下部缺口前，张口凹陷处	直刺或向下方刺，深1～2寸	耳部发胀，有时扩散至半侧面部	聋哑、耳鸣、耳聋、齿痛、中耳炎
医风	耳垂后，张口凹陷处	针尖向内前方，深1～2寸	沉胀感，耳根、耳道胀麻，耳底酸，有时半侧面颊发热	聋哑、耳鸣、中耳炎、腮腺炎、面神经麻痹
颊车	下颌角前上方约一横指，咬肌中	直刺0.5寸，或横刺透向地仓穴	有局部酸胀，并向周围扩散	牙痛、面神经麻痹、腮腺炎、下颌关节炎
地仓	口角旁4分处	刺入0.2寸左右，再横刺透向颊车穴或迎香穴	针部周围酸胀	面部神经麻痹、流涎、三叉神经痛
四白	瞳孔直下，当眶下孔凹陷处	直对瞳孔直刺0.2～0.3寸，或斜刺，从上向下可刺0.5～0.8寸	有局部酸胀	目赤痛痒，目翳，口眼歪斜，头痛眩晕
承泣	目下眶孔内，四白穴上3分	直刺透向内眦角处	有局部酸胀	近视、角膜炎、视神经萎缩、眼肌痉挛
阳白	眉上1寸，正对目中线	在额肌沿皮向眉中透刺0.3～0.5寸	额区胀痛	面神经麻痹、夜盲、眶上神经痛

头面颈项部穴位

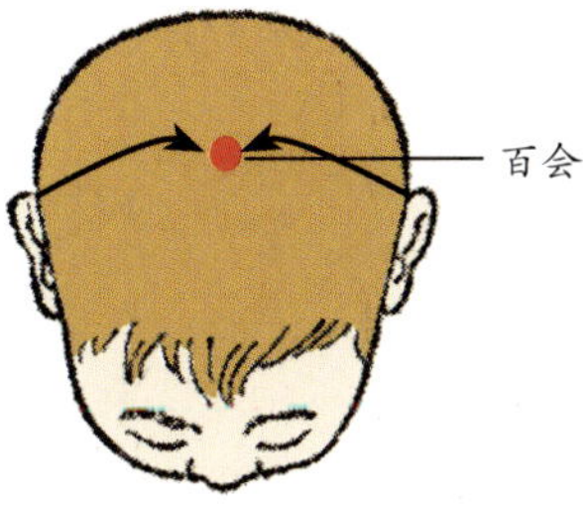

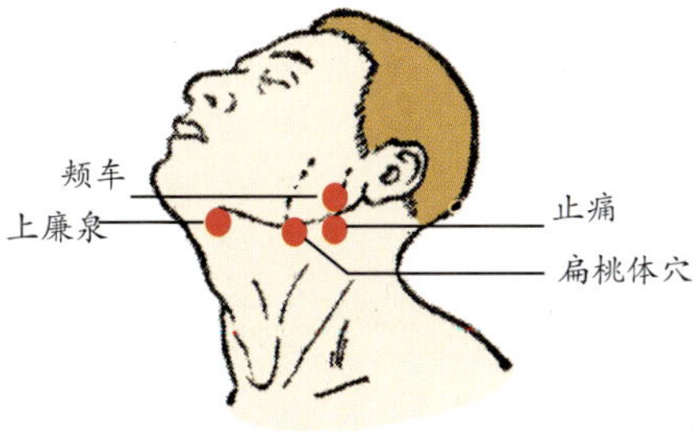

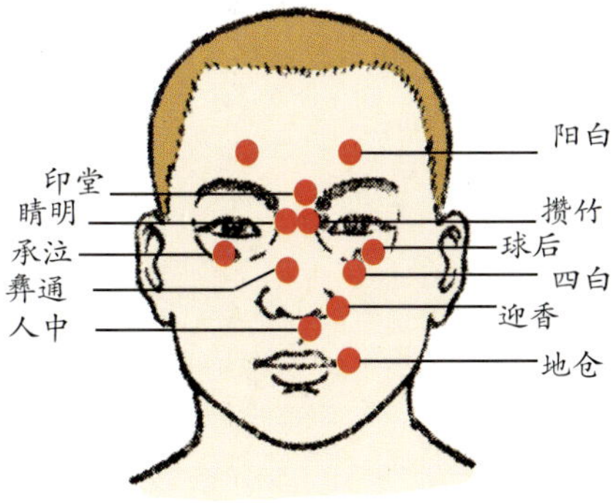

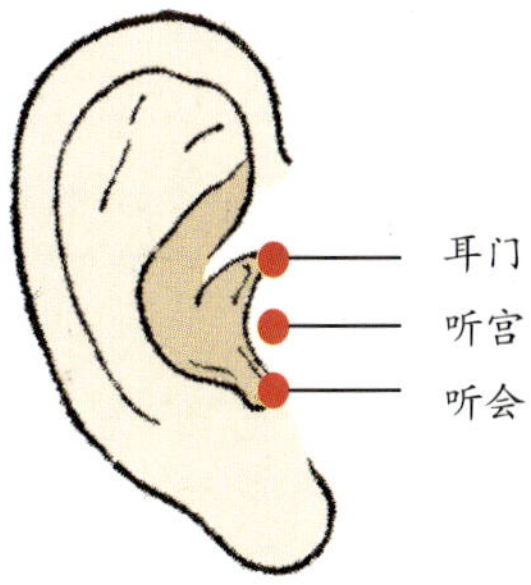

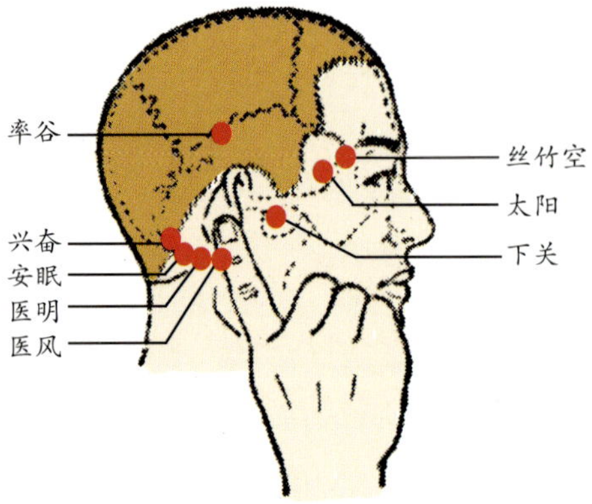

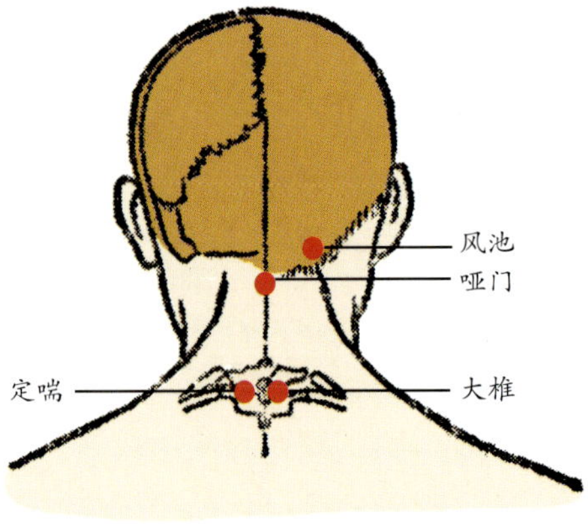

胸腹部常用穴位表

穴名	部位	针法	针感	主治
天突	胸骨柄上缘凹陷处	针尖向下沿胸骨柄后缘斜刺，深0.8～1.2寸(不宜过深)灸法：直接灸5～15壮	咽部酸胀向下样感觉	支气管哮喘、支气管炎，咽喉炎，呕吐
膻中	胸骨上，平第四肋间两乳头连线中点	直刺3～5分或沿皮横刺1寸灸法：直接灸5～10壮	局部胀痛	支气管哮喘、支气管炎，乳汁分泌少、胸痛
中脘	剑突与脐孔之中点，脐上4寸	直刺0.8～2.5寸深。亦可斜向左右下方透刺	上腹部闷胀重感	胃痛、胃下垂、呕吐、消化不良、腹胀、泛酸
脐中	脐孔中	灸法：隔姜或隔盐灸5～15壮，禁针刺	同上	急慢性肠炎、腹泻虚脱、血压下降
气海	脐下1.5寸	直刺1～1.5寸	局部酸胀，有时感应向外生殖器放散	腹胀、腹痛、遗尿、痛经、月经不调
关元	脐下3寸	直刺1～2寸	局部酸胀，有时感应向外生殖器放散	遗尿、痛经、月经不调
中极	脐下4寸	同上，膀胱胀满时不可深刺	同上	尿潴留、尿频、尿道痛
乳根	乳头直下、乳房下沟陷处，当第五肋间	直刺0.2寸后横刺向上或左右，不宜直深刺	乳房下胀痛，有时向该肋间左右放散	乳汁不足、乳腺炎
梁门	中脘穴旁2寸	直刺0.5～1.5寸	局部酸胀	急、慢性胃炎，胃痛、胃溃疡
天枢	脐旁2寸	直刺1～2寸	酸胀放散到侧腹部	痢疾，腹胀、便秘、肠麻痹
水道	关元穴旁2寸	直刺1～2寸	同上	肾炎、膀胱炎
大横	脐旁4寸，腹直肌外缘	直刺1～2寸	同上	腹胀、便秘
子宫	中极穴旁3寸	直刺，深1.5～2寸	同上	子宫脱垂、月经不调、痛经

背腰部穴位

穴名	部位	针法	针感	主治
至阳	第七胸椎棘突下，相当于两肩胛骨下角水平	针尖稍向上方斜刺1寸左右	局部酸胀，有时向两旁扩散	肝炎、胆囊炎、胃痛、肋间神经痛
命门	第二腰椎棘突下	斜刺，深1～1.5寸	表层为局部发胀，至深部时两下肢有触电感	腰痛、腰扭伤、坐骨神经痛、遗尿、脊髓炎、小儿麻痹症
长强	尾骨尖端下方，当尾骨端与肛门之间	斜刺，从下向上，沿尾骨刺入，深1～1.5寸	肛门区胀痛，肛门有收缩感	癫痫、脱肛、痔核、腰神经痛
大杼	在第一胸椎棘突下	督脉旁开1.5寸处取穴，直刺0.5～1寸	局部酸胀麻，有时向两肩放散	头痛、癫痫、支气管炎、感冒、颈椎病
肺俞	第三胸椎棘突下旁开1.5寸	直刺0.3～0.5寸，或斜刺，灸法：直接灸5～15壮，温灸10～15分钟	局部酸胀麻，有时向肋间胀散	肺炎、支气管炎、肺结核、胸膜炎、咳嗽
膈俞	第七胸椎棘突下旁开1.5寸	直刺0.3～0.5寸，针尖向脊柱刺入0.5～1寸	同上	胃溃疡、肝炎、肠炎、食道癌、胃癌、哮喘、贫血
肝俞	第九胸椎棘突下旁开1.5寸	直刺0.5寸或斜刺针尖向脊柱刺入 1寸	同上	肝炎、胆囊炎、肝肿大、肋间神经痛
胆俞	第十胸椎棘突下旁开1.5寸	直刺0.5寸或斜刺针尖向脊柱刺入1寸	同上	黄疸、胆道蛔虫症、腹胀、胸肋痛
脾俞	第十一胸椎棘突下旁开1.5寸	直刺0.5～1寸，或斜刺1寸。灸法：直接灸10～15壮，温灸10～15分钟	局部酸胀，并向腰部放散	胃痛、消化不良、脾肿大、贫血、白细胞减少
胃俞	第十二胸椎棘突下旁开1.5寸	斜刺，进针1寸	同上	胃痛、失眠、肝炎、十二指肠溃疡、胰腺炎、肠炎、腰背痛
肾俞	第二腰椎棘突下旁开1.5寸	直刺，深1～1.5寸	局部酸胀麻，有时向臀部放散	肾炎、腰痛、神经衰弱
大肠俞	第四腰椎棘突下旁开1.5寸	直刺1.5～2寸	腰部酸胀，有时向下肢扩散	腰痛、腰扭伤、肠炎、便秘
上窌	第一骶后孔中	针尖向内下方，深刺，深可达1.5～2寸	骶部酸胀，并向腰腿放散	下腰痛、坐骨神经痛、泌尿生殖系病、引产、神经衰弱
次窌	第二骶后孔中	针尖向内下方，深刺可达1.5～2寸	骶部酸胀，并向腰腿放散	下腰痛、坐骨神经痛、泌尿生殖系病、引产、神经衰弱
中窌	第三骶后孔中	针尖向内下方，深刺可达1.5～2寸	浅层时为局部酸胀，达深部时向下腹子宫体放散	下腰痛、坐骨神经痛、泌尿生殖系病、引产、神经衰弱

续表

穴名	部位	针法	针感	主治
秩边	臀裂正中旁开3寸	坐骨大孔中，直刺，深2～3寸	大多有触电感放散至整个坐骨神经	坐骨神经痛、下肢瘫痪、麻木
肩中	俞大椎穴旁开2寸	直刺0.5～1寸	局部酸胀及沉重感，有时扩散至肩胛	肩胛神经痛、落枕、支气管炎
肩井	第七颈椎棘突和肩峰连线中点	直刺0.5～1寸	肩背部酸胀，有时麻至手臂前侧	中风后遗症、颈项部酸痛、子宫功能性出血
曲垣	肩胛岗上缘内侧凹陷处	直刺0.5～1寸	肩胛区酸胀	肩胛神经痛
夹脊	第一胸椎到第五腰椎各棘突间，旁开0.5寸	针尖向脊柱方向针刺，背段穴位可针1寸，腰段穴位可针2～2.5寸	局部酸胀，有时或向肋间及四肢放散	腰背痛、脊柱炎、肋间神经痛、邻近脏器病

胸腹部及背腰部穴位

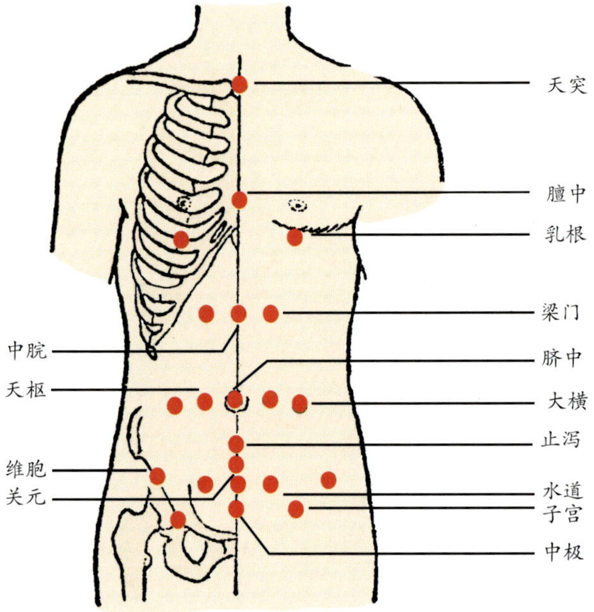

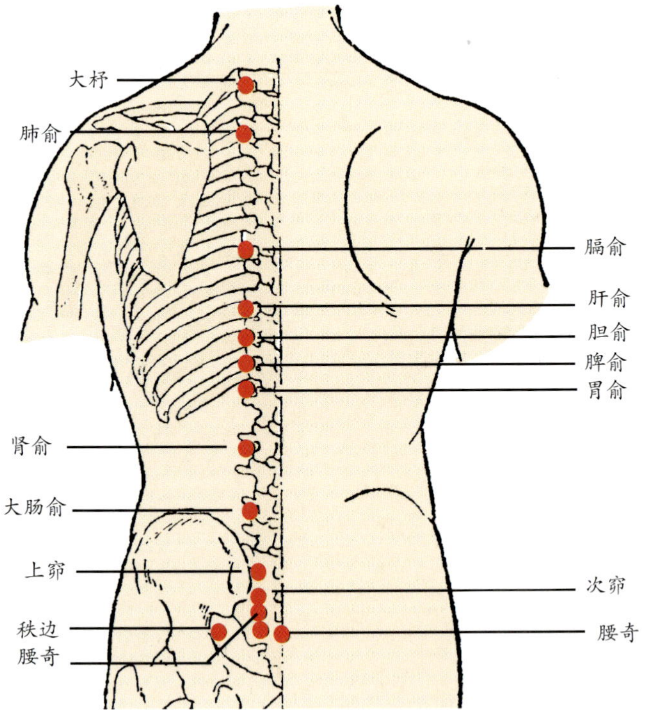

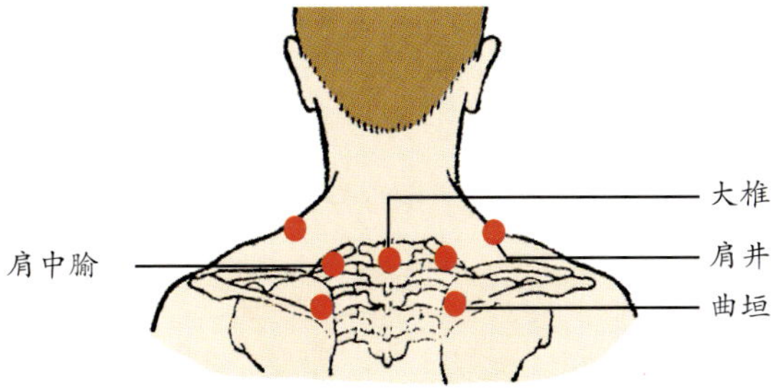

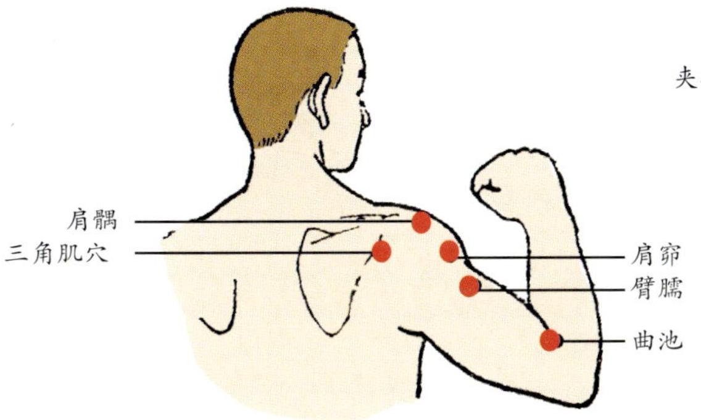

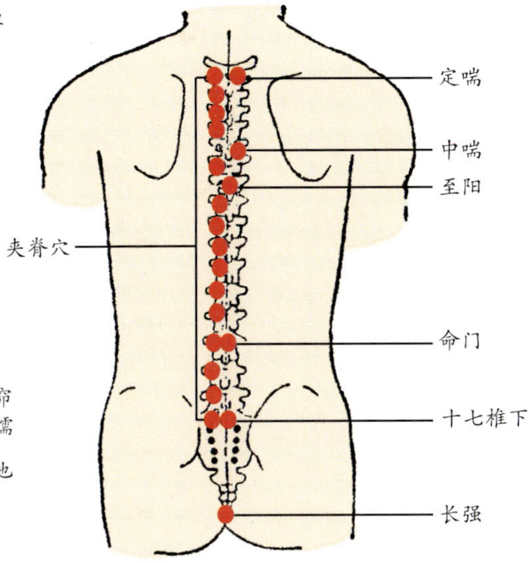

上肢常用穴位表

穴名	部位	针法	针感	主治
肩髃	肩峰前下方，举臂时有凹陷处	直刺2～2.5寸，透向极泉穴	局部酸胀，有时放散到手指	肩关节炎、风湿性肌肉神经痛、偏瘫
肩窌	肩峰后下方凹陷处	斜刺，透向极泉穴，深2～3寸	局部酸胀，有时放散到手指	肩关节炎、风湿性肌肉神经痛
肩前	在肩内上方，当肱骨头、锁骨与喙突之间	直刺0.5～1寸	肩内侧酸胀，整个上肢有触电感	肩关节周围炎、偏瘫
曲池	曲肘、横纹头至肱骨外上髁之间	直刺1～2寸，可透少海穴	局部酸胀麻，感应可放散到手指及肩部	肩臂痛、偏瘫、扁桃体炎、发热、高血压
少海	曲肘、横纹内端	直刺0.5～1寸	局部酸胀麻，感应可放散到手指	高血压、失眠、心悸、手震颤、肩臂痛
尺泽	曲肘、横纹上、肱二头肌腱桡侧	直刺1～1.5寸	酸麻向前臂放散	肺炎、支气管炎、扁桃体炎、胸膜炎、咯血
孔最	桡侧腕后上7寸	直刺1～1.5寸	酸麻向前臂放散	肺炎、支气管炎、扁桃体炎
郄门	前臂内侧正中两筋间	腕上五寸处，直刺1～1.5寸	酸麻向指掌放散	神经性心跳过速、胸膜炎、心绞痛、肋间神经痛

续表

穴名	部位	针法	针感	主治
间使	前臂内侧正中两筋间	腕上三寸处，直刺1～1.5寸	酸麻向指掌放散	心悸、心绞痛、胃痛、精神分裂症、癫痫、疟疾
内关	前臂内侧正中两筋间	腕上二寸处，直刺0.8～1寸	触电感向中指放散	胸闷、呕吐、失眠心悸、心绞痛、胃神经痛、胃溃疡、胃炎、低血压
神门	腕内小指侧掌后	横纹头陷中，直刺 0.3～0.5寸	酸麻向小指放散	失眠、健忘、癔病、神经性心动过速
养老	腕背上1寸，尺骨小头桡侧骨陷	斜刺0.5寸许，针尖向肘部	酸麻可放散到指或肩肘	视力减退、落枕、头痛、肩臂和腰背酸痛
尺侧	第五掌骨之后下方	直刺0.3～0.5寸	酸胀向周围扩	腕指关节炎、腰痛
阳溪	在腕背横纹桡侧，翘起拇指，当拇短伸肌腱与拇长伸肌腱之间的凹陷中	直刺0.3～0.5寸	局部酸胀	牙痛、腕痛、腱鞘炎
后溪	第五掌骨小头后握拳横纹端	直刺0.5～1寸	局部酸胀感	头顶痛、腰痛、落枕
少泽	小指尺侧指甲根后一分处	点刺出血或斜刺	局部疼痛	乳汁分泌少、乳腺炎、头痛、耳聋
支沟	外关穴上1寸处	直刺1～1.5寸	酸胀向周围扩散，有时可放散到指掌区	肋间神经痛、胸膜炎、习惯性便秘、耳聋、耳鸣
外关	腕背横纹上2寸，两骨间与掌侧内关相对处	直刺1～1.5寸	酸胀向周围扩散，有时可放散到指掌区	感冒、发热、肋间神经痛、耳聋、耳鸣、手臂神经痛、上肢关节炎
中渚	手背第四、五掌骨间，指缝后1寸	直刺或向上斜刺，深0.5～1寸	酸胀向下传导，有时向上传导	聋哑、耳鸣、耳聋
合谷	第一、第二掌骨间之中点	针尖透向劳宫穴或后溪穴，深1～2寸	酸麻传导到指或肩	头痛、齿痛、扁桃体炎、咽喉炎、鼻炎、感冒发热、面神经麻痹、痛经、上肢关节痛
列缺	腕桡侧横纹上1.5寸	斜刺，针尖向肘，深0.8～1寸	酸麻放散到肩肘部	咳嗽、哮喘、头痛、咽喉痛、齿痛
鱼际	第一掌骨中间1/2处	直刺0.5～1寸	局部酸胀	哮喘、咳嗽、咯血、咽喉痛
少商	大指桡侧，指甲根旁0.5寸	点刺出血	局部痛	扁桃体炎、肺炎、耳下腺炎
八邪	手五指背侧指缝间	针刺，针尖沿掌骨方向刺向掌中，深1寸许	局部酸胀，有时麻向指端	手指关节炎、头痛、指痛
十宣	两手十指，距指甲游离缘0.1寸，左右共10个穴位	点刺出血	有痛感	昏迷、中暑、癫痫发作

续表

穴名	部位	针法	针感	主治
四缝	手示指、中指、无名指、小指掌面的中节横纹中，共八穴	刺1分许，刺出黄白色透明液体	有痛感	小儿消化不良、瘦弱，百日咳
中魁	中指中节尖上	麦粒灸3~15壮	有痛感	呕吐、呃逆

上肢穴位

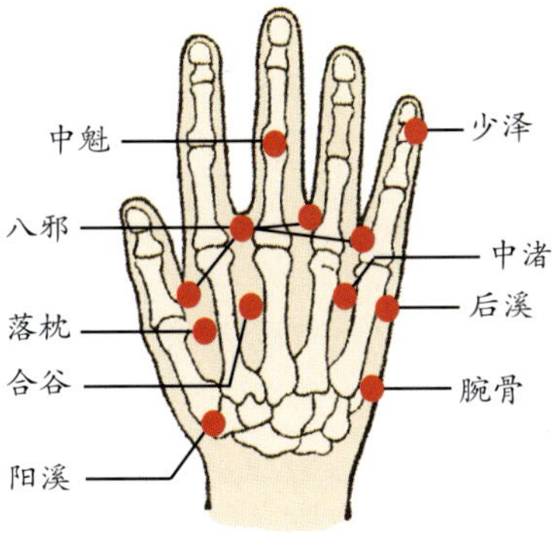

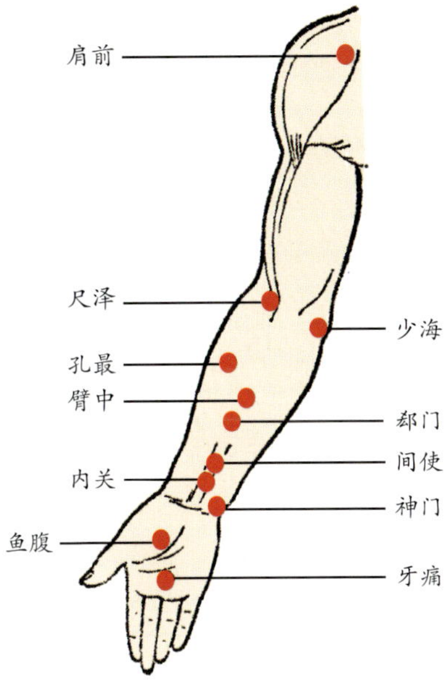

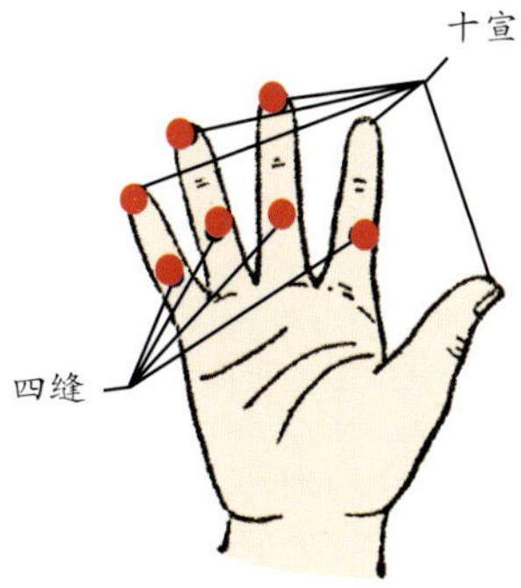

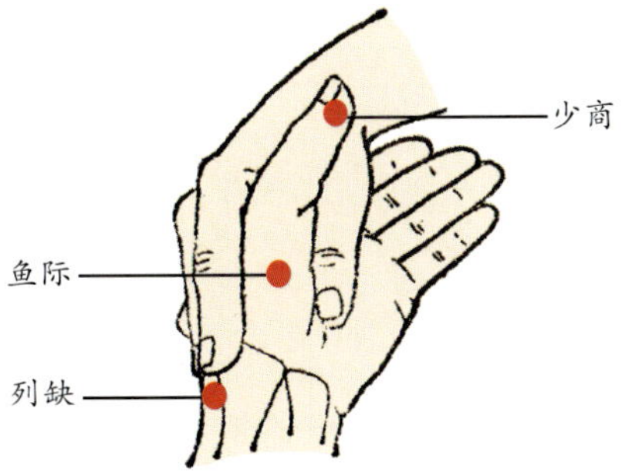

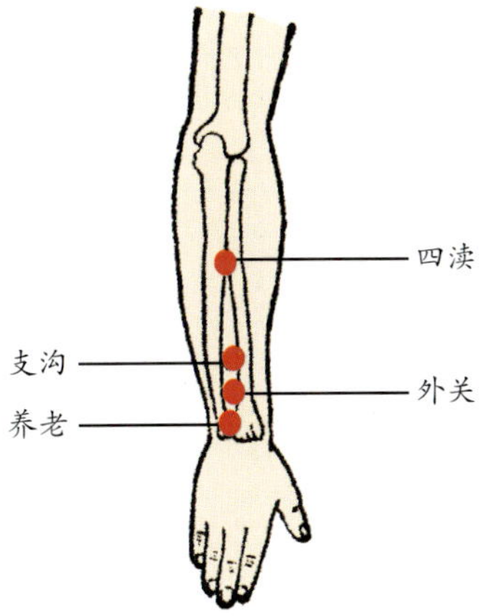

下肢常用穴位表

穴名	部位	针法	针感	主治
环跳	臀部股骨大转子最高点与臀裂正中的连线上外1/3与内2/3中间	直刺，深2～3寸	触电感，向下肢放散，直至趾端	坐骨神经痛、中风偏瘫、下肢关节炎、小儿麻痹症、下肢瘫痪
殷门	臀横纹至腘窝横纹正中连线中点	直刺，深2～3寸	触电感，向下肢放散，直至趾端	坐骨神经痛、腰背神经痛、下肢瘫痪
委中	腘窝横纹中央	直刺0.5～1寸，或点刺放出血	触电感，向下肢放散，直至趾端	腰背痛、坐骨神经痛、小儿麻痹症
承山	小腿肚下正中	直刺，深1～2寸	酸胀向下扩散	坐骨神经痛、小儿麻痹症、脱肛、腓肠肌痉挛
昆仑	足外踝与跟腱之间	直刺，深0.5～1寸	酸麻向小趾放散	背部神经痛、坐骨神经痛、足踝关节痛、头痛
申脉	足外踝下骨缝中	斜刺，针尖向下刺入0.3～0.5寸	局部酸胀痛	头痛、颈项强、癫痫、小儿麻痹症
风市	直立时两手下垂当中指尽处	直刺1.5～2寸	局部酸胀或向下放散	偏瘫、膝关节炎、股外侧皮神经麻痹
伏兔	膝上6寸，股骨的前外侧	直刺1～2寸	酸胀向膝部或下肢放散	偏瘫、小儿麻痹症、膝关节炎
至阴	小趾甲根外侧0.5寸	点刺或斜刺，针尖向上。灸法：麦粒灸5～15壮，温灸5～15分钟	有痛感	头痛、胎位不正、难产
阳陵泉	腓骨小头前下方凹陷处	直刺1～3寸，可透向阴陵泉	酸胀向下扩散，有时麻至小趾侧肋间	神经痛、胆囊炎、胆道蛔虫症、膝关节炎、偏瘫
胆囊穴	阳陵泉下1～2寸，当压痛最明显处	直刺1～3寸	酸胀向下扩散	胆囊炎、胆道蛔虫症
光明	外踝直上5寸处	直刺1～2寸	局部酸胀	近视、夜盲症、视神经萎缩、腓肠神经痛
悬钟	外踝直上3寸处	直刺，深1～1.5寸	局部酸胀或向足底放散	落枕、偏瘫、脚气
丘墟	外踝前下方凹陷处	斜刺，针尖透向踝关节腔，深1～1.5寸	局部酸胀	足踝关节炎、扭伤、肋间神经痛
膝眼	膝盖下两旁凹陷处	斜刺，针尖向对侧1～2寸深	局部酸胀	膝关节炎
足三里	外膝眼下3寸，胫骨外侧一横指	直刺1～2寸	酸胀向下放散，有时向上扩散至膝	胃病、腹痛、腹胀、腹泻、呕吐、小儿消化不良、高血压等

续表

穴名	部位	针法	针感	主治
阑尾穴	足三里下1～2寸，压痛最明显处	直刺1～2寸，根据病情，每日可针二至四次，每次留针1/2～2小时，留针时每隔10分钟捻针一次	酸胀向下扩散	阑尾炎
上巨虚	足三里下3寸，当患腹泻痛时，穴处每有压痛出现	直刺1～2寸，根据病情，每日可针一至二次，每次留针半小时以上	同上	痢疾、腹泻、阑尾炎
丰隆	外踝上8寸，胫骨旁开二横指处	直刺1～3寸	小腿外侧酸胀	下肢神经痛、咳嗽痰多、头痛、眩晕
解溪	踝关节前横纹上，当两肌腱之间	直刺向关节腔，深0.5～1寸	局部酸胀	足踝关节炎、小儿麻痹症
内庭	第二、三趾的趾缝间	斜刺0.2～0.5寸，针尖向解溪穴	局部酸痛	齿痛、扁桃体炎、头痛、胃痛
血海	髌骨内侧上2寸处	直刺1～2寸	局部酸胀	子宫功能性出血、月经过多、荨麻疹
阴陵泉	胫骨内侧髁直下方陷窝中	直刺1.5～3寸	小腿内侧酸麻，有时扩散至膝	尿潴留、浮肿、膝关节炎
三阴交	内踝直上3寸，胫骨后缘	直刺1～2寸	酸胀向下放散，有时可扩散至膝关节	生殖系统疾病(如子宫功能性出血、痛经、带下、难产、盆腔炎、遗精、遗尿、疝气等)
商丘	内踝前下方凹陷处	斜刺0.5～1寸，针尖透向关节踝	关节酸胀	踝关节炎、消化不良
公孙	足大趾本节后1寸处，赤白肉际	刺入1～2寸，针尖透向涌泉穴	足底酸胀麻	胃神经痛、消化不良、痛经
曲泉	屈膝时膝内横纹头上方凹陷处	斜刺，针尖透向委中穴，深1～2寸	局部酸胀，有时酸痛向下放散	膝关节炎、疝气、阴道炎
蠡沟	内踝上5寸，胫骨后缘	斜刺向后外方，深1.5～3寸	局部酸胀，有时酸痛向下放散	疝气、性功能亢进、痛经、子宫内膜炎
太冲	足大趾、次趾的趾缝上1.5寸处	直刺0.5～1寸，或斜刺向涌泉穴	局部酸胀麻	高血压、头痛、疝气、子宫功能性出血、乳腺炎
复溜	内踝后上2寸	直刺0.5～1寸	局部胀痛，有时触电感向足底放散	低热、肾炎、神经衰弱、盗汗
太溪	足内踝与跟腱之间凹陷中	直刺0.3～0.5寸	触电感	神经衰弱、腰痛、子宫内膜炎
照海	足内踝直下骨陷中	直刺0.3～0.5寸	酸痛	癫痫、扁桃体炎、神经衰弱、癔病、子宫脱垂
涌泉	脚底心凹陷中，当脚底前1/3与后2/3中间	直刺0.5～1寸	有痛感	头痛、昏迷、中暑、脑出血
八风	足趾的趾缝间，左右共八穴	斜刺，针尖向足掌心方向，深为0.5～1寸	局部酸胀麻	脚气、足背红肿、蛇咬伤

人体下肢穴位

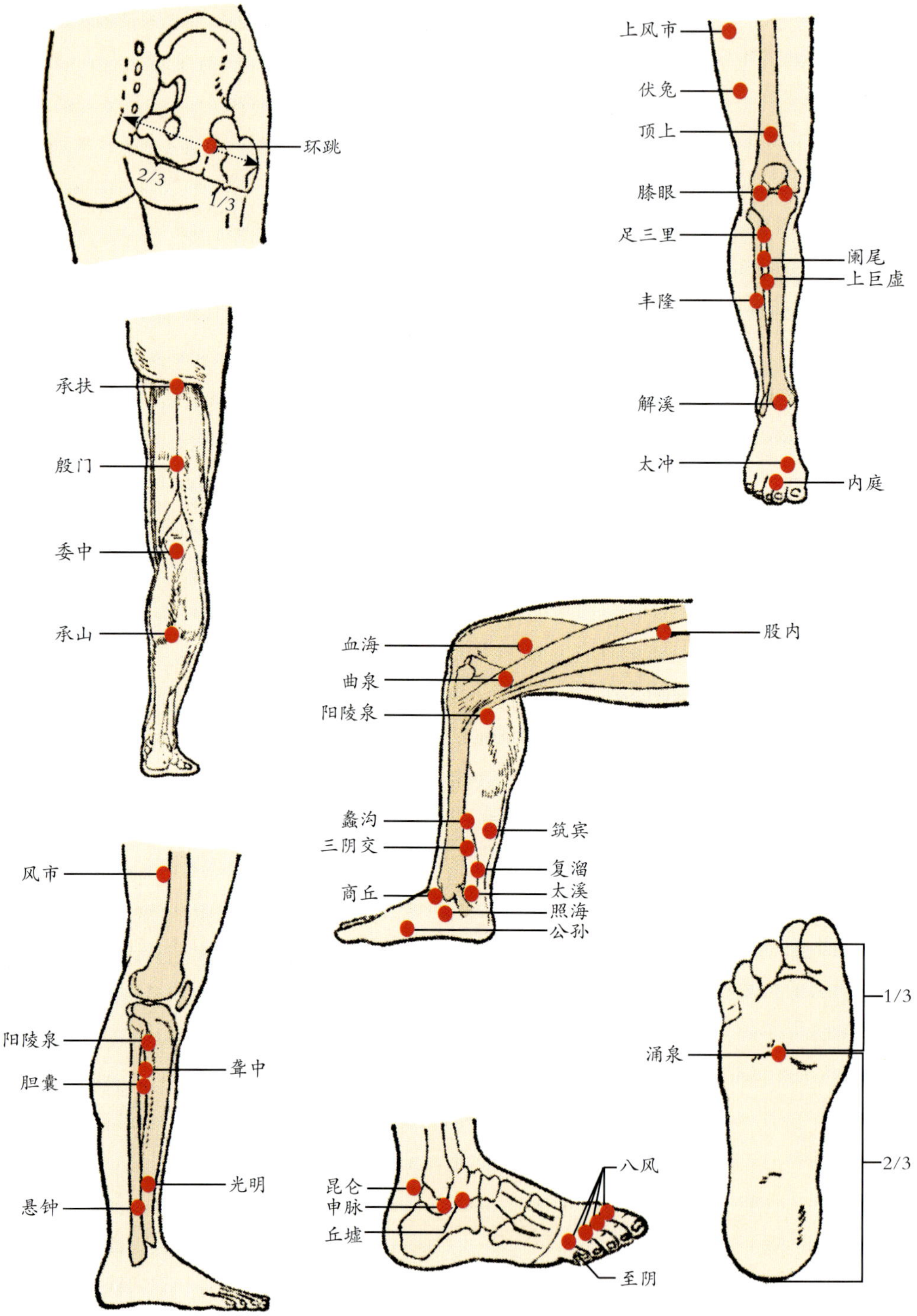

环跳
2/3
1/3
上风市
伏兔
顶上
膝眼
足三里
阑尾
上巨虚
丰隆
解溪
太冲
内庭
承扶
殷门
委中
承山
血海
曲泉
阳陵泉
股内
蠡沟
三阴交
商丘
筑宾
复溜
太溪
照海
公孙
风市
阳陵泉
胆囊
聋中
光明
悬钟
八风
昆仑
申脉
丘墟
至阴
涌泉
1/3
2/3

第二节 推拿疗法

作用及适应证

推拿疗法是通过各种手法在病人的一定部位和穴位上进行治疗，具有疏通经络、通利气血、滑利关节等作用，并改善生理功能以增强机体的自我抗病能力。因此对运动系统、神经系统、消化系统的某些疾病具有一定的效果。

例如，对急性腰扭伤、四肢关节软组织损伤、落枕、胸胁痛、腰椎间盘突出、肩周炎、慢性腰背痛、风湿痛和类风湿性关节炎、三叉神经痛、面神经麻痹、头痛、高血压、胃和十二指肠溃疡、腹泻、脊髓灰质炎和乙型脑炎后遗症等病种，推拿疗法均能起到积极的治疗作用。

常用手法

推拿手法的种类较多，名称和形态亦不统一。为了便于读者掌握，这里把揉法、擦法等几种临床常用手法，介绍如下。

1. 擦法：全掌附着于治疗部位上做上下、左右来回推动，使局部发热，称为擦法。它适用于全身各部。擦法必须直接接触病人皮肤，故需用冬青油膏(冬青油18%、薄荷油2%、凡士林80%混合成膏)或伤筋药水作润滑剂。

擦法

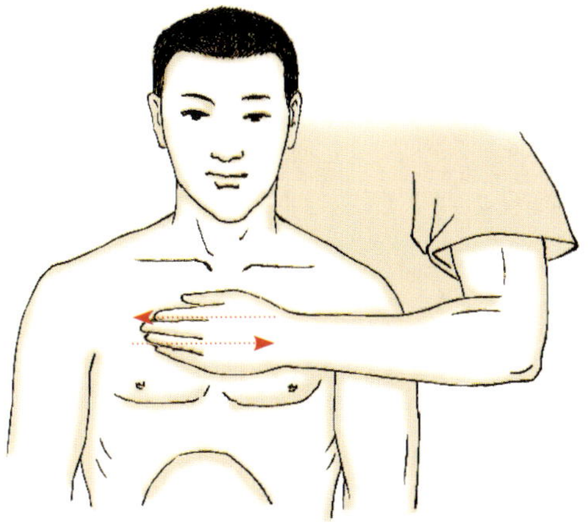

①

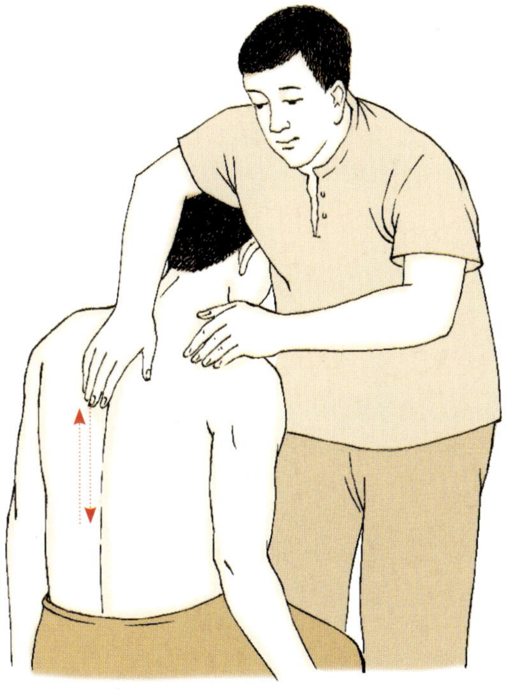

②

2. 揉法：用大鱼际或掌根部附着于一定部位，以腕关节做主动的摆动，称为揉法。适用于面部、腹部和肿胀患部的周围。

揉法

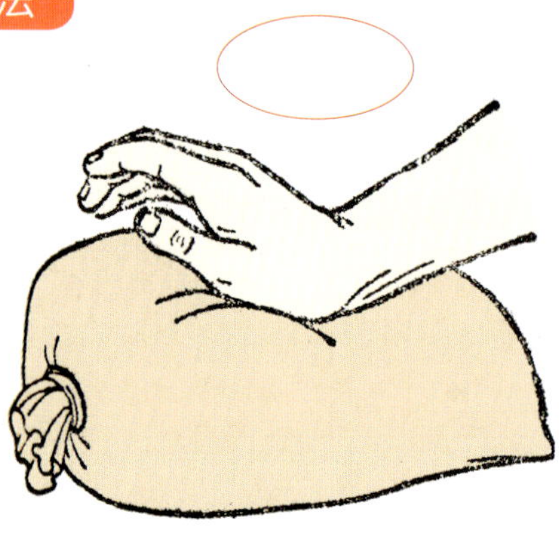

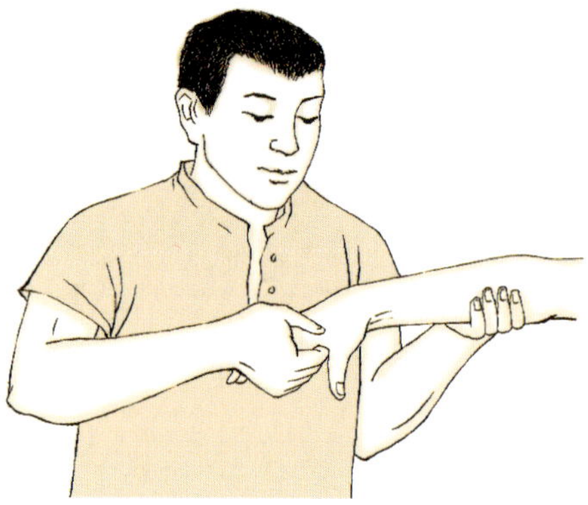

拿合谷

3. 摩法：用全掌附着于一定部位，以腕关节为主动，做回旋动作，称为摩法。适用于腹部。

摩法

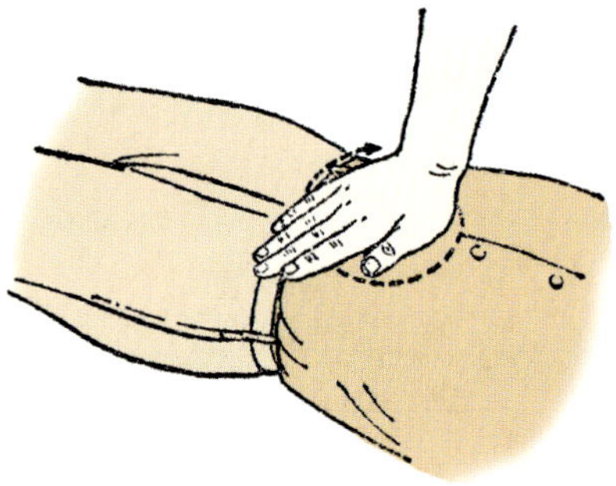

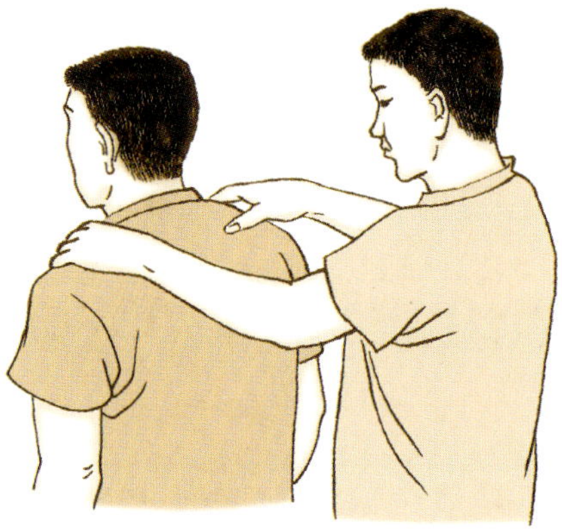

拿肩井

4. 拿法：以拇指与其他四指相对，捏住某一部位或穴位提拿揉捏的手法。适用于颈项、肩部、腋下及四肢部位。适用于颈项、肩部、腋下及四肢部位。

拿法

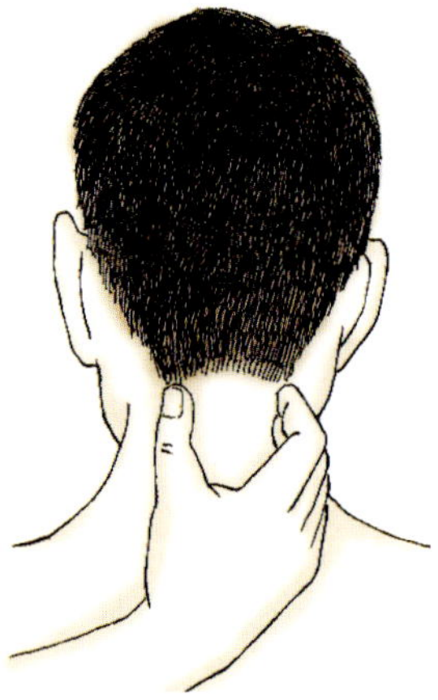

拿风池

5. 按法：用大拇指螺纹部、示指屈指中节或肘关节鹰嘴突按压于一定部位，缓慢用力，称为按法。适用于全身各部位。

按法

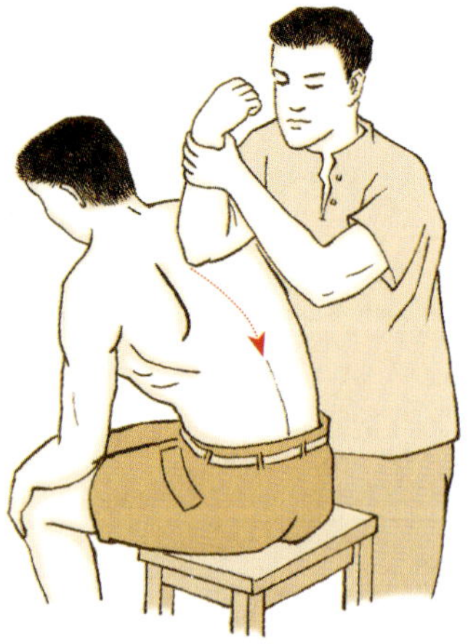

肘按背部操作

6. 抹法：用单手或双手大拇指螺纹部或偏峰贴于一定部位前后左右抹动称为抹法。适用于头面、颈项部。

抹法

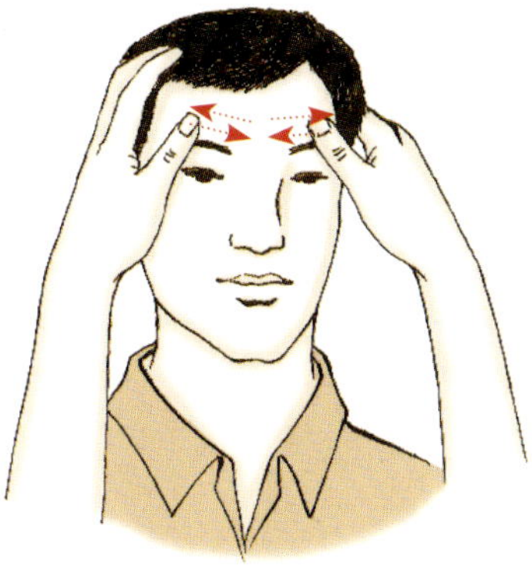

7. 摇法：用两手在关节前后托住和握住，然后上下左右缓慢做环转摇动，称为摇法。适用于全身关节。

摇法

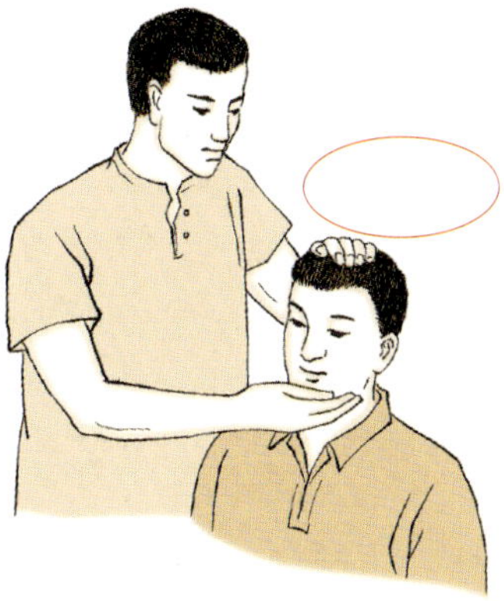

颈部操作

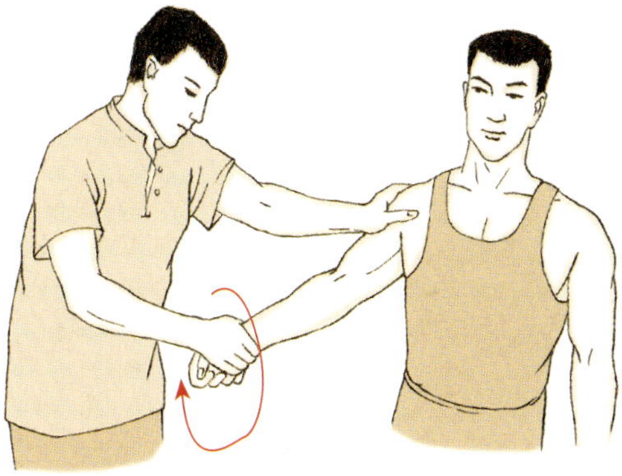

摇肩关节

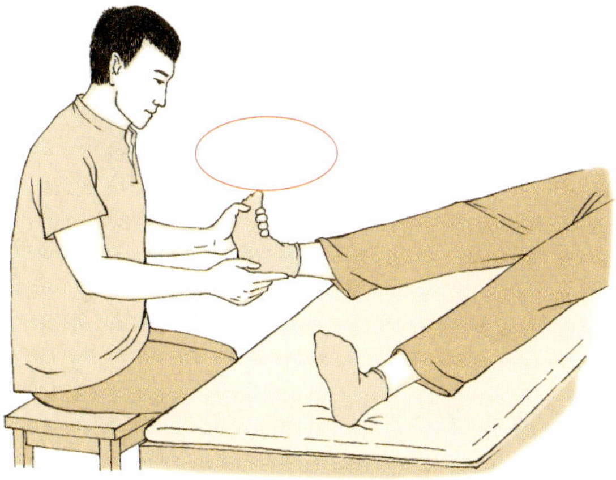

摇踝关节

在施用上述几种手法时，病人坐着和躺着较为适宜，这样能够放松局部的肌肉，便于治疗。

在进行推拿的过程中，有时需要热敷，也就是将毛巾浸在烧热的药水里，取出绞干折叠成方形敷于患处。这样有利于疾病的治愈，但要注意防止烫伤皮肤。

常见的热敷方

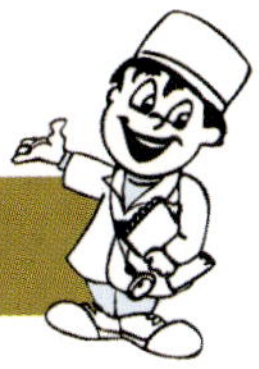

1. 羌活、独活各9克，川桂枝9克，香樟木15克，路路通9克，生川、草乌各9克，杜红花9克。

2. 草药方：鹅不食草125克，仙人掌100克，樟树叶100克，大山桂皮15克，大血藤50克，浪伞根50克，韭菜50克。

小儿推拿

小儿推拿基本上和成人推拿一样，用取穴和手法来达到治疗的目的，但由于小儿形体弱小，血气未充，脏腑柔嫩，因此治疗的手法和成人不一样；

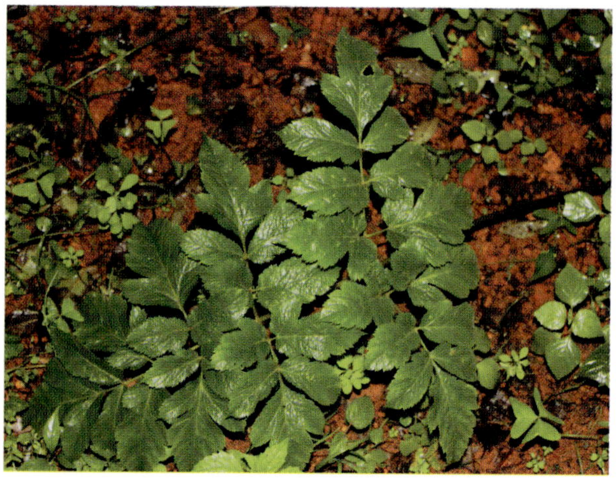

独活

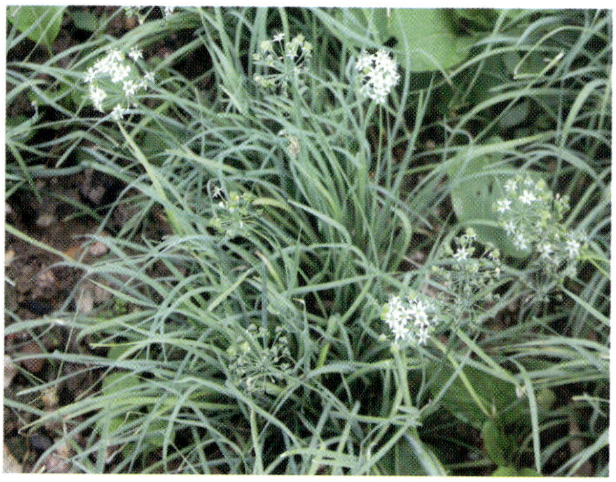

韭菜

有的手法名称虽同，但动作及作用均不相同，在取穴上也与成人有所区别。

小儿取穴，有的成线状，有的成面状，同一穴位操作时使用不同手法能够起到不同的治疗作用。小儿皮肤娇嫩，在使用手法时要取姜汁、葱白头汁、酒精等作为润滑剂，以加强治疗作用。这里所介绍一些小儿常见病的推拿方法，适用于5岁以下的儿童，尤以乳儿期(即1月至1岁)的小儿治疗效果较佳。

小儿常用手法

1. 推法：分为直推法、分推法两种。用拇指螺纹面或示、中二指面在部(穴)位上做直线推动，称为直推法。用两手拇指自穴位中点分别推向两端，称为分推法。

推法

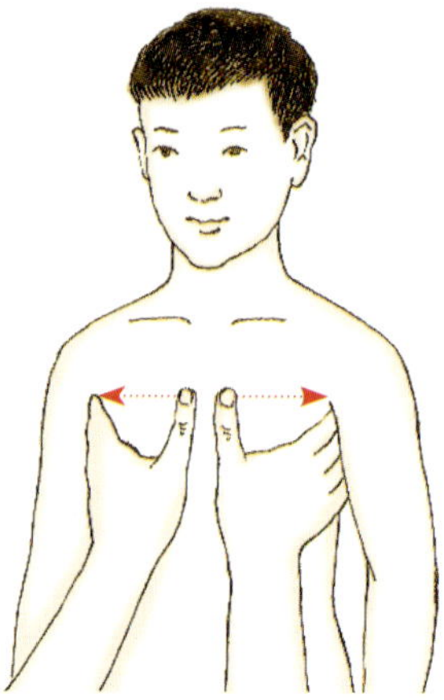

2. 揉法：用中指螺纹面或掌根部贴住穴位，做轻柔缓和的回旋动作。

揉法

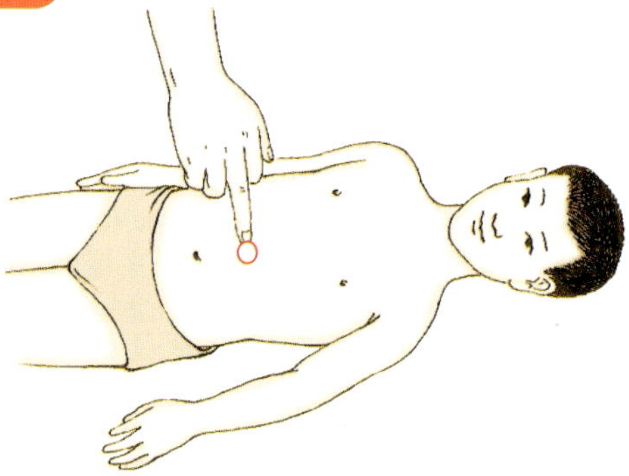

3. 捏脊法：用拇指顶住皮肤，示、中指前移，提拿皮肤，自尾椎两旁双手交替向前，推动至大椎两旁，称为捏脊法。如捏三次提拿一次，名为捏三提一法。

捏脊法

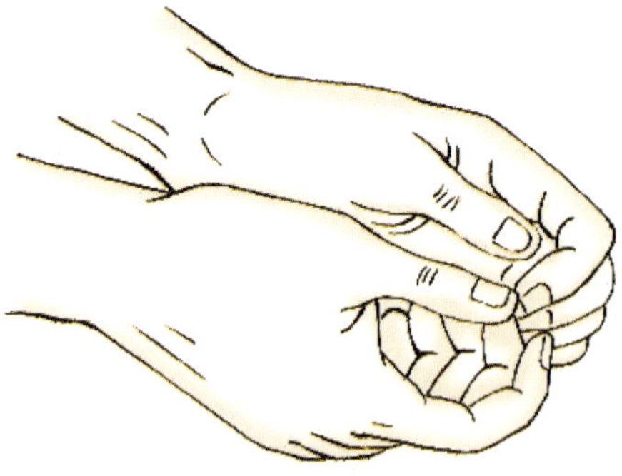

捏脊姿势

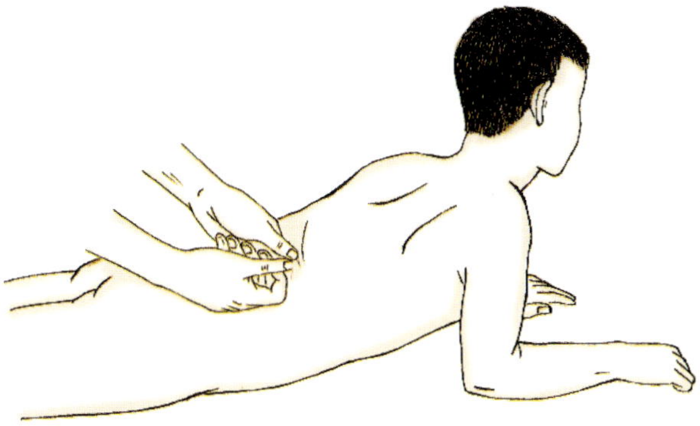

捏脊操作

小儿常见病的推拿方法

1. 发热：外感发热又称感冒，是小儿受了风寒而出现的一种症状。

治疗方法：用冷水揉大椎穴 100 次，揉肺腧 50 次，推脊柱 300 次。咳嗽者加分推膻中。

2. 呕吐：呕吐是小儿因体质虚弱、饮食过度和多吃生冷食物或受寒而引起的一种症状。

治疗方法：推膻中 50 ~ 100 次，摩中脘 5 分钟，按足三里 20 次。

3. 疳积：疳积多由饮食不节而损伤脾胃所致，也有因病后失调或腹部虫积而成。主要症状是胃口不好、身体消瘦、夜间烦躁、大便酸臭、小便浑浊。

治疗方法：摩中脘 5 分钟，摩腹 3 分钟，揉脐 3 分钟，推七节 200 次，捏脊从下向上连续 5 次。

4. 脱肛：脱肛多由体质虚弱或泄泻日久所致。主要症状有精神萎靡、胃口不好、肛门脱出不收、肿痛难忍。

治疗方法：揉丹田 10 分钟，揉脐中 3 分钟，揉龟尾 200 次，推七节 (向上)200 次。

小儿推拿常用穴位

1. 大椎穴：第七颈椎棘突下凹陷处。

操作要求：用拇指螺纹面做揉法，名为揉大椎。

主治： 发热、惊风、感冒、咳嗽。

2. 肩井穴：肩胛岗上窝的上方。

操作要求： 用两示指或中指尖端做按法，名为按肩井；用拇指、示指做拿法，名为拿肩井。

主治：风寒感冒、胃脘疼痛。

小儿推拿取穴图

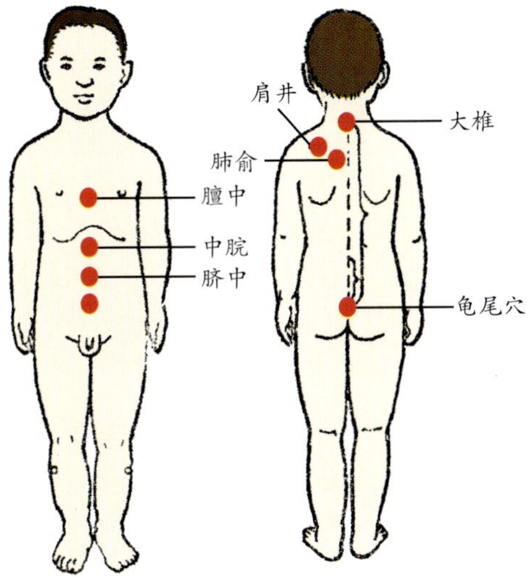

正面　　背面

3. 肺俞穴：第三胸椎下旁开 1.5 寸。

操作要求：用两拇指或示、中指尖端做揉法，名为揉肺俞。

主治：发热、咳嗽、气喘、痰涎雍盛，潮热。

4. 脊柱穴： 自大椎穴起至尾骶椎。

操作要求：用示、中指螺纹面骶由上而下直推，称为推脊柱。

主治：发热、腹泻、小儿麻痹后遗症。

5. 七节穴：自第四腰椎起至尾骶成一直线。

操作要求：用拇指或示、中指的螺纹面做推法，自上而下或自下而上均可，名为推七节。

主治：向下推治便秘；向上推治泄泻。

6. 龟尾穴：尾椎骨端。

操作要求：用拇指端做揉法名为揉龟尾。

主治：泄泻、痢疾、脱肛、便秘。

7. 膻中穴：二乳头中点。

操作要求：用拇指分左右推至乳头，称为分推膻中。

主治：呕吐、嗳气、痰多、胸闷、咳嗽。

8. 中脘穴：胸骨下端至脐中点 (脐上 4 寸)。

操作要求：用中指尖做揉法，名为揉中脘；亦可用掌根摩，名摩中脘。

主治：呕吐、腹泻、腹胀、痞满、食积、痰喘。

9. 丹田穴：脐下 1.5 寸。

操作要求：用中指或拇指螺纹面做揉法。

主治：小腹胀满、遗尿、小便少而赤，或尿闭、疝气以及体质虚弱者。

10. 脐中穴：肚脐中央即神阙穴。

操作要求：用中指端或掌根做揉法，名为揉脐。

主治：腹泻、腹胀、腹痛、食积、小便癃闭、大便燥积等。

11. 足三里穴：膝下三寸，胫骨外侧一横指处。

操作要求：用拇指端按或揉，称为按揉足三里。

主治：消化不良、腹胀、泄泻、呕吐。

注意事项

1. 在运用手法和配合被动动作时，不能用粗暴蛮力，应该在病人能忍受的疼痛和生理范围内进行。如初次接受推拿治疗的病人，在治疗后局部肌肤可能有疼痛的反应，一般仍可继续推拿。

2. 皮肤病、烫伤、皮肤溃疡、结核病、化脓性关节炎以及骨折、脱位的病人，或患有严重心脏病、各种肿瘤疾病、恶性贫血及体力极度衰弱的病人，以及妇女在怀孕期、月经期或产后恶露都不宜做推拿治疗。

第三节　新罐疗法

“拔火罐”是我国民间流传已久的一种独特的治病方法，俗称“拔罐子”。拔罐疗法简便易行、效果明显，所以在民间广为流传，成为老百姓经常使用的日常保健与治疗方法。

随着社会的发展、医学的进步，拔罐疗法又有了新的发展，出现了刺血拔罐法、推罐法和水罐法等。

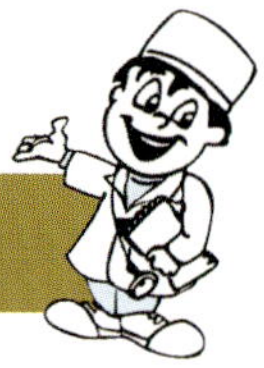

刺血拔罐法

所需器材

梅花针，三棱针，大、中、小广口瓶，纸片或带蜡纸，酒精棉球，面粉等。

拔火罐原理

利用燃烧时的热力，排除罐内部分空气，造成负压(罐内气压低于外面大气压)，使罐吸附于皮肤。

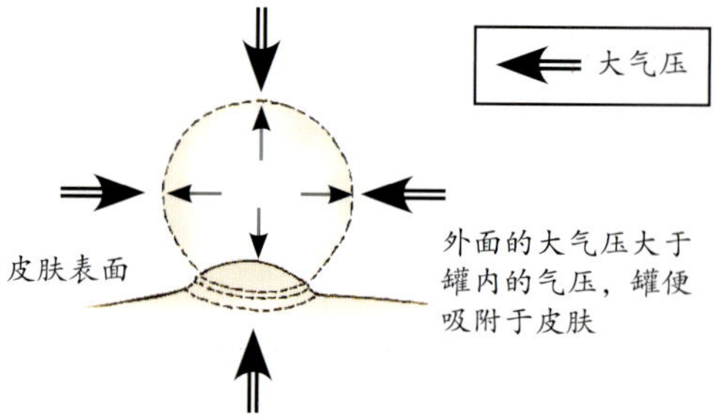

治疗方法

选定治疗部位后，先用酒精棉球对皮肤消毒，再用梅花针叩打局部皮肤，以皮肤潮红略见血点为宜。点刺后，盖上薄面饼，再用合适的瓶子(火罐)将纸片或酒精棉球点燃后投入瓶内。见火旺时，立即盖在穴位上。吸着后，留置10～15分钟。去罐时，先用指头压迫火罐边缘皮肤，使空气进入罐内，另一手即可拿去火罐。去罐后，用消毒草纸擦净血迹。

每次治疗间隔以3～7日为宜，一般以4～6次为一疗程。

治疗部位

1. 感冒、咳嗽：取双侧肺俞等上背部穴。
2. 胃痛：取脾俞、胃俞等下背部穴。
3. 肌肉劳损、关节痛：以压痛最明显处为治疗点。

4. 坐骨神经痛：取环跳、委中，亦可加用腰、臀部压痛点。

5. 高血压、失眠、头晕：取颈项后两侧，有时可加用大椎及第三、四胸椎之间。头晕可加用太阳穴。

注意事项

1. 初次治疗可拔罐 2 ~ 3 处，重复治疗可拔罐 2 ~ 5 处，不宜过多。

2. 若在点火过程中发现瓶口已发烫时，应换瓶，以防烫伤。

3. 对毒蛇咬伤、小腿溃疡，丹毒、冻疮等，也可用此法治疗，但需配合有关治疗方法。

4. 若拔罐处发生水疱，可涂龙胆紫。

5. 对心力衰竭、恶性肿瘤、活动性肺结核、精神病、孕妇、月经期、出血性疾病、急性传染病以及年老体弱者不宜用此法。

推罐法

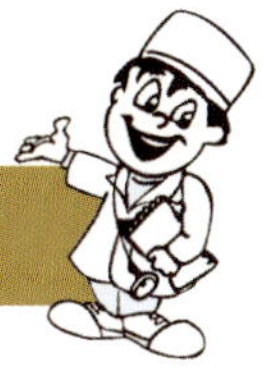

适应范围

感冒后腰背痛、腰背肌肉劳损及其他原因所致的腰背痛或四肢肌肉酸痛、哮喘及支气管炎。

治疗方法

在选定的部位涂一薄层凡士林或其他油类，点燃 95% 酒精棉球，投放罐中，趁热将罐盖在穴位上。待罐吸紧后，将罐体在患部上、下、左、右推动，约 6 ~ 8 次，局部出现青紫色即可。

注意事项

推罐时应选肌肉丰满、毛发少的部位，如肩背部、腰臀部、四肢等。凡骨骼凹凸不平、有皮肤病及毛发多的部位均不适用。大血管经过处、水肿部位和孕妇的下腹部不能进行推罐。

水罐法

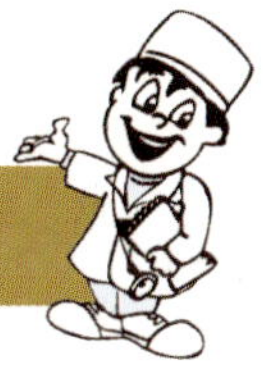

所需器材

大小不等的小口瓶（如青霉素瓶、链霉素瓶），瓶口加带铝盖的橡皮塞，将瓶底切掉，边缘磨平备用。

治疗方法

在选用的水罐内装入配制的药液约半瓶，紧紧地盖在选定的治疗部位，用注射器针头从橡皮塞中间刺入瓶中，抽出部分空气，使瓶内产生压力，瓶口就会吸紧皮肤。所用的药液应具有刺激性，如辣椒液、入地金牛液等。

适应证和注意事项

参照“刺血拔罐法”和“推罐法”。瓶底切掉，边缘周围必须平滑无缺口，以防划破皮肤。

拔罐手法

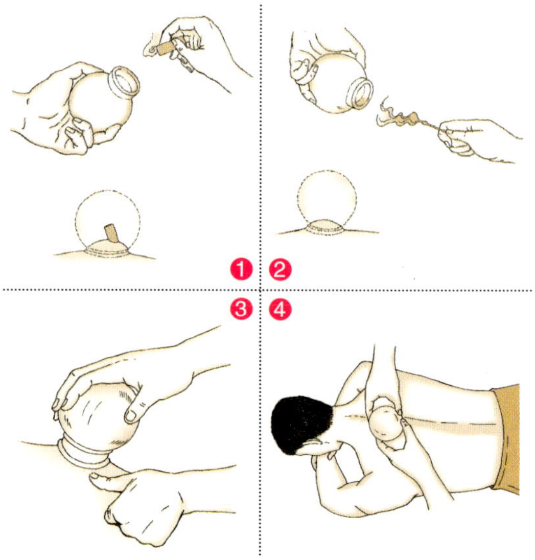

图1　投火法：用蘸有95%浓度乙醇的棉条或纸片，点燃后投入罐内，迅速扣在所选的区域。

图2　贴棉法：将二厘米见方的乙醇棉片贴敷于火罐内壁底部，点燃后迅速扣于穴区。

图3　取罐法：取罐时，一手扶罐身，一手手指按压罐口的皮肤，使空气进入罐内，火罐即可脱落。

图4　推罐法：待罐吸紧后，将罐体在患部上下推动，约六到八次，局部出现青紫色即可。

第七章

内 科

内科疾病的范围很广，它包括呼吸系统疾病、循环系统疾病、消化系统疾病、神经精神系统疾病等，因此，可以说它是一门综合学科。

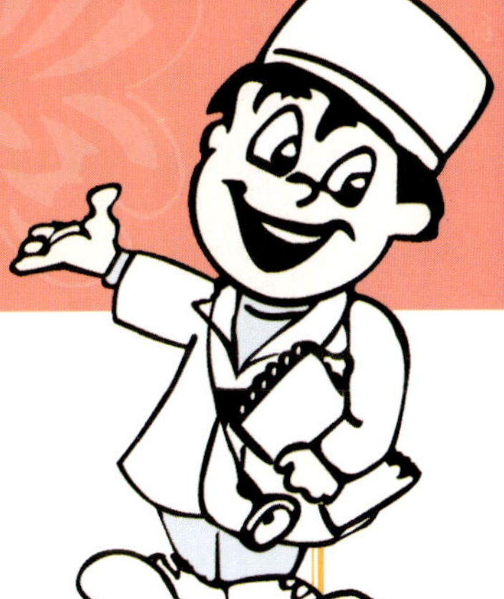

第一节　呼吸系统

人体的鼻、咽、喉、气管、支气管、肺等器官组成了为人体提供氧气的呼吸系统。在这些器官中，肺脏为气体交换提供了场所，而其余器官则构成了气体的流通通道。呼吸系统的主要功能是吸进空气中的氧气和呼出体内的二氧化碳。

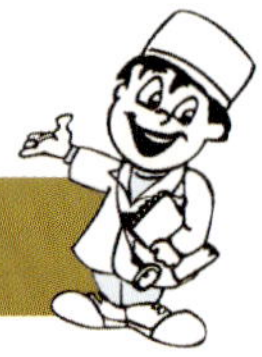

呼吸系统生理概述

呼吸系统

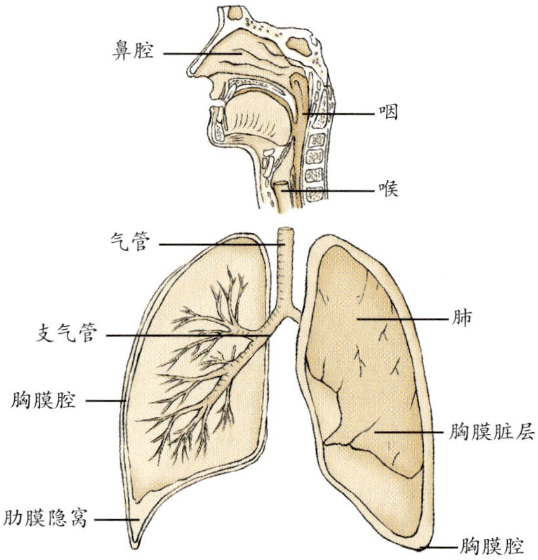

鼻与咽喉

（一）鼻腔

鼻腔分为左鼻腔和右鼻腔，以鼻中隔为分隔岭。鼻腔是呼吸通道的入口，担负着最前沿的空气净化任务，而这任务就交给了鼻毛，鼻腔内鼻毛像过滤器般，将空气中的大多数灰尘，都挡在了门外。而鼻腔黏膜中有丰富的血管，能分泌出黏液，也可用来粘住空气里的灰尘。鼻腔内还有丰富的嗅神经，可以让我们辨别出空气是好闻的、芳香的，还是刺激的、难闻的。经过层层关卡之后，进入肺部的，就是暖和的、温润的、纯净的空气。

（二）咽腔

咽腔位于鼻腔和口腔的下方，它接连着气管和食管两条通道，气管在前，而食管在后。气管上端的喉头有会厌软骨，它的功能就是防止食物进入气管。当我们吞咽食物时，喉头就会自然升高，紧贴会厌软骨，将气管入口挡住。而当我们呼吸时，喉头保持平展状态，使空气可以自由地进出。

（三）喉

喉位于我们颈部的前中央，它全部是由软骨组成，内有声带，上面连着咽腔，下面通向气管。喉不但是人体的发声器官，也是空气进入人体的另一道关卡。当喉黏膜受异物刺激时，人体就会产生咳嗽，以强气流将试图闯进气管的异物咳出。

气管

气管依旧是空气通道的一部分，空气从喉部进来后，要经过它才能到达肺泡。气管分为左右两个支气管，支气管往下又细分为无数的小支气管和细小支气管，它们的末端连接着肺泡。

气管壁中有环状软骨保护，保持气管通道的开放与畅通。气管壁的内层上有一层黏膜，它可以分泌黏液，粘住从中路过空气中的灰尘和细菌，再经黏膜表面的纤毛运动把它们送到喉腔，通过人体的咳嗽反应将其排出。

肺

肺由许多肺泡组成，肺泡壁有丰富的血管网，氧气和二氧化碳的交换就在肺泡内进行。许多个互相连接的肺泡组成一个肺小叶，无数的肺小叶构成

呼吸系统

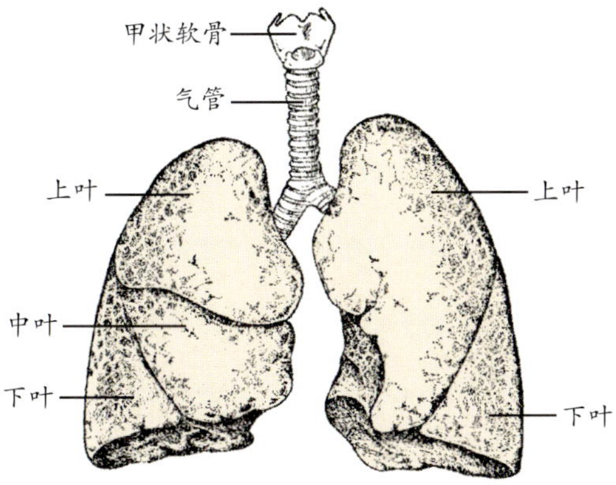

一个肺叶。肺部分左右两侧，左肺有两个肺叶，右肺有三个肺叶。

胸膜

胸膜，是指包裹在肺表面和衬在胸壁里面的两层薄膜。这两层薄膜表面，经常保持湿润，起到保护肺脏的作用。

这两层薄膜之间的空隙，形成一个密闭的空间，此空间叫作胸膜腔。

人体呼吸就是一个气体交换的过程，它需要胸壁和膈肌的合作运动，促使肺部的一张一缩来实现的。

呼吸系统体格检查

望诊

（一）紫绀

当人体内缺乏氧气时，因血液供氧不足，人的唇部、面部、指端都会呈现出青紫色，严重时，连皮肤黏膜都会呈现青紫色，这种症状叫作紫绀。

当患者患有严重呼吸系统疾病和心脏病时，会经常出现紫绀。因此，如果患者有紫绀现象，就要考虑是否有呼吸系统的疾病。

（二）呼吸

(1) 频率：成人每分钟呼吸 16 ~ 20 次。当患有肺炎、肺气肿、胸膜炎及心脏病时，大多数患者的呼吸次数会增加；当患有脑及脑膜疾病使脑压力增高时，患者的呼吸次数会减少。

(2) 减弱：当一侧肺的呼吸运动减弱时，表示此侧肺部有可能有病变，如胸膜炎、气胸、支气管有阻塞等疾病；若双肺的呼吸运动都有所减弱，则有可能是肺气肿或肺不张。

(3) 节律：人体在呼吸正常时是均匀的，当患者病情严重时，就会出现呼吸衰竭的征象，表现出呼吸不均匀：一阵儿快一阵儿慢，一会儿深一会儿浅，或屏气、暂停。此时就需要紧急治疗。

（三）胸廓

人体在生病时，常会引起外在机体的变化。常人的胸廓横径稍大于前后径，两侧对称；而呼吸系统疾病患者，在胸廓上会产生一些变化。

(1) 桶状胸：胸廓前后径及横径都有所增大，特别是前后径增大明显，使整个胸廓看起来像桶状。肺气肿患者经常会出现桶状胸。

桶状胸

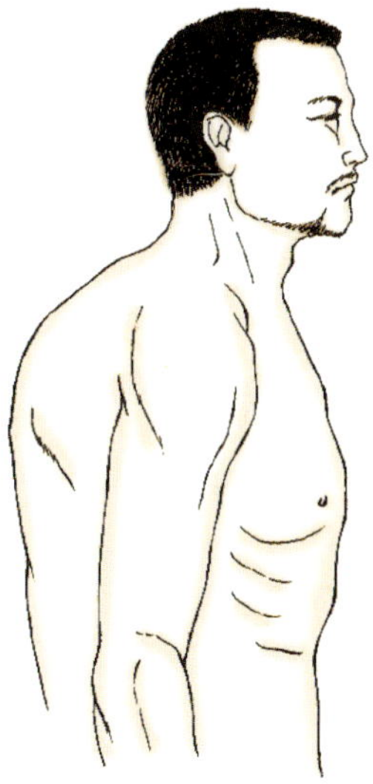

(2) 扁平胸：胸廓的前后径比横径小得多，使整个胸廓看起来呈扁平状。在肺结核患者中，经常可以看到这种胸廓。

扁平胸

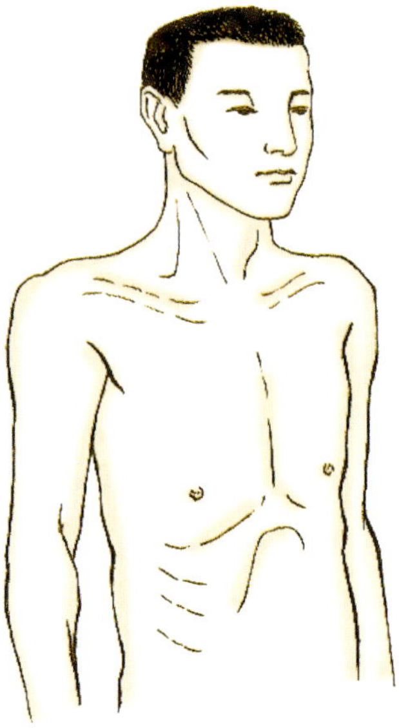

(3) 鸡胸：胸廓呈现鸡胸状，两边肋软骨下陷，胸骨向前突出，特别是胸骨下部突出明显，这种胸廓常出现在佝偻病患者身上。

触诊

呼吸系统疾病的触诊，主要通过语颤来实现。语颤是一种检查方法，即医生将双手平放在患者胸部前后的对称部位，请患者低声报数，医生双手会有震动的感觉，医生可以通过这种震动感来辅助辨别疾病。

(1) 语颤增强：表示肺组织实变，常见于大叶性肺炎。

(2) 语颤减弱：常见于胸膜腔有积液或支气管阻塞。

叩诊

（一）叩诊法

将左手的中指平放于叩诊部位，然后用右手腕力，使右手中指的指端叩击在左手中指第二指节与第三指节之间的位置。

叩诊的正确姿势

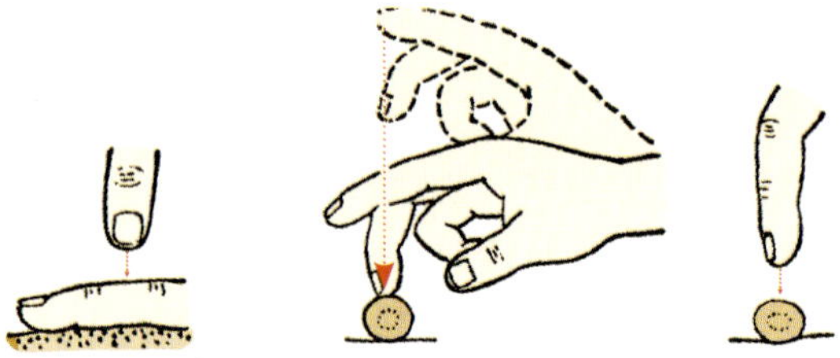

叩诊的不正确姿势

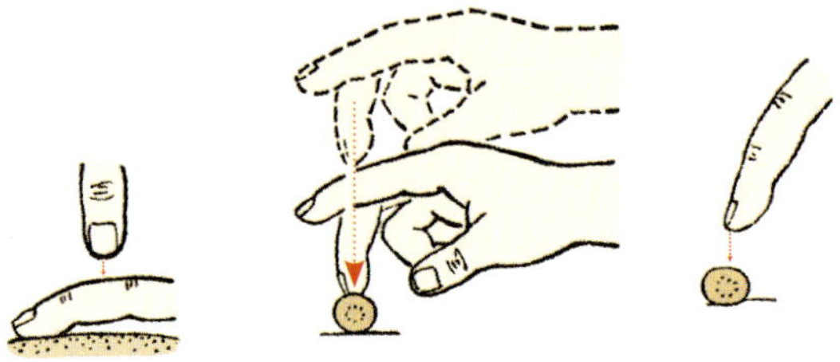

（二）叩诊音

(1) 清音：它的特点就是音调低，而音响高。这是正常人肺部叩诊的声音。

(2) 浊音与实音：浊音的音调高，而音响低，比如肝区叩诊就是此音；高度的浊音，听起来像在敲击实物一样，叫实音。

(3) 过清音与鼓音：过清音又叫高清音，好像敲击空匣子的声音，它比清音的音调还低，音响却更高；好像敲鼓一般的高度清音叫鼓音，比如，空腹时叩击胃区时的声音。

（三）胸部叩诊音分布

胸部叩诊音分布图

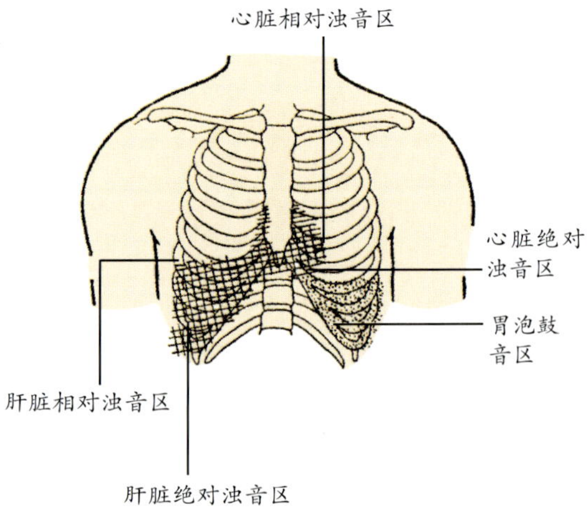

（四）肺部叩诊的临床意义

(1) 浊音与实音：肺部出现浊音，常见于肺炎；实音则常见于胸膜腔积液或肺肿瘤。

(2) 过清音与鼓音：常见于肺气肿、气胸等病症中。

听诊

（一）听诊部位

人体听诊部位包括四个区。

人体听诊部位

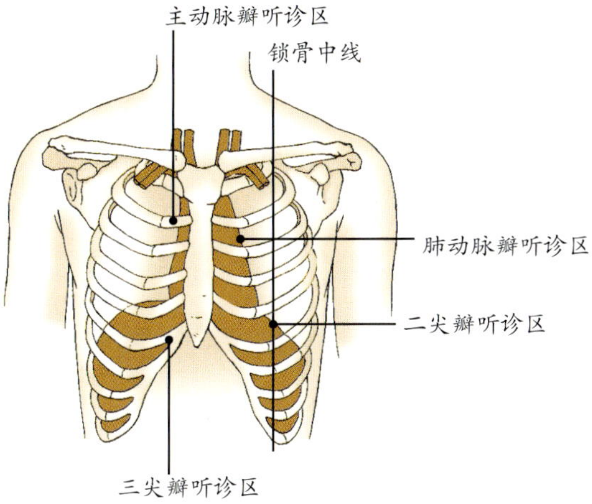

（二）正常呼吸音

(1) 支气管呼吸音：用听诊器可以在患者的胸骨柄处或背部第三、第四胸椎处听到支气管呼吸音，它的声音较强，音调较高，呼气比吸气长。听起来，就像空气通过粗管筒所发出的声响。

(2) 肺泡呼吸音：吸气时比呼气时音长。在肺组织部分可以听到肺泡呼吸音，它的音调较弱较低，音强却高，吸气时比呼气时音长。听起来像微风样的柔和呼吸音。

（三）病理性呼吸音

(1) 肺泡呼吸音的减弱及消失：当肺部实变时，肺泡呼吸音减弱，例如肺炎；当胸膜腔积液和支气管有阻塞时，肺泡呼吸音就会减弱或消失。

(2) 支气管呼吸音粗糙：当呼吸音听起来粗糙时，很可能是支气管炎。

(3) 支气管呼吸音在非正常分布区出现：常见于肺炎。

（四）干啰音

干啰音常见于支气管炎。此时，支气管壁上有黏稠的分泌物或者支气管黏膜发生炎症肿胀，空气通过支气管时会发出干性啰音。

（五）湿啰音（水泡音）

当肺泡和支气管内有稀薄的分泌物时，空气通过液体就会产生像吹肥皂泡一样的声音，这叫作湿啰音。在肺炎、支气管炎、心力衰竭出现肺水肿时，常可以听到湿啰音。

上呼吸道感染

上呼吸道感染，俗称伤风、感冒，是我们在日常生活中最常见的呼吸系统疾病。上呼吸道包括鼻腔、咽、喉、气管，这些部位的病毒性或细菌性感染，即称为上呼吸道感染。

诊断

患者先是突然感到头痛，然后出现喉咙干燥、喉咙发痒、打喷嚏、流鼻涕、鼻塞等症状，进而出现全身酸痛、畏寒、发热（部分患者无发热）、头痛、咳嗽等症状。体检时除了鼻中有分泌物和咽部充血外，无其他特殊异常症状。一般患者在 3 ~ 7 日内，可以自然痊愈。

治疗

（一）对症治疗

1. 发热头痛：用复方阿司匹林，每次 1 片，每日 3 次，或加用非那根 12.5 毫克，每日 3 次。小儿患者选用扑热息痛 10 ~ 15 毫克 / 千克 / 日，4 ~ 6

小时 1 次。

2. 鼻塞：用 1% 麻黄素或鼻眼净，滴鼻。

3. 咽痛：用冷盐开水漱口，或含服薄荷含片、含碘喉痛片等，每隔 1 ~ 2 小时含 1 片。

4. 咳嗽：用复方甘草合剂，每日 3 次，每次 10 毫升。

（二）抗生素

适应证：一般不用。当患者为婴幼儿、老人，或者考虑为细菌性感染者时，采用抗菌药治疗。

1. 复方新诺明 (SMZ) 首剂加倍，成人 1 ~ 2 克 / 日，儿童 25 毫克 / 千克 / 日，分 2 次口服。

2. 红霉素。成人每次 250 毫克，每日 4 次，儿童每日每千克体重 25 ~ 50 毫克，分 3 ~ 4 次服。

（三）草药单方

1. 白英 15 ~ 50 克，野菊花 6 ~ 15 克，桑叶 6 ~ 9 克，水煎服。若有咳嗽，可加佛耳草 9 ~ 15 克，枇杷叶 3 ~ 5 片（去毛）。

2. 一枝黄花 6 ~ 15 克，生姜 2 片，葱白五根，水煎服。若有鼻塞，可加鹅儿不食草 4.5 克；若胃口不好，舌苔白腻，可加藿香 6 ~ 9 克。

（四）刮痧疗法

取穴：项丛刮、项三带、肩胛环、曲池、尺泽、列缺、合谷。头痛者加刮颞三片；咳嗽多者加刮丰隆。

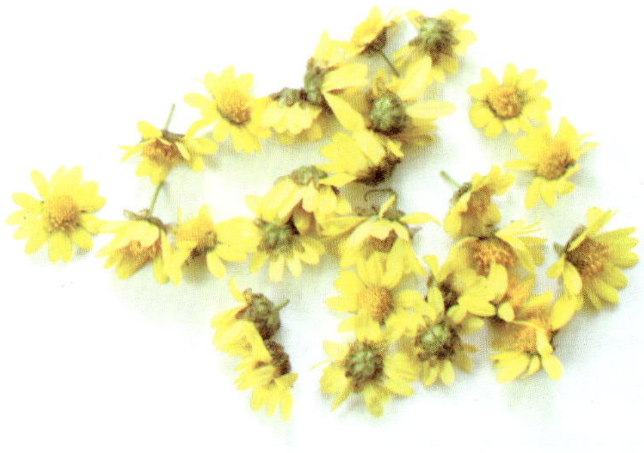

野菊花

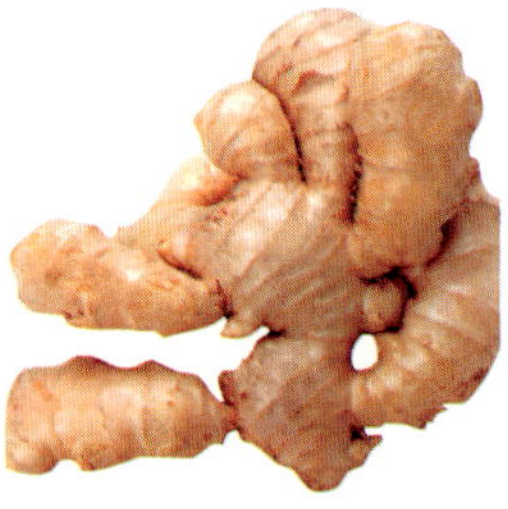

生姜

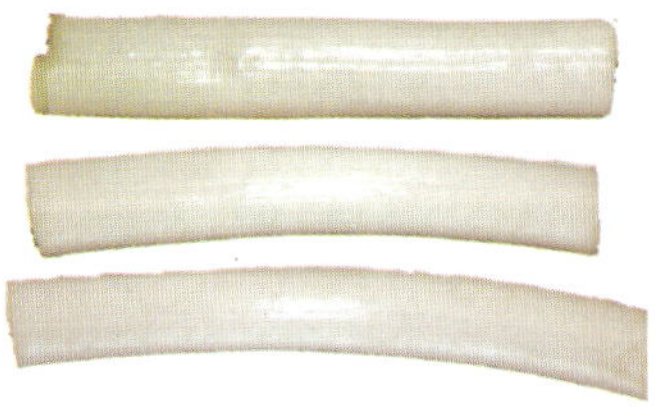

葱白

刮痧治上呼吸道感染

项丛刮以风池、风府为重点；项三带以肩并为重点；肩胛环以大椎、风门、肺腧为重点。病愈后常刮项丛刮，可以预防感冒。

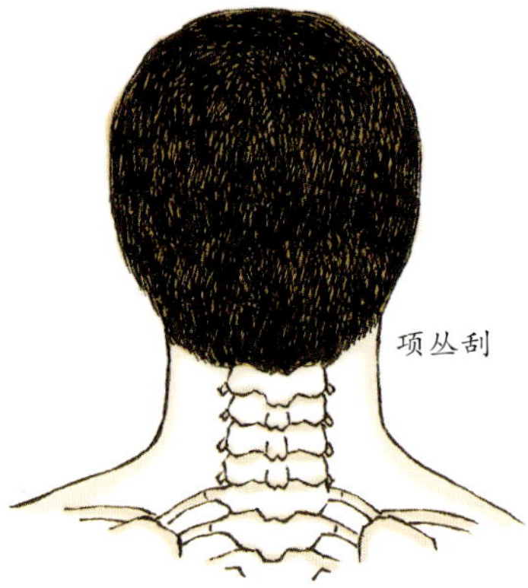

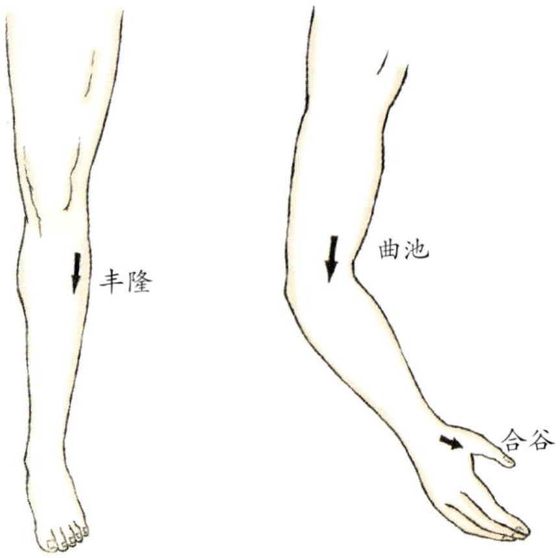

（五）中医辨治

1. 风寒感冒

适应证：畏寒，发热，无汗，头痛，四肢酸痛，鼻流清涕，舌苔薄白，治宜辛温发散。

单方：荆芥、防风各 9 ~ 15 克，羌活 9 克，煎服。若头痛厉害，可加藁本 6 ~ 9 克；若有咳嗽，加杏仁 4.5 ~ 9 克；若有痰，加陈皮 3 ~ 4.5 克。

成药：午时茶 1 块，煎服，每日 2 次。

2. 风热感冒

适应证：身热畏风，咽喉充血作痛，口干，舌苔薄白或微黄，治宜辛凉解表。

单方：金银花 9 ~ 15 克，连翘 9 ~ 15 克，薄荷 4.5 ~ 6 克（后下），桔梗 4.5 ~ 9 克，鲜芦根 30 ~ 60 厘米，用水煎服。

支气管扩张

支气管扩张，大多是由其他呼吸系统疾病引起的，比如呼吸道感染、麻疹、百日咳、支气管肺炎等都可以导致此病的发生。它也是较为常见的慢性呼吸系统疾病。

诊断

1. 慢性咳嗽：早期无明显症状，或仅有慢性咳嗽。

2. 大量脓痰：后期出现大量脓痰，痰呈黄绿色，脓样，放在玻璃管中静置后可分成三层：上层泡沫，中层浆液，下层脓液及细胞沉渣。此时往往已有明显感染症状。患者在早上起床或夜间上床等体位变动的时候，咳痰增多。

3. 反复出现呼吸道感染：发热，伴有咳嗽加重和脓痰增多。

治疗

（一）对症治疗

1. 咳嗽，可用敌咳，每次 10 毫升，每日 3 次。或用半夏露，每日 3 次，每次 2 食匙。

2. 继发感染时，可用磺胺类及抗生素。

3. 咯血，可用止血剂，紫珠草浸膏，每日 3 次，每次 10 毫升。

（二）民间偏方

刮痧治支气管扩张

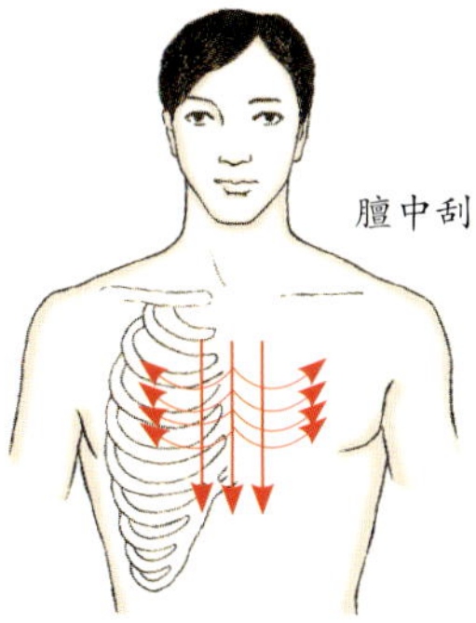

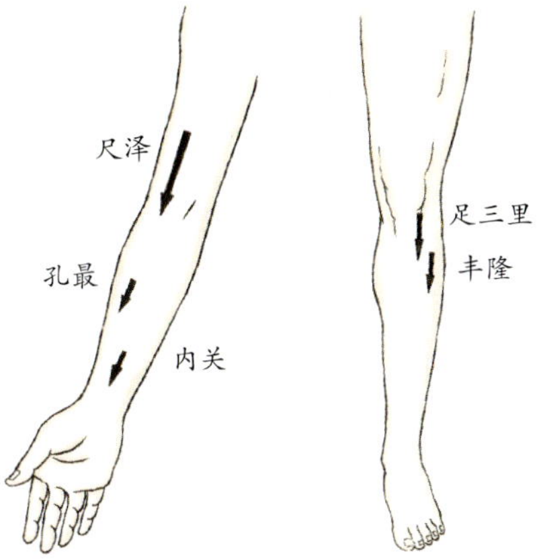

（三）草药单方

1. 冬瓜子 100 克，鲜芦根 200 克（或金银花 15 克），水煎服。

2. 鱼腥草 50 ~ 100 克，或鲜大蓟根 50 克，水煎加冰糖，连服半月。

（四）中医辨证施治

1. 肺热

适应证：咳嗽，咳脓痰，苔薄，脉滑，宜清肺化痰。

单方：桑白皮 15 ~ 50 克，黄芩 9 ~ 15 克，杏仁 9 克，桔梗 9 克，冬瓜子 50 克，竹沥半夏 9 克，芦根 50 克，水煎服。

2. 热毒

适应证：咳吐黄绿脓痰，发热畏寒，苔黄脉数，宜清热解毒。

单方：蒲公英 50 ~ 100 克，鱼腥草 50 ~ 100 克，芦根 100 克，银花 15 ~ 50 克，冬瓜子 100 克，杏仁 9 克，桔梗 9 克，水煎服。

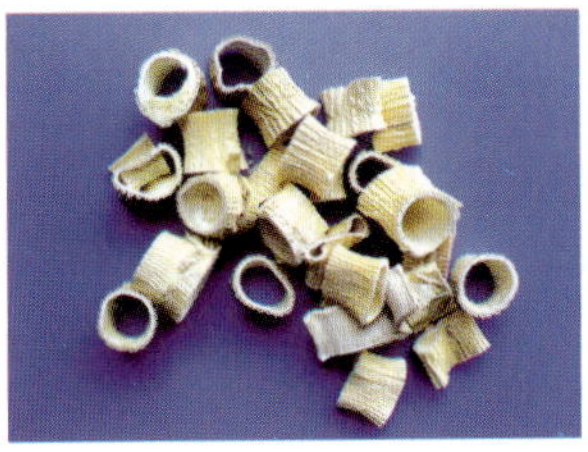

芦根

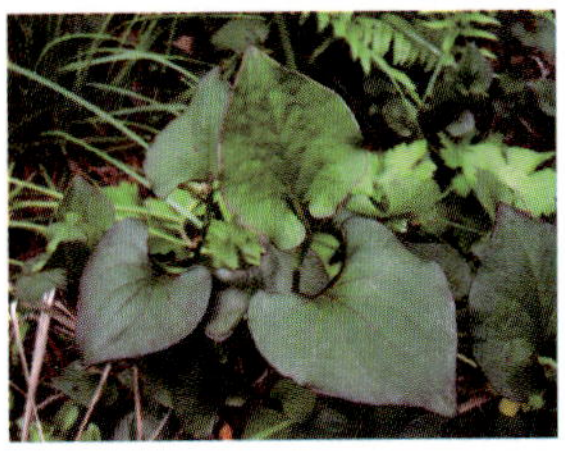

鱼腥草

哮喘

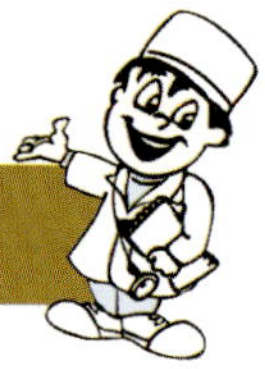

哮喘，是因支气管痉挛所引起的，任何年龄阶段的人都可能患上此病，因此，它是一种很常见的呼吸系统疾病。

哮喘分为支气管哮喘和哮喘性支气管炎两种，两者的临床表现和处理很相似。

诊断

1. 反复发作的呼气性呼吸困难，发作时不能平卧，并在发作将止时咳出白色泡沫痰。

2. 肺部听诊，两肺满布哮鸣音。

3. 哮喘性支气管炎，必有慢性咳嗽病史。

4. 无心脏病史。

治疗

（一）西药治疗

1. 发作较轻，用下列药物治疗

(1) 氨茶碱 0.1 克，每日 3 次。儿童 4 ~ 6 毫克 / 千克 / 次，每日 3 次。或合并非那根 25 毫克（儿童 0.5 ~ 1 毫克 / 千克 / 次），每日 1 ~ 2 次。

(2) 麻黄素 25 毫克，每日 3 次。儿童 0.5 ~ 1 毫克 / 千克 / 次，每日 3 次。

(3)0.5% 异丙基肾上腺素溶液喷雾吸入，一日数次。

2. 用以上药物不能缓解时，可用下列方法治疗。

(1) 肾上腺素 1 ∶ 1000 水溶液 0.3 ~ 0.5 毫升，皮下注射。儿童用半量。有心脏病、高血压、甲状腺功能亢进者忌用。

(2) 氨茶碱 0.25 克，儿童用 2 ~ 4 毫克 / 千克 / 次，加入 50% 葡萄糖 20 ~ 40 毫升中，静脉缓注。

3. 哮喘呈持续状态时，可用下列方法治疗。

(1) 给患者吸入氧气。

(2) 可用氨茶碱 0.5 克加入 5% 葡萄糖溶液 500 毫升内做静脉滴注。

4. 抗感染治疗：对细菌或病毒感染应选择有效的抗生素或抗病毒药物，但应避免长期反复盲目使用抗生素。

5. 禁用吗啡。

哮喘病发喷雾器的正确用法

第一步：将喷雾器摇匀。

第二步：彻底呼气。

第三步：将喷雾器之喷口向张大的嘴巴或将喷口含在嘴内。按下喷雾器慢慢而彻底地吸入，再继续慢慢吸入药物。

第四步：吸入极量后忍着呼吸 。

第五步：吸入剂通常需用两次，可于半分钟至1分钟后重复第二至第四步。

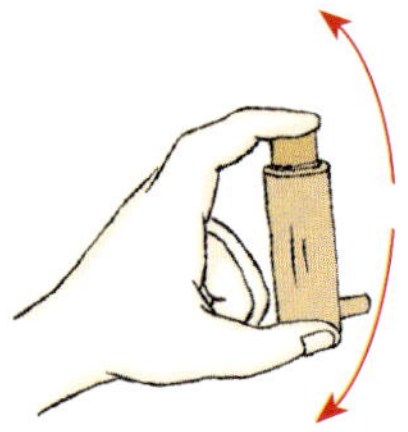

①

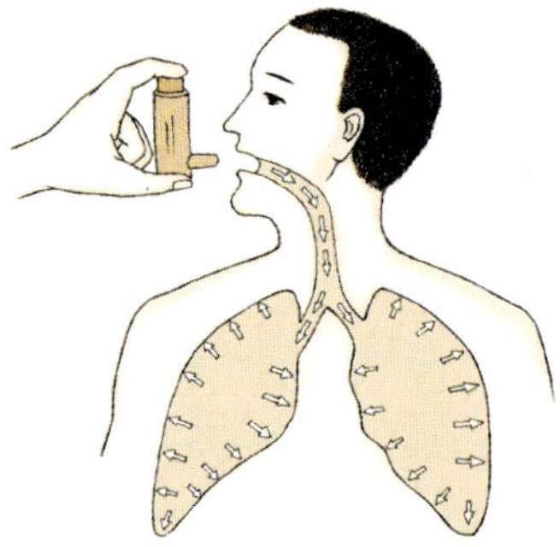

②

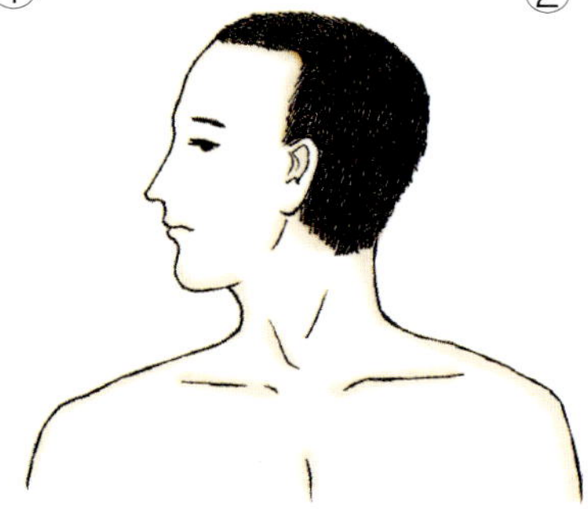

③

（二）推拿治疗

1. 用抹法自印堂至太阳，然后抹头维至风池穴，各 20 次。

2. 拿风池 10 余次，并用拇指偏峰抹颈项两侧

(自耳根至缺盆穴成一斜行线)，每侧抹 15 ~ 20 次，接着再按肺俞、膈俞。

3. 用施擦法横擦胸腹部(以华盖、膻中为重点)，然后横擦腰背部(自上而下，以肺腧、膈腧、命门为重点)以热为度，最后擦脊柱及两侧膀胱经。

(三)敷贴疗法

主要应用于支气管哮喘。

药物：细辛、甘遂、白芥子各 23.5 克，延胡索 45 克。

制法：上药共研细末，将 1/3 粉末(一次敷贴用量)，用生姜汁 80 毫升调为糊状，制成药饼 6 只。或加用麝香 0.25 克，研细后均分 6 份，放在药饼中间。

贴法：将药饼放在直径 3 寸的圆形布上，贴在百劳、肺腧、膏肓 3 个穴位(左右对称共 6 个穴位)。

疗程：伏天敷贴，每 10 日敷贴 1 次，共 3 次，最好在上午 11 时至下午 1 时敷贴。连续敷贴 3 年。

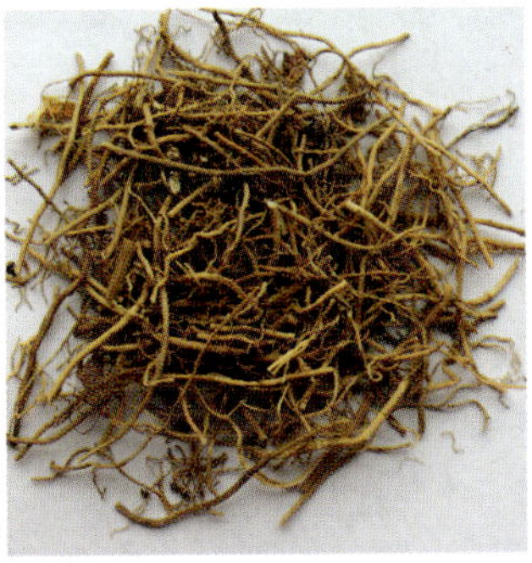
细辛

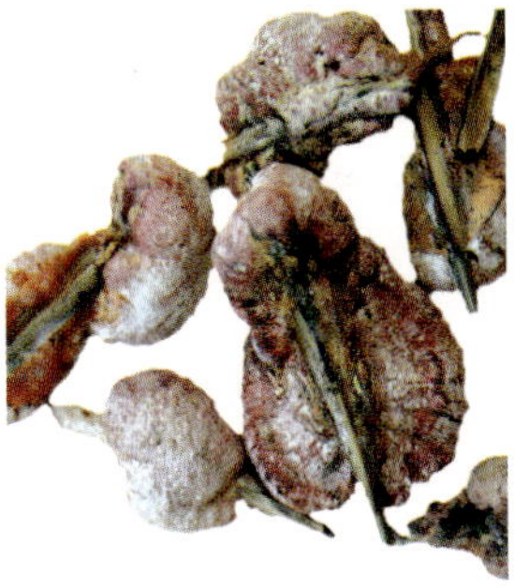
甘遂

大叶性肺炎

大叶性肺炎，是由于肺大叶被肺炎双球菌等感染而引起的急性疾病。病情较轻时，会出现寒战、高热、咳嗽等；病情严重时，会出现血压下降，甚至神志不清。

诊断

1. 突然起病，寒战，高热，咳嗽，胸痛，咳铁锈色痰，出现口唇疱疹。

2. 体征：病变部位叩诊浊音，呼吸音降低，听到湿啰音，语颤及支气管语音增强。

3. 化验：血液中白细胞总数及中性粒细胞增高。

4. 大叶性肺炎的病理过程分为充血、实变、消散三期。发病后 12 ~ 24 小时内为充血期，肺部毛细血管扩张，肺泡内有少量浆液渗出，肺泡内仍含大量气体。X 线检查可无明显或仅有局部肺纹理增粗。发病后 24 小时左右，肺泡内充满炎性渗出物，病变逐步发展为实变期。X 线表现为密度均匀增加的致密影，先沿肺叶周边开始，逐渐向肺门侧扩展。如累及肺叶全部，则呈大片均匀致密影，以叶间裂为界，边界清楚，形状与肺叶的轮廓一致，不同肺叶的大叶性实变，形状不同，X 线表现异常。

5. 中毒性肺炎：除上述临床表现外，出现周围循环衰竭，如呼吸浅表；脉搏细速，出冷汗，四肢冰冷，血压下降，甚至神志不清。

右上叶大叶性肺炎示意图

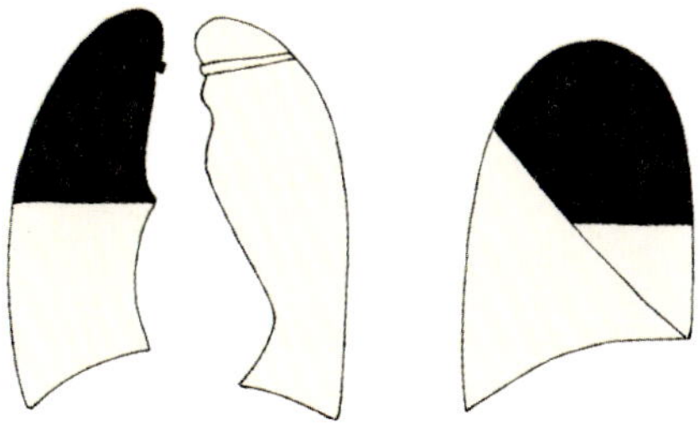

右中叶大叶性肺炎示意图

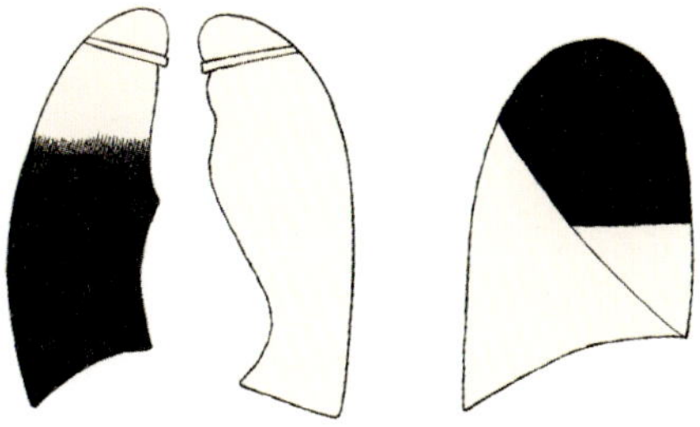

右下叶大叶性肺炎示意图

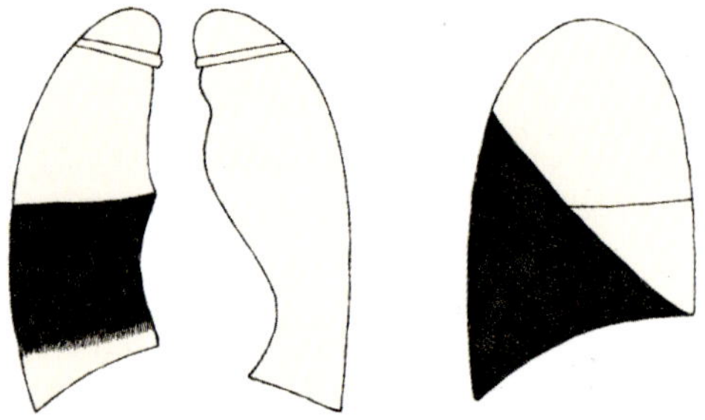

左下叶大叶性肺炎示意图

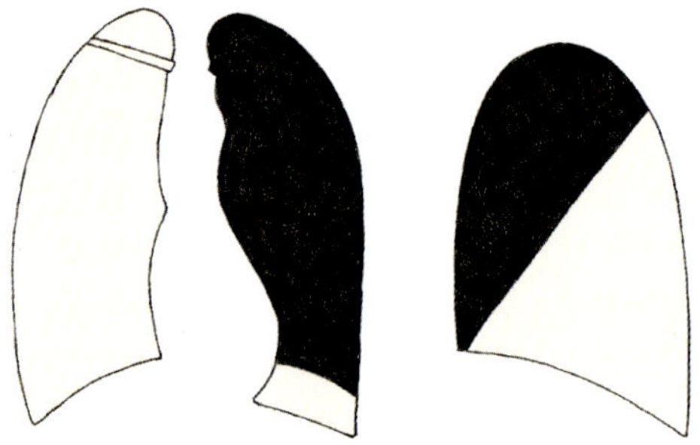

左上叶大叶性肺炎示意图

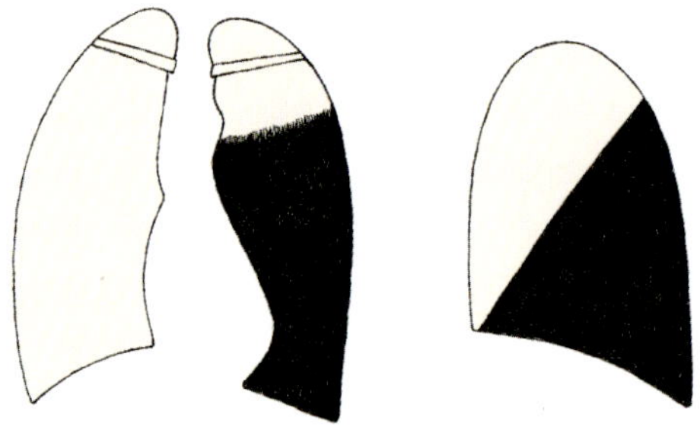

右上叶大叶性肺炎正位观水平裂以上肺野呈均匀密度增大，下界清楚，密度自下向上渐淡；右中叶大叶性肺炎正位观水平裂以下肺野有大片致密影，似横置梯形，尖向外，上界清楚，下界模糊，基底与右心缘分不清楚，肋膈角清楚；下叶大叶性肺炎正位观肺下部密度均匀增加，向上渐淡，直至肺门上方；左上叶大叶性肺炎其X线表现相当右上叶加中叶大叶性肺炎的征象。

治疗

（一）对症治疗

1. 咳嗽：止咳化痰药。

2. 胸痛：优散痛1片，每日3次。或可待因0.03克，每日2～3次。

3. 高热：给扑热息痛1克口服，每日4～6次。或柴胡注射液2～4毫升，肌内注射。

4. 根据情况，可考虑补液和给予多种维生素。

（二）西药疗法

1. 青霉素每次80～160万单位，每6～8小时一次，肌内注射，或阿莫西林每次0.4～0.6克，每日3～4次。

2. 庆大霉素每次8万单位，每日2～3次，肌内注射。年老体弱和病情较重者，与青霉素联合应用。

（三）草药单方

1.鲜乌蔹莓100克，水煎服，每日1剂。

2. 鱼腥草50～150克，菝葜50～100克，水煎服。

3. 了哥王根15～24克，加水适量，小火煎2小时，取汁分2次服。

（四）中医辨证施治

1. 适应证：咳嗽气急，高热出汗，口渴，苔黄脉数，宜清热宣肺。

单方：麻黄6克，杏仁9克，生石膏100克（研

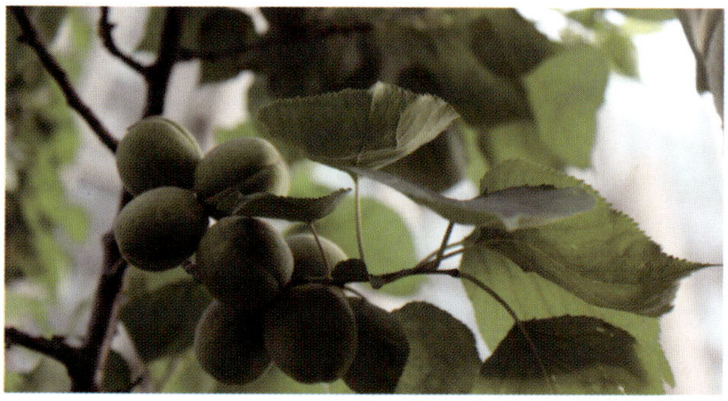

杏仁

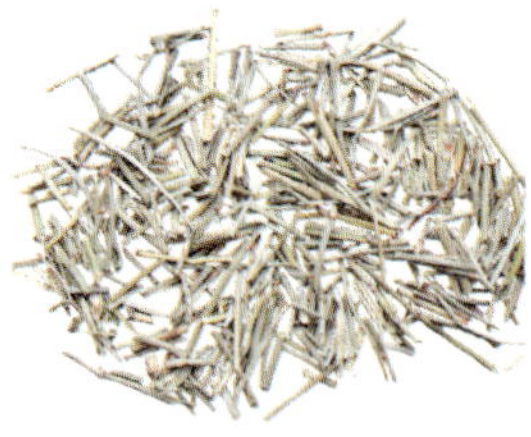

麻黄

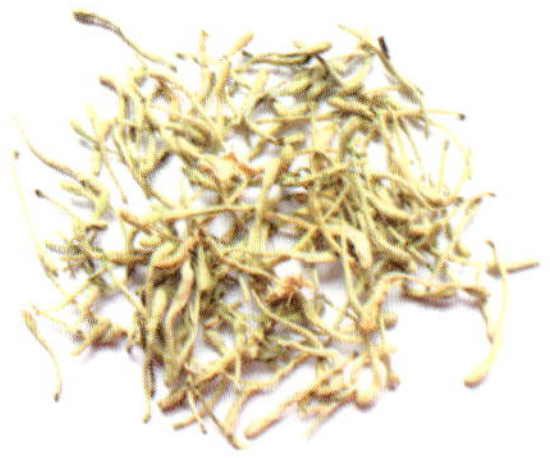

金银花

粉），生甘草 4.5 克，金银花 15 克，桔梗 9 克，黄芩 9 克，鱼腥草 50 克（后下），水煎服。一剂分 2 次服。病情较重者 1 日可服 2 剂。

2. 适应证：咳嗽，咳黄色痰，发热形寒，苔薄脉数，宜清肺热。

单方：金银花 15 ～ 50 克，连翘 15 ～ 50 克，鲜芦根 100 克，冬瓜子 100 克，薏苡仁 15 克，鱼腥草 50 克，桔梗 6 克，水煎服。若患者胸痛，可加桃仁 4.5 克。

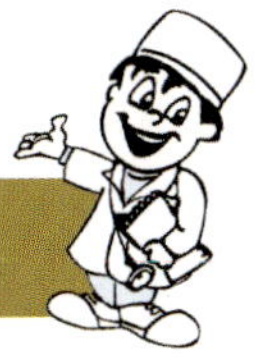

呼吸系统其他疾病

呼吸系统疾病种类很多，除了以上介绍的我们经常听说的疾病之外，还有肺脓肿、胸膜炎、脓胸、气胸、肺癌等，下面我们简要地介绍一下。

呼吸系统其他疾病的简易诊疗

病名	诊断	治疗
肺气肿	①起病缓慢，多见于慢性支气管疾病的并发症。②呼吸困难，有紫绀，晚期时可并发肺源性心脏病。③桶状胸，叩诊过度清音，肺浊音界下降，心浊音界相对缩小，心音轻而遥远，两肺呼吸音减弱，可听到干湿啰音	对症治疗：若患者气急，应服用氨茶碱；若患者感染，应给抗生素；若患者咳嗽，应给祛痰止咳剂等
肺脓肿	①常见于肺炎、昏迷的并发症。②原发疾病后1～2周，突然发热、胸痛、咳嗽，咳臭味很浓的痰。③X线检查有助于确诊	①在病发早期，应先治疗其原发疾病。②应用祛痰剂。③体位引流：每日进行3～4次，每次约15分钟。病变在上叶者，取坐位或站位；病变在中叶者，取仰卧位；病变在下叶者，取俯卧位，均将床脚端抬高45厘米。④大剂量抗生素，一般用青霉素640万～800万单位/日，可加用庆大霉素16～24万单位/日。⑤单方：野荞麦干燥根切片，每500克加水3000毫升，于瓦锅内加盖，用水浴法隔水蒸煮3小时，乘热过滤，滤出液为2000毫升左右，加适量防腐剂，贮存备用。成人每次40毫升，每日3次；儿童1～5岁，10～15毫升，6～10岁，15～20毫升，每日3次。若疗效不显，可改用黄酒蒸制药液。⑥内科治疗3～4个月无效者，应考虑外科手术
胸膜炎	①有结核病、肺炎、肿瘤等病史。②干咳。在呼吸及咳嗽时，胸痛加剧。积液多时，会出现呼吸困难。③望诊：病侧大量积液时，肋间增宽，胸部饱满，呼吸运动减低或消失，心尖搏动和气管向健侧移位。④听诊：呼吸音减低。叩诊呈浊音或实音。语颤减低或消失	①积极治疗原发疾病，若结核，用抗痨药物；炎症，用抗生素；肿瘤，用抗肿瘤药物。②大量积液时可胸腔抽液(胸腔穿刺术详见“常用诊疗技术”节)
脓胸	①往往继发于肺炎、支气管扩张、肺脓肿以及胸腹腔的外伤及感染。②症状和体征与胸膜炎相同，但发热较高，胸腔穿刺时，抽出液为脓性液体	①积极治疗原发疾病。②用大剂量抗生素(同肺脓肿)。③如排脓和抗生素治疗不能使炎症消散，考虑外科手术引流

第二节　消化系统

人体的消化系统，为身体担负着收集能量、转化动力的重要任务，它将人体摄入体内的食物，经过消化、吸收后，将其中的对人体有用的营养成分保留、转化，而将食物残渣排出体外。

消化系统由消化道和消化腺组成。

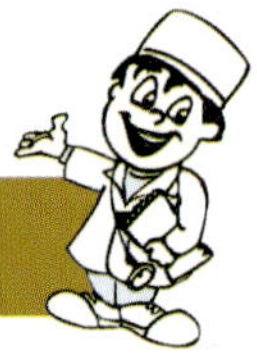

消化系统生理概述

消化系统解剖图

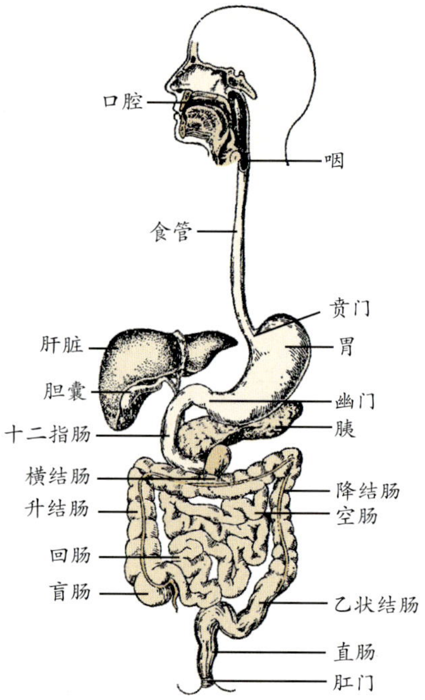

口腔

口腔是消化系统的入口，食物要在这里经过初加工后才会送入食道。这些初加工程序包括：牙齿的咀嚼、唾液（由腮腺、舌下腺、颌下腺所分泌）的混合、舌头的搅拌等。在口腔的腭弓处还有扁桃体，左右各一只，其作用为阻止细菌侵入机体。

咽腔

咽腔在口腔与颈椎之间，是食物通向食管、空气通向气管的必经之路。

食道

食道又叫食管，它位于气管之后，就像一根管子一样，将咽腔和胃联结起来。

胃

胃，位于腹上部心窝处，它是消化管最膨大的部分。胃的上端叫贲门，与食管相通；下端叫幽门，连于十二指肠。上缘凹陷称胃小弯，下缘突出称胃大弯。胃小弯和幽门部均是溃疡病多发部位。

胃是暂时贮存食物的场所，食物在胃中接受胃液的分解，然后才被送入小肠内。

胃液是由胃壁内面的黏膜层分泌的，它的作用就是分解食物、协助消化。当食物中的蛋白质和胃酸接触后就变得容易分解消化，而且胃液中的胃酸有杀菌作用。当胃酸分泌过多时，有可能会腐蚀胃和十二指肠壁，以致造成溃疡病。

小肠

小肠位于腹腔的中、下部，是消化管最长的一部分。它上接胃的幽门，下接大肠。其主要功能就是继续消化由胃而来的食物，并吸收其中的营养成分，同时将食物残渣运送至大肠。

小肠分为十二指肠、空肠和回肠三部分。

十二指肠呈马蹄形，它的开端称为十二指肠球部，也是溃疡病的常发部位，中间部分连接着肝脏和胰腺的导管开口，末端接空肠。空肠和回肠在腹腔内，相当于腹壁，在脐的周围。

小肠内因为有胰液、肠液和胆汁，所以食物在这里能被进一步地分解和消化。小肠黏膜中有丰富的毛细血管，用来吸收已消化的营养物质，同时吸收水分和无机盐类，以供机体需要。

大肠

大肠分为盲肠、结肠和直肠等部分，其末端接着阑尾。大肠的主要功能是继续吸收水分和无机盐，并将食物残渣变成粪便，经肛门排出体外。

肝脏

肝脏分为左右二叶，呈楔形，较大的部分位于右上腹部，是人体内最大的消化腺。

肝的叶片是由许许多多的肝小叶组成，每个肝小叶又由许多呈放射状排列的肝细胞所构成。肝细胞分泌的胆汁进入胆管内，最后输送到十二指肠。

成年人的肝脏一般不超过右侧肋弓，所以在体表无法摸触到，只有在剑突下能够触到一小部分肝左叶。不过儿童的肝脏较大，在右侧肋弓下可以触摸到。

肝脏可以说是人体的化工厂，它所分泌的胆汁，能够帮助消化脂肪，贮存、转化营养物质，并有解毒排毒的作用。

胆

胆，包括肝内胆管、肝外胆管、胆囊和胆总管等部分，它的末端与胰腺的导管共用一个出口，处于十二指肠腔内。

胆囊，位于肝的下面，呈鸭梨形，具有浓缩和暂时贮存胆汁的功能。

胰腺

胰腺，呈长叶形，它位于胃的后壁，也就是腹上部稍偏左位置。

胰腺可以分泌胰液，通过胰腺管排到肠内。胰液中含有胰脂肪酶和胰淀粉酶，可以分解大量的脂肪和淀粉，促进肠内食物的消化。

腹膜

腹膜可分为两层：一层贴在腹腔内脏器官的表面；另一层贴在腹壁的内面。两层腹膜互相连接，围成一个腔隙，称为腹膜腔。

腹膜是一种光滑的薄膜，它的主要功能是：保护腹腔，防止细菌侵入。

这里所说的营养素，是指食物中所含有的人体必需物质。营养素为什么对人体这么重要呢？这是因为人体的细胞运作需要大量能量的补充，人们只有通过摄入食物才能吸取营养和能量，然后通过排泄系统来送出杂质，完成人体的新陈代谢。

从营养学的观点来看，人类的食物中主要含有

人体不可或缺的五大营养素

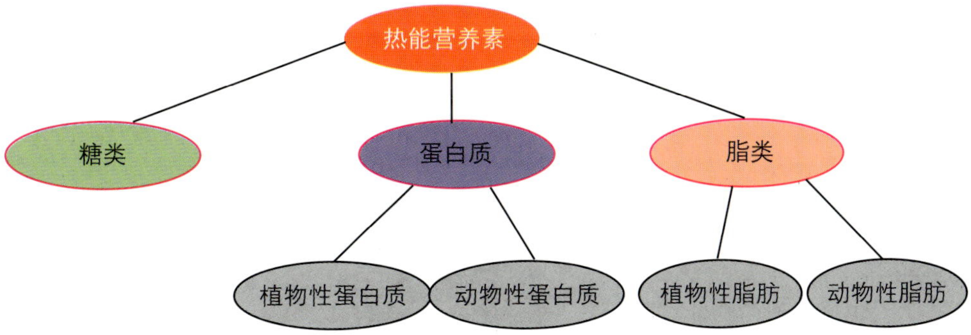

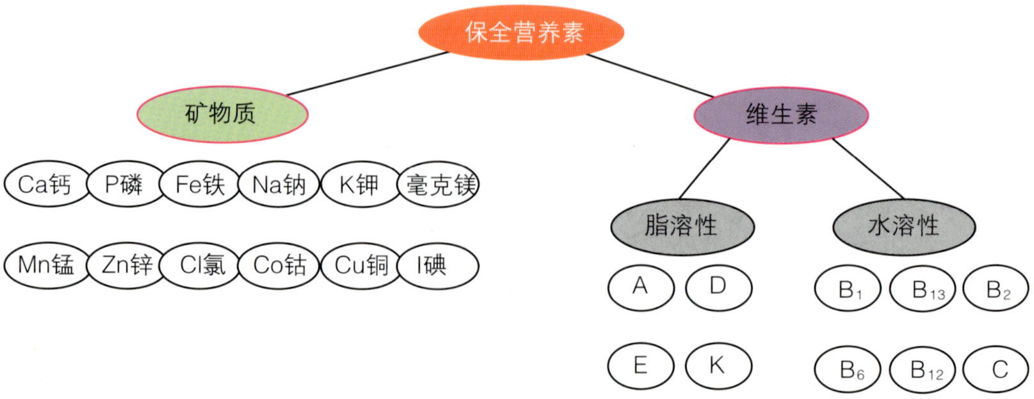

以下几种物质。

1. 糖类：包括淀粉、葡萄糖等，又称碳水化合物。它是人体活动时的主要能量来源。

2. 蛋白质：蛋白质是人体细胞、脏器的重要组成部分，它不仅对人的生长、繁殖起着重要作用，而且能增强人体的抗病能力。

3. 脂类：包括脂肪和食油，也可以为人体提供能量。

4. 矿物质：矿物质是人体内无机物的总称，与维生素一样是人体必需的元素。

人体所需的无机盐主要有钠、钾、钙、氯化物等，它们都有着重要的生理作用，维持人体内电解质的平衡。缺少时必须加以补充，常与输液一并进行。

5. 维生素：分为水溶性维生素 (如维生素 B、维生素 C) 和脂溶性维生素 (如维生素 A、维生素 D、维生素 E、维生素 K) 两类。人体对维生素的需要量并不多，但若缺乏维生素，就很容易发生疾病。

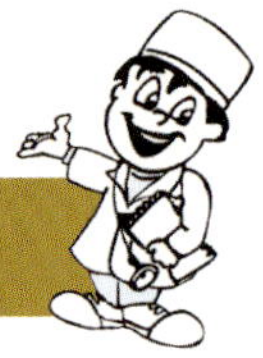

消化系统体格检查

望诊

1. 患者的姿态：急性阑尾炎患者，右腿屈起，不喜向左侧卧。腹部绞痛患者，往往坐立不安。急性胃穿孔患者，往往双手抱腹，不肯平卧。急性腹膜炎患者，常两腿蜷曲，以手护腹，不肯移动。

2. 腹部的形态：腹部隆起，常见于腹水、腹腔充气及腹部肿块等。腹部凹陷，多见于消瘦及严重脱水患者。

3. 黄疸：眼白发黄，严重时，皮肤也发黄，常见于肝、胆疾病。

4. 胃肠蠕动波：当胃肠梗阻时，可常见到梗阻上部胃肠蠕动波。

5. 腹壁静脉：若看到腹壁静脉怒张，多为肝硬化腹水。正常人体，很难见到。

6. 望诊如何望到。

触诊

(一) 腹壁的紧张度

在正常情况下，腹壁柔软。当胃肠穿孔、发炎及其他原因引起腹膜炎时，由于腹壁肌肉的紧张性收缩，使腹部的某一区 (如阑尾炎在右下腹) 甚至全腹部发硬，摸起来像板状，称之为肌紧张。

(二) 压痛及反跳痛

溃疡病患者腹上部常有压痛；急性胆囊炎、胆管蛔虫症患者在剑突下偏右处常有明显压痛；急性阑尾炎患者在右下腹有明显压痛，按压时如将手突然放开，所产生的疼痛比压迫时更甚，此为反跳痛。

（三）肝脏触诊

在人体的右肋下可触及肝脏，质地如触及嘴唇样感觉为质软，如触及鼻尖样感觉为质中等，如触及额角样感觉为质硬。

正常的肝脏在肋下1厘米处或可触及，质柔软无压痛，若有压痛常见于传染性肝炎。肝硬化时，质地中等或较硬，边缘清楚。若在肝脏表面可触及结节，常见于血吸虫性肝硬化及肝癌等。

肝脏触诊的方法是：让患者平卧，左右膝部向上屈曲并稍分开。医生立于患者的右侧，左手垫于患者腰部，并向上推压；右手四指并列放在肋缘下面，让患者做深度的腹式呼吸，随着腹壁的起落向肋缘方向略加压力进行触诊。

肝脏的触诊

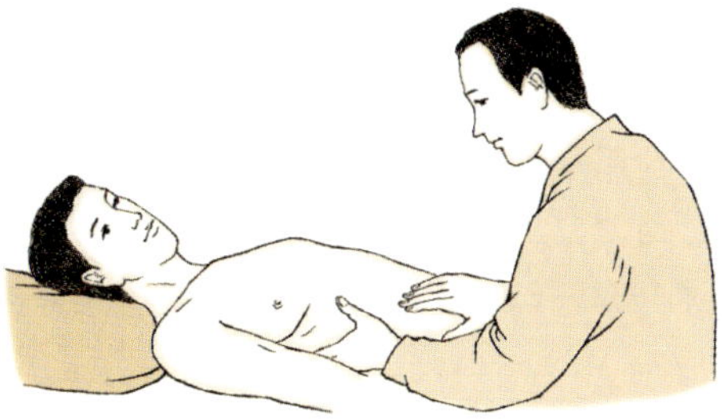

（四）胆触诊

正常胆囊不能触及。当胆囊肿大时，则在右侧腹直肌的外缘可触及梨形囊状物，常见于胆囊炎、胆石症。

（五）脾触诊

正常的脾不能触及。当脾肿大时，则在左肋弓下可触及脾脏，常见于疟疾、血吸虫病、肝硬化等。

脾脏的触诊

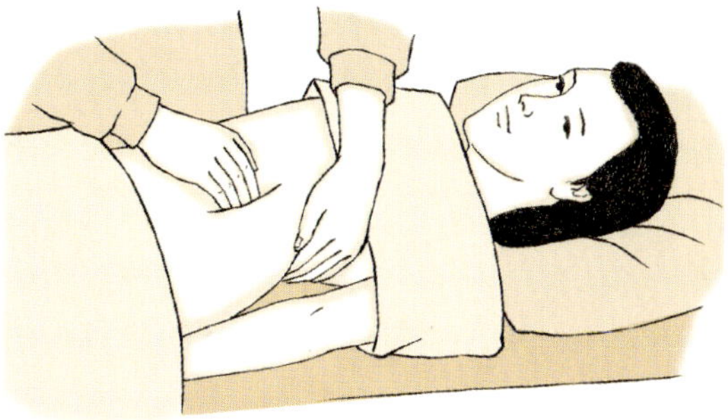

叩诊

1. 肝：肝浊音界自右侧第五肋间开始，当肺气肿、胸腔积液时，上界下移；当胃穿孔时，肝浊音界消失；当有腹水时肝浊音界上移。

2. 脾：当脾脏显著肿大时，胃泡鼓音区消失。

3. 移动性浊音：腹腔内有过量液体（腹水）蓄积时，可在腹部的侧面（仰卧位）叩得浊音，腹上部因肠腔自液面浮起而呈鼓音。患者侧卧时，腹侧部浊音移至位置较低的一面，上面则呈鼓音，这叫移动性浊音。

听诊

1. 肠鸣音：当肠壁蠕动增强时，因肠内有液体和气体通过，产生一种气过水音，这种情况常见于急性胃肠炎及早期肠梗阻。

2. 震水音：当患有幽门梗阻时，用两手摇动上腹部可产生震水音。

慢性胃炎

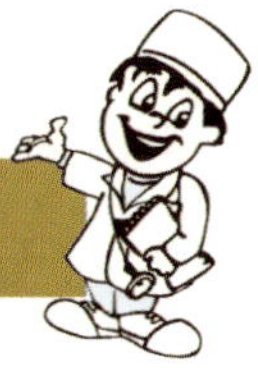

慢性胃炎，成因一般来自三个方面：一是由急性胃炎转变而来；二是由其他疾病引起的续发炎症，如溃疡病、胃癌、胃扩张、胃下垂等；三是由饮食无节制、爱吃生冷辛辣、长期饮酒、过度吸烟、精神刺激等因素诱发所致。

诊断

1. 适应证：腹上部不适或疼痛，进食后加重；常有口臭、口苦、嗳气、恶心、食欲不振等症。

2. 肥厚性胃炎，胃酸常增高，临床征象可似溃

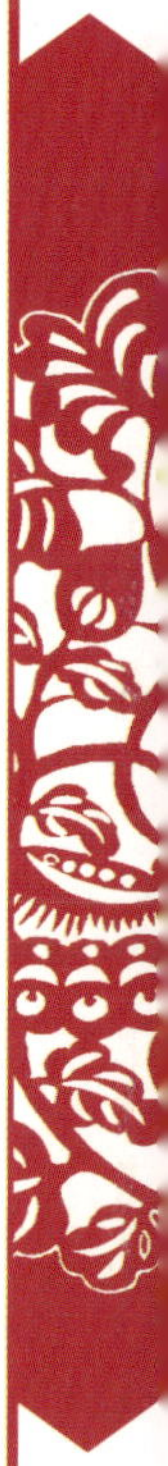

疡病，也可发生胃出血。萎缩性胃炎，后期可见营养不良、消瘦、贫血、舌萎缩，部分患者胃酸减低，有时出现腹泻，本病可恶变成胃癌。

3. 胃液分析。

治疗

(一)西药

1. 疼痛和胃酸增多的患者，可按溃疡病治疗，给予制酸解痉药。如果效果不好，可加用镇静药，或口服 0.25% ~ 0.5% 普鲁卡因，每次 10 毫升，每日 3 ~ 4 次。

2. 有消化不良的患者，可用多种健胃剂，如胃蛋白酶合剂，每次 10 毫升，每日 3 次。胃酸缺乏者，可用稀盐酸 (10% 盐酸)0.5 ~ 2 毫升，溶于半杯温开水中服下，每日 3 次。

3. 身体衰弱、有舌萎缩或贫血的患者，可给予稀盐酸口服，并配合维生素 B_{12} 肌内注射，每日或隔日 1 次，每次 100 微克，连续 1 ~ 2 月。

(二)草药单方

1. 岗稔根 15 克，水煎服。

2. 蒲公英 50 克，水煎服。

3. 炙甘草 3 克，橘皮 9 克，水煎服，加蜂蜜 1 汤匙，每日分 2 次服。连服 35 日。

4. 广木香 15 克，五灵脂 50 克，共研细末，每次服 3 克，每日 2 ~ 3 次，温开水送服。

5. 每日早晨饮 1 ~ 2 杯温热的淡盐汤，有助于清洁胃黏膜，减轻炎症。

(三)穴位按摩

胃痛是一种常见症状，中医称其为“胃脘痛”，指从胸骨剑突部到脐发生的疼痛。现代医学的急、慢性胃炎以及胃、十二指肠溃疡、胃痉挛、胃神经官能症等表现以胃痛为主者，均可参此论治。

(四)中药辨证施治

1. 胃气上逆

适应证：胃部胀满疼痛，有重压感，食欲不振，嗳气、泛酸、恶心，甚则呕吐。苔厚腻，宜和胃降逆。

药方：枳实 6 克，厚朴 6 克，姜半夏 9 克，茯苓 9 克，苍术 9 克，陈皮 6 克，黄连五分 (或黄芩 9 克)，水煎服。

若患者胃痛剧烈，可加延胡索 9 克，川楝子 9 克。若患者有出血现象，可加生地榆 15 克，仙鹤草 15 克，生蒲黄 (包煎)12 克。

2. 脾气虚弱

适应证：腹上部隐痛、呕吐或胀满、头重眩晕、四肢无力。舌淡苔薄，脉细小，宜益气健脾。

药方：白术 9 克，茯苓 9 克，党参 9 克，陈皮 6 克，生姜三片，姜半夏 9 克，炙甘草 3 克，红枣四枚，水煎服。

穴位按摩治胃痛

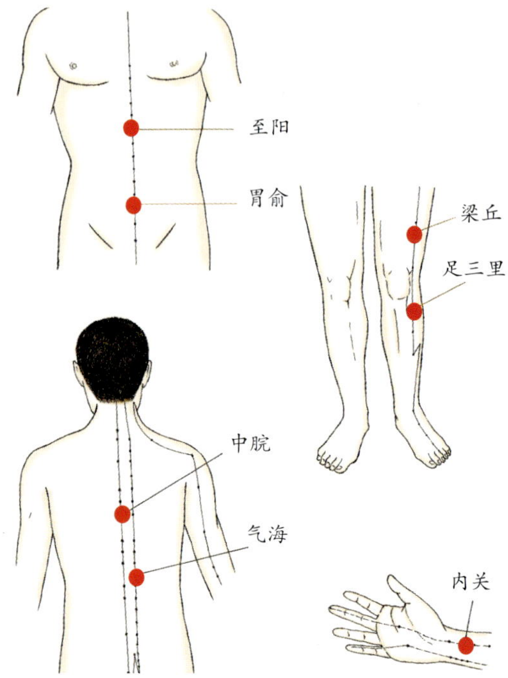

任选以上穴位的一穴或者多穴进行按摩治疗，均可缓解胃痛。

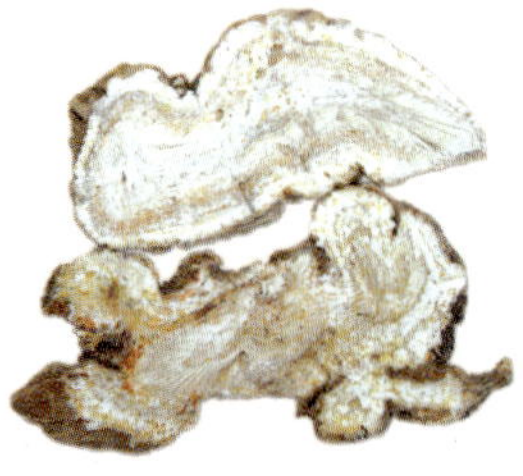

白术

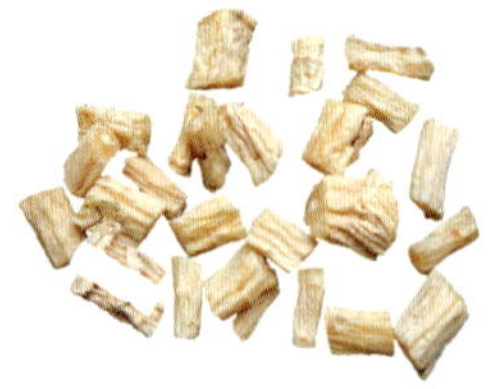

党参

肝硬化

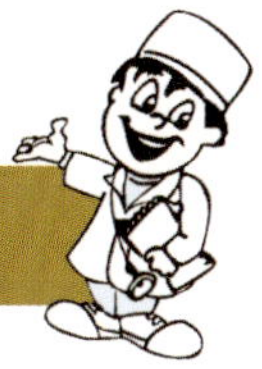

肝脏的生理功能

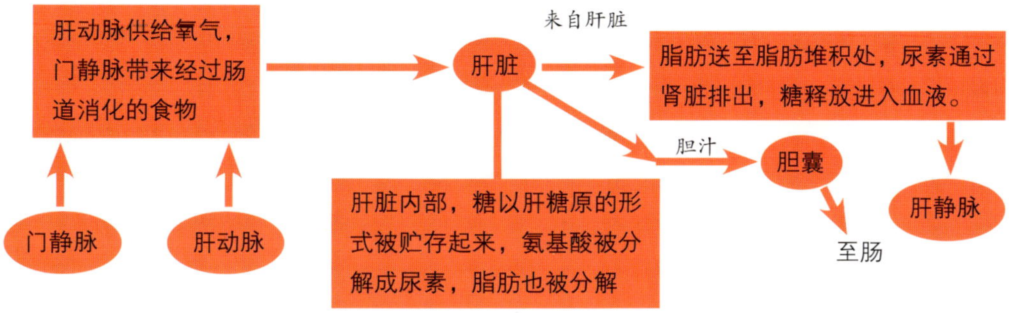

肝硬化，即肝脏的病理性硬化。它的形成主要来自两方面原因：一是由其他肝病如急性肝炎、慢性肝炎等转变而来；二是其他病症造成的肝脏组织损坏所致，如血吸虫病后期。

诊断

（一）肝脏的生理功能

（二）早期肝硬化

1. 有无黄疸、慢性腹泻、肝炎和血吸虫病史。

2. 症状：体弱易累，头晕乏力，胃口差，腹泻，腹胀，屁多，面色黑暗无光，尤以两颊更明显，经常性无原因鼻出血，面部有细小红丝（毛细血管扩张）。

3. 体征：早期无明显体征，或仅有肝肿大而质地偏硬；有的脾脏肿大，肝脏并不肿大。

4. 血化验：见血浆总蛋白减低，白蛋白减低，白蛋白、球蛋白比例倒置，肝功能试验表示肝细胞功能不良，贫血，红细胞减少。

（三）晚期肝硬化

1. 症状：消瘦乏力，胃口不好，腹胀，鼻出血，尿少而黄，皮肤干燥，面部黝黑无光彩，面部或颈胸部有蜘蛛状小红点（称为蜘蛛痣），手掌发红，像俗话说的硃砂手（称为肝掌），足肿，黄疸。

2. 体征：有的肝脏摸到，质地较硬或坚硬，表面清楚，或有凹凸不平。有的见脾脏肿大，肝脏反而摸不到。有的腹部膨大，叩诊出现移动性浊音，表示已有腹水。

（四）与肝癌相鉴别

1. 肝癌发病时间短，进展速度特别快，而且病势严重，很快消瘦。

2. 肝脏肿大，速度很快，质地坚硬，表面不光滑，有高低不平感觉。右肋下缘部有不同程度的持续性疼痛。

3. 超声波检查，可提示肝癌。

4. 原发性肝癌，血中碱性磷酸酶显著升高。

治疗

（一）一般疗法

1. 早期患者，应吃低盐饮食，晚期患者有水肿时，应吃低盐或无盐食物，并应绝对戒酒。

营养方面，早期患者应多吃些豆制品、水果、新鲜蔬菜。适当吃些糖类、瘦猪肉、鸡蛋、河鱼。动物脂肪类应少吃。

晚期患者应吃极少量河鱼；水果、豆制品、新鲜蔬菜应多吃些。糖类可酌量吃，但此时不可多吃肉类、蛋类。

2. 服用干酵母，每日 3 次，每次 4 片，或复方维生素 B、维生素 C 等。腹胀者可服乳酶生，每次

0.6 克，每日 3 次。

（二）外敷法

腹水患者，还可采用外敷法，帮助内服药起作用。腹水外敷方：以中药甘遂 9 克，砂仁 9 克，研成细末，大蒜头数打烂，加上药以水调糊，敷在脐中，用带束好，可使小便增加。

（三）草药单方

1. 石见穿 50 克，水煎服。

2. 马蹄金 50 克，鲜半边莲 100 克，水煎服。

3. 六月雪、阴行草、珍珠菜根各 50 克，丹参 15 克，水煎服。

（四）中医辨证施治

1. 气虚血瘀

适应证：早期肝硬化，苔薄，腹胀，纳差，宜调养为主。

药方：党参 12 克，制香附 12 克，炙鸡内金 12 克，菟丝子 15 克，全当归 12 克，大丹参 12 克，川石斛 18 克（先煎），炙鳖甲 15 克（先煎），水煎服。

2. 邪实

适应证：晚期肝硬化，第一次有腹水，体质尚健，年龄较轻，腹胀，尿少而黄赤，足肿，可根据实者泻之的原则，用泻下法。

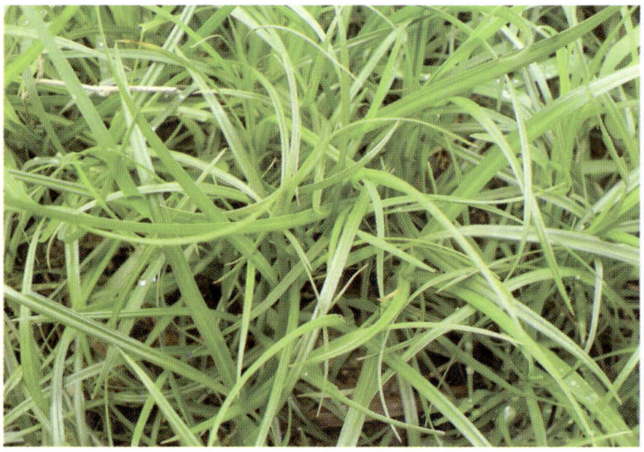

香附

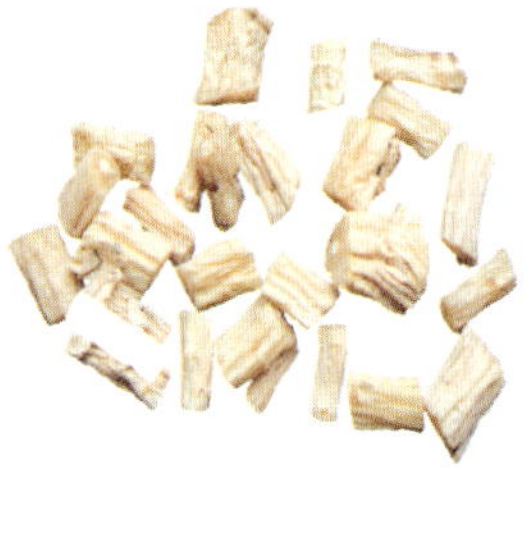

党参

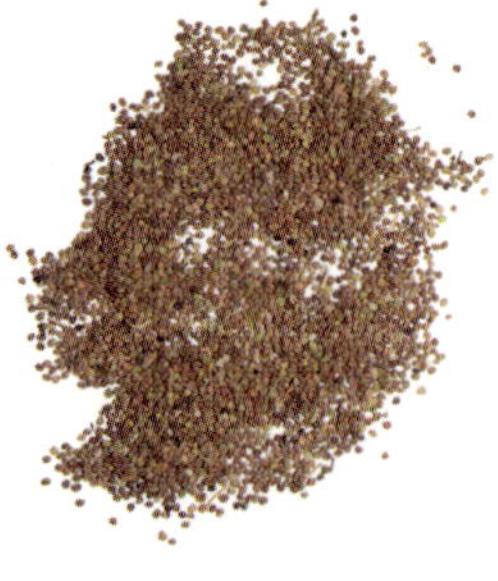

菟丝子

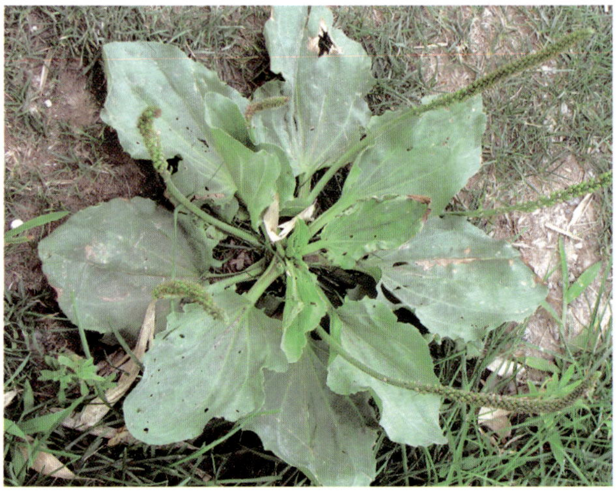

车前子

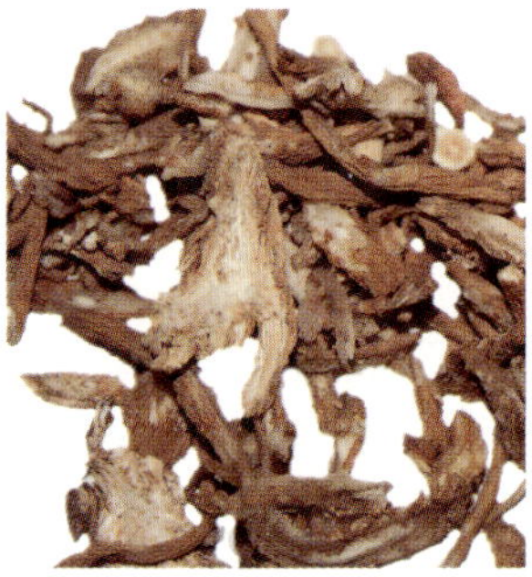

当归

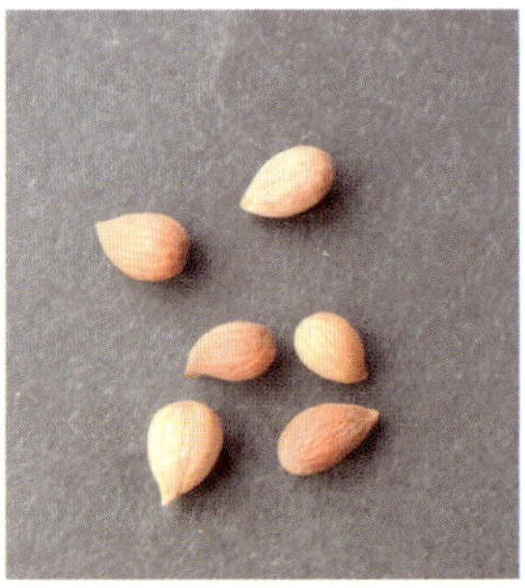

郁李仁

药方：泽泻 12 克，党参 15 克，车前子 100 克（包），川石斛 18 克（先煎），煅牡蛎 100 克（先煎），郁李仁 9 克，水煎服；另甘遂研末，吞服三分。

此方泻水力较猛，用时应严密观察，随时注意病情变化，如腹水已退，即停服。

如果有两次以上腹水、体力虚弱者，药方中去掉郁李仁、甘遂，加木通 12 克，炙鳖甲 15 克，广木香 12 克。

此方主要调养身体，通利水道，可以短期服用，1 ~ 2 周。效果好的，可以继续服用。

（五）腹水及水肿的处理

1. 利尿剂：双氢克尿塞 25 毫克，每日 3 次，同时给氯化钾，每次 0.9 克，每日 3 次，但在肝昏迷前期禁用，以防诱发昏迷。如效果不佳可加用氨苯喋啶，每次 100 毫克，每日 3 次。

2. 放腹水：如腹水很多，影响进食及呼吸者，可考虑放腹水，但放水不宜超过 2 000 毫升，也不宜反复放水，否则可诱发肝性昏迷。

(六)肝性脑病的处理

1. 禁食，或低蛋白、低盐饮食。忌用含氨药物，如氯化铵等。

2. 每日用 28.8% 谷氨酸钠 80 毫升加于 5% 葡萄糖液 1000 毫升中，静脉滴注，但速度要慢。

3. 大量葡萄糖液静脉滴注，一般用 10% 葡萄糖液 1 000 ～ 2 000 毫升，加维生素 C1 ～ 2 克，每日 1 次。

4. 氢化可的松 100 ～ 200 毫克，加入 10% 葡萄糖液 500 毫升中，静脉滴注，每日 1 次。

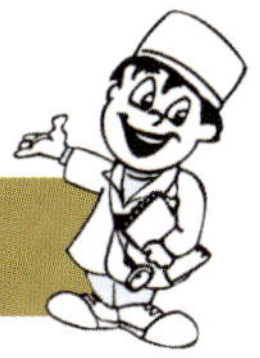

消化系统其他疾病

消化系统的疾病并不仅仅以上几种常见还有胰腺炎、脾功能亢进、慢性胆囊炎、消化系统肿瘤等，这些疾病我们在这里只做简单的介绍，请看下表。

消化系统其他疾病的简易治疗

病名	诊断	治疗
胃下垂	①形体瘦长，有内脏下垂病史。②上腹部胀闷，进食后更加严重，有下垂的感觉，有恶心、呕吐、嗳气等症状。③有时在腹中部可以触及胃的下缘，或者有震水音。④X线	①中药单方：柴胡3克，党参9克，当归12克，黄芪9克，升麻6克，水煎服。②对症治疗或用胃托。③外科手术治疗
慢性胆囊炎	①右上腹长期闷胀不适，有时出现疼痛，进油腻食物后可加重。急性发作时同急性胆囊炎。②右上腹可有轻微压痛，一般不能触及胆囊，在慢性胆囊积液时可触及胆囊	①中药单方：香附9克，郁金9克，木香9克，玄胡索9克，金钱草50克，硝矾丸3克，水煎服。②针灸：足三里、合谷、胆腧、太冲。③利胆：胆酸钠，每次0.1～0.4克，每日3次
慢性胰腺炎	①有急性胰腺炎的反复发作史。②除腹痛反复发作外，还可见到多尿、多食、多饮等糖尿病症状，或有腹泻，大便镜检可发现大量脂肪球，或有消瘦、营养不良等。③可出现轻度黄疸、肝肿大或腹上部可触及肿块	中药单方：牛膝9克，麦冬9克，知母9克，生地50克，石膏50克(先煎)
肝坏死	①往往在传染性肝炎、锑剂治疗以及妊娠后期发生。②黄疸迅速加深，皮肤、黏膜、内脏广泛出血，肝脏缩小，出现腹水。③临床症状迅速加重，出现言语模糊、神志不清、狂躁、大小便失禁等	给予足量葡萄糖及维生素；立刻送医院抢救
脾功能亢进	①有原发性和继发性两种，原发性目前发病原因尚未明确，继发性常见于血吸虫病、疟疾、黑热病、肝硬化等。②脾脏肿大。周围血液中红细胞、白细胞或血小板一种或数种减少。骨髓象正常或增生。③继发性脾功能亢进，有原发疾病症状	①积极治疗和预防原发疾病。②中药单方：炙鳖甲(先煎)50克，川石斛(先煎)50克，紫丹参50克，石打穿50克，全当归9克，水煎服。③手术：脾切除

第三节　循环系统

循环系统生理概述

循环系统，即人体的血液循环系统。它通过血液在人体的这种循环流动的方式，把氧气、营养物质、内分泌素等身体所需物质运送到全身的各个组织，同时将各组织的代谢产物，经肾、肺、皮肤等器官排出。

循环系统在生理结构上，由心脏及血管组成。

心脏

心脏，位于胸腔之内，两肺之间偏左。心脏由心肌构成，包括右心房、右心室、左心房、左心室四个腔。

心脏内有心内膜，心脏外面有浆膜包着，称为心包。右心房和右心室间有三个瓣膜构成活门，称为三尖瓣；左心房和左心室间有两个瓣膜构成活门，称为二尖瓣。

左、右心室和动脉之间各有三个半月形瓣膜构成活门，分别称为主动脉瓣和肺动脉瓣。

右心房：与上、下腔静脉相连接，接受全身回流到心脏的血液。

右心室：与右心房相通，又与肺动脉相接。接受右心房来血，又将血压入肺动脉。

左心房：与肺静脉相通。接受由肺静脉回流到心脏带氧气的血液。

心脏的前面

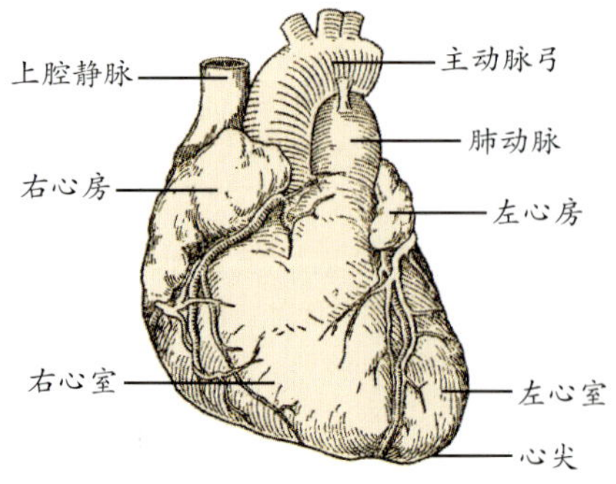

左心室：与左心房相通，又与主动脉相接。接受左心房来血，又将血压入主动脉。

血管

动脉血管：心脏通过动脉血管把血液输送到全身，以维持血压。它的管壁较厚，富有弹性。

静脉血管：全身血液经过静脉血管回流到心脏。它的管壁较薄，弹性较小，管内有瓣膜。

毛细血管：人的全身遍布毛细血管，它的管壁很薄，某些营养物质可穿透。血液在此进行物质交换。

血液循环的途径

血液循环的途径，总体上分为体循环和肺循环。

体循环，又叫大循环。血液由左心室进入主动脉，经过身体各处的动脉、毛细血管、静脉，最后由上、下腔静脉流回右心房，完成体循环。

肺循环，又叫小循环。血液由右心室进入肺动脉，通过肺部毛细血管网，进行气体交换，吸收新

体循环和肺循环

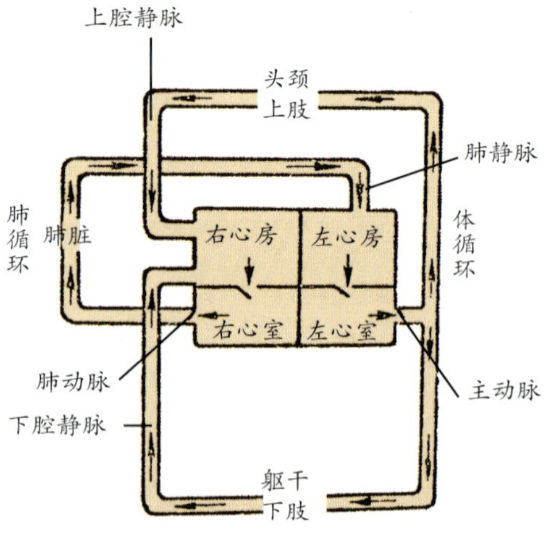

鲜氧气，排出二氧化碳。最后由肺静脉流回左心房，完成肺循环。

体循环和肺循环这两条循环途径连在一起，组成了人体完整的循环途径。

循环系统体格检查

望诊

（一）是否紫绀

【紫绀】当人体内缺乏氧气时，因血液供氧不足，人的唇部、面部、指端都会呈现出青紫色，严重时，连皮肤黏膜都会呈现青紫色，这种症状叫作紫绀。

（二）心尖搏动的位置

正常的心尖搏动相当于锁骨中点垂直线的内侧，第五肋间。风湿性二尖瓣病变可以在面颊见到紫红色，称二尖瓣面容。

触诊

当不能看出心尖搏动时，可用触诊。若有猫喘，则疑有风湿性二尖瓣狭窄。

【猫喘】医生在患者心尖部触到的震动与在猫喉部所触到的震动非常相似，这种震动称为猫喘。

叩诊

（一）前胸壁临床划分法

前胸壁临床划分法

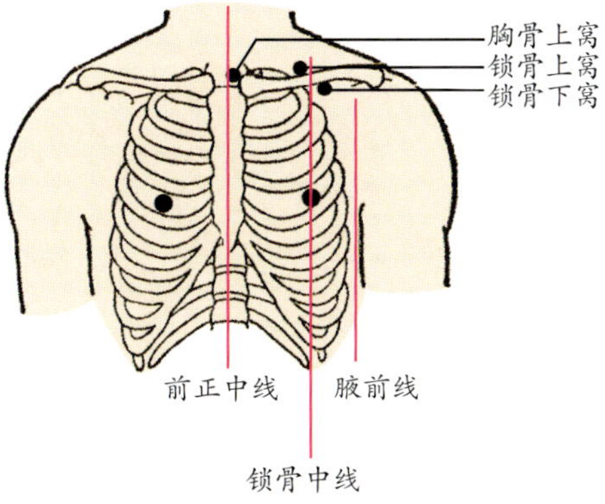

（二）正常的心浊音界

左侧第二肋间距正中线2厘米，第三肋间距2 ~ 3厘米，第四肋间距5厘米，第五肋间距7 ~ 9厘米（相当于与锁骨中线内侧）。右侧因有胸骨，不易叩出。

（三）叩诊的病态改变

当左心室增大时，心浊音界向左下扩大，超过锁骨中线，常见于高血压性心脏病。

当右心室扩大时，右侧心浊音界可扩大，常见于风湿性心脏病二尖瓣狭窄等。

听诊

（一）心脏听诊部位

1. 主动脉瓣区：胸骨右缘第二肋间。
2. 肺动脉瓣区：胸骨左缘第二肋间。
3. 二尖瓣区：心尖搏动处。
4. 三尖瓣区：在胸骨下端稍偏右处。

（二）心音

心脏在活动时产生的声音，称心音。

1. 第一心音：心尖搏动的同一时间的心音为第一心音，表示心室收缩的开始。

胸壁上的心脏各瓣膜听诊部位

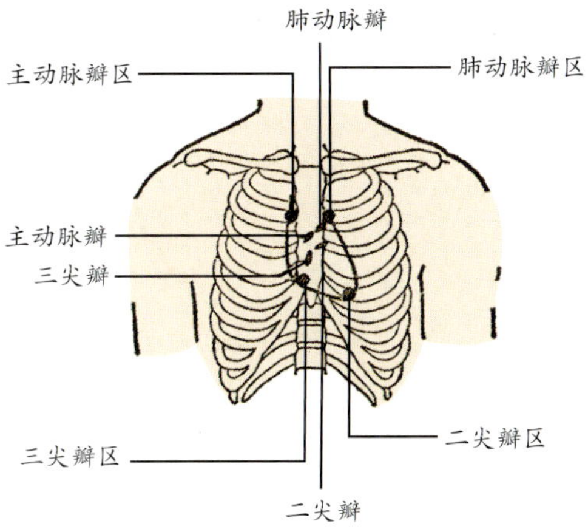

2. 第二心音：第一心音出现以后不久，出现的另一心音为第二心音，表示心室舒张的开始。

第一心音与第二心音之间的时间称收缩期，第二心音与下一次心动的第一心音之间的时间称舒张期。

（三）杂音

常见的有吹风样及雷鸣样两种杂音。

在心尖区听到吹风样收缩期杂音，常见于风湿性二尖瓣关闭不全、高血压性心脏病。在心尖区听到雷鸣样舒张期杂音，常见于风湿性二尖瓣狭窄。

在主动脉瓣区听到响亮而粗糙的收缩期杂音，常见于风湿性主动脉瓣狭窄；听到吹风样舒张期杂音，常见于主动脉瓣关闭不全。

高血压病与高血压性心脏病

高血压，其发病原因尚不明晰，但通常认为和长期精神紧张与遗传有关。它可分为原发性高血压与继发性高血压两种。

高血压性心脏病，简称高心病，多数患者是由肾脏疾病、颅内肿瘤和肾上腺疾病所引起。

我们在下文中主要介绍的是原发性高血压。

诊断

1. 症状复杂，常见的有：头痛、头晕、头胀、耳鸣、心悸、四肢发麻、颈项僵硬、烦躁、失眠等。

2. 血压在 140 / 90 毫米汞柱以上。

3. 高血压的节律。

高血压的节律

血压有一日内周期性变化的特点——白昼升高、夜晚降低，即夜间睡眠中下降，早晨醒后血压开始升高的昼夜节律性。

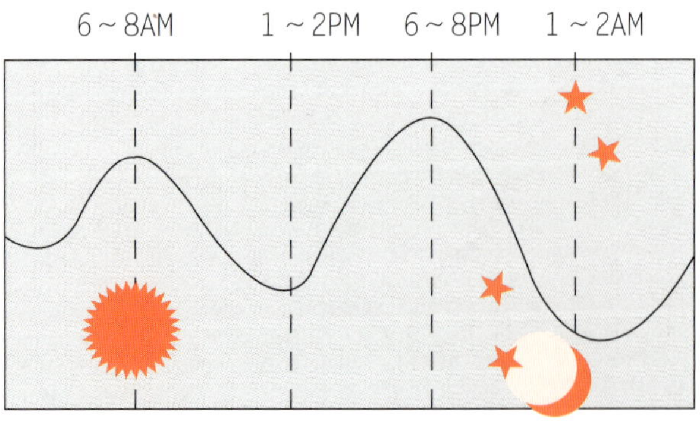

治疗

（一）西药治疗

应将降压、镇静与减少血管脆性的药物配合使用。

1. 降压药

(1) β－受体阻断剂：噻吗心安 5 ～ 10 毫克，每日 2 ～ 3 次，或美托洛尔 25 ～ 50 毫克，每日 2 次。

(2) 钙离子拮抗剂：硝苯地平 10 毫克，每日 3 次。

(3) 血管紧张素转化酶抑制剂：卡托普利 12.5 ～ 25 毫克，每日 3 次。

(4) 其他有血管紧张素 II－受体拮抗剂 (ARB) 和 α－受体阻滞剂等。

2. 镇静剂：利眠宁 10 毫克，每日 3 次。或用苯巴比妥 0.015 ～ 0.03 克，每日 3 次。

3. 减少血管脆性药物：复方路通片 1 ～ 2 片，每日 3 次。

4. 其他：较顽固病例可合用双氢克尿塞 25 毫克，每日 3 次。只可连服 1 周，不能常吃。

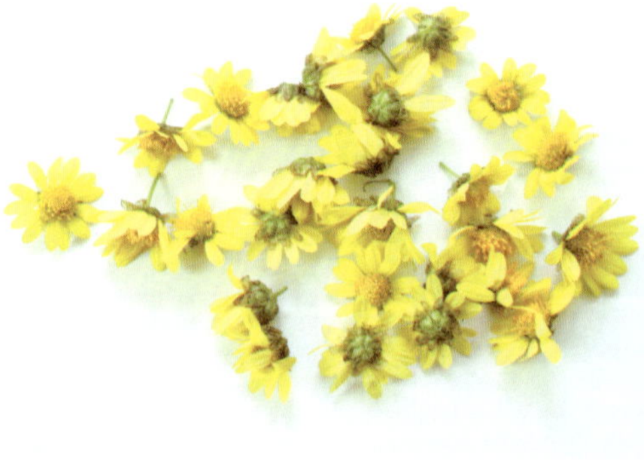

野菊花

（二）推拿疗法

1. 先施抹法由头维到风池，15 ~ 20 次，以酸胀为度。

2. 拿风池 15 次，随后再抹两侧颈部，从耳下到缺盆，各 20 ~ 30 次。

3. 擦脊柱及两侧膀胱经，以热为度。

4. 抹印堂至太阳 20 次。

（三）草药单方

1. 豨莶草 100 克，水煎服。

2. 青木香 50 克，红糖为引，水煎服。

3. 用花生叶 50 ~ 100 克，水煎服。

4. 野菊花、夏枯草各 9 克，水煎服。

（四）中药辨治

1. 肝阳上亢

适应证：面赤，目红，头晕，头痛，大便不通，舌红苔黄腻，脉弦或弦滑有力，宜平肝清火。

药方：川芎 4.5 ~ 9 克，夏枯草 12 ~ 18 克，龙胆草 9 克，黄芩 6 ~ 9 克，钩藤 9 ~ 15 克（后入），牡蛎 15 ~ 50 克（先煎），磁石 15 ~ 50 克（先煎），水煎服。

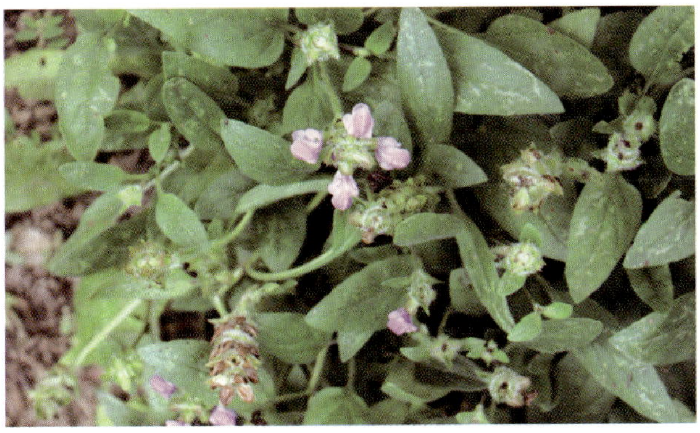

夏枯草

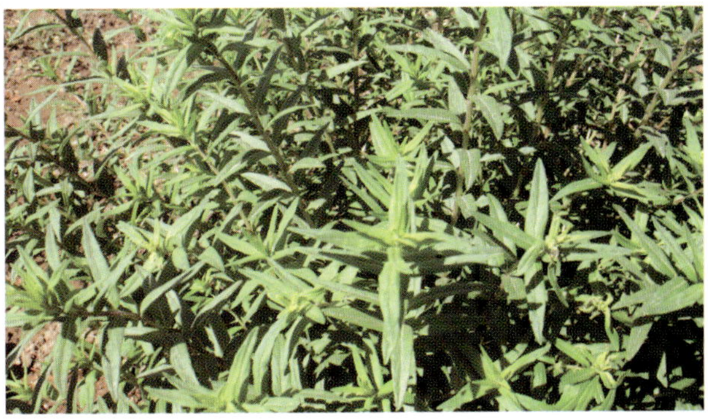

黄芩

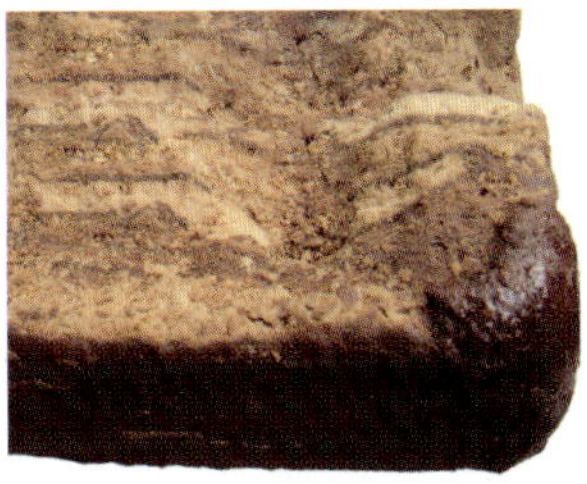

红糖

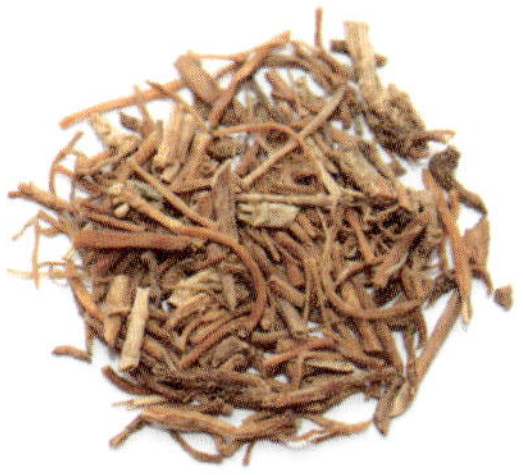

龙胆草

2. 肾阴不足

适应证：耳鸣，心跳，头晕，头痛，目糊，失眠，舌质红或光红无苔，脉细弦，宜滋肾平肝。

药方：玄参 9 ~ 12 克，杞子 6 ~ 9 克，生地 9 ~ 12 克，天冬 4.5 ~ 9 克，珍珠母 50 ~ 100 克（先煎），牡蛎 50 ~ 100 克（先煎），石斛 6 ~ 12 克（打碎，先煎），水煎服。

冠状动脉硬化性心脏病

冠状动脉硬化性心脏病，简称冠心病，多发生于中老年人群中。

冠心病起因于冠状动脉壁的一种非炎性病变。当病变发生时，会引起冠状动脉壁的增厚、变硬，从而使管腔狭窄或堵塞，影响心肌血液供应，最终表现为两种症状：心绞痛或心肌梗死。

当冠状动脉硬化令管腔狭窄时，加上暂时性痉挛，产生短暂性的心肌缺血缺氧，即引起心绞痛（其他病）；如果冠状动脉硬化令管腔高度狭窄甚至发生堵塞，使部分心肌持久性缺血而发生坏死，则表现为心肌梗死。

诊断

（一）心绞痛

1. 症状：突然发作，常发生于急速行走、饱食、寒冷和情绪激动之后，经休息可迅速消失。舌下含硝酸甘油片，疼痛即可迅速缓解。

2. 发作时间：多为 1 ~ 5 分钟，一般不超过 15 分钟。

(二) 心肌梗死

(1) 症状：严重时出现休克 (血压下降、出汗、面色苍白或青紫、脉搏细速、心音弱) 或心力衰竭症状；常并发心律不齐。

少数患者无明显疼痛，起病开始即呈休克或心力衰竭症状。因此，如果中年以上的人，突然发生不明原因的休克或心力衰竭时，应想到本病。

(2) 发作时间：较心绞痛为长，可持续几小时至几日。

(3) 疼痛：心前区 (或左胸、腹上部) 突发性剧烈疼痛，疼痛较心绞痛更严重，疼得出冷汗。休息和舌下含硝酸甘油片，疼痛多无减轻。

治疗

(一) 对症治疗

1. 心绞痛治疗

(1) 安静休息。

(2) 立即舌下含硝酸甘油片 0.6 毫克；或立即吸入亚硝酸异戊酯，将装有此药之玻璃管 (1 毫升)，包于手帕内压碎，迅速吸入其气体；或用长效硝酸甘油片，每次 1 片，每日 3 次。

2. 心肌梗死治疗：如就近有医院，则应将患者尽快送至医院进行抢救。

(1) 严格卧床休息。

(2) 疼痛剧烈时，用杜冷丁 25 ~ 50 毫克，肌内注射。

(3) 有休克、心力衰竭和心律不齐者，按有关章节处理。

(二) 西药治疗

1. 镇静药：用鲁米那，每次 0.015 克，每日 3 次。或利眠宁，每次 5 ~ 10 毫克，每日 3 次。

2. 一般扩张冠状动脉药：用氨茶碱，每次 0.1 克，每日 3 次。

3. 降低血胆固醇药：用维生素 B_6，每次 10 ~ 20 毫克，每日 3 次；维生素 C，每次 0.1 ~ 0.2 克，每日 3 次；卵磷脂，每次 0.5 克，每日 3 次。

(三) 中药治疗

如有胸闷不适等症时，宜理气法。药方：香附 12 克，郁金 12 克，木香 9 克，生枳壳 9 克，赤芍 15 克，青皮 6 克，水煎服。

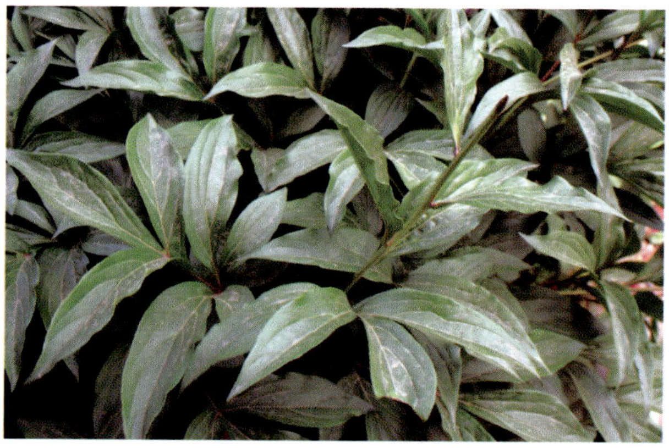

赤芍

风湿病

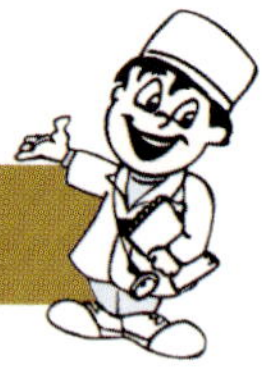

风湿病，主要见于青少年中，其病因目前尚不是十分明确，仅知与溶血性链球菌感染有关。临床表现以心肌炎、关节炎为主；并常伴有发热、环形红斑、皮下小结、舞蹈病等症状。

风湿病是一种全身性疾病，如不积极治疗或反复发作，则可发展为风湿性心脏瓣膜病。

诊断

(一) 必有症状

1. 发病前 1 ~ 3 周，可有扁桃体炎、咽喉炎等上呼吸道链球菌感染史。

(二) 发热

2. 发热：大多数患者都有。急性者多为高热；亚急性者可为中等度或低热。有些患者还可伴有出汗、脉搏快、鼻出血等症状。

（三）关节炎

3. 关节炎：多数患者膝、踝、肘、腕等大关节处有红、肿、热、痛，活动困难，呈游走性发作。当急性期过去后，关节完全恢复正常。

关节炎与类风湿性关节炎相鉴别：后者多发生于小关节，常对称发作，且多次发作后，常引起关节梭状畸形。

类风湿性关节炎的病理变化

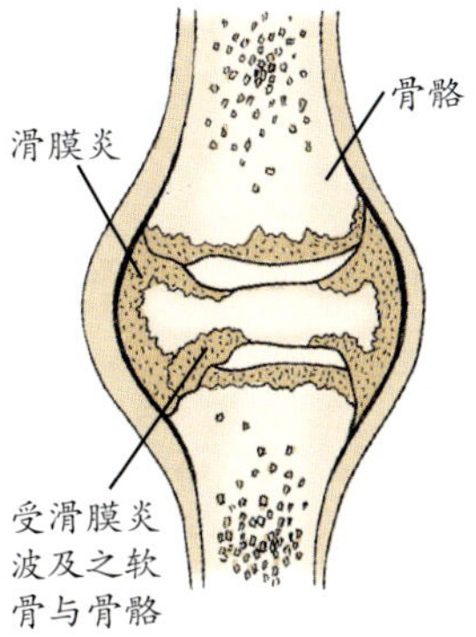

正常状况下，关节腔内面有一层精致的滑膜，可分泌滑液保护关节。患类风湿性关节炎时，滑膜生成发炎反应，关节因发炎细胞的聚积而有红肿。

（四）心肌炎

为心肌、心内膜、心包膜发生炎症性损害。临床表现为心跳、气急、心音轻、心率快、心脏扩大、收缩期吹风样杂音、心跳不规则、严重者可发生心力衰竭。

一般风湿病得到暂时控制后，身体其他部分损害都可痊愈。但心脏瓣膜、瓣环常因炎症形成永久性瘢痕，使心脏发生不同程度的功能障碍，这时即称为慢性风湿性心脏瓣膜病。

（五）皮肤症状

(1) 环形红斑：多出现在躯干或四肢皮肤上，红斑迅速扩大，中心则消退，呈环状，1 ~ 2 日即消退。对诊断风湿病具有价值。

(2) 皮下小结：也是风湿病的特征，多见于关节四周或枕骨后。一般为黄豆大小圆形小结，质硬，可移动，压之不痛。

（六）舞蹈病

常见于女性儿童，是风湿病重要表现之一。特点为四肢或面部无目的地迅速的肌肉运动。可单独发生，亦可与其他风湿病症状同时发生。

（七）实验室检查

1. 红细胞沉降率增速，是风湿活动的重要表现。一般在 1 小时内沉降 20 ~ 100 毫米或更高。

2. 血清抗溶血性链球菌素“O”测定，一般在 500 单位以上。

治疗

（一）西医治疗

1. 阿司匹林：每次 1 克，每日 4 ~ 6 次，口服。或水杨酸钠，每次 1 ~ 2 克，每日 4 次，口服。待症状消退热度降至正常时，减去 1 / 3 量，再服 2 ~ 3 周。服上述药物如有恶心、呕吐等胃部刺激症状，可加用等量胃舒平或氢氧化铝。

2. 强的松：每次 5 ~ 10 毫克，每日 4 次，口服。适用于风湿性心肌炎和风湿性关节炎用水杨酸制剂效果不佳者或有反应者。症状消退后逐渐减量，最后每日 1 次，每次 5 ~ 10 毫克，总疗程 1 ~ 2 月。

（二）草药单方

1. 风湿热

(1) 筋骨草 50 克，每日煎服一剂。

(2) 柳枝 50 ~ 100 克，每日煎服。

(3) 西河柳 50 ~ 100 克，每日煎服。

2. 风湿性关节炎

(1) 虎杖根 50 克，水煎服。

(2) 蒴藋鲜根 200 克，煎汤，熏洗局部。

(3) 豨莶草、筋骨草各 50 克，煎汤服。

(4) 五加皮 9 克，忍冬藤 50 克，煎汤服用。

(5) 鸡血藤 50 克，水煎服；或用其浸膏片，每次 4 ~ 6 片，每日 3 次。

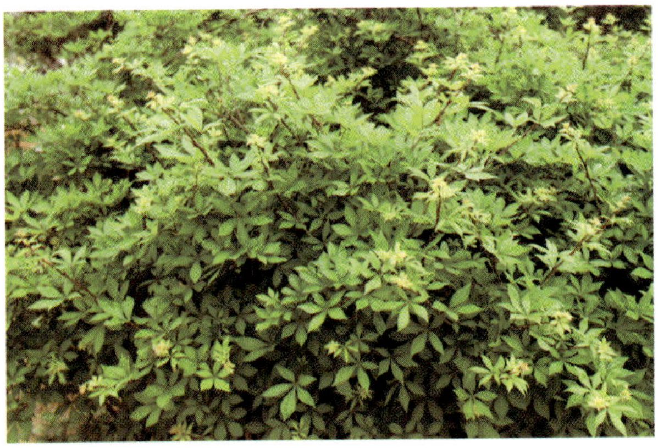

五加皮

3. 风湿性心瓣膜病：老茶叶树的新鲜粗壮根150克，糯米酒500克，共煎，每晚睡前服一酒盅。

(三)中药辨治

1. 风寒湿

适应证：关节游走性酸痛，无红、肿、热，舌苔薄腻，脉濡滑，宜祛风散寒除湿。

药方：当归9克，赤苓9克，秦艽9克，防风9克，葛根6克，羌活9克，桂枝9克，汉防己15克，炙乳香、没药各4.5克，水煎服。

2. 风湿热

适应证：关节红、肿、热、痛，苔黄，脉浮数，发热，怕风，宜疏风清热。

药方：生地50克，忍冬藤100克，防风、汉防己各9克，煎服。

若有扁桃体炎的，可加银花、连翘各9～15克，同煎；若有高热的，可加知母9克，石膏50克；若舌苔白腻，可加苍术9克，生苡仁50克；若怕风严重的，加羌活、独活各12克。

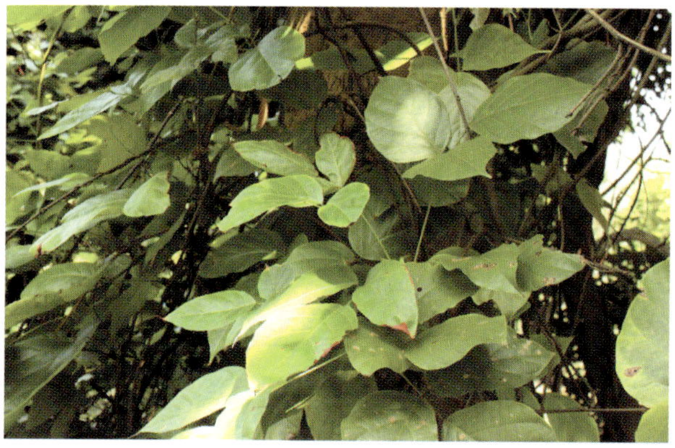

鸡血藤

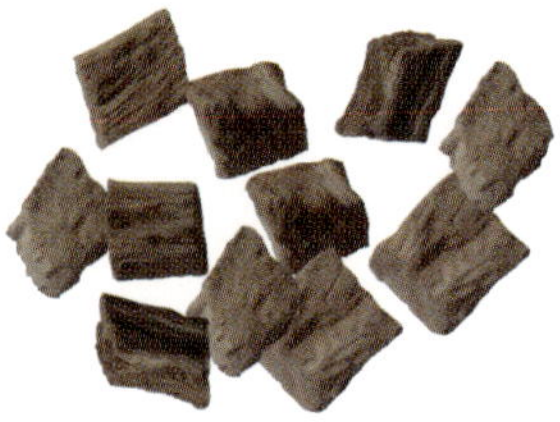

葛根

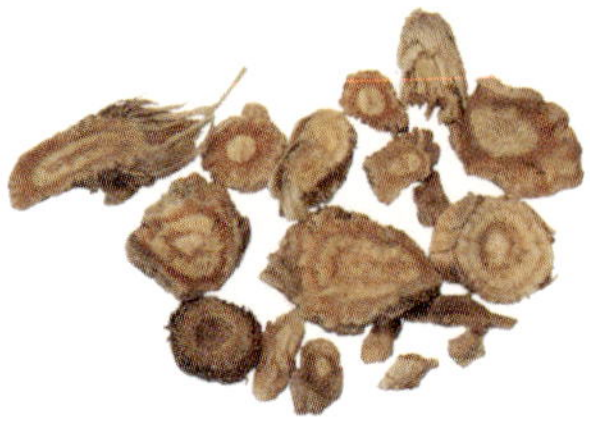

防风

成药：任选下面一种

1. 关节镇痛膏，治关节痛，外贴痛处。

2. 小活络丹，日服1～2丸，分2次服。

3. 汉防己甲素片，日服3次，每次3片。

4. 豨桐丸(豨莶草、臭梧桐)日服9～12克，分3次服。

5. 心力衰竭者，应按“心力衰竭”处理。

预防

1. 改善潮湿的居住环境。

2. 预防上呼吸道感染，对于反复发作性扁桃体炎患者，可手术摘除扁桃体。

3. 已患风湿病者，应积极彻底治疗，可防止发展为风湿性心瓣膜病。

慢性风湿性瓣膜病

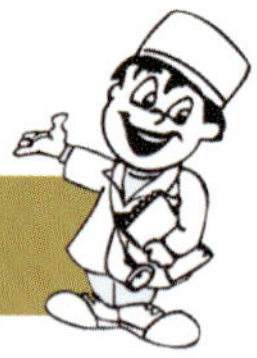

慢性风湿性瓣膜病，又叫慢性风湿性心脏病，简称风心病，它是心脏病中最常见的一种。

此病是心肌炎发展的后果，多由于风湿病反复发作，或者急性风湿病未能及时控制，最后影响心脏，从而造成瓣膜畸形，产生的瓣膜狭窄或关闭不全；这两种病变可单独发生，亦可同时存在。

此病发生于二尖瓣的患者最多，主动脉瓣次之；三尖瓣和肺动脉瓣的病变较少见，二尖瓣和主动脉瓣同时受损的，较为常见。

诊断

(一)二尖瓣狭窄

1. 病情轻的，无明显症状；病情较重时，活动后会有气急、心悸、咳嗽，甚至咯血。

2. 在心尖区，可听到雷鸣样舒张期杂音，常伴有心尖部第一心音亢进，肺动脉区第二心音增强。后期右心缘和左心缘上段扩大(左心房和右心室增大)，左心室不会扩大。

（二）二尖瓣关闭不全

1. 病情轻的，无明显症状；病情较重时，活动后会有气急、心悸。

2. 在心尖区，可听到粗糙的吹风样收缩期杂音，并常伴有心尖部第一心音减弱，心界向左扩大（左心房、左心室增大）。

（三）主动脉瓣关闭不全

1. 病情轻的，无明显症状；病情较重时，活动后会有气急、心悸或夜间阵发性呼吸困难，有时心前区短暂性疼痛（心绞痛）。

2. 主动脉瓣区及胸骨左缘 3 ～ 4 肋间隙，可听到吹风样舒张期杂音。病情加重时，由于大量血液在心脏舒张时自主动脉倒流至左心室而产生周围血管征：舒张血压降低，脉压增宽，水冲脉（脉搏洪大急促），唇及指甲处轻按之可见毛细血管搏动，股动脉处可听到枪击声，颈动脉搏动增强。心界向左扩大（左心室增大）。

治疗

1. 无明显症状的患者，无需特殊治疗，只是要注意在日常工作中避免过度劳累。

2. 若出现心悸、面部充血时，宜化瘀活血，采用中药治疗。药方：当归 15 克，丹参 15 克，赤芍 15 克，桃仁 9 克，红花 3 克，水煎服。

3. 单纯性二尖瓣狭窄影响心脏功能者，可施行二尖瓣分离手术。

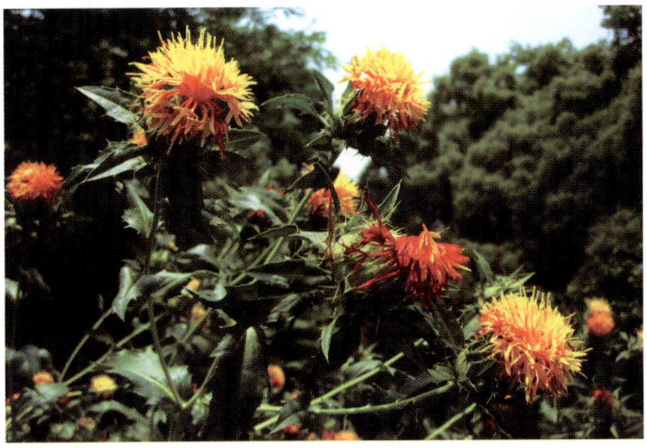

红花

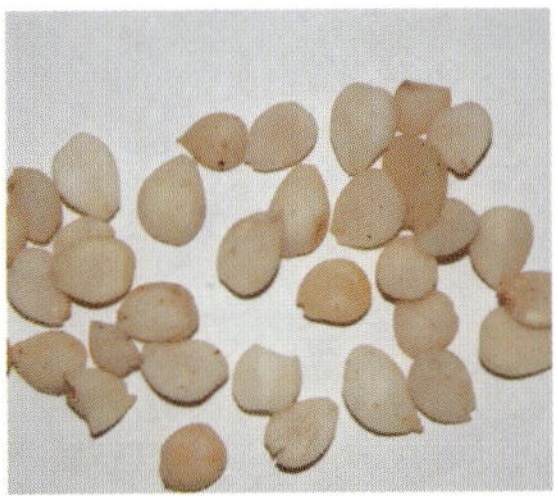

桃仁

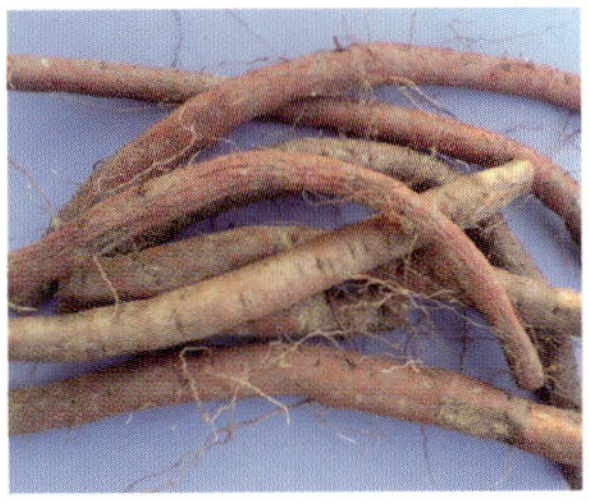

丹参

心脏瓣膜的类型

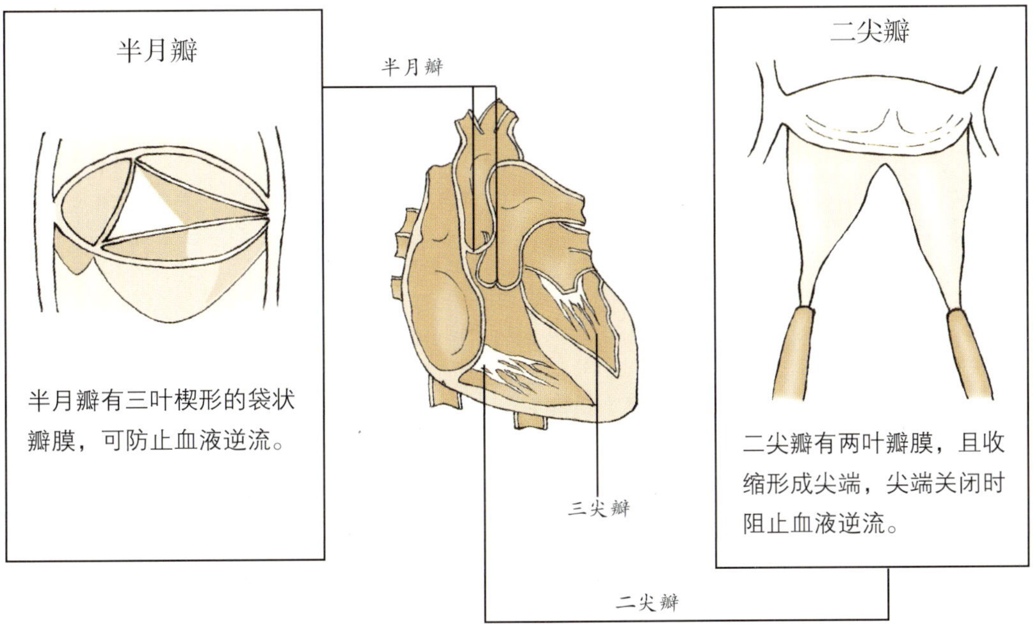

4. 如有心力衰竭、心律失常和其他并发症者，按“心力衰竭”、“心律失常”和有关并发症章节处理。

预防

1. 预防风湿病复发：如预防和积极治疗上呼吸道感染，摘除有病变的扁桃体。

2. 防止心脏病加重，减轻心脏负担，预防心力衰竭发生，如避免剧烈运动，防止传染病发生，有心力衰竭的女性患者应考虑避孕和人工流产，因妊娠和分娩都可加重心脏负担。

并发症

充血性心力衰竭、急性肺水肿、心房颤动、血管栓塞、亚急性细菌性心内膜炎和支气管炎等。

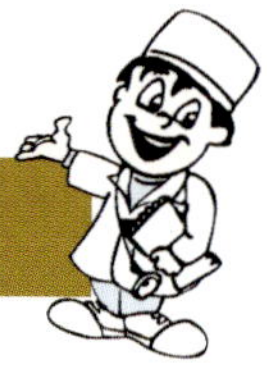

心律失常

各种心律失常发生部位示意图

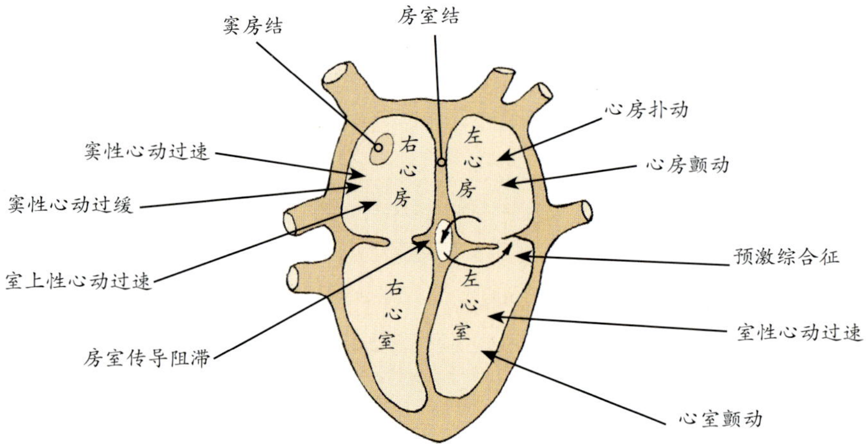

心律失常，即心脏出现心动过速、心律不齐等异常症状。

常见的心律失常病症有：窦性心动过速、窦性心律不齐、期前收缩、心房颤动、阵发性心动过速等。

诊断

（一）窦性心动过速

症状：心率逐渐增快，其后又逐渐地恢复正常，心率可随体位、活动而变化。成人每分钟超过 100 次；儿童每分钟超过 120 次；婴儿每分钟超过 150 次，但不超过 180 次。

（二）窦性心动过缓

症状：心率减慢，成人每分钟少于 60 次，儿童每分钟少于 80 次。

（三）窦性心律不齐

症状：吸气时心律增快，呼气时心律变慢。活动后或屏气时，心律不齐现象消失。

（四）期前收缩

指与基本节律相比，在时间上过早发生的心脏搏动。

症状：患者在期前收缩时，自己能感觉到有一下或数下较重的心跳，其后有暂停的感觉。患者可能有胸闷、心悸、不安等病状。

（五）心房颤动

症状：心律完全不规则，心音强弱不等，脉搏强弱不一。

治疗

（一）西药对症治疗

1. 窦性心动过速、窦性心动过缓及窦性心律不齐：在一般情况下，不需要特殊治疗。若出现自觉症状，窦性心动过速和窦性心律不齐可给镇静剂，如三溴合剂，每次10毫升，每日3次；或用利眠宁，每次5～10毫克，每日3次。窦性心动过缓可给阿托品，每次0.3毫克，每日3次。

2. 心房颤动：如心率正常时，则不需要治疗，心率快者可应用洋地黄制剂。

3. 期前收缩：发作较少或无不舒服感觉时，不需要治疗。应解除焦虑和去除诱因，停用任何可能引起早搏的药物，若患有其他器质性心脏病时，应针对原发病治疗。

4. 阵发性室上性心动过速

(1) 刺激迷走神经法。

(2) 若刺激迷走神经法无效，可选用以下任一种药物治疗。

①新斯的明，皮下注射0.5～1.0毫克。

②西地兰，0.4毫克加于25%葡萄糖液20毫升中，静脉注射。无效时1小时后可再用0.4毫克，24小时总量不得超过1.2～1.6毫克。用西地兰后发作未停者，可再用迷走神经刺激法，常可使发作停止。

5. 阵发性室性心动过速

(1) 若并非因服用洋地黄引起者，可用洋地黄制剂治疗。

(2) 普鲁卡因酰胺0.4克加于5%葡萄糖液500毫升中，静脉缓慢滴注。

(3) 用奎尼丁、普鲁卡因酰胺，口服。

（二）中药辨证施治

1. 心气不足

症状：乏力，头晕，心跳、脉律不齐，宜安神补心。

药方：潞党参6～9克，炙甘草9～15克，墨旱莲9～15克，五味子4.5～9克，水煎服，每日1剂。

成药：用安神补心丸，每日3次，每次15粒，温开水送服。

2. 血瘀气滞

症状：胸闷，头痛，脉律不齐，舌质有紫块，苔薄，宜活血理气。

药方：赤芍9克，广郁金4.5～9克，广木香4.5～9克，紫丹参12～18克，制香附4.5～9克，水煎服，每日1剂。

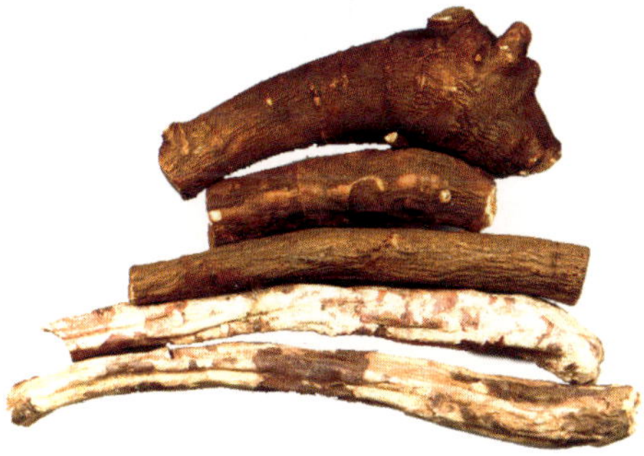

赤芍

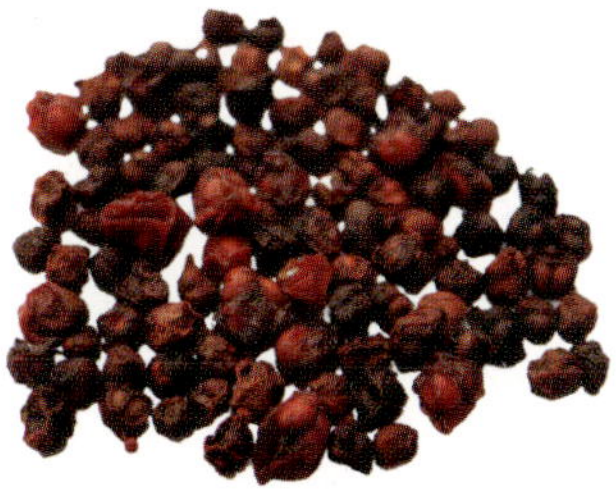

五味子

心力衰竭

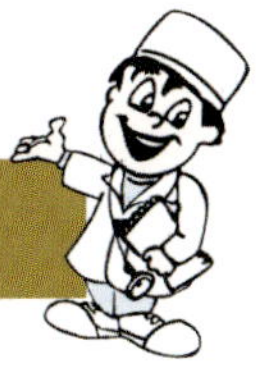

心力衰竭，是指心肌收缩力量的不足。心脏在收缩时，如果收缩力量不够，就不能将心脏内的血液全部排出，这时，就会发生血液循环障碍，从而引起患者的各种临床症状和体征。

心力衰竭依据其发生部位的不同，可分为左心衰竭和右心衰竭。但无论左心衰竭或右心衰竭，都可发展为左右双侧心力衰竭。

心力衰竭往往是由于其他病症所引起的，常见的病因有：风湿性、高血压性、动脉硬化性和肺源性心脏病等。

诊断

（一）左心衰竭

主要表现为肺循环瘀血。

1. 紫绀：口唇、指甲呈现青紫。

2. 呼吸困难：病情初起时，往往在劳动时发生，以后逐渐加重，于休息时也出现。也可以在夜间突然发生，好像哮喘发作。

病情严重时，会发展为肺水肿，出现剧烈咳嗽，烦躁不安，出冷汗，吐出粉红色血性泡沫痰。这时应与支气管哮喘鉴别，后者多有反复支气管哮喘发作史，肺部听诊以哮鸣音为主，常有肺气肿体征。

3. 肺部有湿性啰音，严重的同时可听到哮鸣音。

4. 左心扩大，心尖部可有收缩期杂音，心率快。

（二）右心衰竭

主要表现为体循环瘀血。

1. 紫绀：口唇、指甲有明显青紫。

2. 出现气急、心悸、咳嗽、腹上部饱胀和隐痛（由于肝充血肿大引起）等症状。

3. 水肿：首先出现于下肢，后发展到全身，并可有胸水、腹水。

4. 颈静脉怒张，搏动明显，肺部有啰音。

5. 心脏扩大，并可有杂音。肝肿大，并有压痛。

治疗

（一）一般对症处理

1. 氧气：有明显气急或青紫患者，应给氧气吸入。

2. 休息：严重病患，需要绝对卧床休息，采取半卧位；病情好转后，可逐渐增加活动量。

3. 病因治疗：治疗心力衰竭患者，应同时治疗病因，否则疗效不佳。如有急性感染者，应迅速给抗生素；有风湿活动者，应给抗风湿药；有高血压者，应给降血压药。

（二）中药治疗

1. 脾肾阳虚

适应证：面色虚白，四肢发冷，浮肿，气急，心悸，小便少，苔白滑。宜温阳、益气、利水。

药方：党参 12 克，茯苓 15 克，生黄芪 50 克，熟附子 15 克（先煎半小时），车前子（包）50 克，水煎服。

2. 肺实血瘀

适应证：紫绀，浮肿，气急，胸闷，咳嗽不畅，小便少，宜泻肺、化瘀、利水。

药方：丹参 50 克，赤芍 50 克，葶苈子（包）50 克，桑白皮 15 克，车前子（包）50 克，水煎服。

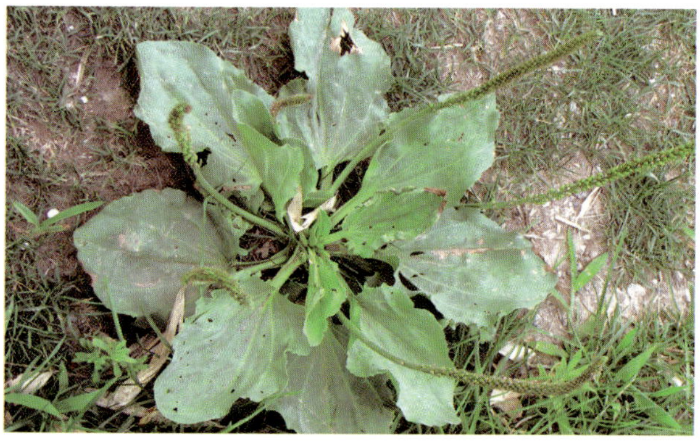

车前子

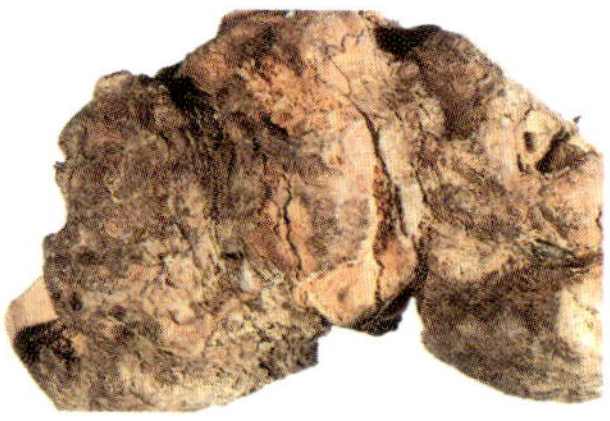

茯苓

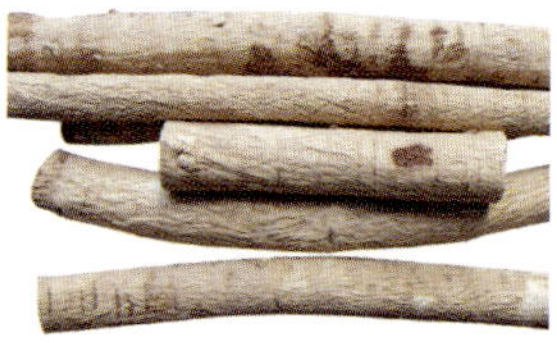

黄芪

（三）草药单方

1. 万年青根 15 ～ 50 克，水煎服，每日 1 剂。适用于慢性心力衰竭。

2. 铃兰全草 6 克，水煎服。

目前有新药铃兰毒苷注射液，开始用 0.1 ～ 0.2 毫克加入 25% 葡萄糖注射液 20 ～ 40 毫升，缓慢静脉注射，20 分钟后生效，8 小时后可重复注射 1 次，24 小时总量最好不要超过 0.4 毫克。若病情控制后给维持量 0.05 ～ 0.1 毫克。

（四）特殊疗法

【强心剂】

正常与心力衰竭时的心功能曲线

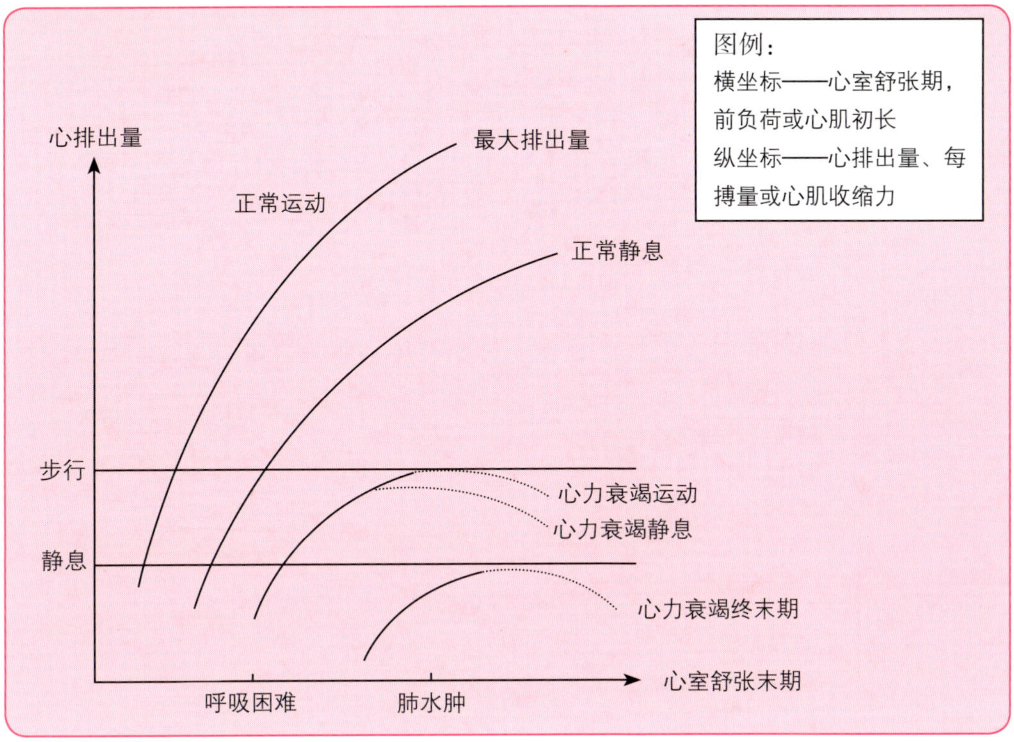

(1) 轻度患者：可采用徐缓给药法。

洋地黄叶（片），每次 0.1 克，每日 3 次，共 3 ~ 4 日，饱和量 1.0 克左右；后改用 0.05 ~ 0.1 克，每日 1 次维持量。儿童饱和量为 30 毫克 / 千克计算，等分 3 日口服；维持量为饱和量 1 / 10，每日 1 次。

(2) 危重患者：多采用快速给药法，有静脉注射和口服两种。用药前应询问患者最近两周内有否用过洋地黄类药物，如用过一般不宜采用。

西地兰：开始用 0.4 ~ 0.8 毫克，加于 25% 葡萄糖溶液 20 ~ 40 毫升中，缓慢静脉注射。10 分钟后见效。以后 4 ~ 6 小时可重复 1 次，24 小时总量不能超过 1.2 ~ 1.6 毫克。病情稳定，改用洋地黄叶 0.05 ~ 0.1 克维持量，每日 1 次口服，或狄高辛 0.25 ~ 0.5 毫克，每日 1 次口服。儿童饱和量 0.03 ~ 0.04 毫克 / 千克，可采用肌内或静脉注射，首次为 1 / 2 量，余量每 6 小时注射一半。

【利尿剂】

(1) 氨茶碱：口服每次 0.1 ~ 0.2 克，每日 3 次。严重病例，静脉注射 0.25 克，加于 25% 葡萄糖溶液 20 毫升中，缓慢注射。

(2) 双氢克尿塞：每次 25 毫克，每日服三次。同时给氯化钾，每次 1 克，每日 3 次。

(3) 呋塞米注射液：每次 20 ~ 40 毫克，每日 1 次，肌注或静注。

【镇静剂】

(1) 鲁米那：口服每次 0.015 ~ 0.03 克，每日 3 次。烦躁不安者，可肌内注射鲁米那 0.1 克或阿米妥 0.2 克。

(2) 吗啡：0.005 ~ 0.01 克肌内注射，或杜冷丁 25 ~ 50 毫克肌内注射，适用于急性肺水肿患者。肺源性心脏病及支气管哮喘禁用。

【血管扩张剂】

(1) 硝酸甘油每次 0.5 毫克，静脉滴注或舌下含化。

(2) 多巴酚丁胺：250 毫克加入 5% 葡萄糖注射液或生理盐水 250 ~ 500 毫升，以每分钟 2.5 ~ 10 微克 / 千克的剂量滴入并视病情调节。

(3) 卡托普利：初剂量 25 毫克，一日 3 次，剂量增至 50 毫克，一日 3 次后，宜连服 2 周观察疗效，一般 50 ~ 100 毫克，一日 3 次。

循环系统其他疾病

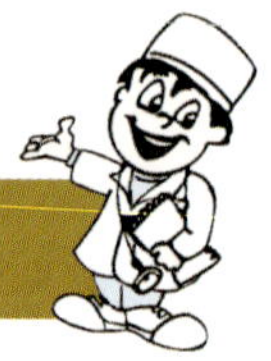

循环系统的疾病，除了上文介绍的常见疾病外，还有一些不太常见的，如先天性心脏病、心包炎等。对于这些疾病，我们在下文中将做简单的介绍。

循环系统其他疾病

病名	诊断	治疗
先天性心脏病	①心房间隔缺损：在胸骨左缘第二肋间，能听到明显的收缩期杂音，肺动脉瓣第二音增强；右心扩大。②肺动脉瓣狭窄：在肺动脉瓣区，有明显的收缩期杂音，第二音减弱或消失；右心扩大。③心室间隔缺损：在胸骨左缘第三、第四肋间，有明显而粗糙的收缩期杂音；心脏常无明显改变。④动脉导管未闭：在胸骨左缘第一、第二肋间，有机器样连续性杂音；轻者心脏常无显著改变。⑤四联症：即同时出现室间隔缺损、肺动脉瓣狭窄、主动脉右移、右心室肥大四种症状。在胸骨左缘第二、第三肋间，有收缩期杂音。口唇、指甲青紫，在活动后青紫更加明显。右心室轻度增大	①通常情况下，有心功能不全者，可手术治疗。②有心力衰竭者，按“心力衰竭”一节治疗
梅毒性心脏病	①病史：有梅毒病史。②症状：心悸，气急，夜间阵发性呼吸困难，充血性心力衰竭，有时出现心绞痛。③听诊：在主动脉瓣区和胸骨左缘第三、第四肋间，有吹风样舒张期杂音和周围血管征	①积极治疗原发病，梅毒没有彻底治疗的，可考虑谨慎驱梅疗法。②有心力衰竭者，按“心力衰竭”一节治疗
心包炎	①病史：有结核病、风湿病或全身化脓性感染史。②症状：气急，咳嗽，心前区疼痛。③听诊：心率快速，心音遥远，有心包摩擦音，心界显著扩大。④体征：肝肿大，水肿，腹水及脉压低	①积极治疗原发病：有结核病者，作抗痨治疗；风湿病者，以抗风湿治疗；化脓性心包炎，则以抗菌治疗。②必要时，做心包腔穿刺术
细菌性心内膜炎	①病史：多有心脏病(如风湿性心脏病、先天性心脏病)史。②症状：发热，进行性乏力与贫血。③听诊：心脏瓣膜有各种杂音，心脏扩大，心力衰竭。④体征：脾肿大。皮肤黏膜可有出血点，血尿，或有其他栓塞症状	①积极治疗原发病。②大量抗生素的使用

第四节　泌尿系统

泌尿系统生理概述

人体的泌尿系统是身体过滤杂质、排泄废物的主要通道，它起着排泄人体内新陈代谢废物和体内毒素的作用。

泌尿系统由肾脏、输尿管、膀胱、尿道组成。

泌尿系统解剖图

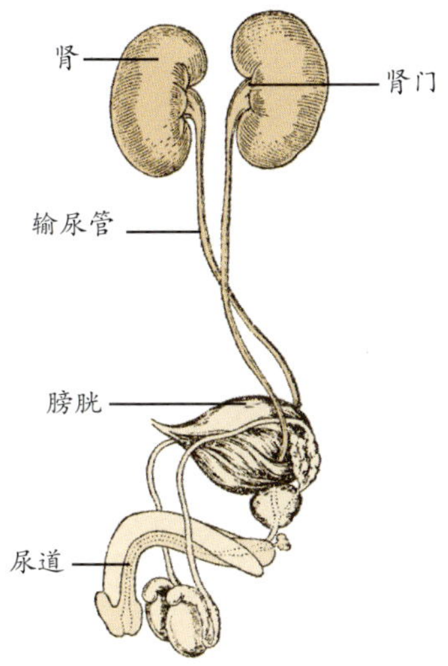

肾脏

肾脏，主要起着过滤、排泄人体废物的作用。它分为左肾和右肾两个，分别位于腹腔后壁脊柱的两侧。

肾脏在结构上是由肾实质(包括皮质和髓质)、肾小盏和肾盂所组成。

肾实质由大约一百万个肾单位组成，而肾单位则包括肾小体和肾小管，肾小体由肾小球和肾小球囊组成。这样的层层结构，形成了严密的过滤系统。

肾的解剖

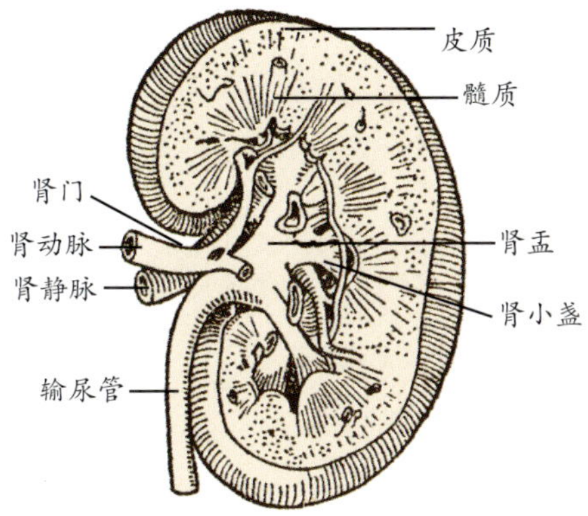

输尿管

输尿管，起着传输尿液的作用，它上接肾盂，下接膀胱，位于腹腔后壁的脊柱两侧。

膀胱

膀胱，是暂时储存尿液的肌肉性囊袋，伸缩性很大。它位于盆腔下部正前方，直肠的前面，女性的膀胱位于子宫前面。

尿道

尿道上与膀胱相连，下端开口于体外。男性的尿道较长，起排尿和排精的功用；女性的尿道较短，专用于排尿。

泌尿系统体格检查

望诊

(一) 水肿

眼睑浮肿，有时会出现全身浮肿，常见于肾炎。

(二) 小便

尿色血红，见于肉眼血尿；尿色乳白，见于乳糜尿；小便有结石排出，见于泌尿系结石。

触诊

(一) 肾脏

肾脏一般不易触及。当内脏下垂或肾盂显著积水而使肾脏肿大时，始可触及肾脏。

因右肾的位置较低，瘦弱的人，在深呼吸时可以触摸到右肾。

膀胱：尿潴留时，耻骨上方可触及圆形的弹性体。

肾脏的触诊

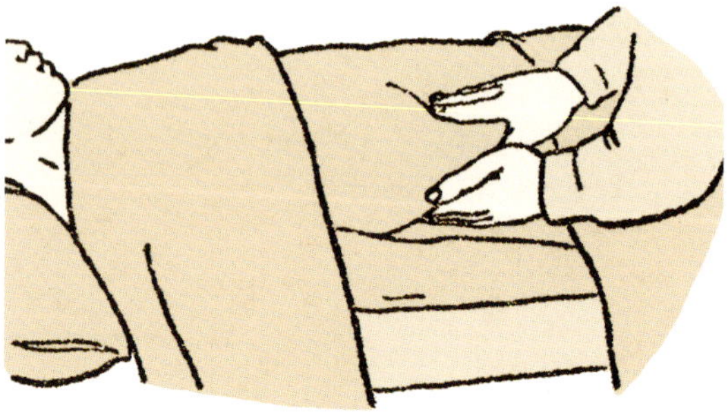

叩诊

(一) 肾区

叩击疼痛，常见于肾盂肾炎。

(二) 膀胱区

耻骨上方叩诊呈浊音，常见于尿潴留。

肾小球肾炎

肾小球肾炎，俗称“腰子病”，是两侧肾脏弥漫性非化脓性炎症，由溶血性链球菌或其他细菌感染所引起的变态反应，经常在上呼吸道感染、猩红热或化脓性皮肤病之后发生。

肾小球肾炎可分急性和慢性两种。急性多见于儿童及青少年；慢性多见于成人，以青壮年为主，大多数患者是一开始就呈慢性过程，只有少数患者是由急性病症转变而来。

肾小球肾炎，多由寒冷和潮湿所诱发，所以患者要注意保暖和保持环境干燥。

系膜毛细血管性肾小球肾炎

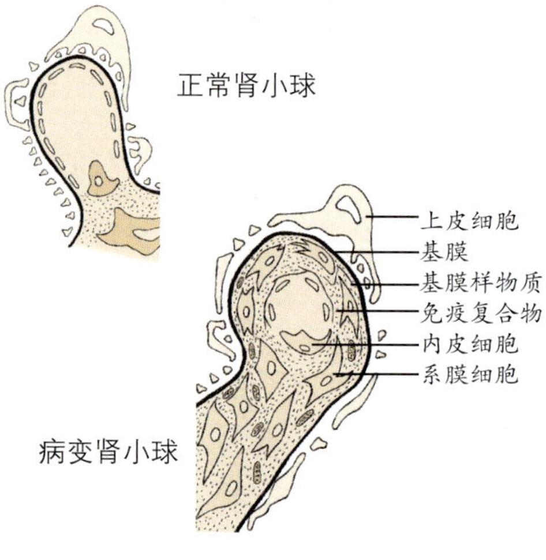

诊断

（一）浮肿

病情初发时，出现轻度浮肿，特别是面部、眼睑及两下肢较多见。

（二）小便

小便发红，或呈酱色尿，尿量减少。有时会出现小便次数多，小便急痛。小便常规化验时，发现有蛋白质、比较多的红细胞及各种管型存在。

（三）血压升高

有时甚至发生剧烈头痛、恶心、呕吐、抽筋或神志不清等症，发作持续时间不长，大约数分钟就停止，停后可以再发，称为“高血压性脑病”。

治疗

（一）对症治疗

1. 饮食休息：患者应卧床休息，身体保暖，吃淡食（不放盐、酱油等含钠盐调味品）。急性期应限制大量饮水，急性期过后水肿已基本消退，可改食用少盐饮食。

2. 控制链球菌感染：可用青霉素或其他抗生素，但不可用磺胺类药物，以免在肾小管中产生结晶，加重病情。

（二）草药单方

1. 鲜车前草 200 克，玉米须 200 克（干者 100 克），水煎服。

2. 鲜白茅根 100 克，鲜车前草 100 克，黄毛耳草（石打穿，又名地蜈蚣）50 克，水煎服。

3. 翻白草 200 克，煎汤熏洗，洗后盖被出汗。再用冬瓜子、皮，车前子（包），鲜白茅根、海金沙、陈葫芦壳各 50 克，水煎服。

（三）中药针对治疗

1. 发病初期，发热，咳嗽，浮肿，尿少，舌苔腻，宜宣肺发表，清热利湿。

药方：连翘 9 克，白术 9 克，麻黄 6 克，生姜三片，茯苓皮 15 克，生石膏 15 克（打碎），赤小豆 50 克（打碎），水煎服。

若患者扁桃体肿大作痛，可加用六神丸，每次 10 粒，一日 2 次。小儿减半。

2. 发病初期，浮肿，小便较少，色赤，咽痛及扁桃体红肿，舌苔厚腻，宜清热利湿。

药方：金银花 15 克，连翘 15 克，野菊花 15 克，山栀 9 克，丹皮 9 克，猪、赤苓各 15 克，泽泻 15 克，黄柏 9 克，桑皮 12 克，车前子（包）50 克，鲜茅根 50 克，水煎服。

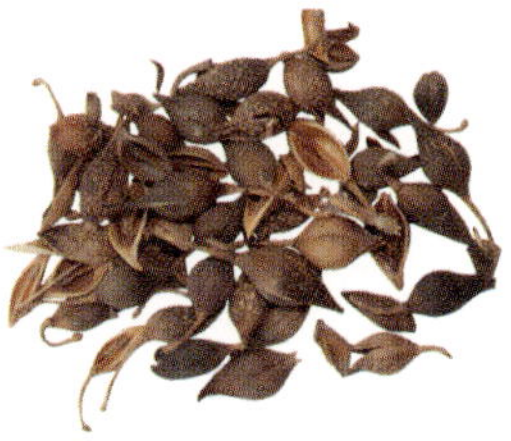

连翘

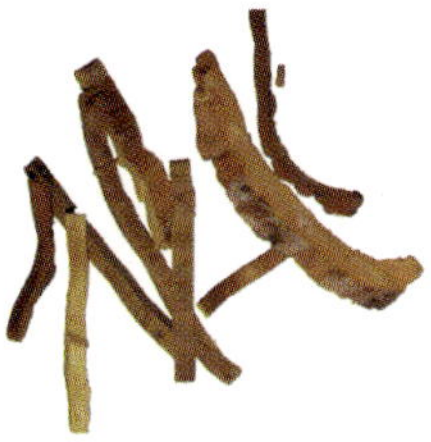

黄柏

慢性肾炎

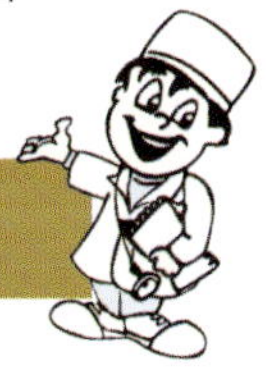

诊断

1. 病史：可能有急性肾炎病史。

2. 浮肿：面部和下肢常有缓起的水肿出现。

3. 面色苍白或萎黄，胃口不开、恶心、常感吃力、腰酸痛。一般无发热症状。

4. 一般可分下列几种类型。

(1) 隐匿型：无水肿等临床表现，仅在小便化验时发现有少量蛋白质或红细胞等异常。

(2) 肾病型：①水肿期：有明显水肿，长期不退或时起时退，小便化验有大量蛋白质。②无水肿期：水肿已基本消退，但小便中仍有大量蛋白质。

(3) 高血压型：除肾炎其他症状外，临床主要表现为血压明显升高。

(4) 混合型：指肾病型同时有高血压者。

治疗

（一）一般疗法

根据水肿轻重程度，给予忌盐或少盐饮食。

1. 如水肿已基本消退，不必长期吃淡食。无水肿及血压正常者，可以吃普通饮食。

2. 肾功能代偿不全患者，应少吃荤食，多吃素食。

3. 如果小便中有大量蛋白质、水肿明显者，应多吃些荤食及含蛋白质较丰富的食物。

【注意】

1. 小便中的蛋白质并不是吃了鸡蛋才出现的。

2. 中药店出售的咸秋石含有钠盐，对水肿患者，不能用来代替食盐作调味品。

(二)草药单方

紫金牛(平地木)，研细末，每次3克，每日3次。

(三)中药辨治

1. 阳虚水肿

适应证：小便短少，大便溏薄，舌质淡，苔白滑，脉沉细，宜温阳利水。

药方：木香3～9克，猪苓15～50克，制附子9克，泽泻15～50克，干姜3～9克，白术(或苍术)9～15克，川朴3～9克，大腹皮9～15克，草豆蔻4～4.5克，带皮苓15～50克，陈葫芦瓢50～100克，葫芦巴15～50克，水煎服。

2. 脾虚水肿

适应证：小便短少，腹胀，舌苔薄白，宜健脾利水。

药方：白术9克，车前子(包)50克，黄芪15～50克，猪苓9～15克，泽泻9～15克，防己9～15克，陈皮4.5～9克，带皮苓15～50克，川椒目3～4.5克，生姜皮3～9克，水煎服。

若有阳虚阴寒的，可加附子9克，肉桂2.5～3克(后下)。

3. 气虚浮肿

适应证：小便短少，疲倦无力，舌苔薄白，宜益气利水。

药方：黄芪9～50克，党参9～50克，白术(或苍术)9～50克，川朴(或川朴花)3～6克，茯苓9～15克，猪苓9克，泽泻9克，水煎服用。

若患者肾虚，可加苁蓉、杜仲、沙苑子各9克。

若患者气滞，可加木香3～9克，砂仁2.5～3克。

若患者阳虚，可加仙灵脾9～15克，巴戟天9～15克，仙茅9～50克，鹿角9～15克。

(四)利尿剂

1. 双氢克尿塞，每次25毫克，每日2～3次，口服。或用氯噻酮，每次100～150毫克，隔日1次，口服。

2. 氨苯喋啶，每次50～100毫克，每日2～3次，口服。

3. 安体舒通(螺旋内酯)，每次40～80毫克，每日4次，口服。

以上利尿剂，除双氢克尿塞与氯噻酮为同类药物，不必同时应用外，其他几种必要时可合并应用，以加强利尿作用。疗程一般为5～7日。

泌尿系结石

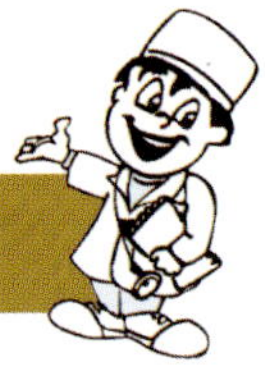

泌尿系结石，即泌尿系统器官的结石病。依据病发的位置，可分为肾结石、输尿管结石和膀胱结石。

临床表现，经常是发生肾绞痛、血尿、尿路梗阻症状和继发性炎症。

诊断

1. 肾绞痛：从后腰肾区向膀胱及生殖器放射的阵发性剧痛，痛时面色苍白，伴有冷汗、恶心、呕吐等症状。膀胱结石还可能出现尿频、尿急等膀胱刺激症状。

2. 肾区有叩击痛。

3. 痛时常伴有肉眼血尿，或显微镜检查尿中具有大量红细胞。

4. 尿内可能会有结石排出。

5. X线腹部平片检查，可找到结石阴影。有些结石，平片不显影，称阴性结石，须泌尿系造影才能发现。

治疗

肾结石疼痛部位

肾结石在移动过程中易引起疼痛的三个部位：肾盂与输尿管连接的部位、肾尿管进入膀胱的部位、膀胱进入尿道的部位。

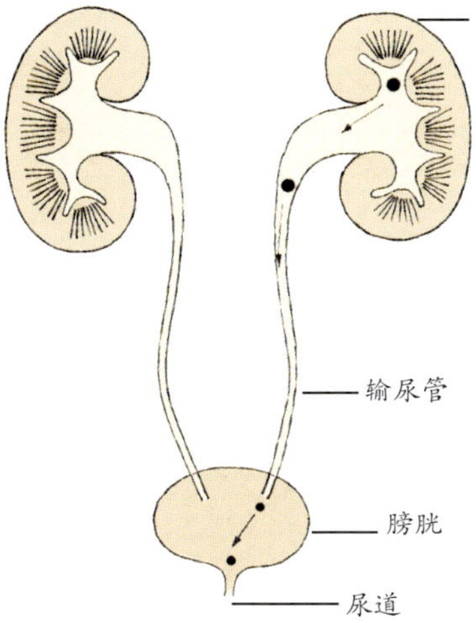

（一）对症治疗

剧痛时：用阿托品 0.5 毫克或杜冷丁 50 毫克，肌内注射。

（二）火罐疗法

主穴：肾脊、腰俞。

备穴：命门、关元俞。

治法：在应用火罐疗法前可先用新针疗法，火罐疗法治疗后可做局部热敷，对治疗疼痛有较好的效果。

（三）草药单方

1. 金钱草（连钱草）100 ~ 250 克，水煎服，每日 1 剂。

2. 大叶金钱草（又名过路黄、对坐草）100 ~ 250 克，水煎服，每日 1 剂。

（四）中药辨治

1. 湿热下注

适应证：小便黄赤，尿频尿急，剧烈腰痛，苔薄黄，宜清利湿热。

药方：金钱草 50 ~ 100 克，生甘草 4.5 ~ 6 克，扁蓄草 15 ~ 50 克，瞿麦 15 ~ 50 克，海金沙（包）15 ~ 50 克，延胡索 4.5 ~ 9 克，水煎服。

若患者有血尿，可加大、小蓟各 15 ~ 50 克，生地 9 ~ 15 克。若患者继发感染，可加银花 9 ~ 15 克，连翘 9 ~ 15 克。

2. 血瘀气滞

适应证：小便刺痛，腰痛，肾区明显叩击痛，宜活血理气。

药方：金钱草 100 ~ 150 克，生蒲黄 9 克（包），炒柴胡 9 ~ 15 克，制香附 4.5 ~ 9 克，水煎服。

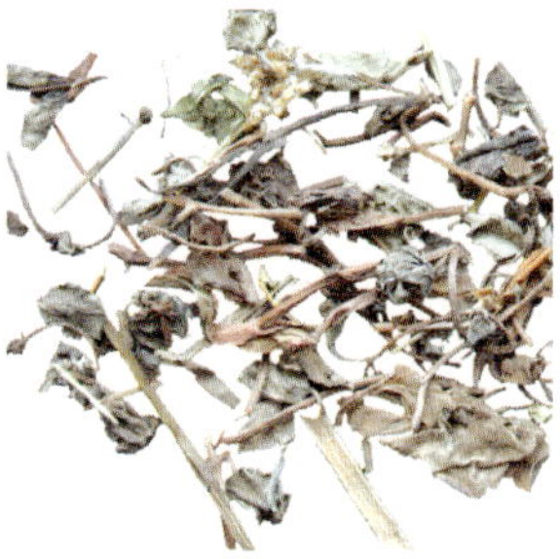
金钱草

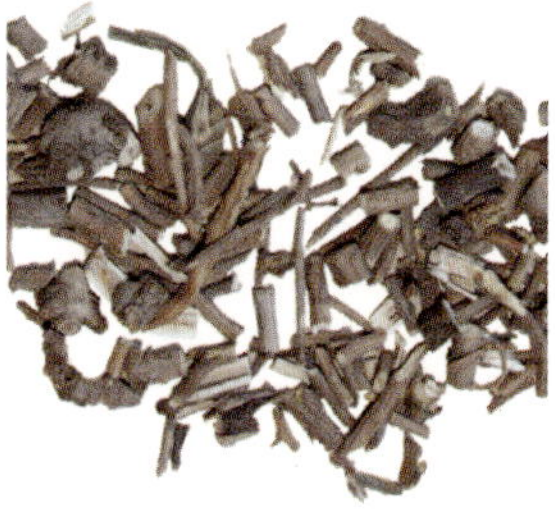
柴胡

（五）超声波碎石和内窥镜治疗

通常情况下，直径小于 1.5 厘米或更小的肾盂或输尿管上段的结石，可用超声波碎裂（体外震波碎石术），继之结石碎片随尿排出。

输尿管下段的小结石可用内窥镜插入尿道，经膀胱去除。

（六）手术治疗

大型结石、结石引起大量血尿或肾盂积水，可考虑手术治疗。

泌尿系统其他疾病

泌尿系统疾病，除了已经介绍的肾炎、结石、尿路感染等常见病之外，还有其他一些不常见的疾病，如急性尿潴留、肾下垂、多囊肾等，在下文中我们将简单介绍一下这些疾病的诊断和治疗。

泌尿系统其他疾病

病名	诊断	治疗
急性尿潴留	①往往因前列腺肿大、膀胱和尿道结石、尿道狭窄等疾病，使下尿道梗阻而引起。②小腹部发胀，有强烈尿意，但小便不能排出。③耻骨上方可触及膀胱，叩诊时有浊音或实音，有触痛	①积极治疗和预防引起尿潴留的原发疾病。②针灸：阴陵泉、三阴交、关元、膀胱腧等。或用梅花针轻敲脐和耻骨联合之间。③导尿。④膀胱区热敷
膀胱结核、肾结核	①膀胱结核：尿频、尿急、尿痛和血尿，有肾结核史。②肾结核：详见“传染病”章“结核病”一节	①抗痨治疗：详见“传染病”章“结核病”节。②中药治疗：详见“传染病”章“结核病”节
肾下垂	①形体瘦长，或有内脏下垂病史。经常会并发尿路感染。②腰部酸痛，自觉内脏有下垂感觉。腹部触诊可触及肾脏。③X线有助于诊断	①经常锻炼身体，增强体质。②外用肾托。③中药治疗。④手术治疗
多囊肾	①腰部酸痛，血尿。②腹部触诊可触及两侧肿大的肾脏，有时肾表面可触及结节。③X线静脉肾盂造影，有助于诊断	①对症治疗。②中药治疗
肾盂积水	①往往是由于肾及输尿管结石的梗阻，或者腹腔内肿瘤压迫输尿管而引起。②腰部疼痛，肾区有叩击痛，腹部触诊可触及肾脏。③X线静脉肾盂造影，有助于诊断	①积极防治原发疾病。②肾区热敷。③中药治疗。④手术治疗
急性肾功能衰竭	①在休克、大面积灼伤出血、失水等所引起循环衰竭后出现，或由于服用磺胺类药及汞剂。②初期可出现尿闭、水肿、血压升高、恶心、呕吐等症状，口中有尿臭味，甚至心力衰竭。中后期可出现多尿，脱水，血压下降，甚至出现休克，电解质紊乱	①积极防治原发疾病，治疗休克、失血、失水等。②停用磺胺类药物及汞剂。③调节水、电解质、酸碱平衡以及其他代谢紊乱。④立刻送至医院抢救
慢性肾功能衰竭	①经常是因慢性肾炎、慢性肾盂肾炎等肾疾病所引起。②临床表现：详见“肾小球肾炎\慢性肾炎”尿毒症部分	详见“肾小球肾炎/慢性肾炎”尿毒症部分

第五节　血液系统

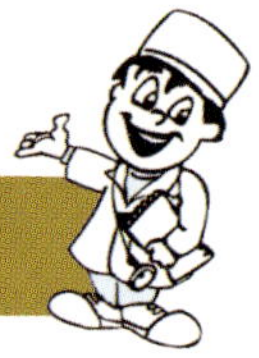

血液系统生理概述

人体血液的主要成分是由骨髓制造的，其他组成部分由淋巴系统和网状内皮系统来补充。这些血液组成部分，每一种都有着重要使命，它们共同担负着保证人体正常代谢、保护人体健康的重担。

当血液流遍全身各处时，不但带来了氧气、水、盐、营养物质，同时带走组织在代谢中产生的二氧化碳、乳酸等，而且血液会输送内分泌素和酶，促进人体的正常发育，增强机体的免疫能力。

造血器官

骨髓：是造血的主要器官，它可以生成红细胞、白细胞和血小板。

淋巴系统：包括淋巴结、脾和骨髓中的淋巴组织、胸腺、上呼吸道和消化道中淋巴滤泡等。它能制造淋巴细胞。

网状内皮系统：主要在骨髓、脾、淋巴结等组织中。网状细胞具有吞噬血液中各种胶体物质和混悬成分的能力，生成单核细胞和组织细胞。

血液成分

红细胞：形状扁圆，两面凹陷，无核。它内含血红蛋白，能带氧气和二氧化碳，完成人体的气体交换。正常成人男性每立方毫米血液中约有红细胞450 ~ 550万，女性约有380 ~ 500万。100毫升血中正常男性含有血红蛋白0.5 ~ 15.5克，正常女性含9.6 ~ 12.5克。

白细胞：有核，能吞噬细菌和病毒，保护机体，参与机体免疫反应。正常成人每立方毫米血液中有5000 ~ 10000个白细胞。

血小板：形状不定，能促进血液凝固，有止血作用。正常人每立方毫米血液中有血小板10 ~ 30万。

血浆：是淡黄透明的液体，内含血浆蛋白及其他营养物质、激素、酶等，随血液输送全身，并将代谢产生的废物带到肾脏等排泄器官。

贫血

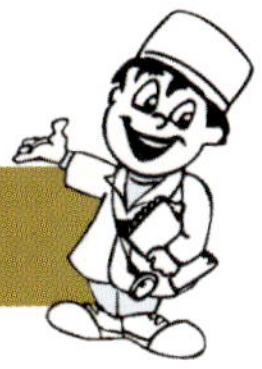

当人体血液内的红细胞和血红蛋白低于正常水平时，称之为贫血。

贫血是一个总称，它属于综合征，病因复杂多样。在下文中我们主要介绍常见的两种贫血：缺铁性贫血和再生障碍性贫血。

缺铁性贫血，即由于人体缺铁造成血红蛋白减少，从而引发的贫血。

因为人体中的铁质是制造血红蛋白的主要原料，所以当食物中的铁质不足，或肠胃对铁的吸收性不好，或因出血而导致铁质丧失过多时，就会引起缺铁性贫血。

缺铁性贫血，经常出现在钩虫病、胃肠道出血、痔疮出血、产后流血过多、小儿喂养不当等症之后。

诊断

1. 面色发黄，两眼皮内血色变淡，指甲血色变淡，舌质淡白。

2. 头晕，疲倦无力，两耳嗡嗡作响，劳动后感到气短、心跳。

3. 红细胞和血红蛋白均减少，尤以血红蛋白降低更显著。

4. 红细胞中央苍白区扩大。

治疗

（一）铁剂治疗

1. 硫酸亚铁：成人每次服0.6克，儿童每次服0.1 ~ 0.3克，每日3次，饭后服。疾病有好转后再服1个月。治疗中，同时服维生素C100 ~ 200毫克，每日3次。

2. 枸橼酸铁铵：主要用于儿童，每次10%枸橼酸铁铵5 ~ 10毫升，每日3次，饭后服。疾病有好转后再服1个月。

此药不能与安替匹林搭配，所以若感冒服解热镇痛药时，应停服此药。

（二）草药单方

1. 仙鹤草50 ~ 100克，炙黄芪9 ~ 15克，水煎服。

2. 何首乌15 ~ 50克，菠菜200克，同煮，吃菠菜及汤。

3. 鸡血藤50 ~ 100克，每日1剂，水煎服。或熟地50克，水煎服。

（三）中医辨治

1. 气血不足

适应证：疲倦乏力，气短心跳，宜补益气血。

药方：党参6 ~ 9克，蜜炙黄芪9 ~ 15克，炒白术9克，当归3～9克，紫丹参9～15克，每日1剂，水煎服。

2. 脾胃虚弱

适应证：面色苍白，胃口不好，苔薄舌质淡，宜补益脾胃。

药方：党参6～9克，炒白术9～15克，茯苓6～9克，仙半夏4.5～9克，陈皮4.5～9克，每日1剂，水煎服。

3. 阴虚阳亢

适应证：眩晕，耳鸣，心悸，脉弦细，宜育阴潜阳。

药方：当归9克，女贞子9克，墨旱莲9克，熟地黄15～50克，煅磁石50克(先煎)，煅代赭石50克(先煎)，生铁落100克(先煎2小时)，每日1剂，水煎服。

(四)瑜伽疗法

瑜伽治贫血

①仰躺，把两腿抬起来，一直到跟地板成为90°为止。②～③接下来，用手按着腰鼓上面，把腿及腰抬到半空中，使膝盖及足尖到面孔上方为止，使之俯斜。

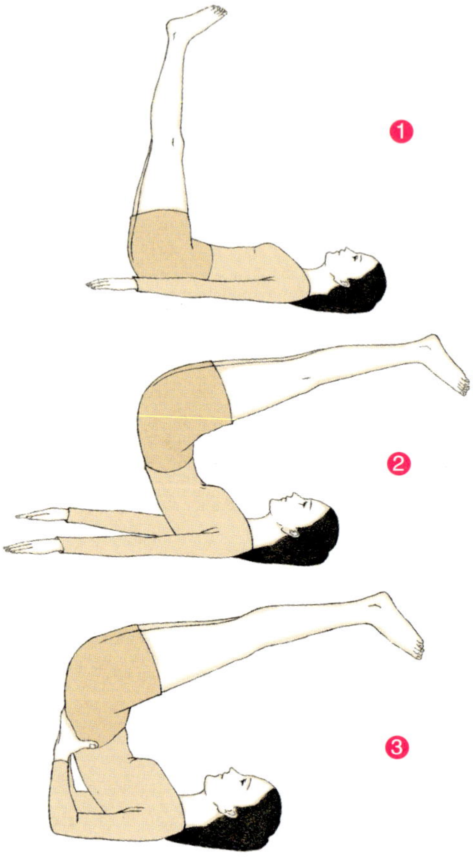

(五)注意饮食

宜多吃含有铁质的食物，如菠菜、黄豆、鸡蛋、油菜、番茄和肝类等。

紫癜

紫癜，是一个总称，凡是患者的皮肤黏膜自发性出现出血点，或出血斑，或出血不止等症状的，均称为紫癜。

紫癜属于综合征，病因复杂多样。

血小板减少性紫癜，可分为原发性和继发性两类。原发性病因至今尚未阐明；而继发性常见于其他疾病如传染病、贫血等。在此，我们只简要叙述原发性血小板减少性紫癜。

诊断

(一)临床表现

1. 起病可急可缓，主要症状为：皮下点状出血、瘀斑或乌青块，分布不一，四肢多于躯干。

2. 黏膜出血，常见于鼻腔和齿龈。偶有内脏出血，如呕血和便血。如长期出血或出血量较多者，会出现贫血征象。

(二)实验室检查

血小板计数减少，出血时间延长，血块收缩不佳，束臂试验呈阳性。

治疗

(一)草药治疗

1. 桂圆肉 15 克，每日 3 次，食用。

2. 鲜侧柏叶 15 克，鲜小蓟、鲜茅根、鲜生地各 50 克，浓煎，每日 1 剂，分两次服。

（二）中药治疗

(1) 病缓者：红枣 5 ~ 10 枚，仙鹤草 50 ~ 100 克，白芨 4.5 ~ 9 克，水煎服。如有贫血现象，可加归身 4.5 ~ 9 克，党参 4.5 ~ 9 克，熟地 4.5 ~ 9 克。

(2) 病急者：紫草 9 ~ 50 克，紫花地丁 9 ~ 15 克，生地炭 9 ~ 15 克，赤芍 6 ~ 12 克，丹皮 4.5 ~ 9 克，侧柏叶 15 ~ 50 克，藕节 9 ~ 15 克，水煎服。

(3) 齿龈出血者：可用马勃少许，压敷。

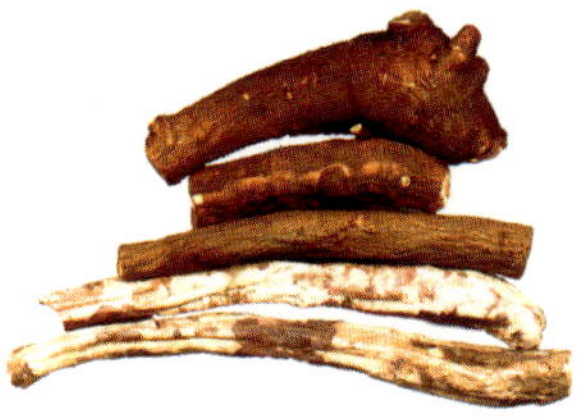

赤芍

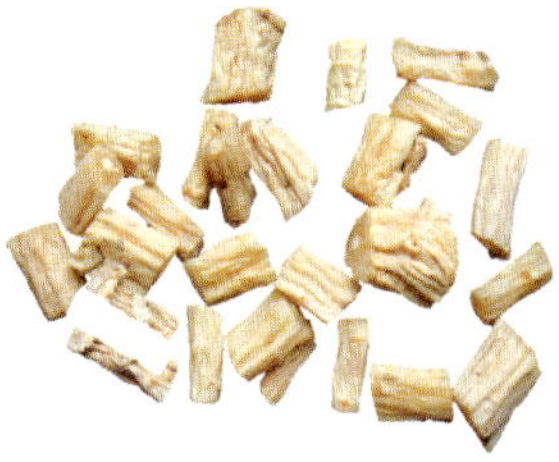

党参

正常与病变骨髓象对比

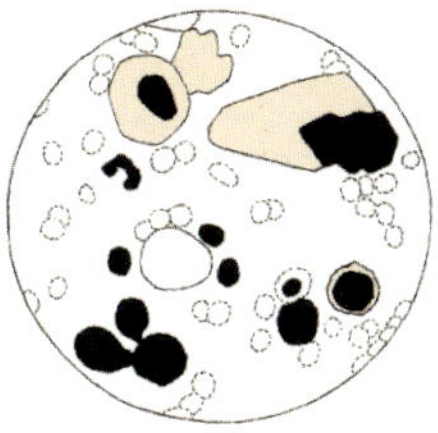

慢性特发性血小板减少性紫癜髓象

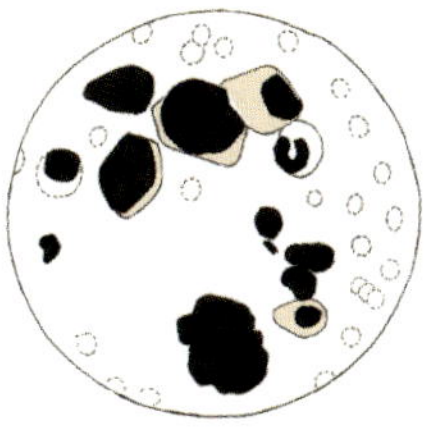

先天性血小板减少性紫癜髓象

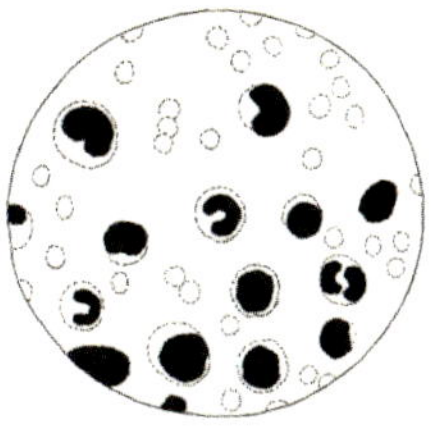

正常骨髓象

（三）对症治疗

口服维生素 C，每日 300 毫克，分三次服；仙鹤草液，每日 3 次，每次 10 毫升。黏膜局部出血，可用蘸有 1 ∶ 1000 肾上腺素棉球压敷。

（四）激素治疗

急性病例，可用强的松，每日 30 ~ 40 毫克，分 3 ~ 4 次吞服。症状缓解后逐步减量停药。

（五）输血

出血不止、病情危重的患者，可输新鲜血液。

（六）切脾

长期不愈、反复发作的患者，可考虑手术切除脾脏。

预防

1. 平时多食红枣，对本病预防和治疗都有作用。

2. 随时注意出血倾向，并防止外伤。

白血病

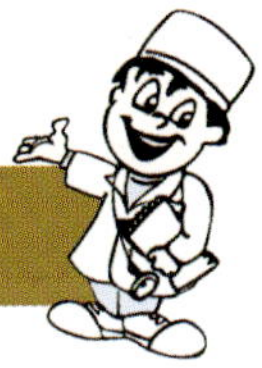

白血病，是我们在生活中经常听说的一种病症，其患者多数是青壮年和儿童，但其发病原因至今尚未阐明。

白血病的特征

1. 造血组织内的原始白细胞和早期幼稚白细胞无限制地增生，并进一步侵犯身体各个组织。

2. 血液化验，血液在有大量的白细胞，并有幼稚白细胞出现。

3. 在疾病晚期，常伴有严重的贫血和出血现象。

白血病临床上可分为急性白血病和慢性白血病两大类。

急性白血病

诊断

1. 适应证：起病急，很像急性感染，出现突发性畏寒、高热、乏力、头痛、全身疼痛等症状；有咽喉炎、口腔炎、牙龈溃疡、颌下和颈部淋巴结肿大和压痛等炎症出现。

2. 贫血：快速发展成贫血。常有皮肤苍白、心悸、头晕等症状。

3. 出血：出血部位相当广泛，皮肤下出血、鼻黏膜出血、牙龈出血、眼底出血；其次为胃肠道出血、尿血、子宫出血、咯血等。最严重者为脑出血。

4. 肝、脾、淋巴结可肿大。

5. 血象：白细胞计数在每立方毫米 1.5 ~ 5 万之间，也有高达数十万或低至数千、几百者。并有大量不正常的原始和早期幼稚白细胞出现。红细胞、血红蛋白、血小板均减少。

治疗

急性白血病的治疗，由于起病急，来势凶，需要中西医综合治疗，对于改善症状、缓解病情有一定作用。

（一）西药治疗

1. 强的松、强的松龙：剂量为每日 40 ~ 60 毫克，可连续服用 3 周左右，在服药期间要间断口服氯化钾，1 周可服 3 日，每日 3 克。缓解期短者数日，长者数月。

2. 6- 巯基嘌呤：剂量为每千克体重每日 2.5 毫克。成人每日剂量可达 200 ~ 300 毫克，口服。用药 3 ~ 6 周后病势缓解，再改用维持量（如每周 3 次，每次 50 毫克）。缓解期一般为 2 ~ 3 个月，长者可达 1 年。

（二）草药单方

1. 忍冬藤、半枝莲、马蹄金、龙葵草、枸杞根、丹参、黄精各 15 ~ 50 克，猪殃殃 100 ~ 150 克，煎服。

2. 半枝莲 50 克，半边莲 50 克，石见穿 100 克，七叶一枝花 50 克，白花蛇舌草 100 克，蒟蒻（须先煎 2 小时）50 克，煎服。

（三）对症治疗

口腔炎，用温盐开水漱口；感染，应用抗生素。

（四）输血

出血及贫血严重患者可输以新鲜血液。

（五）骨髓移植手术

能根除残存的白血病细胞，适用于对化疗反应不佳的患者，但只有当能获得组织配型完全相合的骨髓供者时，才能进行这种治疗。

慢性白血病

诊断

1. 起病缓慢，早期无自觉症状。

2. 适应证：头晕，乏力，体重减轻，低热和腹胀；贫血症状没有急性白血病严重。

3. 肝、脾肿大，以脾肿大为明显。淋巴结肿大。

4. 周围血液中白细胞计数明显增高，有幼稚白细胞出现。

治疗

1. 西药治疗：马利兰：剂量每日 4 ~ 10 毫克，缓解后改用维持量，每日或每 3 日服用 2 ~ 4 毫克。疗程一般 1 ~ 4 月，也可应用到 8 个月。缓解期 1 ~ 8

月，也有长达 3 年者。

毒性虽低，也可引起血小板减少、经闭、皮肤色素沉着等症状。

2. 中药治疗：当归 9 克，虎杖 15 克，党参 15 克，炙黄芪 9 克，凌霄花 9 克，制香附 9 克，石见穿 100 克，炙鳖甲 15 克，台乌药 9 克，炒枳壳 4.5 克，炙乳香、没药各 4.5 克，水煎，每日分上、下午服。

若浅表淋巴结肿大，可加左牡蛎 50 克（先煎），夏枯草 15 克。

3. 慢性白血病也可能会急性发作，按急性白血病治疗。

4. 同位素 P32 治疗或深度 X 线治疗，也可使病情得以缓解。

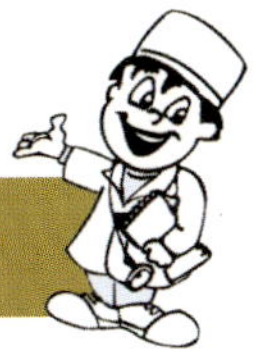

血液系统其他疾病

血液系统的疾病，除了以上介绍的缺铁性贫血、再生障碍性贫血、紫癜和白血病之外，还有些不太常见的疾病，如失血性贫血、蚕豆病、粒细胞减少症、淋巴瘤等，我们将在下文中简要地介绍一下这些疾病的诊断和治疗。

血液系统其他疾病

病名	诊断	治疗
失血性贫血	①有大量出血史。②急性出血严重者，可因周围循环衰竭而呈休克状态	①止血。②输血和补液
营养不良性大红细胞性贫血	①症状：食欲不振、腹泻、乏力、头晕、心悸等贫血症状。②红细胞计数和血红蛋白量都减少，但红细胞大小不匀，多数变大，每个红细胞都含有充足的血红蛋白	①对症治疗。②特殊治疗：给维生素B_{12}，叶酸或大量干酵母片
溶血性贫血	①有先天性或继发性，如传染病、药物、毒物或血型不符合的输血等引起。②除贫血的症状外，还可以出现黄疸、肝脾肿大。③血浆中游离血红蛋白和胆红素增加	①病因治疗。②激素类药物应用。③输血。④脾切除
蚕豆病	①发生于蚕豆成熟季节。②病史：有接触蚕豆花粉和食鲜蚕豆。③症状：起病急，有畏寒、发热、头痛、四肢酸痛、头晕、呼吸困难。病情严重者，出现谵妄和昏迷。④体征：皮肤苍白，出现黄疸，肝区有压痛，肝脾可肿大。⑤血红蛋白尿	①输血：有良好效果。②对症治疗
粒细胞减少症	①有原发性和继发性两种，后者查看是否有药物(解热镇痛药、抗肿瘤药、氯霉素、磺胺类、呋喃类等)以及化学、放射性物质接触史。②症状：常有头晕、乏力等症。严重者，可能会有口腔、咽喉等黏膜溃疡性炎症，局部淋巴结肿痛，高热，或并发感染。③白血球计数低于4000／立方毫米，中性粒细胞低于50%，而红细胞、血红蛋白、血小板计数均正常	①西药治疗：a.停用引起粒细胞减少的药物。b.给服维生素B_4、维生素B_6、叶酸、胎盘粉、茜草双酯、利血生、鲨肝醇、粒细胞—巨噬细胞集落刺激因子等。c.可给小剂量激素。d.感染时应用青霉素及庆大霉素。②中医辨治。③输血：严重患者可少量多次输新鲜血。④新针疗法：直接炙足三里、悬钟
淋巴瘤	①常见浅表淋巴结肿大，颈淋巴结肿大，也有腋下及腹股沟淋巴结肿大。肿大的淋巴结，早期无粘连、无疼痛，晚期则粘连而形成巨大肿块，并且疼痛。②通常出现脾肿大，有时出现肝肿大。③肿瘤生在不同部位，会出现不同系统症状。晚期出现发热、乏力、消瘦等症	①早期手术治疗。②照射疗法或化学疗法。③中草药治疗
血友病	①患者有家族病史。②创伤后有出血倾向，出血部位多数是皮下组织、关节、齿龈、口腔和鼻等部位，有时也会出现内脏出血。③血凝固时间延长，出血时间正常，血小板数正常，凝血酶原时间正常	①静脉注射抗血友病球蛋白。②输血或输血浆。③局部止血

第六节　神经系统

神经系统生理概述

神经系统，是人体的指挥中心，它一方面管理人体内所有的其他系统，使体内的各个部门能够活动自如、互相调节，得到统一与合作的效果；另一方面，当人体与外界环境发生接触时，它可以使对周围环境的刺激给予相应性的反应，从而保持人体与外界的相对平衡。

神经系统，由中枢神经系统和周围神经系统两部分组成。

（一）中枢神经系统：脑和脊髓

1. 脑：大脑位于人类的颅腔内，它的形状像核桃仁一般，分为左、右两个半球。

在大脑表面的一层结构叫大脑皮质，它是高级中枢，掌管着人类所有细腻的感觉和精准的动作，并在这里进行分析和综合。

人类的思想，也是在大脑皮质中产生的，即无数客观外界的现象通过人的眼、耳、鼻、舌、身这五个器官反映到大脑中来，经过多次反复实践的结果。

此外，大脑还主持呼吸运动，调节心跳、血管舒缩及胃肠的活动等。

2. 脊髓：位于脊柱内，上端连着脑，下端尖细。

脊髓是高级中枢和身体各部分的联络通道，当身体受到刺激时，信号都要先传入脊髓而后上达至大脑；相反，大脑的发出的命令，也大都通过脊髓而后下达至身体各部分。

脑的外形

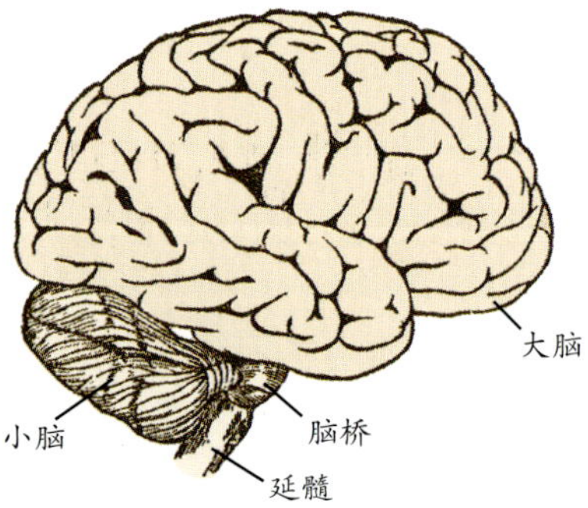

（二）周围神经系统

周围神经系统，由一条条索状的神经索带所组成。这些神经索带是由中枢神经发出来的，它们长短不一，像一根根触手，分布在身体的各个器官，来支配这些器官的活动。

周围神经系统，就像是一道桥梁，联系着神经中枢和身体各部分。所以，如果某一周围神经损坏了，那么这个神经所支配的器官功能就会失常或者完全丧失功能。

支配骨骼肌的神经是脑和脊神经，能使这些肌肉收缩而产生运动，而支配内脏肌肉和心脏、血管的神经则是自主神经，它们管理内脏器官和心脏、血管的正常生理活动。例如：心跳的快慢、胃肠蠕动的强弱等，都是自主神经支配的结果。

神经系统解剖图

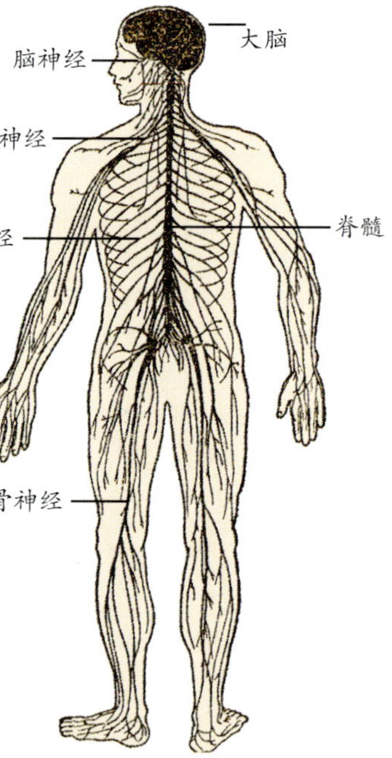

神经系统体格检查

浅反射和深反射

【角膜反射】

用一小棉签轻触角膜的边缘，眼睑即闭合，同时另一侧的眼睑亦闭合。

昏迷患者，角膜反射可消失。三叉神经患者，其患侧的角膜反射消失，另一侧的眼睑亦不闭合。面神经瘫痪患者，刺激患侧的角膜时，该侧眼睑不会闭合，而对侧眼睑闭合。

【腹壁反射】

让患者仰卧，使腹壁完全松弛。用较尖锐的器具轻轻划过腹壁的皮肤，正常时可看到腹壁肌的收缩。

如果患者的脊髓锥体束有疾患时，则腹壁反射消失。

【提睾反射】

让患者仰卧，用针轻划大腿内侧的皮肤，同侧的提睾肌即会收缩而使睾丸上举。

在老年人中，当患有腹股沟疝、阴囊水肿、睾丸炎和锥体束疾患时，反射消失。

【膝腱反射】

让患者仰卧，膝关节稍微弯曲，用打诊锤叩打四头肌腱固着的部分，即髌骨和胫骨之间，可见四头肌收缩，小腿伸展。

【跟腱反射】

让患者仰卧，髋及膝关节部弯曲，并使大腿稍向外展并外旋，用一手握住患者的脚使踝部稍向背屈，用一手扶持患者的脚使其跟腱稍被牵引。用打诊锤叩打跟腱，反应为腓肠肌收缩。

跟腱反射在神经官能症时增强，在患者极度衰弱时减弱，在患者昏迷时则消失。

脑膜炎性的检查

【抬头试验】

让患者平卧，医生用手从患者后颈处轻轻向上托抬，当患者有脑膜炎性病变时，脖颈呈强硬感。

【瞳孔检查】

瞳孔对光反应：让患者仰卧于光线较暗处，检查时将手电筒的光自侧方迅速照射瞳孔，观察瞳孔收缩是否敏感或消失。

当患者有脑膜刺激症状时，瞳孔的对光反应表现迟钝或消失。如果发现瞳孔缩小或散大，或大小不等时，表明病情较为严重。

【划足底试验】

用打诊锤柄的尖端，轻划患者脚心面的外侧，从脚跟向前轻轻划动。若脚拇趾向足背方向上跷，其他脚趾呈扇状散开状为阳性，多见于流行性脑脊髓膜炎。

划足底试验

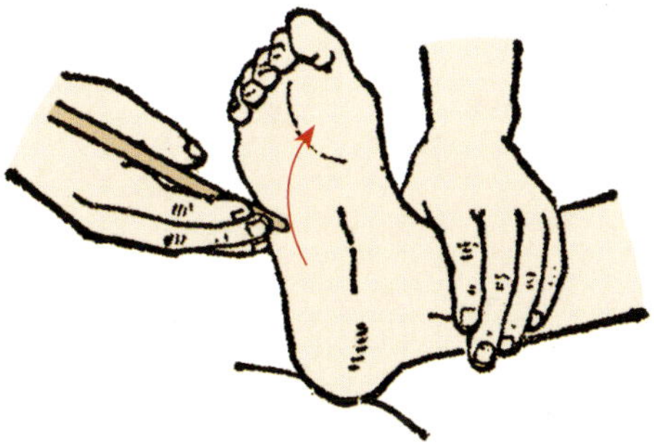

(1)阴性

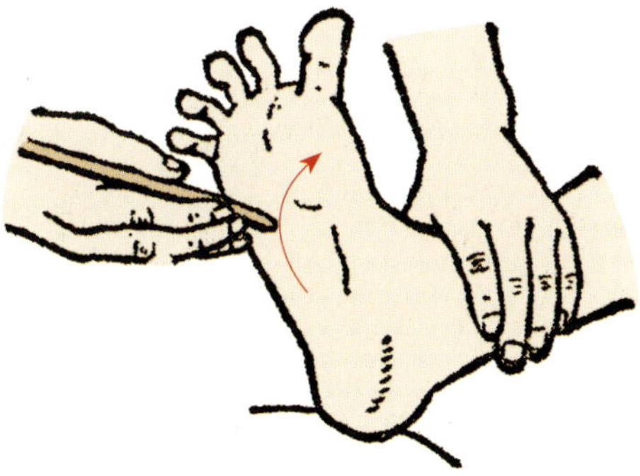

(2)阳性

【抬腿试验】

让患者仰卧，将一下肢在髋关节部屈曲使脊柱与躯干成直角，然后试将该下肢于膝关节部伸直。

脑膜炎性病变患者，下肢在膝关节部被伸展时会感到疼痛，并且伸展亦受限制。在脑膜刺激症状明显的患者，应立即护送到医院做血液、脑脊液等检查，以明确诊断。

抬腿试验

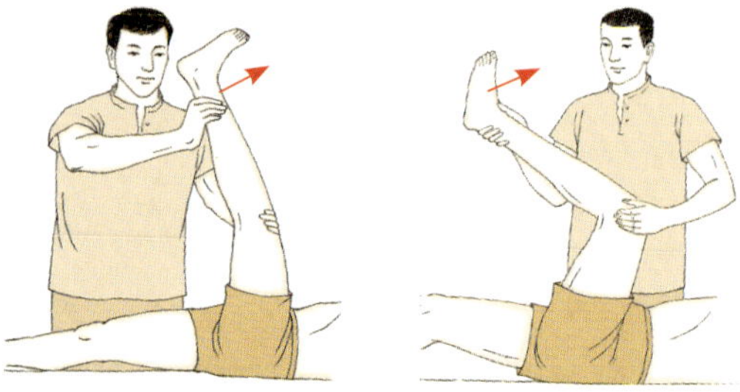

(1)阴性　(2)阳性

坐骨神经痛

坐骨神经痛是指坐骨神经通路及其分布区域内的疼痛。

此病痛主要是由其他疾病所引发，如坐骨神经炎、腰椎间盘突出、椎管内肿瘤、子宫附件炎、糖尿病等。

诊断

（一）体态

站立时，身体略向健康一侧倾斜，患病侧的下肢在髋、膝关节处微屈而足跟不着地。睡时，向健侧侧卧，病侧下肢髋、膝关节处呈微屈姿势。仰卧坐起时，病侧膝关节即弯曲。

（二）肌肉情况

患病一侧常有轻度的肌张力减弱，严重患者可有肌肉消瘦、肌肉弛软，并有压痛现象，以腓肠肌最为明显。

（三）疼痛

一般多由臀部或髋部开始，向下沿大腿后侧、腘窝、小腿外侧、向足背外侧扩散。表现为持续性钝痛或有发作性加剧；剧痛时呈刀刺样性质，往往在夜间更甚；疼痛常在咳嗽、用力、弯腰、震动时加剧。

（四）压痛点

腰部脊椎旁点（第四、第五腰椎棘突平面离中线外 1.5 ～ 2 厘米）、坐骨孔点（在坐骨孔上缘，相当于秩边穴）、转子点（相当于环跳穴）、窝点（相当于委中穴）。小腿外侧和外踝之后亦有压痛。

（五）神经牵引痛检查

1. 直腿抬高试验：让患者平卧，于足跟处向上抬起伸直的下肢，通常抬高到 45° 时即产生疼痛，为阳性。

2. 伸腿试验：让患者采取坐位，双腿伸直，患病一侧的膝关节不能伸直，下压该膝时，引起疼痛，即为阳性。

3. 拾物试验：让患者俯身拾取地面上的物品，若患者先弯曲患肢，然后再弯腰拾取物品，同时喊疼，即为阳性。

治疗

（一）治疗原发病

如果是因其他疾病引起，应先治疗原发病。

（二）西药治疗

应使用解热止痛和镇静剂药物，如阿司匹林、水杨酸钠、鲁米那、利眠宁等。

（三）火罐疗法

在新针疗法的穴位上拔火罐，或选用压痛点拔火罐。火罐疗法治疗后，也可做热敷。

（四）推拿疗法

推拿臀部及患肢后外侧 5 ～ 10 分钟。配合抬腿运动。接着做直腿高举运动。最后，擦臀部，加热敷。

（五）中医辨治

1. 寒湿

适应证：疼痛处有寒冷感，遇热则痛感舒缓，苔薄白腻，宜温经化湿散寒。

药方：当归 9 克，牛膝 9 克，苍术 9 克，钻地风 100 克，杨柳枝 100 克，炒米仁 12 克，木防己 12 克，制川、草乌各 4.5 克（先煎），川桂枝 9 克（后入），水煎服，每日 1 剂。

2. 风热

适应证：疼痛处有灼热感，遇冷则痛感舒缓，苔薄黄质红，脉数，宜祛风清热。

药方：牛膝 9 克，黄芩 9 克，当归 12 克，赤芍 9 克，丹参 9 克，忍冬藤 15 克，大生地 12 克，延胡索 9 克，片姜黄 9 克，水煎服，每日 1 剂。

面神经瘫痪

面神经瘫痪，即面神经受损，表现为面部肌肉运动出现障碍，患者很难或无法控制面部表情和动作。

此病主要是其他疾病引起面神经受损引起的，较为常见的是因风湿或慢性中耳炎所引起，有时，肿瘤、脑出血等也可引发起本病。

诊断

（一）一般症状

1. 发病较为突然，患者清晨醒来，即发现一侧眼睑不能闭合，无法皱眉，眼角流泪。

2. 面部肌肉出现松弛，鼻唇沟变浅或出现歪斜，口角向健康一侧歪斜，不能吹口哨，说话漏风，流口水，饮食不便。

3. 疾病刚发作时，在耳下、耳后部等处有疼痛感。

（二）特殊症状

1. 因慢性中耳炎引起的面瘫，还有耳部症状，如外耳道流脓等。

2. 由脑部疾病引起的面神经瘫痪，仅限于面部肌肉瘫痪，眼睑能闭合，能皱眉。应和面神经瘫痪区别。

治疗

（一）病因治疗

因风湿性引起的，按风湿性治疗；如因慢性中耳炎引起的，按风湿性治疗。先治疗病因，再用针灸治疗。

（二）西药治疗

维生素 $B_1$10 毫克口服，每日 3 次。或维生素 $B_1$100 毫克肌内注射，每日 1 次。

（三）推拿疗法

1. 在患侧面部施揉法 8 ~ 10 分钟。

2. 重按下关、地仓、颊车、人中诸穴，以酸胀为度。麻木严重的患者，面部可加擦法。

（四）草药单方

1. 一枝黄花 50 克，加水煎，分 2 次服。

2. 鲜蓖麻子仁七个，捣烂，做成饼状，贴到与患侧相对的健康侧，注意药饼勿入眼内。

3.活癞蛤蟆，剥皮去肉，用皮贴患侧。

（五）中药治疗

制僵蚕 9 克，广地龙 9 克，制白附子 9 克，全蝎粉 3 克（分 2 次吞服），水煎服，每日 1 剂。

面神经在面部的分布

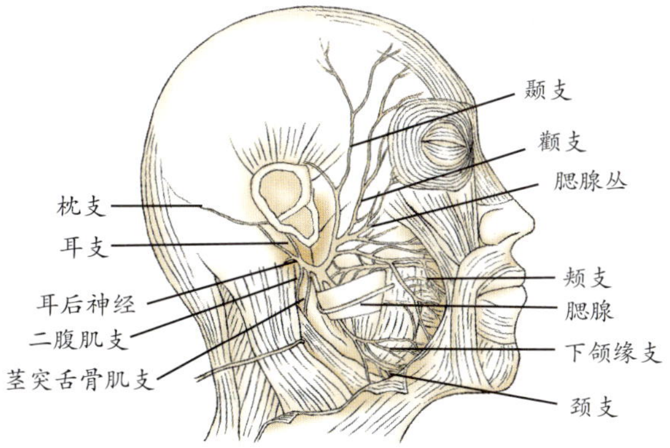

癫痫

癫痫，俗称羊癫风。当此病发作时，患者的主要表现为：突然性的意识丧失，全身出现抽搐症状。

癫痫分为原发性和继发性两种。原发性癫痫的病因，目前尚无法阐明；而继发性癫痫，则常是由脑膜炎、脑炎、脑血管痉挛、颅内疾病、低血糖、脑外伤和中毒等原因所引起。

诊断

（一）癫痫小发作

1. 症状：患者突然瞪目直视、呆立或呆坐，如果手中有拿东西会掉落，面色苍白。无跌扑和抽搐。

2. 发作时间：数秒钟即恢复正常。

（二）癫痫大发作

1. 症状：突然发作，有时会大叫一声，随即意识丧失，全身抽搐，咬牙，皮肤紫绀，口吐白沫或因舌、唇破而出现血沫，眼红，瞳孔扩大，大小便失禁。

2. 发作时间：这样持续数分钟后进入昏睡，经过半小时以上，神志才慢慢清醒。醒后感头痛，精神疲倦，浑身疼痛不适，对发病时情况记忆不清。

（三）局限性癫痫

经常见于继发性癫痫，患者一般不会有意识障碍，仅一侧肢体或面部有麻木或抽搐。

（四）癫痫持续状态

癫痫连续性发作，期间患者神志不清，必须抢救，否则很可能导致死亡。

治疗

（一）急救处理

癫痫发作时，迅速让病人仰卧，不要垫枕头，把缠有纱布的舌压板（或牙刷把）垫在上下牙齿间，以防病人自己咬伤舌头，随即松开衣领，将病人的头偏向一侧，使口腔分泌物自行流出，防止分泌物误入气道，引起吸入性肺炎，同时，还要把病人的下颌托起，防止因窝脖使舌头堵塞气管。切记不要向病人口内放进任何东西，及时给病人安排医疗急救。

癫痫急救处理

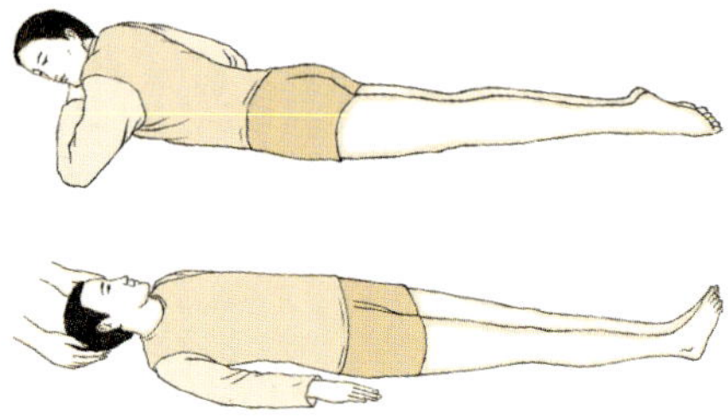

（二）西药治疗

经常发作的患者，需用药物控制；如发作次数极少，则可不必用药物治疗。

1. 苯妥英钠：成人每次 0.1 克，每日服 3 次，总量每日不超过 0.6 克。小儿每日每千克 5 ~ 10 毫克，分 1 ~ 3 次服。

2. 苯巴比妥：成人每次 0.03 克，每日服 3 次。小儿每次每千克 0.5 ~ 2 毫克，日服 2 ~ 3 次。

3. 利眠宁：成人每次 10 毫克，每日服 3 ~ 4 次。小儿每日每千克 3 ~ 5 毫克，分 4 次服。

（三）推拿疗法

1. 按人中穴，以醒为度。

2. 拿肩井，持续 2 ~ 3 分钟。

（四）草药单方

硃砂、煅磁石各 50 克，明矾 500 克，研为细末。成人第一个月每日 3 次，第二个月每日 2 次，第三个月每日 1 次，每次服量均为 3 克。

（五）中医辨治

1. 肝气郁结

适应证：目瞪直视、胸闷、头晕等症，宜疏肝理气。

药方：广陈皮 4.5 ~ 9 克，姜半夏 6 ~ 9 克，醋炒柴胡 4.5 ~ 9 克，生牡蛎 15 ~ 50 克（先煎），钩藤 9 ~ 15 克（后下），水煎，每日分 2 次服。此方可在癫痫未发作时服。

2. 实热痰多

适应证：口吐白沫，抽搐，苔黄腻，宜降火祛痰。

药方：黄芩9～12克，青礞石6～12克（先煎），生大黄4.5～6克（后下），沉香0.5～1.5克（研粉冲服），水煎，每日分2次服。

成药：用礞石滚痰丸，每次吞服9克，每日1次，连服一周。

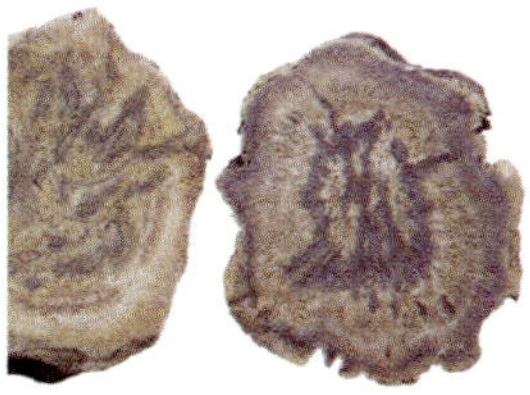
大黄

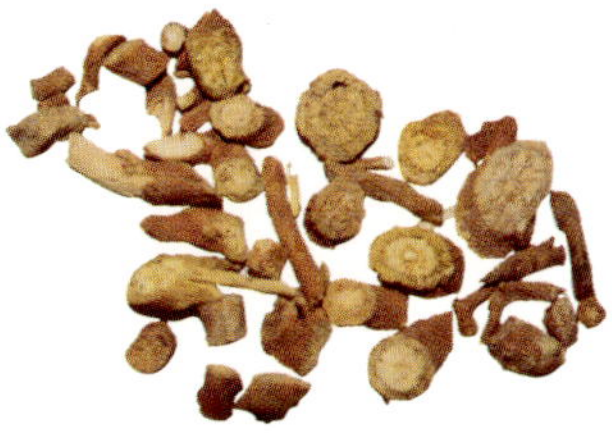
黄芩

脑血管意外

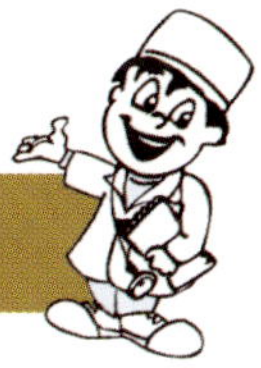

脑血管意外，俗称中风。它是个总称，包括脑出血、脑血栓形成、脑栓塞、脑血管痉挛和蛛网膜下隙出血等疾病。

诊断

（一）脑出血

1. 患者大多在中年以上，有高血压、动脉硬化等症。

2. 发病较急，患者突然出现跌倒、昏迷、大小便失禁、鼾声、常伴有一侧偏瘫。若桥脑出血，瞳孔会缩小如针尖。

3. 脑脊液呈血性。

（二）脑血栓形成

1. 患者起病缓慢，大多是睡醒之时发现肢体偏瘫，偏瘫需经几小时或1～2日才形成。

2. 肢体偏瘫能逐渐恢复。

（三）脑栓塞

1. 患者大多是年轻人。

2. 起病急，大多会出现昏迷、抽搐、偏瘫。

3. 大多由其他病症引发，如心房颤动、心内膜炎、血栓性静脉炎、长骨骨折等。

（四）脑血管痉挛

1. 脑血管痉挛是脑血管一时性收缩，往往见于高血压患者。

2. 症状：血压突然上升，出现头痛、恶心、呕吐、抽搐、失语、偏瘫等症状，经几日后回复。

点揉穴位治中风

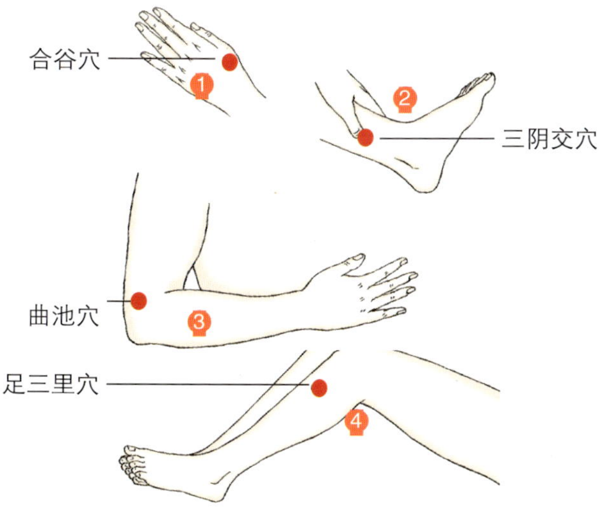

任选以上穴位的一穴或者多穴进行按摩治疗均可缓解中风症状。

治疗

（一）一般处理

1. 先问清病史，检查患者神志是否瘫痪，检查血压、体温、脉搏、呼吸及心率有无病理性反射等。在条件许可下进一步做血、尿、脑脊髓液检查。

2. 患者应绝对静卧，避免经常搬动，头部稍抬高。昏迷患者，应给予导尿、鼻饲，必要时进行吸氧。病情稳定后，需经常变换体位，避免生褥疮。

3. 点揉穴位（图①、②、③、④）：用拇指指尖点揉合谷穴、曲池穴、足三里穴、三阴交穴。每穴1分钟，具有补益气血、通经活络的作用。

(二)中药治疗

1. 适应证：昏迷，牙关紧闭，两手握紧，面红气粗；脉有力，舌苔黄腻。

药方：用牛黄清心丸1~2粒，或至宝丹1~2粒，开水化服。

2. 适应证：昏睡，脉小，舌苔白滑。

药方：给苏合香丸1粒，研细吞服。

(三)紧急处理

1. 降压：可选用以下1 ~ 2种降压药物。

(1) 冬眠灵25 ~ 50毫克，肌内注射。

(2) 利血平1 ~ 2毫克，肌内注射。

(3)25%硫酸镁5 ~ 10毫升，肌内注射。

2. 改善脑水肿，降低脑压：

(1) 50%葡萄糖溶液40毫升，每隔6小时静脉注射。

(2)25%山梨醇250毫升，静脉快速加压滴注。

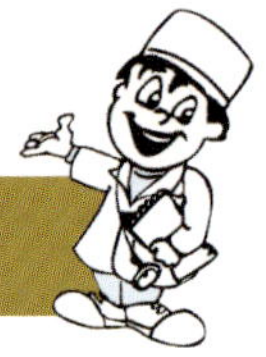

神经系统其他疾病

神经系统疾病，除了以上章节介绍的三叉神经痛、坐骨神经痛、癫痫等常见疾病外，还有其他一些不太常见的疾病，如多发性神经炎、颅内肿瘤、震颤麻痹、舞蹈病等。在本节中，将简要介绍一下这些疾病诊断和治疗。

神经系统其他疾病

病名	诊断	治疗
多发性神经炎	①常为传染病(伤寒、痢疾等)、代谢性疾病(糖尿病等)、重金属中毒(锑、铅)等的并发症。②起病缓慢，开始时对称地感觉手足皮肤发麻、发胀、疼痛或如蚂蚁爬行，以后向躯干发展，最后四肢感觉减退或消失。③严重时腕下垂，足下垂，肌肉萎缩	①病因治疗：依据病因，进行针对性治疗。②西药治疗：维生素B_1，每日3次，每次20毫克。地巴唑，每日3次，每次10毫克。③针灸治疗：按发病部位循经络分布选择取穴
震颤麻痹	①起病缓慢，常见于中年以上人群。②表情痴呆，眼裂扩大，流口水，言语不清。③患者一侧上肢先出现震颤，然后发展到下肢；其中手指震颤最为严重。肌肉僵直，疼痛	①对症治疗。②针灸治疗：可取风池、曲池透少海、外关、阳陵泉等穴
颅内肿瘤	①患者出现剧烈头痛，喷射式呕吐。②视乳头出现水肿。③由于肿瘤部位不同，会产生不同症状，如精神木呆、失语、癫痫样发作、不能辨别形体、视野缺失、失明等	①争取早期诊断，早期手术治疗。②对症治疗

第七节　内分泌系统

内分泌系统生理概述

人体的内分泌系统，是由体内的各种内分泌腺共同组成。

这些内分泌腺体，能够分泌出各种功能不同的激素，这些激素随着血液走遍全身，影响人体的生长发育，平衡人体内各组织的活动，还有发挥着其他种种功用，来保持人体的正常运转。

当这些分泌腺出现问题，使血液中的激素变多或变少时，就会引发人体的各种疾病。

男女内分泌系统

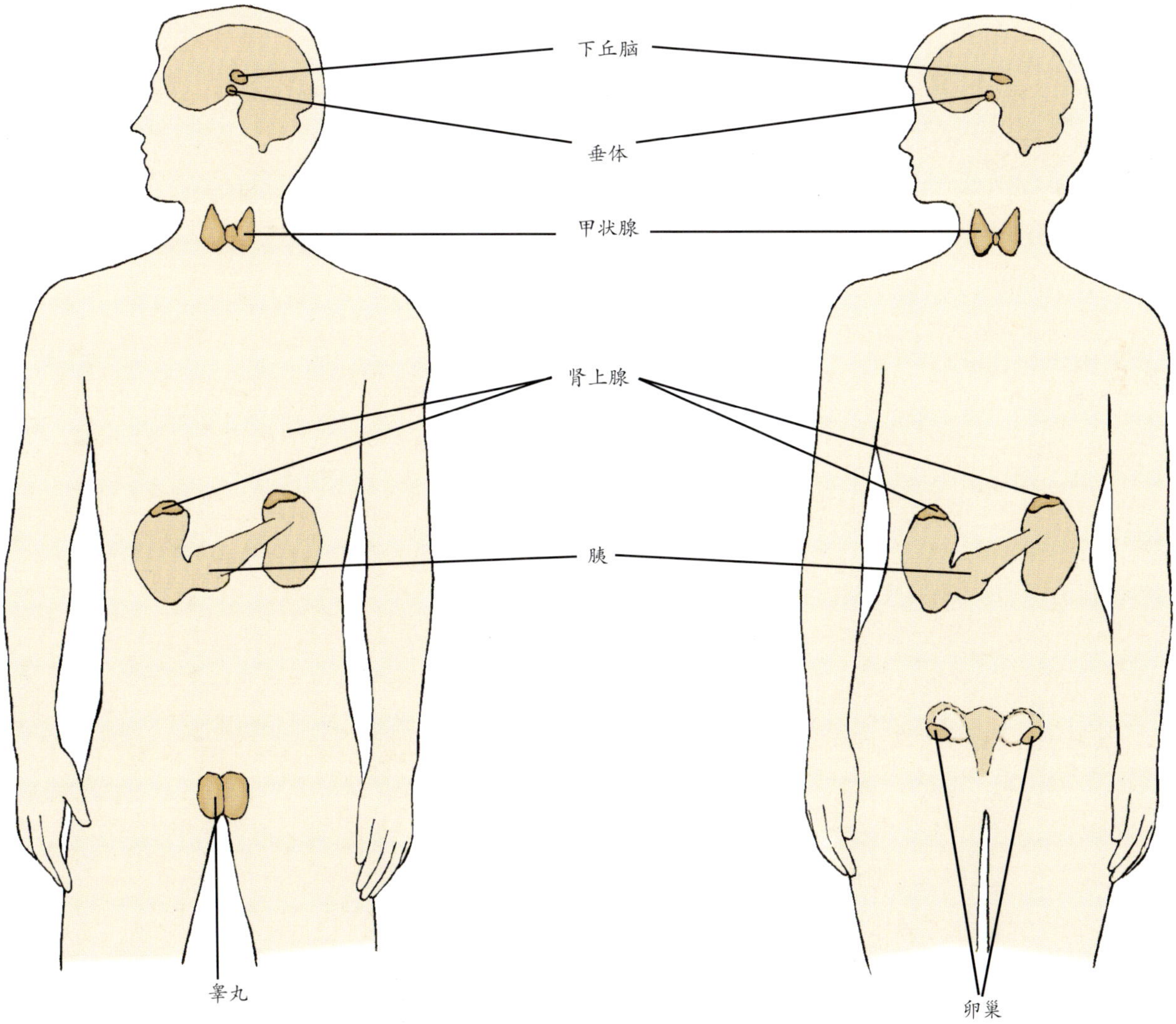

甲状腺

甲状腺位于颈前气管的前下方，分为左、右两叶。甲状腺分泌的物质叫甲状腺激素，它能够促进体内的新陈代谢和身体的生长发育。

甲状腺激素分泌过多时，可引起甲状腺功能亢进，人体会出现甲状腺肿大、性情急躁、眼球突出、心跳加强加快、食欲增多、消瘦等症状。

甲状腺激素分泌不足时，成年人会出现皮肤水肿，智力减退；儿童则会发育矮小，智力低下，即呆小症。

肾上腺

肾上腺，分别位于两个肾脏的上端，也分为左右两个。每一腺体分为内外两层，外层为皮质，内层为髓质。

肾上腺皮质能够分泌皮质素，它可以调节代谢和增进身体的抵抗力。皮质素分泌过少时，可使人的食欲减退，抵抗力差；严重时，可导致死亡。

肾上腺髓质能够分泌肾上腺素，它可以使人体出现兴奋状态，如心跳加快、血管收缩、血压升高等。

胰岛

胰岛在胰腺内，可以分泌胰岛素。胰岛素的作用是促进糖代谢。当胰岛素分泌过少时，人体的糖代谢速度慢，就会发生糖尿病，使患者血糖上升，尿中含糖；而当胰岛素分泌增多时，人体的糖代谢速度加快，就会引起血糖低下、饥饿等症状。

脑垂体

脑垂体在大脑底面，主要分为前、后两叶。脑垂体前叶分泌生长激素和促进其他内分泌腺活动的激素，如促甲状腺激素、促肾上腺皮质激素和促性腺激素。

若脑垂体前叶分泌激素过多，就会使人体生长过快，引发巨人症；分泌激素过少，则使人体生长迟缓，引发侏儒症。

脑垂体后叶分泌的激素，有抗利尿作用，分泌不足时可引起尿崩症。

性腺

性腺因性别而不同，它决定着人的性征，从而造成男女在形态上、生理上甚至心理上的显著差异。男人的性腺是睾丸，而女子的性腺是卵巢。

睾丸，位于阴囊内，是两个球状实体。它能够产生精子和分泌睾丸酮。睾丸酮与男性第二性征有密切关系，可以令男人肌肉发达、嗓音变粗、生长胡须。

卵巢的介绍，请见“妇科病”一节。

单纯性甲状腺肿

单纯性甲状腺肿，俗称粗脖子病，是指由于缺碘而引起的代偿性甲状腺肿大。

此病现在已经不多见，以前多见于离海较远的高原和山区。

诊断

1. 颈部粗大，双侧甲状腺肿大，质软；病情恶化时，甲状腺上可触摸到大小不等的结节，严重的患者，会出现呼吸不畅、干咳、声音嘶哑、吞咽困难等症状。

2. 本病无急躁、心悸、多汗、眼球突出等症状，若有这些症状应考虑为甲状腺功能亢进。

治疗

(一) 西药

1. 碘剂

(1) 复方碘溶液(或卢戈氏液)。每日 1 ~ 2 滴，服 2 周为一疗程，然后每隔 3 ~ 4 月再给一疗程。这样间歇治疗 1 年左右时间。

(2) 碘化钾。口服，10 ~ 15 毫克，每日 1 次，以 20 日为一疗程。间歇治疗 1 年左右时间。

注意：碘剂不宜长期服用，否则会引起甲状腺功能亢进。

单纯性甲状腺肿示意图

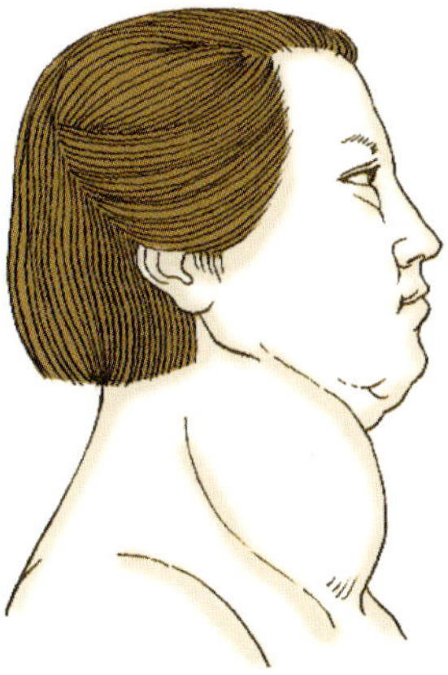

2. 干甲状腺制剂：每日 60 ~ 180 毫克，分 2 ~ 3 次服，可使甲状腺肿大在半年内消失。孕妇患此病，应给予干甲状腺制剂。

(二) 草药单方

1. 海藻 15 ~ 50 克，昆布 15 ~ 50 克，水煎服，每日 1 剂，分 2 次服。

2. 黄药子(黄独的地下块茎)9 ~ 15 克，水煎服，每日 1 剂。

3. 卤碱：每次 2 克，每日 3 次，忌服豆制品。

(三) 中药治疗

适应证：脖子粗大，表面光滑或有结节，宜化痰软坚。

药方：象贝 3 ~ 9 克，制半夏 9 ~ 12 克，夏枯草 6 ~ 12 克，牡蛎 50 ~ 100 克（先煎），每日 1 剂，分 2 次服。若加用海藻、昆布，效果更好。

（四）手术治疗

如果患者因甲状腺肿大而引起压迫症状：如呼吸困难、干咳、声音嘶哑、吞咽困难、胸闷等，考虑外科手术治疗。

预防

1. 多食用海带、海藻等含碘食物。

2. 食用加碘盐。

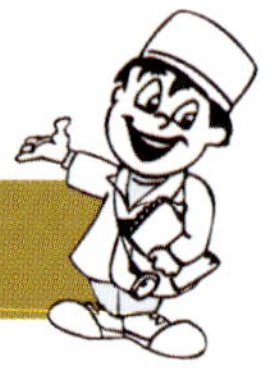

甲状腺功能亢进

甲状腺功能亢进，是指人体的甲状腺素分泌过多，而导致机体的新陈代谢速度加快，从而引发的人体各种病症。

究竟是什么原因导致甲状腺素分泌失调，目前尚未明确的答案。

诊断

1. 神经过敏，容易发脾气，当双手伸直手指张开时有快而细微的颤动。常有心悸，劳动时易气促，易出汗，体重减轻。

2. 眼球突出。

3. 甲状腺常见肿大，质软，可随吞咽而上下移动。在甲状腺上可触及震颤，有杂音。

4. 甲状腺危象：脉搏增快，体温升高，有剧烈呕吐，腹泻，尿少，烦躁不安和谵妄，昏迷，血压下降，周围循环衰竭。

治疗

（一）草药单方

1. 海藻、昆布各 50 ~ 100 克，水煎服，每日 1 剂。

2. 龙胆草 3 ~ 9 克，水煎服，每日 1 剂。

（二）中医辨治

1. 肝火

适应证：头晕，易怒，口苦，舌苔黄腻，脉弦数，宜泻火平肝。

药方：当归 9 克，山栀 9 克，夏枯草 9 克，龙胆草 3 ~ 9 克，牡蛎 50 克（先煎），大黄 3 ~ 6 克（后

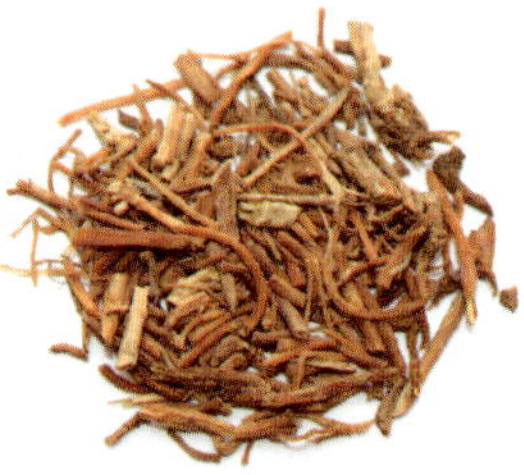

龙胆草

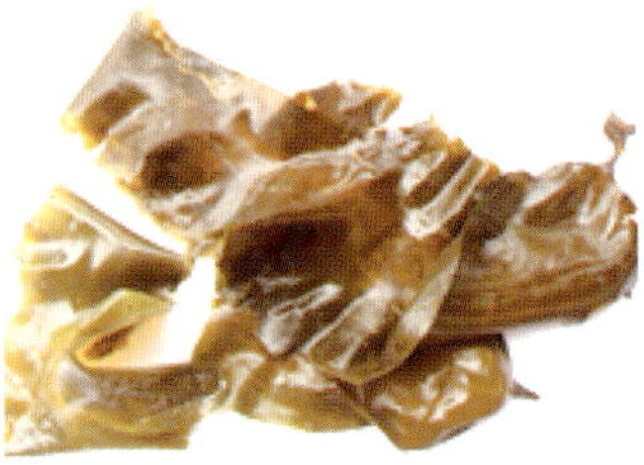

昆布

下），嫩钩藤 12 克（后下），水煎服，每日 1 剂。

2. 心虚

适应证：心悸，动则气促，自汗，失眠，苔薄脉细，宜养心益肝。

药方：茯神 9 克，知母 6 克，川芎 3 克，甘草 3 克，紫丹参 12 克，炙远志 9 克，酸枣仁（炒，研）9 ~ 18 克，水煎服，每日 1 剂。

（三）对症治疗

情绪激动，失眠，可给予溴化物或水合氯醛等。不论是否血压升高，可给予小剂量利血平，对改善

甲状腺的位置

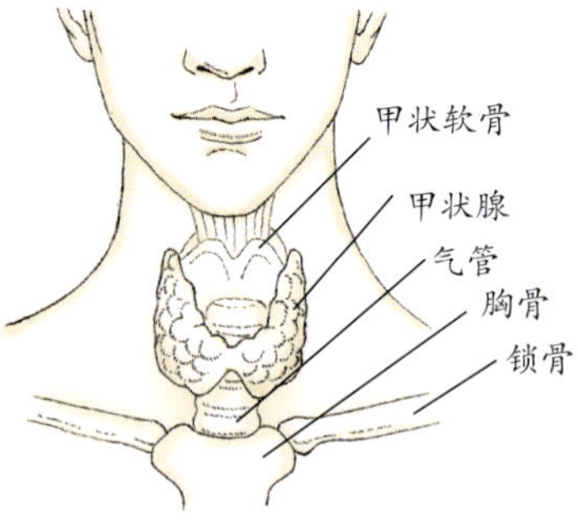

本病症状有一定作用。利血平每日 1 ~ 3 次，每次 0.125 ~ 0.25 毫克。

（四）抗甲状腺药物

1. 丙基硫脲嘧啶：开始每日 3 次，每次 50 ~ 100 毫克。症状及体征改善后，剂量减少二分之一。症状消失后，给维持量，一般每日 1 次，每次 50 毫克，连服 1 年左右。

2. 甲硫咪唑（他巴唑）：开始时每日 3 次，每次 5 ~ 10 毫克。待症状减轻或消失后服维持量，每日 1 次，每次 5 毫克，连服 1 年左右。

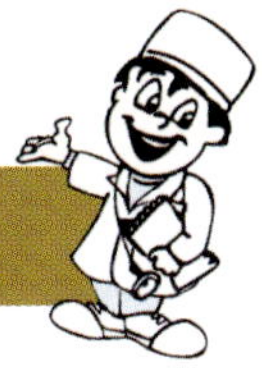

糖尿病

糖尿病，即尿中含糖的一种病症。它的发病原因，我们在概述中已有涉及，即人体中调节糖代谢的胰岛素分泌过少时，糖的代谢速度变慢，从而使患者血糖上升，尿中含糖。

糖尿病在严重的时候，会出现酮中毒昏迷，有可能危及生命。

诊断

1. 此病的主要特征：多饮、多食、多尿。

2. 皮肤容易反复感染，经常会生痈、疖。

3. 小便检查：尿糖阳性，空腹血糖 >6.1 毫摩尔每升，餐后 2 小时血糖 >11.1 毫摩尔每升。

4. 酮中毒：如有厌食、恶心、呕吐、腹痛时，

糖尿病的并发症

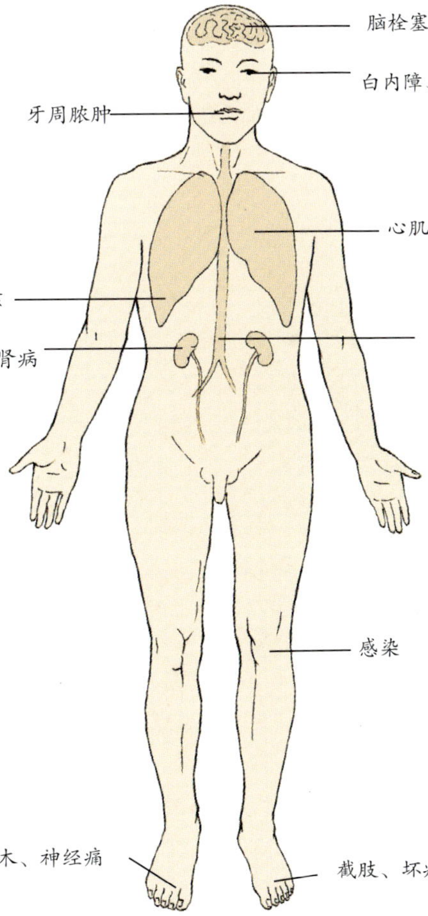

或嗅到苹果味，应考虑糖尿病酮中毒的可能。注意患者呼吸急促，严重的患者可出现昏迷，大口呼吸，血压下降，手足发冷，反射迟钝或消失。尿糖强阳性，尿醋酮强阳性。

治疗

（一）民间单方

1. 蚕茧 10 只，煎汤代茶饮；长期服用。
2. 玉米须 100 克，煎汁代茶饮；长期服用。
3. 玉米须、枸杞根各 100 克，桃树胶 50 克，煎服。

（二）中医辨证施治

1. 肺热伤津

适应证：主要症状为多饮的患者，口干舌燥，宜生津清热。

药方：牛膝 6 ～ 12 克，生地 9 ～ 15 克，麦冬 6 ～ 9 克，知母 6 ～ 9 克，生石膏 50 ～ 100 克（打碎，先煎），水煎，每日分 2 次服。

2. 胃中燥热

适应证：主要症状为多食的患者，大便秘结，宜清胃养阴。

药方：熟地 9 ～ 18 克，黄芩 9 ～ 12 克，生甘草 3 ～ 9 克，生大黄 6 ～ 9 克（后下），水煎，每日分 2 次服。

3. 肾阴不足

适应证：主要症状为多尿的患者，腰酸，苔薄舌质偏红，宜滋养肾阴。

药方：泽泻 9 ～ 12 克，山药 9 ～ 15 克，熟地 15 ～ 50 克，山茱萸 3 ～ 9 克，丹皮 3 ～ 4.5 克，茯苓 9 ～ 12 克，水煎，每日分 2 次服。

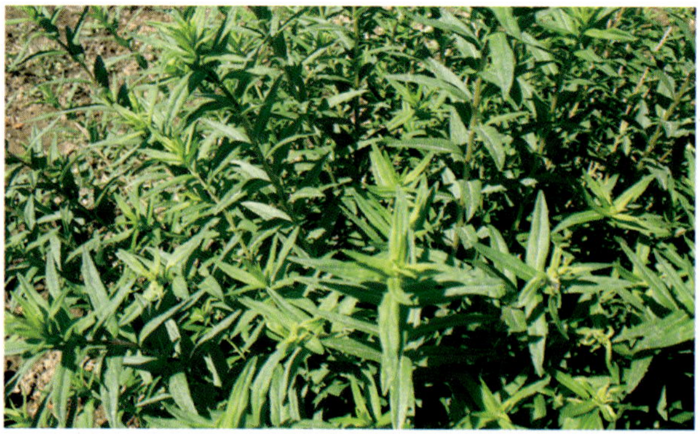

黄芩

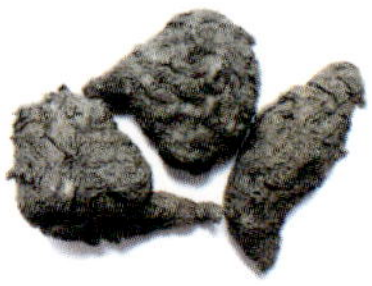

熟地

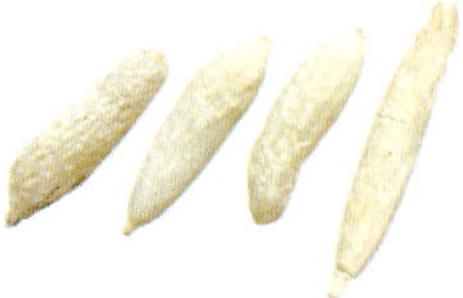

麦冬

（三）饮食控制

单纯轻型患者，只需饮食控制，限制米粮食物在 500 克左右，适当增加蛋白质和脂肪食物，尽可能不吃含糖食物。经 1 ～ 2 周后，若尿糖不减少，可在饮食治疗的同时加服降血糖药物。

（四）口服降血糖药

1. 苯乙双胍（降糖灵）：每次 25 毫克，每日 3 次。1 ～ 2 周后无效，可加至每次 50 毫克，每日 3 次。

2. 甲苯磺酰丁脲（D860）：开始每日 3 次，每次 1 克，根据病情每次减量 0.5 克，减至每日总量 1.5 克后，长期服用。

（五）胰岛素治疗

经以上治疗无效，或兼有并发症（如严重感染、肺结核）的患者，应采用胰岛素治疗。

开始时，每日用胰岛素 20 ～ 40 单位，分 3 次于饭前半小时注射。之后根据尿糖情况增减用量，经常测定尿糖，保持尿糖在 + ～ ++ 之间。

胰岛素如过量可产生低血糖反应，表现为饥饿感、心悸、出汗、精神兴奋，甚至昏迷、惊厥，可让患者进食或饮服糖水，必要时静脉注射葡萄糖溶液。

【酮中毒急救】

1. 胰岛素：立即皮下注射普通胰岛素 40 ～ 80 单位，同时静脉滴注 5% 葡萄糖溶液 1000 毫升加胰岛素 25 单位。滴注时每 2 小时测定尿糖和尿醋酮，作为加减胰岛素剂量的参考。如酮体阴性，则停止注射。

2. 纠正脱水及电解质：静脉滴注 5% 葡萄糖盐水总量 2000 ～ 3000 毫升，其中加用氯化钾 1 ～ 2 克，或另口服氯化钾 1 ～ 2 克，每日 3 ～ 4 次。

3. 纠正酮中毒：轻度酮中毒不需要碱性药物矫正。当酮中毒症状明显时，则给予静脉滴注 5% 碳酸氢钠 100 毫升，送附近医院抢救。

4. 患者尿酮转阴性后，继续口服降糖药物和控制饮食。

5. 预防感染，加用抗生素治疗。

内分泌系统其他疾病

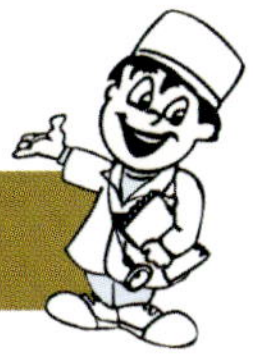

在上文中，我们介绍了单纯性甲状腺肿、甲状腺功能亢进和糖尿病的诊断和治疗，这三种内分泌系统疾病在生活中比较常见。除此之外，还有一些不常见的，如甲状腺功能减少症、肢端肥大症、脑垂体前叶功能减退症、肾上腺皮质功能亢进或减退症，我们将在下文中做简单地介绍。

内分泌系统其他疾病

病名	诊断	治疗
甲状腺功能减退症	①症状：面容呆板，面颊和眼睑出现浮肿；头发、睫毛、眉毛出现脱落，变得稀疏或脆弱而无光泽；舌肥厚；皮肤粗糙；指甲生长缓慢、厚、脆、表面有条纹。②以上症状发生在儿童身上，则发育矮小，称克汀病。发生在成人身上，还可见到非凹陷性水肿，阴毛、腋毛脱落，称黏液性水肿	①患单纯性甲状腺肿的孕妇，应服碘剂，避免胎儿甲状腺发育不全而患克汀病。②患甲状腺功能亢进患者，若进行手术治疗，应避免切除过多的甲状腺组织。③干甲状腺制剂治疗：用量详见常用西药激素类药物
肢端肥大症	①起病缓慢，头痛，乏力，全身酸痛，出汗，有时多饮多尿。②面容不正：眼眶上嵴、颧骨及颧弓增大、突出；下颌骨增大、突出；后期出现颌凸畸形，下门齿位于上门齿之前。眼睑及耳增厚，鼻变厚且阔，嘴唇及舌增厚。皮肤增厚，皱折加深。③肢端的肥大，一般表现在腕部和踝部：手指、手掌、脚趾、脚掌皆增厚、变阔	①脑垂体X线放射治疗。②外科手术治疗
脑垂体前叶功能减退症	①病史：本病常因分娩时大量出血史、垂体肿瘤、脑炎、脑膜炎等疾病所引起，所以，应首先查明病人是否曾有以上病史。②起病缓慢，最先出现性功能的减退：女性出现闭经，生殖器萎缩，不育；男性出现睾丸萎缩，阳痿；阴毛、腋毛稀疏脱落。③随着疾病的发展，会出现甲状腺及肾上腺皮质功能减退的症状	①性激素：丙酸睾丸酮，肌内注射25毫克，每周1～3次。或甲基睾丸酮，每日口服10～20毫克。②干甲状腺制剂：开始时每日0.03～0.06克，2～4周后可增加至每日0.06～0.12克。③肾上腺皮质激素：可的松每日5～40毫克
肾上腺皮质功能亢进症	①肥胖，主要为面、颈、躯干部，面如满月，肩如水牛，腹部饱满，四肢却相对显得瘦小。②腹部两侧、大腿外侧出现紫红色条纹，毛发增多，闭经及不育。③可出现糖尿病及高血压症状	①对症治疗。②外科手术切除肿瘤。③X线放射治疗
肾上腺皮质功能减退症	①起病缓慢，皮肤及黏膜色素沉着，乏力，体重减轻，可出现食欲减退、恶心呕吐、腹泻等。②血压常低于正常，直立时低血压现象更为显著。易出现低血糖症状	①治疗原发疾病。②口服可的松，每日12.5～25毫克；或氢化可的松，10～20毫克，分上、下午2次服用

第八节　其他

神经衰弱

神经衰弱，多见于青年人和中年人，其表现主要为：头痛、头晕、睡眠不好、记忆力减退、疲惫无力等。

神经衰弱的病因不明，但是通常认为，这是由于高级神经过度紧张后，神经活动处于相对疲乏的一种状态。

诊断

症状：本病出现的症状多种多样，大多数为主观而比较含糊的自述，可包括多系统症状。现分别简要说明如下。

1. 神经系统：如头痛，头晕，脑胀，耳鸣，眼花，记忆力减退，思想分散不能集中，容易激动发脾气，工作或学习时提不起精神来，睡眠不好或整夜睡不着，白天就疲劳，腰背酸痛，脚软无力和全身各部分含糊不清的似有似无的感觉等。

2. 循环系统：如心跳、气急、胸痛和出汗等。以这些症状为主的称心血管神经官能症。

3. 消化系统：如胃口不好、胃部胀痛、嗳气、呕吐、胸闷、腹泻和便秘等。以这些症状为主的称胃肠神经官能症。

4. 生殖系统：如阳痿、早泄和遗精等。以这些症状为主的称性神经官能症。

以上各种症状的表现，其中以头痛、头晕、睡眠不好、记忆力减退和神疲无力为最多见。

在体格检查方面找不出任何与症状相应的阳性器质性体征，就可以诊断为本病。但是必须排除有关的各种器质性疾病所引起的神经衰弱综合征。

应与颅内肿瘤、鼻窦炎、脑膜炎、偏头痛和屈光不正等器质性疾病鉴别，其特点是部位固定不变的头痛。而神经衰弱的头痛性质是胀痛，以两侧太阳穴较多，在疲劳时容易加重。

治疗

（一）对症治疗

入睡困难：用 10% 水合氯醛 10 毫升或安定 5 毫克。

梦多易醒：用异戊巴比妥0.1 克或冬眠灵 5 ～ 50 毫克。

有肝脏病者：可用安眠酮 0.1 ～ 0.2 克，或导眠能 0.25 克，或非那根 25 毫克，三药任选一种。但不宜长期服用，以免产生副作用。

（二）脚穴按摩法

脚穴按摩法

按摩穴位和顺序为：女先右脚：1穴、2穴、3穴、4穴、5穴，用右手拇指同时对上述穴位反复揉搓，18穴用按摩棒的一端稍用力反复按摩。36穴用按摩棒的一端用力反复按摩；22穴、23穴、24穴，用手紧握棒的中间，用棒的另一端用力按在22穴上，按其22穴、23穴、24穴走向用力加压划过，上述3穴按摩都应在100次左右，左脚按摩和右脚相同，但无18穴。

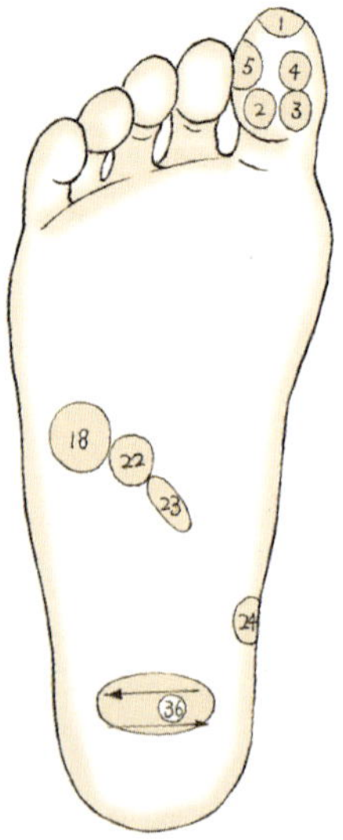

（三）草药单方

1. 酸枣仁 15~25 粒，炒至半生，捣碎，睡前 1 次顿服。超过一倍量，可发生中毒，故须慎用。

2. 五味子 5 ～ 15 克，水煎，每日分 2 次服。

（四）中药治疗

1. 失眠头晕

药方：甘草 3 ～ 4.5 克，知母 4.5 ～ 9 克，酸枣仁 12 ～ 18 克，川芎 3 ～ 4.5 克，每日 1 剂，水煎，分 2 次服。第二次在临睡前服，效果较好。

成药：朱砂安神丸，每日 2 次，每次 3 ～ 6 克，在临睡前吞服。

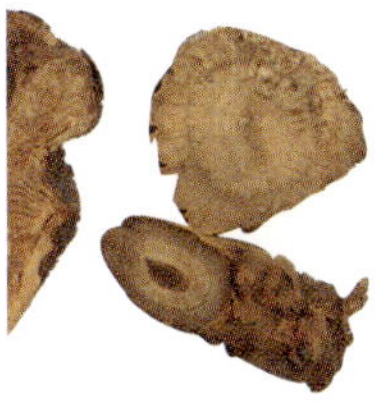
甘草

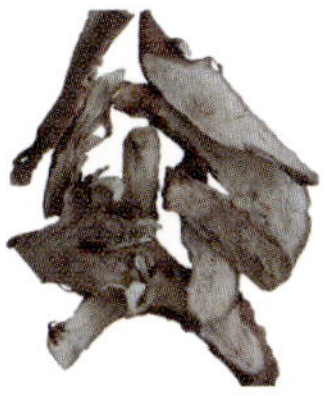
知母

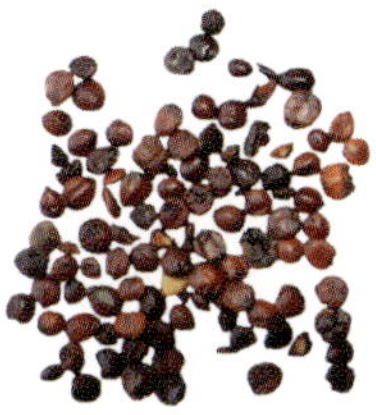
酸枣仁

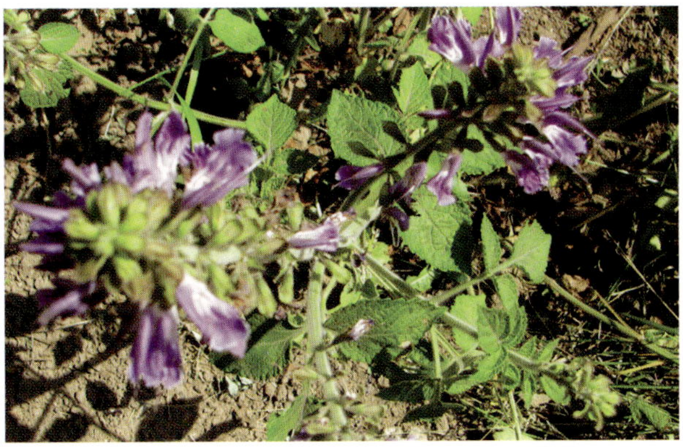
丹参

2. 失眠、心悸、多梦、记忆力差

药方：远志 6 克，丹参 9 ～ 15 克，五味子 4.5 ～ 9 克，柏子仁 9 ～ 15 克，水煎服。

成药：养血安神片，每日 3 次，每次 4 ～ 6 片。

3. 容易发脾气，无法控制感情

药方：甘草 3 ～ 9 克，大枣 4 ～ 6 枚，淮小麦 50 ～ 100 克，夜交藤 9 ～ 50 克，水煎服。

成药：逍遥丸，每日 3 次，每次 3 ～ 9 克。

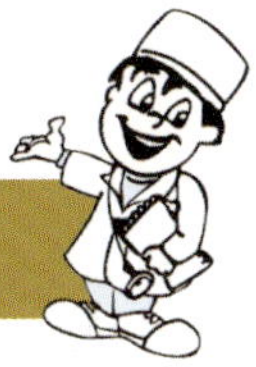

类风湿性关节炎

类风湿性关节炎是一种慢性全身性疾病，常侵犯多处小关节，可成梭状畸形，强硬，严重影响劳动力。

诊断

1. 多见于青壮年，一般起病缓慢。急性期可有发热。

2. 关节病变的分布常左右对称，从小关节开始，尤其是掌指关节和近侧指关节，进一步发展到腕、肘、膝等关节。关节常肿大成梭形。晚期关节畸形、强硬，不能伸屈。

3. 部分患者先从骶髂关节发病，逐渐侵及脊椎，晚期脊柱完全强直。

4. 类风湿性关节炎与风湿性关节炎的鉴别如下。

类风湿性关节炎

(1)15 岁以后发生。

(2) 女性多于男性。

(3) 常无上呼吸道发炎。

(4) 无局部皮肤炎症，好发近端指间关节掌间关节，关节梭状肿大，有腱鞘炎。

(5) 有疼痛、高热。

(6) 关节腔无积液。

(7) 关节可见永久性损害破坏、畸形、活动障碍。

(8) 水杨酸治疗，暂时有效。

(9)X 线显示，早期阴性，晚期骨质疏松，关节强直。

风湿性关节炎

(1) 多在 15 岁以前发生。

(2) 性别无关。

(3)80% 以上可见上呼吸道发炎。

(4) 局部皮肤有炎症，好发腕、肘、肩、膝、踝大关节，无腱鞘炎。

(5) 疼痛、高热显著。

类风湿性关节炎

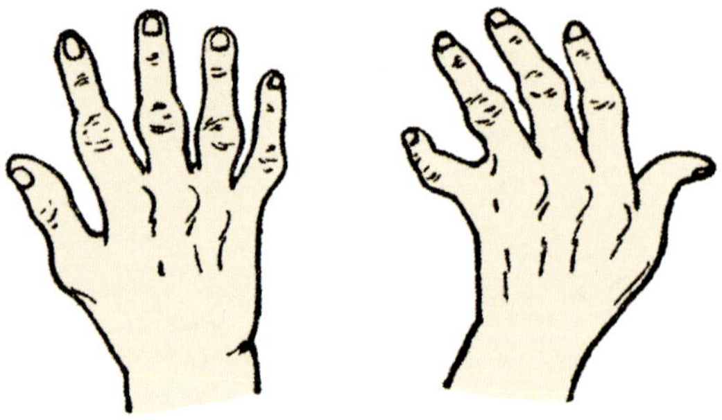

(6) 少见关节腔积液。

(7) 关节无损坏，少有摩擦者，活动正常。

(8) 水杨酸治疗，迅速有效。

(9)X 线显示，无骨骼改变，只是软组织肿胀。

治疗

（一）西药治疗

1. 止痛药物

(1) 保泰松。每日 300 毫克，连服 7 日，如有效就减为每日 100 毫克的维持量。

服药期间注意白细胞变化，如白细胞减少时就应该停药。有慢性胃痛和胃出血病史的患者，使用本药应特别慎重。

(2) 水杨酸钠。0.6 克，日服 3 次，本药对胃有刺激，最好同时用胃舒平或胃可宁或氢氧化铝保护。

2. 激素：去氢可的松。每日 30 毫克，分 3 次口服，产生疗效后减为每日 6 ~ 10 毫克，以维持最小药量（一般 2.5 ~ 5 毫克）控制复发。

服激素期间适当口服氯化钾，并注意激素副作用的产生。

去氢可的松，在一两日内可以使关节肿痛迅速减轻，可惜它的疗效不能持久，停药以后容易复发。

3. 缓解药物

(1) 金制剂：硫代苹果酸金钠或硫代葡萄糖金，每次 10 ~ 25 毫克肌内注射，以后每周肌注 50 毫克 1 次，注射总量达 1.0 克病情无缓解者，可停用；若有效，维持量每月肌注 50 毫克 1 次。每次注射前应查血、尿常规。

(2) 青霉胺：初始剂量 125 毫克，每日 2 ~ 3 次，一个月后剂量可加倍，症状改善后减量维持。

(3) 雷公藤多苷：每次 20 ~ 40 毫克，每日 2 ~ 3 次。

(4) 免疫抑制剂：多用于其他治疗无效的患者。常用的有环磷酰胺 100 毫克，每日 1 次；硫唑嘌呤 100 毫克，每日 1 次。

（二）推拿疗法

1. 施法于患部 5 ~ 10 分钟，在治疗同时配合患部关节被动运动。

2. 擦热患部并配合热敷。

（三）草药单方

1. 莶草、桑枝各 50 克，水煎，每日 1 剂，分 2 次服，连服 1 周至半月。

2. 蜂蜜 50 克，生甘草 9 克，制草乌 9 克，水煎 1 小时，每日 1 剂，分 2 次服连服半月。

3. 桑枝、地榆、松节各 50 克，木贼、络石藤、土牛膝各 15 克，酒 50 克，水煎，每日 1 剂，分 2 次服，连服 1 周至半月。

（四）中医辨治

1. 祛风散寒

适应证：关节疼痛，遇冷加重，局部关节发冷，苔薄白腻，宜祛风散寒。

药方：姜黄 9 克，麻黄 6 克，羌活 9 克，芍药 9 克，独活 9 克，黄芪 9 克，制川乌 6 克，细辛 3 克，甘草 6 克，水煎服。

2. 祛瘀通络

适应证：关节肿痛久治不愈，反复发作，宜祛瘀通络。

药方：全当归 9 克，老鹳草 100 克，甘草 4.5 克，鹿衔草 9 克，伸筋草 9 克，炙蜣螂五分，炙蕲蛇 4.5 克，炙地鳖虫 4.5 克，炙蜂房 6 克，寻骨风 9 克，钻地风 9 克，炙蜈蚣粉三分（冲），炙全蝎粉三分（冲），水煎服，每日 1 剂。

（五）外敷法

用于患者四肢关节肿胀疼痛，关节活动不灵便。

药方：防风 9 克，萆薢 15 克，桑桂枝各 4.5 克，川牛膝 12 克，透骨草 15 克，乳香 4.5 克，木香 4.5 克，没药 4.5 克，羌、独活各 12 克，红花 9 克，当归 9 克，研细末。

用法：以上药物为一次量，以黄酒加水调成厚糊糊状敷关节，日敷 2 次。

第八章

外科

外科疾病种类繁多，其难度主要在临床实践上，正可谓：“千方易得，一效难求。”对待同样的病症，有时只需中药一方或西药几片，即可见效；而有时对于病情复杂者，即使多方多药、多管齐下，病情也不见好转。因此，对待外科疾病，我们必须仔细诊断，认清症状，辨析病因，才能做到客观判断，正确施治。

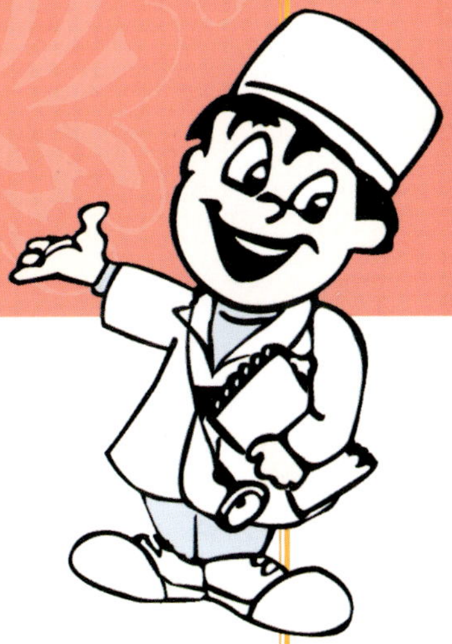

第一节　外科感染

外科感染是一种炎症反应，它是由细菌侵入人体组织所引起的。这些细菌主要有葡萄球菌、链球菌、大肠杆菌、结核杆菌等，当它们通过受伤部位或其他方式进入人体后，就会通过血液循环侵入人体组织，从而引起局部或全身的炎性反应。

临床上常见的外科感染主要有两种：一般外科化脓性感染和结核菌感染。一般外科化脓性感染主要包括：疖、痈、丹毒、蜂窝组织炎、淋巴结炎、淋巴管炎、乳腺炎等疾病；结核菌感染主要包括：淋巴结结核、骨与关节结核等疾病。

根据中医辨证施治的原则，一般外科化脓性感染大多属于阳证，而结核菌感染一般属于阴证。在疾病的不同阶段，可能出现不同的情况，我们应该抓住它的主要特征，分析它是阳证还是阴证，从而给出恰当的治疗方案。

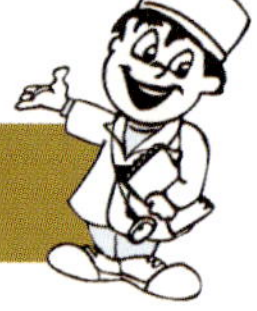

阳证与阴证的临床表现

阳证，大多是突然发作，疼痛剧烈；它发生于皮肉的浅表，发病部位表皮呈红色，有灼热感，发炎肿胀后，肿块高凸，特征明显，肿块硬度适中；炎症溃破后，脓液稠厚。

阳证刚发作时，患者常伴有寒热、口渴、胃口不好、大便秘结、小便短赤等症状，炎症溃破后，上述症状会逐渐消失。整个病程一般较短。

阴证，大多发作缓慢，因其发生于人体的筋骨、深里，发作时伴有隐痛、酸痛或抽痛；炎症部位表面呈紫暗色或没有明显变化，肿块平塌，肿势散漫，境界不清，摸起来坚硬如石或柔软如绵；炎症溃破后，脓液稀薄。

阴证初发之时，全身并无明显症状。在化脓期，人体会出现潮热、颧红、面色发白、自汗、盗汗等症状。炎症溃破后，以上症状仍可能继续存在。阴证的病程一般较长。

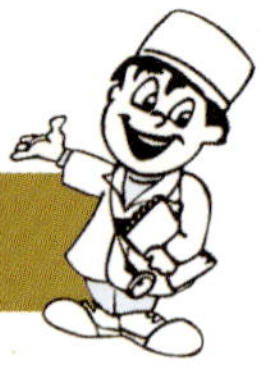

阳证的治疗

（一）阳证的局部治疗方案

在阳证的不同阶段，其外在表现是在不断变化的，因此，我们要针对不同的情况，采取不同的治疗方案。

1. 病情刚发作时，此时炎症还不严重，肿块还没有化脓或者溃破，此时治疗要以消炎止痛为主，可采取以下几种方法之一。

(1) 千捶膏，外贴。

(2) 消炎止痛膏、鱼石脂软膏，外敷使用。

(3) 金黄膏或玉露膏，外敷，2 ~ 3 日换一次。

2. 在炎症发生有一段时间，肿已经化脓时，此时，就应做切开排脓术，切口应选择在脓腔的低位，以便引流通畅。在实行脓肿切开排脓后，或者肿块自行溃烂后，注意做好清洗和上药的措施。

(1) 对于局部的创面，可用上述草药如野菊花、蒲公英等，煎成淡汁，冷却后清洗创口，也可以用消毒生理盐水或 3% 过氧化氢溶液，清洗创口。

(2) 对于较深的创口，为了使脓液排出畅快，可用药线引流。根据创口大小、深浅，用桑皮纸捻成纸线，滚上八二丹或九一丹等药粉插入创口。待脓液减少时，可逐步减短药条或停用药线。也可用生理盐水、呋喃西林纱布条作为引流。

(二) 阳证的全身治疗方案

中医认为，凡是有红、肿、热、痛症状的外科疾患，多为阳证、热证、实证，所以，应采用清热解毒的方法来治疗。

1. 草药治疗

(1) 七叶一枝花、金线吊葫芦块根 9 ~ 15 克，水煎服。

(2) 半边莲、半枝莲、鬼针草、金银花 (藤)、蒲公英、乌蔹莓、鸭跖草、羊蹄、野菊花、紫花地丁。

以上草药，任选一至数种，鲜草 50 克或干草 15 克，水煎服。

2. 中药治疗

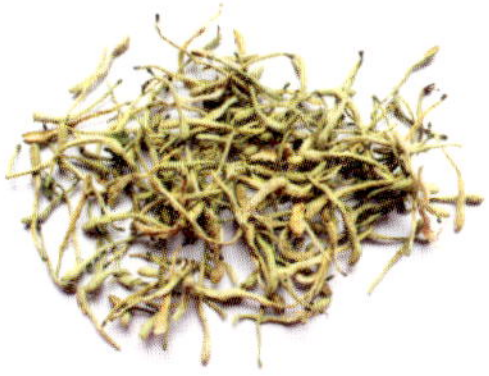

金银花

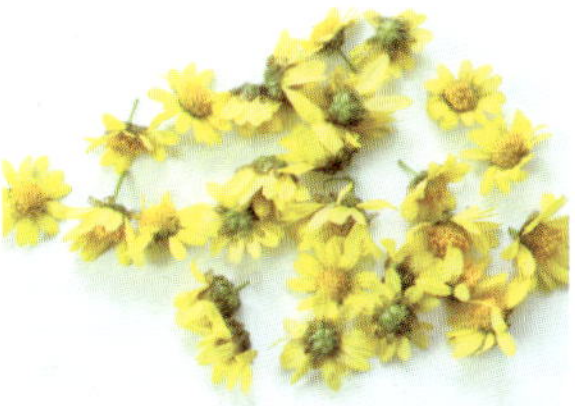

野菊花

药物：板蓝根 15 ~ 50 克、草河车 (拳参)9 ~ 15 克、赤芍 9 克、大青叶 15 ~ 50 克、黄柏 9 ~ 15 克、黄芩 9 克、连翘 9 ~ 15 克、蒲公英 15 ~ 50 克、生草 3 克、生山栀 9 克、鲜生地 50 克、银花 9 克、紫花地丁 15 ~ 50 克。

选取以上药物 5 ~ 6 味，再随症状的不同而进行加减其他药物：脓成而未熟加用皂角针 9 克，穿山甲 9 克；小便少的加车前子 50 克 (包)；大便不通加生大黄 9 克 (后下)。

3. 中成药治疗

(1) 三黄丸：成人每次 4.5 克，日服 2 次，口服。

(2) 银黄片：成人每次 2 ~ 4 片，日服 4 ~ 6 次，口服。

(3) 牛黄解毒丸：成人每次 1 粒，日服 1 ~ 2 次，口服。

(4) 解毒消炎丸：成人每次 4 ~ 6 粒，日服 3 次，必须饭后服用。

4. 西药抗感染治疗：主要选用抗生素，如：

(1) 青霉素：每次 80 ~ 160 万单位，每 6 ~ 8 小时一次，肌内注射；或阿莫西林每次 0.4 ~ 0.6 克，每日 3 ~ 4 次。

(2) 庆大霉素：每次 8 万单位，每日 2 ~ 3 次，肌内注射。

(3) 头孢噻肟钠：每日 6 ~ 12 克，分 2 ~ 4 次，静脉滴注。

阴证的治疗

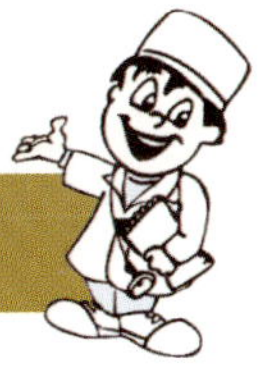

(一) 阴证的局部治疗方案

在不同阶段，需要采用不同的治疗方法和药物。

1. 刚有炎症时，此时尚未化脓，或者肿块还没有溃烂时，可以用以下疗法：

(1) 膏药：冲和膏或回阳膏。

(2) 草药：用杜衡、石菖蒲根捣烂，和酒、糖外敷。

2. 炎症化脓之后，须及时排脓：

(1) 用消毒针筒抽出脓液。

(2) 切开脓腔，进行排脓。

3. 脓腔自然溃穿，或者用切开术排脓后，结核性创口往往形成潜行性空腔，需用药棉或药线蘸八二丹填塞空腔，直至脓水黏稠略带透明为止，改用九一丹或生肌散收口。

(二) 阴证的全身治疗方案

1. 中医治疗：中医认为，凡是红、肿、热、痛不明显的外科疾病都属于阴证，因此，在治疗上应选用温经通络、散寒化痰和扶正补虚的方法来治疗。

若在阳证初期、急性发作期或有混合感染时，可选用以下草药内服。

药物：当归 9 克、党参 9 克、熟地 12 克、细辛 2.5 ~ 3 克、白芥子 4.5 ~ 9 克、桂枝 4.5 ~ 9 克、鹿角粉 3 克 (分二次吞服)、麻黄 3 ~ 9 克、炮姜 2.5 ~ 3 克、制附块 4.5 ~ 9 克、炙黄芪 9 克、炙远志 4.5 ~ 9 克。

以上药物可选用 5 ~ 6 味，然后再依据病症的不同加减其他药物：

患者食欲不振的，可加砂仁 3 克 (后下)、谷 12 克、麦芽 12 克。患者腰脊酸痛，可加川断 9 ~ 12 克、狗脊 9 ~ 12 克、牛膝 9 克。患者阴虚火旺的，可加知母 9 克、黄柏 9 克、龟板 15 克 (先煎)、鳖甲 15 克 (先煎)。

2. 西药治疗：结核菌感染时，可配合应用抗结核药物治疗。

3. 外科常用外治药物 (见下表)。

外科常用外治药物

药名	制法	功用
白玉膏	尿浸石膏(或熟石膏)27克，制炉甘石3克，研磨成极细粉末和匀，以麻油少许调成膏，再加入凡士林100克	润肤、生肌、收敛
冲和膏	紫荆皮15克，独活9克，赤芍6克，白芷3克，石菖蒲4.5克，研磨成极细粉末。药末二成，凡士林八成，调和成膏	活血定痛
红油膏	熟石膏27克，升丹3克，东丹4.5克，凡士林500克。将药研磨成极细粉末，将凡士林熔化后，一起调和成膏	防腐生肌
回阳膏	草乌(炒)、干姜(煨)各150克，赤芍(炒)、白芷、南星(煨)各50克，肉桂9克，研磨成极细粉末，热酒调敷或撒于膏药内贴之	温经活血、散寒化痰
金黄膏	大黄、黄柏、姜黄、白芷各15克，南星、陈皮、苍术、厚朴、甘草各6克，天花粉50克，一起研成细末。药末二成，凡士林八成，按比例调和成膏	清热、散瘀、消肿、止痛
千捶膏	又叫红膏药。蓖麻子油150克，嫩松香十600克，轻粉50克，东丹100克，银硃100克。先将蓖麻子油和嫩松香一起放入砂锅内，炖烊后离火，用木棒不断搅匀约5分钟，稍冷后再缓慢放入银硃、东丹，搅匀，最后缓慢放入轻粉，搅匀成膏。使用时，以文火保温，摊于纸上	消肿止痛、提脓祛腐
青黛膏	青黛6克，石膏12克，滑石12克，黄柏6克，研磨成极细粉末，拌和均匀。药末二成，凡士林八成，按比例调和成膏	收湿止痛、清热解毒
消痔膏	煅田螺50克，煅成橄榄核50克，冰片2.5克，共研磨成细末状。药末二成，凡士林八成，按比例调和成膏	消痔、退肿、止痛
玉露膏	芙蓉叶100克，研磨成极细粉末，凡士林400克，调和成膏	凉血、清热、退肿
八二丹	即二宝丹。熟石膏24克，升丹6克，共研磨成细末状	提脓祛腐
九一丹	熟石膏27克，升丹3克，共研磨成细末状	同八二丹。以上二药成分相同而比例不同，其提脓祛腐的功能以八二丹较强，九一丹较弱。一般九一丹也可作祛腐生肌之用
生肌散	制炉甘石15克，滴乳石9克，滑石50克，琥珀9克，硃砂3克，冰片0.5克，研磨成极细粉末	生肌收口

痈

痈，也属于阳证。它是指多个毛囊和皮脂腺的急性化脓性感染，致病细菌多为金黄色葡萄球菌或白色葡萄球菌。

痈，多发于脖颈处和背部。患于脖颈处的痈，俗称“脑疽”；患于背部的，俗称“发背”“搭手”。

痈，多见于成年人，有糖尿病的人更易发生，且不易愈合。

诊断

1. 痈刚发作时，为粟粒样白头，然后，红肿范围逐渐扩大，在中央形成多个脓头似蜂窝状，周围组织红肿硬结，疼痛剧烈。

2. 体温在 38 ～ 39℃，严重的可能会有高热、寒战、头痛、头昏等症状出现，以致形成全身性感染。

背部痈

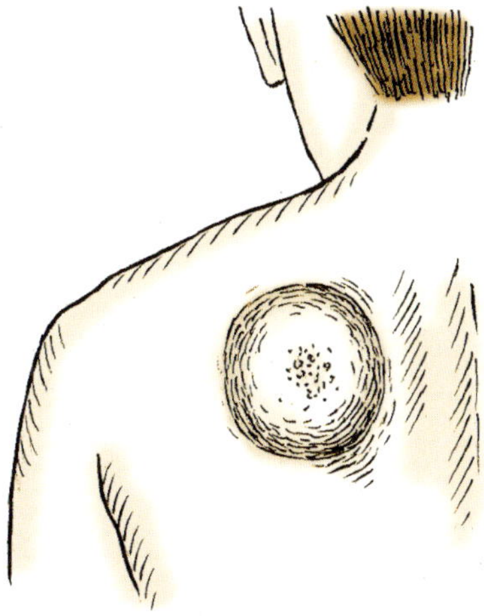

痈的切面

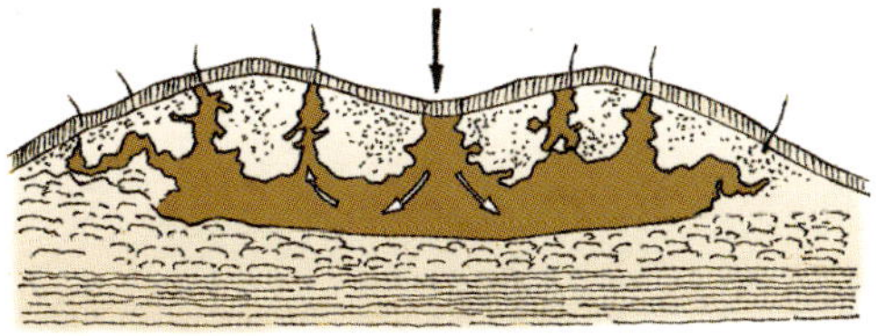

治疗

（一）外治

痈刚发作时，可采用新鲜草药或金黄膏外敷。在脓肿形成或坏死组织未脱时，可做“+”“++”形切开引流，创面用八二丹或九一丹、金黄膏或红油膏外敷。

在创面坏死组织脱落后，若肉芽生长良好，改用生肌散、白玉膏外敷；若创面肉芽生长过度，宜予剪除。

十字切口

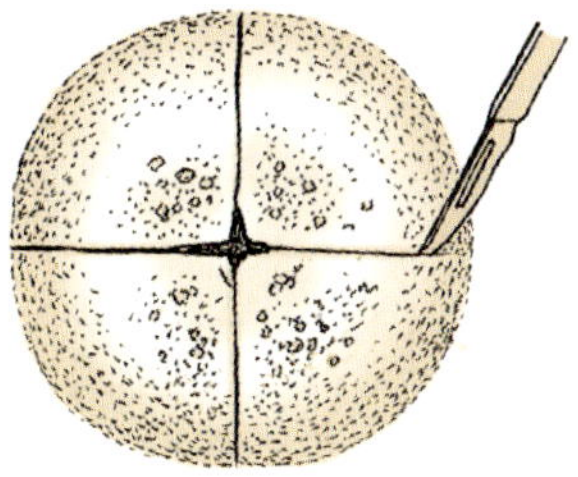

创面四周皮肤要保持清洁，以免伴发皮疹、疖肿。局部不宜挤压。患在项部的可用四头带包扎；患在上肢的宜用三角巾悬吊；患在下肢的宜将下肢抬高。有全身症状时，应考虑适当休息。

（二）内治

1. 西药：应用磺胺类药物和抗生素。

2. 中成药：病情较轻的患者，可选用牛黄解毒片、解毒消炎丸、银黄片、清热消炎片、三黄丸、牛黄醒消丸等中成药。

3. 中草药：选用清热解毒的中草药内服。

4. 糖尿病患者，在治疗本病的同时，应进行糖尿病的治疗。

预防

1. 注意个人卫生，保持皮肤清洁。

2. 及时治疗疖肿。

急性淋巴管炎

急性淋巴管炎是指化脓性细菌侵入人体后沿淋巴管扩散而引起的急性炎症。

引起急性淋巴管炎的化脓性细菌，主要是链球菌和葡萄球菌，它们从伤损的皮肤或黏膜侵入人体，然后感染淋巴管。

急性淋巴管炎可分为网状淋巴管炎和管状淋巴管炎两种。网状淋巴管炎，多发作于患者的面部和下肢；而管状淋巴管炎，则多发于人体的四肢。

诊断

(一)局部症状

1. 网状淋巴管炎：通常是细菌由污染的创伤侵入皮肤。轻微者仅在伤口与周围出现红晕；严重者红晕迅速扩散，呈弥漫性肿胀、发热和潮红。红晕与周围正常皮肤有明显界限。其中，由溶血性链球菌引起的急性网状淋巴管炎，特称丹毒。

2. 管状淋巴管炎：浅层淋巴管炎可以看到自伤口部位发出一条红线，摸上去比较硬而痛，俗称“红丝疔”；深层淋巴管炎，可引起肢体肿胀和疼痛，二者均可有怕冷、发热等全身症状。

(二)全身症状

感染严重时，人体会出现寒战、发热、头痛、乏力、胃口不好等症状。

治疗

1. 用小刀或三棱针沿红线挑断数处，使出血。

2. 在红线处及红线尽头淋巴结部位，外敷草药或金黄膏、玉露膏。

3. 草药：详见上文“阳证的治疗”。

4. 中药：清热解毒利湿法。板蓝根 50 克，山栀 9 克，黄柏 9 克，赤苓 9 克，车前子 15 克，或三黄丸吞服。

5. 西药：可应用磺胺类药或抗生素治疗。

6. 有全身症状的，应适当休息；患在四肢的，应将患肢抬高。

预防

发生疖、痈、蜂窝组织炎及其他皮下感染时，应及时治疗，防止化脓感染。

急性淋巴管炎治疗

浅层淋巴管炎可以看到自伤口部位发出一条红线，摸上去比较硬而痛，俗称“红丝疔”，可以用小刀或三棱针沿红线挑断数处，使出血。

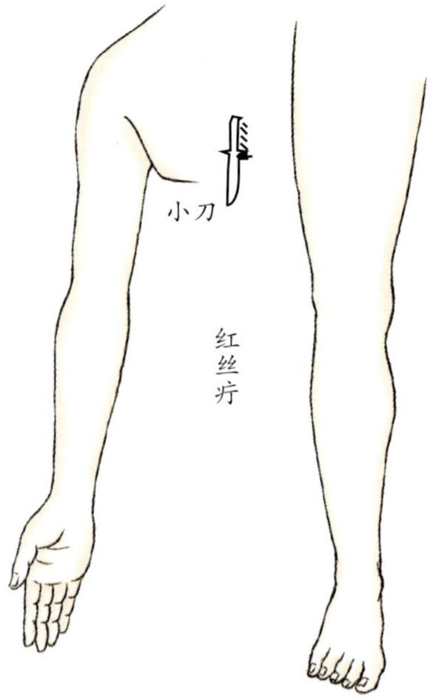

急性淋巴结炎

当从伤口侵入人体的细菌，沿淋巴管侵入淋巴结时，就产生了急性淋巴结炎。

此病大多数是由其他炎症所引发，原发病所在部位存在明显的污染创伤或炎症。感染细菌主要为链球菌和葡萄球菌。

急性淋巴结炎最常发生的部位是脖颈、腋窝、腹股沟等处，其中以颈部最为多见。患在颈部的中医称之为“颈痈”“痰毒”；患在腋窝部的中医称之为“腋痈”。

诊断

（一）症状

病情轻的，淋巴结会出现肿大、压痛，大多会有体温上升的症状。

病情重的，淋巴结肿痛厉害，周围皮肤红肿发热，体温升高至39℃左右，炎症进一步发展可形成脓肿。

（二）病原

颌下淋巴结炎，其原发病灶多为扁桃体炎、龋齿、上呼吸道感染或口腔炎。

腋窝部淋巴结炎，来自手指感染。

腹股沟部淋巴结炎，来自下肢创伤或足癣感染。

治疗

（一）局部治疗

颈部淋巴结群

检查颈部淋巴结群时，应让病人头稍昂起，使局部松弛后，进行滑动触诊。

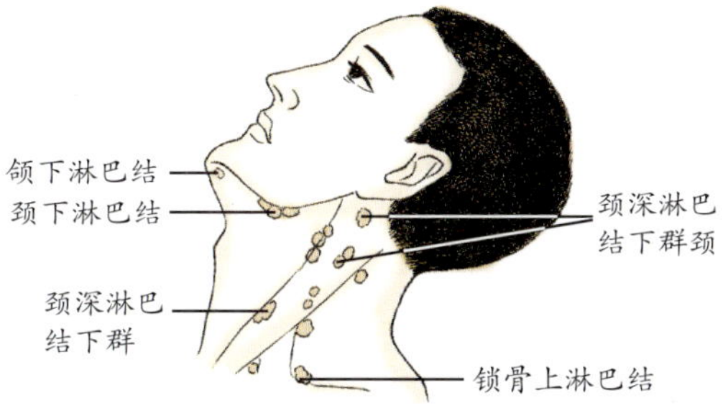

外敷草药或金黄膏。脓肿形成应做切开排脓，用八二丹药线引流。

（二）全身治疗

1. 西药治疗：可选用磺胺类药物或抗生素进行治疗。

2. 草药单方：用以清热解毒的草药（见上文“阳证的治疗”）。

3. 中药对症治疗：主要以散风化痰、清热消肿的中药为主。

(1) 颈、腋部淋巴结炎：黄芩9克，赤芍9克，生山栀9克，板蓝根50克，夏枯草9克，牛蒡子9克，连翘9～15克。

(2) 下肢淋巴结炎：黄柏9克，当归9克，赤芍15克，川牛膝9克，制川军9克，蒲公英50克，连翘9～15克。

乳腺炎

乳腺炎，又称为“乳痈”，俗称“奶疖”，是由于化脓性细菌从擦破的乳头侵入，在乳腺中引发的炎症感染。

乳腺炎常发生于产后妇女，尤其是在初产妇中比较多见。因为此时产妇的乳汁经常阻塞不通，这就为细菌的成长发育提供了一个良好场所，因此细菌繁殖迅速，来势凶猛。

诊断

1. 乳房症状：乳房肿胀，疼痛发热，皮肤发红，大多有肿块，甚至有搏动性跳痛。脓肿形成时，有时还会有波动感。

2. 全身症状：出现发热、寒战、食欲减退、疲乏等。

3. 体征：侧腋窝淋巴结肿大。

治疗

（一）局部治疗

1. 发病初期，可用温热的湿毛巾敷于患处，一日 3~5 次，每次 15 分钟左右，可以帮助局部肿块的消散，或用新鲜草药捣烂外敷（见上文“阳证的治疗”），或用金黄膏、玉露膏外敷。

乳腺炎切口的正确位置

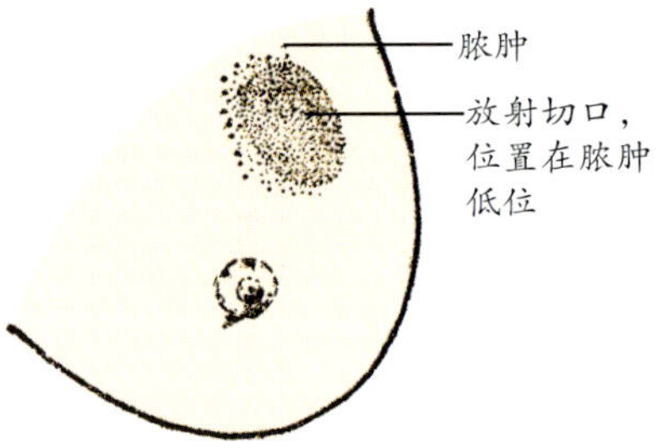

乳腺炎切口的正确位置

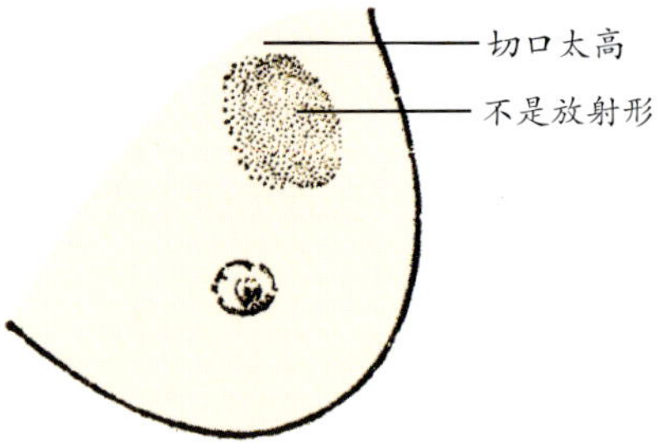

切口应选择在脓肿的最低位置。近乳晕部的脓肿，切口应尽量避开乳晕，以免术后创口流乳，影响收口。

2. 脓肿形成后，可采取放射形切开排脓，切口应选择在脓肿的最低位置。近乳晕部的脓肿，切口应尽量避开乳晕，以免术后创口流乳，影响收口。

3. 脓肿自溃或切开后，可用药线蘸八二丹，插入创口引流，外盖金黄膏或红油膏，待脓少后用九一丹药线引流。脓尽后创口有黏稠清液外渗时，可改用生肌散、白玉膏收口。

4. 若创口皮肤发疹作痒，改用青黛膏。切开排脓后，也可用呋喃西林纱布条填塞创口，每日换药 1 次，直到收口为止。

（二）全身治疗

1. 西药：可选用青霉素或克林霉素等抗生素治疗。

2. 中草药疗法

(1) 和营通络、清热解毒的中药方：牛蒡 9 克，黄芩 9 克，当归 12 克，赤芍 9 克，生甘草 3 克，留行子 15 克，路路通 12 克，蒲公英 50 克，全瓜蒌 12 ~ 24 克，鹿角粉 3 克另吞或鹿角霜 9 克入煎。

特殊患者加减法：

即将化脓的患者，加皂角针 9 ~ 15 克，穿山甲 9 克。

热毒太盛的患者，可以去掉鹿角粉、当归，另加入板蓝根 50 克，鲜生地 50 克，银花 12 克。

新产妇患者，去掉黄芩，蒲公英改为 12 克，加川芎 4.5 克，益母草 9 ~ 15 克。

(2) 清热解毒的草药：蒲公英、紫花地丁等，一至数种共煎服。

(3) 初起轻症，可用鹿角粉 3 ~ 6 克，温酒吞服（重症无效）。

(4) 露蜂房 50 克，生甘草 3 克，水煎服。每日 1 剂，服 2 剂见效。

手指的化脓性感染

手指的化脓性感染，是由于手指在受到外伤后，化脓性细菌从伤口侵入，从而形成手指的化脓性炎症。根据感染的部位不同，手指的化脓性感染可分为：甲沟炎、脓性指头炎、化脓性腱鞘炎等，在下文中一一介绍。

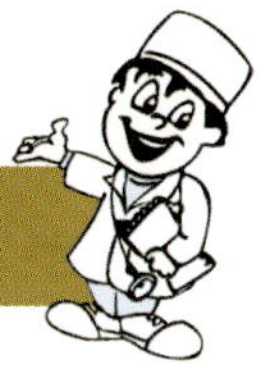

甲沟炎

甲沟炎，是指在手指甲的周围组织发生的化脓性炎症，大多是由于轻度损伤，如拔倒刺、修指甲等引起的感染。中医称为“沿爪疔”。

诊断

病情刚发作时，只有指甲一侧的边缘有轻度疼痛和红肿发热。倘若对病症处理不当或者不及时，炎症就可侵入到指甲对侧或指甲下。

治疗

（一）外治

1. 发病初期：可用热敷或新鲜草药捣烂外敷，或用金黄膏外敷，或用消炎丸打碎，加少许水调匀后外敷。

2. 脓肿形成后：可用刀尖沿指甲旁切开排脓。若脓流不畅时，可用小药线或小纱布条引流。若炎症已侵入指甲下，可考虑切除部分指甲或拔除指甲。

甲沟炎

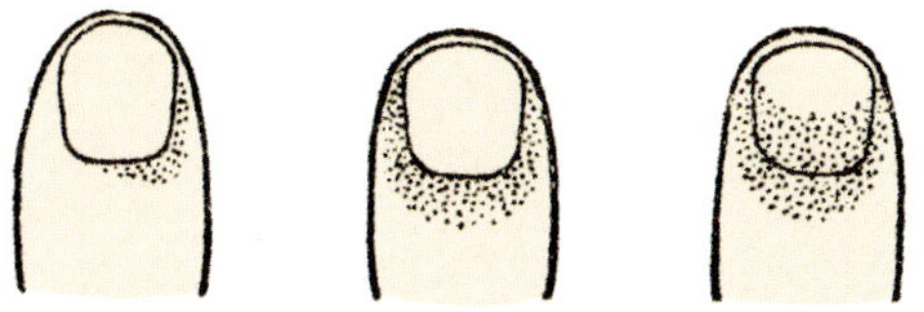

(1) 起于一侧　(2)影响对侧　(3) 影响整个指甲

甲沟炎的排脓

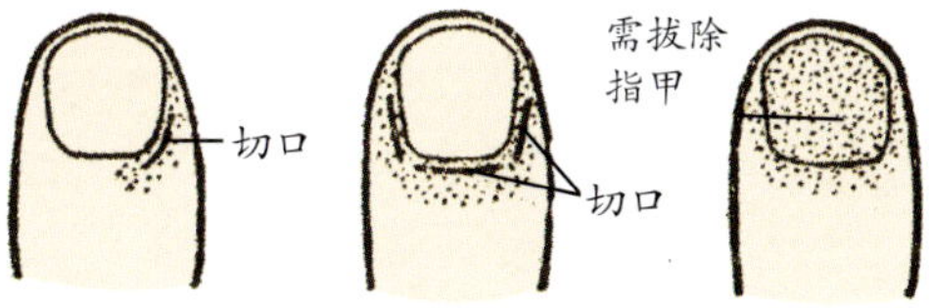

(1) 沿指甲旁切开　(2) 拔除指甲

（二）内治

可选用能清热解毒的草药，如蒲公英、野菊花等，或清热消炎片、银黄片、青霉素、长效磺胺等药物进行内服治疗。

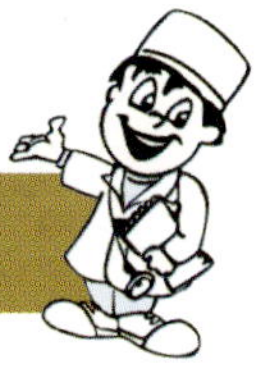

脓性指头炎

脓性指头炎，即手指末节（指头）的化脓性炎症。

注意：手指末节是一个由脂肪和坚韧的纤维组织所组成的密封结构。当手指发炎肿胀时，指内的压力随炎症肿胀而增高，可压迫血管使末节指骨缺血而引起坏死，形成指骨骨髓炎。

所以，一旦手指感染，应及时治疗，有脓时，需早期切开排脓。中医把这种来势凶猛、容易损骨的感染称为“蛇头疔”“螺疔”。

脓性指头炎的切口

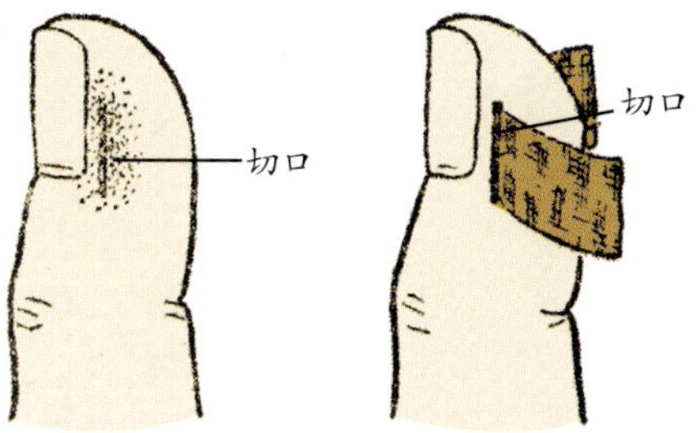

诊断

1. 手指末端红、肿、热、痛。

2. 疼痛剧烈时，如鸡啄样跳痛，严重的往往痛得夜不能眠，并常伴有发热的症状。

治疗

（一）初期采用中药疗法

可用金黄膏外敷，或用新鲜猪胆（连汁），加入雄黄少许，将患指伸入，可以清热消炎。手指一旦有脓，需及早切开排脓。切口不可在手指正中，而应该在指的旁侧。较深的脓肿，切口应该是贯穿指端直至对侧。

（二）重期采用中药疗法

若炎症比较严重，可选用清热解毒草药内服，早期未溃时也可外敷。

清热解毒法处方：半枝莲 15 克，紫花地丁 50 克，野菊花 9 克，草河车（拳参）15 克，连翘 15 克，生甘草 3 克。

（三）必要时西药疗法

可应用头孢菌素肌内注射，或红霉素、复方新诺明内服。

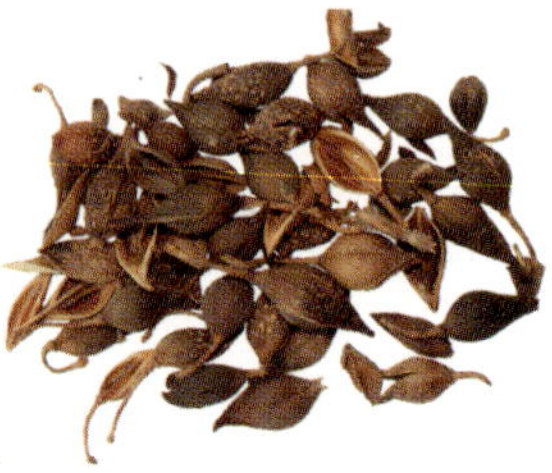
连翘

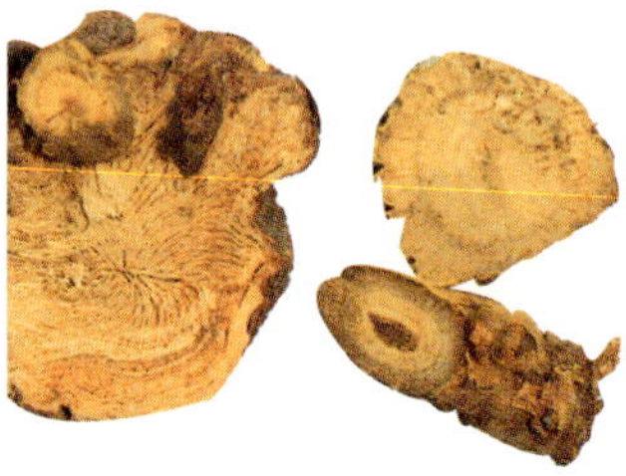
甘草

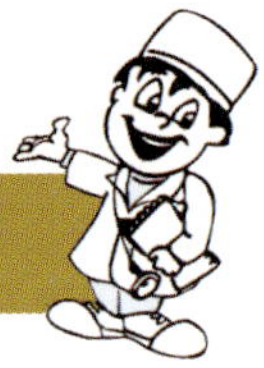

化脓性腱鞘炎

腱鞘的急性化脓性炎症，是一种严重的手部伤口感染。大多是由于脓性指头炎的感染未及时控制，炎症进一步侵入腱鞘所致，或是因为手部直接损伤（如针刺伤、刀割伤）感染所致。

化脓性腱鞘炎炎症的扩展

图说：小指与拇指的腱鞘都与滑囊相连，极易引起手前臂的肿痛，应及时治疗。

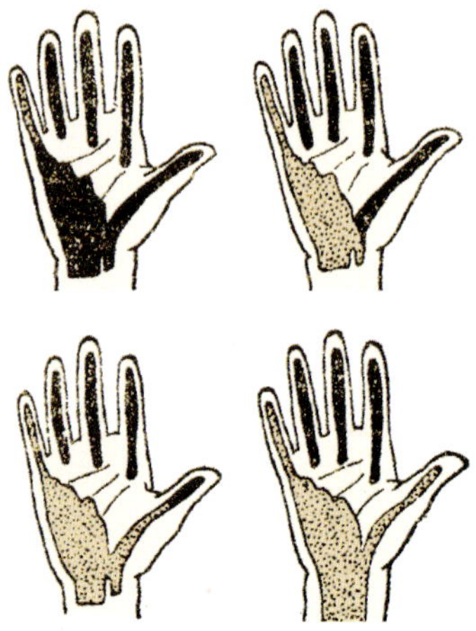
小指腱鞘炎炎症的扩展(点代表炎症)

诊断

1. 局部肿胀、疼痛、压痛明显。

2. 手指屈曲，不能伸直，如用手将患指稍微伸直，患指即有极度疼痛。

3. 小指与拇指的腱鞘炎，可以引起手前臂的肿痛，这是因为二者的腱鞘与滑囊相连，故拇指与小指的化脓性感染，尤其不可忽视。

治疗

（一）外治

早期做切开引流，切口应选择在手指基节的两旁。

（二）内服

1. 应用大剂量抗生素进行治疗。

2. 及时应用清热解毒中草药。

化脓性腱鞘炎的切口

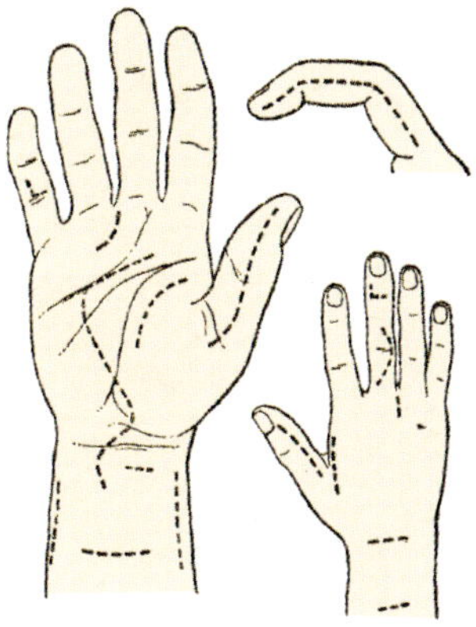

（三）其他治疗

与脓性指头炎相同。

预防

及时、正确地治疗甲沟炎、脓性指头炎，防止炎症发展成化脓性腱鞘炎。

下肢溃疡

下肢溃疡大多是由于下肢静脉曲张和外伤感染所引起的，俗称“老烂脚”。

诊断

1. 大多发病于小腿下端内外侧。
2. 溃疡日久不愈，创口凹陷，边缘起硬口，创面呈灰绿或暗红色，脓水腥臭。周围皮肤色素沉着，可伴发湿疹。
3. 患肢常伴有静脉曲张。
4. 病程较长，可达数十年，甚至烂至骨部。
5. 少数病例有癌变可能。

治疗

（一）外治

1. 胶布包扎法：将胶布剪成宽为 2 厘米左右、长为小腿周径一圈半的胶布若干条，先用生理盐水清洁患处，将胶布条包扎于小腿上。从溃疡面上缘 2 厘米处开始，第二条胶布宽度的一半贴在第一条胶布上，另一半贴在溃疡面上，同法把溃疡面包住，直到超过溃疡面下缘 2 厘米处止。包扎必须用力，使胶布的中段正对创面，向后包住小腿。如分泌物少，可每周更换 1 次；如分泌物多、腥臭，3 ~ 4 日更换 1 次。此法治疗必须至创面全部愈合方能停止，否则创面又会迅速扩大。

2. 外敷法：先用葱汤或生艾叶、蒲公英、野菊花等草药煎洗患部，创面有腐肉贴红油膏、九一丹（无腐肉用生肌散），若创口周围有湿疹，则改用青黛膏，外用阔绷带缠缚整个小腿，隔 1 ~ 2 日换药 1 次。

（二）内治

一般不必内治，若有继发感染，可选用具有清热解毒作用的中草药。伴有湿疹时，可加用清利湿热的中草药。

预防

下肢静脉曲张的患者，小腿可用强力套保护，有破损和感染时要及时治疗。必要时要做大隐静脉高位结扎和静脉抽剥术。创口初愈合时，也应用弹力套保护。

下肢静脉曲张

下肢静脉曲张是指下肢静脉的扩大、延长和弯曲，它主要是因大、小隐静脉的回流障碍所引起的。

诊断

1. 小腿静脉曲张形成蚯蚓状结节，久立后有酸胀感。

2. 由于患部组织营养较差，很容易引起下肢溃疡。

治疗

1. 曲张的静脉破裂出血时，可将患肢抬高并加压包扎。

2.严重患者，可考虑做大隐静脉结扎和静脉抽剥术。

化脓性骨髓炎

化脓性骨髓炎是因为化脓性细菌进入骨内繁殖而导致的骨感染炎症。其炎症并不局限于骨髓，而包括整个骨组织。

此病主要由三种原因引起：①细菌由其他感染病灶经血流入骨内。②细菌由开放性骨折直接进入骨内。③附近的感染蔓延到骨组织。

化脓性骨髓炎可分急性和慢性两种。

诊断

1. 多发于儿童，大多数为男孩。部位多见于胫骨，其次是股骨、肱骨、桡骨。

2. 全身症状：起病急骤，先有全身不适，寒战，高热（39 ～ 40℃），脉数。

3. 局部症状：患肢疼痛，不能行走活动，压痛明显，红肿灼热，继续发展至皮肤溃破排出脓液。

4. 慢性骨髓炎由急性骨髓炎迁延而致，脓稠厚并有臭味，量多。有时有死骨片排出，如用探针或药线探入可碰到粗糙的死骨。创口周围的皮肤呈棕褐色，可因脓液刺激发生湿疹；如创口闭塞，可出现红、肿、热、痛及发热的症状，直至脓液穿出，症状才消退。

治疗

（一）局部治疗

1. 患病初期，可用金黄膏、玉露膏外敷，同时可配合隔姜（蒜）灸、艾条灸。

2. 脓成之后，宜早期切开，或用火针烙法挑脓。

化脓性骨髓炎的病程各阶段改变

图说：A. 股骨下端干骺端内病灶；B. 病变扩展到全骨干有平型骨膜反应 ；C. 骨膜增生明显骨破坏更多；D. 骨膜增生更多，形成包壳，骨干出现大块死骨。

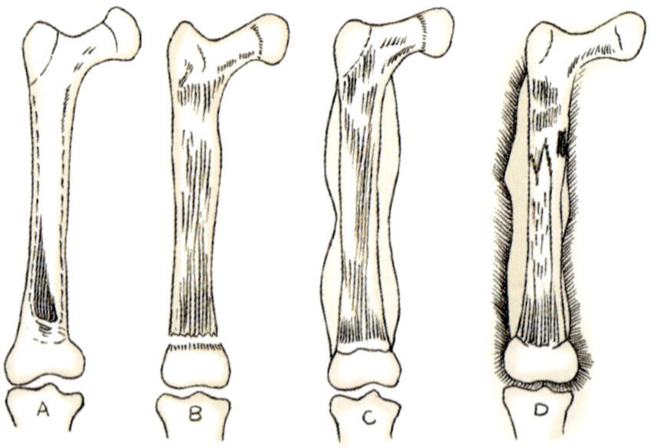

3. 脓腔溃烂后，用八二丹药线引流，红油膏或冲和膏盖贴。如发现死骨，可用镊子钳出。

4. 脓尽后用生肌散、白玉膏外敷。

慢性骨髓炎，可用扩创手术除去周围坏死组织。

（二）全身治疗

1. 西药治疗：应用大剂量抗生素，以苯唑西林、先锋必或克林霉素为主。

2. 草药单方：蒲公英每日 50 克，水煎服。连服 1 个半月至 2 个月。

3. 中药治疗：急性化脓性骨髓炎早期，可采用清热解毒、化湿、活血通络的中药治疗。取当归 12 克，赤芍 9 克，银花 9 克，连翘 15 克，独活 9 克，紫花地丁 50 克，黄柏 15 克，生甘草 3 克，牛黄醒消丸 3 克（吞）。

特殊患者的加减法：

夹有寒湿，初起不红不热，肿胀明显的患者，可去掉银花、地丁，加桂枝 4.5 克，细辛五分。

化脓期的患者，可去掉牛黄醒消丸，加炙山甲 4.5 克，皂角刺 9 克。

4. 中成药治疗：溃破后则调补气血。用补中益气丸，每日 2 次，每次 4.5 克。

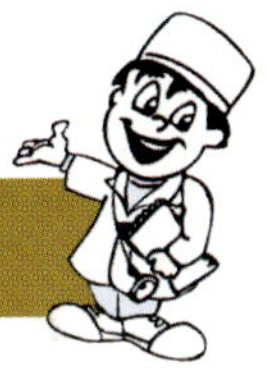

全身化脓性感染

全身化脓性感染三种表现

病名	症状一	症状二	症状三
毒血症	寒战	高热	贫血
败血症	寒战	高热	出汗贫血
脓血症	寒战	忽冷忽热	肝肿大，压痛，黄疸

全身化脓性感染是因化脓性细菌或其毒素侵入血液循环所引起的全身性反应。

全身化脓性感染，根据病情可分为毒血症、败血症和脓血症三种类型。

(1) 毒血症：是局部病体内细菌分泌的毒素大量进入血液循环所引起的，此时细菌并不进入血循环。

(2) 败血症：是细菌在血液循环中迅速繁殖所引起的，是较为严重的一种。

(3) 脓血症：是指细菌栓子或脱落的感染血栓间歇性地进入血液循环，并在全身其他器官中引起转移性脓肿的一种，病情较重。

以上三种类型在临床上常混合出现，在全身抵抗力和细菌毒力改变时，也可以互相转化。当败血症和脓血症二者同时存在时，则称为脓毒血症。

诊断

1. 通常起病急，病情重，发展迅速，有高热。如脉搏继续上升，而体温下降低于正常，则表示病情已进入非常危险的阶段。

2. 发病初期就可能出现较严重的全身症状，如头痛、头晕、恶心、呕吐、食欲不振、无力、疲乏，甚至出现烦躁、昏迷，以及皮下瘀血点。

3. 除以上共同的临床症状外，三种类型尚有不同的表现。

(1) 毒血症：发病不是以寒战开始，但有高热，脉搏细小而数，早期就出现贫血症状，这是毒血症的三大特点。

(2) 败血症：以剧烈的寒战开始，随之高热，全身极度衰弱，大量出汗，可出现贫血和瘀血点。一般不引起全身的转移性脓肿。

(3) 脓血症：也以寒战开始，随之高热，但体温波动很大。有转移性脓肿，在体表部位可能无明显的症状；在脏器则出现不同的症状，如肺脓肿有恶臭痰，肝脓肿有肝肿大、压痛，甚至黄疸，肾脓肿则腰部隆起，明显压痛等。

治疗

（一）局部治疗

应早期、彻底处理局部感染病体，形成脓肿应及时切开排脓，清除坏死组织，保持引流通畅。

（二）全身治疗

1. 草药，选用清热解毒的药物，宜大剂量使用（见上文“阳证的治疗”）。

2. 中药，选用清热解毒、凉血滋阴的药物。鲜生地 100 克，紫花地丁 50 克，野菊花 12 克，银花 12 克，大青叶 50 克，半枝莲 12 克，草河车（拳参）12 克。

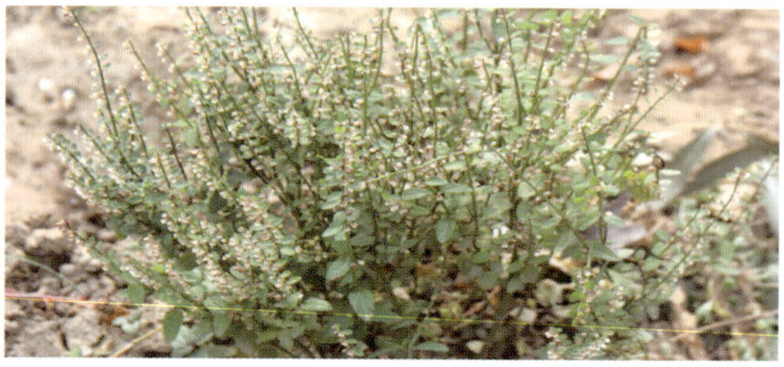

半枝莲

骨与关节结核

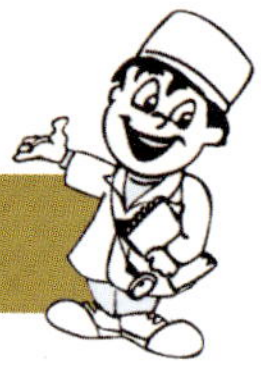

中医认为，骨与关节结核是因肾虚寒痰凝聚所致，所以，在中医中又叫作“流痰”，俗称“骨痨”或“穿骨流注”。此病多见于儿童，病变部位以脊椎为最多，其次为髋、膝、踝等关节。发病的原因，是由于机体抵抗力减低，结核菌侵入骨与关节组织所致。此病常在骨与关节受损伤后诱发。另外，此类患者多数患有肺部或其他脏器结核。

诊断

1. 初期：患部肿胀不明显，不红不热，轻度疼痛或不痛，但运动时疼痛加剧，休息后减轻。儿童患者常在睡眠时痛醒哭叫，俗称“夜哭”。伴有功能障碍。

2. 中期：病变周围肌肉萎缩，关节明显肿胀，在病变附近或较远处形成冷脓肿，皮肤不红不热。在脓熟时，肿胀中央皮肤出现微红，按触有轻度波动感。

3. 后期：破溃后流脓清稀，夹有干酪样坏死物，久则创口凹陷，周围皮肤紫暗，可以形成瘘管，创口不易愈合。

4. 初起时全身症状并不明显，化脓时发热早轻夜重。病久则出现消瘦、疲乏、面色苍白、怕冷、失眠、盗汗等虚象。

人体的骨骼

骨与骨之间的连接装置叫骨连接，关节是骨连接的一种形式。关节的基本结构包括关节面、关节囊和关节腔。

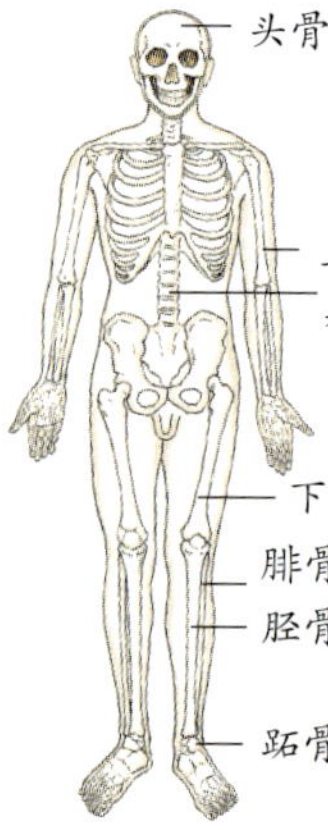

治疗

1. 增强信心：树立乐观主义精神，增强战胜疾病的信心和决心。并注意适当休息，增加营养，呼吸新鲜空气，适量的阳光照射。

2. 限制活动：患在躯干部的须睡木板床；患于肘、膝关节的，以木板固定，并限制活动。凡局部和全身症状未控制前，必须强调绝对卧床休息。

3. 局部治疗：先抽出积液，然后在关节内注射链霉素溶液，每三日 1 克，3 个月为一疗程，或用冲和膏加回阳膏药末外贴；脓肿形成后，应切开引流；溃后用八二丹药线引流，脓尽可改用生肌散。均用红油膏外敷。

第二节　急腹症

急腹症主要指的是腹腔中发作的急性病症，其特点是腹部疼痛，起病突然，发展迅速，故称急腹症。

腹腔中的器官主要包括胃、肠、胆、肾等，当这些器官被细菌感染，发生炎症时，往往比较突然，给患者带来的痛苦感也十分强烈。

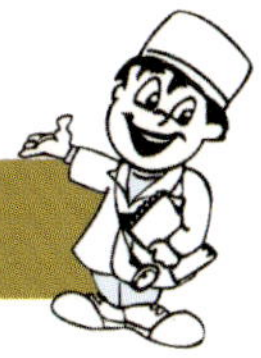

胃、十二指肠溃疡急性穿孔

本病是溃疡病的危重并发症之一，大多是因患者对溃疡病没有足够认识和有效地治疗，而致溃疡逐渐加深，最后引起穿孔。

穿孔后，胃、十二指肠中的内容物如胃酸、胆汁等流入腹腔，就会并发急性腹膜炎。

胃部切除术切口位置

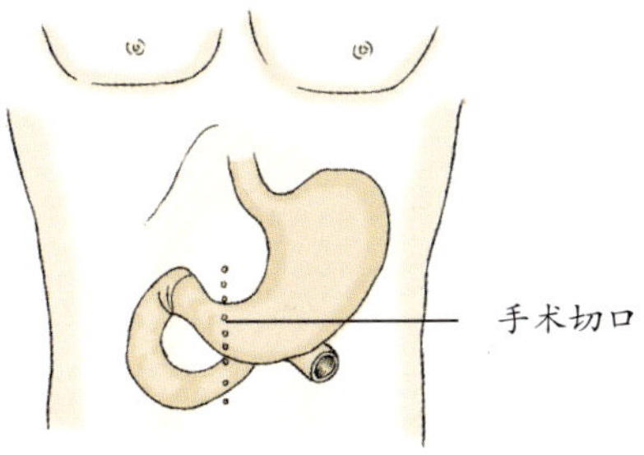

部分或全部胃切除

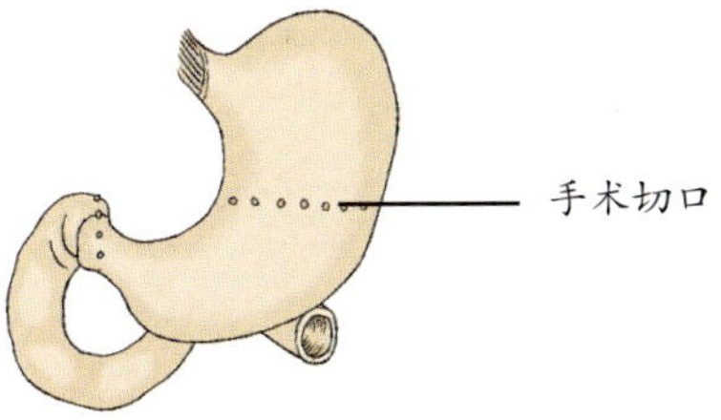

小肠与残胃连接

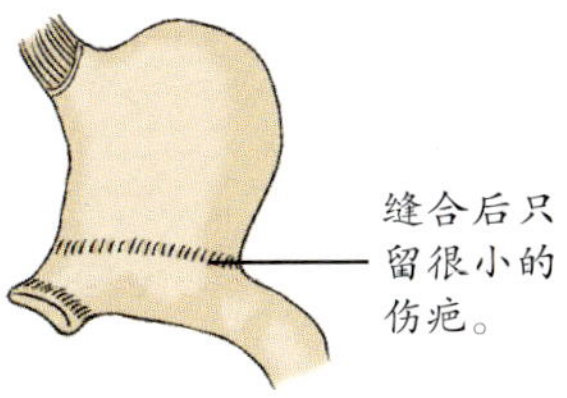

诊断

1. 病史：大部分患者有溃疡病史，穿孔前症状常会加重。

2. 症状：患者出现面色苍白、皮肤湿冷、焦急忧虑、呼吸短而浅、脉搏增快等现象。

3. 腹痛：初起多在上腹正中或偏右，突然发生剧痛，持续性而有阵发性加剧，很快向全腹发展，但仍以腹上部或右下腹为主。患者静卧不动，两髋微屈则腹痛可显著减轻。

4. 腹肌强直及压痛：腹肌明显紧张，硬如“木板”，以腹上部更为显著。全腹均有压痛及反跳痛，以腹上部及右下腹更为严重。

5. 有恶心呕吐：晚期由于肠麻痹引起腹胀，所以腹部听诊时肠鸣音多消失。

6. 腹腔内积气：由于穿孔后空气进入腹腔，检查时可发现肝浊音界缩小或消失。如有条件做 X 线透视或照片时，可发现膈下与肝阴影之间有半月形透明区。

治疗

诊断明确后，应争取尽早施行手术。

（一）术前准备

在手术前，必须做好充分的准备，包括给予患者半卧位、禁食、胃肠减压、抗生素、补液等基本治疗，用来改善全身情况，准备进行手术。

（二）手术方法

1. 穿孔缝合修补术。在缝合有困难或不可能缝合时，则用大网膜填塞穿孔处，并固定于穿孔周围。

2. 行胃大部切除术。

预防

早期诊断，及时治疗溃疡病，为预防并发穿孔。

肠梗阻

肠梗阻是指肠腔的内容物如食物、液体、气体等在经过肠道时，因种种原因不能顺利通过而积贮于肠内，造成突发性腹疼、腹胀、恶心、呕吐、便秘等症状。

肠梗阻的病因，大多是嵌顿疝（小肠气）、手术后肠粘连、蛔虫阻塞、肠套迭、肠扭转和肿瘤等。

肠梗阻是急腹症中较危重的疾病，应该早期诊断和积极处理。

诊断

（一）基本特点

1. 阵发性腹痛和恶心呕吐：典型的为全腹或腹中部绞痛，持续半分钟左右缓解，间歇数分钟至数十分钟又重新发作。且常可听到肠鸣，梗阻部位较高时伴有反复呕吐，低位结肠梗阻则呕吐较少，甚至没有，即使出现也较晚。

2. 腹胀和便秘：梗阻部位愈低，腹胀愈明显，发病后即无大便和肛门排气。有少数患者因梗阻部位以下肠道积存的大便和气体仍可排出，不能以此认为没有肠梗阻。

3. 腹部体征：全腹膨隆，可见有肠蠕动波。肠鸣音亢进，常可听到气过水声和金属音。叩诊鼓音，可以有压痛、反跳痛，甚至肌紧张等体征。

（二）梗阻性质

1. 机械性和麻痹性：前者具有梗阻一般特点，后者多见于腹部感染或腹部手术后，腹痛不显著，腹胀明显，肠鸣音消失（在 5 ~ 10 分钟内听不到肠鸣音）。

2. 单纯性和绞窄性：腹部有压痛、肌紧张，腹痛为剧烈绞痛，伴有早期休克表现，腹胀呈不对称性，且同时有体温升高、脉数、白细胞计数增高时应考虑为绞窄性。

3. 完全性和不完全性：发病后 1 ~ 2 日内无排便排气，疑为完全性。

（三）梗阻原因

1. 嵌顿性疝引起的肠梗阻，在腹疝常见部位可以检查到肿块，并有疝发作史。

肠管粘连成锐角所致的梗阻

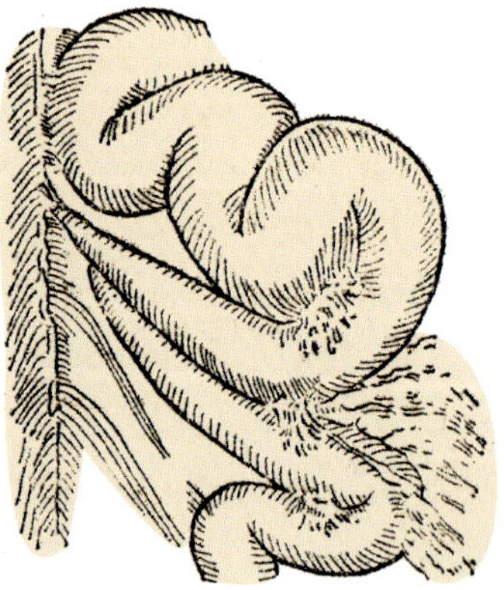

肠套叠(回肠套入盲肠内)

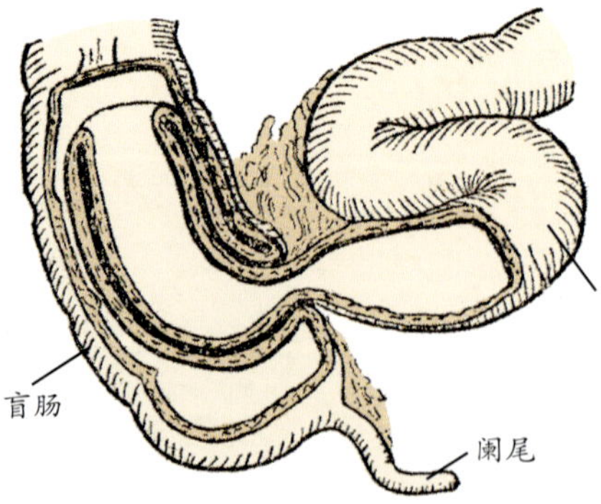

乙状结肠扭转

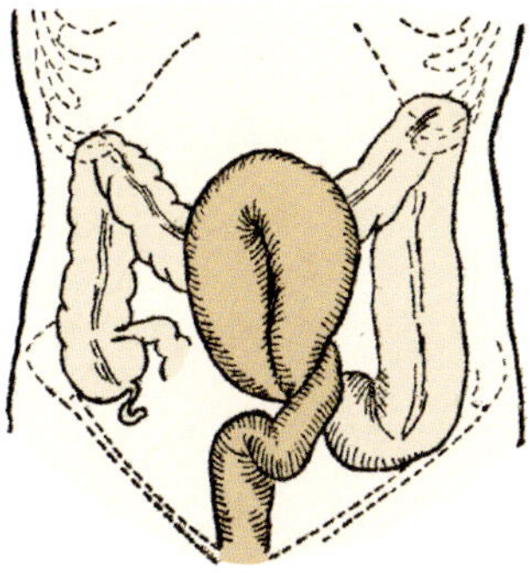

2. 粘连性肠梗阻，大多数有腹部手术史或腹腔内炎症史。

3. 腹部可以摸到肿块的，病患为小孩，则应想到肠套叠、肠蛔虫性梗阻的可能，若为老年人，则要考虑到肿瘤、粪块性梗阻、乙状结肠扭转等可能。

4. 肛门指检发现有血样大便的患者，则应考虑肠套叠、肠绞窄，如同时触到肿块的，则为直肠肿瘤。

治疗

本病是比较危急的疾病之一，必须进行严密观察，分析病情，及时做出正确的判断和处理，才能获得满意的效果。

（一）非手术疗法

诊断为单纯性机械性肠梗阻的早期，或不完全性梗阻，特别是粘连性、蛔虫性、粪块性梗阻时，均可先采用非手术疗法，但应严密观察腹痛腹胀的变化。

1. 基本治疗：在不需要手术的情况下，这是治疗的基本方法；在需要手术时，则是手术前不可缺少的准备。

(1) 禁食、胃肠减压：可以减轻腹胀，甚至恢复肠道通畅。

(2) 纠正脱水现象：进行静脉补液，除正常需要每日 5% ~ 10% 葡萄糖溶液 1500 ~ 2000 毫升，5% 葡萄糖盐水 500 ~ 1000 毫升外，还应同时补足因反复呕吐所损失的液体量。

若是小儿患者，则可以按每日每千克体重 50 ~ 100 毫升计算，其中盐水应占 1 / 3 ~ 1 / 2 量。

2. 生油疗法：口服生油 60 ~ 200 毫升（或可经胃管内注入），每日 1 次，对蛔虫性、粘连性、粪块性梗阻等有一定疗效。

3. 中药疗法：大承气汤：大黄（后入）9 克，枳实 9 克，芒硝（冲）9 克，厚朴 9 克，一剂浓煎 200 毫升。用法：保留灌肠，每日 1 ~ 2 次，对粘连性、粪块性梗阻患者可以使用。

4. 空气或钡剂灌肠疗法：对早期肠套叠病孩，可在 X 线透视下做空气或钡剂灌肠，不但可以明确诊断，而且往往能使套叠复位。

（二）手术疗法

凡经观察 12 ~ 24 小时，临床症状未见好转或甚至恶化的患者，或一开始就疑有绞窄性梗阻可能者或完全性机械性梗阻者，应及时采取手术治疗。拖延时间，则会造成更严重的后果。

急性阑尾炎

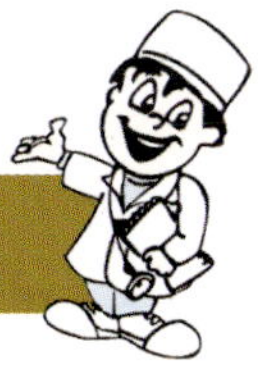

阑尾位于盲肠的内后方，它像长在盲肠底部的一根细小手指，因与盲肠相通，容易被侵入细菌或杂物而感染发炎，比如食物碎屑、寄生虫堵塞阑尾腔中，或阑尾本身扭转，引起的阑尾腔梗阻，大肠杆菌、链球菌引起的细菌感染都会引发急性阑尾炎。

因阑尾和盲肠连在一起，所以急性阑尾炎，又叫“盲肠炎”。

诊断

1. 转移性右下腹疼痛：典型者腹痛多自中腹上部、脐周围开始，经数小时后转移至右下腹。为持续性疼痛，有阵发性加剧。

2. 右下腹阑尾点（右髂前上棘与脐连线的中、外 1 / 3 交界处）有局限性不同程度的压痛、反跳痛和肌紧张。对盲后位阑尾，会有腰大肌征阳性，即左侧卧位大腿强度后伸时，会出现右下腹疼痛加剧。

3. 血中白细胞计数增加，中性白细胞比例升高。

治疗

(一) 非手术疗法

1. 针刺：取穴足三里、阑尾穴(见图)，每日 2 ~ 4 次，每次留针 30 分钟。如有高热、恶心、呕吐者加用曲池、合谷、内庭等穴。

2. 草药

(1) 取鬼针草 100 克，每日煎汤，分 2 次服。

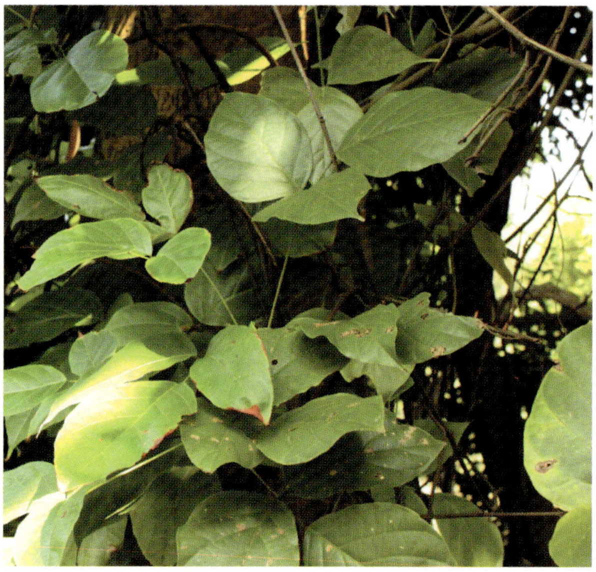

大血藤

阑尾点示意图

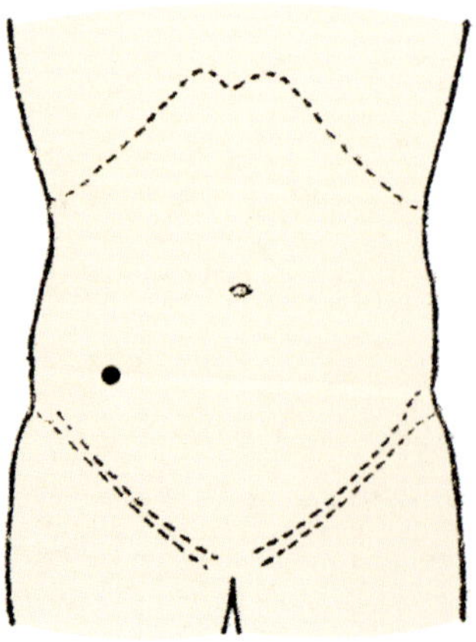

针刺穴位

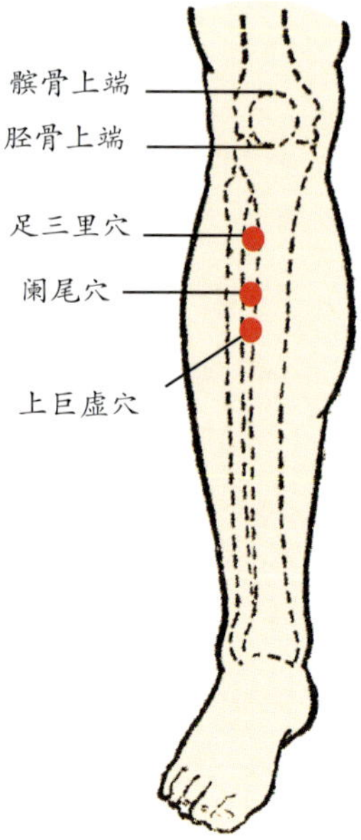

(2) 大血藤 (红藤)50 克，煎汤内服，每日 2 次，加紫花地丁更佳。

(3) 白花蛇舌草 100 克，一点红 50 克，两面针 9 克，水煎服，每日 1 剂，分 2 次服。

(二) 手术疗法

1. 适应证

(1) 对确诊的急性阑尾炎，如患者全身情况无禁忌证而要求手术者。

(2) 在非手术治疗过程中，病情转化为阑尾坏疽、早期穿孔或穿孔并发弥漫性腹膜炎者。

(3) 小儿、妊娠期、老年人患急性阑尾炎而病情较重者均宜做手术治疗。

2. 手术方法：阑尾切除术是采用右下腹斜行切口 (阑尾切口)，结扎止血后，顺纤维方向切开腹外斜肌腱膜，钝性分离腹内斜肌与腹横肌，然后切开腹膜。先找盲肠，沿结肠带向回盲部寻找即可到达阑尾基底部，以钳夹住阑尾尾端，提起阑尾。然后夹住阑尾系膜，切断并牢固结扎。在盲肠的浆膜肌层上围绕基底部，做荷包缝合。在阑尾基底部离盲肠约 0.5 厘米处钳夹，结扎后切除阑尾，残端用石炭酸棉栓烧灼、酒精棉栓清拭，然后收紧荷包缝合，结扎，使阑尾残端埋入盲肠壁内，最后关闭腹腔并分层缝合。

阑尾切除术

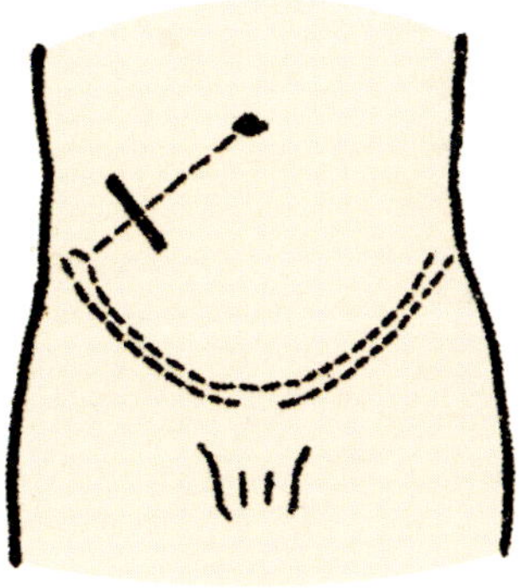

(1)右下腹阑尾切口

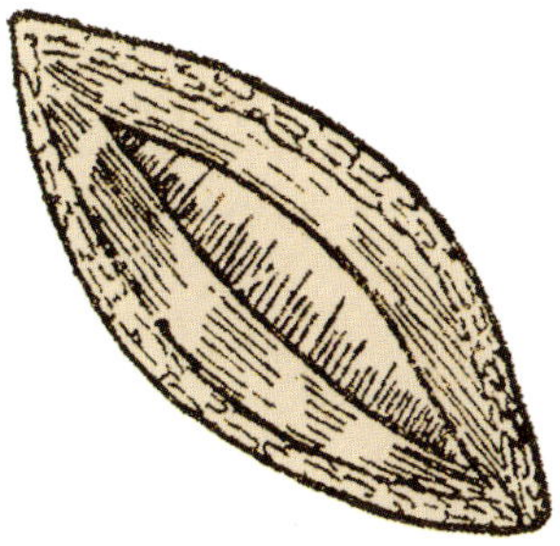

(2)切开腹外斜肌腱膜，暴露腹内斜肌

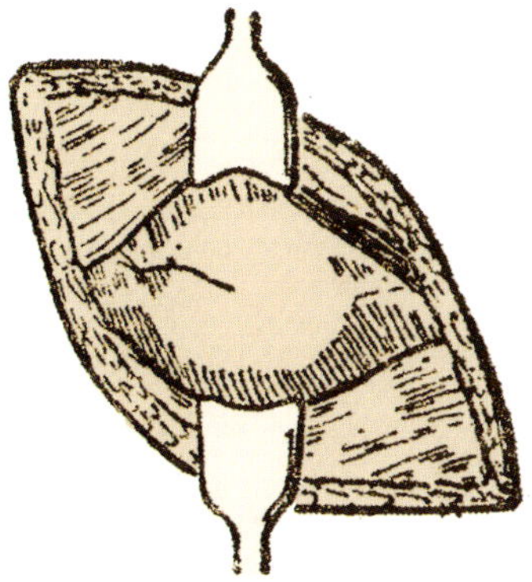

(3)钝性分离腹内斜肌与腹横肌后，显露腹膜

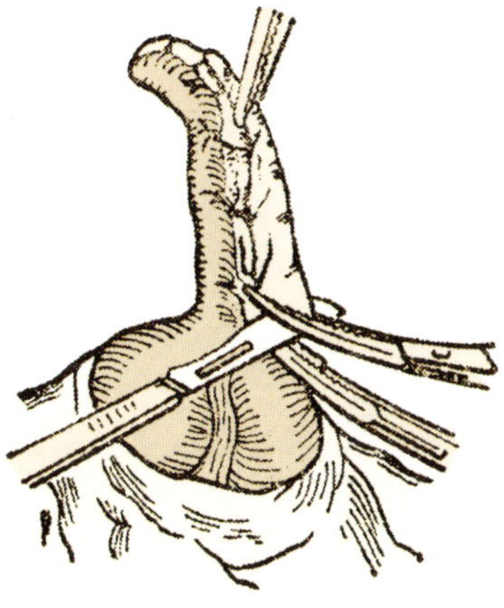

(4)切断阑尾系膜

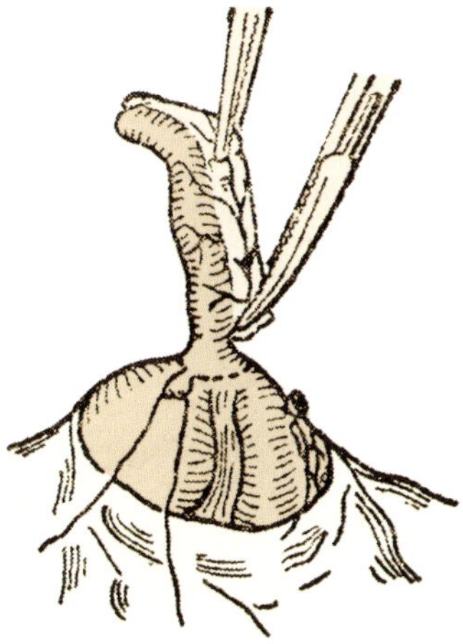

(5)在盲肠上做荷包缝合

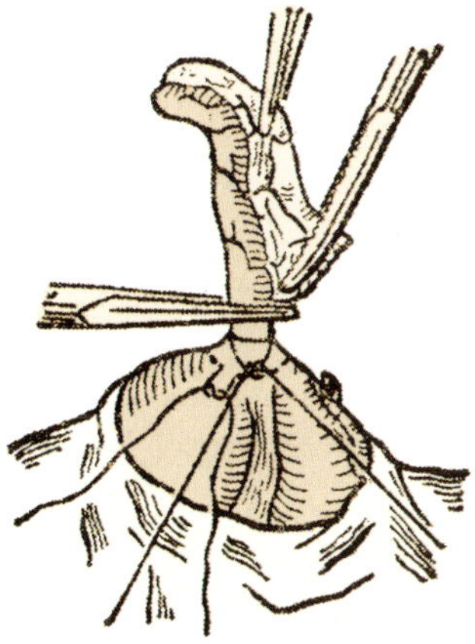

(6)结扎阑尾基底部

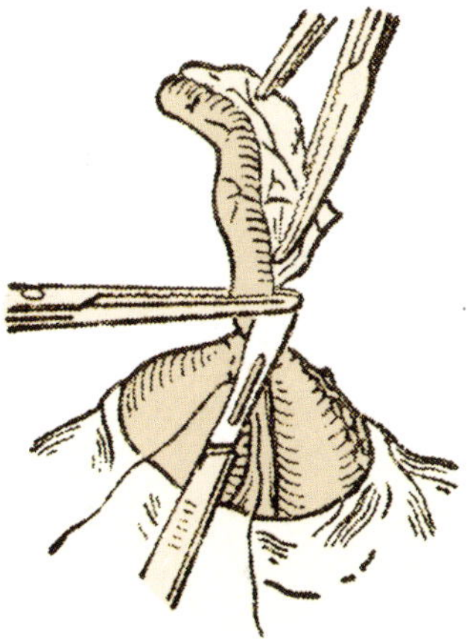

(7)切除阑尾

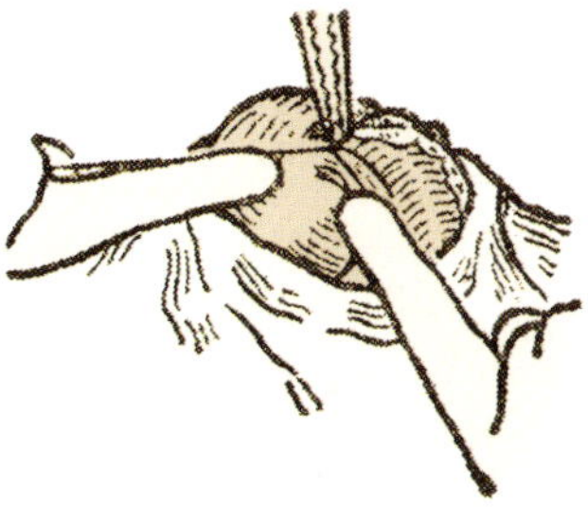

(8)收紧荷包缝合，将阑尾残端埋入盲肠壁内

胆管蛔虫病

胆管蛔虫病是指患者体内蛔虫因钻进胆管而引发的各种病症。此病在农村中较为常见，多发于儿童和青壮年。

疾病成因：患者肠道内的蛔虫因环境改变而乱动，如由于发热、胃酸减少、腹泻或药物刺激等原因，如果此时胆管下端的括约肌收缩能力较弱，蛔虫就可以钻进胆管，造成病症。蛔虫钻进胆管后，可并发胆管感染、结石、胰腺炎。

诊断

本病的主要特征是腹痛很剧烈，体征较轻微。

1. 病史：患者可有肠道蛔虫病史，发作时可曾有吐出蛔虫现象。

2. 腹痛：位于腹上部剑突的右下方，表现为突然发生的阵发性剧烈绞痛。有“钻顶”的特殊感觉。发作时，患者弯背转侧，手捧上腹，坐卧不安，满头大汗，常伴有呕吐。发作之后，腹痛可完全消失，并感到疲倦、犯困。

3. 体征：发作时，剑突右下方会有轻度压痛和反跳痛；发作过后，则体征减轻，甚至消失。

治疗

（一）西药

1. 解痉止痛：阿托品 0.5 毫克与杜冷丁 50 毫克或非那根 25 毫克合用，肌内注射。必要时可每 4 ~ 6 小时注射 1 次。

2. 预防及抗感染：氟哌酸或螺旋霉素口服。每日 4 次，必要时合用庆大霉素 8 万单位，肌注，每日 2 次。

（二）中药治疗

广木香 9 克，乌梅丸 9 克，江枳壳 9 克，苦楝根皮 50 克，使君子肉 15 克，生大黄 9 克（后入），每日 1 剂，分 2 次服用。

（三）手术疗法

此病的手术治疗，目前临床应用已显著减少，但在上述治疗过程中，如果症状和体征日渐加重，并出现寒战、高热、黄疸等严重症状，则仍宜手术治疗，做胆总管切开取虫手术。

注意：在治疗期间，患者应卧床休息，可进食米汤、薄粥等流质食物；如不能进食者，应适当输液。若有发冷、发热，认为有胆管感染时，需及早应用抗生素。等发作缓解后，应及时对肠寄生虫进行驱蛔疗法，以避免病情的复发。

急性胆囊炎、胆石症

胆囊在肝脏下面胆囊窝内，位于右上腹肋缘下。大多数胆囊炎和胆石症是同时存在的，主要因胆石梗阻、胆汁滞留和细菌感染而引起发病。在临床中，常有因食油腻食物后诱发史和反复发作史的病例。

诊断

1. 腹痛：位于右上腹，突然发作，剧烈绞痛，常有阵发性加剧，可放射至右肩背部。同时伴有发热、恶心、呕吐等症。

2. 体征：右上腹部胆囊区有明显压痛、叩击痛和肌紧张，有时还可触摸到肿大的胆囊并可能伴有轻度巩膜黄疸。如果炎症较轻，胆囊可并不肿大，右上腹的肌紧张和压痛也并不明显。

3. 血检：白细胞总数增加，中性白细胞也增高。当总数超过 2 万时，应想到胆囊有坏死或穿孔的可能。

4. 危急症：若同时出现寒战、高热、黄疸，应考虑胆管炎，此类炎症如逐步加剧，可出现血压下降，中毒性休克，这是极为危重的急性梗阻性化脓性胆管炎，必须早期认识，及早争取手术。

治疗

(一) 非手术疗法

1. 基本治疗：一般患者，宜采取半卧位，可进食少量流质，忌油腻食物。病情较严重者，应禁食，输液。

2. 草药单方：取玉米须 50 克，煎汤内服，每日 2 次。

3. 中药治疗：板蓝根 50 克，蒲公英 15 克，茵陈蒿 15 克，生大黄 (后入)9 克，黄芩 9 克，川黄柏 9 克，制川朴 6 克，玄明粉 (分冲)9 克，每日 1 剂，日服 2 次。

(二) 手术疗法

在进行非手术疗法过程中，如胆囊明显肿大，体征加剧，体温持续上升，怀疑有胆囊积脓，急性梗阻性化脓性胆管炎时，应及早施行手术。手术方法根据具体情况做胆囊造瘘术、胆囊切除术或胆总管切开取石引流术等。

胆囊炎、胆石症示意图

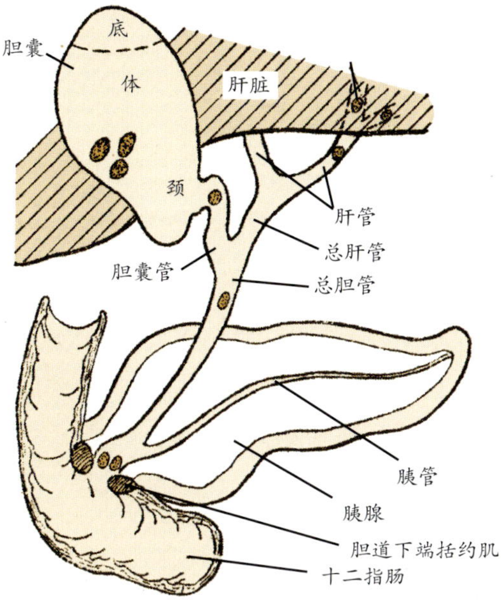

预防

有经常发作病史的患者，平时应少食油腻的饮食，吃些易消化的食物，尽量减少发作。

急性腹膜炎

急性腹膜炎是因内脏穿孔后，细菌从内脏中进入腹腔，在腹腔内生长发育形成腹膜炎。

内脏穿孔包括急性阑尾炎穿孔，胃、十二指肠溃疡穿孔等。细菌包括大肠杆菌、链球菌、葡萄球菌等胃肠道内的细菌。

腹膜炎形成后，根据患者抵抗力的强弱、感染程度的轻重和是否及早诊治等因素，可产生两种不同的结果。

局限性腹膜炎：感染被粘连所包围，而局限在一个部位。本病可发生膈下或盆腔脓肿、肠梗阻等并发症。

弥漫性腹膜炎：炎症范围较广，有发展趋势，虽有一定的粘连，但不能限制其发展。

诊断

1. 外表症状：患者可出现急性病容、面色苍白、焦虑、眼球凹陷等表现。

2. 胃肠道症状：常有恶心、呕吐、腹胀、便秘等症状出现。

3. 体征：体温升高，脉搏常快而弱；脉率快而体温、血压下降，多表示病情危重，有毒血症。

4. 腹痛：多为持续性痛，且较为剧烈。患者不敢多动，咳嗽、翻身均可使腹痛加剧。腹痛范围较广泛，但原发病体处腹痛最显著。

治疗

（一）非手术疗法

1. 适应证

(1) 弥漫性急性腹膜炎，发病时间超过 48 小时，而有局限趋势，症状、体征有好转者。

(2) 产褥热或盆腔内脏器感染所引起的腹膜炎。

2. 治疗方法：同手术疗法中的基本治疗，但需要较严密的观察。

（二）手术疗法

急性腹膜炎应尽早施行手术，所以在诊断确定后，必须采取下列措施作为基本治疗。基本治疗包括以下几种。

1. 半卧位：使腹腔内脓液流向盆腔而局限，可减少毒素吸收，形成脓肿时也容易引流。

2. 禁食及胃肠减压：可减轻腹胀，促进肠蠕动恢复，也可避免或减少胃肠分泌液及食物通过穿孔脏器继续流入腹腔。

3. 控制感染：应尽早大剂量、联合使用抗生素。常选用青霉素类、头孢菌素类、氨基苷类或喹诺酮类抗生素静脉给药。可做细菌培养和药物敏感试验，根据结果选择有效抗生素。

4. 补液：葡萄糖及生理盐水的补给以防止休克、纠正脱水和促使毒素排泄。必要时应输血。

5. 针灸：可减轻腹痛，解除腹胀及促进肠蠕动。常用穴位有足三里、内庭、曲池、合谷、中脘、天枢、内关等。腹胀者，加大肠俞、胃俞；剧痛者，加章门；呕吐者，加上脘等。

（三）手术原则

1. 切除病体或修补穿孔处，吸出或引流腹腔内脓液。

2. 已局限而脓肿较大者，如膈下脓肿，原则上在脓成后均需切开引流。盆腔脓肿通过抗生素的应用、直肠温盐水灌肠等措施后，炎症多能消散。若不能消散时，可通过直肠或阴道切开排脓。

第三节　肛门病

肛门病主要包括痔疮、脱肛、肛裂、肛瘘、肛门脓肿等疾病。

在医学上，一般所指的肛门部，它包括直肠下端和肛管。从肛门往内，首先就是肛管，长约 3 厘米，再往内为直肠。

因为直肠黏膜下组织比较松弛，所以易与肌层分离而形成脱肛。肛门部有丰富的动脉、静脉和淋巴丛，当这些静脉因扩大曲张而形成静脉团时，痔疮就产生了。在肛门部直肠和肛管周围有许多间隙，当感染而发生脓肿时，脓液可从一个间隙流到对侧，形成“铁蹄形”的脓肿，当这些脓肿溃破后，就形成了瘘管。

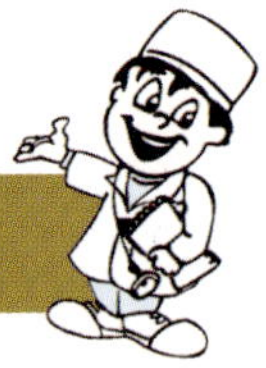

肛门检查法

肛门视诊

患者侧卧，下腿伸直，上腿屈曲，医生用双手将患者臀部分开，首先从外面检查肛门周围有无疖、痈、外痔、瘘管外口、脱肛和脱出的内痔，然后嘱咐患者如大便时一样向外迸气，医生用右手拇指和左手四指将肛门自然张开，或用吸肛器吸出，观察内痔的位置、数目、大小、色泽，有无出血点，同时也可看到有无肛裂、息肉痔等。

肛门指诊检查

患者卧法同前，嘱咐患者放松肛门，医生以戴有指套的右手食指，涂上润滑油，轻轻插入肛门内，进行触诊检查。如手指插入引起肛门剧烈疼痛，可能为肛裂，不应再勉强插入；如触到游离的结节状物，则可能为直肠息肉；如摸到的结节凹凸不平，质硬底宽，与下层组织粘连，固定不动，同时有脓血黏附于指套的，应考虑为直肠癌。

肛门部常见疾病

肛门病包括多种疾病，常见的有内痔、外痔、混合痔、息肉痔、肛裂、脱肛、肛门直肠周围脓肿、肛瘘等。

肛门病位置表示法

肛门病位置常用截石位表示，以时钟面的 12 等分标记法将肛门分为 12 个部位，前面称截石位 12 点；后面称截石位 6 点；左面称截石位 3 点；右面称截石位 9 点，其余以此类推。也可直接用图表示。

肛门病的预防

1. 少吃辛辣刺激性食物(如饮酒、胡椒、辣椒等)，防止便秘。

2. 避免长期服用泻药，以减轻对肛门和直肠的刺激，使痔静脉回流不致受阻。

3. 经常性锻炼身体，减少盆腔充血，促进肠道蠕动。

4. 保持肛门部清洁，保持大便通畅，要养成定时排便的习惯，排便不宜长时间蹲坐。

5. 孕妇要及时矫正胎位。

内痔

内痔是指发生在齿线以上的痔静脉曲张团。一般以截石位 3 点、7 点、11 点最为多见。它的发病原因，大多是因便秘或其他原因而引起痔静脉回流受阻而形成的。

诊断

1. 初期内痔：痔核很小，唯一的症状是出血，有时出血量较多，血色鲜红，一般无疼痛。

内痔好发部位

以3点、7点、11点发病最为多见。

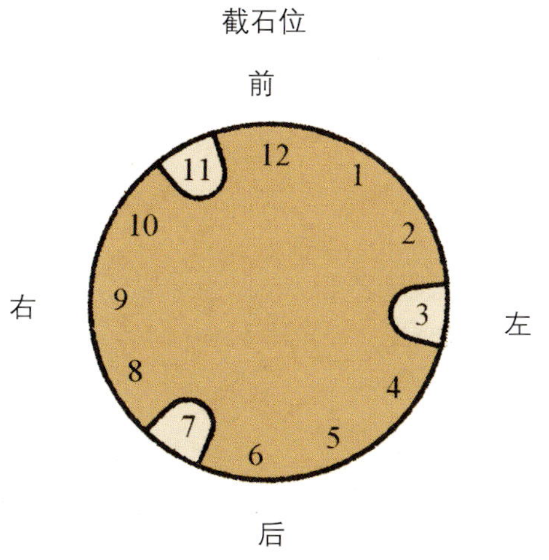

2. 二期内痔：痔核增大，大便时能脱出肛外，便毕自行回纳，伴有出血，出血量一般比初期减少。

3. 三期内痔：痔核更大，排便时经常脱出肛外，不能自行回纳，常需卧床休息或手推才能回纳。如形成嵌顿，则剧痛，并能引起肛门周围水肿，甚至糜烂坏死或化脓继发肛痈。

治疗

(一)非手术治疗

1. 保持大便通畅：大便不通时，病情较轻的每日早晨饮淡盐汤一杯或蜂蜜冲服；较重的服用一些食物油；严重的用羊蹄根(土大黄)9 克煎服，或番泻叶 6 克泡茶饮服，或酚酞片，每晚 2 片。

2. 挑治疗法

(1) 找痔点：患者暴露背部，反跨坐于靠背椅上，在第七胸椎以下，骶部以上，两侧腋后线之间的范围内寻找痔点。

痔点特征：呈圆或椭圆形，稍突出于皮肤，针尖大小，略带色素，多呈灰色、暗红色、棕褐色、淡红色不一，压之不褪色。但要与痣、毛囊炎、色素斑、小瘢痕鉴别。痔点不明显时，可用一手在患者背部摩擦，注意痔点可变红润。如同时找到数个相似的点，应根据以上原则进行比较，如完全相同的话，则选择最靠近下部的一点。

(2) 操作法：于痔点上用碘酒、酒精或 1% 新洁而灭消毒。用大号缝被针挑破痔点皮肤，然后向深部再挑，可挑出白色半透明纤维样物 (状如细麻线)，将其挑断，以挑尽为度。在操作时，针的方向与脊柱平行，创口长约 0.5 厘米，深 0.2 ～ 0.3 厘米，正确的痔点一般无出血或稍有出血。最后涂以红汞，用胶布封闭。

(3) 患者感觉：在挑破皮肤时，较疼痛，进入皮下则疼痛减轻，或可以出现肛门部的感觉反应，挑刺结束后患者马上可感到肛门部原有的滞胀疼痛感消失或减轻，效果迅速。

3. 成药治疗：内痔出血时，实证用脏连丸，每日 9 克，分 2 次服；虚证用十全大补丸，每日 9 克，分 2 次服。

4. 注射疗法：采用硬化剂，如 5% 鱼肝油酸钠等注入痔内，对一期、二期内痔出血、脱垂有很好的效果，鱼肝油酸钠用量每次约 0.5 毫升，每周 1 ～ 2 次。

5. 特殊疗法：采用激光、红外线 (红外线光凝术) 或电流 (电凝术) 来破坏痔疮以达到治疗目的。若这些方法都失败，则可行外科手术切除。

另外，如痔核脱出时，须随时将其送回肛内，以免发炎或嵌顿。

(二) 手术疗法

临床以结扎法应用较广。

1. 适应证：二期、三期内痔，对纤维型内痔更为适宜。

2. 禁忌证

(1) 肛门周围有急性脓肿或湿疹者。

(2) 痢疾或腹泻患者。

内痔示意图

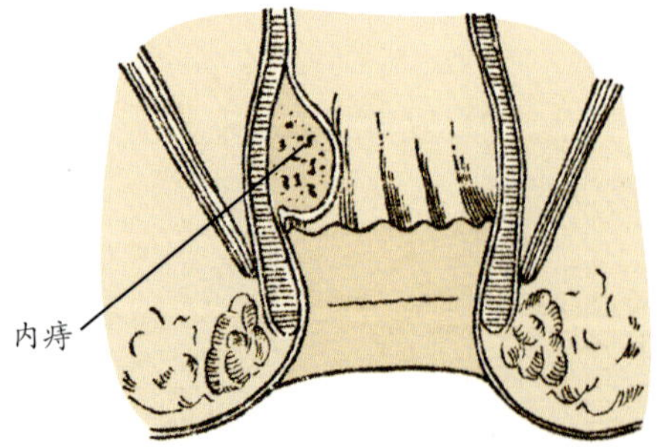

内痔结扎麻醉部位示意图

左手示指固定肛缘皮肤，右手持注射器，以0.5%利多卡因溶液先注入痔核根部少许，并再在痔核浅表注入1～2毫升，使痔核隆起。

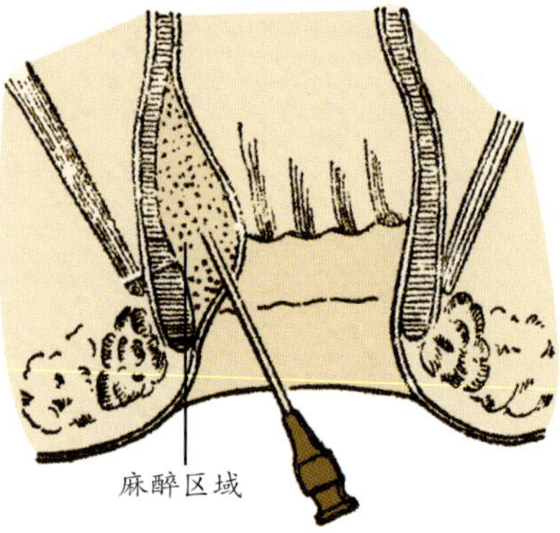

(3) 患有严重肺结核、高血压，肝、肾等疾病者。

(4) 临产期妇女。

(5) 因门脉高压引起的内痔。

3. 手术步骤

(1) 用左手示指固定肛缘皮肤，右手持注射器，以 0.5% 利多卡因溶液先注入痔核根部少许，并再在痔核浅表注入 1 ～ 2 毫升，使痔核隆起。

(2) 用麦头血管钳钳住痔核，用左手向肛外牵引，右手用持针钳钳住已穿有粗丝线的缝针，将双线从痔核基底部中央穿过，剪断缝针尾部的线头。

(3) 将已贯穿痔核的双线交叉放置，并用剪刀沿齿线剪一浅表切口，然后做“8”字形交叉结扎。

(4) 结扎完毕后，用麦头血管钳挤压痔核以加速坏死。

4. 注意事项

(1) 注射局麻药时，勿及肛缘皮肤，以免疼痛和水肿，应注在齿线以上 0.2 厘米处痔核黏膜下，回抽无血方可注入药液。

(2) 进针之后，勿向痔核内各方向乱刺，以免过多损伤痔内血管，引起出血。

(3) 在注射截石位 12 点附近痔核时，进针不宜太深，以防伤及尿道，造成排尿困难。

5. 手术后反应处理

(1) 疼痛：可用闹羊花一分研粉吞服，或口服优散痛、安乃近药片；影响睡眠时，加用鲁米那 0.1 克；疼痛剧烈可考虑肌内注射杜冷丁 50 毫克。但止痛药都有一定反应，宜控制用量。

(2) 小便困难：嘱咐患者多饮开水，或用车前子 50 克，水煎代茶，下腹热敷或针刺三阴交、关元、中极（宜泻法）。必要时肌内注射卡巴果 0.25 毫克或进行导尿。

(3) 发热：一般因坏死组织吸收而引起的热度不超过 38℃，无需特别处理；局部感染而引起的热度，超过 38℃，应用清热解毒药物内服和外敷；伴有脓肿形成宜切开引流。必要时可配合抗生素治疗。

外痔

外痔是指发生在齿线以下的静脉曲张团。外痔不能送入肛内，一般不会出血。

常见的外痔有血栓性外痔和结缔组织性外痔。

血栓性外痔

血栓性外痔，多见于中年男子。多因便秘而排便时用力过大，使痔静脉破裂，血块凝结在皮肤下形成血栓所致。

血栓性外痔多发于肛缘皮下截石位 3 点、9 点处。

血栓性外痔

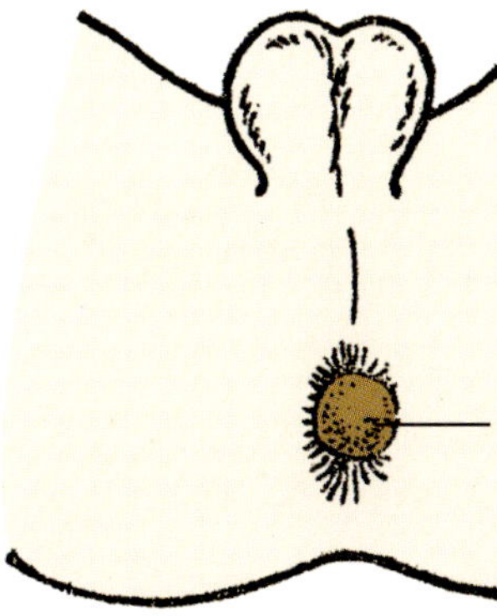

诊断

1. 体征：肛门旁有半圆形、青紫色、球状肿块。
2. 疼痛：疼痛剧烈，排便时加重，有显著触痛。
3. 肛门有异物感，患者自觉不适。

血栓痔好发部位

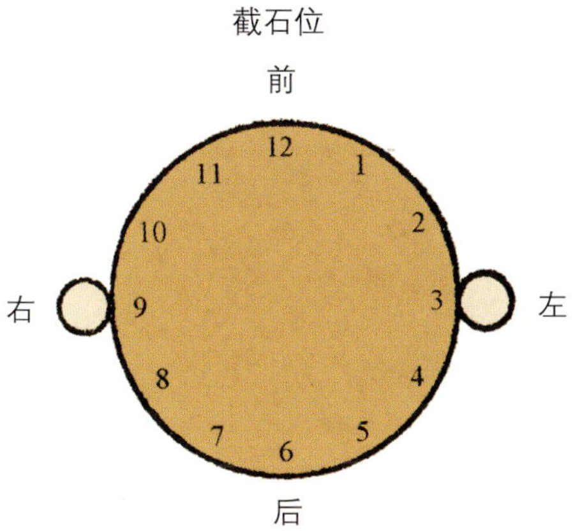

治疗

1. 非手术治疗法：轻症可逐渐自行消失。

(1) 高锰酸钾，坐浴。

(2) 皮硝 50 克，煎汤熏洗。

(3) 消痔膏外敷。

2. 手术疗法：在局部皮下注射 0.5% 利多卡因溶液。在血栓痔中央皮肤做一切口，用血管钳将血栓剥离，取出血栓，二侧皮瓣略予修剪。

术毕用九一丹棉花嵌入创口，外盖红油膏纱布，胶布固定。

经 1 ~ 2 日后将嵌入的棉花取出，掺九一丹、红油膏，每日上午排便后换药一次，7 ~ 10 日创面即可愈合。

结缔组织性外痔

结缔组织性外痔，是浅部静脉和皮下淋巴回流受阻，从而形成的结缔组织增生。而造成浅部静脉和皮下淋巴回流受阻的原因通常有三种：孕妇生产时腹压增高；二期、三期内痔经常脱出；肛裂反复感染。

诊断

1. 体征：齿线以下肛门边缘赘生皮瓣。
2. 疼痛：一般不痛，不出血。
3. 症状：患者自觉肛门部有异物感。
4. 发炎时外痔肿痛，有时化脓可溃破成瘘。

治疗

1. 非手术疗法：当外痔肿胀、疼痛时，可用熏洗外敷法。

熏洗：皮硝 50 克，煎汤熏洗，每日 1 ~ 2 次；金樱子根、大蓟根、石蒜，等分煎汤熏洗。

外敷：瓦松嫩头捣烂，加冰糖少许外敷；或 1 ∶ 5000 高锰酸钾坐浴及消痔膏外敷。

2. 手术疗法：当外痔皮瓣过大并无炎症时，可考虑切除。

手术步骤如下。

(1) 在外痔根部注射 0.5% 利多卡因溶液，做局部浸润麻醉。

外痔手术麻醉部位示意图

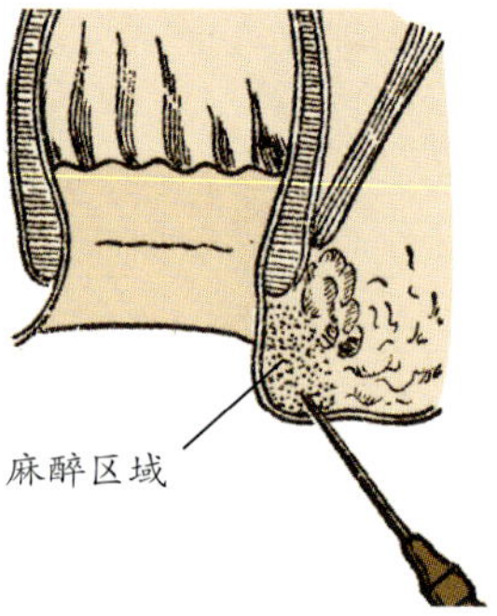

(2) 先用血管钳钳住外痔上端，再用剪刀沿根部进行剪除。

(3) 切除后创面有渗血，可用外敷止血药 (见上文内痔手术后反应“出血”部分)，压迫止血和烧灼止血法或用肾上腺素棉球压迫。

(4) 术毕在创面上涂九一丹或八二丹、红油膏少许，并用纱布盖贴，胶布固定。

(5) 以后每日上午排便后，洗净创口，外用红油膏、九一丹，直至收口。

注意事项：

外痔呈环状的只能做部分切除，如果全部切除，在收口后若瘢痕收缩，可能引起肛门狭窄或容易发生肛裂。

混合痔

混合痔，也称为内外痔，或内外混合痔。齿线以上的静脉曲张团为内痔，齿线以下的静脉曲张团为外痔 (见下图)。而混合痔，顾名思义，它同时具有内痔、外痔的特征与症状。

痔核分类

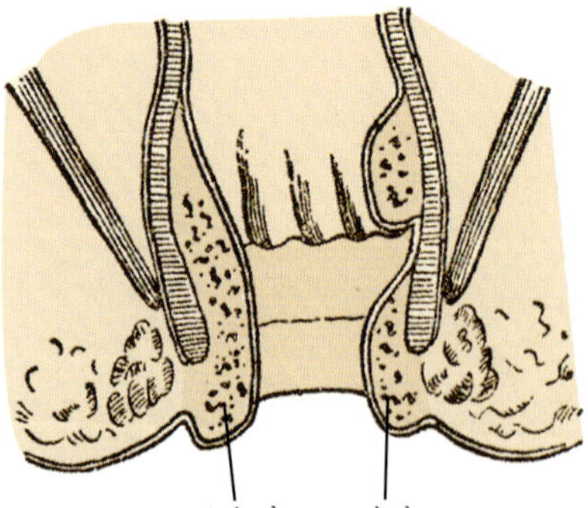

治疗

(一) 非手术疗法

同内痔、外痔的非手术疗法。

(二) 手术疗法

同内痔结扎术。

肛裂

肛裂是指肛门边缘具有剧烈疼痛的裂口或感染性溃疡症状。它多因便秘或排便时用力迸张或因扩肛使肛缘皮肤损伤而发生。

诊断

1. 疼痛：排便时，肛门口有刀割样疼痛；便后疼痛可持续数小时。

2. 出血：排便时，常有少量鲜血流出。

3. 裂口：检查时，用手撑开肛门皮肤，即可见到裂口。裂口位置通常在前后正中线上。新裂口创面较浅，颜色鲜红，边缘软而整齐；老裂口创面凹陷，呈灰白色，边缘有缺口，多伴有外痔。

治疗

（一）非手术疗法

内服通便、止痛药，外用白玉膏收口。

肛裂

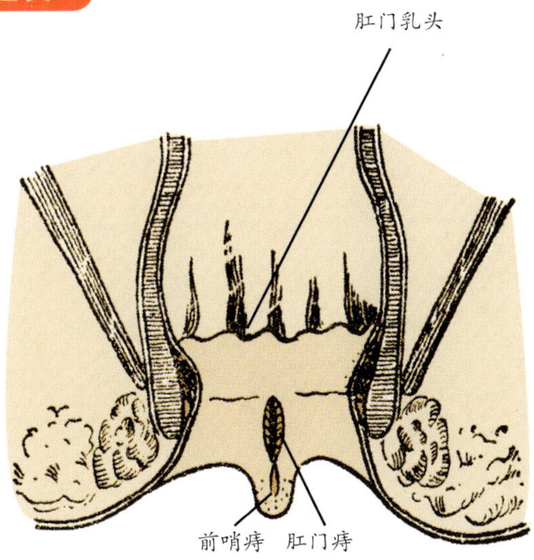

肛裂易发生部位

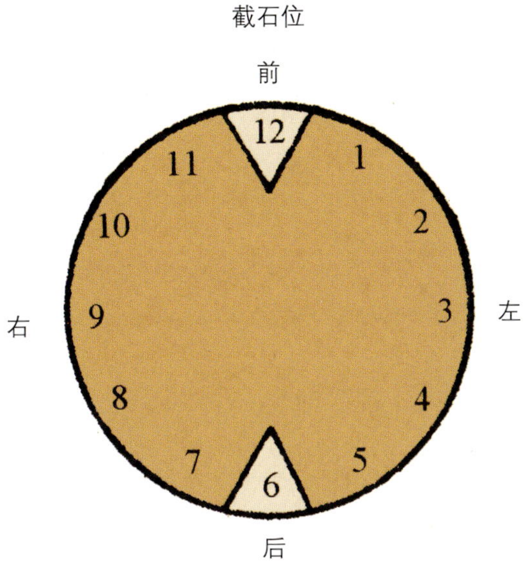

肛裂多发于截石位6点、12点处。

（二）手术疗法

1. 进行扩创术，在局部麻醉下，用剪刀将截石位6点处裂口的两边纤维化之组织（即缺口）剪去，若有小外痔，也可一并剪去，使创口呈“V”形开放。若能将创口开大、开深一些（要求达到括约肌外环处），则效果更佳，愈后不易复发。

2.（见上文“结缔组织性外痔”手术疗法）。

注意

如果是多发性肛裂，或截石位6点、12点肛裂同时发生，则只需做6点扩创手术，因这种手术可增加肛门周长，减少排便时肛管所承受的压力，从而使前方裂口逐渐愈合。

肛瘘

肛瘘是肛门直肠周围脓肿的后遗症。在临床上，它分为化脓性肛瘘和结核性肛瘘两种。

诊断

(一)化脓性肛瘘

1. 经常性或间歇性流出黏稠的脓性分泌物。

2. 可触及硬索条物。

3. 外口呈栓状隆起于皮肤，内口在黏膜面，发赤红色。

4. 瘘管周围由于瘢痕的牵引而形成沟状凹陷。

(二)结核性肛瘘

1. 经常性或间歇性流出干酪样稀薄分泌物。

2. 无硬的条索状物。

3. 外口不整齐、不隆起，有潜行边缘，皮下有脓腔。

治疗

采用肛瘘切开术治疗，手术步骤如下。

1. 注射0.5%利多卡因溶液，做局部浸润麻醉。先用球头银丝找寻内口，了解内口部位。

2. 右手持有沟槽针，自瘘管外口插入管道，穿出内口，再以左手示指插入肛内，将槽针自肛内挑出，用剪刀沿槽针沟将管道剪开。

肛瘘

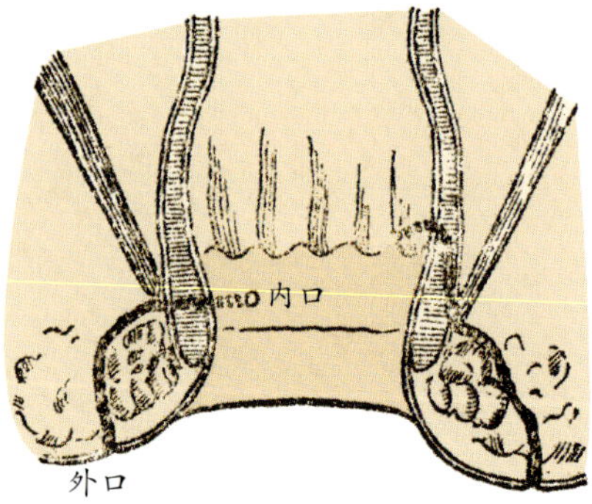

3. 如瘘管在截石位3点、9点处，不易将槽针挑出时，可用示指插入肛内顶住槽针顶端，沿槽针沟切开管道。

注意

1. 肛瘘有内痔并存时，应该先治内痔。

2. 有两个以上瘘管者，可采取分次手术。

3. 若有外口数个，支管横生，或管道呈半环状的，则应先在肛外部次第切开，待外口全部切开后，再处理通向肛内的管道。

4. 若肛瘘外口距肛门远，内口较深的，则应将肛外部的管道先切开，再配合挂线术挂开肛门内管道，防止出血及损伤较多的括约肌。

第四节　肿瘤

肿瘤是指人体中正在发育的或成熟的正常细胞，在某些不良因素的长期作用下，某部分细胞群会出现过度增生或异常分化，从而形成的一种新组织。

肿瘤会在局部形成肿块，它不仅破坏正常的组织器官结构，还会影响器官的正常功能。因为肿瘤与正常的组织和细胞不同，它不是按照正常的新陈代谢规律生长，而是变得不受约束和控制，从而导致细胞呈现异常的形态、功能和代谢。

恶性肿瘤细胞还能向周围浸润蔓延，甚至扩散转移到其他组织器官，继续成倍地增生，会对人体和生命造成极大的威胁。

人体在生长发育的过程中常有肿块形成，但肿块不一定都是肿瘤。因此，必须鉴别清楚肿块的性质，做到准确诊断，以免给患者造成心理恐慌和精神痛苦。

恶性肿瘤又可分为两大类：癌与肉瘤。癌多沿淋巴系统扩散，肉瘤则多随血液循环扩散转移。

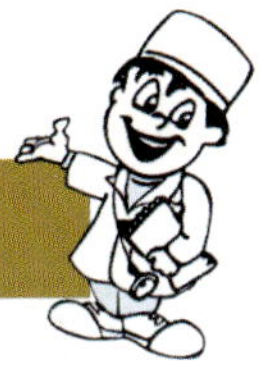

良性肿瘤

良性肿痛一般不危及生命，主要包括皮脂腺囊肿、脂肪瘤、纤维瘤、血管瘤、乳房纤维腺瘤、乳房囊性增生病等疾病。

良性肿瘤与恶性肿瘤的区别

良性肿瘤	①边界清楚，有包膜。②生长较慢，呈扩张性生长，将周围组织推开。③可达巨大体积，体积过大时表面易擦破。④不转移，不复发。⑤一般不影响生命，但如果巨大体积或处于重要部位亦可威胁生命
恶性肿瘤	①无包膜，边界不清。②生长很快，呈浸润性生长，破坏周围组织。③一般不会形成大的体积，因其生长快速，故常因血供应不足而破溃成溃疡。④可转移，常复发。⑤在晚期会出现恶病质，严重影响全身功能，如不及时治疗可能致命

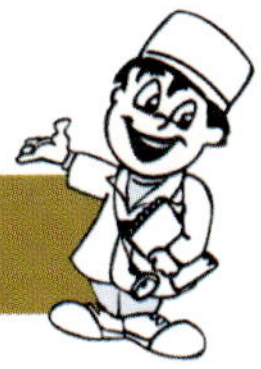

皮脂腺囊肿

皮脂腺囊肿多见于患者的头、面、颈项和背部，是因皮脂腺管被阻塞，皮脂潴留而形成。

它位于皮肤表层内，从皮肤下隆起一圆形肿块，边界清楚，质软，与皮肤相连，中央可看到被堵塞的腺口为一小黑点。感染后，即出现红肿、疼痛、溃破化脓等症状。

治疗

手术切除，必须将囊肿壁完全摘除，否则会复发。已感染者应先消炎或切开引流，待炎症消退后再行彻底切除。

脂肪瘤

脂肪瘤常发生于患者肩、背、上臂、臀部的皮下组织。

它多呈扁圆形肿块，质软，边界清楚，包膜甚薄，有时为分叶状，表面皮肤正常。

治疗

手术切除。

纤维瘤

纤维瘤多发生于患者的皮肤、皮下组织、筋膜等处。

它通常生长缓慢，质坚硬而有弹性，能活动，且不与周围组织粘连，有包膜。

治疗

手术切除。

血管瘤

血管瘤多见于小儿，多属先天性肿瘤，由毛细血管、静脉、动脉及结缔组织构成。

血管瘤又细分为以下三种。

1. 毛细血管瘤：它多发生于患者的头部、口唇、舌及面部，表面呈鲜红或青紫色，挤压时体积可缩小，颜色变浅。

2. 海绵状血管瘤：它的结构就像海绵体组织，发生于较深部的软组织中。表面皮肤正常或紫红色，质软如海绵，可以压瘪，受伤后有出血不止的可能。

3. 蔓状血管瘤：它是由迂曲血管构成，有时与体内正常动脉相通，有搏动、震颤和吹风样杂音。外伤后可致大出血。

治疗

一般可用手术切除，较小的可用电灼；此外也可用二氧化碳冰冻法或同位素 P32。

乳房纤维腺瘤

乳房纤维腺瘤多见于青年妇女，常为单个，有时可数个，同时出现在一侧或两侧乳房。

它呈卵圆形，大的可有核桃或鸡蛋大小，表面光滑，质坚实，边界清楚，活动度大，与皮肤及周围组织无粘连，无疼痛。

大多数患者是在无意中发现，一般生长缓慢，但当肿瘤突然增大时，应考虑有恶性变化的可能。

恶性肿瘤

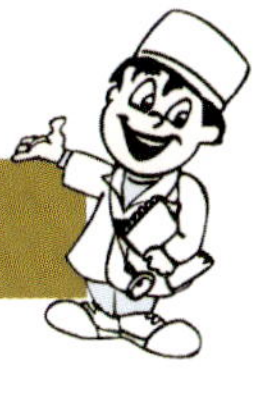

恶性肿瘤，一般指癌，患者通常会有生命危险，应及早治疗。常见的恶性肿瘤有宫颈癌、鼻咽癌、食道癌、肺癌、肝癌、胃癌等10种，以下是10种常见恶性肿瘤的诊治。

十种常见恶性肿瘤的诊治

病名	概说	诊断	治疗
鼻咽癌	鼻咽癌多发于南方，其患者大多是青壮年	①鼻咽腔内异物感，鼻涕内带有鲜血。②迅速消瘦。③转移至颈淋巴结肿大。④头痛，早期断续，晚期持续，并产生脑神经麻痹	①早期：放射治疗、中草药治疗。②晚期：中草药治疗、化学药物治疗
食道癌	食道癌多发于中年以上男性，且在北方较为常见	①早期常仅有胸骨后隐痛。②晚期有吞咽困难、嗳气、打嗝、泛吐黏沫、进食后呕吐、胸痛、黑便。严重者有呕血。③可转移至左锁骨上淋巴结	①早期：中草药治疗、手术治疗、放射治疗。②晚期：中草药治疗
胃癌	胃癌常由胃溃疡、胃息肉、慢性胃炎等转化而来，多发于中年以上男性	①大都有长期溃疡病史。②食欲减退、消化不良、嗳气、消瘦、贫血、乏力。③上消化道出血或黑粪。④晚期可有梗阻症状。⑤可转移至左锁骨上淋巴结	①早期：中草药治疗、手术治疗。②晚期：中草药治疗、化学药物治疗
肺癌	肺癌多发于老年男性，和长期吸烟史有一定关系	①长期咳嗽不愈，痰中带有血液。②晚期会出现胸痛和血胸。③转移至肺门淋巴结肿大，有时还能经血流向远道器官转移	①早期：中草药治疗、手术治疗、放射治疗。②晚期：中草药治疗、化学药物治疗
肝癌	肝癌很多是由肝硬化转变而来，大部分分布于肝的两叶，多发作于中年以上男性	①病程发展快，数周内即可出现明显消瘦等恶病质现象。②大部分患者有右上腹肝区的钝性持续疼痛。③晚期可有黄疸、发热、贫血、腹水等。④肝脏肿大，坚实，表面有结节	①早期：中草药治疗、局限性肝癌可争取手术治疗。②晚期：中草药治疗
乳癌	乳癌多发于40～60岁绝经期前后的妇女，通常见于单侧乳房	①早期，为无痛的单发的乳房小肿块，与良性肿块难于区别；继续发展则与皮肤周围组织粘连，不能活动；皮肤有“橘皮样”表观，乳头内陷。②晚期癌细胞侵入筋膜、胸肌，表面出现溃烂。③可转移至同侧腋下、锁骨上及颈淋巴结。亦可转移至肺、骨等	①早期：中草药治疗、手术治疗。②晚期：中草药治疗、化学药物治疗
宫颈癌	宫颈癌与慢性宫颈炎有一定关系，多发于35岁以上女性，特别以绝经期后的妇女最为常见	①早期常见白带增多，或性交后有阴道出血。②晚期有黄、白带下，并有腥臭，阴道不规则出血；腰酸腰痛、下肢酸痛、下腹疼痛。③阴道检查：早期，可发现宫颈有糜烂或结节样物；晚期，可发现阴道及穹窿部均有肿瘤浸润，盆腔检查可扪及附件有肿块。④阴道涂片找癌细胞多能诊断；宫颈活组织检查有确诊意义	①预防为主。对中年以上妇女定期进行普查，以利于早期发现、早期治疗。②早期：中草药治疗、手术治疗、放射治疗。晚期：中草药治疗
膀胱癌	膀胱癌好发于中年以上，男性发病比例多于女性	①病程发展较慢，早期仅有血尿。②晚期有尿频、尿数及排尿困难，反复性尿血，有时血量极多并伴血块，膀胱区并有疼痛	①早期：中草药治疗、手术治疗。②晚期：中草药治疗、化学药物膀胱灌注

续表

病名	概说	诊断	治疗
直肠癌	直肠癌多由直肠息肉或血吸虫卵沉积等恶化而来，多发于中年以上女性	①病程发展较慢，初期有排便习惯的改变。②大便带血，伴有黏液，且逐渐变细，并有腹胀肠鸣。③晚期侵入骶丛神经，可有下腹部疼痛。④肛门指检可触及肿块	①早期：中草药治疗、手术治疗。②晚期：中草药治疗、化学药物治疗
成骨肉瘤	成骨肉瘤为骨骼肉瘤中最恶性者，多发于青少年的四肢，尤其在膝关节的上下最为常见	①病处疼痛，夜间加重，睡眠不佳，食欲不振，迅速消瘦。②患肢萎缩，病处膨大，局部皮肤紧张发亮，静脉怒张。③局部有轻压痛。④可能会有低热的症状出现。⑤可以随血流而转移，首先至肺	①早期：手术治疗、中草药治疗。②晚期：中草药治疗

第五节　其他

外科疾病的种类林林总总，除了以上几种有系统分类之外，还有其他一些常见的病症，如破伤风、烧伤、疝等。下面我们就分别进行具体介绍。

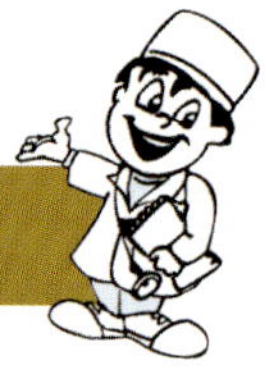

烧伤

烧伤是日常生活中较为常见的一种肌体损伤，它不仅是皮肤损伤，有时还可深达肌肉、骨骼，严重者可引起一系列的全身变化，如休克、感染等。

烧伤大多是由于火焰、蒸汤、热水、热油、电流、放射线、激光或强酸、强碱等化学物质作用于人体所引起的。依据其致伤原因，可分为以下四种。

(1) 热力烧伤：如沸水、热粥、热油、火焰、钢水和蒸汽等。

(2) 化学烧伤：如强酸、强碱、磷、毒气等。

(3) 电力烧伤：如触电、闪电伤。

(4) 放射能烧伤：如深度 X 线、原子能等。

诊断

烧伤面积和深度的估计：烧伤面积和深度是决定烧伤的严重程度和进行治疗时的根据。

(一) 面积估计方法

1. 手掌法：病人自己五指并拢时的手掌面积占全身面积的 1%。

2. 新九分法 (适用于成人)。

(二) 烧伤深度估计方法

可以依照烧伤深度分类来大致估计烧伤深度。

一度 (红斑性)：深度达角质层，烧伤部位发红，干燥，无水疱；疼痛，感觉过敏；3 ~ 6 日即可痊愈，无瘢痕。

手掌法

五指并拢时的手掌面积占全身面积的1%，以此来计算烧伤的面积。

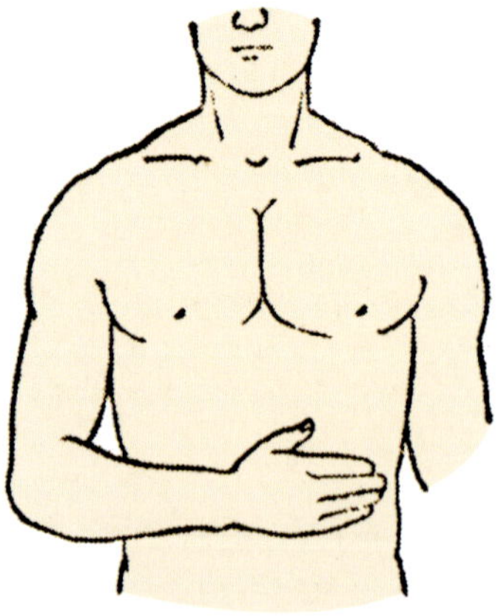

新九分法

头颈部9%(1个9)；上肢18%(2个9)(每一上肢为一个9)；躯干(不包括臀部)27%(3个9)；下肢及臀部46%(5个9+1)(每一下肢为23)；全身合计11个9+1=100。

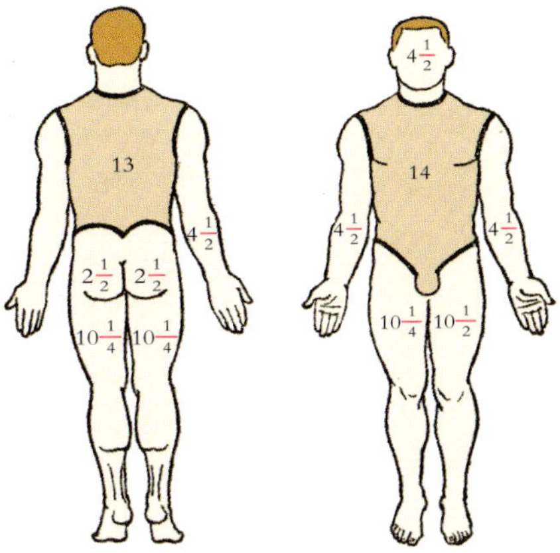

二度(水疱性)：深度可达真皮层，烧伤部位有水疱，创面润湿。基底潮红，则为浅二度；若基底发白，有小出血点，则为深二度。浅二度烧伤1～2周可痊愈，无瘢痕；而深二度3～4周才能痊愈，会有轻度瘢痕。

三度(焦痂性)：烧伤范围包括全层皮肤或可达皮下各层，以至肌肉骨骼。无水疱，干燥，白色或炭化或可见皮下静脉栓塞；稍痛，常有知觉消失现象。3～4周后，焦痂脱落，须植皮，不然常遗留较多的瘢痕及畸形。

(三)现场急救和早期处理

1. 采取一切有效措施扑灭火源。可用就近的东西，如棉被、毯子、大衣或泥沙等迅速覆盖火源。

2. 身上衣裤着火时，切忌奔跑，应卧倒地上，慢慢翻滚，将火压灭。或迅速脱去衣裤。

3. 酸碱烧伤时，要尽快脱去衣裤，用大量水冲洗或浸到水池中。也可用1%～2%醋酸溶液或5%氯化铵溶液来中和碱性烧伤；以2%～5%碳酸氢钠溶液来中和酸性烧伤。磷烧伤时还可用湿布或碳酸氢钠溶液湿敷创面。

4. 保护创面使不再污染，如用急救包、三角巾或手边较清洁的衣服、被单迅速包扎创面，尽量不要弄破水疱。

5. 疼痛可口服止痛片或注射镇痛剂，对头面部烧伤或呼吸道严重烧伤则忌用吗啡或杜冷丁，以免影响呼吸。

冲洗伤口

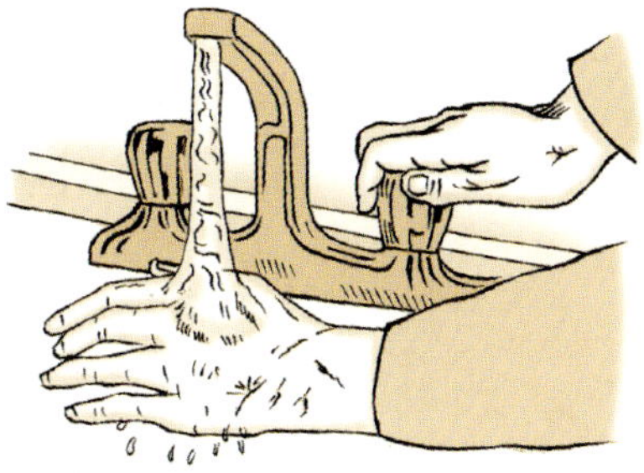

治疗

(一)局部处理

对面积不大或中等的一度和浅二度烧伤可选用下列方法：①麻油或菜油外涂。②大蓟根，洗净，捣烂，涂抹局部。③白颈蚯蚓，洗清，加盐化水，外用。④地榆和大黄等份，研末，麻油调敷。⑤清凉膏(陈风化石灰1升，清水4碗，搅浑后放置澄清，吹去水面浮衣，取中间清水，加等量的麻油搅拌调匀)，以毛笔或棉花棒蘸涂抹。⑥鸡蛋清加冰片粉少许，再加入5%炼蜜，调匀，外搽。

对于较大面积的烧伤，宜进行清创术，但须在纠正休克后。在抗休克过程中，创面可暂以消毒巾单加以保护。同时还应在皮肤试验后注射破伤风抗毒素1500单位，以做预防。

1. 清创术

(1) 将接近创面或创面上的毛发剃去，去除创面污物。污染创面可用纱布浸软肥皂轻拭后，再用灭菌盐水洗净。

(2) 水疱一般应予保留，较大水疱或估计属深二度水疱，可用75%酒精或0.1%硫柳汞酊消毒后，以针刺破，做低位引流；或用针筒穿刺抽空疱内液体。

(3) 盐水冲洗完毕后，把创面周围的皮肤用酒精或硫柳汞酊消毒。

(4) 清创时，创面和皮肤也可单用1／2000新洁尔灭溶液清洗和消毒。

2. 包扎疗法

【适应证】

(1) 四肢和躯干的环形烧伤。

(2) 创面无感染。

(3) 躁动不合作者。

(4) 寒冷季节或环境不许可行暴露疗法的。

【包扎方法】

(1) 用一层油纱布或干纱布紧贴创面，外加 2 ~ 3 层纱布和厚 2 ~ 3 厘米的大块棉垫，外面再用绷带加以包扎。

(2) 包扎要从伤肢远端开始 (即使没有烧伤)，敷料紧贴创面。包扎处要超过创缘 5 厘米以上。

(3) 关节部位应固定在功能位。

(4) 包扎后，如无感染现象，则维持 7 ~ 14 日再首次更换敷料，争取一期愈合。

(5) 小部分敷料渗透时，可立即以无菌敷料加厚包扎，如完全湿透，则应在无菌条件下重行包扎。以后根据创面情况隔数日换药 1 次。

(6) 三度烧伤换药，一般第一次在第 5 日左右，之后根据创面感染和焦痂自溶的情况来决定。

3. 暴露疗法

【适应证】

(1) 夏季室温较高时。

(2) 一度及二度烧伤。

(3) 头面部、会阴部和躯干等不适宜包扎的部位。

(4) 已经感染的创面。

【处理方法】

(1) 将伤员置于铺消毒被单的床上，室温宜在 25℃左右。

(2) 大面积烧伤时，室内应定时消毒，无菌单应定时更换；医务人员接触要严格遵守无菌操作。

(3) 创面应保持干燥，避免受压。

(4) 若是躯干环形烧伤，应时常更换体位。

(5) 若是四肢环形烧伤，远端要抬高并避免受压。

4. 感染创面的处理：创面感染是引起烧伤败血症的重要原因之一，故必须妥善处理。

(1) 及早清除坏死组织及脓性分泌物：用剪刀一次或分多次剪除坏死组织，尽量避免出血。如坏死组织与健康组织尚未分离，可用 1 / 5000 呋喃西林，1 / 1000 新霉素、优琐、生理盐水或 2% 高渗盐水湿敷，每日换药 3 ~ 5 次，或隔 1 ~ 2 小时用上述液体滴湿内层敷料，以促使坏死组织脱落，也可用温盐水浸浴 20 ~ 30 分钟，每日 1 ~ 2 次。

(2) 创面潮湿 (感染) 或有痂下积脓，都应设法引流，并保持干燥，待其自行分离。

(3) 在创面腐烂时，用红油膏或黄连膏掺九一丹外敷；腐脱生新时，用白玉膏掺生肌散外敷。

(4) 局部感染严重，尤其绿脓杆菌感染时，可暂时将创面暴露以抑制细菌繁殖，暴露时要及时更换体位，减少创面受压。

(5) 三度烧伤应该尽早切除焦痂进行植皮。

(二) 全身治疗

1. 防治休克：大面积烧伤早期的主要问题是应对休克，所以对防治休克，应确切掌握，使患者安全度过危险期。

(1) 止痛：可用适量的吗啡或杜冷丁止痛。

(2) 补液：成人烧伤面积在 20% 以下，小孩在 10% 以下或头面部在 5% 以下的，以口服烧伤饮料为主。或者，虽稍超过上述面积而未有休克或恶心呕吐出现的患者，也可先试服烧伤饮料。每次不宜超过 200 毫升，多饮几次，以后逐渐增加。已有休克体征或恶心呕吐的应该补液。大面积烧伤时，为预防休克均应及早补液。补液的种类和剂量可参考下述公式，但必须根据临床细致的观察，按病情的不同决定液量种类和速度。

血压低，尿量少，精神烦躁，表示血容量不足；血压正常而尿量少，表示水分不够或肾功能受损；脉压小于 20 毫米汞柱，表示血容量不足或心肌受损。通常能维持尿量每小时 15 ~ 30 毫升，尿比重在 1.020 左右，表示补液速度适宜。

2. 防治感染：大面积烧伤中期的主要矛盾是感染，所以积极预防感染和及时控制感染非常重要。

(1) 正确处理创面，在换药、治疗或接触患者中注意无菌操作和消毒隔离，是预防感染的重要因素。

(2) 预防性抗生素的应用：较大面积烧伤或面积虽小而污染严重的，为预防溶血性链球菌感染，可以应用青霉素、链霉素 3 ~ 4 日。如为严重烧伤 (烧伤面积在 50% 以上) 且早期有过休克而情况不稳定者，则除应用青霉素、链霉素外，尚需选用广谱抗生素，如四环素、氯霉素等。

3. 维持营养：给予丰富的营养和维生素，尽可能口服，必要时鼻饲，但以不扰乱胃肠功能为原则。

4. 预防并发症：如营养不良、肺炎、肺水肿、心力衰竭、褥疮、脑水肿、低血钾、急性肾功能衰竭、破伤风，晚期尚需防止瘢痕疙瘩和瘢痕挛缩对肢体功能的影响。

图解 家庭医学 全书

TUJIE JIATING YIXUE QUANSHU

郑　楚　何书广 ◎ 编著

（下）

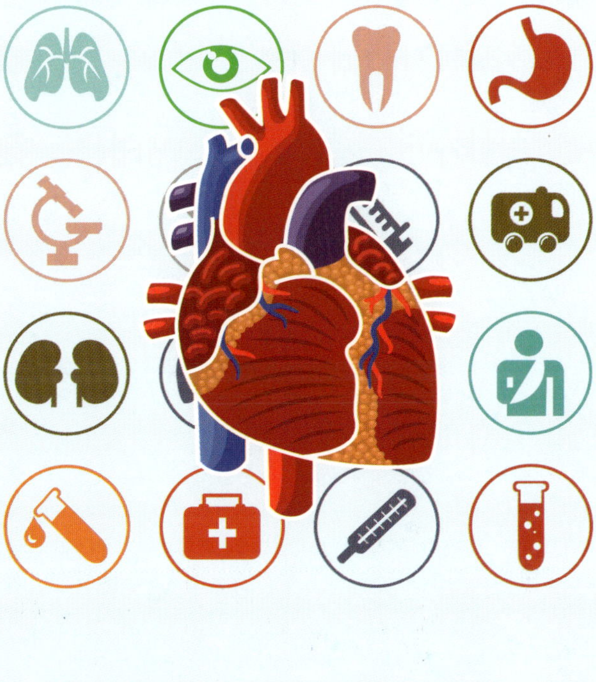

中医古籍出版社
Publishing House of Ancient Chinese Medical Books

疝

疝，俗称“小肠气”，它是因体腔内的脏器脱出体腔而引发的病症的统称。

根据发作部位的不同，疝可分成多种类型，如腹股沟疝、股疝和小儿脐疝等。

诊断

(一) 各类疝的共同点

1. 在患者的腹壁或腹壁附近出现可复性半圆形或椭圆形肿块，当患者站立、行走或腹部用力屏气时，肿块突出；让患者平卧或用手稍推肿块时，即能使之回纳消失。肿块较大时有重垂发酸感。

2. 肿块柔软，不红、不痛。用手触摸肿块并要求患者咳嗽时，手上会有冲击感。

3. 肿块在回纳后，患者局部常可触摸到有缺损空隙。

(二) 各类疝的区别

1. 腹股沟疝：多见于小孩或中年男子。肿块在腹股沟的内侧，呈椭圆形，有的能部分或完全突入阴囊，此时肿块下端呈椭圆形，上端呈蒂柄状(或瓶颈样)通入腹股沟深部，肿块回纳后用手指检查腹股沟外口，常可发现宽大(正常仅有一小指尖空隙大小)。

2. 股疝：多见于妇女。肿块在腹股沟韧带下方和大腿的内上方，呈半球形，容易发生嵌顿。

3. 小儿脐疝：多见于女孩。肿块在脐部，在啼哭时出现。

(三) 发生并发症时的特点

1. 疝嵌顿：当疝肿块突出后不能回纳时称为疝嵌顿。

患者自觉疝肿块突然增大，并伴有疼痛，摸之紧张发硬，触痛显著。

当疝的内容物为肠曲时，则可有腹部阵发性绞痛、恶心呕吐等肠梗阻症状出现。

剧烈劳动和排大便，常为发生嵌顿的诱因。

2. 疝绞窄：当疝嵌顿后，未及时处理，致使疝内容物发生坏死，称疝绞窄。

其表现除疝嵌顿症状外，疼痛可以暂时减轻，而腹胀则明显，肿块表面可有红肿发热等炎性表现。

晚期可以中毒脱水，体温上升，血压下降，全身情况迅速恶化。如不及时治疗，可致死亡。

治疗

(一) 非手术疗法

【适应证】

1. 婴儿时期的脐疝和腹股沟疝，一般认为，此类疝在发育过程中有可能自愈，因而可以暂时应用非手术疗法。

腹股沟疝(肿块进入阴囊)

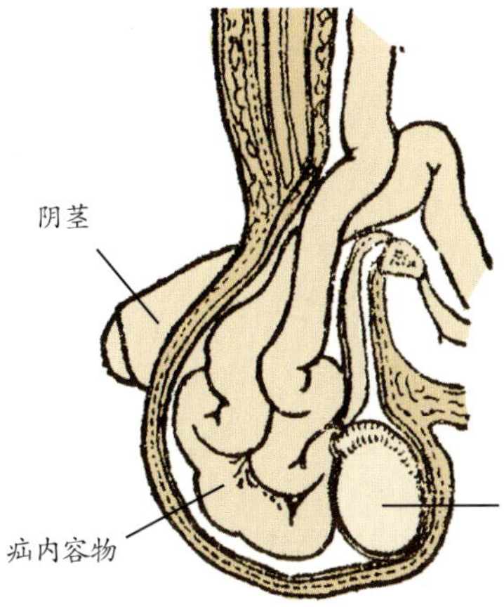

2. 年老体弱者，或伴有严重疾患禁忌手术者，或手术后易复发者，均可用非手术疗法。

【常用方法】

1. 应用疝带

2. 棉线束带压迫法

(二) 手术疗法

手术是疝的最根本疗法，除了年老体弱或伴有严重疾患禁忌手术的以外，为了防止疝嵌闭和增强劳动能力，一般均应及时进行手术治疗。下面介绍一种最常用的腹股沟疝手术方法。

1. 准备

(1) 下腹部和耻骨区剃毛，清洁皮肤。

(2) 术前必须排空小便，以免手术时误伤膀胱。

(3) 术前 45 分钟，口服或肌内注射鲁米那 0.1 克 (成人用量)。

(4) 有上呼吸道感染和咳嗽的患者，术前应先治愈。

疝带

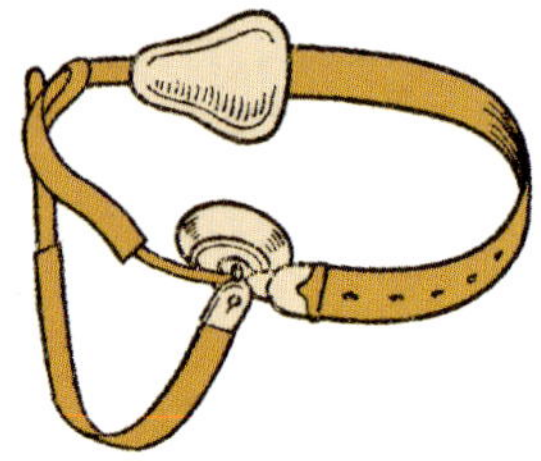

用疝带的一端压在腹股沟外口疝块突出处，避免疝肿块突出，可于日间佩戴，夜间解除，适用于年老小型的腹股沟疝患者。

2. 麻醉：一般均可采用 0.5% 利多卡因溶液局部浸润麻醉，安全、简便。有条件时也可用腰麻。

3. 操作步骤

(1) 手术区皮肤用硫柳汞酊消毒，铺无菌巾。

(2) 于腹股沟韧带上方 2 ～ 3 厘米做一与之平行长 5 ～ 6 厘米的斜形切口至耻骨结节处。切开皮肤，露出皮下组织，显露腹外斜肌腱膜。

(3) 在腹外斜肌腱膜中间，顺腱纤维方向切开一小口，用剪刀头插入，向上向下分离以免损伤其下面神经，然后剪开腱膜向下直达外环，将腱膜的二叶向两侧潜行剥离，显露外侧为腹股沟韧带 (呈亮晶白色)，内侧为联合肌腱。同时出现腱膜下的髂腹股沟神经和髂腹下神经，注意不要损伤。

(4) 避开上述两根神经，钝性分离提睾肌纤维，即可露出内侧呈灰白色的疝囊，辨不清时可要求患者咳嗽，使疝囊隆起即可明确。用镊子轻轻将疝囊前壁提起，然后用刀切开，注意勿伤及疝囊内容物。检查内容物，若无坏死即将其还纳入腹腔内。如有粘连则应剥离切断结扎。

(5) 用止血钳夹住疝囊的切开边缘，将左手示指伸入疝囊内，将疝囊壁抵住稍加牵引；右手示指覆盖一层盐水纱布，在疝囊外面轻轻地分离周围组织及精索直达疝囊颈部，注意勿损伤精索及其血管。若疝囊进入阴囊者，则可将疝囊横行切断。疝囊远端仔细止血结扎，留于原处，不必切除。

棉线束带压迫法

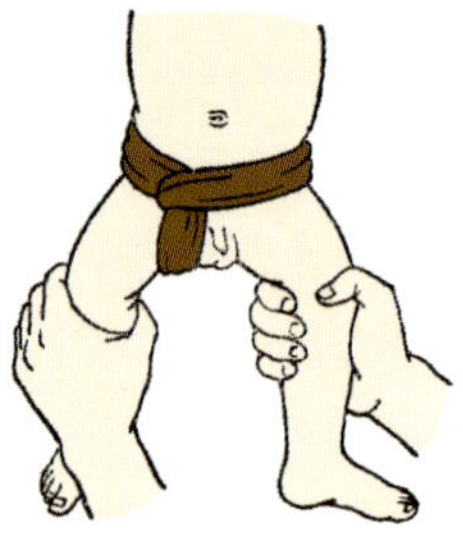

将棉线束带折成双层，折端紧压疝块突出处，另一端环绕腹部再套入折端，然后绕过会阴部，结扎于腰的背面，适用于婴儿腹股沟疝。

(6) 在已剥离的近端疝囊，用中号丝线做高位荷包缝合结扎。若囊颈细的，可用贯穿缝合法结扎疝囊颈部，在剪去多余的疝囊壁后，将疝囊残端悬吊缝扎于联合肌腱上面。

(7) 缝补腹横筋膜，缩小过大的内环，用粗丝线在精索下面将联合肌腱缝合于腹股沟韧带上，一般缝三针即可。其靠内口一针缝合后，以可容一小指尖为宜，以免压紧精索。

(8) 用细丝线间断缝合腹外斜肌腱膜、皮下组织及皮肤。

4. 注意事项

(1) 在手术过程中，应严密细致地进行止血，以免术后发生血肿；缝合时不要缝住神经，以免术后疼痛。此外也要避免损伤精索、大血管及膀胱等。

(2) 手术后一般要卧床静养 2 ～ 3 日，并使用“丁”字形阴囊吊带托起阴囊。

(3) 手术后约 7 日，创口拆线，一般可以休息 2 星期后可做轻体力工作，2 ～ 3 个月内应避免重体力劳动。

预防

1. 婴儿期，应防止紧裹腹部，过早站立，经常啼哭和咳嗽等。

2. 青少年期，经常进行体育锻炼，可以增强腹壁肌肉，起到保护作用。

3. 年老病者，若同时又患有能引起腹内压力增高的慢性疾病，如慢性咳嗽等，应积极进行治疗。

疝手术操作步骤

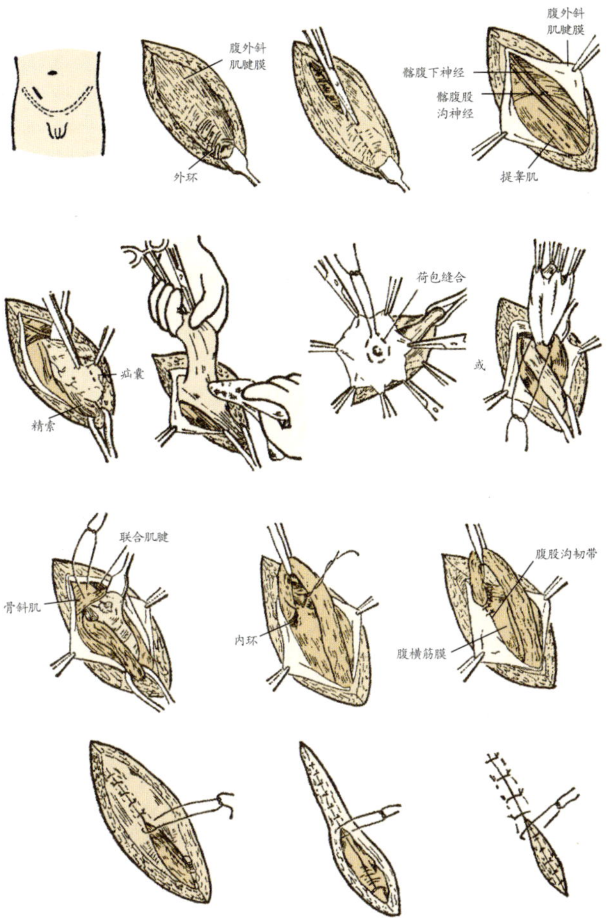

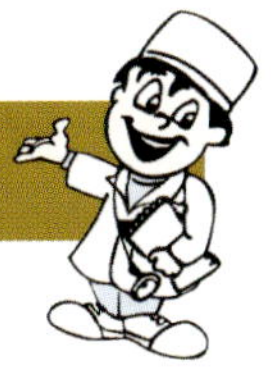

睾丸鞘膜积水

睾丸鞘膜积水是一种最为常见的鞘膜积水病症。

诊断

1. 阴囊内有逐渐增大的无痛性肿块，肿块较大时有坠胀感，且行动不便。

2. 阴囊皮肤正常，肿块表面光滑但有明显的波动感觉。检查时以左右两手示指分别放于肿块的上下两端，左手示指固定不动，右手示指向下按压，此时左手固定的示指感到有向上浮起的感觉。

3. 透光试验呈阳性：用手电筒自阴囊下面或侧面照亮，用黑纸卷成筒状放在阴囊上面观察，可见到红色透光现象。

4. 咳嗽时无冲击感。

治疗

睾丸鞘膜积水的根治方法为手术治疗：睾丸鞘膜翻转术。

操作步骤

1. 把阴囊处的皮肤用1 ∶ 1000硫柳汞酊消毒。

2. 铺盖消毒巾后，一位医生用两手虎口固定肿块，另一位医生用0.5%利多卡因溶液做局部浸润麻醉。

3. 纵向切开阴囊皮肤与肉膜，切口大小以肿块能从阴囊内取出为原则。

4. 止血结扎、铺皮肤巾后，再逐层切开直到壁层鞘膜。然后用两手食指伸入阴囊内做轻柔的钝性剥离，使肿块与周围组织分开，并将肿块挤出。

5. 用刀切开鞘膜，放尽积水。然后剪开鞘膜，先将鞘膜翻到附睾和精索后，剪除部分鞘膜（只要使留下的残余鞘膜能对准缝合即可），然后用1号丝线做单纯缝合。下端一针缝线可固定在阴囊壁最低部，以防止睾丸扭转。

6. 细致检查有无渗血并严格止血。在切口下端放橡皮条引流，以免阴囊肿胀或形成血肿。最后用丝线将肉膜皮肤做间断缝合。

7. 术后24 ~ 48小时可拔除引流，6 ~ 7日拆线。

睾丸鞘膜积水

正常睾丸周围有脏层和壁层两层鞘膜包着，在两层鞘膜中有少量液体存在。当受到外伤、炎症等原因的刺激时，两层鞘膜内液体增加，成为囊样肿块，此时睾丸被埋入囊内无法摸到。这就形成了睾丸鞘膜积水。

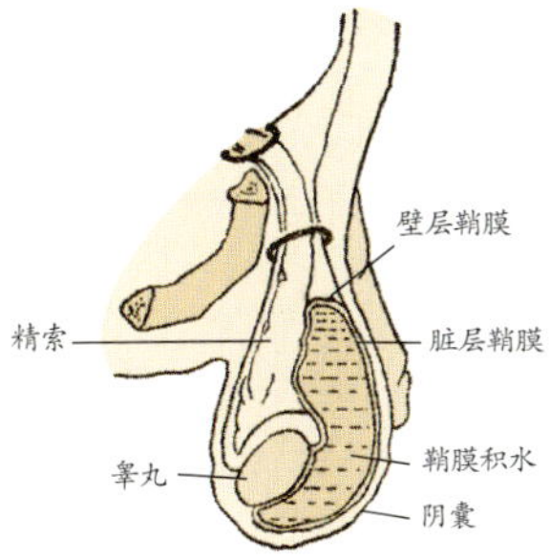

睾丸鞘膜翻转术图解

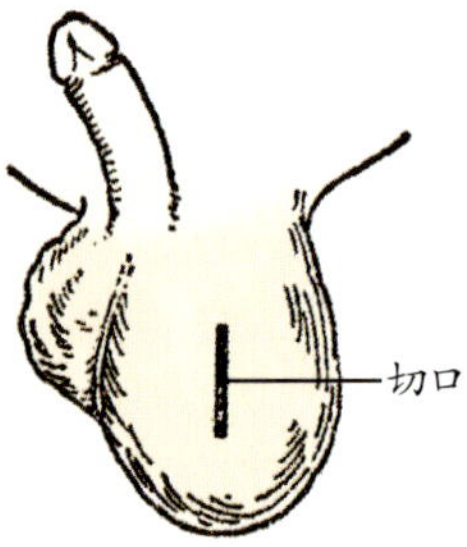

(1)在阴囊肿块中央做纵形切口

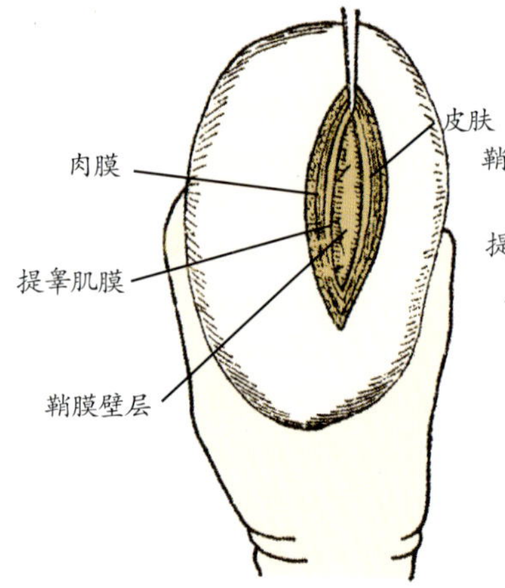

(2)切开肉膜等层，暴露壁层鞘膜

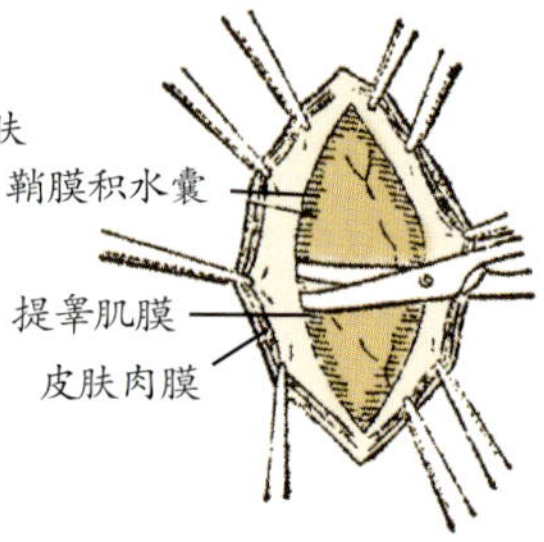

(3)游离整个鞘膜

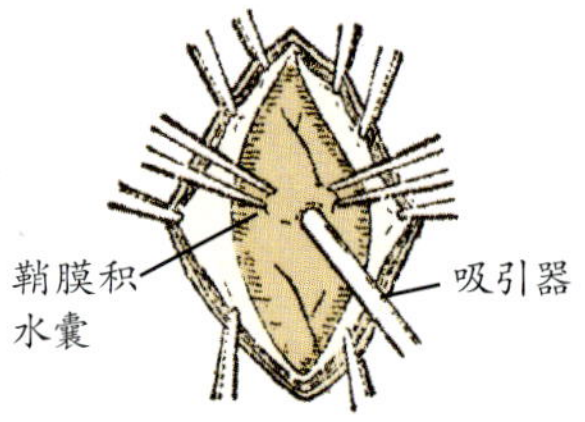

(4)鞘膜上做一小切口用吸引器吸净积水

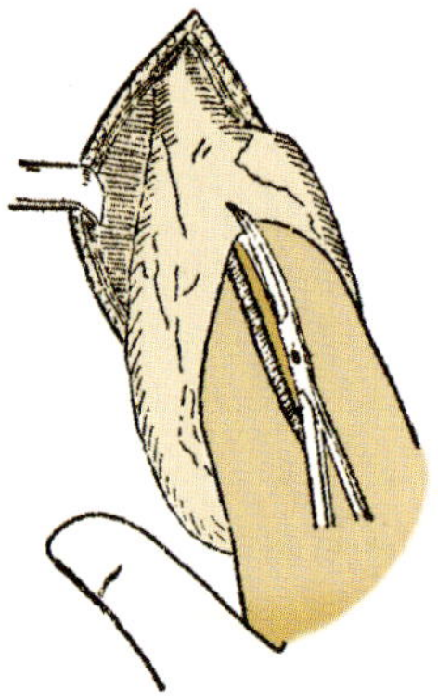

(5)剪开壁层鞘膜

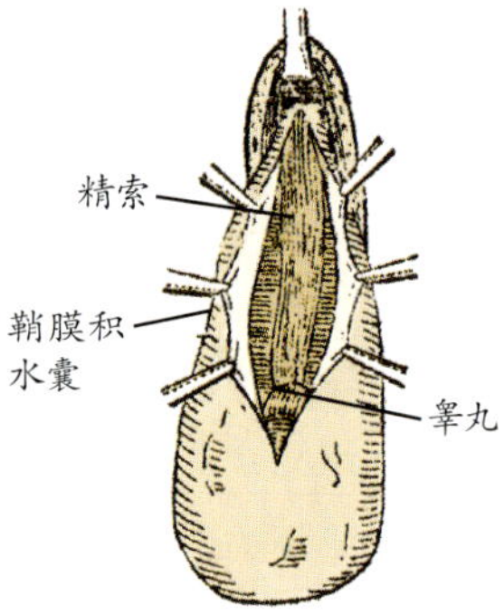

(6)积液吸清后的情况

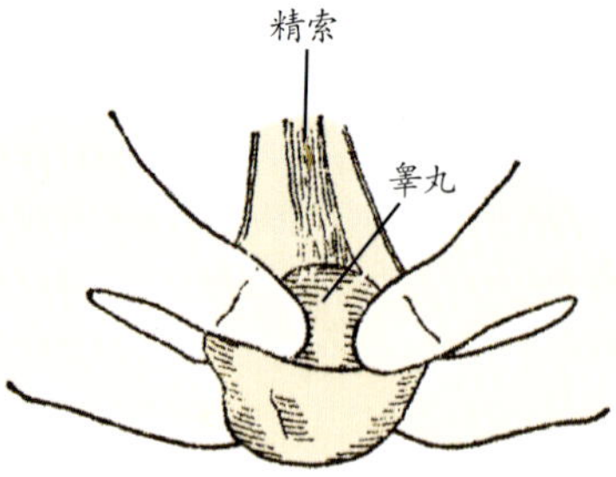

(7)鞘膜翻转后毡边缝合

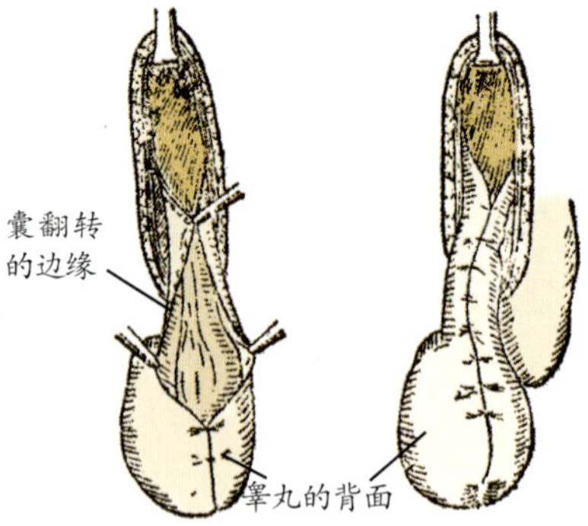

(8)鞘膜单纯缝合

第九章

伤　科

伤科的范围很广，它包括皮肉、筋骨、气血、脏腑、经络等各种损伤和疾患。

它在我国的中医中，是一个单独的完整的系统，因此有其独特的治疗原则：“动静结合、内外兼治、筋骨并重、医患结合。”从中我们可以看出，伤科的疗法往往是多种治疗相结合的手法，因为，只有这样才能做到内外兼治。

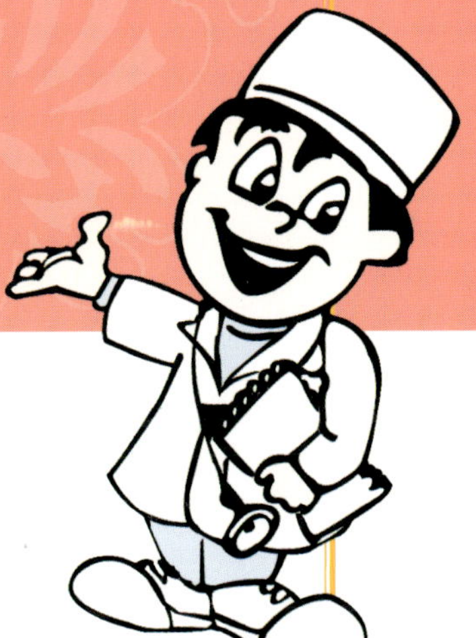

第一节　人体的骨骼系统

人体骨骼由206块骨头组成。

头颅骨

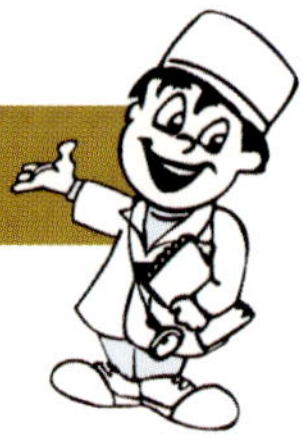

头颅骨大部分为扁平骨，它们围起来形成一个封闭的空间，以保护脑、眼和内耳等器官。只有下颌骨因与其他部分相分离而能活动。

人体骨骼

根据骨骼在人体的部位不同，分为头颅骨、躯干骨、上肢骨与下肢骨四部分。

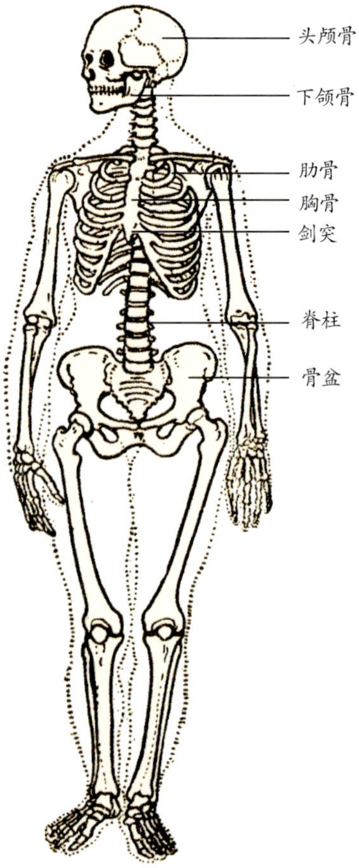

躯干骨

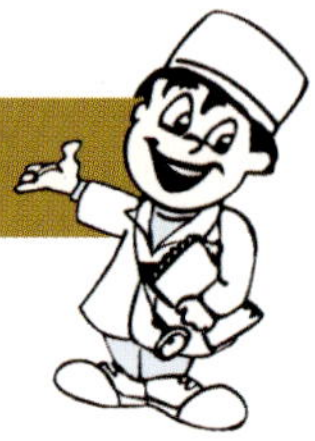

躯干骨包括脊柱、肋骨和胸骨。

脊柱位于背部的正中央，呈链状长条形，是人体的中轴，具有保护脊髓、负重、运动躯干等功能。

肋骨共有12对，左右对称地附着于胸椎和胸骨上。

胸骨位于胸部前壁中央，下端向腹壁突出称剑突。

胸椎、肋骨和胸骨一起围成了一个骨笼，叫作胸廓，用来保护胸内的心、肺等脏器，并对人体的呼吸运动起重要作用。胸廓前壁下缘叫肋弓。

脊柱

脊柱由颈椎(7块)、胸椎(12块)、腰椎(5块)、骶骨和尾骨等所组成。

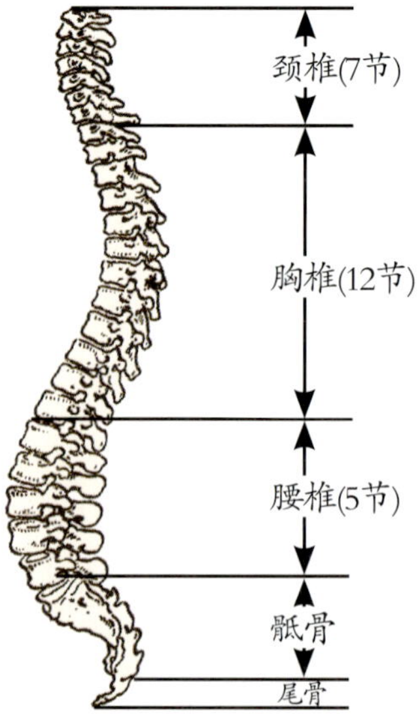

上肢骨

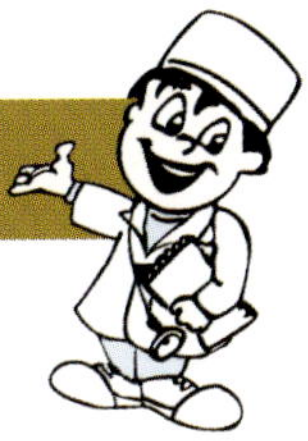

锁骨在胸前两侧上部。肩胛骨在背后上部。肱骨在上臂。前臂有尺骨和桡骨，尺骨在内侧，桡骨位于外侧。腕部则有腕骨。手部有掌骨和指骨。

上肢主要关节：肩关节由肱骨和肩胛骨组成。肘关节由肱骨和尺、桡骨组成。腕关节由尺骨、桡骨和腕骨组成。

上肢骨

上肢骨包括身体上肢两侧成对的锁骨、肩胛骨、肱骨、尺骨、桡骨和手骨。

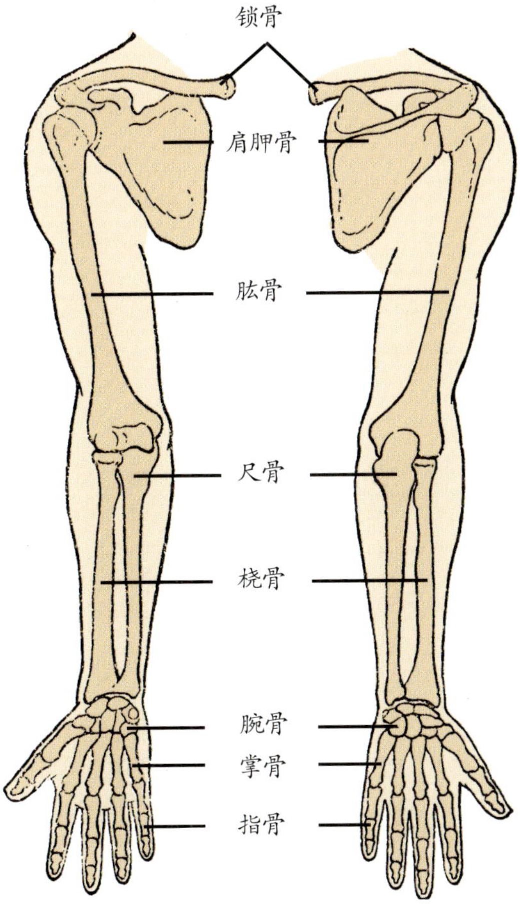

下肢骨

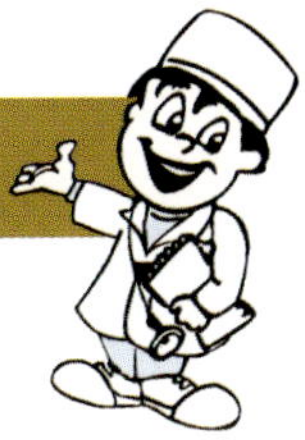

髋骨由髂骨、耻骨、坐骨三块融合而成。两侧髋骨，后面连以骶骨和尾骨，形成骨盆，能保护盆内器官和负重。股骨在大腿部。小腿部胫骨在内侧而腓骨在外侧。髌骨在股骨和胫骨之间的前方。足部有跗骨和趾骨。

下肢主要关节：髋关节由髋骨和股骨组成。膝关节由股骨、髌骨和胫骨组成。踝关节由胫骨、腓骨和跗骨组成。

下肢骨

下肢骨，包括身体下肢两侧的髋骨、股骨、髌骨、胫骨、腓骨和足骨。

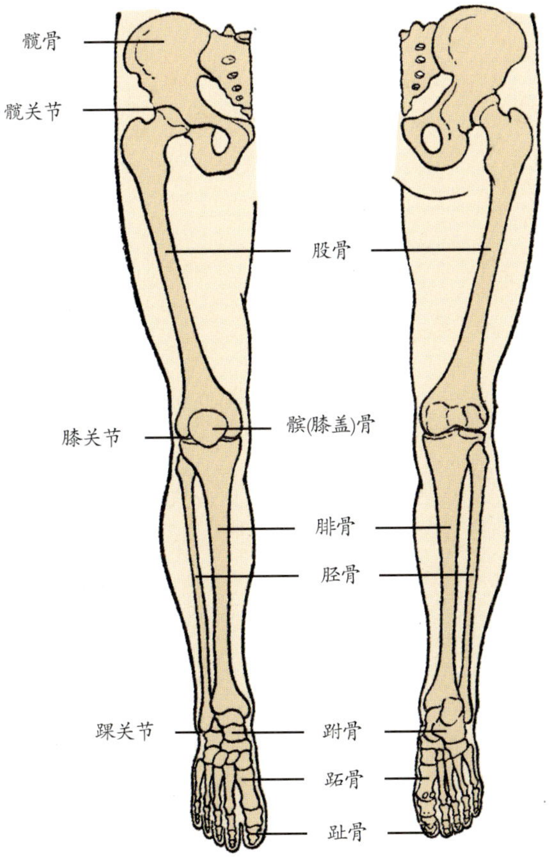

骨骼由密质和松质组成。就长骨而言，骨干为密质，两端是松质，骨质中间为骨髓，骨外面还围以一层骨膜。骨干两端有骨骺。成年前，骨干与骺之间有骺软骨，长骨长度的增长即靠骺软骨的不断生长和骨化。在 15 ~ 22 岁期间，骺软骨先后转化成骨，骨干与骺互相愈合，长骨的长度才停止了增长。

骨骼系统在创伤中最常见的病变为骨折和脱臼。

骨与关节结构图

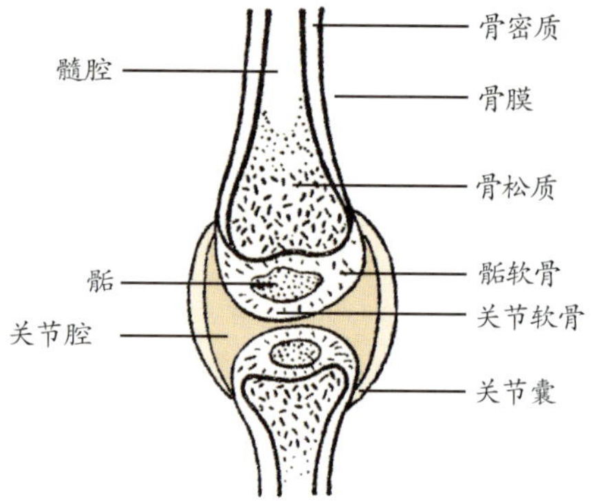

第二节　骨折

骨折总述

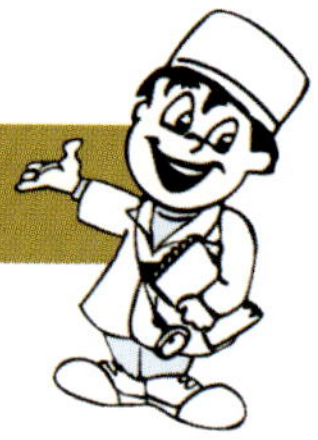

骨折，即骨骼的折断或断裂，它并不是都是由于外力作用而引起的，有时也会因本身的疾病所致骨骼脆弱而引起骨折。因此我们必须首先分清症状，辨别骨折的主要成因。

当骨折发生后，最重要的步骤就是复位，只有良好的复位，骨折才有完全恢复的可能。因此，在临床实践中，一定要特别注意复位的处理，当然其他环节如固定、功能锻炼、药物等也不能忽视，它们关系着骨折恢复的质量和效果。

骨折的分类

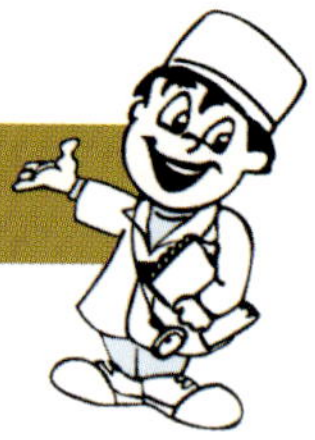

骨折的类型很多，主要可以分为外伤性骨折和病理性骨折两大类。

1. 外伤性骨折：由于直接暴力或间接暴力作用于肢体所引起，占骨折的大多数。

外伤性骨折，按断骨是否刺破皮肉而与外界相通，可分为开放性骨折和闭合性骨折两种；按骨折的程度，则可分为完全骨折、不完全骨折和粉碎性骨折。

2. 病理性骨折：由于患者原来就患有某些疾病，如骨结核、骨肿瘤等，再受到轻微的外力作用后引起骨折，占骨折的少数。

骨折的诊断

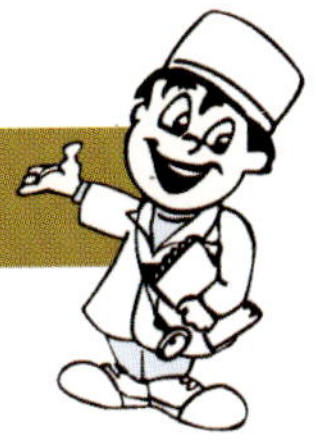

（一）考察病史

应详细了解受伤的原因、地点、时间以及受伤后搬运和处理的情况。

（二）观察临床表现

1. 骨折的局部症状

(1) 肿胀和瘀斑。

(2) 疼痛和压痛。

(3) 畸形和假关节活动（在没有关节的部位，例如骨干产生了活动，叫作假关节活动）。

(4) 骨擦音（断骨端互相摩擦的声音，轻者仅能用手触知）。

(5) 功能部分或完全丧失。

(6) 如果合并周围血管神经损伤，可出现肢体远端缺血和神经麻痹现象。例如：肱骨髁上骨折时，由于骨折断端压迫肱动脉而会出现前臂缺血性挛缩，或压迫正中神经而引起相应神经麻痹，因而出现患肢末梢温度降低、颜色苍白、脉搏减弱和感觉、运动功能障碍等症状。

2. 骨折的全身症状：骨折时，由于剧痛或出血过多或头、胸、腹部脏器受到较严重的损伤，可以出现休克，尤其是体质虚弱的患者较容易出现。因此，必须在局部检查前观察患者的全身状况，以便及时发现和预防休克。

骨折的急救原则

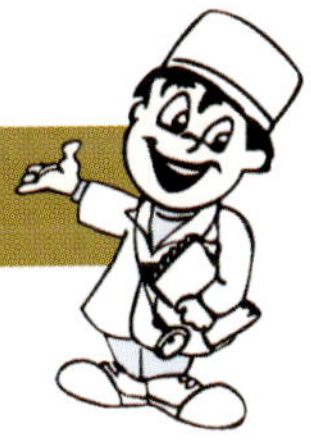

骨折的治疗及时和妥善的治疗，是使骨折断端获得良好接续和减少后遗症的重要措施。

1. 预防和治疗休克。

2. 现场止血和初步固定患肢。

3. 预防感染（用消毒纱布或清洁布块覆盖创口，应用必要的药物）。

4. 一部分严重的骨折病例，需要转送医疗单位治疗的，应注意搬运。

骨折的具体处理

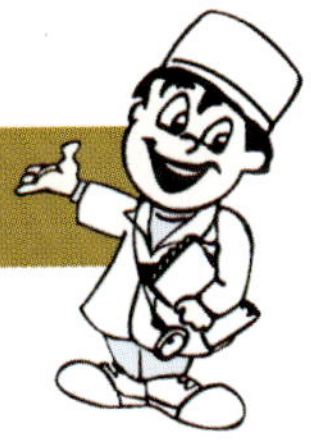

骨折的处理应掌握好复位、固定、功能锻炼三个环节。

复位

正确的复位是治疗骨折的首要步骤，骨折对位越好，断端也越稳定，患者也能及早地进行功能锻炼。虽然各个部位骨折的复位方法不同，但除了某些病例需要牵引复位和手术复位外，一般均可用手法复位。常用的有以下几种手法。

1. 手摸：在对骨折进行复位前，用手仔细触摸骨折端。先轻后重，由浅入深，从远到近，并可与健康肢体做比较，全面了解骨折的局部情况，明确骨折的类型（完全、不完全或粉碎性骨折）以及移位的情况（前后重叠，左右侧方或成角移位），然后根据具体情况确定复位的方法和步骤。

2. 拔伸牵引：用于有重叠移位的骨折，是最重要最基本的方法。在助手的配合下，分别握住骨折的远近两段并进行对抗牵引，使重叠的骨折端拉开，为其他手法做好准备。

3. 旋转屈伸：用于有旋转或成角移位的骨折，尤其在关节附近的骨折，往往需用该方法复位。在牵引下将骨折的远段旋转、屈伸，放于一定的位置，使骨折的远近两段恢复在同一轴线上。

4. 端提挤按：用于有侧方移位的骨折。两手分别握骨折两端，凡突起者予以挤按；凡陷凹者予以端提，达到两断端平整的目的。

5. 夹挤分骨：用于两骨并列部位的双骨折（尺骨和桡骨）。

分骨前后骨间膜变化

用两手拇指及示、中、环三指由骨折部的两面(掌背面)夹挤两骨间隙，使骨间膜张开，靠拢的骨折断端便分开，并列的双骨折就能像单骨折一样一起复位。

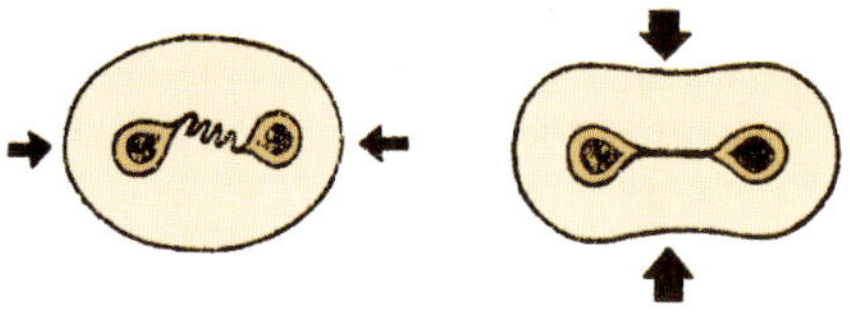

(1)分骨前　(2)分骨后

(6) 折顶法：在肌肉较丰富的部位或横断骨折重叠移位较多，单靠拔伸牵引不能达到复位的目的，应使用折顶法。

(7) 按摩推拿：骨折复位后，对骨折周围的软组织（肌肉、肌腱），沿着它本来分布的方向，由上而下推拿按摩，达到散瘀舒筋的目的。

固定

骨折复位后，必须给予固定。一般可在局部敷药后，放置压垫和木制夹板，最后用布带捆扎。通过这样的外固定形式，可在骨折部位形成一定的挤压作用，不仅可以使骨折段保持在整复后的位置上，而且通过有节制的功能锻炼，利用肌肉收缩时所产生的力量，在外固定的控制下，使轻度的成角或侧移位得到继续的矫正。

折顶法示意

以两拇指并列抵压骨折突出的一端，以两手其余四指重叠环抱骨折下陷的一端，在牵引下，两拇指用力挤按突出的骨端，并使骨折处的成角加大，达到将骨折两端挤按相接的目的，再用环抱的四指将下陷的骨端猛向上提，进行反折，同时拇指继续推突出的骨端，这样便能纠正移位畸形。

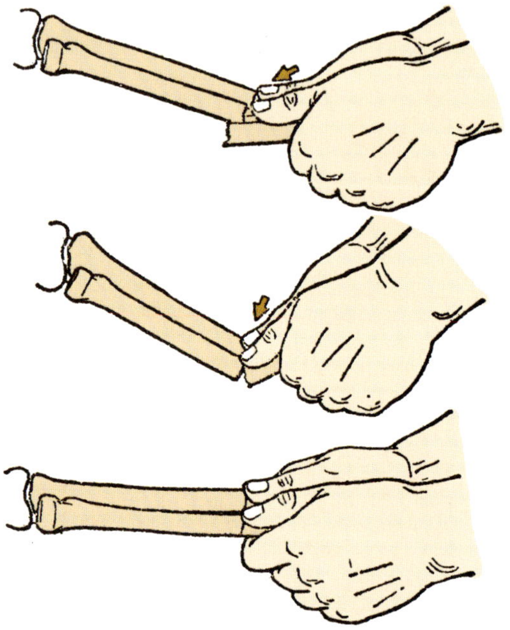

1. 夹板：不同部位应采用不同形状及具有足够长度和厚度的夹板。常用的以柳木夹板为最好，亦可用其他的木材如榆木或较厚的硬纸板、竹片等制作。

2. 压垫：选用质地柔韧、有一定形状和支持力、能吸水的毛边纸制成。将压垫放在骨折肢体的一定部位，夹板的压力便通过压垫作用于肢体，成为防止和矫正骨折成角及侧移位的有效固定力。

压垫的厚薄、大小要恰当，太厚太大易压伤皮肤，反而使固定不稳定；太薄太小压力不足，起不到固定作用。

3. 扎带：用 1.5 ～ 2 厘米宽的双层布带四条。扎捆的松紧一般以扎带捆扎后能在夹板上左右移动 1 厘米为标准，太紧易压伤肢体，太松不能起到固定的作用。

功能锻炼

复位及固定，为骨折愈合创造了有利条件。要使骨折加速愈合，还必须进行合理的有控制的功能锻炼。在整个骨折治疗过程中应贯彻“动静结合”原则，否则长期固定，会引起肢体肌肉萎缩、关节强硬、粘连、骨质疏松等现象。功能锻炼不仅能促进局部及全身血液循环，同时又能促进肌肉对骨折面的纵向收缩压力，有利于骨折的愈合。

活动步骤

1. 上肢

第 1 周：握拳，以前臂肌肉收缩为主。

第 2 周：握拳，同时做肘关节伸屈活动。

第 3 周：除上述二动作之外再加肩部的回旋、前屈、后伸等动作。

第 4 周：运动幅度加大，包括前臂旋转活动。

2. 下肢

第 1 周：踝关节伸屈，以小腿肌肉收缩为主要活动。

第 2 周：膝关节伸屈和踝部活动。

第 3 周：增加髋关节伸、屈活动（由他人帮助进行）。

第 4 周：可上下肢结合进行攀登、站立、轻度负重等活动。

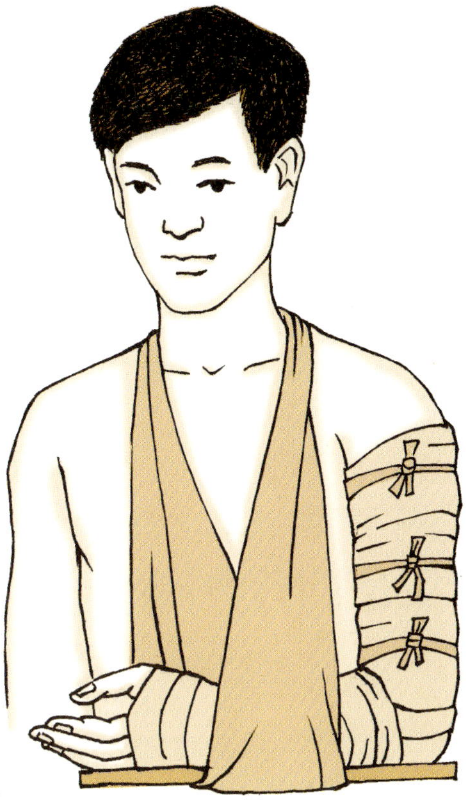

纸压垫的放置位置一定要避开桡神经沟。上1／3骨折要封肩固定，下1／3骨折要封肘固定。固定后肘关节屈曲90°，前臂中立位，以木托或铁丝托将前臂悬吊于胸前。

上肢骨折功能锻炼

功能锻炼应由轻到重，由小到大，循序渐进。

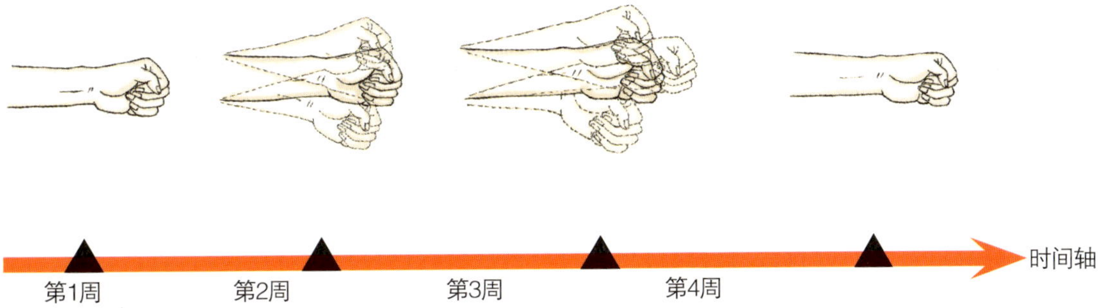

骨折的愈合标准

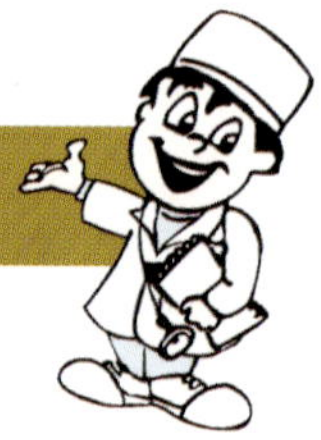

1. 局部无压痛。

2. 局部无纵向叩击痛。

3. 局部无假关节活动（自动的或被动的）。

4. 如用X线检查可看见骨折线模糊、有连续性骨痂通过骨折线。

5. 在解除外固定的情况下，如上肢能向前平伸并持重1千克达1分钟；下肢不扶拐杖在平地上能连续走3分钟并且不少于30步。

6. 连续观察2周，骨折不变形。符合以上条件者，便达到了骨折的临床愈合，此时可解除夹板等外固定。

在检查时必须慎重，特别是第1、2、3项的测定尤其注意，避免损伤患者骨痂，防止再骨折。

骨折的药物应用

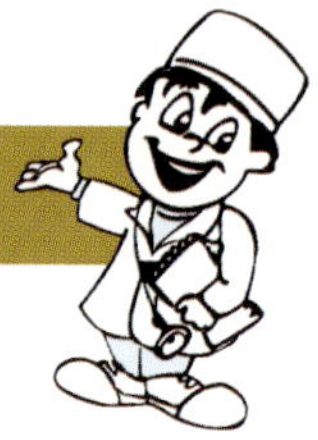

骨折的愈合需要一个长期的过程。因此，在骨折治疗中，我们要内治外治相结合，局部与整体相统一，合理地应用药物，加速骨折的愈合。

（一）复位前用药

主要是止痛，使伤处肌肉放松便于复位。

1. 樟脑4.5克，生草乌、生川乌各9克，加75%酒精100毫升浸48小时后，取浸液涂伤处，有止痛、消炎作用。

2. 野漆树子3～7粒研末，和酒吞下，可有止痛作用。

3. 其他：杜冷丁50～100毫克肌内注射；安乃近0.5～1克肌内注射；在骨折血肿内注入1%～2%普鲁卡因10～20毫升(应先做过敏试验)。此外，某些下肢骨折，如较重的股骨干骨折、胫腓骨双骨折等，可在腰麻下进行复位。

（二）复位后外用敷药

1. 骨碎补（槲蕨），取其根叶，捣烂，外敷。

2. 盘柱南五味子（红木香）根皮一撮，研粉，水调敷。

3. 生黄栀子一撮，捣烂，加入面粉、酒，和匀成糊状，外敷。

4. 野菊花根、乌蔹莓根、骨碎补，各取相等分量，一起捣烂，外敷。

5. 生大黄、生栀子，各取相等份量，研末，用蜜调敷。

（三）复位后内服药

骨折的复位内服药，以活血散瘀止痛为主。

1. 卷柏100克，水煎取汁，加黄酒、红糖少量，冲服。

2. 景天三七嫩头七个，炒鸡蛋吃。

3. 取新鲜的过路黄茎叶适量，用冷开水洗净，捣汁1杯，饮服。

4. 积雪草（落得打)50克，水煎服用。

（四）骨折后期的治疗

骨折后期往往出现关节粘连、肌肉萎缩、肢体肿胀、疼痛等情况，可在加强功能锻炼，配合针灸、推拿的同时，应用药物治疗，以活血壮筋、祛风通络为目标。

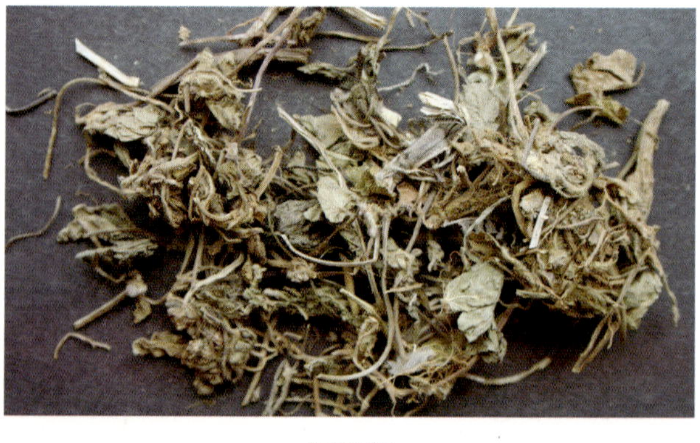

积雪草

1. 外用

(1) 珍珠菜全草一撮，剪碎后，水煎熏洗。

(2) 伸筋草、透骨草、刘寄奴、桑枝、松枝、陈艾、虎杖各 9 克，水煎熏洗。

2. 内服

(1) 菊三七根 50 克，焙干后研成末状，每日 2 剂，每次 3 克，吞服。

(2) 忍冬藤、络石藤各 15 克，水煎服。

(3) 六月雪 50 克，水煎服。

(4) 细柱五加根皮 15 克，水酒各半，煎服。

以上介绍的各类中药方，如当地不备，也可因地制宜，采用地方草药、中药或膏药。

锁骨骨折

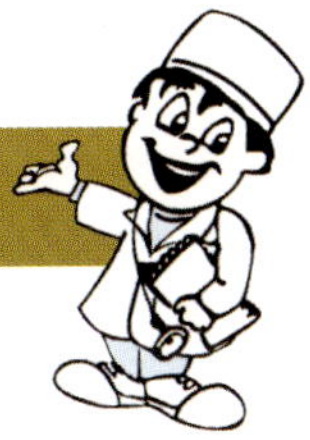

锁骨骨折在生活中较为常见，多数发生在儿童身上。

诊断

1. 有受伤史。

2. 局部肿胀、压痛，并可摸到骨折近端向上向后高突畸形。

3. 患者常用健康一侧的手托住受伤侧的肘部，受伤侧的肩关节低于健康一侧，并微向前倾斜，头偏向受伤侧，下颌转向健康侧。

4. 儿童锁骨不完全骨折症状不明显，但患儿大多不愿活动上肢，如穿衣伸袖，上提其手或从腋下抱起时，患儿常会啼哭或叫痛。

治疗

1. 不论小儿或成人，如骨折无移位或轻度移位者，均可不进行复位，直接用“∞”字形绷带固定 1 ~ 2 周即可。

2. 有明显移位者，可用手法复位：

(1) 麻醉：在骨折血肿内注入 2% 利多卡因 2 ~ 5 毫升，或参照上文“骨折总述”。

(2) 患者正坐挺胸，两手叉腰，拇指在前，四指在后，用力外旋，后伸两肩。

(3) 医生将膝部顶住患者背部两肩胛之间，双手握住患者两肩，向后上方缓缓拉开，直到骨折部畸形消失为止，但不必强求骨折断端完全解剖复位。

3. 用“∞”字形绷带固定后，再用三角巾颈腕悬吊患肢。

4. 术后处理：

(1) 晚间宜平卧硬板床，背部垫高，使肩后伸。

(2) 术后要注意：有无神经、血管压迫等情况；

锁骨骨折典型移位情形

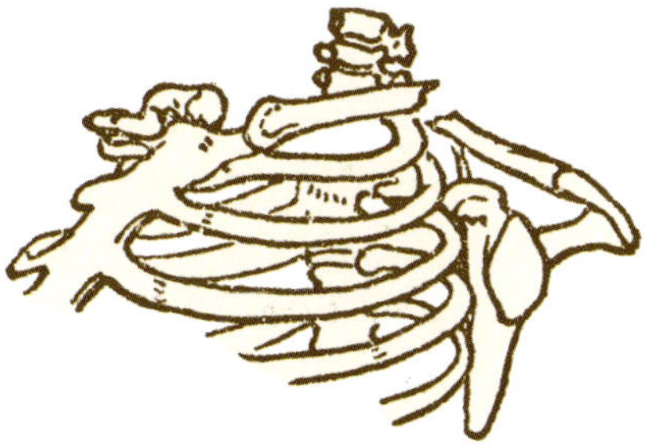

患者在跌倒时，肩部着地或以手撑地而引起骨折，易断于锁骨中段。骨折断端除有重叠畸形外，近侧骨折端容易向上、向后移位，远侧骨折端容易向下移位。

锁骨骨折典型移位情形

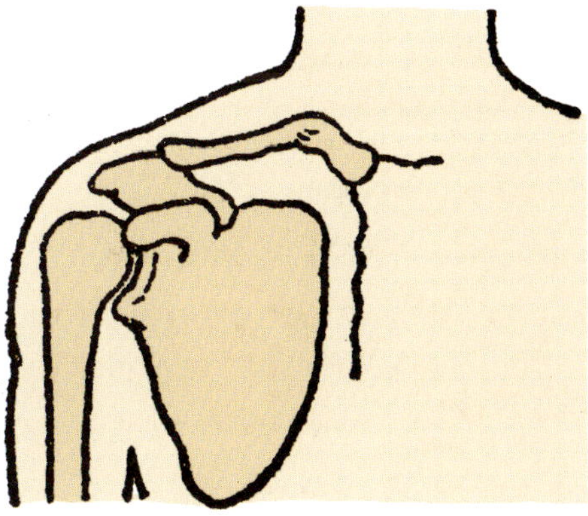

固定是否牢固，如松脱时应及时重新扎紧。一般移位较多的骨折需 3 ~ 4 周后去除固定。

5. 功能锻炼及药物应用：参照上文“骨折总述”。

肱骨外科颈位于肩下 3 ~ 4 厘米处，常见骨折可分三种类型。

锁骨骨折复位法

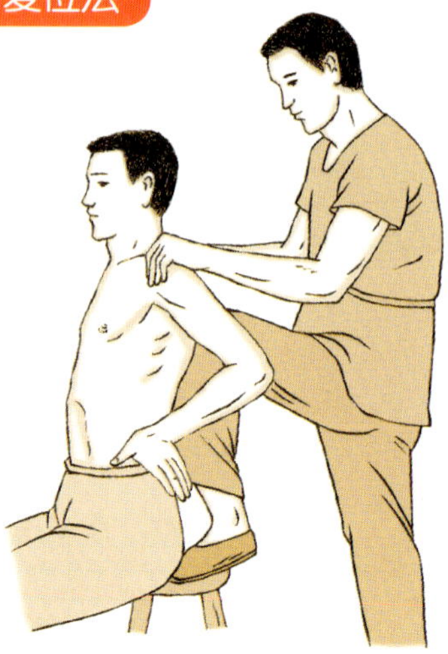

“∞”字形绷带包扎

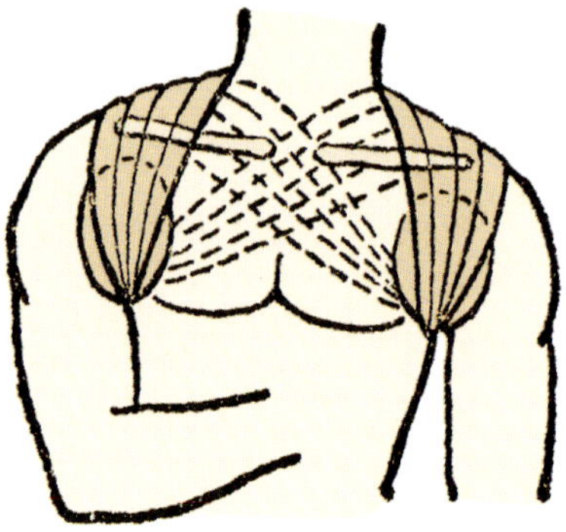

肱骨外科颈骨折

诊断

1. 受伤后肩部疼痛、肿胀，但仍保持其外形膨隆饱满状态。

2. 肩部有较大范围的瘀血，肱骨大结节下有严重的压痛。

3. 上臂活动受限制，测量肩峰至肱骨外髁之间的距离比健侧缩短。

4. 移位骨折可有假关节活动或扪及骨擦音。

治疗

1. 手法复位：无移位的嵌插型骨折和老年、成年患者的内收或外展型嵌插的骨折，均不必使用手法复位，只需用夹板固定，或仅将患肢做颈腕悬吊后，及早开始功能锻炼，肩关节在 2 周后也可开始活动。有移位的骨折应用手法复位。

(1) 麻醉：见上文“骨折总述”。

(2) 患者正坐，一助手用布带绕过腋窝，向上提拉肩部，患肘屈曲 90°，前臂在中立位。另一助手握肘部沿肱骨纵轴方向拔伸牵引。如外展型骨折先外展牵引；内收型骨折先内收牵引。

(3) 拉开重叠后，助手向相反方向牵引（外展者内收，内收者外展），医生用两手拇指抵于断骨上段外侧，余指在下段内侧（或一手握上段，另一手握下段）进行端提挤按，一般骨折即可复位。

2. 木板固定：在维持牵引下，外敷消肿药，并在骨折端放一纸压垫，随后用长木夹板三块分别放于前、后、外侧三面，下达肘部以不妨碍肘屈曲 90° 为原则，上端应超过肩部（每块木板上端各有一小孔，可系布带做超关节固定），另用小木夹板一块，上至腋窝，下达肱骨内上髁以上，该木板的一端用棉花纱布裹成蘑菇头样，如为外展型骨折者，将蘑菇头顶住腋窝处，内收型则将蘑菇头放在肱骨内上髁的上方，然后用扎带固定夹板。最后将超关节固定的布带环结连一棉布卷系于健侧的腋下。

3. 功能锻炼及药物应用：见上文“骨折总述”。

肱骨外科颈骨折移位情况

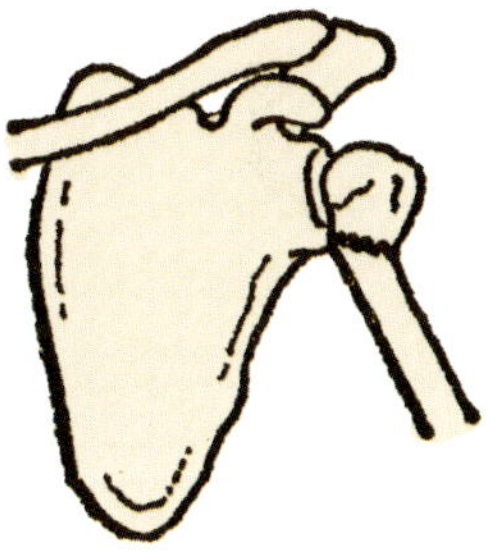

(1)嵌插型：多无移位。骨折远近断端互相嵌插，一般无成角畸形。

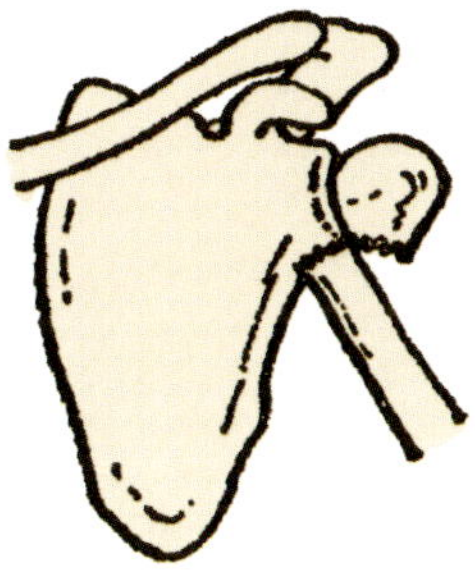

(2)外展型：多见于成人及老年人。骨折的下段外展，上段内收，向内侧成角，在外侧两骨折端可互相嵌插。

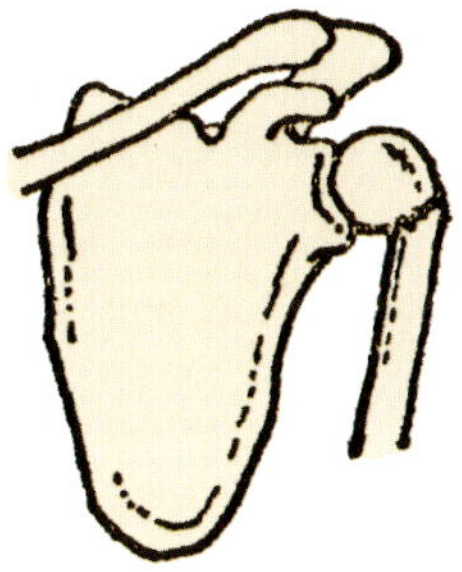

(3)内收型：多见于小儿。骨折下段内收，上段外展，向外侧成角，在内侧两骨折端可互相嵌插。

肱骨外科颈骨折复位法

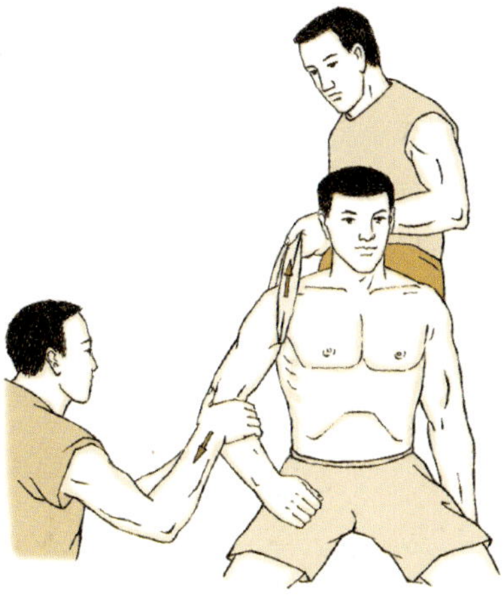

外展型骨折外展牵引

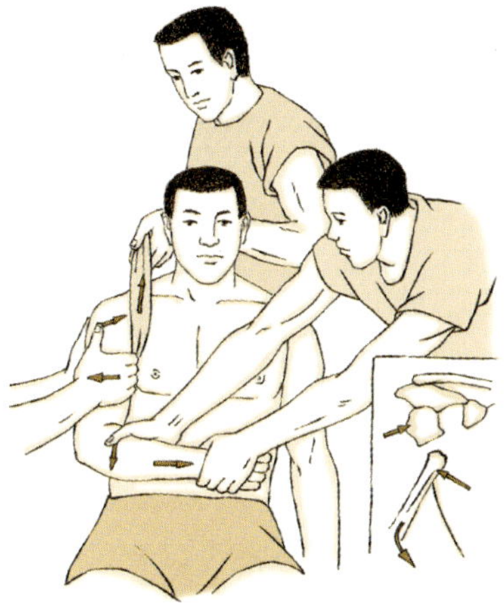

外展型骨折复位法

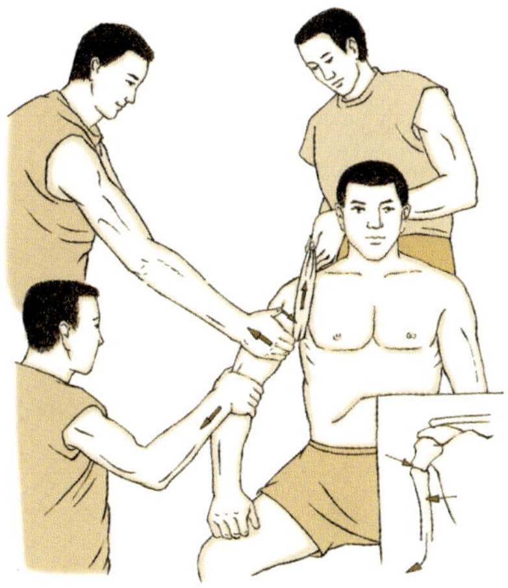

内收型骨折复位法

肱骨干骨折

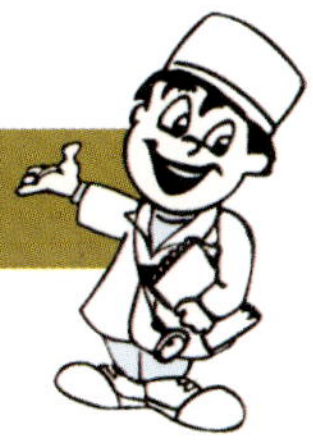

肱骨干骨折，可分为上 1 / 3、中 1 / 3 及下 1 / 3 三种。上 1 / 3 和中 1 / 3 骨折多为直接暴力损伤，横断和粉碎性骨折占多数。下 1 / 3 骨折多为间接暴力引起，斜形或螺旋形骨折占多数。

诊断

1. 骨折移位明显者，局部肿胀、疼痛、压痛、缩短畸形及假关节活动等症状也较明显。

2. 骨折移位不明显者，局部可有轻度压痛、肿胀，由肘部向肱骨做纵轴冲击时有疼痛，也可有轻度的假关节活动。有时可触到骨擦音。

3. 检查时，如发现拇指不能外展、手指不能伸直、手腕下垂等体征，则表明有合并桡神经损伤的情况存在时，应引起注意。

治疗

(一) 手法复位

用于移位骨折。患者取坐位。

1. 麻醉：参照上文“骨折总述”。

2. 由两助手沿上臂纵轴做对抗牵引。一助手可用布带通过腋窝向上牵引，另一助手握前臂于中立位向下牵引。

3. 待骨折重叠移位矫正后，医生两手握上下骨折段，做端提挤按手法，使骨折复位。整复时不宜用力过重，特别在有桡神经损伤时，更要注意，以免加重损伤。

(二) 夹板固定

在维持牵引下，外用敷药，在骨折移位处放置长方形纸平垫，部位与移位方向同(如移位严重成角较大，可采用三点加压法)，然后在后及外侧放置长夹板；前及内侧放置短夹板，并用 4 根布带捆扎固定。

(三) 功能锻炼及药物应用

参照“骨折总述”。

肱骨髁上骨折

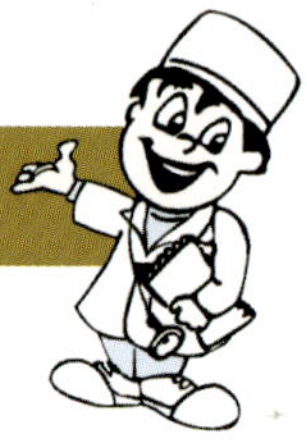

肱骨髁上骨折常见于 10 岁以下儿童。多因跌倒前扑，掌心着地，暴力由地向上沿前臂传向肱骨下端引起骨折。常见有三种类型。

肱骨下端前方有肱动脉、静脉、正中神经、桡神经深支通过。当骨折移位较大时，可引起这些血管、神经的损伤，造成前臂缺血性挛缩、神经麻痹等严重后果，应特别引起警惕。

诊断

1. 有外伤史。

2. 肘部肿胀、疼痛较重。

3. 局部骨折处有压痛，移位骨折可出现患肢缩短畸形及骨擦音。

4. 肘关节功能障碍，但肘后三点骨性标志正常(即肱骨内、外上髁、尺骨鹰嘴，三点在前臂伸直时位于一线上，屈曲时则为等腰三角形)。

治疗

1. 不完全或无移位骨折，只需屈肘 90° 布带悬吊或夹板固定 3 周。

2. 完全骨折并有移位患者应进行复位。

(1) 麻醉：参照“骨折总述”。

(2) 由两助手先将骨折远近段做拔伸牵引。医生用端提挤按的手法矫正侧移位，再用旋转屈伸的手法矫正旋转畸形，然后医生以两手拇指压顶尺骨鹰嘴向前，其他四指扣压肱骨下端向后，同时在前臂牵引助手的配合下，将肘关节屈曲。复位后检查如果满意就可固定。

3. 夹板固定：在牵引下外敷消肿药后，放置压垫并用夹板四块以布带进行固定，前臂屈曲 90° 以三角巾或毛巾悬吊于颈项(夹板最好在制成后如下页图塑成弯形，使紧贴伤肢)。

4. 如骨折合并血管、神经损伤，在复位后桡动脉搏动不恢复，应及时转送到有条件的医院治疗，防止发生严重的后遗症。

5. 骨折复位时应注意纠正侧方移位，否则容易产生肘内翻或外翻畸形。

夹板形状

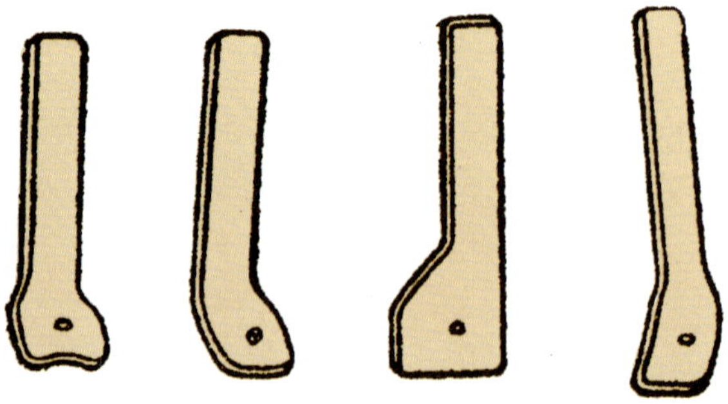

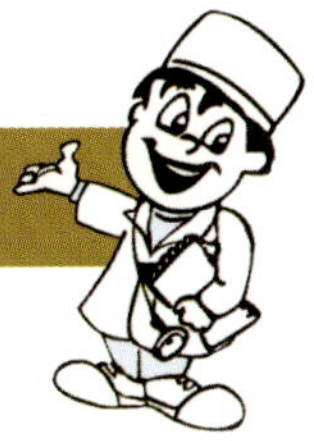

前臂双骨折

前臂骨由尺骨、桡骨组成，两骨之间有骨间膜。尺桡骨双骨折常见于幼儿及青少年，大多是由于直接暴力的打击或间接暴力(如跌倒时手着地)所引起。常见类型有四种。

1. 青枝骨折：因幼年、少年的骨质弹性较大，损伤时易产生不完全骨折、骨膜未破坏。

2. 横型骨折：多由直接打击所致，有时还可为粉碎性，骨折线在同一平面上。

3. 螺旋型骨折：由于扭转绞窄暴力引起，骨折线常在一个斜面上，尺骨在内上方、桡骨在外下方断裂。

骨折后骨间膜变化

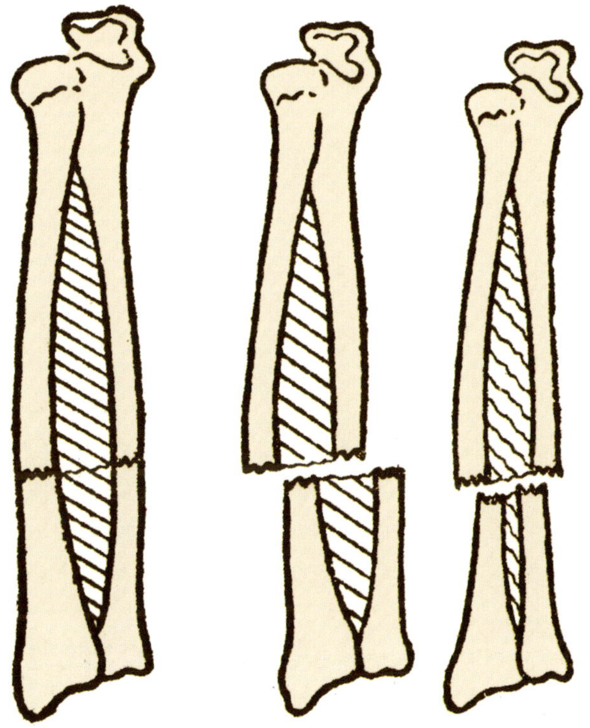

4. 粉碎多段型骨折：多因复杂暴力所致，骨质在二处以上发生断裂，由于骨间膜破坏，骨折段可以产生异向分离。

诊断

1. 有外伤史。

2. 局部有肿胀、青紫、明显疼痛和压痛。

3. 会出现缩短或成角畸形，有时产生假关节活动及骨擦音。

4. 患伤肢体功能丧失，活动时局部疼痛加重，尤其做旋转活动时更痛。

治疗

1. 青枝骨折只需略加牵引矫正成角畸形，外用夹板固定 4 ~ 6 周。

2. 有移位的横型、螺旋型骨折在麻醉下复位。由两助手先做拔伸牵引，医生进行夹挤分骨，使骨间膜紧张，上 1 / 3 骨折前臂应置于旋后位，中 1 / 3 骨折应置中立位或旋前位进行复位。这样使骨折近端形成一个整体，远端也形成一个整体，然后按移位方向矫正畸形，手法和单一骨折时一样。

3. 固定。

4. 功能锻炼及药物应用

(1) 功能锻炼除在第二周做屈伸肘关节运动时，应避免前臂旋转活动外，其他各项均参照“骨折总述”。

(2) 小的开放性骨折，经清创缝合伤口后，仍可以应用小夹板固定，较严重的开放性骨折应经急救处理后，转送有条件的医疗单位治疗。

(3) 固定后卧床时应抬高患肢，注意手指和手背的颜色、温度和感觉。

桡骨下端骨折

桡骨下端2～3厘米范围内的骨折，较为常见，以壮年、老年为多。一般由于间接暴力所引起，由患者向前或向后跌扑，手掌撑地而发生。因跌倒的姿势不同，骨折的类型也不同，其中以桡骨下端过伸位骨折为最常见。

桡骨下端骨折移位情况

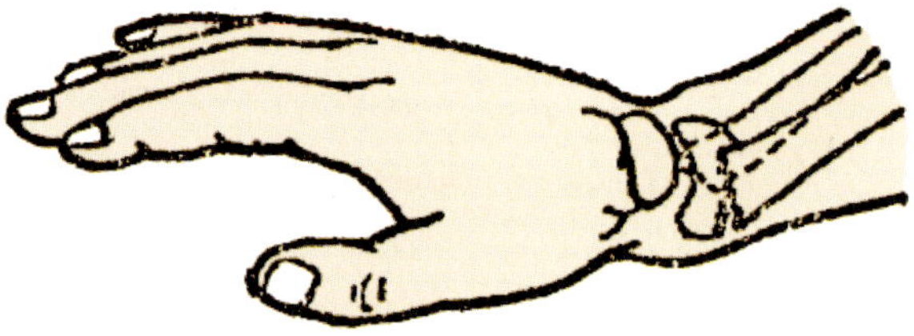

诊断

1. 有外伤史。

2. 骨折远端向背侧及桡侧移位，因此由侧面观察伤处，可见典型的瓮叉样畸形。

3. 局部肿胀、疼痛、压痛，腕关节功能丧失。

治疗

1. 手法复位：一般取正坐位。

(1) 麻醉：参照“骨折总述”。

(2) 一助手握前臂骨折近段，医生握腕部做拔伸牵引5分钟以上。再用抖擞法矫正重叠移位，即

夹板形状及夹板、压垫放置法

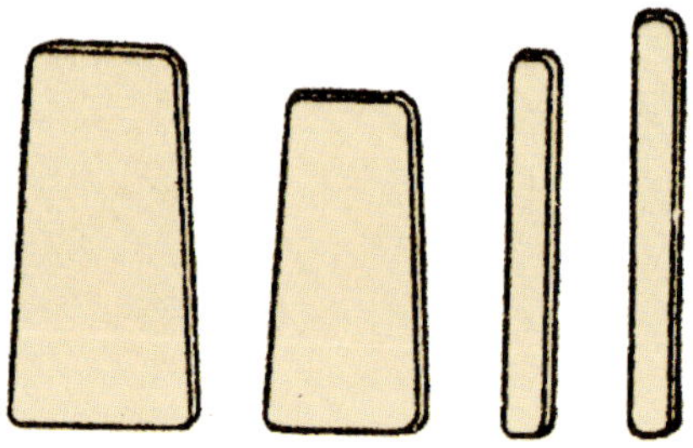

夹板形状

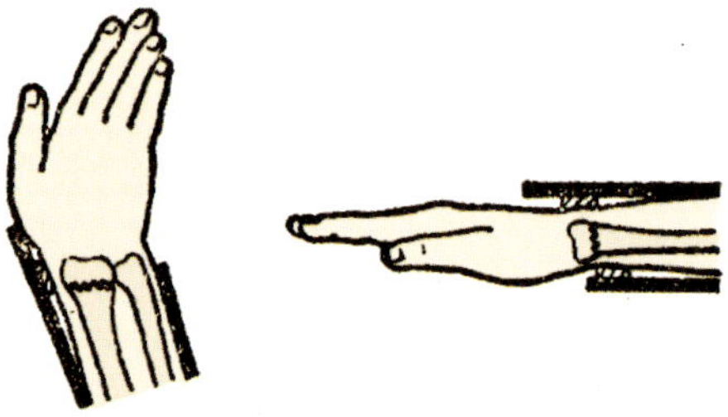

夹板及压垫放置法

在继续牵引下，医生顺前臂纵轴方向猛抖骨折处，达到牵引力加大的目的。然后用端提挤按法矫正侧方移位。最后用推拿按摩法按揉骨折部，达到散瘀舒筋的目的。

2. 夹板固定：在牵引下，外敷药后，在骨折远端的桡侧及背侧放置横垫，取夹板四块，分别放在腕上的背侧、掌侧及桡骨、尺侧，掌背两侧夹板较宽，桡尺两侧较窄，放置时桡侧及背侧夹板应略超腕关节。最后以扎带固定。

3. 功能锻炼及药物应用：参照“骨折总述”。

股骨颈骨折

股骨颈骨折常见于老年人，轻微的外力(如摔跌)就可发生。股骨颈因血运不良，骨折后又难于固定，若治疗不当往往会效果不良，造成残废，应引起重视。

诊断

1. 有外伤史。

2. 髋部疼痛或酸痛，患肢不能站立或不能做髋关节活动。

3. 叩击股骨大粗隆处或由足跟部纵向叩击患肢，均可引起髋关节部位的疼痛。

4. 患肢会有缩短、屈曲、外旋或内收畸形等体征出现。

5. 如骨折为嵌插型，则髋关节活动障碍及畸形不明显，易误诊。

治疗

1. 不完全骨折或嵌插性骨折，只需卧床休息，患肢外展位固定或轻量皮肤牵引一个月，不负重休息三个月。

2. 移位骨折，经复位后做三棱钉内固定术，效果好，年老者尤宜。

股骨粗隆间骨折

股骨大小粗隆之间的骨折，常见于老年人，骨质疏松、跌倒时臀部着地或股骨过度内收或外展均可引起骨折。

诊断

1. 有外伤史。

2. 患肢不能做抬举等活动。

3. 粗隆处有肿胀、疼痛和压痛。在足跟部沿患肢纵轴方向叩击，骨折处疼痛。有时触及骨擦音。

4. 移位明显者，测量患侧髂前上棘至髌骨中点的距离较健侧为短。

治疗

1. 不完全骨折：患者卧床休息，患肢外展 40° 用长沙袋固定 5 ~ 6 周，起床，持拐步行至骨折完全愈合，患肢方可负重。

2. 完全骨折：移位较少者，可采用手法复位。在腰麻下牵引患肢，并做外展和内旋使骨折对位，复位后用皮肤牵引(牵引重量为 2 ~ 4 千克)4 ~ 5 周后改用外展铰链夹板(见上图)，使夹板的一侧缚于患肢大腿外侧，一侧缚于腰部及骨盆上。6 ~ 7

外展铰链夹板固定方法

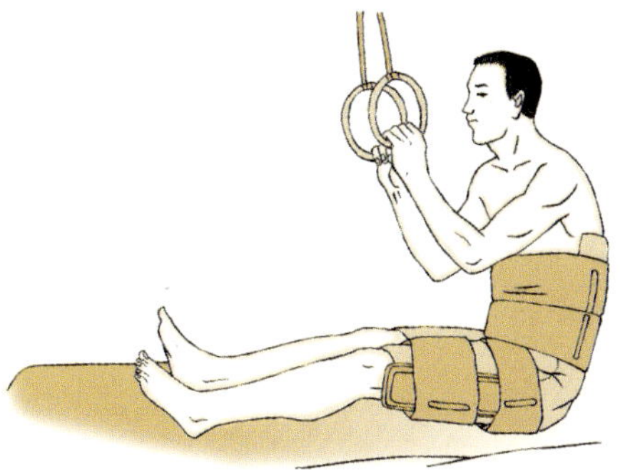

周后持双拐带夹板下地，不负重步行，8 ~ 9 周后再按骨折愈合情况改用单拐步行。

3. 骨折移位较多，如系青壮年患者应采用股骨髁上或胫骨结节牵引 (重量为本人体重的 1 / 7 为宜)8 ~ 10 周，有明显骨痂生长后去牵引，带双拐不负重步行，以后按骨折愈合情况改用单拐和弃拐杖步行。

4. 功能锻炼及药物应用：参照“骨折总述”。

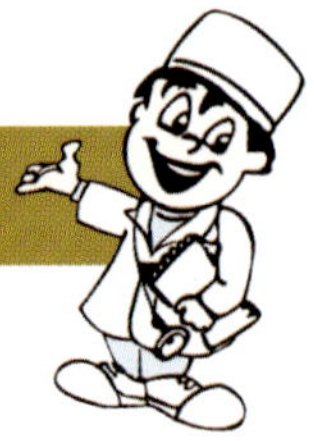

股骨干骨折

股骨粗隆以下至髁以上的骨折，均称为股骨干骨折。此类骨折大多是由于直接暴力 (如打击、冲撞) 等所致。由于大腿部肌肉坚强，骨折后移位和畸形明显。

诊断

1. 有比较严重的外伤史。

2. 局部有较大的肿胀和疼痛，甚至发生休克。

3. 受伤肢体不能活动。

4. 骨折处压痛明显，沿纵轴叩击足跟或膝部，则骨折处剧痛。

5. 完全的移位骨折肢体与健康一侧比较，可见伤肢有明显的缩短、成角或骨折以下部位旋转畸形。

6. 可触得骨擦音及发现大腿有假关节活动。

治疗

股骨干骨折很容易发生畸形愈合而产生较严重的后遗症，故治疗时应防止骨折端重叠、成角与旋转、膝关节僵直等不良情况。

1. 复位方法：无移位的骨折可不需复位，仅用敷药和夹板固定。

2. 有明显移位者，应在局麻或腰麻下进行复位。患者取卧位，一助手固定骨盆，然后不同部位的骨折取不同的方法：

(1) 上 1 / 3 骨折时，由另一助手将患肢抬高，并外展，略加外旋进行拔伸牵引矫正缩短畸形后，医生再用挤按端提法纠正侧移位。

(2) 中 1 / 3 骨折时，因多有向外成角的畸形，故于拔伸牵引矫正缩短畸形后，医生用折顶法进一步矫正畸形。

(3) 下 1 / 3 骨折时，助手将患肢屈膝牵引股骨下端，医生用端提法纠正因腓肠肌牵引而向下陷凹的骨折远端，达到骨折对位，如能配合用骨牵引 (选用胫骨结节或股骨髁上。牵引弓另一端连接的绳索，应顺着股骨的纵轴方向系在床架上的滑车上，并悬吊为体重 1 / 7 的重量；大腿及腘窝下适当垫高。则能更好地稳定复位后的位置，同时由于在骨牵引下能更好地进行功能锻炼，因此可以避免膝关节僵直。

3. 固定：木制夹板四块，平压垫 3 ~ 4 块，复位后，敷消肿膏。压垫及夹板放置法应正确。

4. 功能锻炼及中草药应用：参照“骨折总述”。

髌骨骨折

髌骨，俗称膝盖骨，位于膝关节的前面。多因直接撞击而产生粉碎性骨折，或因跌跤时膝部屈曲，股四头肌强力收缩而呈横断骨折。

诊断

1. 有急性外伤史。

2. 膝部有明显肿胀、压痛，功能丧失，有时横断骨折可摸到断端间的裂缝凹陷。

3. 粉碎性骨折可触及骨擦音。

治疗

抱膝器法：将患腿伸直，抽去关节腔内积血，用手法将骨折端靠拢，外敷消肿膏后用抱膝器固定，同时用长 27 厘米宽 9 厘米的铰链夹板置膝后，抱膝器的四条布带捆扎在铰链夹板上，使固定后膝关节仍可屈曲活动。固定时间一般为 3 ～ 4 周。固定期间应做股四头肌收缩锻炼。

髌骨骨折

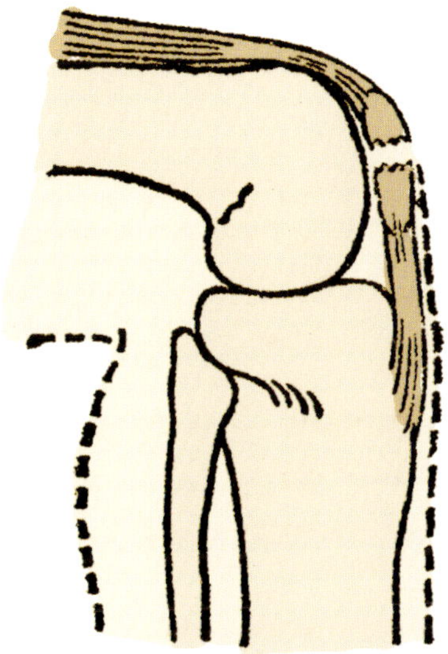

胫腓骨骨折

胫腓骨骨折较为常见，多发于中下 1 / 3 交界处，其中以胫骨骨折最为多见，胫腓骨双骨折次之，腓骨骨折最少。由于胫骨前面皮下组织很薄，骨折断端易刺破皮肤形成开放性骨折。

诊断

1. 有明显外伤史。

2. 局部肿胀、疼痛和压痛。

3. 功能丧失，不能步行 (如仅腓骨骨折，仍可勉强步行)。

4. 移位明显者，小腿有缩短畸形。

5. 注意患足是否下垂，如有，则表示有腓总神经损伤。

治疗

1. 单独腓骨干骨折，不需特殊治疗，可敷消肿膏加硬纸板包扎，固定 2 ～ 3 周。

2. 单独胫骨干骨折及稳定型胫腓骨双骨折 (如横断、小斜面)，可先在腰麻下施行手法复位，然后以木夹板包扎固定，固定时间 7 周。

3. 不稳定型胫腓骨双骨折，如粉碎、长斜面、长螺旋形等，在进行腰麻的情况下施行手法复位，

夹板形状及固定方法

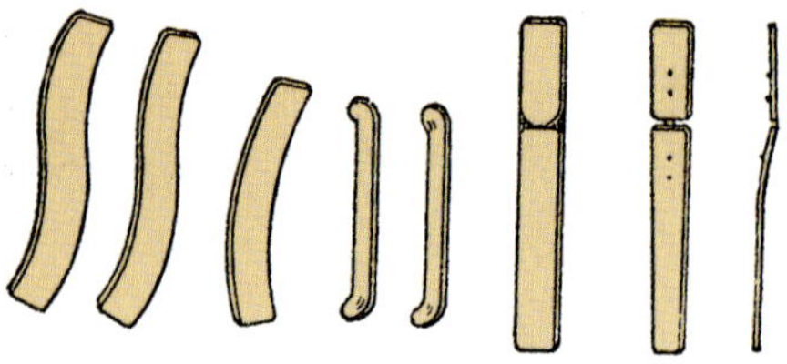

(1)夹板形状

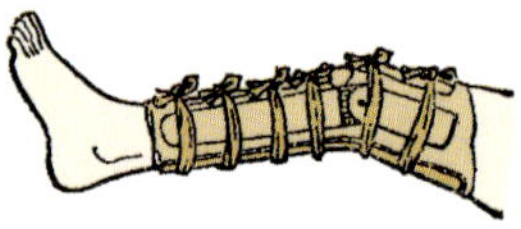

(2)上1／3骨折

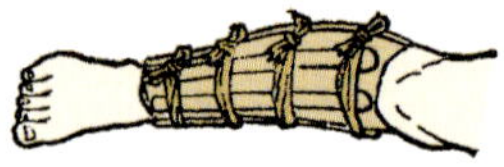

(3)中1／3骨折

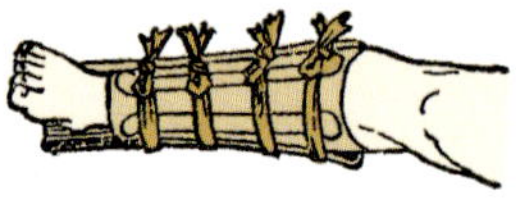

(4)下1／3骨折

并用木夹板包扎固定，然后，还须做跟骨结节牵引术，以维持断端的位置。

牵引重量为 2 千克，时间 3 周，木夹板固定时间 7 ～ 10 周。

踝部骨折

踝关节由胫骨、腓骨的下端和距骨联合组成，腓骨下端称外踝，胫骨的内侧突称内踝，前缘称前踝，后缘称后踝。踝关节的关节面虽小，但负重很大，故如从高处坠下，道路不平，上、下扶梯等，只要能使足过度旋转，均易引起骨折，甚至骨折合并脱位。如果处理不当，后期容易产生创伤性关节炎及其他后遗症。

诊断

1. 有踝部扭伤或受直接暴力打击的病史。

2. 踝部一侧或两侧有明显的肿胀、青紫和疼痛。

3. 如果内外踝同时骨折，移位明显或合并距骨脱位，与健康肢体比较，可见伤处有明显畸形。

4. 踝部压痛明显（若属扭伤，则压痛主要在踝部下方的内侧或外侧韧带处），由足底纵向叩击小腿，骨折处有明显疼痛；如用力挤压小腿中段，则骨折处亦有明显疼痛。

治疗

1. 对无移位的踝部骨折，可敷消肿膏，并用超关节夹板固定 4 ～ 6 周即可。

2. 有移位的踝部骨折，可在腰部麻醉的条件下施行手法复位。

踝部骨折检查手法

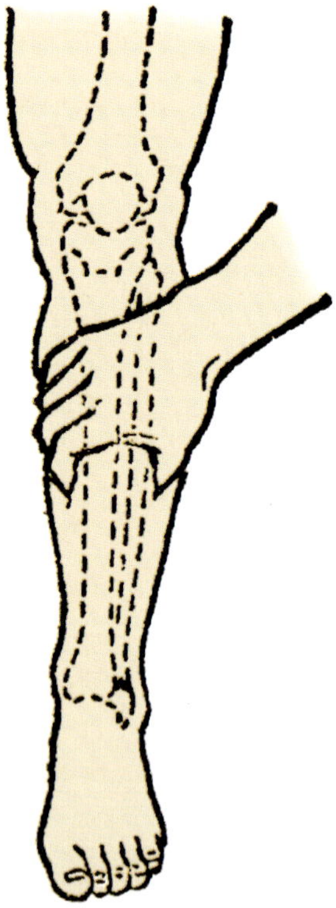

内翻骨折夹板及压垫放置法

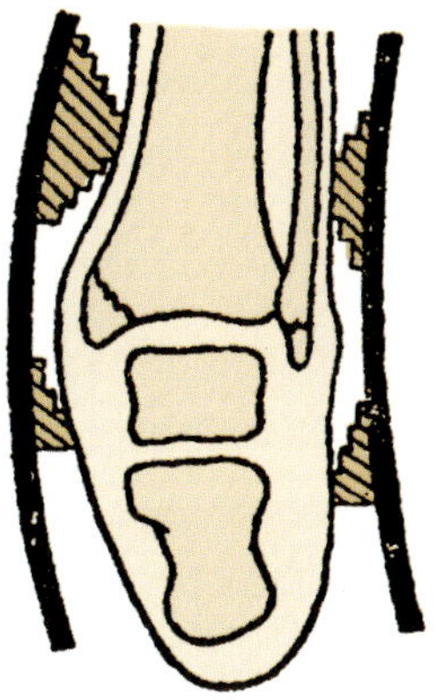

患者平卧，屈膝 90°，助手以前臂夹住大腿，另一手扶住膝部向上牵引，医生一手托住跟部，另一手握住前足，先徐徐用力对抗牵引，并顺受伤机制牵引，然后按照受伤相反的方向牵引推挤，两侧以掌心挤压。如有后踝骨折，可最后整复后踝，以一手握胫骨下端向后推，另一手握前足向前拉，并慢慢背屈，敷药后用夹板 (夹板取弧形，其长度为小腿长度的 2 / 3)，加塔形纸垫二只，梯形纸垫二只，按受伤相反的方向固定。固定时间为 6 周，第 2 周起按下肢骨折进行功能锻炼。

指 (趾) 骨骨折

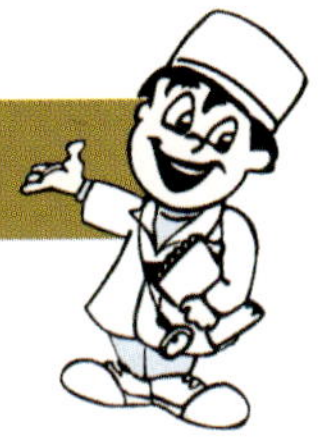

人类的双手和双脚在社会劳动中起到众多的关键性作用，因此手指和脚趾骨折应予足够重视，因功能损失远大于其他类骨折。手指骨折，原因多样；而足趾骨折，一般因重物压伤引起，多发于拇趾附近。

诊断

1. 有外伤史。

2. 局部肿胀疼痛、压痛，在指 (趾) 末端沿纵轴方向叩击，骨折处会有明显疼痛。

3. 外观可有畸形。

指骨骨折固定

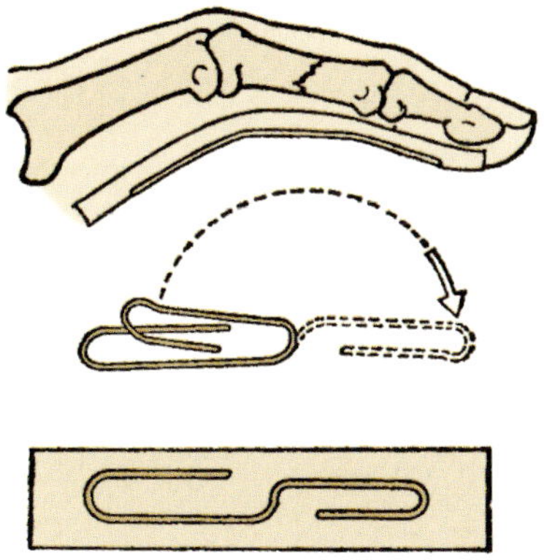

治疗

1. 手指骨折：可在局麻下做手法牵引复位，固定可用回纹针拉开 (或发夹)，覆于胶布中间，弯成所需的功能位，贴于患指掌侧，用胶布围绕。也可用小的石膏夹板，功能位固定。固定时间 3 ~ 4 周，末节指骨一般骨折无移位，可不固定。如甲床下有血肿，须穿刺放血。

2. 足趾骨折：可在局麻下做手法牵引复位，可用胶布与邻近足趾围绕，或用竹片、硬纸板固定，均可以达到目的。固定时间为 4 ~ 6 周，末节趾骨骨折一般不需要固定，若甲床下血肿，则须穿刺放血。

趾骨骨折固定

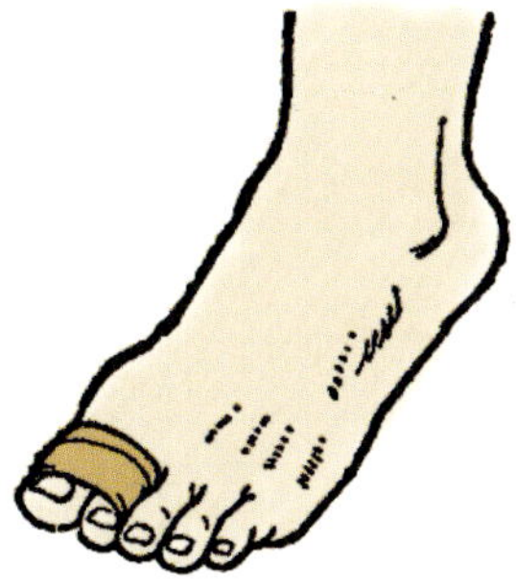

胸腰椎压缩性骨折

胸腰椎压缩性骨折，多发于第十二胸椎及第一腰椎。引起骨折的原因很多，但主要是由于间接的压缩力量使脊柱突然弯曲所致，如：自高处坠跌，足和臀部着地后，在胸腰椎交界处发生挤压力而致骨折；也有因重物自高处落下，冲击头部或肩背部使脊柱骤然过度前屈，造成椎体前缘的楔形压缩性骨折。

根据骨折类型可分为稳定型压缩性骨折（如单纯椎体压缩骨折，压缩在 1 / 2 以下者）及不稳定型压缩性骨折（如椎体压缩在 1 / 2 以上者，粉碎性压缩骨折者，脊椎骨折脱位伴有或不伴有脊髓损伤等），临床上以稳定型较为多见。

诊断

1. 有外伤史。

2. 腰痛剧烈，常位于第十二胸椎及第一腰椎，脊柱活动受限制，患者坐立均感不便，甚至不敢转身。

3. 骨折部位有后凸畸形，压痛明显，伤处有叩击痛和头部冲击痛。

冲击头部，在伤处出现疼痛

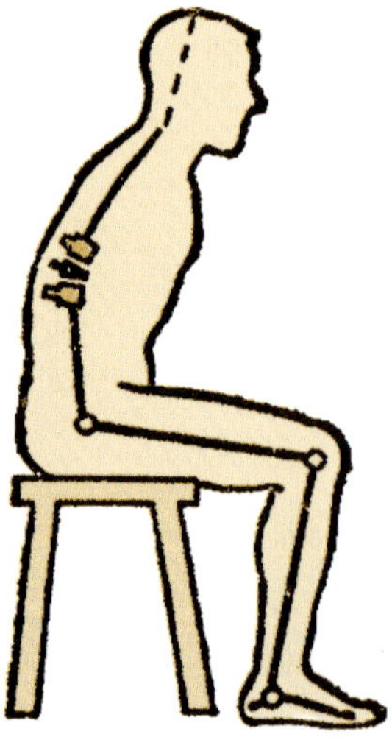

4. 屈颈试验阳性：患者仰卧，将头向胸前俯屈，患者感到腰脊骨折处疼痛。

5. 严重损伤时会有截瘫、大便失禁、小便潴留等症状，这一般是由于骨折合并脱位使脊髓受损伤引起。

6. 应做 X 线检查，以明确骨折的类型。

治疗

胸腰椎压缩性骨折患者的搬运，应严格防止脊柱的前屈，以免增加损伤。不稳定型骨折因病情复杂，如处理不当常发生严重后果，应转送有条件的医院治疗。

一般稳定型骨折可按以下方法治疗。

（一）复位法

人体复位法

在患处用局麻后，医生慢慢将患者背在背上，以腰骶部抵住患者的骨折处，助手将患者的两下肢向下牵引，医生慢慢弯腰，使患者过伸，2～3分钟即能复位。

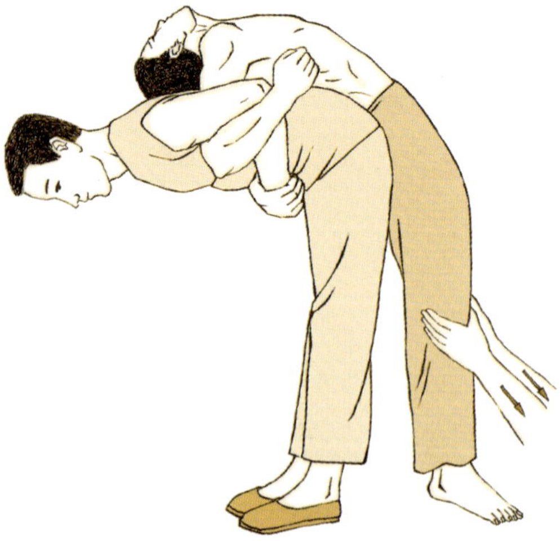

悬吊复位法

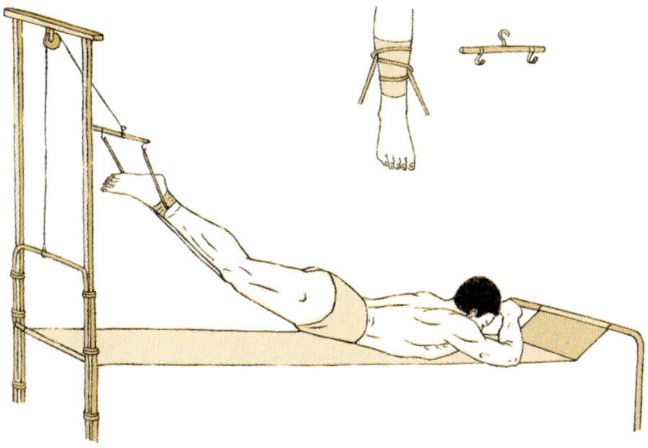

(二) 夹板固定

复位后在伤处敷药，再用胸腰椎制动夹板固定2～3月。

夹板固定形式

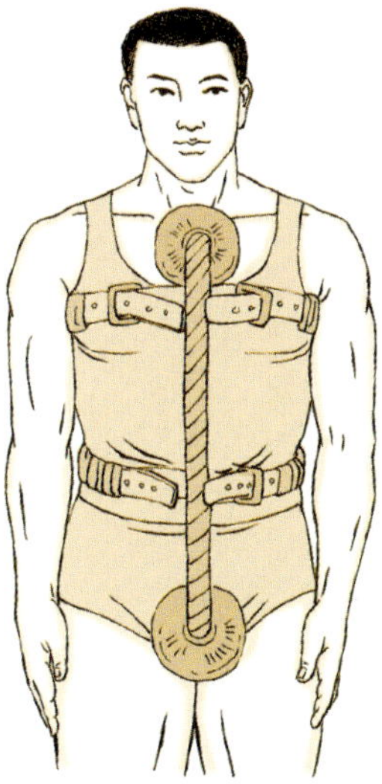

夹板固定(前面观)

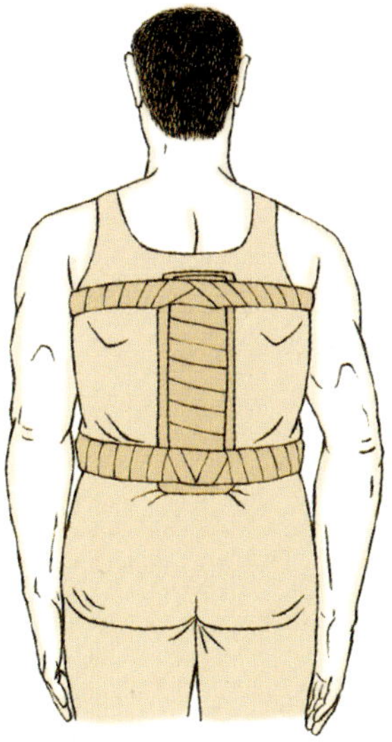

夹板固定(后面观)

(三) 功能锻炼

应自复位后第2日起，就鼓励患者在床上进行腰背过伸锻炼。可以戴夹板起床轻微活动，但在2～3周内禁止腰部前屈运动。

(四) 药物辅助

内服汤剂。当归12克，赤芍15克，没药9克，补骨脂12克，地鳖虫9克，地龙9克，川断12克，骨碎补12克。

其他药物应用见“骨折总述”。

腰背过伸锻炼法

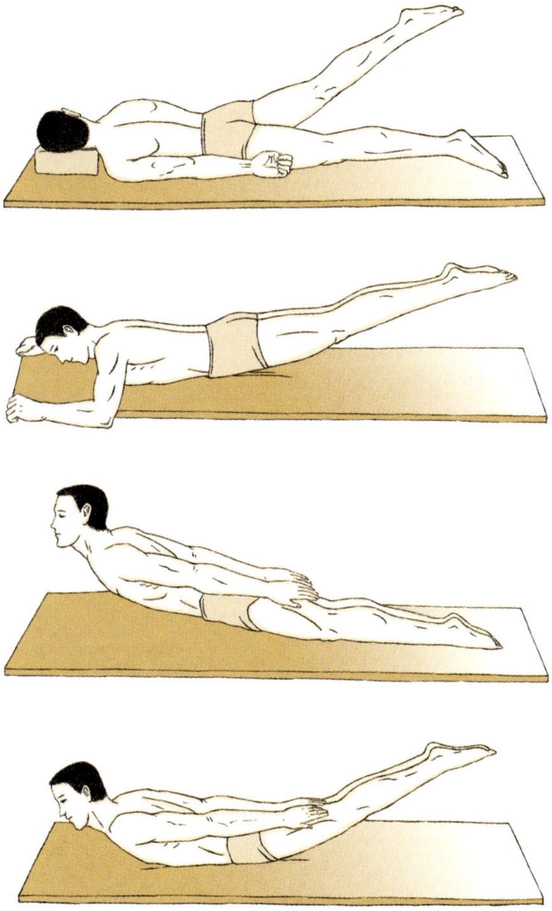

第三节　脱位

脱位总述

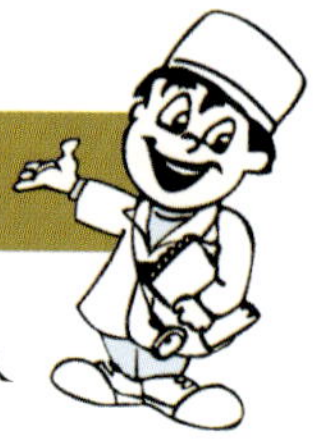

当人们跌倒、扑打或处于其他急骤运动中时，突发的力量冲击着关节，使关节囊破裂，从而造成关节各骨之间的错位或脱节，这就是脱位，又称脱臼或脱骱。

脱位可以是首次发生，也可以是习惯性脱位；可以是新鲜脱位，也可以是陈旧性脱位。无论哪种脱位，当它们发生时，表现出的症状都是一样的。

症状

1. 关节部肿胀。
2. 疼痛。
3. 关节功能障碍。
4. 畸形（关节失去了原有的正常形态，患肢亦可出现缩短或延长畸形）。
5. 弹性固定（关节周围的肌肉韧带将脱位后的肢体有弹性地固定在特殊的位置上）。

治疗

一般的新鲜脱位均可用手法复位，如属陈旧性脱位（在 3 个月以上）复位便较困难，所以应争取早期治疗。

复位后只是使组成关节各骨恢复到正常位置，撕裂的关节囊需要一定的时间才能愈合，所以应在复位后的一定时期内将关节固定在功能位上，减少受伤关节的活动，有利于关节的修复，避免形成习惯性脱位。

但在固定期内，应加强未损伤关节的活动，并在有控制的情况下，逐渐增加受伤关节的活动，以防关节粘连。固定解除后更应加强损伤关节活动，直到正常为止。

药物

复位前后外用药、内服药以及后遗症用药，与骨折的药物用法相同。

下颌关节脱位

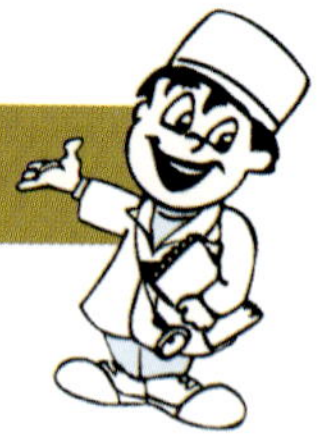

下颌关节脱位多见于年老或体质虚弱的患者，常由于打呵欠或大笑时张口过大而脱落。体虚者经一次脱位后，常形成习惯性脱位。下颌关节脱位可分为单脱和双脱两种。

诊断

1. 有张口过大而突然脱位的病史。
2. 患者口不能合，咀嚼食物困难，说话不清或不能说话，流涎。

3. 双脱者，下颌骨移向前方，在双侧颧弓下可摸到下颌骨小头突出，而在其后有一凹陷。单脱者，下颌向一侧歪斜下垂，可在一侧颧弓下摸到高凸和凹陷。

治疗

1. 手法复位：患者坐于低位，头靠墙壁或由助手固定。医生立于患者前面，将两拇指缠绕胶布或纱布后，伸入口腔，两拇指分别按在两侧最后一个臼齿上，其余各指在两侧颏部挟住下颌角和下颌体部。

复位开始后，以两拇指向下，按向里推，其余各指同时配合将下颌体向上端送，听到“咯嗒”声，表明复位成功。此时两拇指迅速向两旁滑开退出口腔。如是单侧脱位，则控制健康一侧的手不需用力，其他复位方法同上。

2. 在用手法复位失败时，可在颞颌关节内注入1% 普鲁卡因 2 ~ 3 毫升，使肌肉痉挛解除，然后轻轻活动下颌即能自行复位。

下颌关节脱位复位法

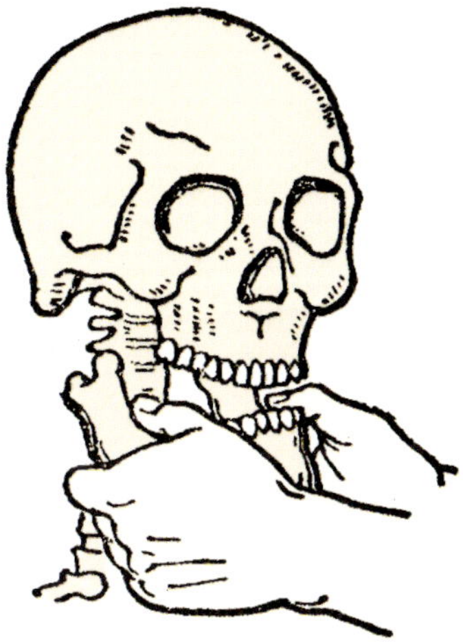

3. 复位后，用宽布带托住下颌部 1 ~ 2 日，同时避免张大口。

肩关节脱位

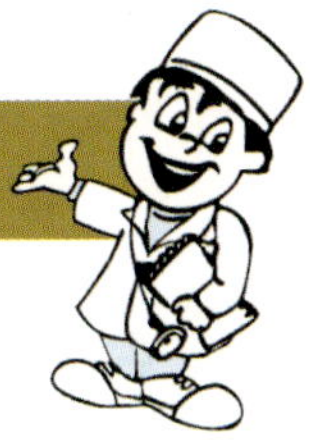

肩关节活动范围广，又不稳定，容易发生脱位。引起脱位的原因大多是由于间接暴力所致(如跌倒时手撑地)，少数患者也可能是因直接暴力打击所致。

按照脱位后肱骨头的位置，肩关节脱位可分为前脱、下脱和后脱三种，以肩关节前脱位最为常见。部分患者可合并肱骨大结节撕脱骨折。

诊断

1. 有明确的外伤史。
2. 肩部肿胀、疼痛。
3. 肩关节活动功能丧失。
4. 肩部膨隆的外形消失，呈有角的方形(即方肩)。
5. 将伤侧手掌放于健康一侧肩部，其肘尖不能贴紧胸胁部；反之，若使其肘尖贴紧胸胁，则其手掌不能触及健侧肩部。

治疗

1. 手法复位：一般不需麻醉，仅在肌肉较强健或病程较长时应用。

(1) 坐位法：患者正坐，助手甲由健侧抱其腋下，助手乙握患肢手腕部，将患肢外展 30 ~ 40°，并在与助手甲做对抗牵引下缓缓外旋患肢，约 5 分钟后，医生用双手握患侧肩部，并端捧肱骨头复位。合并骨折时用本法较好。

(2) 卧位法：患者平卧，医生立于其受伤一侧，以自己同侧的足跟顶在患肩腋下，将伤肢做相反方

肩关节脱位坐位复位法

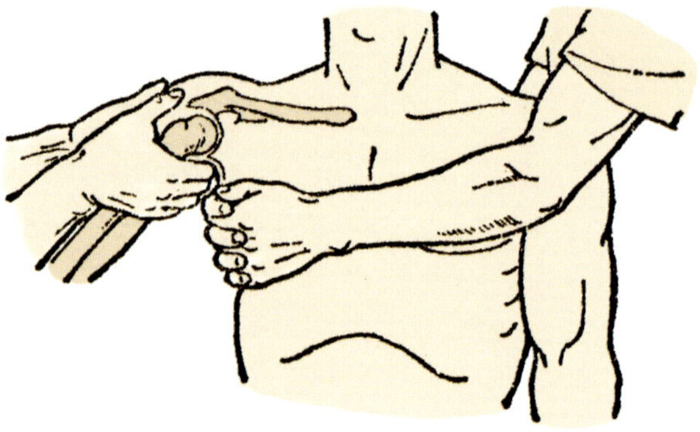

肩关节脱位卧位复位法

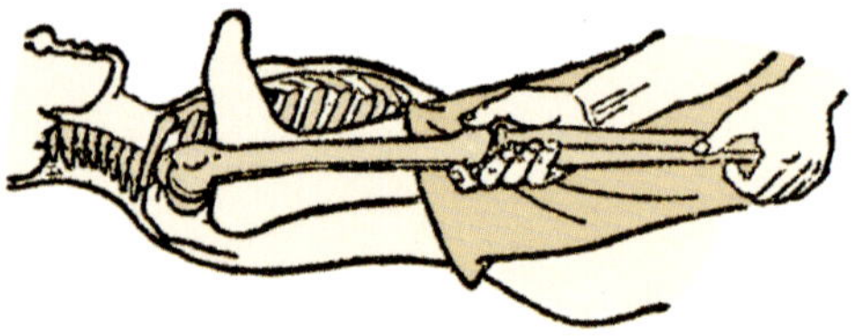

向的对抗牵引，同时使上臂缓缓外旋，数分钟后以足跟顶肱骨头并加以内收即能复位。

2. 复位后处理：复位成功后，立即将上臂内收内旋，同时屈肘至 90° 给予固定 3 周。

3. 功能锻炼及中草药应用：参照“骨折总述”。

肘关节脱位

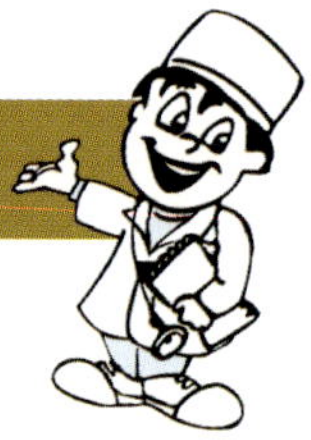

肘关节脱位有前脱、侧脱、后脱位三种，但以后脱位最常见。前脱位常合并尺骨鹰嘴骨折。

诊断

1. 有外伤史。

2. 肘部肿胀、疼痛，呈半屈曲状畸形（约 160°）。

3. 后脱位者，在肘前方有凹陷，后方有尺骨鹰嘴突出。

治疗

1. 复位法：患者取坐位，一助手握上臂，医生一手握腕部，另一手拇指抵肱骨髁间，余四指勾勒尺骨鹰嘴，与助手对抗牵引数分钟后，缓缓屈曲肘关节，听到“咯嗒”声，说明已获得复位成功。

2. 复位后屈肘 90° 固定 10 日左右。

3. 功能锻炼及中草药应用：参照“骨折总述”。

肘关节脱位复位

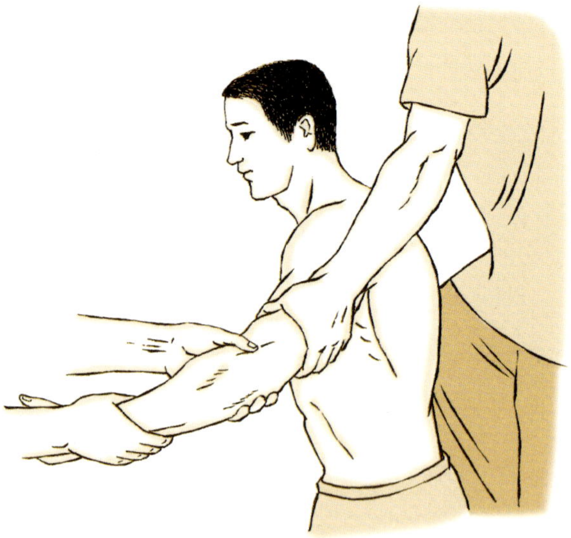

髋关节脱位

髋关节脱位，大多见于青壮年，主要因外伤而引起。有极少数患者，可能并发骨神经损伤或骨折。

诊断

1. 有明显外伤史。
2. 患肢呈屈曲、内旋、缩短畸形。
3. 臀部后面隆起，大粗隆有上移(与健侧比较)。

治疗：腰部麻醉或是全身麻醉情况下，施行复位术。

3 ~ 5 周以上的陈旧性髋关节脱位，如尚未超过 10 个月可切开复位。超过 1 年者，如无症状，无需处理，如有症状可采用粗隆下切骨术或髋关节固定术。

髋关节脱位复位法

患者取仰卧位，助手固定患者的骨盆，医生徐徐将患肢屈膝、屈髋各至90°，做股骨干纵轴向牵引，同时内外旋转股骨干，使股骨头滑入臼内。当复位成功时，可以听到或感觉到响声，并可看见畸形得以纠正。术后卧床休息，至少3周内不要下地负重。

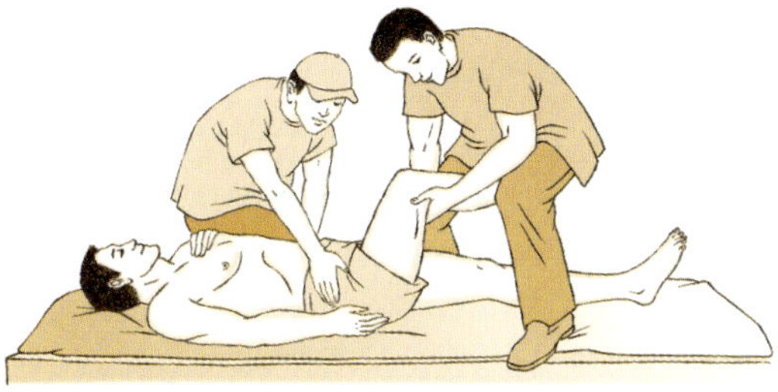

髌骨脱位

髌骨位于膝关节的前面，上缘有股四头肌，下缘有髌下韧带固定，当受外力打击或扭伤时，会发生髌骨脱位，以向外侧脱位较为多见。

诊断

1. 有膝关节受打击或扭伤史。
2. 膝关节处于半伸半屈位，且步行困难。
3. 膝关节前面可见有肿胀、疼痛及压痛，检查时发现髌骨移至股骨外髁上方或其他异常部位。

治疗

1. 复位。
2. 复位后处理：外用敷药，将膝关节置于伸直位，膝后用夹板绷带包扎固定 1 ~ 2 周，并注意锻炼股四头肌和踝关节活动。

髌骨脱位复位法

患者仰卧位，医生一手按移位髌骨处，一手握住足踝部，先使患肢维持在伤后的半屈曲状态，然后握踝部的手用力拔直患肢，同时握髌骨的手乘机将髌骨推回到正常位置，复位便获成功。

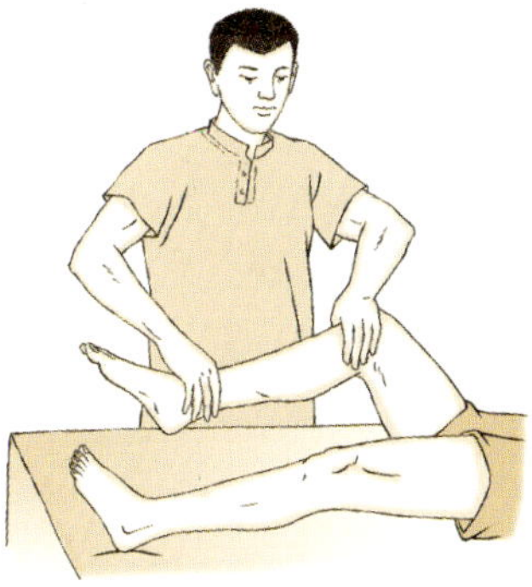

第四节　软组织损伤

软组织损伤总述

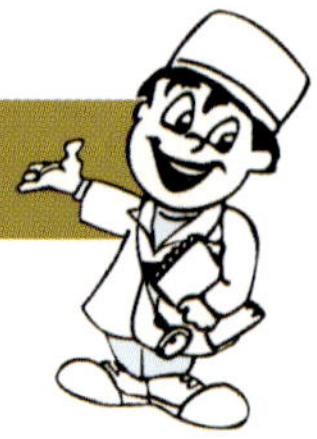

当人体皮肤、皮下组织、肌肉、肌腱、韧带和关节囊等软组织受到较重外力的撞击、扭挫或牵拉时，均可能发生损伤，这种损伤就称为软组织损伤，俗称“伤筋”。

软组强损伤，多发生在关节部位。有时是因为外伤因起，有时则是因为其他病症长期不治疗所引起的。不同的病因，要采取不同的疗法，所以我们在临床诊断中，可要细加分辨。

诊断

1. 病变多发生在关节部位。

2. 常见局部的疼痛、瘀血、肿胀、肌肉萎缩、功能障碍等症状。

3. 急性损伤多有明显外伤史；慢性损伤多有较长的病程和受风寒湿史。

4. 软组织急性损伤在诊断时，应注意与骨折、脱位等鉴别；慢性损伤往往由急性损伤未进行及时治疗发展而来，应注意与肿瘤、结核、骨髓炎、关节炎等鉴别。

治疗

(一)急性损伤

以活血化瘀、消肿止痛的中草药为主。

1. 外用药

(1) 生黄栀子 50 克，捣烂，外敷患处。

(2) 取酢浆草全草 50 克，捣烂，外敷患处。

(3) 取筋骨草鲜草一撮，捣烂，外敷患处。

(4) 树胶（如桃树、松树之树脂），捣烂，外敷患处。

2. 内服药

(1) 跌打丸或其他伤科成药。

(2) 马鞭草 50 克，水酒各半，煎服。

(3) 凌霄花 9 克，络石藤 15 克，用水煎服。

(4) 乌蔹莓根 9 ~ 15 克，加酒少许，煎服。

(二)慢性损伤

以温经通络、化湿散寒的中草药为主。

1. 外用药

(1) 陈艾一撮，水煎熏洗。

(2) 鲜虎杖根一撮，捣烂，外敷患处。

(3) 鲜天葵子(天葵根)十余个，捣烂，外敷患处。

(4) 舒筋药水外擦，或贴敷伤湿止痛膏、关节镇痛膏等。

2. 内服药

(1) 土茯苓 15 克，水煎服。

(2) 木防已 50 克，水煎服。

(3) 虎杖根 50 克，水煎服。

(4) 抱石莲 15 克，水煎服。

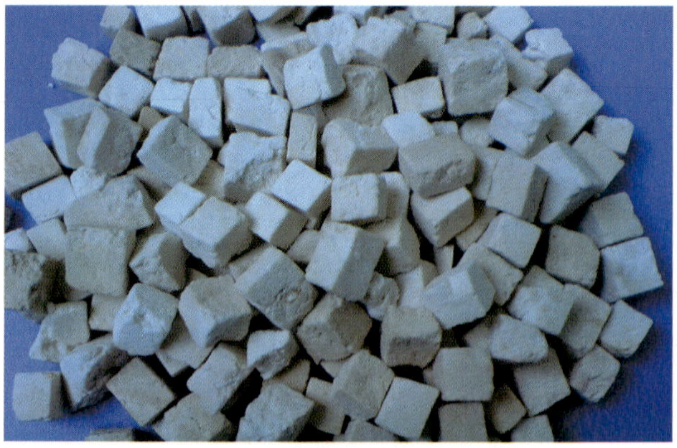

茯苓

颈部扭伤

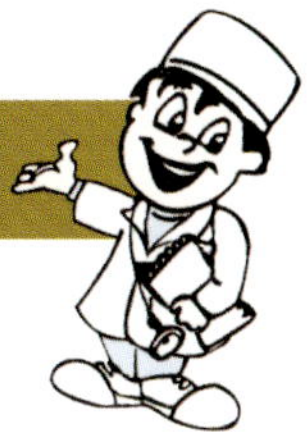

颈部扭伤，俗称“落枕”，此病大多是由于患者睡觉时颈部位置不当，或受风寒侵袭所引起。部分病例可能因颈部轻度扭伤所致。

诊断

1. 是否有轻度外伤史。

2. 起床时发现头部向一侧歪斜，颈部有牵拉、酸痛等不适感，颈部活动受限制。

3. 在受伤一侧的颈部、肩部及背部肩胛间等处，常有明显压痛点，肌肉痉挛，但无肿胀等异常。

4. 颈椎无明显压痛及畸形。

治疗

(一)推拿疗法

1. 用滚法施于患侧，配合颈部向患侧做 90° 旋转被动运动；然后使颈部向健康一侧做同样被动运动，一共 10 分钟。

2. 用推拿法自风池穴至肩井穴，各 10 次；之后，摇动颈椎关节，左右各一次。

3. 用毛巾擦热患侧颈部，并做热敷(在热敷时，可嘱患者自行旋转头颈部)。

进行推拿治疗后一般都能暂时病愈或疼痛显著减轻。如效果不显著者，第 2 日可重复一次。

(二)药物治疗

1. 月石(又名硼砂)去杂质研细末，取少许撒于双眼内侧，等流泪后大多数患者病情可明显减轻或痊愈。本法可每日 1 次，重复应用 2 ~ 3 日。

2. 如病情严重并伴有恶寒、发热者可加服中药，桂枝 4.5 克，赤芍 9 克，葛根 9 克，防风 9 克，羌活 9 克，甘草 3 克，板蓝根 15 克，每日煎服 1 剂。药渣趁热时，用纱布裹紧熨敷病痛处。

肩关节周围炎

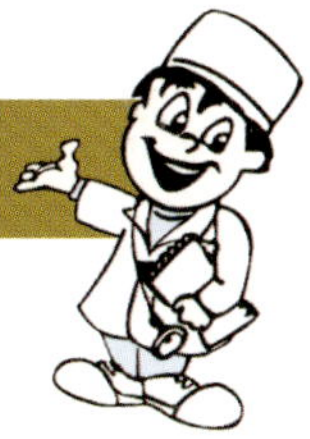

肩关节周围炎，又称五十肩、冻结肩，俗称“漏肩风”，其病因是肩关节周围软组织如肌腱、滑囊等多处同时发生病变。常见于 50 岁左右的中年人，女性患者多于男性。

此病常与受寒、外伤、感染等有关，如未及时治疗或注意功能锻炼，拖延日久，可使关节粘连，活动受限，甚至无法举起手臂。

诊断

1. 多见 50 岁左右的中年人。

2. 无明显外伤或仅有轻微外伤史。

3. 肩部酸痛病程较长，一般都在 2 ~ 3 个月以上。

4. 肩部有广泛性疼痛，肩部上举、外旋、后伸等均受限制。病程较长者，肩部肌肉(三角肌为主)可出现萎缩。

治疗

(一)推拿疗法

1. 先嘱患者仰卧，施滚法于肩前缘(三角肌前缘)，并配合肩外展及上举被动运动 5 分钟。然后嘱患者俯卧，同样施滚法于患肩后缘(三角肌后缘)并配合患者上肢由外向前伸展被动运动约 5 分钟。

2. 让患者正坐，施拿法于患肢(以肩、肩、

肩关节周围炎理筋手法

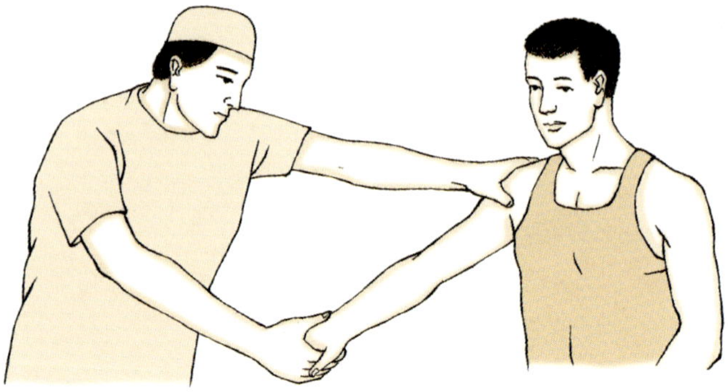

❶

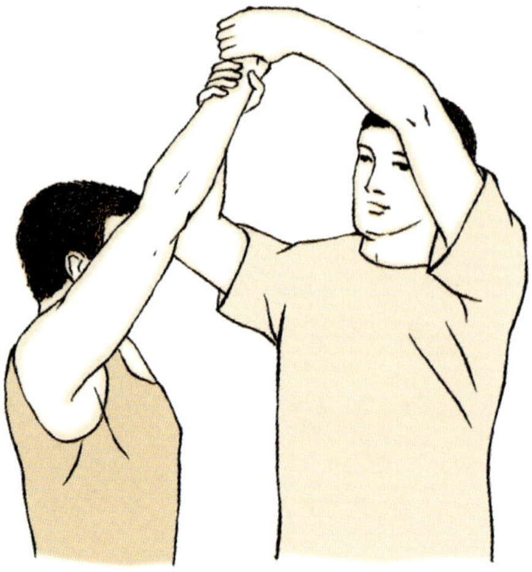

❷

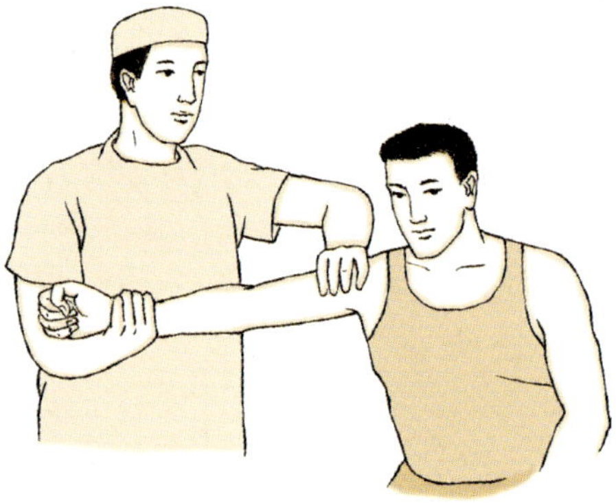

❸

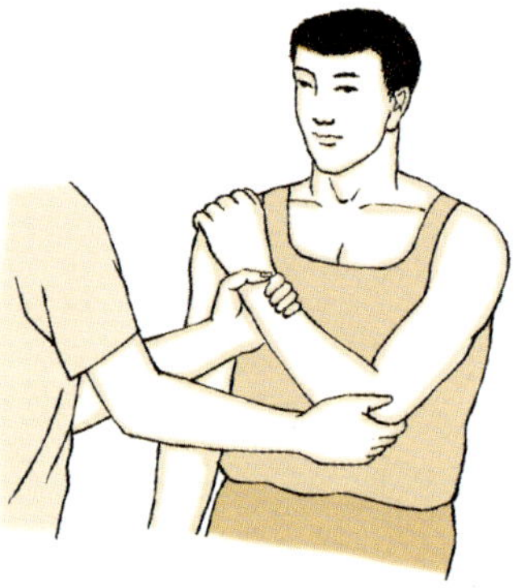

❹

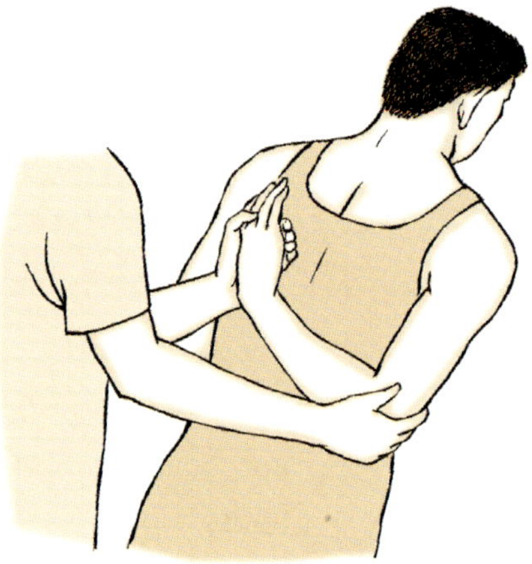

❺

臂、曲池、合谷等穴为主），并配合摇肩关节被动运动。

3. 理筋手法：患者正坐，术者用右手的拇、食、中三指对握三角肌束，做垂直于肌纤维走行方向拨动5～6次，再拨动痛点附近的冈上肌、胸肌各5～6次，然后按摩肩前、肩后及肩外侧。继之，术者左手扶住肩部，右手握患者手，做牵拉、抖动和旋转活动，最后帮助患肢做外展、内收、前屈、后伸等动作。

（二）中药治疗

当归12克，赤芍12克，牛蒡9克，姜黄9克，秦艽9克，白芷9克，苍术4.5克，水煎服。

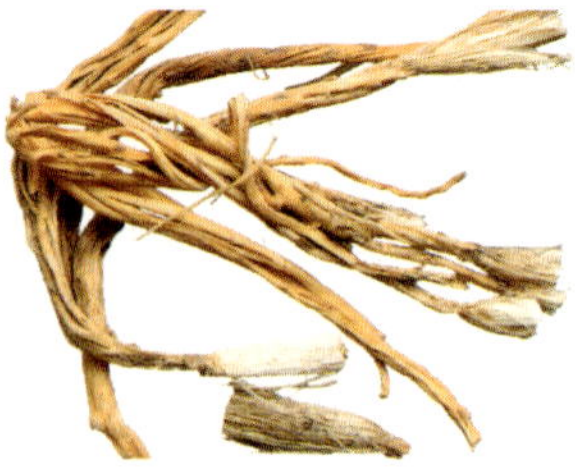

秦艽

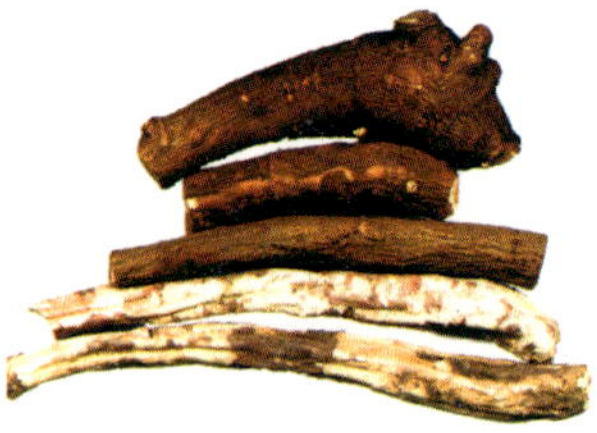

赤芍

（三）自行锻炼方法

1. 可在屋上装一滑车悬绳索，患者牵绳左右上提帮助患臂锻炼。

2. 患臂可在早晚做内旋、外展动作，反复锻炼，锻炼必须缓慢、持久，不可操之过急，否则有损无益。

膝部扭挫伤

膝关节是全身最大的关节，由股骨与胫骨组成，其前面为髌骨，关节囊包围整个关节，内外侧分别有内侧和外侧副韧带，关节内有十字韧带及内侧和外侧半月软骨板，在髌骨下有髌下脂肪垫。

膝部在受到扭挫后容易引起损伤。临床常见的有侧副韧带撕裂伤、半月板破裂、髌上滑囊血肿等。

诊断

1. 有明确的扭挫伤史。

2. 侧副韧带撕裂伤。

在股骨内外侧髁上（即内侧和外侧副韧带起点处）有压痛点。

医生以一手抵在受伤的膝内侧，一手握住踝上用力将膝内翻，若膝外侧疼痛或能内翻表示外侧副韧带有损伤或撕裂；反之，以一手抵在膝外侧，用力将膝外翻，若膝内侧有疼痛或能外翻，表示内侧副韧带有损伤或撕裂。

3. 半月板破裂。

外侧半月板破裂：在外侧副韧带的中点有压痛点；一般没有明显的“交锁”和“开锁”病史（患者行走时，膝关节有突然“轧住”的现象，致膝关节不能伸直继续走路，这种现象叫“交锁”。患者往往停下来稍加活动膝部后，又能恢复膝关节的活动，这种现象叫“开锁”），但有膝关节外侧突然“乏力”的感觉。

外侧半月板破裂试验阳性，即患者仰卧，医生用一手握持患侧的踝部，另一手掌按患膝，做屈膝并做小腿内旋、内收、伸直等连贯动作，此时可听到膝外侧半月板的破裂声。

内侧半月板破裂：胫骨关节面内缘和内侧副韧带中点有疼痛和压痛；有“交锁”和“开锁”的病史；内侧半月板破裂试验阳性，即患者仰卧，医生用一手握持患侧的踝部，另一手掌按患膝，做屈膝及小腿外旋、外展、伸直等连贯动作，此时可听到膝内侧有半月板的破裂声。

内外侧副韧带

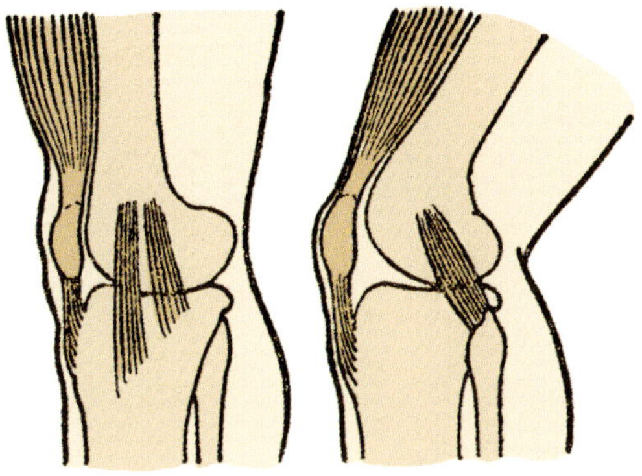

内侧副韧带　　外侧副韧带

4. 髌上滑囊血肿。

髌骨上缘有半月形肿胀和压痛；膝关节伸屈活动受限制。

治疗

1. 侧副韧带及半月板损伤的急性期，应用内服和外用药，可参照“软组织损伤的总述”，膝后用长腿夹板（上至大腿中部，下至小腿中部）托住，做膝关节伸直固定。如内侧副韧带完全断裂应进行手术修补。

后期也可用醋酸氢化可的松 12.5 ～ 25 毫克加 0.5% 利多卡因溶液在压痛点局封。半月板损伤病程较长，如用一般疗法又无效的，可用手术治疗。

2. 髌上滑囊血肿：治疗以手法为主，操作如下：医生一手握住患肢踝部，另一手揿在髌上滑囊血肿处，先迅速强迫膝关节伸直，再令膝关节尽量屈曲，然后伸直膝关节。

手法后可见血肿立即消失，疼痛明显减轻。内服和外敷药如前。

第五节　颅脑损伤

颅脑损伤多因头部受到外力的严重撞击、击打所致。比如在从事高空作业或攀登峭壁树木时，从高处摔下，或是打架斗殴时被击打头部等状况，均可能造成颅脑损伤。

颅脑损伤的分类

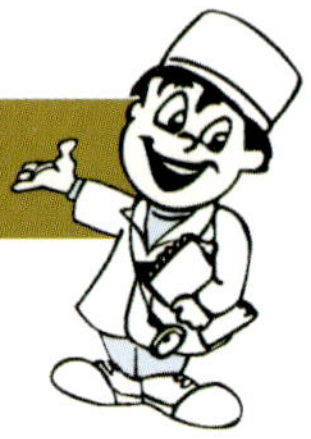

颅脑损伤，按其部位可分为头皮损伤、颅骨骨折及脑损伤三大类。

(一)头皮损伤

1. 头皮挫伤：大多由钝性的外力(如撞击、打击)所致。损伤常局限于皮层及皮下层，少数病例也可能会部位较深。损伤后形成的血肿，如部位在浅表，则大多肿块不大，如血肿部位较深，则会迅速扩大。在血肿处有压痛及波动感。

2. 头皮裂伤：大多由锐性的外力所致。因头皮血液供应丰富，常会出血较多，而且不易自止。

3. 头皮撕脱伤：大多由高速度的外力所致。表现为部分头皮撕脱，严重时大面积头皮撕脱，头皮往往连同发根剥离。

(二)颅骨骨折

1. 颅顶骨折：颅顶骨折分为开放性与闭合性两种。开放性如脑膜同时破损，则容易引起颅内继发感染。每种又可分为线状和凹陷骨折。

线状骨折：骨折本身症状较轻微，但有并发颅内血肿的可能，而出现较重的全身症状。

凹陷骨折：骨折周围有环形骨折线，骨折表面可摸到一凹陷区。

2. 颅底骨折：颅底骨折分为颅前凹骨折、颅中凹骨折和颅后凹骨折。

颅前凹骨折：眼结膜下出血，眼睑下瘀血，鼻腔出血或漏脑脊液，有时嗅觉丧失。

颅中凹骨折：耳道出血或漏脑脊液，出现耳鸣、耳聋或面神经麻痹等症状。

颅后凹骨折：咽后壁黏膜下瘀斑，枕部及乳突部的头皮可损伤，出现瘀血、颈项强直、压痛等症状。

(三)脑损伤

脑损伤可分为原发性与继发性两种。

1. 原发性脑损伤

(1) 脑震荡：头部受损伤后仅有数分钟昏迷即清醒，然后出现近事遗忘、头晕、头痛、恶心等症状，无呕吐或呕吐次数不多，四肢活动正常，瞳孔两侧等大。

(2) 脑挫裂伤：脑组织损伤较重。昏迷时间较长，逐渐加深，或出现烦躁不安、抽搐，头痛、呕吐等症状较为剧烈，常伴有失语、尿失禁、四肢活动障碍、感觉障碍、瞳孔散大或不对称。

2. 继发性脑损伤

(1) 脑压迫症：由脑内、硬膜下、硬膜外的血肿，硬膜下积液，脑挫伤的严重水肿等引起。颅内压增高，常见进行性昏睡或伤后昏迷、清醒后又转入昏迷(也称中间清醒期)。患侧的瞳孔不断散大，对光反应消失，颈项强直，对侧肢体偏瘫。血压常升高，脉搏常变慢或加快。如不及时抢救，最后可能会引起呼吸停止。

(2)感染：可有发热、意识障碍、痉挛、剧烈头痛、喷射性呕吐、颈肌强直、抬腿试验阳性。

颅脑损伤的诊断

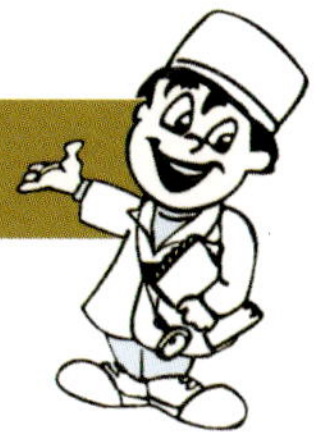

1. 及时向家属询问病史，了解受伤的原因、时间和伤后情况(如昏迷的时间和程度)。一般昏迷在半小时以内者，病情较轻；昏迷超过12小时以上、或有清醒后再昏迷现象、或表现妄语烦躁者，则病情严重。

2. 迅速测量血压、呼吸、脉搏、体温等。如波动较大，则病情严重。

3. 神经系检查：首先判断患者意识情况，借简单问话、角膜反射、针刺皮肤或压迫眶上神经的方法来判断昏迷的程度。其次观察瞳孔大小和对光反应、肢体是否有麻痹、各种神经反射，以及是否有脑膜刺激征象等。

4. 头部伤处的检查及身体其他部位的伤情了解。

颅脑损伤的治疗

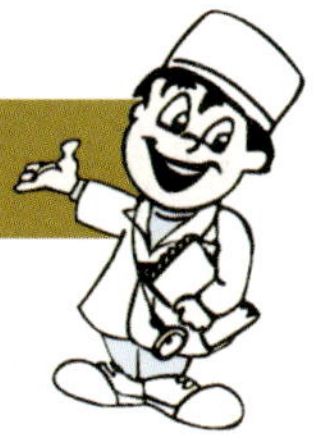

(一)现场抢救

维持患者呼吸道通畅，有昏迷的应平卧，面部转向一侧，以防舌根下坠或分泌物、呕吐物吸入，发生喉阻塞。

休克患者，应先治疗休克，待病情稳定后再搬运。有骨折的患者，应初步固定后再搬运。

病情较轻的患者，可以就地观察，并进行对症治疗。病情严重者，例如有凹陷骨折、严重的颅底骨折及严重的脑损伤症状出现，则应尽快转送有条件的医院进行抢救。因为有些患者需要紧急手术治疗，特别像颅内血肿等病例，只要及时明确诊断，采用手术治疗，效果往往很好，否则就会引起死亡。

(二)注意事项

患者应卧床休息，供给适当的营养，在最初的24小时内，应每半小时至2小时测一次血压、呼吸、脉搏、体温，并注意意识、瞳孔的变化，观察是否有新的严重症状或体征出现，以便判断病情是否恶化。

保证充足的氧气供给，保持呼吸道通畅。如有阻塞，有时需气管插管或气管切开。病重者应设法给氧吸入。呼吸中枢抑制或循环衰竭者，可肌内注射山梗菜碱3毫克或尼可刹米0.25克。必要时可重复用一次。

(三)对头皮损伤及颅骨骨折的处理

1. 头皮损伤

(1) 如有创口，应按照一般外科规则，作清创缝合。出血者可予缝扎止血。

(2) 如有头皮血肿，小的可加压包扎，大的应剃去头发后消毒穿刺吸去积血，再加压包扎。

(3) 如抽吸后又复发者，过2～4日后再抽一次，一般经过2～3次可治愈。

头皮裂伤严重者和较大的头皮撕脱伤，除清创缝合外，某些病例还需植皮。

2. 颅骨骨折：一般线状骨折，如无继发性病变出现，则无特殊治疗；凹陷骨折及粉碎性骨折，根据大小范围及对脑组织压迫情况而决定是否需手术治疗。

颅底骨折，一般采用对症治疗，如有鼻孔、耳道等流血或流脑脊液，可任其自然流出，禁止堵塞、冲洗等，让它自行逐步停止，可给予磺胺类或抗生素、止血剂等预防感染及止血。

3. 脑清创术

(1) 头皮软组织予切除不整齐与挫烂部分，按“S”形扩大原伤口，将头皮下层组织中的头皮、

脑清创术

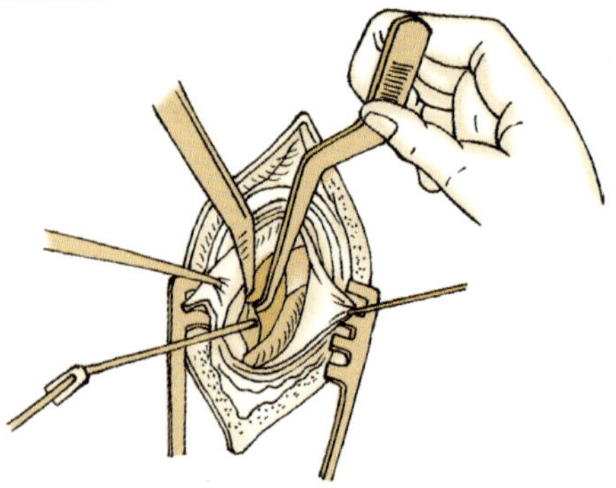
(1)处理伤道浅部

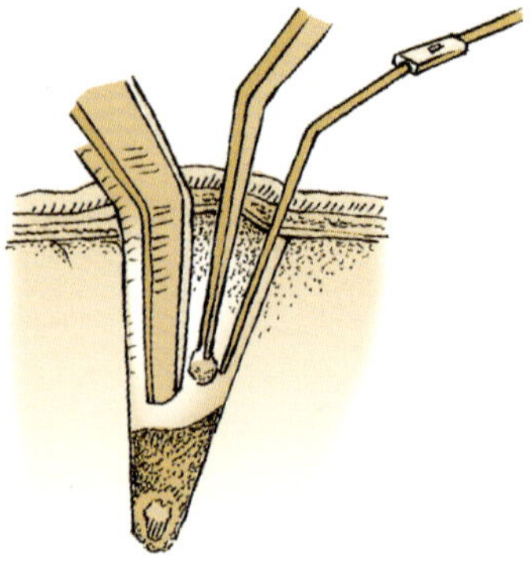
(2)伤道深部清创

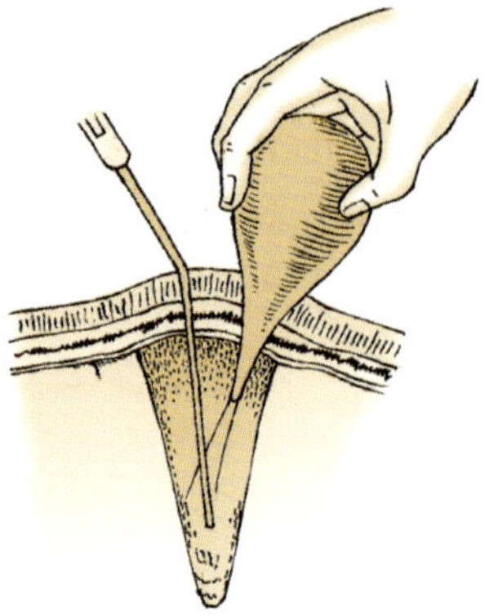
(3)冲洗脑伤

污物予清除，电凝止血，间断缝合帽状腱膜及头皮，皮下置引流1～2日。头皮缺损可采用整形方法修复。

(2)颅骨处理时需显露骨折中心部分及其周围区，逐块摘除游离的和凹陷的碎骨片，清除污物、异物和血块，使之成为整齐的圆形或卵圆形骨窗。如存在硬膜外血肿，需扩大骨窗血肿清除，同时应检查硬脑膜有无破损，内在有无血肿。以决定是否切开硬脑膜探查。

(3)穿透伤，将硬脑膜破损边缘修理，或切开扩大显露，以脑压板或牵开器扩大伤道，吸除伤道内和伤道壁失活的脑组织、血块及异物，确实止血。对过深难以达到的金属物，不强求在一期清创中摘除，对可达到的金属异物可直接或用磁性导针吸出。经清创后脑组织应较术前塌陷并出现脑搏动。

(四)常用对症疗法

1. 西药疗法：烦躁和有抽搐的患者，不宜用强制的方法约束，以免增高颅内压。应选用镇静剂，如三溴合剂，每次10毫升，或利眠宁每次10～20毫克，或冬眠灵每次12.5～25毫克，均可每日3次内服；也可肌内注射苯巴比妥钠0.1～0.2克，或5%苯妥英钠5毫升，或静脉注射副醛(聚乙醛)3～4毫升，或用副醛10～20毫升加等量植物油(也可用水合氯醛合剂20～30毫升)做灌肠。有时患者躁动是由于膀胱膨胀或床褥尿湿所引起，应及时排尿或换褥单。

2. 中药疗法

(1)昏迷：苏合香丸或至宝丹1粒，研末，灌服。

(2)呕吐：左金丸9克或五玉丹1.5～2.5克。

第六节　腰背痛

腰部急性扭伤和慢性劳损

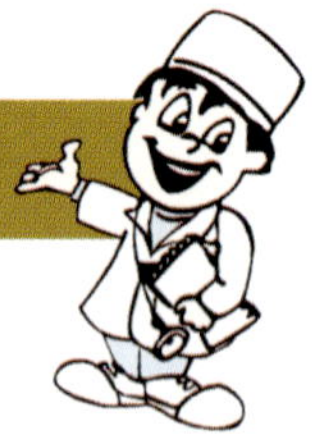

腰背痛主要因腰部扭伤、腰肌劳损、腰关节挫伤等病症所引起。

腰部扭伤，多是因肩负大重量时，用力不慎而致使肌肉突然强烈收缩或关节扭错，从而造成筋膜、肌纤维撕裂和肌肉痉挛以及腰骶小关节或骶髂关节错位。

腰肌劳损，则是因为在劳动中长时间的维持在某一姿势，使腰部肌肉长期紧张，超过正常所能耐受的限度，从而肌纤维发生充血水肿所致。

诊断

腰部扭伤、劳损多发作于腰肌，其次是腰骶关节、骶髂关节。

（一）急性腰扭伤

1. 有突然的扭伤史。

2. 伤后腰部运动受限制，不能前俯、后仰、转侧活动，重者体位倾斜或不能行走。

3. 伤处有明显压痛，如腰肌扭伤，在骶棘肌上有压痛。

如骶髂关节扭伤可以交锁在不正常的位置而引起疼痛，在骶髂后韧带的髂骨附近有压痛。如果挫伤则局部明显肿胀，伤及肾脏时可见血尿，肾区有疼痛及叩击痛。

（二）慢性损伤

1. 有长期慢性损伤史或反复扭伤史。

2. 持续性腰痛，时轻时重，劳动后加剧。

3. 腰部活动常有牵制不舒感。

4. 病变部位压痛，如为腰肌劳损，往往有肌肉痉挛而呈僵硬状。如为骨与关节陈伤，可见病变部位有畸形（骨折后遗症）。

5. 疼痛多与天气有关，常在阴雨、寒冷季节加重。

治疗

（一）西药治疗

如布洛芬、消炎痛、炎痛喜康等均可选服。也可在压痛点用 0.5% 利多卡因溶液局封。或用醋酸氢化可的松 0.5 ~ 1 毫升（即 12.5 ~ 25 毫克）加 0.5% 利多卡因溶液局部注射。或用 5% ~ 10% 葡萄糖 10 ~ 20 毫升（也可用右旋糖酐或生理盐水）在压痛点注射。

（二）推拿疗法

1. 三扳手法

(1) 推扳手法：取俯卧位，嘱患者放松全身肌肉，医生站在患者腰痛部位之对侧，以双手拇指在其压痛点的上方自棘突旁把骶棘肌向外下方推开，由上而下，直至髂骨后上棘，如此反复三遍。

(2) 扳腿手法：患者俯卧，医生一手掌按患处，另一手扳拉患腿，向后上方提晃，第三次稍用力重拉，可听到“咯嗒”声。

(3) 斜扳手法：患者侧卧，面向医生，屈其上腿，伸其下腿，然后医生一手按肩前部，另一手按臀部，两手作相反方向斜扳，第三次稍用力重扳，亦可听到“咯嗒”声。

2. 伸屈髋拉腿法：患者侧卧，使患腿在上膝微屈，健腿在下伸直，医生立于患者背后，一手按其腰部，一手持患腿。

第一步：向后牵拉患腿使髋关节过伸而使髂骨

腰痛常见压痛点

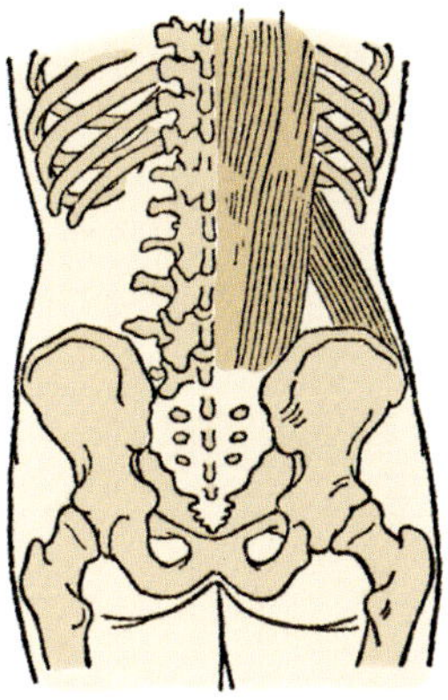

扳腿手法示意

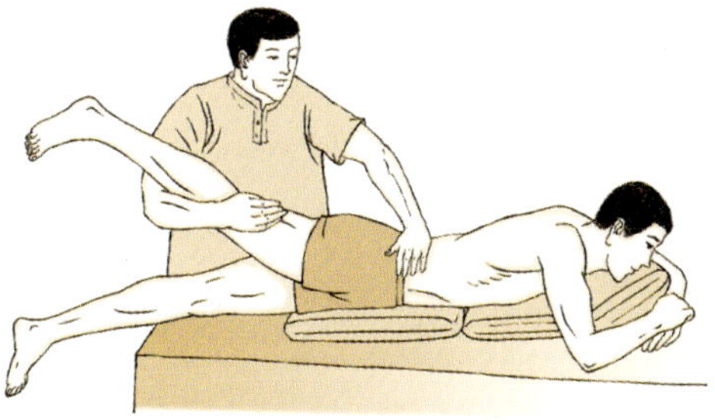

斜扳手法示意

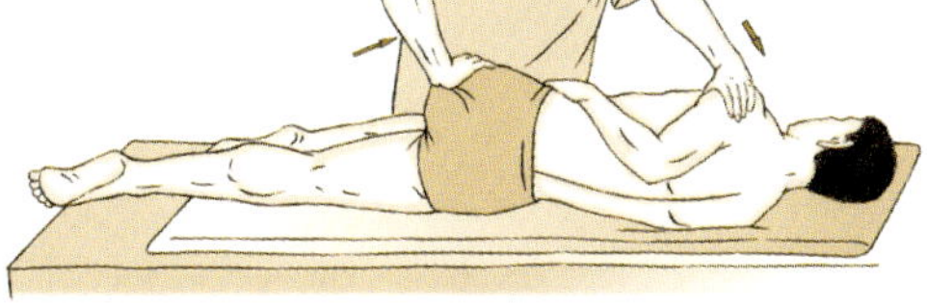

向后旋转，此时可听到弹响声。

第二步：做屈膝屈髋动作，使髋关节尽量屈曲，而牵拉骶骨向前旋转。

第三步：将患腿向下牵拉而使髂骨下移。

（三）中草药治疗

1. 草药

(1) 外用法可参照“软组织损伤的总述”。

(2) 内服：急性扭伤：①连钱草（活血丹）鲜草50克，捣汁服。②珍珠菜根50克，水煎服。慢性劳损。③野荞麦全草50克，水煎服。④臭梧桐9～15克，水煎服。

2. 中药

(1) 外用：消肿膏（用于挫伤）或万应膏、狗皮膏、跌打膏、伤湿止痛膏等（用于扭伤和劳损）。

(2) 内服

成药：可选用跌打丸、伤痛宁、小活络丹、鸡血藤浸膏片、风湿桐片。

汤剂：如急性扭挫伤可用：当归12克，赤芍9克，泽兰12克，金铃子9克，延胡索9克，狗脊12克，制川乌4.5克。如慢性劳损可用：独活9克，寄生9克，川断9克，当归12克，赤芍12克，威灵仙9克，制草乌6克。

预防

1. 腰部扭伤的预防，因其多是在劳动中用力不慎时产生（如打抬重物时直腿弯腰），为避免损伤，应采用屈膝弯腰的动作。

2. 腰部劳损的预防，因其与劳动时姿势有关，所以应尽量避免长时间的重复弯腰动作，或间歇地活动腰部，放松肌肉。

3. 有慢性腰痛者，平时须加强腰部活动（如做转腰运动），并进行自我推拿（两手掌擦腰，早晚各做50次，对慢性腰痛患者有预防复发的作用）。

腰椎间盘突出症

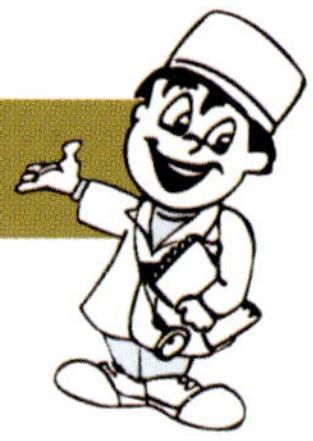

腰椎间盘位于两个腰椎体之间，由纤维环、髓核和骨骺软骨板等三部分组成，随着年龄的增长，椎间盘逐渐发生变性、萎缩、弹性减退。当腰部受到一次较重的外伤或多次反复的不明显的损伤时，就可能可引起椎间盘的纤维环破裂，髓核从破裂口突出，如向后突，压迫邻近的神经根，而产生典型的坐骨神经痛症状。

腰椎间盘突出多发作于第四、第五腰椎间或第五腰椎与第一骶椎间。此病多在青壮年中，最为常见。

诊断

1. 可有外伤史。

2. 腰痛并发坐骨神经痛，其疼痛的特点为：

(1) 放射痛，可沿坐骨神经分布方向，自腰臀部放射至大腿、小腿及足背部。

(2) 一切使脑脊液压力增高及神经根受牵拉的动作，都能加重疼痛，如咳嗽、喷嚏、排便、弯腰等。

(3) 活动时疼痛加剧，休息后减轻，往往反复发作。

3. 脊柱侧凸畸形，可凸向患侧，也可凸向健侧，站立时躯体歪斜，行走时呈跛态。

4. 腰椎旁（突出部）及坐骨神经分布区都可有明显的压痛。病程长的患者，患侧小腿外侧和足背部有感觉麻木区。

治疗

腰椎间盘突出的治疗有非手术治疗和手术治疗两种方法。手术治疗是摘除突出的髓核和韧带的肥厚部分，分离粘连，使被压迫的神经根获得松解。但疗效往往不可靠，且有不少病例仍有复发的可能，所以手术只适用于非手术治疗多次无效者。大部分患者用非手术治疗即可获得满意效果，常用方法如下。

1. 骨盆牵引术：用于初次发作或反复发作的急性期，症状较轻者。

骨盆牵引法

患者睡硬板床休息，并可在肩部和膝部垫高使腰屈曲，更易缓解疼痛。也可同时在腰部系上腰带做骨盆牵引，每侧牵引10千克(即每侧牵引力为体重的1／5左右)，足跟一侧的床架抬高至15°，便于对抗牵引。疼痛缓解后可用阔皮带或阔帆布带作腰带，参加轻劳动。

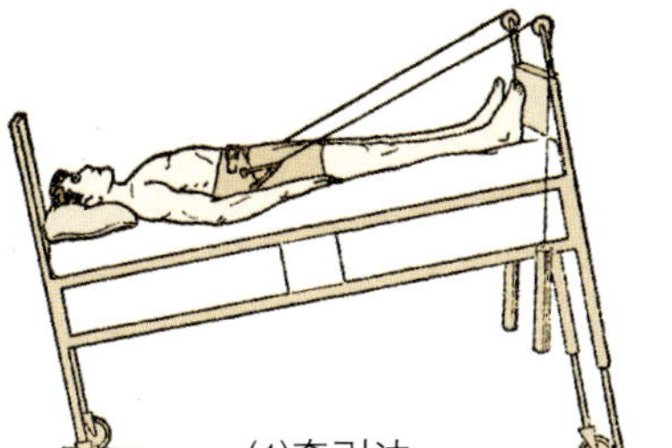
(1)牵引法

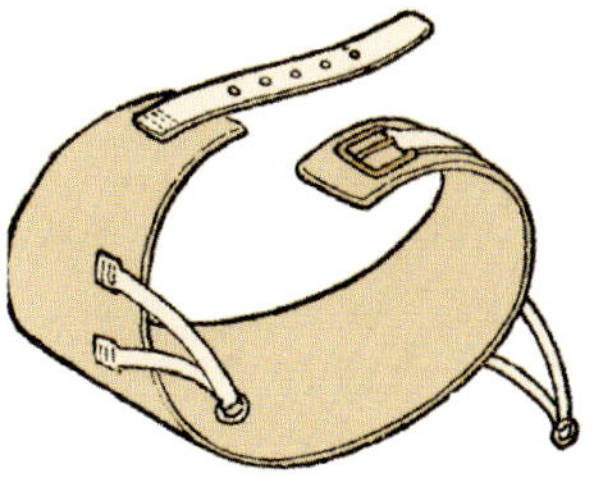
(2)腰带

腰背痛的分类及诊断鉴别

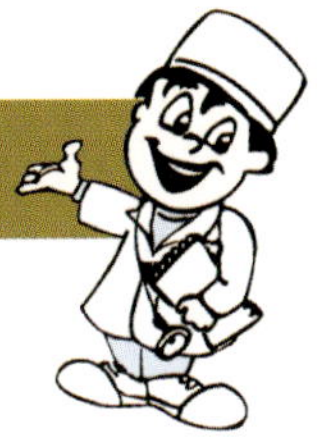

腰背痛病因较为复杂，病情也多种多样，并非只有以上两种疾病会引起腰背痛，其他很多疾病也都可以引起腰背部的疼痛，因此，必须细加辨别，分析出真正病因，才能对症下药。

以下是能够引起腰背痛的各种疾病特征，请依据其不同的特征来鉴别病因。

腰背痛的分类及诊断鉴别

腰背痛的分类	诊断鉴别
外伤性扭伤、挫伤、劳损、陈伤	①明确的外伤。②疼痛；局部压痛。③腰部运动受限。④扭挫伤的疼痛感比劳损、陈伤严重，挫伤者局部皮下常有出血，呈青紫色
类风湿性关节炎	①酸痛呈迁移性，多数自尾骶向上蔓延至背和颈部。②夜间或劳动后，疼痛加剧。③摄片：早期骶髂关节和小关节模糊，后期脊柱呈竹节样
风湿性腰背肌肉风湿症(腰背肌纤维组织炎)	①常在某一块或数块肌肉中有酸痛或压痛感，有时有明显疼痛的促发点。②在长期休息后，酸痛反而加剧，轻度活动后减轻，但活动稍多后，疼痛又加剧
腰椎骶骨化	①常见于第五腰椎和第一骶椎局部低陷。②有时有轻度神经症状如肌无力、遗尿等症状。③常见于第五腰椎之一侧或两侧，延长的横突和骶髂连接或接触摩擦会引起疼痛
脊椎骨折和脱臼椎间盘突出症	①脊柱后凸、畸形，骨折脱位伤到脊髓的患者会出现截瘫，大便失禁，小便潴留等症状。②腰痛，伴放射性腿痛，凡增加脊髓腔压力的动作都可使疼痛加剧
先天性隐性脊椎裂	①患者不一定会有症状，若有则呈隐隐钝痛，活动后加剧，轻微外力会导致急性疼痛。②摄片有畸形可见
脊椎移位	①常会出现：腰部缩短，腰椎前凸增加，骶椎上方有凹陷与横纹。②出现神经症状，如坐骨神经痛
脊椎结核	①全身虚弱症状明显。②活动后，腰痛加剧。③脊椎变形，有寒性脓肿或瘘管。④摄片：椎体破坏或呈楔形，间隙狭小或融合

续表

腰背痛的分类	诊断鉴别
脊椎转移性肿瘤	①多见于老年人，伴恶病质。②疼痛强烈，呈放射性。③摄片：骨质致密增生或腐蚀破坏，但椎间隙仍保持正常
变肥大性脊椎炎	①多见于中老年患者。②起病缓慢；过度劳累、阴雨时、刚起床时，酸痛加剧。③摄片：椎体缘呈肥大、增生或形成骨赘
老年性脊椎骨松化症	①多见于年老患者，有慢性腰背痛，而身高逐渐变矮。②摄片：椎体骨质松化，椎体中间凹陷
脊髓肿瘤	①多数疼痛呈放射性，顺着神经分布。②常合并有神经系统症状和体征(如瘫痪、麻木等)

第十章

儿　科

对父母来说，最让人着急的事就是宝宝生病了。有时候甚至会急得手足无措。为了使孩子健康地成长发育，大人对宝宝有病要做到及早发现、合理用药、正确护理。本章我们就小儿常见病的防治、诊断要点以及如何治疗等方面的内容做了多种介绍，希望能最大限度地把疾病防患于未然。

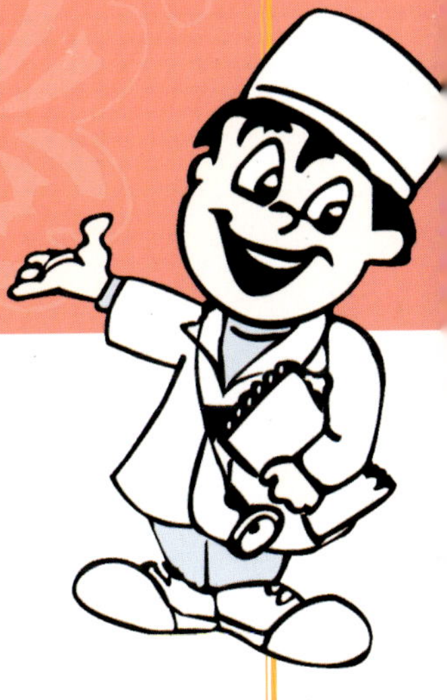

第一节　概　说

与成人不同的是小儿处于人生的生长发育阶段，其身体的结构与功能每时每刻都在发生变化。因此，我们只有懂得小儿生长发育的规律，当孩子生病时，我们才能对他们进行正确的诊断与治疗，才能更好地保养孩子，让他们更好地健康成长。

生长发育

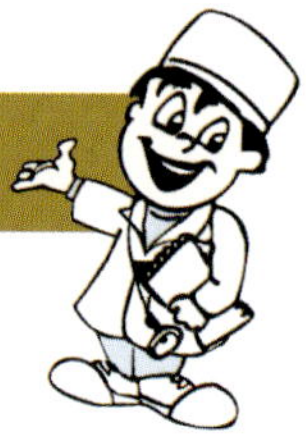

小儿的生长发育可从以下三个方面进行观察。

体格发育

（一）身长

小儿刚出生时的平均身长为 50 厘米左右，半岁之内身长生长最快，至 1 岁时可增长到原来身长的 1.5 倍（大约 75 厘米）。1 岁以后身长增长开始减慢，到 5 岁时约增长到原来身长的 2 倍。14 ~ 16 岁时则增加到原来身长的 3 倍（约 150 厘米）。

（二）体重

小儿刚出生时的平均体重大约 3 千克左右。在以后的半年里体重增长最快，平均每个月增长 600 克。在半岁到一岁之间体重增长稍微减慢，平均每个月增长大约 500 克。1 岁以后体重增长更慢，平均每岁增加 2 千克。因此，我们可以总结出：小儿体重的平均重量 = 年龄 ×2＋8（千克）。

（三）牙齿

新生儿刚出生时是没有牙齿的，在出生后 6 ~ 10 个月之间开始长出第一颗乳齿，一般到 2 岁时 20 颗乳齿会全部出齐。6 ~ 8 岁时开始出第一颗恒齿，14 岁前长满 28 颗恒齿。第三臼齿一般在 17 ~ 30 岁长出，称为智齿，也有些人终生不会长出。

动作和体力的发育

刚出生的小儿一般只会躺着，四肢只能呈不对称的运动。到 2 个月俯卧时则开始会把头抬起来；6 个月的时候会独坐；9 个月会爬；1 岁会独自站立；1 岁到 1 岁半会走路； 1 岁半到 2 岁会跑。以后的动作则会趋于有力、精细和准确，一直发育到成年。

智力和言语的发育

新生小儿只会哇哇哭叫，一般在 2 ~ 3 个月时会笑，4 个月时就会被大人引逗发出声来。6 ~ 10 个月时则开始牙牙学语了，一开始只会说简单字词。一般到 2 岁左右就开始简单交谈了。7 岁左右就有了比较清楚的记忆了。

需要说明一点，每个小儿发育的快慢可能不等，甚至会相差很大，这里介绍的只是一个平均值，有的小儿发育可能稍慢一些，但不一定是有病，但是如果发育太慢的话就可能不正常了。

保育

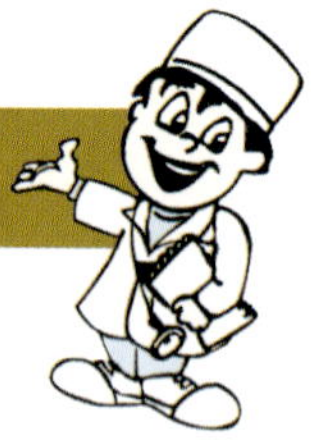

小儿保育应从以下四个方面着手。

合理喂养

母乳喂养最为理想，因为母乳所含成分最适合新生儿的营养需求和消化能力，亦可增强乳儿的抵抗能力，因此1岁之内尽量用母乳喂养。如有困难，也可以代乳品代替，如用牛奶、羊奶、豆浆等。吃代乳品时要注意，对于初生4个月之内的婴儿，代乳品必须用等量开水或米汤稀释，这样有助于小儿消化；4个月后方可吃纯牛奶、羊奶等。初生2～3个月后，可辅助喂些奶糕或厚粥汤；6个月后加粥，同时可适当喂些水果汁、蛋黄、肉末、菜末和肝末之类。注意，在增加辅助食品时要注意一种一种地加，由简单到复杂；要一点一点地加，由少到多。切不可突然增加许多，以防小儿消化不良。并且可以作为断奶前的准备工作。

小儿在1岁左右即可断奶。但如果正是夏季，则最好等到秋凉以后再断。因为夏季天气炎热，小儿的消化能力比较差，一经改变饮食，容易腹泻。

断奶后应以粥为主食，2岁后吃饭。但要注意小儿的食物要容易消化、富于营养，而且要定时定量给小儿喂食，不要吃零食。

休息与活动

睡眠是很重要的，尤其对于小儿，因此必须给小儿足够的睡眠时间。一般来说4个月以内的小儿每日要睡足20小时，6个月的大约需要16个小时，1岁的则需14个小时，2～3岁的约需12小时，即使较大的孩子每日也要睡足10个小时。因为充足的休息是保证小儿健康成长的一个重要条件。

在小儿学会走路后，要增加一些其他的活动。尤其是多进行户外活动，多晒晒太阳，多呼吸新鲜空气。

注意寒暖

大人应该注意孩子的冷暖，应该随着气候变化给孩子增减衣物，孩子不宜穿得太暖，太暖了容易出汗，出汗之后，一旦脱下衣服反而会伤风。

安排有规律的生活，培养卫生习惯

大人要有意识地安排孩子的生活，养成规律的生活习惯和良好的卫生习惯，如吃饭前洗手，定时排便，注意清洁等也是很重要的。

诊断特点

（一）问诊

小儿自己不能诉说自己的病情，即使较大的孩子能说出一些，也不全面。小儿的病情一般由家属介绍。可是家属只是通过观察，从客观上看出一些症状，比如咳嗽、气急、呕吐、腹泻等；对于一些自觉症状，比如头晕、乏力、胸闷等，家长通常发现不了。因此这就要求医生做细致认真的检查。

一般来说，小儿的喂养对疾病影响很大，尤其对消化道疾病关系最为密切。小儿生长发育的情况也往往反映出小儿的健康状况。因此，医生在诊断时，应对小儿出生、喂养与发育的情形多加注意。

小儿一般和外界接触甚少，许多传染疾病，尤其是慢性传染病，比如结核病等，通常是从家属和周围邻居中感染得来的。因此，在诊断小儿传染病时，要先问清楚家属和周遭邻居的健康状况。

（二）体格检查

小儿正处在发育期，身体状况还未成熟，体格上许多地方都与成年人不同。因此体格检查时要小心对待。

1. 囟门：一般来讲，小儿前囟平坦，如果膨隆

小儿囟门图示

刚出生的小儿前后共有两个囟门。前囟门较大，呈菱形，称为大囟门，位于顶骨与额骨之间。一般在小儿1岁到1岁半的时候前囟门则关闭。后囟门较小，呈三角形，称为小囟门。小囟门一般在小儿3月之内就关闭了。

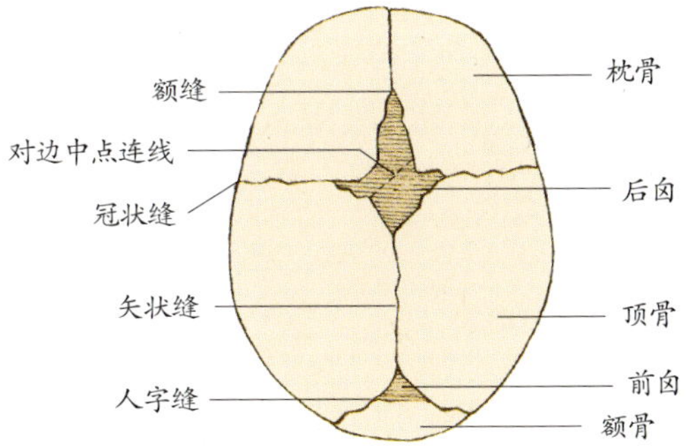

则是颅内病变的常现，比如脑炎、脑膜炎等。倘若凹陷往往是脱水的表现。但要注意，在服用红霉素类药物后也可在短期内引起前囟隆起，不可看做病态。小儿前囟通常在 12 ～ 18 个月关闭，倘若过期不闭，常见于佝偻病、脑积水等疾病；倘若关闭过早，则会形成小儿畸形。

2. 心脏：小儿的心跳比成人快，而且年龄越小，心跳速度则越快。

6 个月以内	140 次 / 分
6 ～ 12 个月	120 次 / 分
2 岁	110 次 / 分
5 岁	95 次 / 分
10 岁	86 次 / 分

3. 胸壁：小儿胸壁比成人薄，心音也比较响。听诊时呼吸音比较响。呼吸的次数，年龄越小，呼吸越快。

1 岁以内	40 次 / 分
5 ～ 7 岁	30 次 / 分
10 岁以上	20 次 / 分

4. 腹部：小儿腹部较隆起，这是由于小儿腹腔内脏的发育比胸廓骨骼的发育快，而且腹肌比较薄弱。随着年龄的增长，胸廓骨骼发育趋于完善，腹肌渐渐发达，慢慢地腹部也就平坦了。因此，婴幼儿的肝脏在肋下可以触到，质软，不超过二横指。3 岁以后，通常就摸不到了。

5. 血压：小儿的年龄越小，血压则越低。

收缩压 = 年龄 ×2+80。而舒张压则为收缩压的 2 / 3。

6. 神经系统：由于神经系统还未发育完全，一些 2 岁以内的婴儿，在划足底试验中可能呈阳性，这不算病理状态。

治疗特点

（一）要及时

小儿病情变化很快。普通的感冒，很快就会引发出高热、惊厥等；婴儿腹泻，短期内就能脱水。所以我们治疗小儿疾病要尽快、要分秒必争。不但用药要快，而且分量要足，切不可犹豫不决，或者敷衍了事，耽误病情。

（二）小儿药物剂量计算法

小儿药物剂量计算法通常有两种：

1. 按年龄计算：有少数药物是按年龄规定用量的。

病例 1：一个 7 岁的小孩要吃使君子，请开处方。

(1) 先算出一日总量 =7×1=6 粒（使君子剂量为每岁每日 1 粒，1 次服，须连服 3 日）。

(2) 处方：使君子肉，7 粒，一次顿服 × 3 日。

病例 2：6 岁小儿发热，要吃小儿退热片退热，请开处方。

(1) 查明小儿退热片用量

2 ～ 3 岁	1 片 / 次
4 ～ 6 岁	1.5 片 / 次
7 ～ 12 岁	2 片 / 次

(2) 处方：小儿退热片，1.5 片 / 次，立即服。

2. 按体重计算：先算出 1 ～ 6 个月小儿的体重（千克）＝月龄 ×0.6 ＋出生体重（千克）。

7 ～ 12 个月小儿体重（千克）＝月龄 × 0.6 ＋（月龄－ 6)×0.5 ＋出生体重（千克）。

2 岁以上小儿体重（千克）＝年龄 ×2 ＋ 8，然后小儿剂量＝（成人剂量 / 60)× 体重（千克）；或小儿剂量＝体重（千克）× 每日（或每次）每千克体重所需药量。再根据情况分几次用药。一般年龄愈大，每千克体重用药量愈小；年龄愈小，每千克体重用药量愈大。体质弱的小儿用量宜偏小些。

病例：一个 5 岁的小孩要服红霉素，请开处方。

(1) 先算出体重 =2×5+8=18 千克。

(2) 算出 1 日总量 =40 毫克 ×18=720 毫克（红霉素用量为 25 ～ 50 毫克 / 千克 / 日，现在用折中分量）。

(3) 每日分四次服，每次量 =720 毫克 ÷4=180 毫克。

(4) 处方：红霉素 180 毫克，每日 4 次。

这种方法在儿科临床上用得很多，比较容易记。

第二节　新生儿疾病

对于刚出生1个月内的小儿所患的疾病，统称为新生儿疾病。本节给出五类新生儿常见疾病。

颅内出血

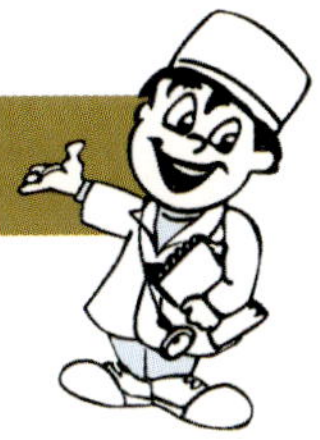

缺氧和损伤是导致新生儿颅内出血的主要原因。

1. 缺氧型：多见于早产儿，在产前、产时和产后都有可能发生。

2. 损伤型：可发生在足月婴儿，多见于以臀位生产或产钳、吸引器助产的新生儿。

诊断

此症状一出生即出现或产后几日才出现。多见于以下状况：

1. 新生儿囟门隆起或饱满，严重患儿可导致眼肌瘫痪，两侧瞳孔大小不等，对光反射消失，甚至眼球震颤。

2. 呼吸不规则，有阵发性或持续性青紫。

3. 嗜睡或烦躁不安，严重患儿有肌肉抽搐、惊厥、角弓反张，甚至瘫痪、昏迷症状。

4. 厌食，吐奶，严重患儿为喷射式呕吐。

治疗

1. 务必要让患儿静卧，而且要注意保暖，哺以母奶和糖开水。

2. 给静脉注射25%葡萄糖液20毫升，每日1～2次。

3. 肌内注射止血药：维生素K110毫克，每日1次，维生素C100毫克，每日50克次。

4. 烦躁不安可对肌内注射冬眠灵，每次每千克1～2毫克，必要时3～4小时重复一次。如果心跳过快，则不宜使用。当患儿惊厥时可加苯巴比妥钠6～7毫克／千克／次。

5. 有条件的话可给患儿输氧气。

预防

对于有产时胎儿窒息、产程过长、臀位或手术产史者，分娩后头3日尽量保持胎儿静卧，不要搬动(因震动后更容易产生或加重颅内出血)。为防止颅内出血，可同时给肌内注射维生素K110毫克，每日1～2次，维生素C100毫克，肌内注射，每日1～2次，以预防颅内出血。

脐炎

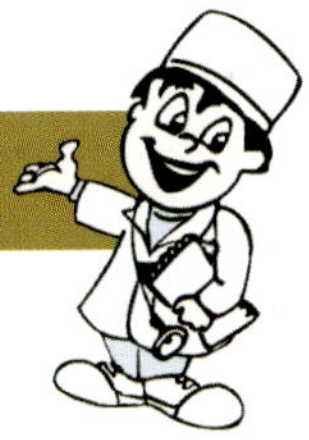

新生儿脐炎是新生儿脐根部因细菌感染所导致的疾病。

诊断

1. 患儿脐根部渗出少量液体，经久不愈合，还会在脐周围硬结、红肿或形成脓肿。

2. 体温不升或发热，患儿烦躁不安。

3. 最危险的并发症为经过脐静脉上行性感染，形成败血症出现黄疸，此时腹部膨胀，腹壁静脉怒张。

治疗

1. 早期发现，及时肌内注射青霉素 5 万 ~ 10 万单位 / 千克 / 日，每 6 ~ 8 小时一次；青霉素过敏者口服或静脉滴注阿奇霉素 5 ~ 10 毫克 / 千克 / 日。

2. 局部用 3% 过氧化氢溶液或酒精擦净；肉芽用硝酸银棒烧灼，再用蘸有生理盐水的棉球洗净，涂上 1% 龙胆紫，包好。

3. 注意患儿的喂养和保暖。

预防

断脐时要进行严格的无菌操作，包扎纱布及粉剂时都应做消毒处理。

然后，掀起脐带，用棉花棒清洁脐带下的部位，持棉花棒的手势应与肚脐成 45° 角（方便拭抹），并顺同一方向围绕肚脐抹一圈。

接着，换上另一支干净棉花棒，由脐带底部顺同一方向抹一圈。

最后，清洁完毕，帮宝宝穿纸尿片时，要注意松紧适宜，不能包得过紧，避免压紧宝宝的肚子；也不能包得过松，避免漏尿弄污肚脐。

新生儿脐带护理

首先，在帮宝宝清洁前，用清水洗干净双手，尤其是指缝间隐藏的污垢。将75%的酒精倒在两支待用的棉花棒上，直至棉花棒渗满酒精为止。

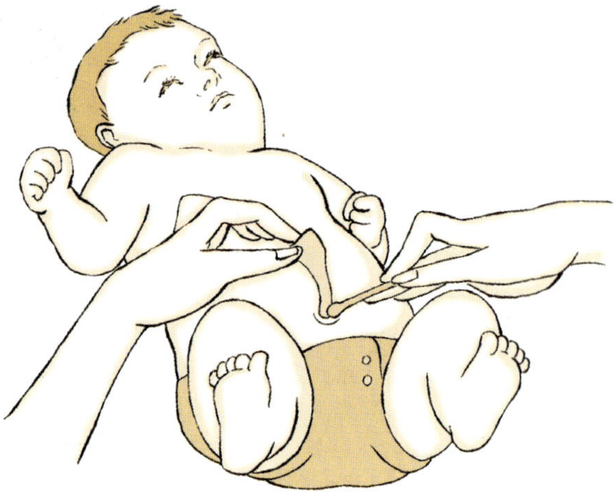

硬肿症

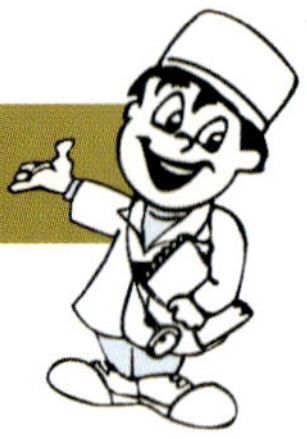

新生儿硬肿症是由于新生儿皮下脂肪所含未饱和脂肪酸甚少，熔点较高，易凝固。所以出现局部或全身循环障碍，当外界温度过低时，皮下脂肪凝固形成硬块。此病症多见于早产儿和体弱儿。

诊断

1. 体温不升，呼吸浅且慢，心音弱，厌食，嗜睡，偶见紫绀或黄疸。

2. 皮肤呈弥漫性发硬，尤以两面颊及臀部较为明显，表面平坦压之不呈凹陷。

治疗

1. 药物治疗：可用青霉素等防治感染；静脉滴注氢化可的松 4 ~ 8 毫克 / 千克 / 日，分 2 ~ 3 次静脉滴入，可促进机体代谢，增加热量，增强耐寒力；中药以温阳祛寒、活血化瘀为主，方剂：党参 6 克，白术 3 克，炙甘草 3 克，熟附子 3 克，白芍 6 克，当归 4.5 克，防风 2 克，肉桂 0.5 克。

2. 口服麸氨酸合剂

维生素 B	30 毫克
维生素 C	800 毫克
麸氨酸	4.0 克

15% 葡萄糖溶液加至 100 毫升口服每次 5 毫升，每 4 ~ 6 小时一次，连服数日。

预防

1. 注意母乳喂养，吸吮能力差者可用鼻胃管喂养或用滴管缓缓滴入。

2. 注意保暖。可以把小儿放在母亲怀里，或用热水袋和在温箱中保暖。

破伤风

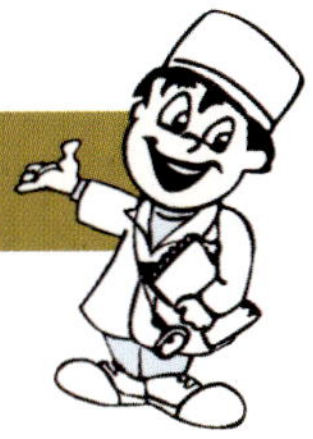

新生儿破伤风病则是由于分娩时助产者双手或接生工具不洁以致破伤风杆菌传入脐内，在体内产生毒素并侵入神经系统，导致全身阵发性痉挛及牙关紧闭。因潜伏期大约 7 日，故俗称七日风。

诊断

1. 潜伏期为 5 ~ 10 日，一般情况为 7 日。

2. 患病初始较缓慢，阵发性抽搐发作时，先见吸乳困难，继则牙关紧闭，颈项强直。以后，面肌痉挛作苦笑状，全身肌肉僵直，严重时角弓反张，甚至可因膈肌或声门痉挛而立即致死。

3. 一切外来刺激或本身动作都会引起痉挛的发作，发作时阵阵抽搐，时发时止。

治疗

首先要尽量保持患儿安静，放在阴暗的房间里，不要多动他。如吸乳有困难时，可用鼻胃管喂养。

1. 抗痉挛

(1) 苯巴比妥钠：15 ~ 30 毫克，每日 3 ~ 4 次，鼻饲或肌内注射。

(2) 冬眠灵：1 ~ 2 毫克 / 千克 / 次，肌内注射，必要时 6 小时后可重复使用。

2. 脐部创口每日用 3% 过氧化氢洗涤，而后涂以 2.5% 碘酊，包好。每日换药，到愈合为止。

3. 青霉素乳剂：5 万 ~ 10 万单位 / 千克体重，肌内注射，每日 1 次，能抑制破伤风杆菌。

4. 抗生素：先肌内注射 2 万 ~ 5 万单位，24 小时后再注射 2 万 ~ 5 万单位，总量为 4 万 ~ 10 万单位。第一日亦可在脐周注射 3000 ~ 5000 单位。

预防

做好预防工作完全可以避免新生儿破伤风。凡因仓促未经严格消毒接生者，应立即将脐带重行消毒，并肌内注射破伤风抗生素 1500 ~ 3000 单位。

败血症

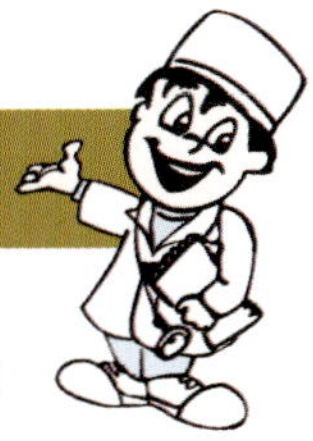

新生儿败血症则由于新生儿时期细菌感染扩散入血液所引起的，其主要传播途径是通过脐部、皮肤与口腔、呼吸道等。此病症常见于比较衰弱的早产儿和分娩损伤的婴儿。

诊断

1. 患者有厌食，呕吐，腹泻，脱水，脾脏往往肿大等症状，较大的婴儿烦躁不安。

2. 患儿发病缓急不同，热型不定，通常表现为体温不升，皮肤苍白。

3. 可伴有脓肿、肺炎、腹膜炎、心包炎和脑膜炎等并发症。

4. 血培养细菌呈阳性，且白细胞计数增高。

5. 严重患儿昏迷不醒，还伴随有黄疸脐及黏膜出血现象。

治疗

应采用综合措施

1. 对症疗法：循环与呼吸功能减弱时，给予苯甲酸钠咖啡因溶液 0.1 ~ 0.2 毫升，肌内注射或皮下注射，每 6 ~ 8 小时一次。

2. 抗生素控制感染：一般在头孢菌素类氨基苷类或大环内酯类抗生素中选用。有条件则可做细菌培养和药敏试验，选择敏感的抗生素。

3. 支持疗法：反复输血，每周 1 ~ 2 次，每次 20 ~ 30 毫升，加维生素 C 500 毫克同时注入。并注意要输入足量液体，保持母乳喂养。

预防

无菌接产为预防的关键。羊水早破和产程延长时应及早采用足量抗生素。处理新生儿应随时注意灭菌，当发现任何感染时，要及早隔离和治疗。

第三节　小儿各系统疾病

口腔炎

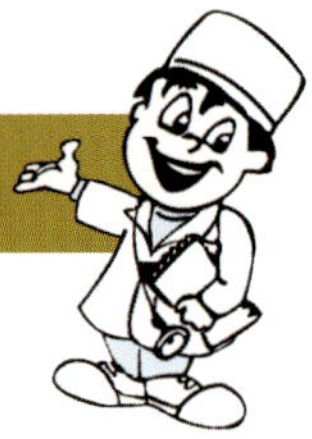

口腔炎是小儿容易患的疾病，尤以新生儿、营养不良与重病后期的患儿为甚。这是因为他们抵抗能力差，当口腔中不清洁，或者口腔黏膜有轻微损伤，就可能感染而发炎。

口腔炎常见的有溃疡性口腔炎和疱疹性口腔炎两种。

溃疡性口腔炎

溃疡性口腔炎又称“口腔溃疡”，是一种常见的口腔疾病，由病毒或细菌所致。一般是由梭形杆菌与螺旋体混合感染所引发的。多发生于营养不良、贫血与各种急性传染病的后期。

（一）诊断

1. 一般病人有低热、烦躁、不吃东西的现象；重症病人可见高热现象。

2. 患儿有明显的口臭，流涎，唾液中常常带有血丝。病变往往从牙龈开始，在牙龈近牙齿处先溃烂，继而迅速扩大到颊、舌、上腭，甚至扁桃体。形成溃疡，表面盖有一层灰黄色的假膜，碰上去很痛，甚至连吹气、说话时都痛，溃疡面极易出血。

3. 病情较重时可引起颌下淋巴结发炎；严重时溃烂很快扩大，以至于烂得穿颊落齿，称为走马疳。

（二）治疗

1. 保证患儿营养，增加抵抗力，积极治疗全身性疾病。

2. 西药

(1) 用 3% 过氧化氢溶液洗患处，每日 3 次。

(2) 复合维生素 B 每次 2 粒，维生素 C 每次 200 毫克，每日 3 次。

(3) 青霉素 5 万 ~ 10 万单位 / 千克体重，肌内注射，每日 4 次。

本病来势很凶，进展迅速，治疗必须抓紧时间。

3. 中药

(1) 溃疡面上擦口疳散（成药），每日 3 次；严重者可使用砒枣散（成药），每日 3 次。

(2) 清热解毒法：黄连 3 克，黄芩 9 克，黄柏 9 克，黑山栀 9 克，水煎服，每日 1 剂。

注：砒枣散有毒，用量不宜过多，擦后应尽量让涎沫流出，因大量咽下后有引起砒中毒的可能。

疱疹性口腔炎

疱疹性口腔炎由病毒感染所引发，多发病于 1 ~ 6 岁的小儿。

(一) 诊断

1. 患儿浑身发热 (婴儿可发高热到 39℃以上)，流涎，烦躁，不肯吃东西。

2. 口腔黏膜普遍红肿，上有许多圆形、直径约 2 毫米的水疱，水疱破裂后，成为淡黄色的小溃疡。多分布在颊、齿龈、舌边与上腭等处，摸上去很痛。

3. 若无继发感染，7 ~ 14 日自愈。

(二) 治疗

1. 注意每日清洗口腔。可以用新鲜蔬菜洗净切碎煮熟后放在稍冷的粥里喂患儿，这样既保证营养，又可减少患儿进食的痛苦。

2. 西药：复合维生素 B，每次 2 片，每日 3 次。抗病毒治疗常用病毒灵或阿昔洛韦等。

3. 草药单方：可任选一种。

(1) 白英 50 克，水煎服，可酌加白糖。

(2) 仙鹤草 50 克，水煎服。

(3) 一枝黄花 9 ~ 15 克，水煎服。

(4) 鲜芦根、鲜茅根各 50 克，水煎服。

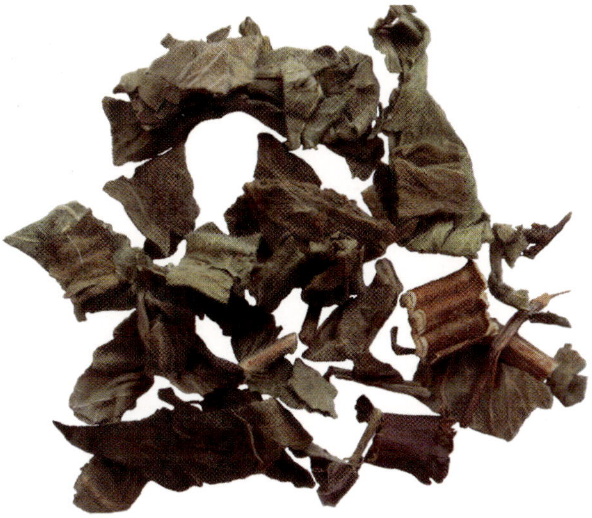

仙鹤草

4. 中药：因本病是胃经热毒引起，宜清泻胃火。玄明粉 4.5 克 (冲)，黑山栀 9 克，生大黄 4.5 克 (后入)，黄芩 9 克，连翘 9 克，生甘草 3 克，薄荷 3 克 (后入)，鲜竹叶 9 克。煎汤去渣后，用蜂蜜 50 克冲服。若大便通畅者，去玄明粉、大黄，加生石膏 50 克。

(三) 预防

1. 注意患儿口腔清洁，防止小儿口腔外伤。

2. 积极治疗全身性疾病，增强小儿抵抗力。

鹅口疮

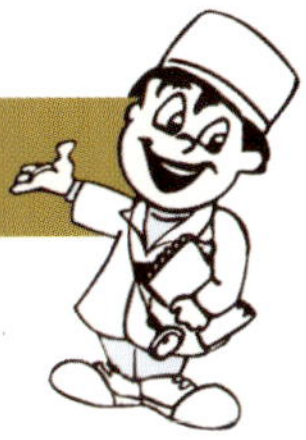

鹅口疮中医俗称为“雪口”。此病是由白色念珠菌侵入口腔黏膜所引发，多见于新生儿、营养不良儿与婴儿腹泻、麻疹等病的后期；如若婴儿时期长期服用广谱抗生素也可能引起本病。

诊断

口腔黏膜上覆盖着一层乳白色膜，轻揩不去，用力擦掉后，下面的黏膜充血粗糙。病变多先从两颊黏膜开始，可蔓延到齿龈、舌、腭等处；严重病例可蔓延到咽部、食道与气管而妨碍吞咽与呼吸。

一般不发热；重症病例可有低热、烦躁、胃口不好。

治疗

1. 积极治疗全身疾病，增强患者抵抗力。

2. 用 1% 龙胆紫液涂口。每日 3 次。

3. 野蔷薇花 15 克，煎汤，用棉花或软布蘸汁洗口腔，每日 3 次；洗后局部涂冰硼散或青黛散。

4. 重症患儿可口服氟康唑 3 ~ 6 毫克 / 千克 / 日，或用胸腺素等免疫调节剂。

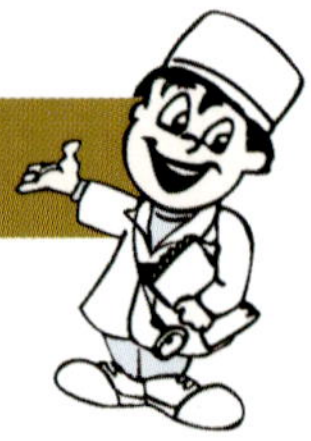

支气管肺炎

支气管肺炎大多是由于感染肺炎杆菌、肺炎双球菌、流感杆菌、葡萄球菌、链球菌等，也有少数是感染病毒所致。近年来发现不少由腺病毒引起的肺炎，这种肺炎病历时比较长，而且比较顽固，用各种抗生素均无效。支气管肺炎为婴幼儿时期的主要常见病之一，一年四季均可发生，以冬春两季或气候聚变时为主，严重影响婴幼儿的健康，甚至危及生命。它还可以继发于麻疹、百日咳等传染病等。

诊断

1. 症状：患者身体发热（体温一般在 38 ～ 40℃，弛张热或不规则发热），但新生儿与极度虚弱的小儿患肺炎时，也有不发热现象，甚至会出现体温低于正常现象。通常症状为咳嗽、气急、鼻翼煽动、精神烦躁不安，严重时可见紫绀。同时胃口不好，或伴有呕吐、腹泻等。

2. X 光透视：X 光透视时可见肺纹理增多，有小斑状或小片状阴影。

3. 肺部体征：多数病人患病初期只听到少许散在的干湿啰音，大多出现于左右两侧、后背下方近脊柱处，以后湿啰音逐渐增多，变成密集而细小的湿啰音与捻发音。病情好转后，细湿啰音逐渐变松变粗。

治疗

（一）西医治疗

1. 抗感染治疗：对细菌感染，可选用阿莫西林、林可霉素等。对疑为肺炎支原体感染者，应选用红霉素治疗，对病毒所致感染者，用抗生素无效，应选择抗病毒药物。

2. 激素疗法：高热、中毒症状严重或气急紫绀明显者，可用氢化可的松 50 毫克加于 5% 葡萄糖液中缓缓静脉滴注。

3. 辅助疗法

(1) 在抵抗力差或病情严重时，可抽成人血液 10 ～ 20 毫升，肌内注射，一周二次。

(2) 注意供给足量的维生素，尤其是维生素 B、维生素 C。

(3) 在肺炎后期，啰音不吸收者，可用白芥子 15 克研末，加面粉少许，用温开水调成糊状，敷于背部肺腧穴部位，到皮肤发红有灼热感为止。

4. 对症治疗

(1) 氧气吸入。

(2) 高热（肛门体温 39.5℃以上）时可用退热剂，如小儿退热片、APC 等，用量不可太大，以防虚脱。

(3) 烦躁时可加用鲁米那、冬眠灵等。

(4) 镇咳祛痰剂，如敌咳、棕色合剂等。

(5) 心力衰竭的治疗见“心力衰竭”节，必须注意肺炎的急性心力衰竭，选用强心剂时，以毒毛旋花子苷 K 和西地兰为宜。

（二）草药单方

1. 鱼腥草 50 克，白英 50 克，桑白皮 9 克，杏仁 9 克，水煎服。

2. 野菊花、积雪草、紫花地丁草、蒲公英、白茅根各 50 克，桑白皮，枇杷叶各 15 克，水煎服，每日 1 剂，重症每日 2 剂。

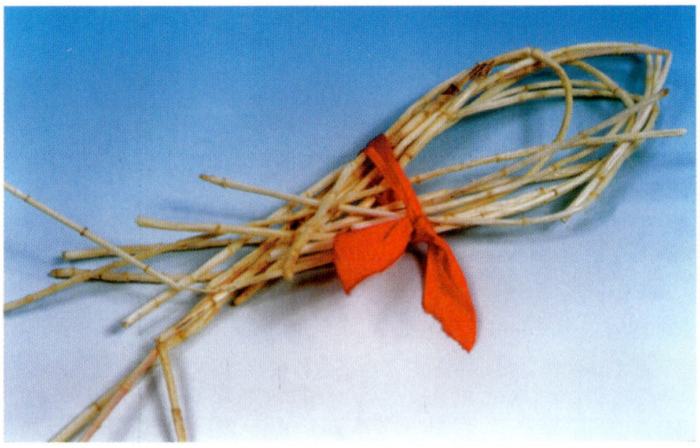

白茅根

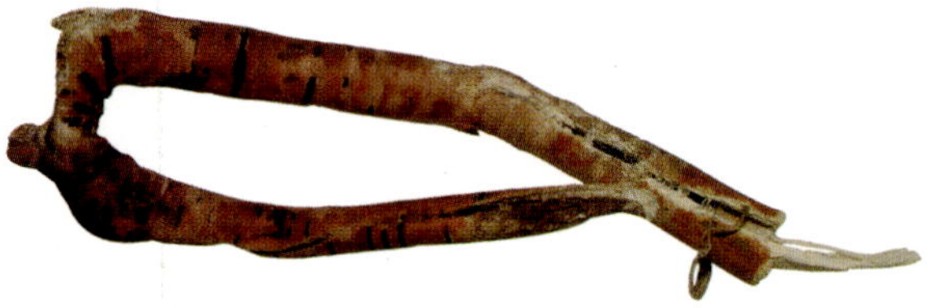

桑白皮

3. 海金沙根、马兰根、忍冬藤各 50 克，瓜子金 9 克，水煎服。

（三）中医辨证施治

此症一般属肺热痰多，治宜宣肺清热化痰法。麻黄 4.5 克，杏仁 9 克，生石膏 50 克，生甘草 3 克。

加减法：高热加板蓝根 50 克，黄芩 15 克；痰多加葶苈子 9 克，苏子 9 克，鲜竹沥 50 克；口唇青紫加万年青根 50 克，磁石 100 克（先煎）。

高热惊厥可用牛黄清心丸一粒，分 2 次服，或紫雪丹 1 ～ 2.5 克，吞服。

预防

1. 要多开展以外活动以增加小儿和接触阳光及新鲜空气的机会，并加强锻炼，增强儿童对疾病的抵抗力。

2. 对佝偻病和营养不良以及各种消耗性疾病要及时治疗。

3. 预防感冒。

并发症

1. 急性心力衰竭是支气管肺炎最常见的并发症。主要表现为心率加快，一般在 160 ～ 200 次 / 分之间，心音减弱，脉搏细而快，烦躁不安（注意这种烦躁不能用缺氧来解释），肝脏急剧肿大，颈静脉怒张，下肢及眼睑浮肿。

2. 化脓性胸膜炎、中毒性脑炎、肺脓肿、败血症等也可见到。

小儿支气管

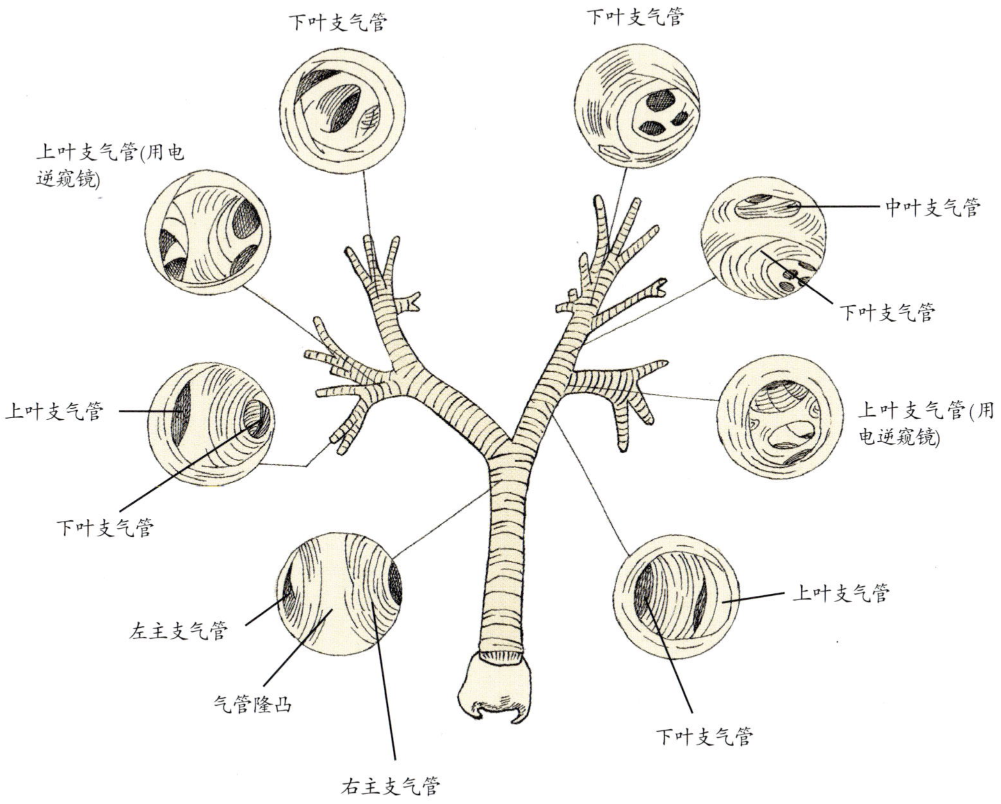

婴儿腹泻

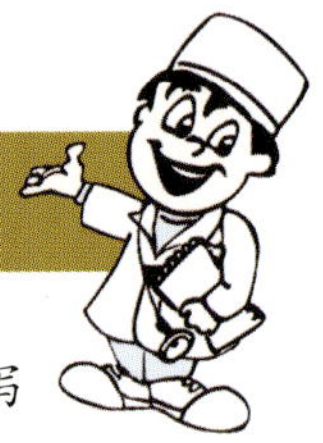

婴儿腹泻病是婴幼儿最常见的疾病，对健康影响很大。多发病于 2 岁以下的小儿，以腹泻为主要症状。

一般来说，由饮食不当，气候影响而致泻的，病情较轻，病程较短；由胃肠道感染引起的腹泻病情较重，历时较长；由肠道外感染，比如上呼吸道感染、中耳炎、泌尿道感染等引起的腹泻，在原来的疾病治愈之后，腹泻是容易好的。

诊断

1. 轻症：腹泻物呈稀糊状、蛋花汤样或水样，可有少许黏冻，但无脓血，每日数次到十多次。患儿大便前可能啼哭，似有腹痛状，亦可有轻度恶心呕吐。不发热或低热，一般情况好。

2. 重症：患儿一日可以腹泻十多次，甚至二十次以上。伴有呕吐、高热、体倦、嗜睡等现象，间有烦躁，并可见到下列症状的一部分。

(1) 脱水：眼眶与前囟凹陷，皮肤弹性减弱或消失，黏膜干燥，少尿或无尿。

(2) 循环衰竭：吐泻严重时，大量失水使血液浓缩，循环血量减少而引起循环衰竭。面色苍白，肢冷，脉微数，心音弱，血压下降。

(3) 酸中毒：呕吐次数很多，呼吸深而快，烦躁不安，嘴唇呈樱桃红色。

(4) 低血钙症：常见于佝偻病与营养不良的腹泻病儿，易发生在酸中毒纠正后。多有烦躁不安、手足搐搦等症状（即表现为两手手指伸直，略向手心弯曲，拇指贴近掌心，两足趾强直并略向脚心弯曲），严重时可见惊厥。

(5) 低血钾症：多发生于脱水初步纠正、尿量增多之后，体倦，腹胀，心音低钝，膝反射消失。

治疗

患儿每次排便后都要用温水把肛门洗擦干净，扑上滑石粉或松花粉。并且尿布要勤换，喂食要慢，宜少量多次，保证水分，避免呕吐。呕吐后要将吐出物揩干净，尤其是要把颈部擦干，以免生湿疹。

治疗须采取综合措施，抓住三个关键环节。

（一）控制饮食

1. 轻症病例只需减少饮食。宜先吃米汤（或焦米汤），每 4 小时 1 次，每次 50 ~ 100 毫升，1 ~ 2 日后用米汤及奶各半，逐渐增加，1 周左右恢复到病前饮食。

2. 重症病例，开始治疗时须禁食 8 ~ 12 小时。禁食期间只能吃些糖盐水与红茶，以后吃米汤、焦米汤，逐渐恢复正常（增加饮食方法与轻症相同），大约 2 周时间增加到病前饮食。

在有条件的地方，开始 1 ~ 2 日，可就地取材，用胡萝卜汤喂养。方法是用胡萝卜 500 克，洗净后加水 1000 毫升及半平匙食盐，煮 2 小时使软，捣烂碾细，再加热水到 1000 毫升即成。每日用 100 ~ 150 毫升 / 千克，大便成形很快。此法轻、重病儿皆可使用，制法简便，疗效甚佳，可以推广。

（二）液体疗法

因病儿吐泻丧失了大量水分与钠、钾、钙等电解质，使体内电解质与水的平衡发生紊乱，甚至危及生命。因此，补充液体，纠正水与电解质的平衡是治疗婴儿腹泻的重要组成部分。

1. 轻症病儿可口服补液，补液量为 150 毫升 / 千克 / 日。

配方：白糖 20 克，食盐 0.5 克，碳酸氢钠 0.5 克，冲温开水 200 毫升。

口服数小时排尿后，每 200 毫升液体内加氯化钾 0.5 克，以纠正缺钾症状。

2. 静脉补液：脱水比较严重的病儿必须静脉滴注补液，补液量为 100 ~ 200 毫升 / 千克 / 日。算出总量后，一半用 5% 葡萄糖液，一半用葡萄糖盐水。一般先补葡萄糖盐水，后补葡萄糖液，交替静脉滴注，直到滴完为止。滴注的速度要先快后慢，总量的一半要在开始 8 小时之内滴完，剩下的一半在后 16 小时内滴完。

当补液到脱水渐渐纠正，出现小便之后，即应在滴注的液体中加入 10% 氯化钾液 2 ～ 3 毫升 / 千克 / 日，以防止低血钾症。必须注意氯化钾的总量一定要在 8 小时以上滴完，而且 500 毫升溶液中加入的 10% 氯化钾不可超过 15 毫升 (即 250 毫升内不超过 7.5 毫升)。溶液不可太浓，不可滴得太快，否则血钾浓度过高有引起心脏突然停止跳动的危险。

酸中毒症状明显时，一般可用 5% 碳酸氢钠 5 毫升 / 千克计算出总量的一半静脉内推注，尚余一半则加入葡萄糖溶液中或葡萄糖盐水内静脉滴注；或用 11.2% 乳酸钠 3 毫升 / 千克加 5% 葡萄糖水五倍稀释后静脉滴注。当这些碱性液体滴完后，应即用 10% 葡萄糖酸钙 5 ～ 10 毫升，以葡萄糖液稀释到 20 毫升缓缓静脉推注，以防低血钙症。

(三) 调整肠胃功能及控制感染

1. 西医治疗

(1) 止泻剂：适用于轻型病例，或重型病例的中毒症状已消失，但腹泻不止者。可选用矽炭银 0.3 ～ 0.6 克 / 次，每日 3 次，或次碳酸铋 0.2 ～ 0.6 克 / 次，每日 3 次。

(2) 抗感染药物：因为感染一般比较轻，虽然急性感染性腹泻常为细菌感染引起，但一般不用抗生素治疗；有时需使用抗生素防止感染蔓延，可选用呋喃唑酮 (痢特灵)5 ～ 10 毫克 / 千克 / 日，或头孢拉定 50 ～ 100 毫克 / 千克 / 日，分 3 ～ 4 次口服，5 ～ 7 日为一疗程。

2. 推拿疗法：捏脊 3 ～ 5 遍，擦脊柱以热为度，摩腹 5 分钟，揉脐 5 分钟，推七节 (向上)50 次，揉龟尾 30 次，揉足三里 10 次。每日治疗 1 次。

3. 中药疗法

(1) 红灵丹：每次 0.5 克，每日 3 次，吞服 (1 岁以内减半)。用于水泻，舌苔腻，可能有发热的病例。

(2) 山楂炭、炮姜炭，每次各 0.5 克，研细吞服，每日 4 次。用于口不渴、舌苔薄白润者。

(3) 保和丸：每次 9 克，每日 3 次，服时先将药丸置于一小杯中捣碎，加水少许，隔水煮沸后，去渣饮汤。用于轻症有明显口臭、嗳气、多屁、大便奇臭者。

(4) 久泻不止，胃口不好，大便稀薄而不太臭，中挟有不消化物，面色苍白，精神不振，舌淡苔白者。煨葛根 9 克，广木香 4.5 克，藿香 9 克，党参 9 克，白术 9 克，甘草 6 克，附子 9 克 (先煎)，炮姜 3 克，赤石脂 15 克 (包)。

(5) 藿香正气丸：每日 3 次，每次 9 克，服法与保和丸相同。用于伴有发热，舌苔白腻者。

4. 草药单方

(1) 车前草 50 克，水煎服。

(2) 鸡眼草 50 克，水煎服。

(3) 凤尾草、铁苋菜各 9 克，水煎服。

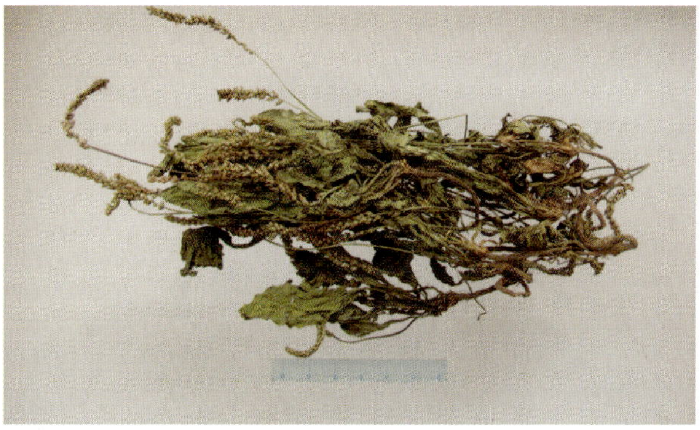

车前草

(4) 治腹泻、尿少、发热方：白茅根 15 克，车前草 15 克，鸡眼草 15 克，水煎服。

预防

1. 提倡母乳喂养，增加辅助食品不宜太快，以防消化不良请不要在夏天断奶。

2. 避免小儿的腹部和尾骶部受凉。

3. 注意婴儿的饮食卫生。

并发症

婴儿腹泻最常见的并发症有以下四种：

1. 呼吸道感染：常见感冒和支气管肺炎，当此并发症出现时，往往会使腹泻加重，时间拖长。

2. 鹅口疮：常见于营养不良的腹泻患儿或重型腹泻的后期 (见“口腔炎”)。

3. 臀部红斑：由于大便次数过多和湿尿布的刺

激，使肛门周围、两大腿内侧和阴部的皮肤潮红，表皮剥脱，或有渗出液，疼痛。

4. 其他：由于腹泻使患儿营养不良，抵抗力很差，容易在腹泻后期出现泌尿道感染、中耳炎、败血症等。

婴儿手足搐搦症

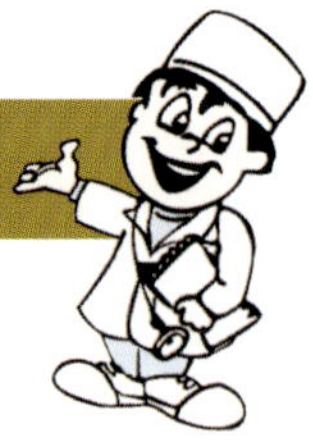

婴儿手足搐搦症病是由于血液中含钙量过低而引发的病症。此病常见于 1 岁以内的婴儿，尤其是人工喂养的与佝偻病患者的幼儿。

诊断

1. 发作时患儿两手手指伸直屈向掌心，拇指贴近掌心；两足强直，脚趾弯向脚跖。严重时四肢抽动，但神志清醒，不发热。

2. 不发作时神态自若，无症状。

治疗

1. 发作时用 10% 葡萄糖酸钙 10 毫升加入 25% 葡萄糖 20 毫升，缓缓静脉推注。必要时一日 2 次。

2. 发作停止后，先服氯化钙，每日 1 ~ 2 克，分 3 ~ 4 次口服，2 ~ 3 日后改服乳酸钙或葡萄糖酸钙，剂量与佝偻病相同。

预防

1. 平时多晒太阳，注意合理喂养。

2. 积极治疗佝偻病。

佝偻病

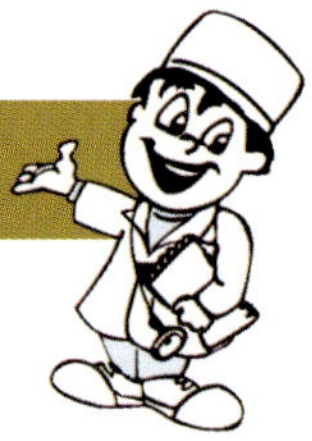

佝偻病俗称“软骨病”，是由于身体缺钙致使骨骼长得不硬。此病多发于 3 岁以下小儿。以 6 个月至 1 岁最易发病。这是由于小儿的骨骼生长很快，尤其在 1 岁左右生长最快。而构成骨骼的主要材料是钙质，因此在小儿生长的过程中需要大量的钙。太阳光晒在皮肤上，能使皮肤里面的一种胆固醇变成维生素 D。这种维生素 D 能促进肠胃吸收钙质，并且使钙质进入骨骼。

当小儿食物中缺钙，或者太阳晒得太少，身体中缺乏维生素 D 时，即使吃进钙质物质肠胃也不吸收；或者小儿消化不好，吃进去的钙都被排掉，结果身体里就缺钙，骨骼的生长缺少原料，长得不硬，形成佝偻病。

患佝偻病的小儿发育不好且抵抗力差，容易得肺炎与婴儿腹泻，并且病程历时很长，不易痊愈。患这些病后，往往使佝偻病加重，形成恶性循环，对小儿健康影响极大。因此，我们必须认真地预防和治疗佝偻病。

诊断

佝偻病主要表现为神经、骨骼、肌肉和造血等四个系统的症状，以骨骼系统表现最为突出。

1. 患儿不活泼，却喜欢摇头，易使后面的头发脱落。而且很容易发脾气。夜间易出现睡眠不安、多汗现象，且汗的气味很酸臭。

2. 患儿多肌肉松弛无力，且坐、立、走都比一般小儿晚些。

3. 患儿可见贫血，面色苍白，肝脾肿大，胃口不好。

一般轻症病儿仅表现为好发脾气，睡不安，多汗，肌肉无力；较重病儿才能见到骨骼发育不良与贫血。

4. 骨骼发育不良

(1) 头部：6 个月以内患病，主要使颅骨软化，手按上去像乒乓球样。6 个月以上，主要表现为前额两侧与顶骨两侧突起形成“方头”。

(2) 胸部：6 个月至 1 岁患病，往往见胸骨凸出，称鸡胸。胸骨两侧肋骨与肋软骨交界处膨大，上下相连如串珠，称为肋串珠。或见胸廓下缘外翻，形成一条横沟。

(3) 脊柱及四肢：1 岁以上的患儿因为坐立，使脊柱负担较大，脊椎骨由于不硬，加上肌肉无力，往往形成前凸、后凸或侧凸畸形。上下肢长骨也可因负重而弯曲成畸形，手腕与足踝附近的骨端都膨大。

治疗

1. 多晒太阳：夏天以八九点钟的太阳比较好；冬天以中午十点到下午两三点钟为宜，四肢暴露于阳光下，每次 5 ~ 10 分钟。总之，要避免小儿中暑或受凉。

2. 西医治疗 (补充钙质)

(1) 葡萄糖酸钙片：0.5 ~ 1.0 克，每日 3 次。

(2) 乳酸钙片：0.3 ~ 0.6 克，每日 3 次。

3. 补充维生素 D：病情较重，用上述方法收效不明显时，则须口服或注射维生素 D。

(1) 鱼肝油浓滴剂：预防量每日 3 ~ 6 滴；治疗量每日 15 ~ 60 滴，服 3 ~ 6 星期后减量。

(2) 维生素 D3：病情较严重者，即用 60 万单位肌内注射，一次疗效可维持 2 个月。注射之前，必须先服钙剂 1 周，以防发生婴儿手足搐搦症。

4. 推拿疗法：捏脊，每日 2 ~ 3 遍。

5. 草药单方

(1) 乌贼骨粉，用开水调下，每次 2.5 克，每日 3 次。

(2) 鸡蛋壳炒黄，研细末，开水调服，每次 2.5 克，每日 3 次。

6. 中医辨证施治：中医认为佝偻病是一种五脏俱虚的大病。容易发脾气是肝虚；虚火内动，夜间睡眠不安，多汗是心虚；胃口不好，肌肉松弛是脾虚；容易感冒是肺虚；骨骼发育不良是肾虚。五脏都虚了，如何着手治疗呢？根据本病的情况，首要的问题是脾虚，这个问题不解决，各种药物和营养就吸收不好，根本就谈不上进一步治疗；脾虚解决之后，主要的矛盾是肾虚，因为肾主管生长发育，生长发育好了，药物和营养能吸收了，其他各脏也就会渐渐强壮起来。

(1) 治脾虚消化不好：党参 9 克，白术 9 克，焦六曲 9 克，黄芪 15 克，青防风 6 克，甘草 3 克。

(2) 胃口已开，服补肾方：熟地 12 克，淮山药 9 克，鹿角 15 克，补骨脂 9 克：陈皮 4.5 克。

(3) 加减法：大便秘结者加胡黄连 9 克，大便稀薄者加牡蛎 50 克 (先煎)。

以上调补方法，宜于长服数周，不可性急。

预防

1. 对于满月后的婴儿要让其经常晒太阳。

2. 提倡母乳喂养，6 个月以后及时增加辅助食品，如蛋黄之类。

3. 多吃新鲜蔬菜。

佝偻病体征

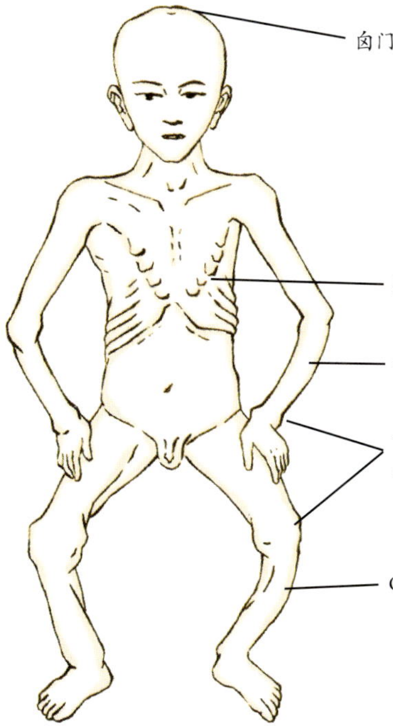

低血糖症

低血糖症又称“低血糖状态”，是一组因多种病因引起的血葡萄糖(简称血糖)浓度过低所致的临床证候群。一般正常人100毫升血液中含糖量60～120毫克，如果低于60毫克，不能维持大脑和身体内各脏器营养的需要，就会出现一系列症状。

有许多原因可引发低血糖症。小儿则常因活动过多同时进食太少而引起；也有的是由于肝脏和胰脏病变造成血糖过低。

诊断

1. 病人有出冷汗，头晕，疲乏，面色苍白，有饥饿感，四肢发抖现象，甚至昏睡或昏迷，惊厥。

2. 此病症多发生在清晨早饭前或在饥饿时。

3. 以往常有同样发作史。

治疗

1. 立即给患儿口服糖开水。

2. 严重者静脉推注25%～50%葡萄糖40～60毫升。

3. 进一步检查肝脏与胰脏是否有病变现象，如有变须及时治疗。

预防

1. 合理安排小儿生活，避免饥饿。

2. 积极预防和治疗肝、胰疾病。

暑热症

暑热症因为有严格的季节性，所以又称为“夏季热”，是指由于小儿发育尚未成熟不能适应夏天炎热的环境而发生的一系列症状。

诊断

1. 季节：夏季(6月、7月、8月)。

2. 年龄：3足岁以内的婴幼儿，5岁以上患本病者很少见。

3. 症状：长期发热，其热度的高低可随气温的高低而变化，一般波动在38～40℃之间。本病的主要特征为口渴、多尿、无汗或少汗、烦躁等。可伴有轻度恶心、食欲不振、咽红等症状。

4. 预后良好，秋凉后均能自愈。

治疗

(一)推拿疗法

位置：前正中线，两乳头之间。

次数：推或揉50～100次。

(二)草药

连钱草15～50克，水煎服，每日2次。

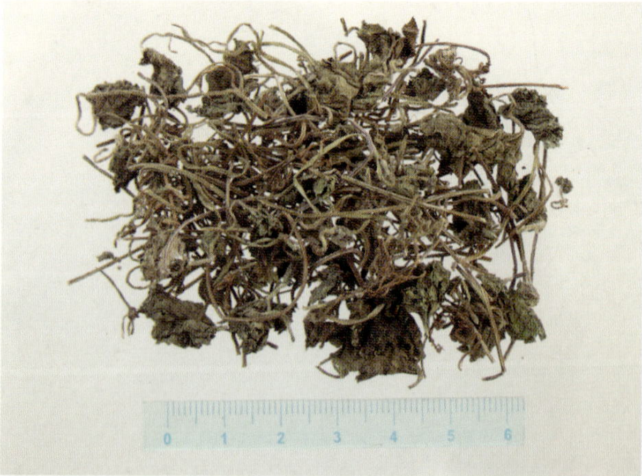

连钱草

膻中穴操作法

中指端揉称揉膻中；两拇指自穴中间向两旁分推至乳头，称分推膻中；用食、中指自胸骨切迹向下推至剑突，称推膻中。

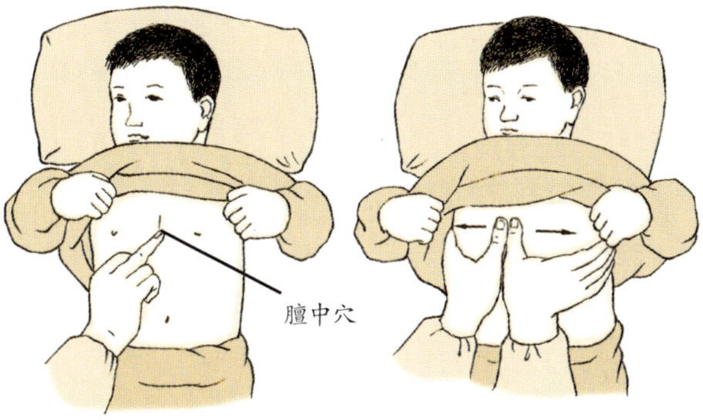

（三）对症治疗

如高热时可用阿司匹林；烦躁严重时可用冬眠灵或鲁米那；还可给予维生素 B、维生素 C 等。

（四）中医辨证施治

1. 以发热、口渴、多尿、有汗为主症者，用蚕茧 20 只（最好不要破壳）、红枣 20 枚，煎汤代茶饮。

2. 以发热、口渴、多尿、无汗为主症者，用淡豆豉 15 克，蚕茧 20 只（最好不要破壳），煎汤代茶饮。

3. 发热、口渴、多尿、烦躁等病程较长，伴有精神不佳、面色苍白、下肢寒冷者，用熟附子（先煎）9 克，黄连 3 克，磁石（先煎）100 克，龙齿（先煎）12 克，蛤粉（包）12 克，覆盆子 12 克，菟丝子 12 克，桑螵蛸 12 克，白莲须 12 克，天花粉 6 克（大便薄者勿用），水煎服。

4. 高热、烦躁为主伴有口渴、多尿者，用党参 9 克，石膏 50 克，知母 15 克，粳米（包）100 克，甘草 4.5 克，用水煎服。

预防

1. 体弱的婴幼儿，夏天宜住在凉爽通风的地方。

2. 每日用鲜藿香 6 ~ 9 克，煎汤代茶，可以预防本病。

遗尿

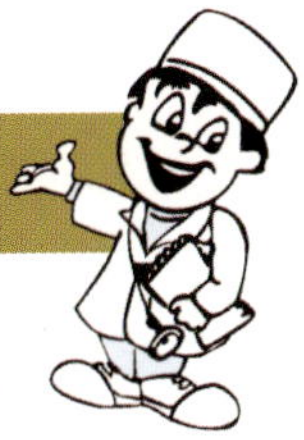

遗尿又称“尿床”，指的是在睡眠中不知不觉中小便。轻则数夜一次，重则每晚遗尿数次，而且不容易叫醒，即使叫醒过来，也是迷迷糊糊。一般以 5 ~ 15 岁儿童较多见，但也有少数人一直到成年还继续遗尿。5 岁以下儿童有遗尿，不属病态。

治疗

（一）西药

用麻黄素或咖啡因等。

（二）推拿疗法

揉丹田 200 次，摩腹 20 分钟。患儿年龄较大者用擦法，横擦肾俞，以热为度。

（三）草药单方

1. 补骨脂 50 克，研细末，每次吞服 2.5 克，每日 3 次，用甘草汤调下。

2. 桑螵蛸 15 ~ 50 克，炒焦，研细末，每服 3 ~ 6 克，酌加砂糖，用温开水调服。连服 5 日。

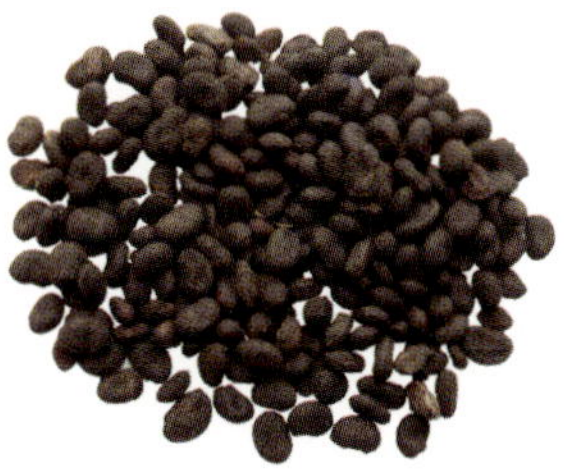

补骨脂

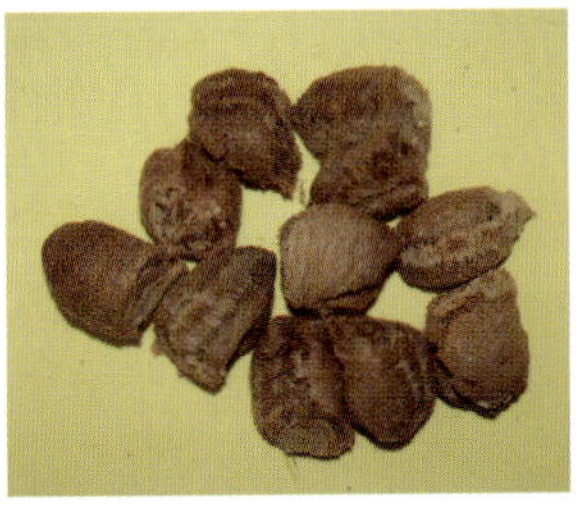

桑螵蛸

（四）中药

1. 金锁固精丸 9 克，分 2 次吞。

2. 缩泉丸 9 克，分 2 次吞。

3. 服丸剂无用，可用下方。

(1) 恐惧、头痛、心悸、体倦腰酸者用：龙骨

15 ~ 100 克（先煎），牡蛎 15 ~ 50 克（先煎），白芍 3 ~ 9 克，桂枝 4.5 ~ 9 克。

(2) 面色白、精神萎靡者用：益智仁 9 ~ 15 克，茯神 6 ~ 12 克，白芍 3 ~ 9 克，萸肉 4.5 ~ 9 克。

预防

1. 患遗尿的人，一般心情抑郁，怕羞，因此其他人不应当讽刺讥笑，而要鼓励他与疾病做斗争，同时应积极给予适当的治疗。

2. 每日适当控制饮水，尤其晚饭前后少喝水。

揉丹田

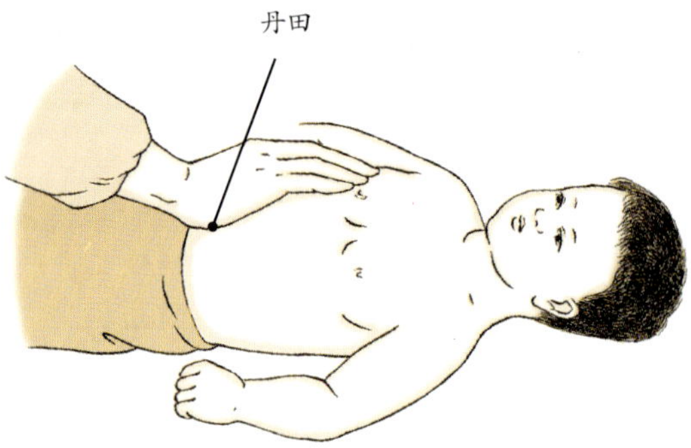

分推腹阴阳

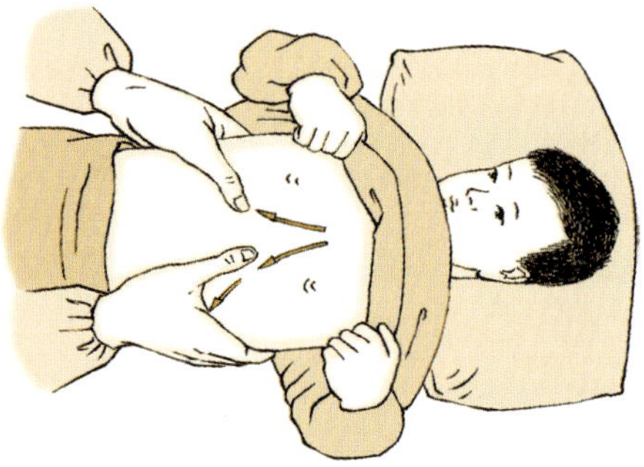

分推腹阴阳

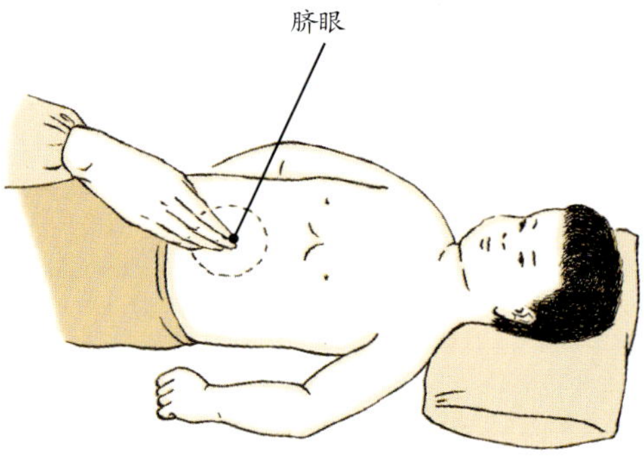

摩腹

第四节　小儿传染病

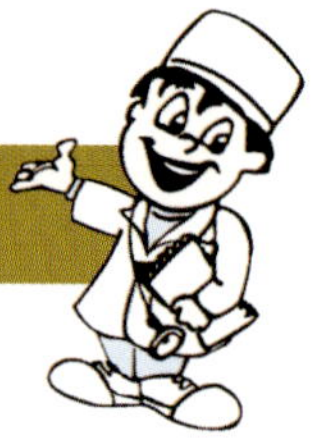

百日咳

百日咳，俗称“鸡咳、鸬鹚咳”，是一种儿童常见的传染病，多为嗜血性百日咳杆菌引起急性呼吸道传染病，经由飞沫传染。临床上以阵发性痉挛性咳嗽、鸡鸣样吸气吼声为特征，病程可长达 2 ~ 3 月，因此起名为百日咳。此病多发生于冬、春两季。

诊断

症状可分为三期。

(1) 炎症期：初起现象为微热、咳嗽、流涕等，类似感冒，为期 7 日左右。

(2) 痉咳期：咳嗽逐渐加重，且呈阵发性咳嗽，尤以夜间为多。发作时以短咳形式连续咳十余声至数十声，形成不断的呼气。咳毕有特殊的鸡鸣样回声。易引起呕吐。病程常延长到 2 ~ 3 月。

(3) 减退期：阵咳逐渐减轻，次数减少，趋向痊愈。为期 2 ~ 3 周。

治疗

(一) 西药

首选红霉素 20 ~ 40 毫克 / 千克 / 日，分四次口服，或阿奇霉素 5 ~ 10 毫克 / 千克 / 日，口服或静脉滴注，每日 1 次。

(二) 推拿疗法

1. 病儿正坐，医者先在颈的两侧沿喉结自上而下用推法，手法要平稳轻柔。

2. 用推中兼拿的手法。以拇、食两指夹住脑后颈部，由风池到肩井上下操作。再拿风池、肩并，按风府，手法也要轻快柔和。

揉丹田

用指端或掌根按揉中脘，称揉中脘；用掌心或四指摩中脘部位，称摩中脘；自天突起沿胸部正中线直下推至中院，称推中脘。

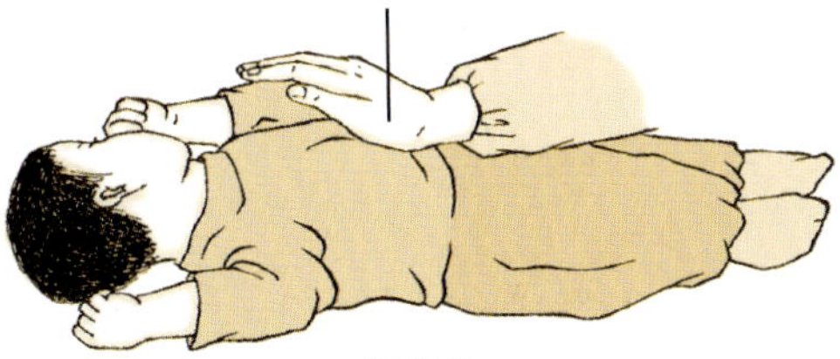

揉中脘

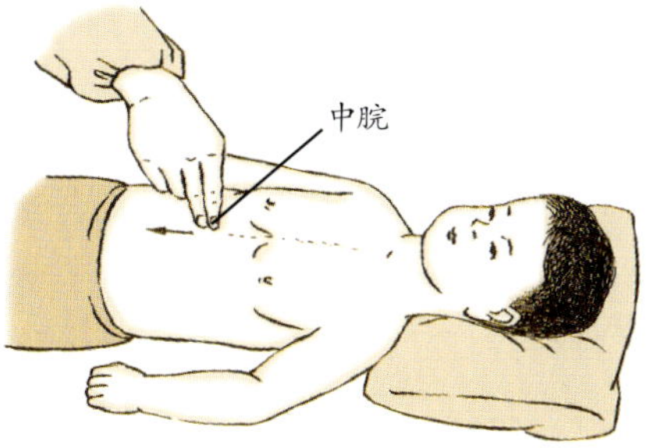

3. 用双手分推膻中穴，以舒肺气。

4. 日久脾虚，令病儿平卧，摩中脘，以助脾气。

(三) 草药单方

1. 蚱蜢 3 ~ 10 只，煎汤服。每日 1 剂，连服 4 ~ 5 日。

2. 鲜侧柏叶 12 克，鲜石胡荽 12 克，单用或合用，以红枣六个或红糖为引，加水煎汁，分 2 次服。

3. 大蒜 15 克，加冷开水浸泡 10 小时后，用纱布过滤，取水加糖口服。

4. 鸡苦胆 (其他禽胆也可以)1 只，隔水蒸熟，加白糖调服。1 岁每次 1 / 4 只；2 岁每次半只；5 岁每次一只。每日 1 次，连服 4 ~ 5 日。制剂百日咳片，每岁每次服 1 片，每日 3 次。或取猪、羊、牛胆烘干备用，每日服 0.5 ~ 1 克，酌加白糖，分 3 次服。连服 4 ~ 5 日。或用贯叶蓼 50 克，用水煎服。

(四) 中药

阵咳期用天竺子 15 克，炙百部 15 克，秦皮 15 克，甘草 6 克，煎服，每日 1 剂，7 日为一疗程。

预防

1. 隔离病人到症状消失为止。

2. 满 3 个月小儿即可注射百日咳疫苗，共注射三次。第一次用 0.5 毫升，第二次、第三次各为 1 毫升。间隔均为 7 ~ 10 日。以后每隔 1 ~ 2 年，注射 1 毫升一次，作为加强剂。均为皮下注射。

并发症

1. 可并发支气管炎、肺炎、肺气肿、支气管扩张等疾病。

2. 剧咳时可使脑血管充血、水肿、出血，引起百日咳脑病而出现惊厥、昏迷等症状。

3. 由于咳嗽剧烈，可引起舌系带溃疡、眼睑浮肿、眼球结膜下出血、眼眶周围瘀点、鼻出血、痰中带血、脐疝、腹股沟疝、脱肛等。

水痘

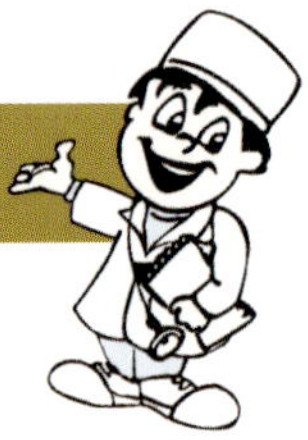

水痘由水痘病毒引起，这种病毒存在于病人的口鼻分泌物与皮疹内，经呼吸道飞沫与接触传染。多见于小儿，尤其2～6岁的小儿最多见，多发生于冬、春两季。患后多数可终生不再得此病。

诊断

1. 查问患者是否有与水痘病人接触史。

2. 此病最突出的症状为皮疹。有的患者发热1～2日后出现皮疹，也有的在发热同时即出现。起初皮疹为红色小丘疹，一日后变成大小不一的水疱，大如豌豆，小似米粒，呈圆形或椭圆形，疱液澄清或稍浑，不化脓。疱顶高凸，疱周绕以红晕。2～3日后水疱结痂，几日或十几日后脱落。多数不留痕迹。起病4～5日内，皮疹分批发出，因此在同一皮肤上，可以同时见到丘疹、水疱与结痂。

皮疹的分布以头皮、面、躯干为多，四肢少，手心足底尤其少见，很痒。

3. 发热(38～39℃)，并伴有咳嗽、咽红、腹泻或呕吐等症状，但都较轻。病程2～3星期。

治疗

1. 防止抓破水疱，以免继发感染。如疱已抓破，可涂1%龙胆紫。

2. 禁用肾上腺皮质激素类药物。

3. 西药治疗

(1) 抗病毒药物：①阿昔洛韦　每日10～15毫克/千克，分3～4次，静脉滴注。②病毒唑　每日15～30毫克/千克，分两次，肌内注射或静脉滴注。

(2) 发热可服扑热息痛，合并细菌感染可选用头孢菌素类或红霉素等抗生素。

4. 草药单方

(1) 海金沙根50克，野菊花根9克，栀子3克，煎汤服，连服2～3日。

(2) 银花18克(或用忍冬藤50克)，甘草六分，煎汤服，连服2～3日，可以减轻症状，防止并发症。

5. 热度较高，全身症状重者，可服中药银翘散：银花9～12克，连翘9～12克，鲜竹叶6～9克，荆芥4.5～9克，淡豆豉4.5～9克，薄荷3～4.5克，牛蒡子9克，桔梗3～4.5克，生甘草3克，鲜芦根30厘米(去节)，水煎服。

加减法：水疱周围红晕多的，可加赤芍9克，丹皮4.5克。

预防

隔离病儿到结痂为止。

麻疹

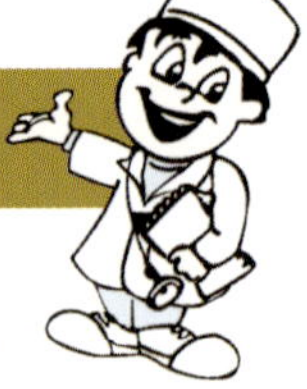

麻疹俗称痧子，由麻疹病毒经呼吸道传染。多流行于冬、春两季，6个月到5岁的小儿最容易患此病。患病后终生很少再得此病。

诊断

1. 前驱期：患者通常有发热，咳嗽，流涕，打喷嚏，红眼睛，眼泪汪汪，或有音哑等感冒症状。同时有口腔麻疹黏膜斑，即可确诊为麻疹。此斑多在发病的第2～3日出现，位于颊黏膜及唇内侧，为针尖大小的小白点，周围绕以红晕，揩擦不掉，由少到多，可能融合。

2. 出疹期：皮疹自发病3～5日出现，呈玫瑰色斑丘疹，形态大小不一，有的合并成片，疹子之间有正常皮肤。疹子先从耳后出现，逐渐地由颈部发展到面部，同时从肩、背、腰、腹到达四肢手足心为止。2 ~ 5 日皮疹出齐。出疹时全身症状加重，热度可高到 40℃左右，咳喘，目赤多眵，口唇干燥。

3. 恢复期：疹子出齐后，热度渐渐减退，各种症状亦随着消失。皮疹隐退后，有棕色色素沉着，2 ~ 3 周退尽。

4. 麻疹常见的并发症有肺炎、喉炎、口腔炎、腹泻与脑炎等。

5. 麻疹必须与风疹、幼儿急疹、猩红热相鉴别。

治疗

1. 安静休息，室内保暖，但不宜闷热，空气要流通。多饮开水，吃容易消化的食物。注意保持病人眼睛、口腔、鼻孔清洁，最好用温开水加少许食盐为病儿洗涤。

2. 西药治疗

(1) 抗病毒药物：①阿昔洛韦　每日 10 ~ 15 毫克 / 千克，分 3 ~ 4 次，静脉滴注。②病毒唑每日 15 ~ 30 毫克 / 千克，分两次，肌内注射或静脉滴注。

(2) 发热可服扑热息痛，合并细菌感染可选用头孢菌素类或红霉素等抗生素。

3. 草药单方

(1) 前驱期与出疹初期以透疹为主。①西河柳、葛根各 9 克，煎汤服，每日 1 剂，连服 2 ~ 3 日。②生麻黄、芫荽子、西河柳、紫背浮萍各 15 克，加陈酒半斤，放在病室内，煎汤让热气熏蒸，以保持空气的温暖和潮湿。药液稍冷后揩擦皮肤，可促

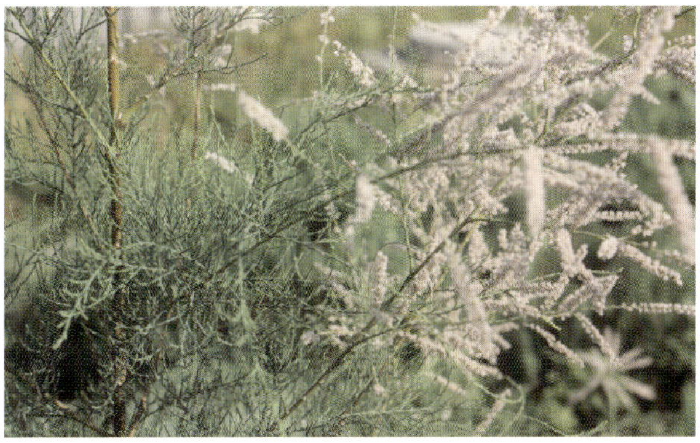

西河柳

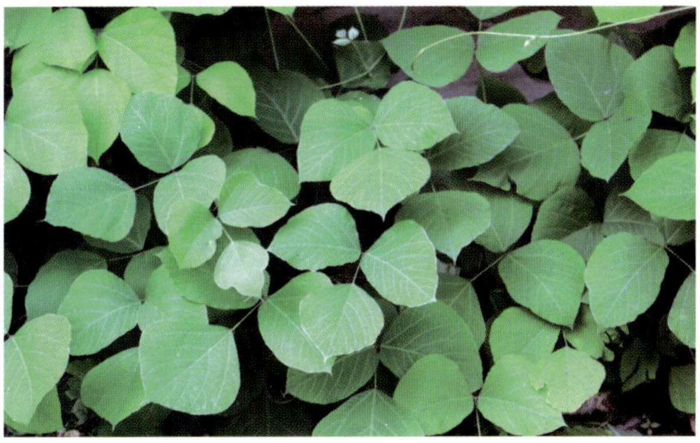

葛根

麻疹与其他出疹性传染病的鉴别

症状	麻疹	风疹	幼儿急疹	猩红热
发热与皮疹的关系	发热3日左右开始出疹，出疹时发热更高	发热1日之内皮疹出齐	发热3～6日后开始出疹，出疹时体温即开始下降	发热1日之内皮疹出齐，出疹时体温很高
初期症状	发热、咳嗽、流涕、目赤多眵	发热可有轻微的咳嗽，流涕	突然高热，可有轻度腹泻、呕吐等症状，但一般情况好	高热，咽痛，扁桃体红肿，有白色渗出物
皮疹特点	玫瑰色斑丘疹，疹间有正常皮肤	皮疹淡红，状如沙粒，散布全身，有瘙痒。发疹期枕部及耳后淋巴结肿大	暗红色斑丘疹，以躯干、臀部较多，四肢少	皮肤潮红成片，在一片红的皮肤上有鸡皮状小粒，压之褪色，稍等一会儿才能恢复，颈、肘、腘、腋皮肤皱褶处红疹聚集成线状，压之不褪色
恢复期	糠状脱屑，皮肤上有棕色色素沉着	无落屑，无色素沉着	无落屑，无色素沉着	四肢有大块脱皮，无色素沉着。

进透疹。夏季不适宜应用此法。

(2) 疹出后余毒不尽，宜清余毒。①红皮白萝卜或忍冬的茎叶与花（金银花）均可，煎汤代茶。②鲜芦根 50 克，煎汤，冲入甘蔗汁代茶。③绿豆一握，煎汤服。较大小儿可以连豆服，每日 2 ~ 3次，到病愈为止。

4. 中医辨证施治

(1) 前驱期与出疹初期以透疹为主。荆芥 3 ~ 6 克，薄荷 4 ~ 4.5 克，牛蒡子 3 ~ 6 克，蝉衣 4 ~ 4.5 克，西河柳 6 ~ 9 克，浮萍 3 ~ 6 克，连翘 4.5 ~ 9 克。

加减法：气急加生麻黄 2.5 ~ 3 克，杏仁 3 ~ 9 克。

(2) 出疹时以清热解毒为主。银翘解毒丸一粒或半粒吞服，每日 3 次。银花 4.5 ~ 9 克，连翘 4.5 ~ 9 克，紫草 6 ~ 12 克，牛蒡子 3 ~ 6 克，鲜竹叶 4.5 ~ 9 克，鲜芦根 15 ~ 50 克（去节）。

加减法：口干者加鲜生地 9 ~ 15 克，麦冬 3 ~ 9 克。

(3) 疹子出齐后以清热生津为主。若热未退净，咳嗽，口干可用紫草 3 ~ 9 克，花粉 4.5 ~ 9 克，沙参 4.5 ~ 9 克，鲜竹叶 4.5 ~ 9 克，川贝 4 ~ 4.5 克。

5. 并发症的治疗详见各有关章节。

预防

1. 早期发现，及时隔离。隔离到出疹后 1 周，若有并发症应延长隔离期。在隔离期间，病儿的痰、鼻涕、眼泪都含有麻疹病毒，因此病儿的手帕、毛巾、衣服、被褥都要洗净后，在太阳下曝晒。不能洗的东西也要在太阳下曝晒。

2. 8 个月以上婴儿可接种麻疹减毒活疫苗 0.2 毫升，皮下注射。

3. 体质较差的小儿在接触病儿后，可肌内注射患过麻疹的成人血液 20 ~ 30 毫升，或用胎盘球蛋白 3 ~ 6 毫升肌内注射亦可。

第十一章

妇 科

女性健康是值得人们密切关注的问题，因为只有保障了广大妇女的健康，才能营造和谐、温馨的家庭。而女性由于自己特殊的生理结构，很容易感染妇科疾病。同时，社会的发展，观念的改变使女性的心理也发生了很大的变化，越来越多的女性朋友被妇科病困扰。

所以，女性朋友要对妇科疾病有所了解，预防妇科疾病的发生，如果发现患病，要及时治疗。女性朋友要认真地呵护自己的身体，保护自己的身体健康。

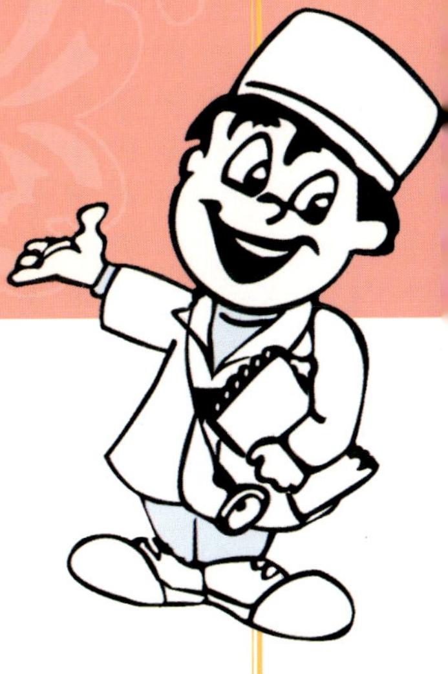

第一节　概说

女性生殖器的介绍

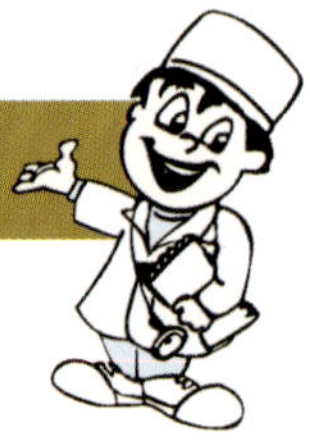

骨盆

正常女性骨盆图

骨盆由骶骨和两侧髋骨构成，形状如盆，故称为骨盆。它分为上部的大骨盆和下部的小骨盆两部分。骨骼之间由韧带或软骨相联结，正常女性骨盆较男性盆宽而浅，有利于胎儿产出。

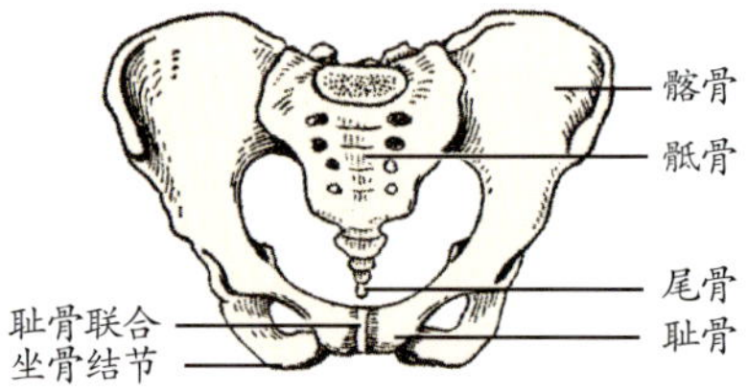

外生殖器

女性生殖器(剖面图)

外生殖器包括阴阜、大阴唇、小阴唇、阴蒂、阴道前庭、尿道口、前庭大腺、阴道口、处女膜和会阴。

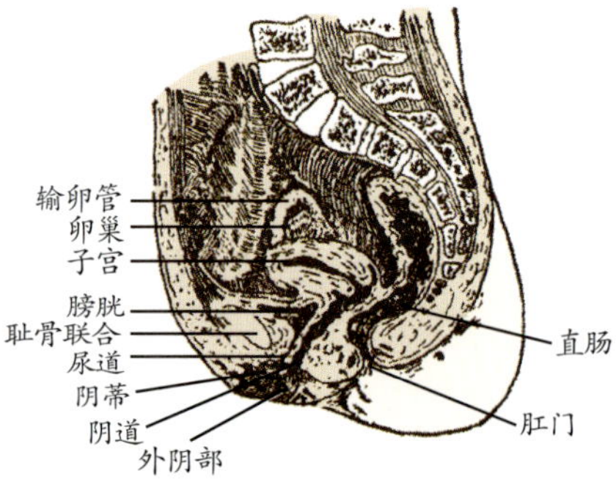

内生殖器

1. 阴道：阴道上端围绕着子宫颈，下端开口于外阴，阴道是联结内外生殖器的管道。阴道前壁和膀胱、尿道相邻，后壁和直肠相邻。年轻妇女的阴道，有很多皱襞，分娩后会逐渐消失。

2. 子宫：位于盆腔中部，膀胱与直肠之间。子宫的形状像倒放的，前后稍扁的梨。子宫是月经形成的地方，也是胎儿生长发育的场所。子宫可分为底、体、峡、颈四部，子宫大小约 7.5 厘米，微向前屈，由圆韧带、宽韧带、子宫骶骨韧带三对韧带固定。

3. 输卵管：位于人体的盆腔内，在子宫两侧左右各一条。输卵管是长形的输送卵子的管腔，分为间质部、峡部、壶腹部、伞部四个部分，开口于腹腔。

4. 卵巢：卵巢是一对扁的椭圆体，大如杏核，位于子宫两侧，与盆腔侧壁相接。卵巢能产生卵子及分泌女性激素。

女性内生殖器

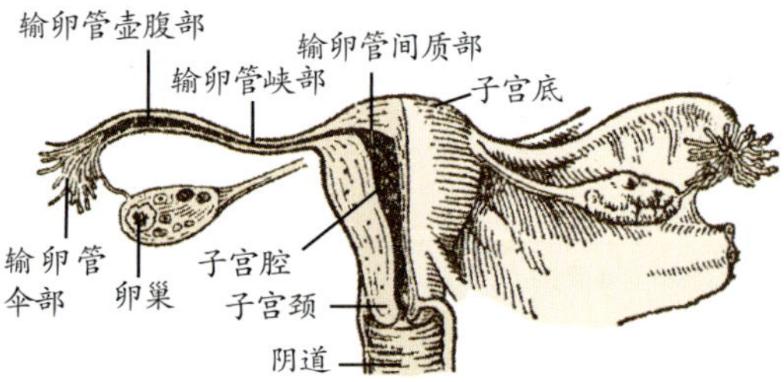

女性生殖器生理

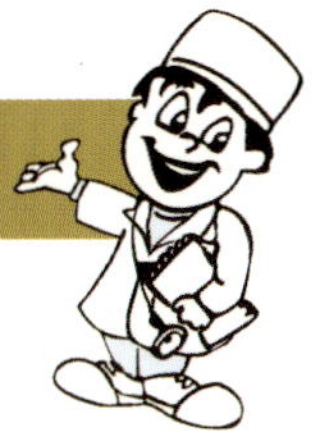

女性出生后，生殖器官经过十几年的发育才成熟，有三十多年的生理旺盛时期之后它的功能就逐渐衰退。

卵巢生理

卵巢是女性的性腺器官，它的主要功能是产生卵细胞和分泌性激素。性激素包括雌激素和孕激素。

雌激素是由成熟卵泡及黄体分泌，其主要作用是促使女子生殖器官的发育成熟和乳腺的生长。孕激素是由黄体所分泌，其作用是在雌激素的基础上进一步促进子宫内膜及腺体的增生；帮助卵子受孕；刺激乳腺细胞的生长。

卵巢内含有许多大小不等的卵泡，卵泡发育成熟后，其中的卵子就由卵巢内排出，进入输卵管称为排卵。当卵子排出后，卵泡就发育成黄体。如果卵子受精，则黄体继续发育长大；若未受精，黄体在 10 日后就萎缩，过 4 ~ 5 日月经来潮。以上过程称为一个性周期，新的卵泡成熟再开始下一个周期。

月经生理

女性生殖器官成熟以后，由于雌性激素的刺激，子宫内膜会发生周期性的变化，由子宫内膜的增生、分泌至脱落而出血，这种周期性的子宫出血就称为月经。一般月经周期为 28 日，按照子宫内膜的变化可以分为三个时期。

(1) 经期：是月经周期的 1 ~ 5 日。表现为子宫内膜脱落及血管破裂出血，血液从阴道流出。每次出血量约 100 毫升。

(2) 增生期：是月经期的 6 ~ 14 日。由于雌激素的影响，卵泡逐步发育，使子宫内膜的上皮组织逐渐增生变厚，其中的腺体也逐渐增长。在增生期的最后阶段，卵泡破裂而排卵，形成黄体。

(3) 分泌期：是月经周期的 14 ~ 28 日。由于黄体分泌的孕激素，使子宫内膜的腺体呈分泌状态，组织充血与水肿。此期的子宫内膜是为受精卵种植做好准备。如卵子未受精，黄体就开始萎缩，子宫内膜组织缺血后坏死。4 ~ 5 日后，开始新的月经周期。

阴道检查

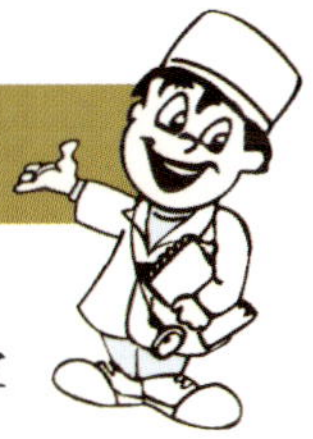

阴道检查是对女性生殖器进行检查，主要通过视诊和触诊两种方式。女性在月经期间不宜进行阴道检查。

患者在检查前应先解小便，如果阴道有出血现象，应在消毒后再进行检查。未婚女子，可以采用一指插入直肠，另一手放在腹部的直肠腹部双合诊。

体位

女性患者平躺在床上，为了放松腹壁肌肉，可以先分开两腿，然后弯起膝盖。

检查步骤

1. 外阴部检查：先检查外生殖器的发育情况，如阴毛多少、外阴有无畸形、炎症或肿瘤等。先用两指分开阴唇，再对处女膜、会阴、前庭大腺、阴道外口、尿道外口、尿道旁腺等处进行检查。

2. 阴道窥器检查：将涂有润滑油或肥皂水的阴道窥器，斜着放入阴道口，然后顺着阴道放平，插

阴道窥探器检查方法

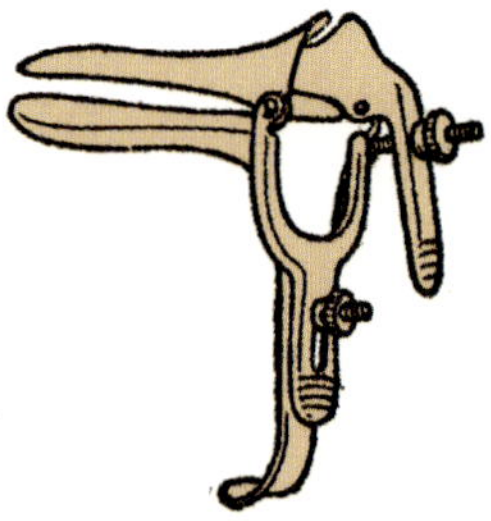

阴道窥探器

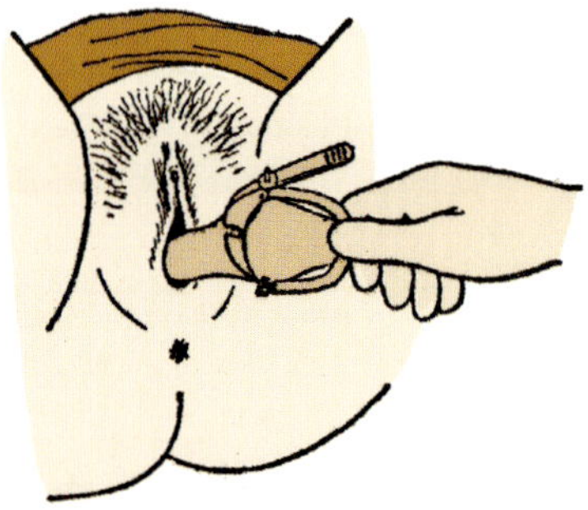

斜着放入

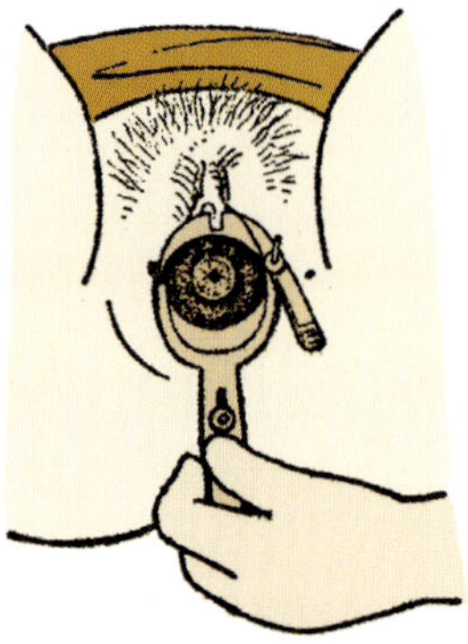

暴露子宫颈

入后穹窿，慢慢张开窥器的两叶，暴露阴道及子宫颈。检查时注意分泌物的色、量和气味；阴道壁有无红肿或溃疡；子宫颈的大小、形状、颜色；宫口的形状，有无息肉、破裂和糜烂。

3. 阴道检查：用一只手带着清洁橡皮手套，将示指和中指涂上润滑油或肥皂水，顺着阴道方向轻轻伸入。检查阴道的松紧、宽度，有无触痛、畸形及肿瘤，再检查子宫颈的硬度，有无触痛，宫口的形状及穹窿部的情况。

(4) 阴道腹壁双合诊：检查盆腔内生殖器的状态。检查完阴道后，用停留在阴道内的手指把宫颈及子宫往上推动；另一只手轻轻压在小腹部，这时的内生殖器就位于内外两手之间。可以摸出子宫的形状、大小、位置、硬度、有无压痛感及活动性等；然后把手指移向穹窿部，在小腹部的手放在小腹两侧，轻轻下压，检查输卵管及卵巢情况。

(5) 阴道直肠腹壁三合诊：用一只手的示指伸入阴道，中指伸入直肠，另一只手放在小腹部，轻轻下压，进行触摸盆腔内的生殖器，方法与阴道腹壁双合诊相似。如果子宫后部有肿瘤或子宫后倒时，这种方法更为有效。

阴道腹壁双合诊

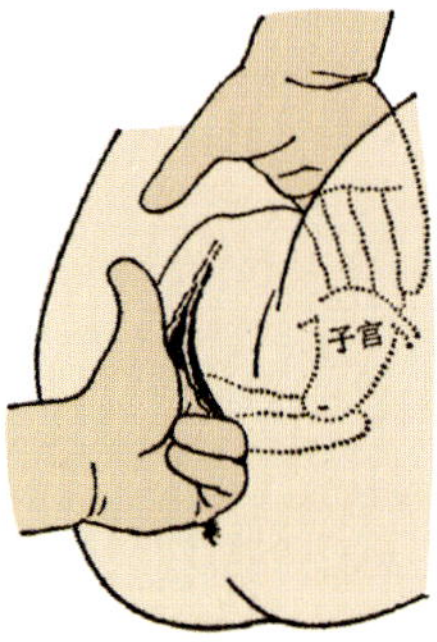

检查右侧卵巢、输卵管

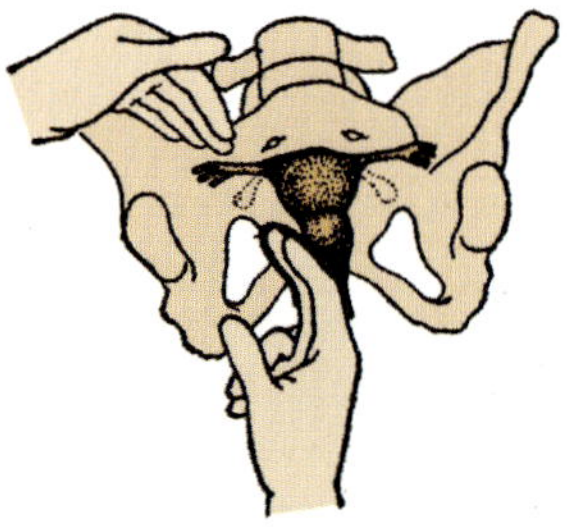

检查右侧卵巢、输卵管

阴道直肠腹壁双合诊

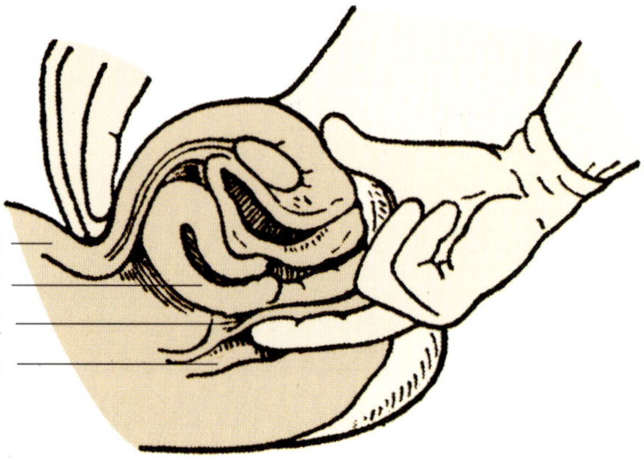

第二节 妇科病

月经不调

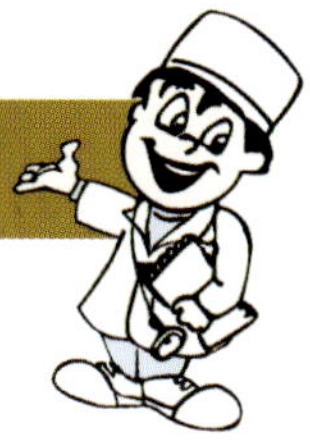

由于卵巢激素的作用，使子宫内膜起周期性变化后，周期性的子宫出血，就成为月经。第一次月经称初潮，现代女性月经初潮平均在 12.5 岁，绝经年龄通常在 45 ~ 55 岁之间。

月经不调是指由于卵巢功能不正常所引起的月经周期超前或落后，行经日期的紊乱或者经量过多或过少。如果出现月经不调，应当及时救医，不能忽视。

治疗

月经是女性正常的生理现象，但是由于受到环境影响、女性健康状况和其他疾病的影响，会出现月经不调的现象。因此，在治疗时应了解病因，进行妇科检查，针对病因进行针对性的治疗。

（一）西药

1. 内分泌周期治疗：在月经的第 5 日开始，每晚服乙雌酚 1 毫克，连服 20 日，最后 5 日，每日加黄体酮 10 毫克，肌内注射。在治疗完毕后 3 ~ 5 日月经来潮。可连续进行三个周期。必要时可用复方炔诺酮治疗或复方甲地孕酮，服法是在月经的第 5 日起，每晚服 1 片，共服 20 日。

2. 月经量多，可以在行经时，注射丙酸睾丸酮 25 毫克，每日 1 次，连续 2 ~ 3 日。经量减少后可减为 3 日注射一针，1 个月内总量不得超过 250 毫克。

3. 子宫收缩剂：益母流浸膏，每日 3 次，每次 3 毫升。

4. 止血药：仙鹤草素，肌内注射，每次 5 毫升。

（二）瑜伽疗法

月经不调和痛经困扰很多女性，通过瑜伽的伸展、扭转可加强骨盆区域的血液循环，强壮内脏器官，对月经不调女性很有帮助。

鸵鸟式

双腿内侧并拢，吸气，身体向前靠近双腿，双手抓住双脚的脚踝或是将手心放在脚心下，背部挺直，延伸颈部前侧，拉长整个背部。

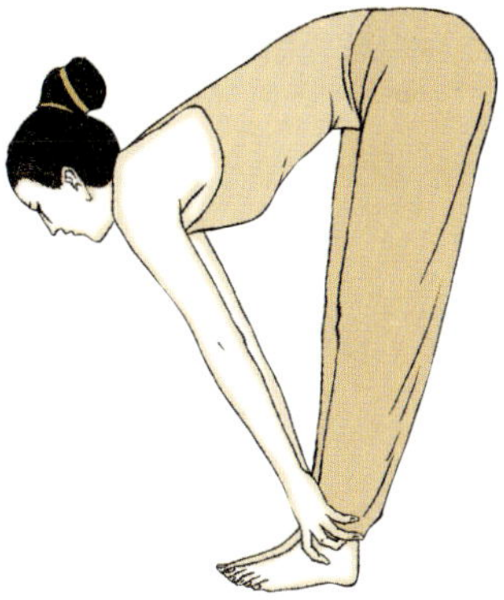

（三）草药单方

1. 月经不调

(1) 珍珠菜根 50 克，加酒、糖适量，水煎服。

(2) 野菊花根 100 克，加红糖适量，水煎服。

(3) 益母草 50 克，超前者加旱莲草、黄花蒿各 12 克，落后者加艾叶 3 克、茜草 12 克，水煎服。

2. 月经过多

(1) 旱莲草 15 ~ 50 克，水煎服。

(2) 鸡冠花 15 克，土牛膝 50 克，万年青根 50 克，水煎服。

(3) 陈棕炭 18 克，地锦草 9 克，紫珠草 9 克，水煎服。

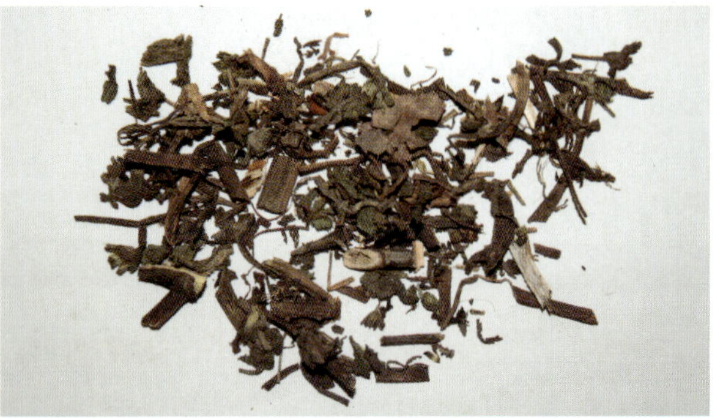

旱莲草

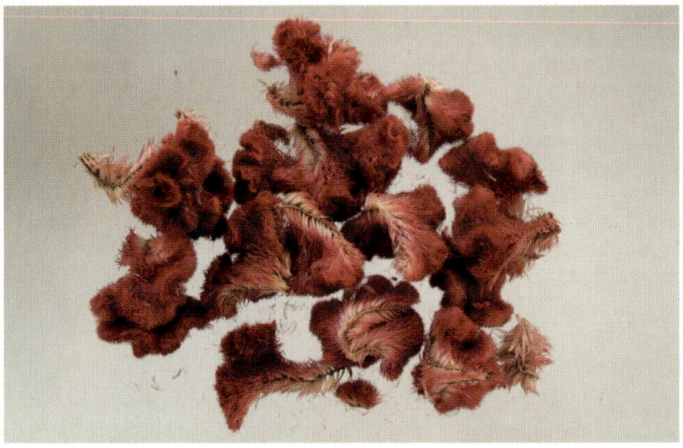

鸡冠花

（四）中医辨证施治

(1) 血热：月经提前，经量较多，颜色鲜红，口干，便秘，舌质红，脉弦数，宜清热凉血。生地 15 克，当归 9 克，黄芩 9 克，白芍 9 克，荆芥 9 克，川芎 3 克，煎汤服。

加减法：经量过多者，可以增加旱莲草 15 克，藕节 15 克，生蒲黄 9 克（包），生地榆 9 克。经期延长、淋漓不止者，可以加乌贼骨 15 克，乌梅炭 9 克，牡蛎 50 克（先煎）。

成药：固经丸，每日 9 克，分 2 次服。

(2) 虚热：月经提前，经量较少，颜色淡，头晕，耳鸣，腰酸，舌红或光，脉细数，宜养阴清热。生、熟地各 15 克，地骨皮 12 克，白芍 9 克，元参 9 克，当归 9 克，川芎 3 克，煎汤服。

成药：知柏八味丸，每日 9 克，分 2 次服。

(3) 虚寒：经期延后，经量少，颜色暗淡，怕冷，舌苔发白，脉沉迟，宜养血温经。益母草 15 克，熟地 15 克，白芍 9 克，香附 9 克，当归 9 克，川芎 4.5 克，艾叶 3 克，肉桂 3 克（后下）。

加减法：经量过少者加仙灵脾 9 克，巴戟肉或仙茅 9 克，红花 4.5 克。

成药：艾附暖宫丸，每日 9 克，分 2 次服。或当归片，每次 5 片，每日 3 次。

(4) 气虚：经期提前，经量较多，颜色暗淡，面色苍白，体虚无力，舌苔淡，脉软，宜补气固经。仙鹤草 15 克，熟地 12 克，党参 9 克，陈棕炭 9 克，黄芪 9 克，当归 9 克，牡蛎 50 克（先煎）。

成药：补中益气丸，每日 9 克，分 2 次服。

(5) 脾虚：经期提前或延后，经量过多或过少，颜色暗淡，头晕，体虚无力，浮肿，舌苔白，脉濡，宜补益心脾。白术 12 克，熟地 12 克，枣仁 9 克，桂圆肉 9 克，当归 9 克，党参 9 克，远志 6 克，木香 3 克。

成药：归脾丸，每日 9 克，分 2 次服。

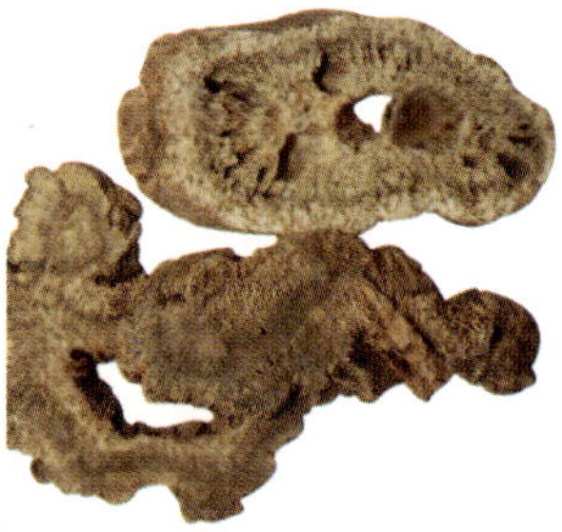

木香

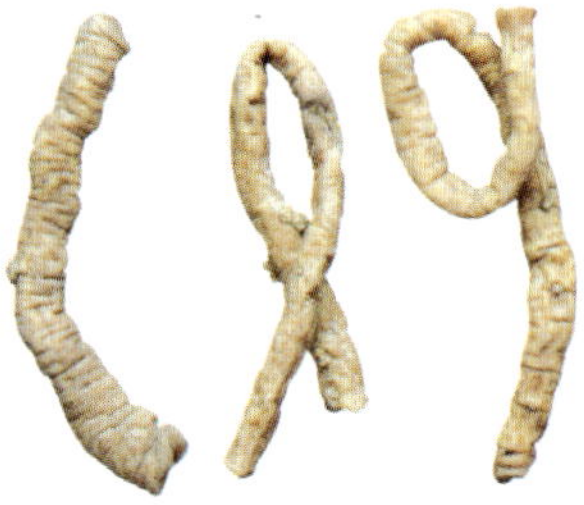

远志

痛经

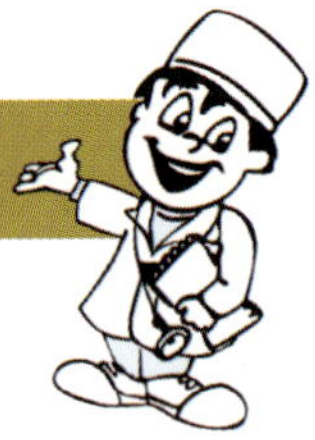

痛经是指经期前后或行经期间，出现下腹部痉挛性疼痛、恶心呕吐、全身不适的现象。痛经分为原发性痛经和继发性痛经两种。

原发性痛经又称为功能性痛经，指生殖器官并没有明显的异常，而出现痛经的现象。继发性痛经则是由于生殖器官的病变导致的痛经，如子宫内膜异位症、盆腔炎、肿瘤等。

治疗

(一)西药

1. 止痛解痉剂：延胡索乙素片，每次两片，每日3次；优散痛，每日3次，每次1片；阿托品0.5毫克，肌内注射。

2. 内分泌治疗：黄体酮10毫克。在月经前6日开始，每日注射1次，共5次，持续3个月。

乙雌酚1毫克，月经第5日开始，每晚一次，共20日。

(二)瑜伽疗法

加强侧伸展式

吸气，将双腿分开，略宽于肩，双手掌心合十放在背后，指尖朝上，吸气，抬头向后伸展，呼气，让上身靠近右腿的前侧，放松上身和头部。

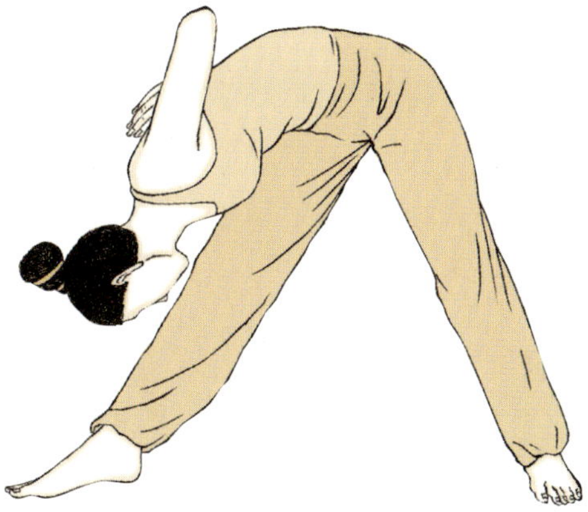

猫伸展式

让双膝关节和手心撑在垫子上，吸气，向上抬头，塌腰臀部上提，手臂撑住肩膀让胸部扩展，呼气，低头，下颚触碰锁骨，背部向上拱起，背部和髋关节向内回收。

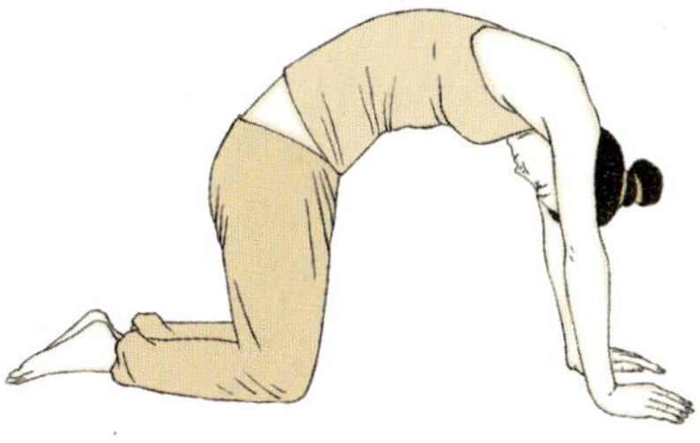

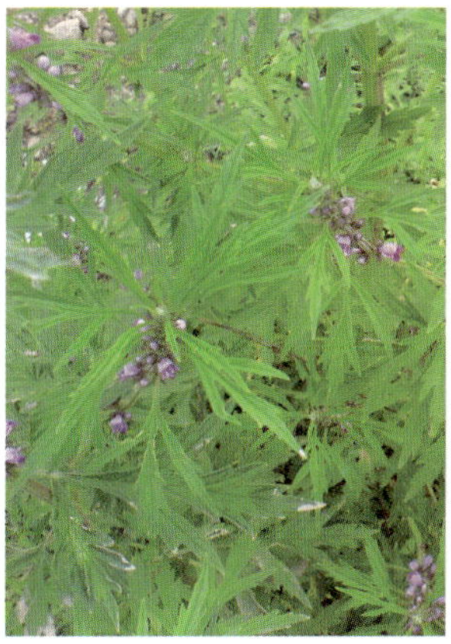

益母草

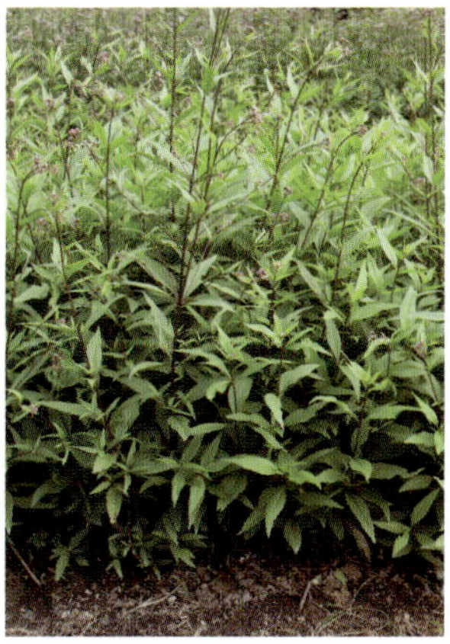

泽兰叶

(三)草药单方

1. 益母草45克，酌加红糖，水煎服。
2. 生姜三片，红糖100克，水煎服。
3. 珍珠菜根15克，艾叶3克，水煎服。
4. 泽兰叶、苦楝子、香附、茺蔚子各9克，水煎服。

(四)中医辨证施治

除了腹痛之外，痛经还会出现经行不畅、颜色发紫、有血块、怕冷等症状，经常是由于气滞、血瘀、寒凝造成的，应以理气活血温中法为主进行治疗。

1. 香附12克，失笑散12克，当归9克，玄胡索9克，川芎4.5克，红花4.5克，肉桂3克。

加减法：如腹胀加莪术12克，乌药9克；呕吐加姜半夏9克，干姜3克；大便溏薄，加木香4.5克，炮姜3克；怕冷加吴茱萸4.5克，熟附块3克。

2. 失笑散15克，肉桂3克，研成细末，分12包，在经前6日开始服，每日2次，每次1包，开水冲服。

经过以上方法治疗后，仍未见效者，应进一步检查。如为器质性病变引起者，应针对原发疾病进行治疗。

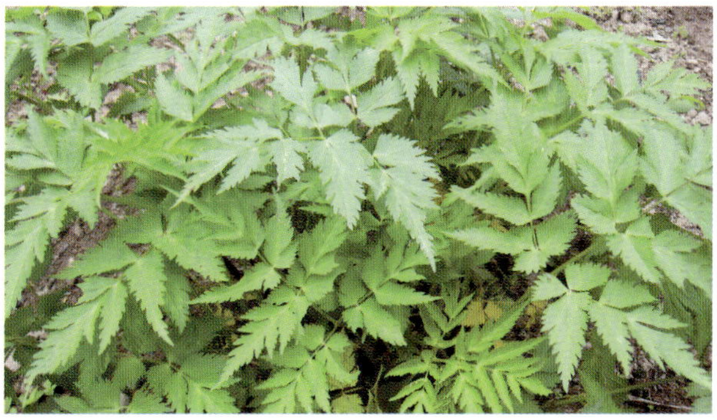

川芎

带下

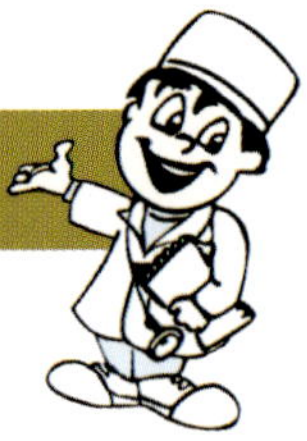

白带是指妇女阴道内的白色或淡黄色分泌物。在青春期、月经期、妊娠期时，白带可能增多，这些都属正常现象。如果白带比平时增多，颜色异常，有特别的腥臭味，并且伴有阴部瘙痒的症状，则是带下。

带下可能是由于生殖道各种炎症或身体衰弱等原因引起，治疗时应分析病因，对症治疗。

诊断

带下的鉴别诊断

病名	病因	白带特点	阴道检查
滴虫性阴道炎	滴虫感染，可由接触传染	黄白色泡沫状白带，有酸臭味大多外阴瘙痒或刺痛，有爬虫感，白带多	阴道壁充血，有时可有红点，在显微镜下白带中可找到滴虫
霉菌性阴道炎	白色念珠状菌（霉菌）感染，由接触传染	乳白色凝块状白带，有时外阴剧痒或刺痛，白带多	阴道壁上有一层白膜，不易擦去，擦去后可见阴道壁充血，在显微镜下白带中找到霉菌
慢性宫颈炎	由感染而引起	黏稠，黄脓样分泌物，有时有赤带	下腹部胀痛不适，腰酸或无症状，宫颈有不同程度的糜烂或增生肥大，有小囊肿、息肉
老年性阴道炎	绝经后，阴道萎缩，抵抗力减弱受感染而引起	常带血性，外阴部及阴道灼热不适，带多	阴道萎缩，皱襞消失，穹窿部狭窄，黏膜面微红，有小出血点

治疗

（一）西药

(1) 滴虫性阴道炎：甲硝唑栓剂，每晚塞入阴道 1 片，10 日为一疗程。如果病情严重，可用灭滴灵 200 毫克，口服，每日 3 次，7 日为一疗程。

(2) 霉菌性阴道炎：咪康唑或制霉菌素栓剂，每晚塞入阴道内一次，10 ~ 15 日为一疗程。如果病情严重。可口服氟康唑 100 ~ 200 毫克 / 日，连用 2 周，以后每周一次口服 150 毫克，连用 3 个月。

(3) 慢性宫颈炎：用 30% 的硝酸银溶液涂在宫颈，每周 1 次，经前 1 周内忌用。或用氯霉素 250 毫克，鱼肝油 30 毫升，调和后，涂在宫颈。

(4) 老年性阴道炎：乙雌酚 1 毫克，每晚塞入阴道；或女赐多（丙酸二酚已烷）5 毫克，加鱼肝油 30 毫升调和后，每日涂阴道一次。

（二）草药单方

1. 白英 50 克，水煎服。
2. 鸡冠花 50 克，水煎服。
3. 白扁豆花 9 克，水煎服。
4. 白果 10 个捣碎，用煮沸豆浆冲汁，去渣服。
5. 向日葵茎髓 12 克（干），加红糖或白糖 50 克，水煎服。

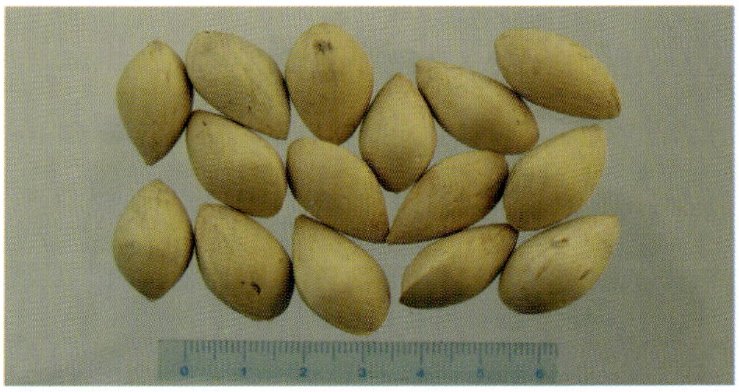

白果

6. 珍珠菜根 50 克，木槿根 50 克，酢浆草 15 克，水煎服，可酌加白糖。

7. 木槿根 50 克，加瘦猪肉 50 克，同煮服。或用白槿花 9 克，水煎服。

（三）外用

1. 鲜苦楝根皮 200 克，煎汤，熏洗外阴部。

2. 紫花地丁、野菊花、半枝莲、丝瓜叶各 50 克，煎汤，熏洗外阴部。

3. 蛇床子、苦参、花椒、生矾各 15 克，煎汤后，熏洗外阴部。

4. 萝卜或蒜洗净，切碎榨汁，用棉球浸透后塞入阴道。8 ~ 10 小时后，取出棉球。

（四）中医辨证施治

(1) 湿热：带下色黄，黏稠，有臭味，小便黄，便秘，舌苔黄，脉数，宜清热化湿。椿根皮 15 克，车前子 12 克，墓头回 9 克，黄柏 9 克，泽泻 9 克，黄芩 9 克，猪苓 9 克，赤苓 9 克。

成药：治带片，每次 5 片，每日 3 次。

(2) 肝火：阴部瘙痒，局部出现红肿，白带发黄，口干，便秘，性情急躁，苔黄，宜清热泻肝。车前子 12 克，龙胆草 9 克，菊花 9 克，柴胡 9 克，赤苓 9 克，泽泻 9 克，生苡仁 9 克，山栀 9 克。

成药：苦胆草片，每次 5 片，每日 3 次。

(3) 肾虚：白带多，质稀，腰酸，乏力，大便薄，怕冷，舌苔淡，宜温肾固涩。熟地 15 克，川断 12 克，牛角腮 12 克，赤、白石脂各 12 克，菟丝子 9 克，鹿角霜 9 克。

如果带下时红时白，或阴部瘙痒，头晕，眼花，耳鸣，口干，舌红少苔，宜滋肾降火。煅牡蛎 50 克（先煎），生地 15 克，山药 12 克，萸肉 9 克，茯苓 9 克，泽泻 9 克，丹皮 6 克。

加减法：热甚者加黄柏 9 克，山栀 9 克。

成药：六味地黄丸，每日 9 克，分 2 次服。

(4) 脾虚：带下色白，无臭味，胸闷，乏力，胃口不好，大便薄，舌苔白，宜健脾化湿。山药 15 克，乌贼骨 12 克，芡实 12 克，车前子 12 克，茯苓 9 克，党参 9 克，白术 9 克，苍术 9 克。

成药：愈带丸，每日 9 克，分 2 次服。

盆腔炎

盆腔炎是妇科的常见疾病，它是指子宫、输卵管、卵巢、盆腔腹膜及盆腔结缔组织的炎性病变。

盆腔炎可以在某一部分或几个部分同时发生，临床上往往难以区分，故统称为盆腔炎。盆腔炎可分为急性盆腔炎和慢性盆腔炎两种。

急性盆腔炎

（一）诊断

1. 阴道分泌物增多。

2. 最近有分娩或流产病史。

3. 有怕冷、发热、头痛等症状。

4. 下腹部疼痛、有压痛及反跳痛。

5. 阴道检查：子宫颈有触痛，子宫体有压痛，一侧或双侧附件增厚或有肿块，有压痛。

（二）治疗

1. 卧床休息。

2. 西药

女性盆腔器官

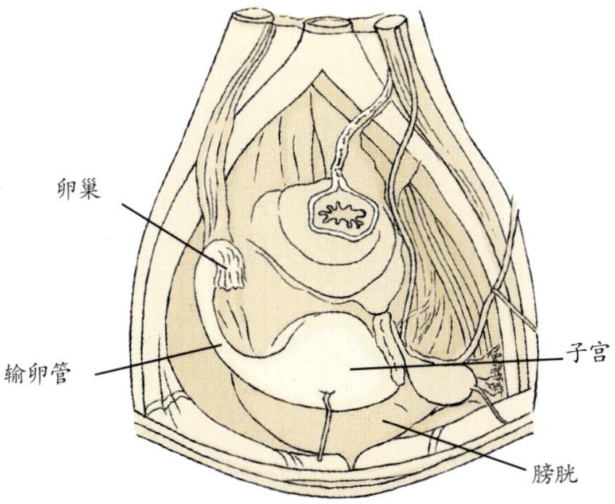

(1) 青霉素 640 ～ 800 万单位 / 日。

(2)克林霉素0.6 ～ 1.8 / 日，环丙沙星0.2 ～ 0.4 / 日，联合用药，每日 2 次。

(3)甲硝唑注射液0.2克 / 日，头孢曲松钠2克 / 日，联合使用，每日 2 次。

3. 有脓肿形成者，经治疗后仍不消失，可考虑手术切开引流。

4. 中医辨证施治：宜清热解毒，理气活血。连翘 50 克，银花 50 克，红藤 50 克，败酱草 50 克，玄胡索 12 克，桃、苡仁各 12 克，丹皮 9 克，赤芍 9 克。

加减法：大便秘结者，可加生大黄 9 克；腹部有肿块者，可加莪术 12 克，三棱 12 克，外敷金黄膏。

（三）预防

1. 杜绝各种感染途径，保持阴部清洁，每晚用清水清洗外阴，做到专人专盆。

2. 月经期、人流后以及妇科手术后，一定要禁止性生活，禁止游泳、盆浴。从而避免病菌乘虚而入，造成感染。

3. 注意观察白带的量、质、色、味。白带量多、色黄质稠、有臭秽味者，说明病情较重，如白带由黄转白，量由多变少，气味正常，说明病情好转。

如果急性盆腔炎没有得到及时的治疗，不断地拖延会造成慢性盆腔炎，慢性盆腔炎的诊断和治疗如下。

慢性盆腔炎

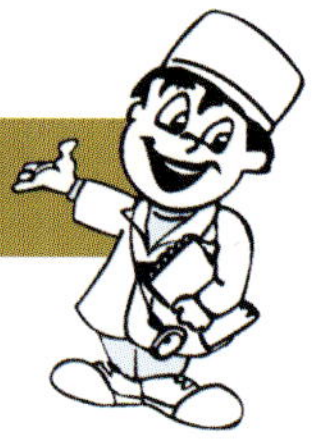

诊断

1. 下腹部胀痛、腰酸。常在劳累、性交、经期前后加剧。

2. 阴道分泌物增多。

3. 月经不调，量多，痛经。

4. 阴道检查：一侧或双侧附件增厚，有的可摸到块物，伴有压痛。

治疗

（一）推拿

擦法：腰部按 10 分钟后再用擦热法。

按法：肾俞。

（二）外敷法

1. 坎离砂加醋调。装入布袋后，放在下腹部，每日 2 次。

2. 大号宝珍膏加丁桂散五分，贴肿块处。

（三）中药

宜理气活血。当归 9 克，赤芍 9 克，丹参 15 克，玄胡索 9 克，红藤 15 克，蒲公英 15 克，莪术 9 克，乳香 9 克，五灵脂 9 克。

（四）手术

久治不愈、反复发作、肿块形成者可考虑手术治疗。

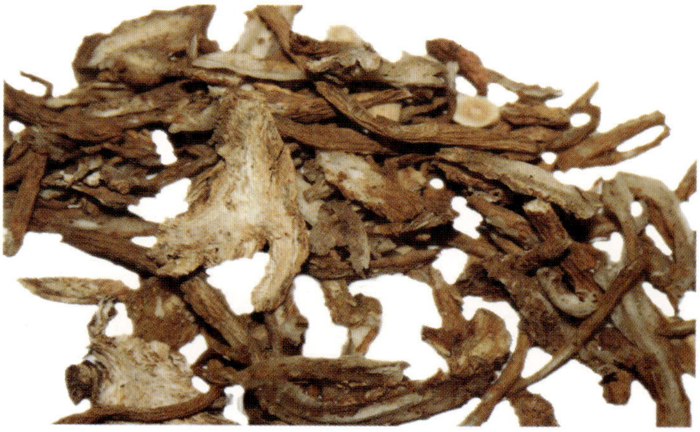

当归

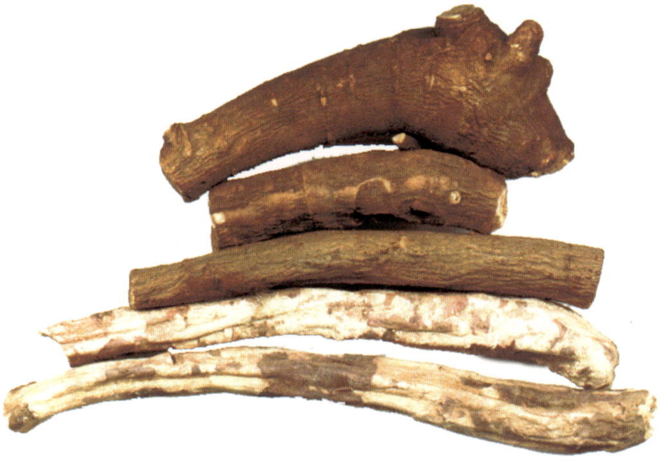

赤芍

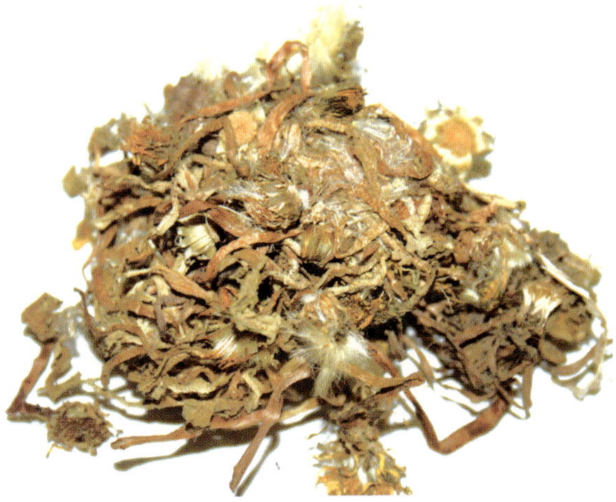

蒲公英

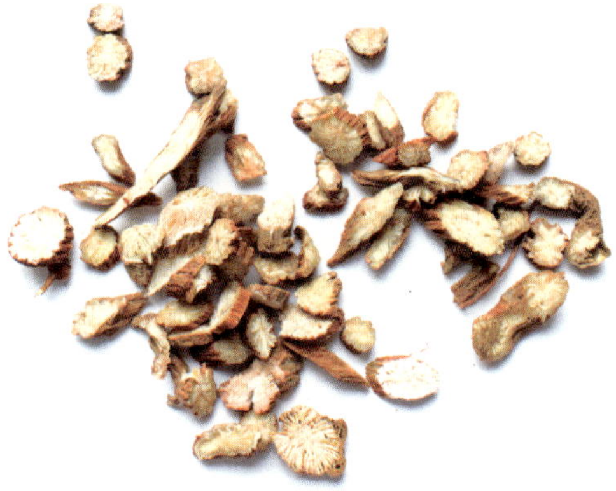

丹参

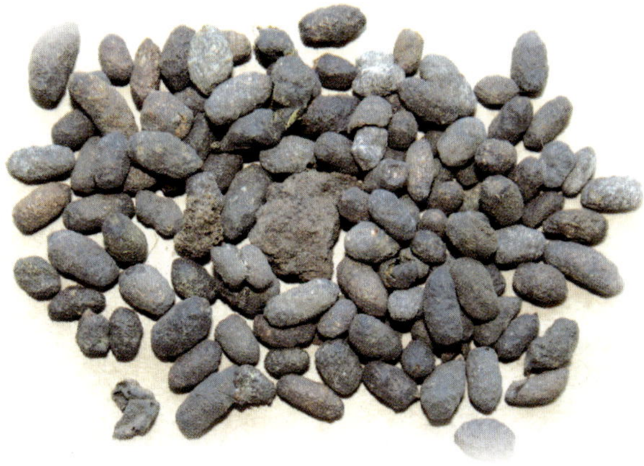

五灵脂

子宫脱垂

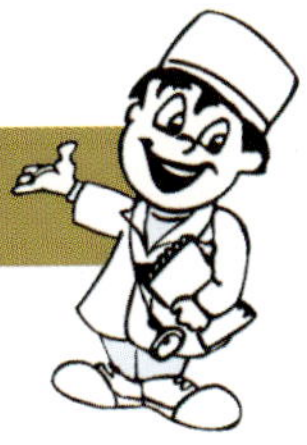

子宫脱垂是指子宫从正常位置沿阴道下降，宫颈外口达坐骨棘水平以下，甚至子宫全部脱出于阴道口以外的现象。子宫脱垂是一种常见的妇科病，俗称“落袋”或“阴挺”。

诊断

1. 按照子宫下降的程度，临床上分为三度。

2. 患者常感觉会阴处坠胀，有物脱出，劳累后病情加剧。并伴随腰酸、大便困难、小便失禁等症状。

3. 子宫脱垂严重者，子宫局部可能有感染或糜烂。

子宫脱垂的程度

第一度：子宫位置比正常稍低，子宫颈仍在阴道口之内。第二度：子宫颈及部分子宫体露于阴道口外。第三度：子宫颈及子宫体全部脱出于阴道口外。

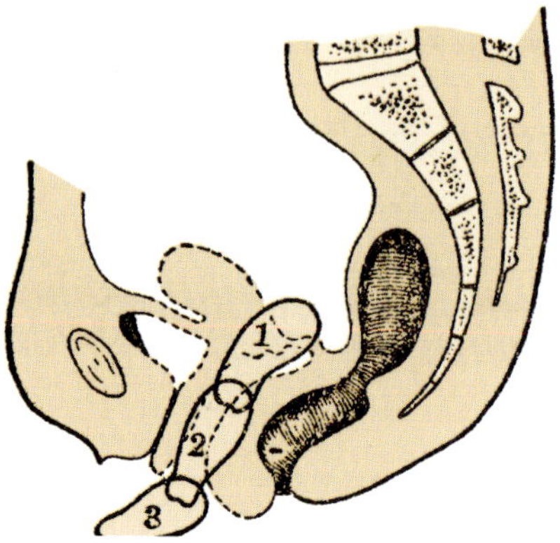

治疗

（一）子宫托

子宫托可以支持盆腔底组织，使子宫不致下垂。常用为喇叭花形子宫托，应由医院选配后，再进行使用，使用时要把子宫托放入阴道内。

（二）手术

适用于二度和三度子宫脱垂或久治无效者。

（三）草药单方

1. 金樱子 100 克，水煎服。
2. 棉花根 100 ～ 200 克，水煎服。
3. 韭菜半斤，煎汤熏洗外阴部。

（四）中医辨证施治

1. 本病多由于气虚下陷所造成，治疗时应补气升提。枳壳 15 克，白术 9 克，黄芪 9 克，党参 9 克，当归 9 克，陈皮 4.5 克，升麻 4.5 克，甘草 3 克，柴胡 3 克。

2. 成药：

(1) 补中益气丸，每日 9 克，分 2 次服。

(2) 丹参 15 克，枳壳 15 克，五倍子 9 克，诃子 9 克，煎汤，熏洗外阴部。

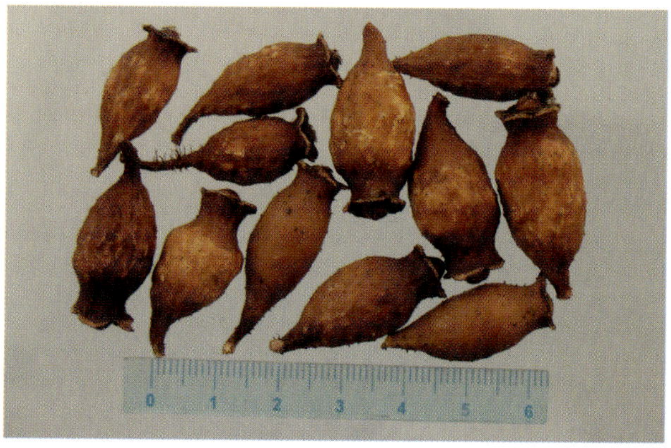

金樱子

子宫肌瘤

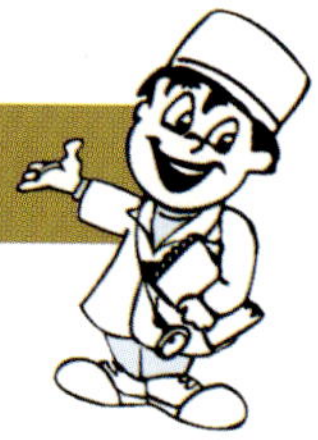

子宫肌瘤多发生于中年妇女，是女性生殖器中最常见的良性肿瘤。子宫肌瘤是由子宫壁肌层中的组织发展而成，常为多发性。

临床上可分为三种：浆膜下子宫肌瘤、间质性子宫肌瘤和黏膜下子宫肌瘤。

诊断

1. 月经过多：为最常见的症状，表现为月经周期缩短、经量增多、经期延长、不规则阴道流血等。多见于黏膜下及间质性子宫肌瘤。

2. 白带增多：有时产生大量脓血性排液并伴有臭味，黏膜下肌瘤时常见。白带增多是由于肌瘤从宫颈口突出于阴道内，易发生感染后造成。

3. 不孕：子宫肌瘤压迫输卵管使之扭曲，或使宫腔变形以致妨碍受精卵着床，影响胎儿在子宫内的生长，导致不孕。

治疗

1. 如果妇女在妊娠期间，子宫肌瘤不超过 3 个月，并且没有明显症状，可以不必治疗。但是每 3 ～ 6

个月必须检查一次，一般在绝经后，子宫肌瘤不会再增大也不会恶变。

2. 如果妇女在妊娠期间，子宫肌瘤大于3个月，临床症状显著，严重影响到患者健康时，需要进行手术切除。

3. 月经过多时，可服中药或用丙酸睾丸酮进行治疗。（参见“月经不调”节）

卵巢囊肿

卵巢囊肿是指卵巢内有囊性的肿物形成，是很常见的卵巢良性肿瘤。卵巢囊肿的大小不等，小的如豌豆，大的可达几千克。

诊断

1. 卵巢囊肿可导致月经失调或痛经。月经变得没有规律，并且时常伴随痛经。

2. 卵巢囊肿通常会导致不孕。

3. 小的卵巢囊肿没有明显的症状，往往在进行阴道检查时，偶然在子宫旁被发现。

4. 大的卵巢囊肿，会让患者感到腹部胀痛，可以在腹部摸到肿块。如果肿块压迫到膀胱或直肠，可以引起尿频或便秘。

5. 囊肿发生扭转时可能会引起急性腹痛。

6. 阴道检查：在子宫一侧摸到囊状肿块，表面光滑，无触痛，在轻击囊肿时，有波动感。

治疗

当诊断明确后，确定有卵巢囊肿后，应该尽早进行手术摘除肿块，防止发生急性扭转或者恶变。

子宫颈癌

子宫颈癌是妇科最常见的恶性肿瘤，子宫颈癌的发生与慢性子宫颈炎有密切关系。对于子宫颈癌要早发现、早治疗，以免危及生命。

第三节　避孕

避孕就是采用各种方法阻止精子和卵子的结合，或者，即使结合，也使其不能在子宫内成胎或者采用药物抑制女子排卵，从而达到避孕目的。

口服避孕药

口服避孕药是内分泌激素，能抑制排卵，从而达到避孕目的。停药后迅速恢复妊娠功能，对身体无害。口服避孕药主要有复方甲地孕酮及复方炔诺酮两种。

使用方法

1. 口服避孕药Ⅰ号片（复方炔诺酮，白色糖衣片，每片含炔诺酮 0.625 毫克及乙炔雌二醇 0.035 毫克），在月经第 5 日起，每晚服用 1 片，共 22 日为一周期。

2. 口服避孕药Ⅱ号片（复方甲地孕酮，淡黄色片，每片含甲地孕酮 1 毫克及乙炔雌二醇 0.035 毫克），服法同上药。

注意事项

1. 在避孕周期中必须坚持每日服药。如果漏服可在 24 小时内补服 1 片，否则可能造成避孕失败。

2. 少数妇女，在初服药时会有轻度不适，如恶心、头昏乏力、奶胀等。对于这种情况不要太紧张，几日后症状会自然消失。

3. 服药期间，如有少量阴道流血，可在每晚加服乙炔雌二醇 1 ～ 2 片。如出血多似月经状，可停服避孕药，在出血第 5 日起再开始另一周期。

阴茎套

阴茎套是一种使用方便、避孕效果明显的男用避孕工具。男性应根据身材选用适当大小的阴茎套。

阴茎套检查方法

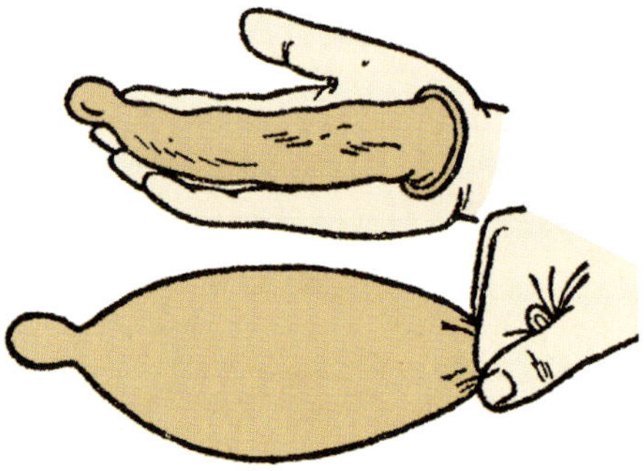

性交前应将套吹张，检查是否有破损，然后将阴茎套套在阴茎上，挤出套内的空气；射精后，在阴茎未完全软缩前，按住套口，将套和阴茎一起拔出，防止阴茎套脱落在阴道内。

第四节　流产

人工流产

人工流产也就是采用人工方法停止妊娠，可在妊娠 3 个月以内进行。人工流产的方法简单，对身体影响不太大。

但是人工流产会使子宫内膜受伤，因此不能多次使用。不能仅仅依靠人工流产来节制生育，在人工流产以后，一定要采取其他的避孕措施，不然就有可能再次怀孕。目前，人工流产一般使用负压瓶吸引法。

负压瓶的制作

用250毫升或500毫升容量的玻璃瓶，配好橡皮塞，用6～8毫米粗的细金属管或玻璃管插入橡皮塞的中心，然后连接上同样粗细的长20～30厘米橡皮管一根，加上夹子，将橡皮管连接在各种抽吸器上，吸去瓶内空气，使产生400～600毫米汞柱的负压。当瓶内已产生负压时，要用夹子夹紧，备用。

抽吸器可用注射器、抽气筒代替，或用拔火罐法（能有一个测负压表则最好，可测出瓶内负压）。

抽吸法：用50毫升注射器抽吸250毫升玻璃瓶时，抽吸6～7次就可产生所需要的负压了。

手术步骤

1. 孕妇先排去小便，取膀胱截石位，剃净阴毛，用肥皂水擦净外阴。然后用2%红汞或1∶1000的硫柳汞酊溶液，对外阴及阴道进行消毒。

2. 做阴道检查，确定子宫的大小和位置。

3. 放入重锤阴道扩张器。

4. 用宫颈双爪钳夹住子宫颈前唇中部，轻轻向外拉，对宫颈口进行消毒。然后，用子宫探针探测宫腔位置及大小。

5. 把宫颈扩张器从4号起半号半号地沿子宫方向送入宫颈管内扩张宫颈口，扩张到7～8号为止。

6. 根据子宫大小，选用合适的吸管，接上通负压瓶的橡皮管，将吸管放入子宫腔底部，放开橡皮管上的夹子，把吸管头四周旋转，在宫壁至宫颈内口上下移动，吸出组织物，子宫壁收缩。

7. 用小号刮匙轻轻搔刮子宫腔一圈，特别应注意子宫角两侧及子宫底部，直至无组织物残留为止。

8. 再次探查宫腔深度一次后，结束手术。

注意事项

1. 手术前要了解子宫的大小和位置。在手术中，用力要轻柔，切勿用暴力，以免造成子宫穿孔。

2. 要确定组织物被全部吸出后，才能结束手术。

3. 手术过程中，如果出血过多或子宫收缩不良，可注射子宫收缩剂，如麦角新碱0.2毫克或催产素10单位。

药物流产

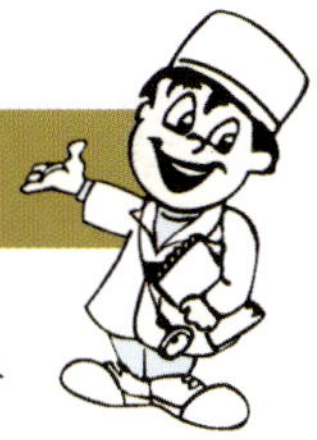

药物流产是指妊娠早期采用以米非司酮为主的药物，促使胚胎组织排出，从而达到终止妊娠的目的。

药物流产主要适用于7周以内的宫内妊娠，成功率在90%～95%。也可配合前列腺素药物一起服用，前列腺素能使子宫发生强烈的收缩，帮助子宫内妊娠组织的排出。

手术步骤

1. 手术前，进行HCG和B超检查，只有确诊为49～56日内宫内孕者才能进行药物流产。

2. 对孕妇介绍服药方法、药物疗效及副作用，孕妇同意后方可用药米非司酮150～200毫克，分多次在3日内服完。

3. 服药3日后，把一粒前列腺素药剂放在阴道内。由于前列腺素促进子宫收缩，少妊娠物残留的发生，使流产能进行得顺利。

适应证

1. 经B超和尿液妊娠检查为阳性，确诊宫内孕49～56日的健康孕妇，并且没有其他的禁忌证。

2. 采用人工流产有危险的孕妇，如近期剖宫产、连续多次人工流产、子宫位置不正常、生殖道畸形、有子宫穿孔史等。

3. 适合于对人工流产有顾虑或恐惧的孕妇。

禁忌证

1. 米非司酮药物禁忌：高血压、内分泌疾病、慢性疾病、各种肿瘤、血液病等。

2. 前列腺素药物禁忌：心脏病、哮喘、青光眼、胃肠功能紊乱和过敏体质者。

3. 病人有子宫畸形（如双子宫、残角子宫）、未婚青年、剖宫产手术半年以内的妇女，不宜进行药物流产。

4. 孕妇带有宫内节育环或者疑似宫外孕。

5. 抽烟严重上瘾者或嗜酒者。

6. 近3个月内接受过糖皮质激素治疗的病人。

第十二章

皮肤科

皮肤是人体第一道防线，与人体其他器官和组织一样，它也参与人体的全身活动。由于位于人体的表面，皮肤通过皮肤里遍布着的神经末梢和神经小体来接受温觉、痛觉、触觉和压觉等外界刺激，因此对于保护生命和使机体与外界环境相适应的本能具有重要意义，在一定程度上对人类的生存起着重要作用。

所以，减少皮肤病的发生、控制皮肤病的传播和流行是杜绝皮肤病的根本。对于性传播疾病，麻风、疥疮、真菌病、皮肤细菌感染等感染性皮肤病，还要从预防入手，强调预防，做到早发现、早诊断、早治疗。

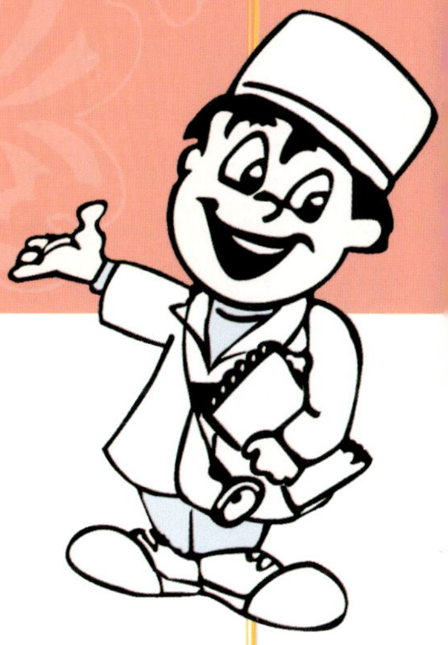

第一节 概说

皮肤病临床表现

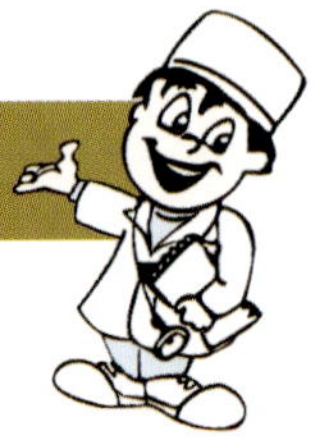

1. 自觉症状：指患者自己主观感觉到的症状。如瘙痒、疼痛、麻木、灼热、蚁走感（虫爬的感觉）、麻刺感。也有相当一部分病种并无自觉症状。

2. 皮肤损害：又称皮损、皮疹，是诊断皮肤病的重要依据，指皮肤上可以见到或可以摸得到的异常表现。皮肤损害主要有以下几种。

(1) 斑疹：皮肤颜色又变化，没有高起和凹陷表现。

(2) 风团：是局限性的一片水肿隆起的皮疹，出现和消退都很快，一般在24小时内可自行消退，退后不留痕迹。风团是荨麻疹的主要表现。

(3) 丘疹：是高出皮肤表面的没有空腔的疹子，

皮肤病外用药的剂型及常用药物

剂型	作用	常用药物	用法
溶液（药溶解于水而成）	清洁，止痒，消炎，退肿	生理盐水；3%硼酸水；1∶5000呋喃西林溶液；1∶1000利弗奴尔溶液	用于一般炎症。有感染时外洗作为清洁伤口用，还可作消炎退肿时的湿敷
粉剂	保护，干燥，止痒，消炎	青黛散：青黛100克，石膏200克，滑石200克，黄柏100克研成粉末）；六一散（滑石300克，甘草50克研成粉末）；一般的爽身粉、痱子粉、滑石粉	应一日多次，扑粉之前最好局部用溶液或温水擦一次，待干后再扑粉
洗剂（又名混悬剂、悬垂剂，是溶液与粉剂混在一起）	兼有溶液与粉剂的作用	3份痱子粉加7份水；炉甘石洗剂：根据不同需要可再加其他药物，如止痒可加0.5%～1%酚、樟脑或薄荷；如杀菌可加5%～10%硫黄	一日多次，痒时即搽，最好用毛笔涂搽，毛发部位尽量不用。小儿、面部、皮损广泛及冬天最好不用薄荷
酊剂（药溶解于酒精而成）	杀霉菌，治癣，止痒	10%土槿皮酊成药各种癣药水。治癣：5%水杨酸酒精。止痒：2%水杨酸酒精再加1%薄荷	治癣时，一日2～3次。有明显皮肤破损时，搽后较痛。止痒，必须是皮肤不发红且无破损时，一日搽多次。小孩及面部不用
糊剂（药加50%凡士林、50%粉剂）	保护，干燥，止痒，消炎	5%～10%糠馏油糊剂锌氧糊剂：氧化锌25克，滑石粉25克，凡士林50克	主要用于慢性皮肤湿疹，一日2次

续表

剂型	作用	常用药物	用法
油剂(用油作为分散剂)	润滑、保护、止痒、清除鳞屑和痂皮	氧化锌油剂：氧化锌，蓖麻油。还可根据不同需要可再加其他药物，如止痒可加.5%苯佐卡因，杀菌可加1%利凡诺	用于无明显渗出的急性、亚急性湿疹、皮炎及烫伤等。渗出过多的皮损、毛发丛密部位不宜使用。薄涂皮损处，每日3～5次薄涂皮损处，每日数次，再次用药前，先用植物油轻试，以除去陈旧药物和痂皮
乳膏剂(又称霜剂)	散热、清凉、消炎、止痒、润泽	2%维生素E乳膏；10%～15%尿素乳膏；0.025%～0.05%肤轻松乳膏等	适用于各种急、慢性炎症性皮肤病，也用作润肤和化妆品。忌用于糜烂和有较多渗出的皮损。薄涂皮损处，每日3～5次
软膏(或称油膏，由药加凡士林调成)	保护，润滑，杀菌，去痂	青黛膏：青黛散125克，凡士林500克；疯油膏：轻粉4.5克，东丹3克，飞朱砂3克研粉，先以麻油200克煎微滚，再加黄蜡50克煎，以无味无黄沫为止，将药物加入调匀；5%～10%硼酸软膏：可消炎，去痂；5%白降汞软膏：可杀菌，消炎；5%～10%硫黄软膏：可治癞痢头；5%水杨酸软膏(治癣)其他成药；各种抗生素或可的松类软膏或眼药膏(用于小范围的皮肤病)	每日2次，直接涂于皮肤上，再用纱布盖上包扎。去痂时宜涂得厚一些

形态、大小、质地、颜色多样。

(4) 水疱：是突出皮肤表面的含有液体的皮疹，小至针头大小，大到如鸡蛋大小。

(5) 脓疱：是突出皮肤表面的含有浑浊脓液的皮疹，疱的四周有一圈明显的红晕。

(6) 糜烂：水疱、脓疱或丘疹等抓破后表皮破损，露出鲜红湿润的表面，没有明显的凹陷，以后不留瘢痕。

(7) 溃疡：比糜烂深，有明显的凹陷，愈后留有瘢痕。

(8) 结痂：结合物，一般由水疱、脓疱的液体或糜烂、溃疡表面的液体和外界的污物、脱落的上皮细胞、外用的药物等混在一起结合而成。

(9) 浸润(苔藓样变化)：常是慢性皮肤病的症状，表现为皮肤增厚、粗糙、皮肤纹路增深增宽。

(10) 结节：是比较深的质地较硬的固体物，可在皮肤的下面，皮肤隆起或外观没什么改变。

(11) 皲裂：皮肤按照皮纹的方向发生裂口，裂口方向也可与皮纹不一致。

(12) 鳞屑：是皮肤表面的一层可以刮落下来的脱屑。

局部治疗原则

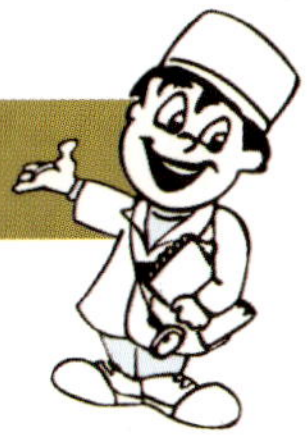

皮肤病的病种是很多的，诊断有时也较困难，但许多皮肤病的症状都有类似之处，在处理上有的也大致一样，所以掌握治疗原则很重要。皮肤病局部治疗原则是根据皮肤损害的表现来选择适当剂型的药物，现列表如下。

皮肤病局部治疗原则

皮肤损害	应选剂型斑	皮肤损害	应选剂型斑
斑疹	洗剂、软膏	鳞屑	软膏
疹丘	洗剂、乳剂	糜烂	溶液作湿敷、洗剂
水疱	粉剂、洗剂	溃疡	软膏、油剂乳剂
疱脓	洗剂、凝胶剂	结痂	酊剂硬膏
风团	洗剂	浸润	糊剂、软膏
结节	乳剂	皲裂	软膏

注：①一种皮肤病往往不是一种皮损表现，则所选剂型应以主要皮损而定。一般急性阶段应以湿敷为主，药物须温和，绝对避免刺激性药物；亚急性阶段应以洗剂、糊剂为主；慢性阶段则以糊剂、软膏为主。②有感染时应先控制感染，然后再针对原来疾病治疗。

中医辨证施治

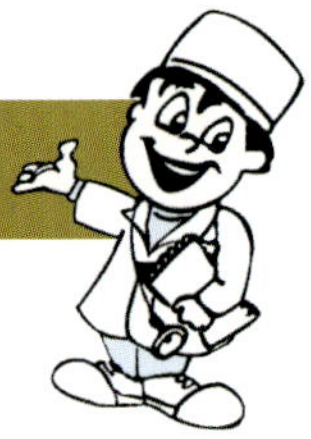

痒是皮肤病的一个主要症状。痒的情况不同，其病因及辨证施治原则也不同。

但是痒往往不是单一原因引起，常为两个或两个以上原因同起作用，如风、湿、热常同时存在，所以治疗时可根据这些原则配合治疗，如祛风、清热、利湿。

脱（过）敏疗法又称减敏治疗，或称特异性免疫治疗方法，是使病人通过口服或注射抗过敏药物、维生素类和各种钙剂等特异性抗原，促使体内产生相应的抗体，最终解除患者的过敏状态的一种治疗方法。常见药物如下。

(1) 维生素类：维生素 C (100 毫克／片)；针剂 (500 毫克／支) 可供静脉或肌内注射。

(2) 抗过敏药物：苯海拉明 (25 毫克／片)；非那根或称异丙嗪 (12.5 毫克或 25 毫克／片)；安其敏 (25 毫克／片)；扑尔敏 (4 毫克／片)；非那根针剂 (25 毫克／支)。

(3) 各种钙剂：静脉注射 10% 葡萄糖酸钙 10 毫升；静脉注射 5% 氯化钙或溴化钙 10 ~ 20 毫升。注意在注射时放慢速度，一般 10 ~ 15 分钟注完，不可漏在血管外。注射中可能发生全身灼热感、头昏、轻度恶心，甚至可发生呕吐等反应。

(4) 糖皮质激素类：强的松、地塞米松，肝功能不全者用强的松龙。一般剂量相当于强的松 30 ~ 60 毫克／日，3 ~ 5 日为一疗程，用药超过 1 周，则要逐渐减量。儿童剂量酌减。

(5) 硫代硫酸钠：静脉注射用。粉剂装 0.32 克或 0.64 克，需溶于 10 毫升注射用水内；亦有 10% 硫代硫酸钠 10 毫升装。

痒的中医辨证施治

病因	痒的情况	治疗原则	常用药物
风	痒无固定的部位，抓后有血，多为干性	祛风	防风9克，蝉衣3克，桑叶9克，荆芥9克，白蒺藜9克等
湿	常有出水，多为湿性	利湿	米仁9克，泽泻9克，苍术9克，茯苓皮9克，车前子9克(包)，六一散12克(包)等
热	皮色较红，灼热	清热	山栀9克，地肤子9克，川柏9克，野菊花6克，黄芩9克，白鲜皮9克，玄参9克，鲜生地50克等
血虚	病期较长，皮肤干燥、增粗、变厚、脱屑	养血	熟地9克，当归9克，白芍9克，首乌9克，鸡血藤9克等

第二节　常见皮肤病

冻疮

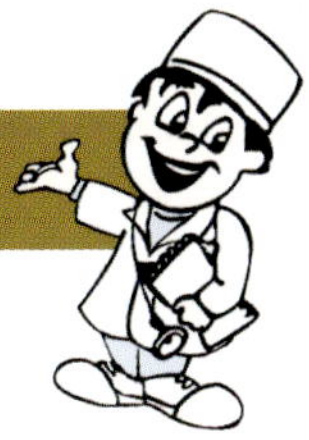

冻疮是由寒冷引起局部血液循环障碍所致的冬天常见病，主要患者群包括儿童、妇女及老年人。

诊断

1. 多发生手背、手指、足跟、足趾、耳朵等肢端或关节突出的部位。

2. 局部充血、肿胀，色鲜红到暗红，局部温度较低，并可发生水疱甚至溃疡。

3. 有发胀及痒的感觉，遇热后尤其胀、痒。溃破后则痛。

治疗

（一）草药单方

1. 萝卜皮煎水，还可稍加一些硫黄熏洗。

2. 茄子根、葱根适量，煎水熏洗手脚。

（二）其他

1. 蜂蜜猪油冻疮膏（蜂蜜 70 克，猪油 30 克混合而成），外涂，每日 2 ~ 3 次。

2. 未破溃时可用增加血液循环的药物，如辣椒酊，中药红灵酒（生当归 100 克切片，杜红花 50 克，花椒 50 克，肉桂 100 克切薄片；樟脑 15 克，细辛 15 克研细末，干姜 50 克切碎片，用 95% 酒精 1 千克，浸泡 7 日后用），还可用烧酒外擦，用冻疮软膏或使局部皮肤充血。

3. 已破溃者，按溃疡处理。

预防

1. 平常不要穿太紧的鞋袜，注意保温和干燥。

2. 加强体育运动以强身健体，增强耐寒能力。

3. 入冬前经常摩擦双手，或冷水及温水中交替浸泡并在浸泡后按摩，还可常用辣椒水洗手以促进局部血液循环。

4. 冬病夏治，即在暑天里将捣烂的大蒜头晒热后搽在常患冻疮处，可起到预防冻疮复发的作用。

预防冻疮法

入冬前经常摩擦双手，特别是以前长过冻疮的地方，或在冷水及温水中交替浸泡，以此促进手部血液循环，达到预防冻疮的目的。

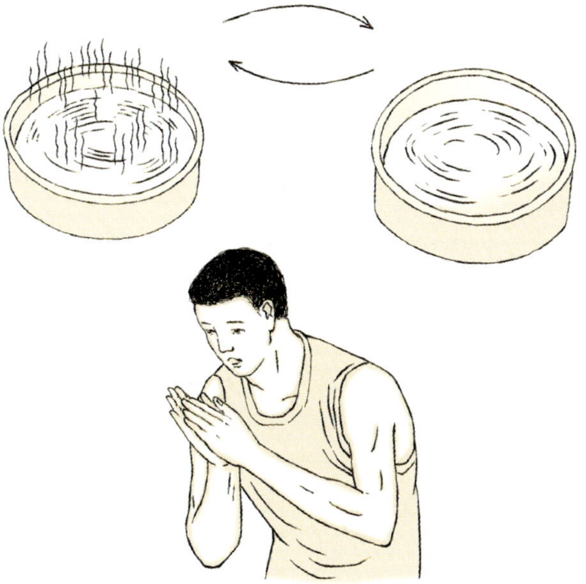

皲裂

皲裂，又称龟裂，是冬季的多发病，是由于冬季汗腺和皮脂腺的分泌减少、缺乏滋润及皮肤的其他疾患或职业上的关系，致使皮肤干燥而失去正常的弹性和伸展度，因机械作用而发生的裂开，主要发生在手足，长短、宽度、深度均不一，会出血、疼痛。

治疗

1. 热水浸泡20分钟后，用刀片刮去一些硬皮，再涂下列药膏。

(1) 复方苯甲酸软膏：水杨酸6克，苯甲酸12克，凡士林加至100克。

(2) 硫黄软膏、硼酸软膏或水杨酸软膏。

(3) 猪油和安息香以97 ∶ 3配成油脂。

(4) 疯油膏外搽，再加热烘10 ~ 15分钟。

2. 皲裂较浅、范围小者，可用贴橡皮胶法。

3. 草药单方

(1) 取黄柏、白蔹等量，先把这两种药材研成细末，再用花生油将之调成糊状，外用。

(2) 芝麻油100克，生地半两，黄蜡100克，凡士林50克。先把芝麻油放在小锅内烧开，然后加入生地块，待浓煎后，滤掉生地渣滓，再同时加入黄蜡、凡士林同煎，直至完全溶化为度，外搽。

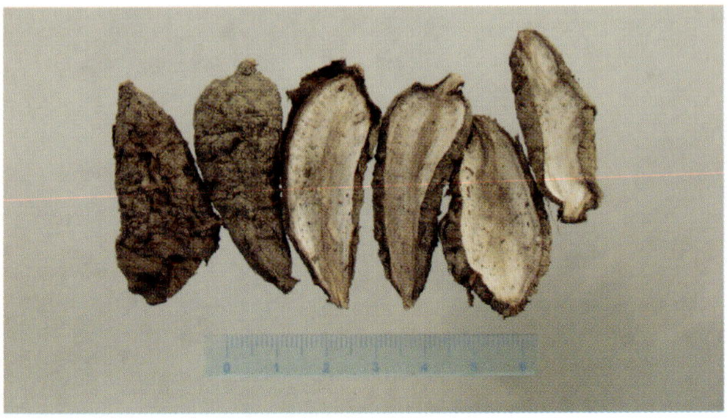

白蔹

预防

1. 尽量少用或不用碱性强的肥皂或药皂洗手。

2. 入冬前后经常用温水浸泡，再涂防裂膏、蛤蜊油或甘油（不用纯甘油，要加一半水）。

3. 积极治疗手足的其他皮肤病，如癣。

4. 采取适当的劳动保护措施。

湿疹

湿疹是最常见的一种急性或慢性的炎性皮肤病，主要表现为剧烈瘙痒、皮损多形性、对称分布、有渗出倾向、慢性病程、易反复发作等，任何年龄、任何部位都可能发生。湿疹的病因尚不十分清楚，一般认为与过敏或神经功能障碍等多种内外因素有关。

诊断

1. 湿疹一般演变过程如图所示。

各个阶段的损害可同时存在，构成了湿疹皮肤损害多形性的特点。

2. 根据病程及皮肤损害的不同，湿疹可分为急性和慢性两种。急性损害具有多形性，有复发和发展成慢性的倾向；慢性湿疹损害常为局限性，边缘较清楚，皮肤有显著浸润和变厚。

3. 阵发巨痒性，洗澡、饮酒、被窝过暖及精神紧张后瘙痒更严重。有时影响睡眠。

治疗

（一）西医治疗

1. 脱敏疗法及外用治疗原则，参阅皮肤病“概

湿疹演变过程

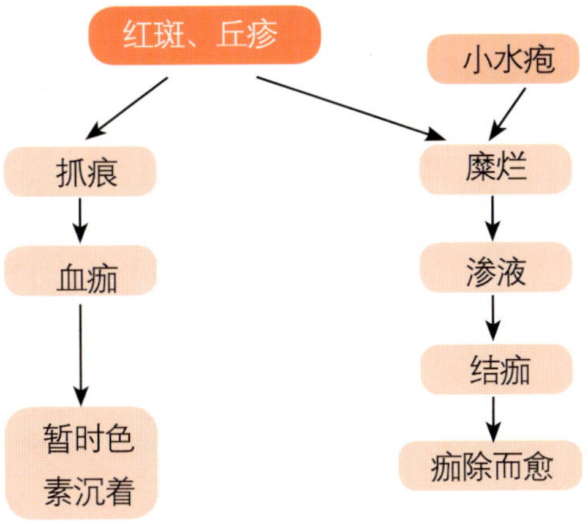

说”节。

2. 镇静剂，如利眠宁 10 毫克或冬眠灵 12.5 ~ 25 毫克，每日 3 次或睡前服。

3. 皮损广泛，急性发作，经其他治疗无效者，可用静脉封闭。

(1) 小剂量普鲁卡因静脉封闭（小静封）：普鲁卡因 40 ~ 50 毫克（或加维生素 C 0.5 克），加入生理盐水或 25% 葡萄糖水 20 毫升，静脉注射，宜缓注（注 10 ~ 15 分钟），每日 1 次，十次为一疗程。

(2) 大剂量普鲁卡因静脉封闭（大静封）：普鲁卡因 150 ~ 300 毫克，维生素 C 0.5 克，加入生理盐水或 5% 葡萄糖水 500 毫升作静脉点滴，宜缓滴（滴前最好服苯巴比妥 0.1 克，可减少反应），每日 1 次，十次为一疗程。

4. 外用疗法：根据皮损情况选择药物剂型。

(1) 有糜烂、渗出者：用 3% 硼酸溶液冷湿敷。

(2) 红斑丘疹无渗出者：用锌氧油，皮质激素类霜剂。

(3) 肥厚、苔藓样皮损者：用软膏酊剂或硬膏。

（二）草药单方

1. 急性湿疹：小蓟草、枯矾、氧化锌等量，研细粉，混合外用。

2. 慢性湿疹

(1) 苦楝根皮、乌桕树叶各适量，水煎外洗。

(2) 草 100 克，明矾 15 克，煎汤洗患处。或用梅树叶 200 克，煎汤内服。

(3) 榄核莲（一见喜）粉 30 克、甘油 100 毫升，混合外用治疗阴囊湿疹。

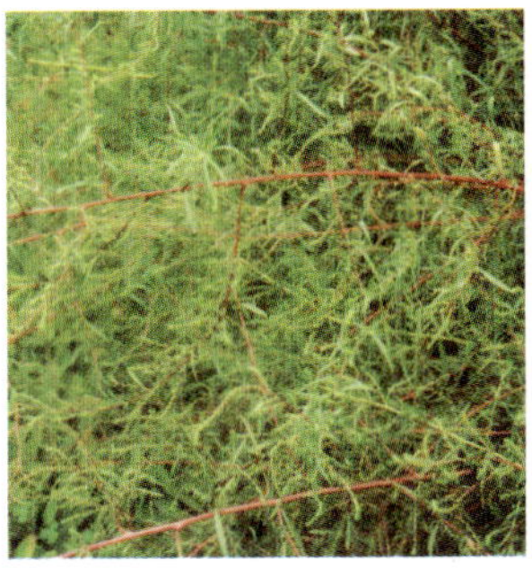
地肤子

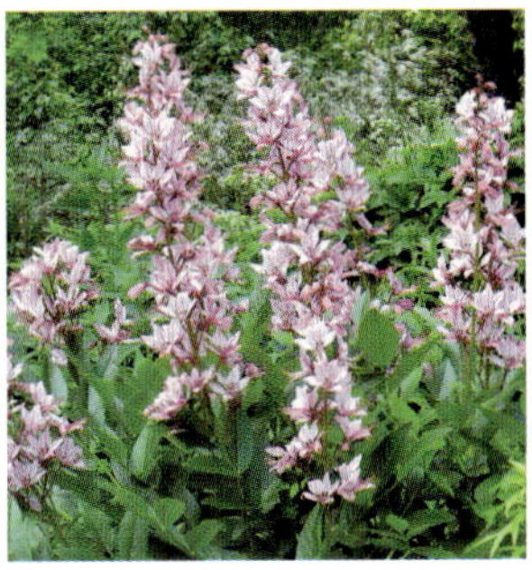
白鲜皮

（三）中医辨证施治

1. 内服

(1) 急性湿疹：治宜清热利湿。忍冬藤 50 克，连翘 9 克，苦参片 12 克，苍术 6 克，车前子 12 克（包），黄柏 9 克，茯苓皮 12 克，制大黄 9 克（便秘改生大黄 6 克后下），生甘草 3 克。也可根据皮肤病“概说”节的中医治疗原则选取其他药物配方。

(2) 慢性湿疹：养血为主。当归养血丸 9 克，分 2 次服，如为片剂，则每日服 3 次，每次 10 片。

2. 外洗方

(1) 高良姜 50 克，生百部 50 克，加水 2000 毫升，煎至 1500 毫升外洗，对阴囊湿疹较有效。

(2) 苦参 50 克，地肤子 50 克，白鲜皮 50 克，香樟木 50 克，可加适量食盐，煎汤外洗，或煎汤服两汁后，再煎第三汁作为外洗用（头两汁煎服时不用香樟木）。

3. 外用药

(1) 有出水者，可用野菊花煎水作湿敷。

(2) 微有出水者，可用青黛散加油调后外搽。

(3) 丘疹、小水疱者，可用青黛散，黄柏粉、碧玉散（六一散加青黛）干扑。

(4) 皮肤浸润肥厚者，可用青黛膏、疯油膏或湿疹膏（枯矾 20 克，熟石膏 20 克，雄黄 7 克，冰片 1 克，上药研碎过筛加凡士林 200 克调匀即成）。

预防

1. 避免任何形式的局部刺激，如搔抓、肥皂热水洗、用力揩擦及不适当的治疗等。

2. 忌食刺激性食物，如酒和辛辣食品等。

3. 避免精神刺激和过度紧张。

4. 在急性发作期，不宜做预防接种，婴儿患有湿疹时不能种牛痘。

荨麻疹

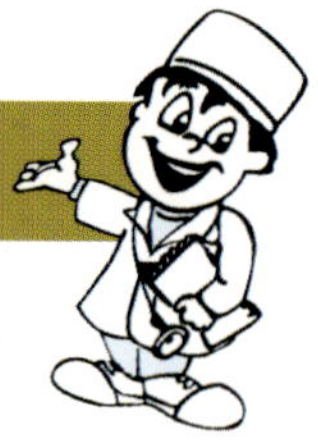

荨麻疹俗称风疹块，也是一种常见的过敏性疾病，吃了某种食物、药品，肚子里有蛔虫或其他过敏因素等都可引起荨麻疹。

诊断

1. 起病快，瘙痒明显，发作后短时间内可自行消退。一日可发作数次。

2. 皮损只表现为大小、形态不一的风团。若发生在睑、口唇等组织松弛部位并表现出特别明显的浮肿，此为血管神经性水肿。

3. 内脏可发生水肿，同时有胸闷、气急、腹痛、腹泻的表现，有时腹痛剧烈可误诊为急性腹痛。喉头水肿还可能会发生窒息。

4. 如皮损广泛，颜色特别红，全身症状(发热等)明显者，则可能是药物过敏引起，应详细询问病人在发作前有无服用药物及其他特殊食物史。

5. 本病一般发作 1 日或数日即愈，亦有反复发作者，经久不愈可转化为慢性荨麻疹。

治疗

1. 西医治疗

(1) 脱敏疗法 (见“概说”节)。

(2) 急性发作或用脱敏疗法无效者，可用盐酸肾上腺素 0.5 ~ 1 毫升皮下注射 (高血压、心脏病禁用)。口服麻黄素 25 毫克，每日 3 次 (高血压、心脏病禁用)。利血平 0.25 毫克，每日 3 次；或其他安定剂如冬眠灵等。

(3) 肠胃道症状明显者，可同时合用阿托品、普鲁本辛等解痉药。

(4) 喉头有水肿者，宜立即注射盐酸肾上腺素，并口服强的松或静脉滴注氢化可的松。

2. 耳后划刺或耳后静脉放血，每日 1 次。

3. 穴位注射：可用 0.5% ~ 1% 普鲁卡因穴位注射血海、风池、足三里、合谷，每个穴位注 0.6 ~ 1 毫升；或非那根 25 毫克，以注射用水 10 毫升稀释后，每穴注 0.5 ~ 1 毫升。

耳后划刺

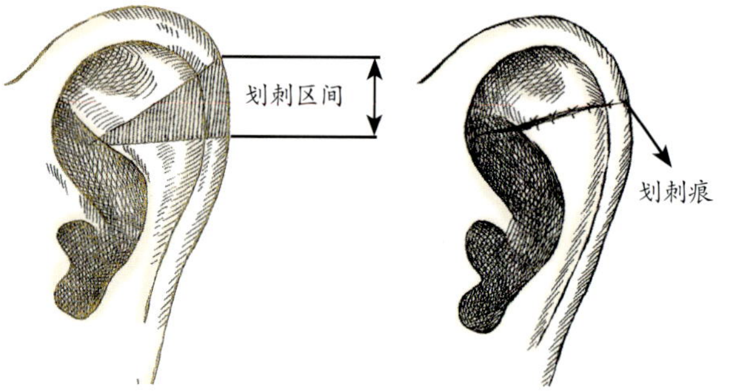

4. 草药单方

(1) 白英 15 克洗净切碎后，加两个鸡蛋煎成蛋饼服食。

(2) 乌桕树根或草 (拉拉藤) 适量，煎水暖洗。

(3) 生麻黄 3 克，乌梅肉 6 克，生甘草 9 克，水煎服，每日 1 剂。

(4) 苍耳茎、叶、子各等量，晒干研成粉末，每次服 3 克，上、下午各服一次，用开水调服，酌加蜂蜜或白糖。

5. 中医辨证施治

(1) 皮损色红，遇热易发，口渴、舌苔薄黄、舌尖舌边红者。荆芥穗 9 克，防风 6 克，黄芩 6 克，焦山栀 9 克，梗通草 3 克，桑叶 9 克，白鲜皮 50 克，苍术 4.5 克，制大黄 9 克。

(2) 皮损色淡，遇冷易发，舌苔白腻者。紫苏 12 克，橘皮 9 克，姜半夏 9 克，生甘草 3 克，桂枝 4.5 克，麻黄 4.5 克，赤芍 9 克，羌、独活各 4.5 克。

加减法：腹痛加广木香 3 克，炒槟榔 6 克；大便有寄生虫加乌梅肉 6 克，使君子肉 9 克，雷丸 6 克 (研粉吞)，苦楝根皮 50 克；大便秘结加生大黄 9 克 (后下)。

痒疹

痒疹是一组急性或慢性炎症性皮肤病的总称，多发于小孩，春夏季发病多，常与虫咬及其他过敏因素有关。

诊断

1. 剧烈瘙痒，多呈对称分布发于四肢、腹部及臀部，尤其是伸侧面，散在而不融合。

2. 皮损主要表现为风团样水肿性红斑，中央常有一小疱，大部为梭形，皮损较一致，如反复发作可成坚实的带褐色的丘疹。

3. 股淋巴结常可肿大，但无疼痛，亦不化脓。

4. 常因搔抓，皮肤抓破感染成脓疱、结痂，并有并发急性肾炎的可能。

5. 如损害不对称，成簇分布，形态不规则，家庭中有多人发病者，可能是虫咬所致。

治疗

(一) 西医治疗

1. 脱敏疗法 (见“概说”节)。

2. 皮损广泛、反复发作者可用下列方法。

(1) 静脉封闭疗法：见“湿疹”节。

(2) 沙利度胺 (反应停)25 毫克 / 次，口服每日 2 ~ 3 次。因易致畸胎，孕妇禁用。

(3) 氯喹 0.125 ~ 0.25 克，口服，每日 1 ~ 2 次。

3. 外用止痒药物，首选洗剂。

4. 在洗剂中添加 5% ~ 10% 的硫黄可预防继发感染。

(二) 草药单方

1. 紫苏加生姜煎汤外洗。

2. 鲜百部根折断，用断面擦。

(三) 中药治疗

可根据皮肤病概说“中医辨证施治”节中的原则配伍选方。

预防

1. 除害灭病：讲究卫生，消灭虫害。

2. 一旦发生瘙痒切忌乱抓，以防继发感染而并发急性肾炎。

接触性皮炎

当皮肤黏膜接触到化纤衣着，化妆品、药物等外界物质，有时候会发生瘙痒或烧灼感等急性皮炎症状，接触部位有鲜明的边缘损害，轻者表现为水肿性红斑，较重者有丘疹、水疙甚至大疱，严重时则可有表皮松解，甚至坏死，若不及时诊治可能转化为湿疹样皮炎。

病因原理

1. 原发性刺激：指皮肤不能忍受的物质，如酸、碱等化学物质，任何人接触均会发生皮肤病。

2. 过敏原：一般包括生漆、农药、磺胺噻唑软膏、伤膏药、清凉油及碘酒等致病物质，少数人对这些物质过敏，便因此引起过敏性皮肤反应。

诊断

1. 病起突然，有一定的接触史。

2. 发生部位就在接触刺激物处，边界清楚。如接触到的是一种气味 (如生漆)，则损害发生在面部、颈部及四肢远端等暴露部位。

3. 皮损常表现为红斑、水肿、密集丘疹或水疱，表现较一致。

4. 致病原除去后数日至十余日即可自愈。

治疗

1. 局部对症治疗：红斑、丘疹为主者可用青黛散或炉甘石洗剂；如肿胀明显，密集水疱或有出水的，则应用野菊花溶液或 3% 硼酸水做湿敷。

2. 脱敏疗法（见“概说”节）。

3. 颜面肿的可用新针疗法：针阳白、合谷，中度刺激。

4. 草药：鲜紫花地丁 200 克，洗净，捣烂取汁，搽患处。

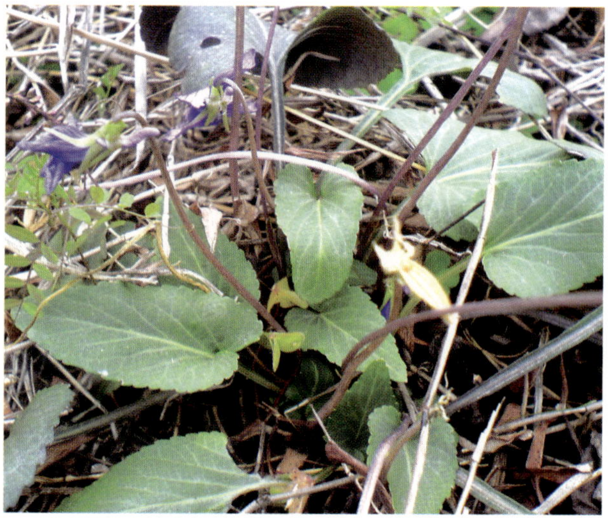

紫花地丁

预防

1. 一旦发生后应尽量找出致病物质，并告知病人以后不能再次接触。

2. 如为原发性刺激则应加强劳动保护及遵守操作规程。

药物性皮炎

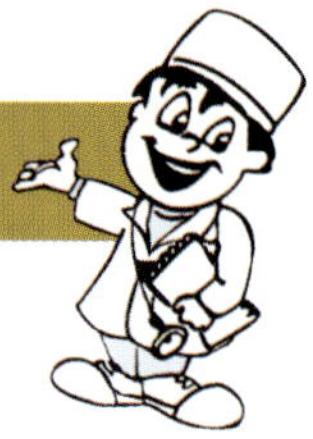

药物性皮炎简称药疹，指药物通过口服、注射、吸入、滴入、栓剂（肛门或阴道栓）由皮肤或黏膜吸收进入体而引起机体的一种皮肤黏膜炎症的反应，对人体的危害很大。应及早诊断，及时停药，早期治疗，绝大部分患者是容易治愈的，否则可能造成严重的后果，甚至死亡。

几乎所有的药物都有可能引起皮炎，但药物性皮炎主要是药物过敏引起的，与药物中毒还有很大的不同。

诊断

1. 皮疹蔓延快而广泛，作对称和全身分布。发病突然。

2. 皮疹表现常无特异性：即同一药物在不同人身上可引起不同的皮疹；不同的药物又可引起相同的皮疹。皮疹常是模仿其他各种皮肤病的皮疹表现，但颜色特别红。最常见的皮肤表现为麻疹样及猩红热样的皮疹（很像麻疹或猩红热的皮疹，但不是真正的麻疹或猩红热），其次是荨麻疹。

3. 往往同时伴有发热、头痛、恶心、乏力、胃口不好等全身症状。严重者有高热、黄疸、肾炎、颗粒性白细胞减少等内脏损害表现。

4. 几种特殊类型的药物皮炎

(1) 固定性红斑，又称固定性药疹。引起此类皮炎的药物主要是磺胺类、退热止痛剂、安眠药及解痉药四种，发病部位局限于口腔、肛门、生殖器附近皮肤黏膜交界处，以及肢体或躯干的某些部位。以红斑开始，可出现水疱、糜烂。愈后留有明显的色素斑。如以后再发，则在第一次发过的部位肯定仍发，并还可有新的出现，故名固定性红斑。

(2) 剥脱性皮炎：这是一种常严重危及生命的药物皮炎，潜伏期较长，如系第一次用药，潜伏期约 20 日。发作时面及四肢肿胀较明显，且有渗液、结痂，以后全身皮肤即发生大片的脱落，全身症状突出，常有严重的内脏损害及其他并发症，病程较

鉴别药物过敏与药物中毒

药物过敏	少数具有过敏体质的人按正常的用法、用量接受治疗药物后，发生的一些异常的反应，过敏与药品的性质有很大关系，有一定的潜伏期
药物中毒	指药物引起的生理、生化功能的紊乱和结构的病理变化，与药品的剂量有很大的关系，可发生在任何人身上，且表现性质相同的中毒症状，一般无皮疹表现，无潜伏期。需要注意的是，有时候药物过敏和药物中毒两者可能同时存在

长，但这种皮炎也较少见。

治疗

1. 多饮开水或注射高渗葡萄糖以增加排泄，并严密观察皮损变化及全身情况。

2. 脱敏疗法。局部治疗视情况而定(见“概说”节)。

3. 经过一般处理效果不好的严重者或剥脱性皮炎病人，应给予激素治疗，剂量成人为每日强的松30毫克(6片)或以氢化可的松100 ~ 200毫克加5%葡萄糖溶液500毫升静脉滴入，待病情好转后逐步减量。有条件最好住院治疗。

单纯疱疹

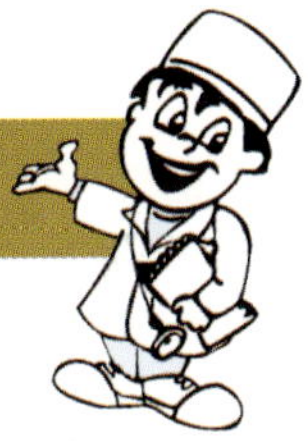

单纯疱疹由单纯疱疹病毒所致的病毒性非传染性皮肤病，在中医上称为“热疮”。

诊断

1. 皮损常为一群或数群密集的小水疱，自觉灼热，有痒感。

2. 多发生于口腔、鼻、眼周围和外生殖器部位等皮肤黏膜交界处。

3. 病程约1周，可自愈，但常反复发作。

治疗

一般不需全身治疗，局部可每日搽炉甘石洗剂多次或青吹口油膏、1%龙胆紫，每日2次；如结痂后可用5%白降汞软膏或金霉素眼药膏外涂。痂除后即愈。

带状疱疹

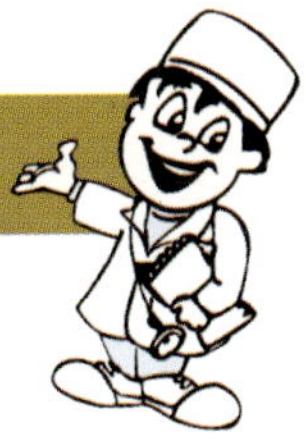

带状疱疹是由水痘带状疱疹病毒引起的急性炎症性皮肤病，在中医上被称为“蛇丹”或“缠腰火丹”。主要表现为簇集水泡，沿一侧周围神经呈群集带状分布，伴有明显神经痛。初次感染表现为水痘，以后病毒可长期潜伏在脊髓后根神经节，免疫功能减弱可诱发水痘带状疱疹病毒可再度活动，生长繁殖，沿周围神经波及皮肤，发生带状疱疹。

诊断

1. 发病突然，或先有痛感再有皮损。

2. 皮损为成簇之小米到绿豆大小的丘疹或水疱。疱壁紧张，内容较清，亦可为血疱或脓疱。几簇水疱呈带状排列，簇与簇之间的皮肤正常。

3. 均为单侧性，并与神经的走向一致。常见的发病部位为肋间神经、三叉神经分布的部位。若损害侵犯三叉神经第一枝的，还会影响到眼结膜或角膜。

4. 自觉痛或痒。痛的性质如神经痛，年龄越大痛势越明显。

5. 病程一般在 2 周左右。但少数病例在皮损消退后神经痛的症状还延续很久。

治疗

1. 局部治疗：以干燥保护为主，可外用炉甘石洗剂或青黛散干扑，水疱不宜挑破。

2. 止痛剂：常用的为布洛芬、炎痛喜康、强痛定。

3. 镇静剂：冬眠灵、利眠宁，可加强止痛作用。

4. 维生素：维生素 B1 口服 10 ~ 20 毫克，每日 3 次，或肌内注射 100 毫克，每日 1 次；维生素 B1，肌内注射 0.1 ~ 0.2 毫克，每日 1 次。

5. 抗病毒治疗：病毒唑，每日 15 ~ 30 毫克 / 千克，分 2 次，肌内注射或静脉滴注；或阿昔洛韦，每日 10 ~ 15 毫克 / 千克，分 3 ~ 4 次，静脉滴注，病情轻者可以口服。

6. 免疫调节剂：聚肌胞、胸腺肽、干扰素等选择一种。

鸡眼、胼胝（老茧）

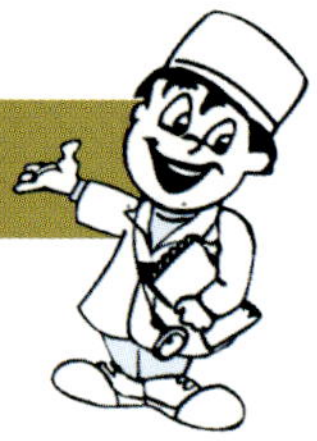

诊断

1. 诱发因素为经常受压、摩擦、穿鞋不适、足畸形、长途步行。

2. 多发生于脚底、足趾、足跟等部位，受压或走路时有痛感。

3. 皮损为局限性的皮肤发黄、增厚、发硬，有一尖端向内的中心者为鸡眼，无中心仅是一片增厚、发硬的为胼胝。

治疗

1. 经常在温水中浸后修剪。

2. 鞋子不宜太紧。

3. 外用千金散、苦参子肉或鸡眼膏。

4. 鸡眼可手术切除。

第十三章

眼 科

眼睛是人体的重要器官，是我们了解世界的“一扇窗户”，每个人都想有一双明亮的眼睛。然而，随着科技的高速发展，生活节奏的加快，人们经常看电视、上网、读书、看报等。再加上环境污染、营养失衡、不注意用眼卫生等，很多人都患有不同程度的眼病。因此，我们应该从现在做起，了解我们的眼睛，保护我们的眼睛。

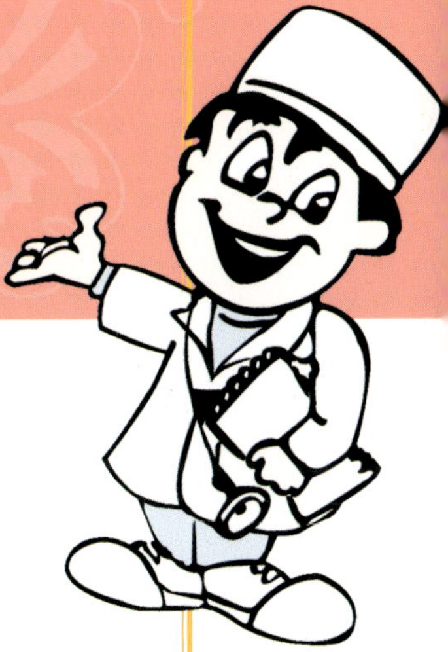

第一节 眼睛的结构

眼睛是由眼球和附属器两个部分组成。

眼球

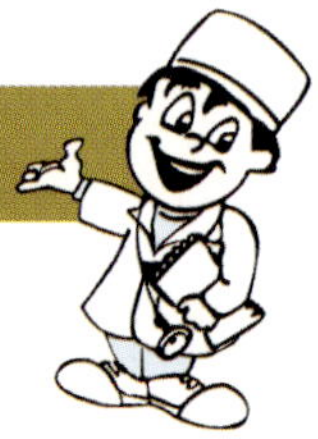

眼球好像一只橘子，由外壳和内容物组成。

眼球外壳

分为外、中、内三层。

（一）外层

1. 角膜：在眼黑前面，是一层透明膜。

2. 巩膜：也就是眼白部分，呈不透明。

（二）中层

有着丰富的血管，好像一颗紫葡萄，也称为葡萄膜。它又分为前、中、后三部分。

1. 前部是虹膜，俗称黑珠，中央有小孔，称为瞳孔。虹膜又把角膜与晶状体之间的空腔分为前房和后房，中间有房水。

2. 中部是睫状体，前端和虹膜根部相连。

3. 后部是脉络膜，是一层色素膜，在睫状体后面。

（三）内层

称视网膜，与葡萄膜相连，有着丰富的神经细胞。在视神经入口处，为视神经乳头，其颞侧有一凹陷，名为黄斑部中心凹。

眼球的内容物

1. 房水：容于前后房内，由睫状体产生。

2. 晶状体：在虹膜后面，是一块双凸面的弹性透明体。

3. 玻璃体：胶汁样的透明体，容在晶状体后面的空腔内。

眼的附属器

1. 眼眶：是容纳眼球、眼外肌，血管神经、泪腺、脂肪组织的骨质空腔。

2. 眼外肌：共有六条，均附着在眼球及眼眶壁上，影响着眼球的运动。

3. 眼睑：俗称眼皮，边缘长有睫毛，上下眼睑两端交接处，靠近鼻梁的称内眦，靠近太阳穴的称外眦，上下眼睑内眦突起的地方，各有一个小孔，称泪点。

4. 结膜：是一层透明膜，覆盖于眼睑内面的称睑结膜，在眼白表面的叫球结膜，两结膜之间联系的部分是穹窿部结膜。

5. 泪器：分为泪腺和泪道两部分。

(1) 泪腺：位于眼眶的外上方，有上泪腺和下泪腺，分泌泪液，湿润眼球。

(2) 泪道：是由泪点、泪小管、泪囊、鼻泪管等部分组成。

第二节 常见眼病

沙眼

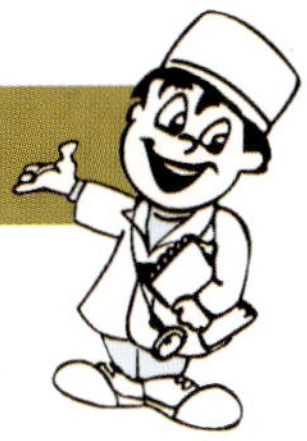

沙眼是由沙眼衣原体引起的迁延性结膜炎症。沙眼是十分常见的眼科疾病，具有很强的传染性，可通过手、眼接触，苍蝇或者带菌物品等进行传染。中医上称为“椒疮”或“粟疮”。

诊断

1. 上睑穹窿部结膜表面粗糙，结膜血管模糊，滤泡和乳头同时出现。后期，睑结膜出现白色的瘢痕组织。

2. 早期，症状不太明显，仅感到眼睑微痒。后期，病情逐渐加重，有疼痛、异物感、怕光、流泪、分泌物增多、视物模糊等。

3. 重症者由于瘢痕收缩，可以并发内翻倒睫、角膜溃疡、角膜薄翳等症，导致视力减退，甚至失明。

治疗

1. 使用抗生素眼膏搽眼，每日 2 ~ 3 次。

2. 用 0.5% 四环素眼药水或其他抗生素眼药水滴眼，每日 3 ~ 4 次。

3. 滤泡较多者，可将乌贼骨削成扁圆条状，一端磨成铅笔头状，消毒后，蘸上黄连素粉，将滤泡擦破，俗称“刮沙眼”。

4. 并发症的处理，参阅有关章节。

预防

沙眼的危害性很大，常可引起视力减退而影响正常的生活。沙眼的传染性很强，主要通过接触传染，所以不要同沙眼患者合用一条毛巾或手帕，不用脏手揉眼。同时对沙眼患者应采取积极的治疗措施，力争早日治好沙眼。

角膜炎

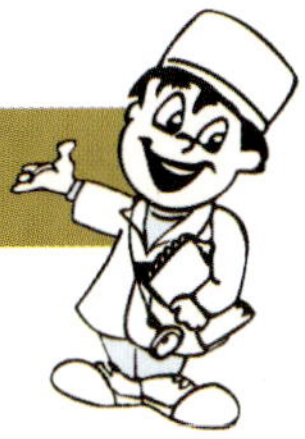

角膜炎是由病毒或细菌感染引起的角膜组织炎症，俗称上星和长翳，中医学属聚星障和花翳白陷范围。如果角膜组织遭到破坏，可以形成不透明的白色瘢痕，称云翳或白斑，影响视力。角膜炎有浅层点状角膜炎及溃疡性角膜炎两种。

诊断

（一）浅层点状角膜炎

患者会怕光、流泪、视物模糊。有不同程度的睫状充血，越近角膜边缘，充血现象越明显。角膜上有灰白色的细小浸润点 。浸润点多能吸收，不留痕迹。

（二）溃疡性角膜炎

1. 角膜上可见灰白、带黄色的单个或多个点状、条状、片状混浊。患者有怕光、流泪、疼痛，及轻重不等的睫状充血。严重时可出现虹膜反应，如瞳孔缩小，前房积脓等。

2. 用 1% ~ 2% 红汞液滴眼，再用硼酸溶液冲洗后，着色处即是溃疡面。

3. 如果角膜损害仅在浅层，治愈后会不留痕迹；如果角膜损害严重，治愈后会留有瘢痕，成为角膜薄翳或斑翳。

治疗

1. 眼内用药

(1) 用 0.5% 四环素眼药水（其他抗生素眼药水均可选用）点眼，每 2 小时一次。或用抗生素眼膏涂眼，每日 3 ~ 4 次。

(2) 角膜溃疡在急性期，忌用可的松眼药。

(3) 有虹膜反应者，必须用 1% 阿托品眼膏或溶液扩瞳，防止粘连。

2. 取猪胆汁用文火熬膏，加入冰片少许，候冷，点入眼内。

3. 苍耳子 9 ~ 15 克，煎汤服。

4. 中药

(1) 浅层点状角膜炎：病属肝经风热，治以散风泄热。羌活、防风各 9 克，大青叶、蒲公英各 15 克，车前草 50 克。

(2) 溃疡性角膜炎：病属风热上攻，火郁血瘀，

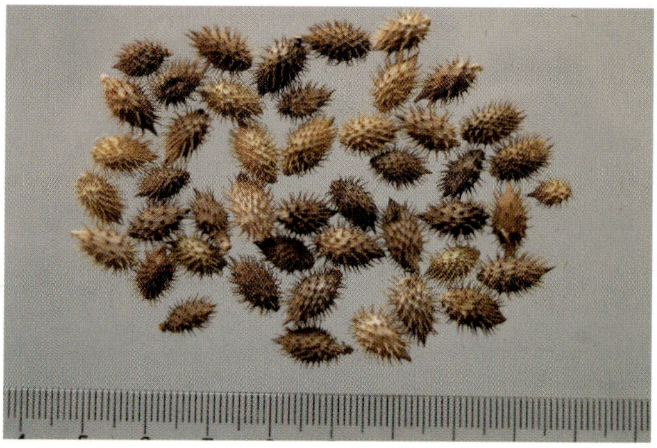

苍耳子

治以散风、清热、活血。取羌活、防风各 9 克，苍术、黄芩各 9 克，丹参 15 克，赤芍 12 克，蛇蜕、蝉蜕各 9 克，车前草 50 克（前房积脓，加生石膏 50 克）。

5. 局部热敷，加速血液循环，同时有止痛消肿等辅助作用。

预防

积极治疗沙眼、结膜炎、泪囊炎等其他眼病，以及避免角膜外伤，对于预防角膜炎的发生有很大的作用。

结膜炎

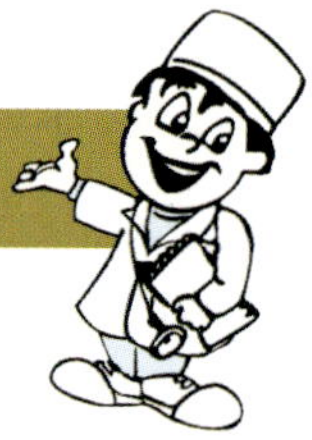

结膜炎是因为结膜经常与外界接触，受到外界的各种刺激和感染而引起的疾病。结膜炎主要分为急性结膜炎和慢性结膜炎两种。

急性结膜炎

急性结膜炎是由细菌感染引起的急性传染性眼病，俗称红眼或火眼，在中医上属天行赤眼范围。

（一）诊断

1. 结膜充血：越近穹窿部结膜充血越明显。血管弯曲不规则，呈网状。

2. 有多量黏液或脓性分泌物，附着于睑缘，所以晨起不易睁眼。

3. 轻者有痒、灼热和异物感；重者有怕光流泪及眼睑重垂。如有疼痛应注意角膜是否蔓延到眼内。

4. 有时还可以在球结膜或角膜缘出现圆形疱疹。

5. 应与睫状充血相鉴别。

（二）治疗

1. 西药

(1) 细菌性结膜炎，可滴用抗生素眼药水，每 2 小时一次，睡前用红霉素眼膏搽眼。

(2) 过敏性结膜炎和病毒性结膜炎，抗生素治

疗无效，过敏性结膜炎，口服抗组胺药可以止痒和缓解刺激症状，也可用皮质类固醇眼药水。

(3) 疱疹病毒性结膜炎，则绝对不要滴用皮质类固醇眼药水，其可能使病情加重，可试用 0.1% 酞丁安或阿昔洛韦眼药水。

(4) 如果分泌物多时，可用冷开水、生理盐水或硼酸水冲洗，不能进行包扎。

2. 草药单方

(1) 外用：大黄一片，浸乳敷眼；将白芨用人乳磨汁滴眼均可。或用新鲜野菊叶 50 克煎成浓汤，澄清后洗眼。

(2) 内服：浮萍、野菊花叶、银花、十大功劳叶(枸骨叶)任选一种，每用 24 ～ 50 克，水煎服。

3. 中药：证系肺经风热壅滞，治以散风清热。羌活、防风各 9 克，赤芍 9 克，蒲公英 50 克，黄芩 9 克，车前草 12 克。

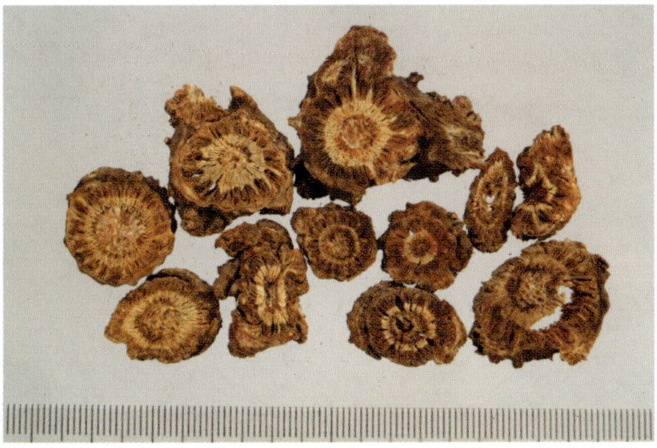

羌活

加减法：热重加山栀 9 克，生大黄 6 克(后入)；风重加杭菊 9 克，薄荷 6 克(后入)；有疱性结膜炎加苍术 9 克，川朴 6 克，陈皮 9 克。

慢性结膜炎

慢性结膜炎是一种常见的慢性眼病。由于急性结膜炎没有彻底根治，或因风尘刺激、饮酒过度，以及其他眼部疾病的刺激所引起。

(一) 诊断

1. 结膜轻度充血，并有少量黏性黄色分泌物，发病久后，可见睑结膜肥厚粗糙。

2. 自觉眼痒、异物感、干燥多瞬、视物易感疲劳等。

(二) 治疗

1. 用 0.5% 硫酸锌眼药水滴眼，每日 3 次。

2. 氯霉素眼药水滴眼，每日 3 ～ 4 次；同时配合去除其他的致病因素，如矫正屈光不正等。

3. 每日内服二妙丸 9 克，或用苦胆草片，每日 3 次，每次 6 片。

(三) 预防

1. 结膜炎主要是因为接触患眼分泌物而引起传染，所以要注意用眼卫生。

2. 对患者的毛巾、手帕应进行消毒，防止传染。

诊断

青光眼

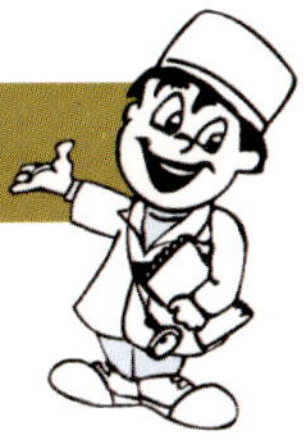

临床上，青光眼可分为急性青光眼和慢性青光眼两种。根据发病原因，单独发生的眼球内压增高是原发性青光眼；由其他眼病引起的眼压增高，是继发性青光眼。

诊断

(一) 急性充血性青光眼

1. 发病急，眼压迅速增高。触摸眼球，感到十分坚硬。用眼压计测定，发现眼压高于正常值(正常值为 15 ～ 25 毫米汞柱)。

2. 视物发糊，看灯光周围有彩色圈，也叫作虹视。随着病情发展，视力迅速减退，甚至失明，称为绝对性青光眼。

3. 常常会出现眼痛、头痛，甚至恶心呕吐的症状，往往误诊为其他内科疾病。因此，头痛、眼痛较剧者，应注意是青光眼。

(二) 慢性青光眼

1. 发病缓慢，眼压逐渐升高，常可在没有明显症状的情况下逐渐失明。当发现视力逐渐减退，眼球便得坚硬时，就要考虑是青光眼。

2. 眼压较高时，可有轻度头痛和眼部酸胀。

3. 青光眼晚期除了视神经乳头萎缩凹陷外，也会出现瞳孔扩大和角膜混浊。

治疗

(一) 急性青光眼

1. 西药：甘油 30 ~ 60 毫升（每千克体重 1 ~ 1.5 毫升），加等量的生理盐水，每日 1 次口服。或内服醋氮酰胺 250 毫克，每日 3 次，每次 1 片，症状控制后，可逐步减量。

对重症患者，可用静脉滴注 20% 甘露醇溶液 250 ~ 500 毫升 / 次降压。4 β－阻滞剂眼药水：通常可控制开角型青光眼，β－阻滞剂可减少房水产生，如 0.25% 或 0.5% 噻吗心胺眼药水，1 滴 / 次，1 ~ 2 次 / 日。

2. 缩瞳剂：1% 毛果芸香碱液滴眼，每 1 ~ 2 小时一次。亦可用毒扁豆碱眼膏，每日 3 次。

3. 经上述治疗，眼压不降低者，需进行手术治疗。

(二) 慢性青光眼

1. 用 1% 毛果芸香碱液滴眼。

2. 吞服鲫鱼胆，每日 2 次，每次 1 ~ 2 颗。

3. 中药：证属肾阴不足，肝阳偏亢，治以益肾平肝为主。

生地、熟地各 12 克，夏枯草、黄芩各 9 克，女贞子 9 克，五味子 6 克，珍珠母、生牡蛎各 50 克。并应依据患者的全身状况和眼部病情，加减变化。

(三) 继发性青光眼

首先应当除去病因，然后再设法降低眼压。

白内障

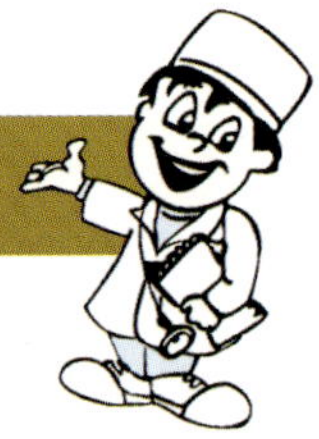

白内障是由于新陈代谢或其他原因发生晶体全部或部分混浊，而引起视力障碍的眼病，中医属圆翳内障。

诊断

1. 先天性白内障：常见于婴幼儿，生下来即有。晶状体混浊可能不是全部，也不会继续发展，对视力的影响决定于混浊的部位和程度。

2. 外伤性白内障：由于晶状体囊穿破或爆裂而引起，前者是穿孔性外伤，后者是迟钝性外伤的后果。

3. 并发性白内障：是由严重的虹膜睫状体炎、绝对性青光眼、化脓性角膜溃疡及糖尿病等疾病引起的。检查时除晶体混浊外，还可有其他异常，如角膜混浊、虹膜粘连等。

4. 老年性白内障：常常是两眼进行性的视力减退。多发于年龄在 45 岁以上的人群，检查时看见瞳孔内有灰白色混浊，没有其他异常。

治疗

1. 中药：明目地黄丸或磁硃丸，每日 9 克。

2. 手术治疗。

第十四章

耳鼻咽喉口腔科

耳鼻咽喉疾病、口腔病的诊断及治疗在很大程度上依赖于临床体征的表现识别，所以迅速查到与病情有关的关键问题、及时治疗才是治愈疾病的关键。

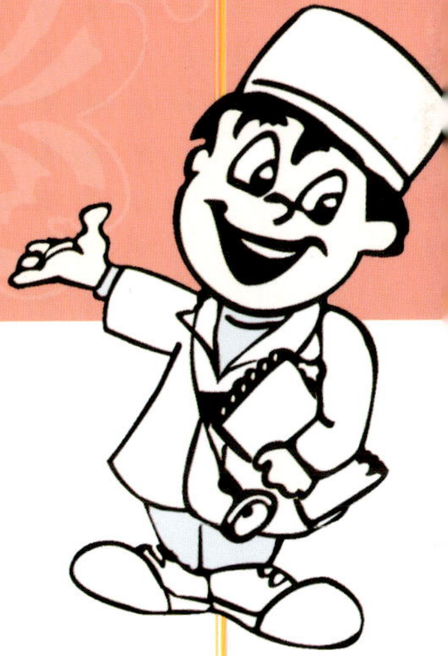

第一节　耳鼻咽喉的简单结构

耳

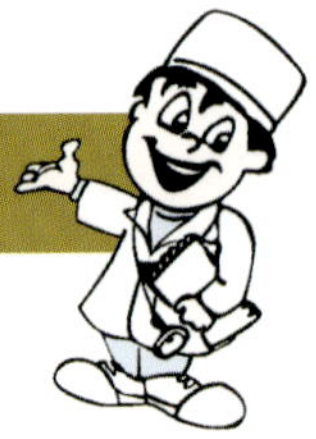

耳分外耳、中耳与内耳三部分。

(1) 外耳：由耳郭与外耳道组成。耳廓除耳垂外，完全为一软骨骨架，皮肤与软骨紧密结合一起。外耳道系从耳朵口向内的一条管道，其底为鼓膜，鼓膜之内即为中耳。

(2) 中耳：主要为一鼓室。鼓室内有听骨，声波自外耳道进入，通过鼓膜之振动和鼓室内听骨之传导达内耳。

(3) 内耳：因结构复杂又称“迷路”。内耳主要由前庭、半规管及耳蜗三部分组成，负责平衡觉及听觉。

鼻

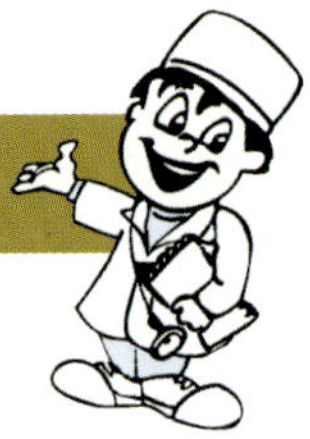

1. 外鼻：呈椎体形。其底为前鼻孔，外侧称鼻翼，由软骨组成。前鼻孔之内有皮肤、皮脂腺，鼻毛部分称鼻前庭。

2. 鼻腔：左右鼻腔被鼻中隔所隔开，其后方通过后鼻孔和鼻咽部相通；其侧壁为上、中、下三个鼻甲，其中下鼻甲最大，通常掀起鼻尖在鼻腔口看到的一个红色组织即为下鼻甲。每个鼻甲的下部即为相应的上、中、下三个鼻道。鼻甲与鼻中隔之间的空隙称总鼻道。中鼻甲与鼻中隔之间的空隙称嗅沟。

3. 副鼻窦：为颜面骨的一些含气空腔，开口于鼻腔，其黏膜与鼻腔黏膜相连续。副鼻窦每侧有 4 个，即上颌窦、筛窦、额窦、蝶窦。其中以上颌窦为最大。

咽

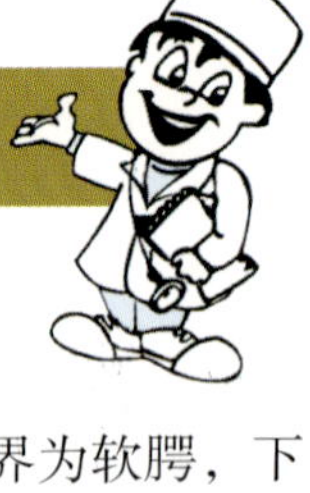

咽腔为呼吸道和消化道的上部，似一漏斗，上宽下狭，下端与食道连接。咽腔向前开口于鼻、口、喉，由上到下可分力鼻咽部、口咽部和喉咽部三部分。

1. 鼻咽部：前方开口于鼻腔。上界为颅底，下界为软腭。

2. 口咽部：前方开口于口腔。上界为软腭，下界为会厌的上缘。口咽部侧壁的淋巴组织是扁桃体，其前方为舌腭弓 (前柱)，后方为咽腭弓 (后柱)。

3. 喉咽部：前方开口于喉头。其上界为会厌，下界为环状软骨的下缘。

喉

喉位于颈的前上方，上连喉咽部，下连气管，由数块软骨构成。其中突于喉腔内的一对黏膜皱襞是声带。

第二节 耳病

聋哑

由于患麻疹、流行性脑脊髓膜炎、流行性乙型脑炎等疾病丧失听觉，因此不能学习语言；患中耳炎或链霉素、奎宁等药物中毒引起的单纯耳聋；因发音器官的异常（如悬雍垂与软腭粘连、舌系带过宽等）；外耳道闭锁或内耳发育不全等先天性原因；以上这些因素都会引起聋哑。有一定的听力或能讲极简单的少数语句者，是不完全聋哑。

治疗

（一）语言训练

1. 基础：巩固听力，可实施背面教学方法。
2. 关键：掌握发音，注意由简到繁的语言训练，可分声带振动、鼻音练习、舌体操、运气练习、校音几个步骤来训练。

（二）预防

1. 积极防治急性传染病及中耳炎。
2. 切忌滥用药物，要严格掌握药物剂量。

外耳道疖、外耳道炎

外耳道疖、外耳道炎常因挖耳或浸水后外耳道上皮细胞损伤继发感染所致。外耳道疖是局限性外耳道毛囊或皮脂腺感染；外耳道炎是外耳道皮肤或皮下组织呈弥漫性炎症。

诊断

1. 患者有不同程度耳痛，咀嚼时更痛。
2. 以指压耳屏或牵引耳郭，则患者疼痛加剧（这是与急性中耳炎最简易的鉴别方法）。
3. 检查耳，发现有局限性隆起小疖为外耳道疖；弥漫性红肿、充血者为外耳道炎。
4. 严重时可引起耳前或耳后脓胀。
5. 若疖肿溃破，则有限液流出。

治疗

1. 局部热敷。

2. 西药滴耳药：外耳道疖用 10% 鱼石脂甘油；外耳道炎用 1% ~ 2% 酚甘油或 4% 硼酸酒精。

3. 疖成熟者宜做切开排脓（可略加冰冻麻醉或表面麻醉）。

4. 疖肿已破溃或外耳道炎有分泌时，应常用棉花棒浸 3% 双氧水清洗脓液，再滴消炎耳剂 (0.5% 氯霉素溶液、1% 新霉素溶液或 4% 硼酸酒精等。“眼病”章几种眼药水亦可应用)。

5. 新鲜野菊叶 50 克，煎浓汤，澄清后滴耳。

6. 外耳道疖靠近耳道口处可外敷红膏药。

7. 如肿胀明显者可内服解毒消炎丸、银黄片或应用青霉素及磺胺类。

8. 手术

(1) 手术器械：尖头手术刀一把，纹式血管钳一只，眼科无齿镊一把。

(2) 术前准备：以 1% 苯扎溴铵消毒皮肤。

(3) 麻醉：不用麻醉或 1% 普鲁卡因局部浸润或针刺合谷穴。

手术方法

1. 选择疖肿波动明显处做纵形切口，排尽脓液。

2. 切口内放置小橡皮引流条引流，外加纱布覆盖。

注意事项

必须做纵形切口，不可做横形或环形切口，直到控制感染。

术后处理

应保持切口处的引流通畅，每日换药，更换引流条，清除肉芽脓液直至脓液排尽，直到控制感染。

预访

少挖耳；耳道浸水后应及时清除耳道积水。

化脓性中耳炎

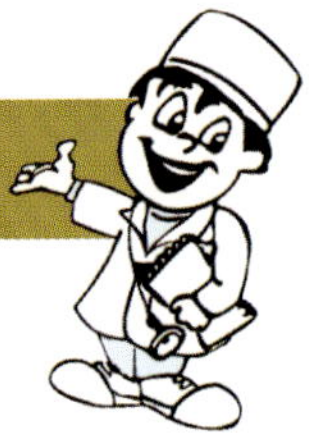

上呼吸道感染、流行性感冒、急性呼吸道传染病等鼻腔炎症的细菌或病毒通过耳咽管，或者外界细菌、病毒直接通过陈旧性穿孔的鼓膜进入中耳，引起的中耳化脓性炎症，这就是化脓性中耳炎。

急性化脓性中耳炎

急性化脓性中耳炎是由于细菌进入鼓室引起的化脓感染，常累积中耳其他部位，多发于儿童。

（一）诊断

1. 患者有不同程度的耳痛。感染轻者为阵发性耳痛；严重者则成剧烈性跳痛。幼儿因不能主诉，常哭闹，烦躁不休。

2. 发热：严重的可高达 40℃，特别小儿不明病因的高热，有可能就是急性化脓性中耳炎在作怪。

3. 患者常感到耳鸣、听力减退等听力障碍，但常被耳痛症状所掩盖。

4. 鼓膜穿孔后则有大量脓液流出，以上症状可逐步减轻。

5. 局部检查：鼓膜出现急性充血。穿孔后则有搏动性脓液涌出。

6. 危险时可出现耳后肿痛、头痛、高热、寒战、颈项强直或昏迷等，须尽快转上级医院治疗。若耳后已形成脓肿，可先行切开引流。

（二）治疗

1. 滴耳药：鼓膜未穿孔时用 2% 酚甘油，4%

硼酸酒精；穿孔流脓时用 3% 双氧水清洗后滴抗生素溶液或 30% 黄连溶液。

2. 草药单方

(1) 虎耳草洗净捣烂，取汁滴耳 (万年青叶、菝葜叶均可)。

(2) 土牛膝捣汁滴耳。

(3) 轻粉三分，枯矾 9 克，冰片四分，研粉吹入耳内。

3. 有发热等全身症状或局部症状较剧者可内服。

(1) 西药：磺胺类、青霉素等抗生素。

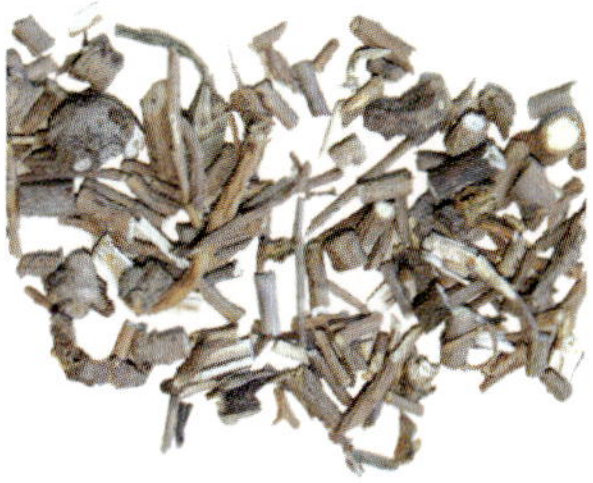

柴胡

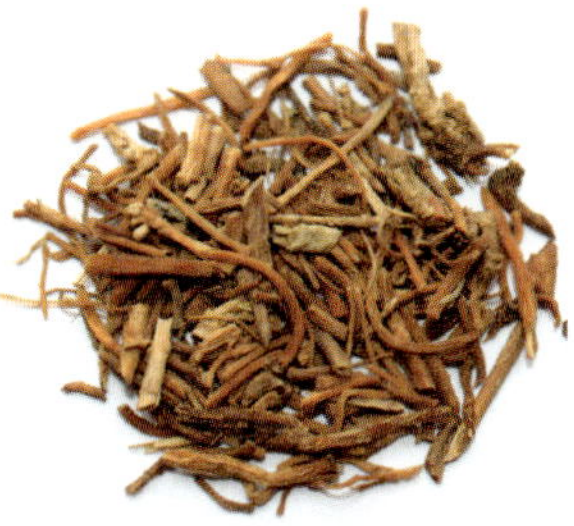

龙胆草

(2) 中医辨证施治：治以清肝火，化湿热。柴胡 4.5 克，龙胆草 4.5 克，银花 12 克，连翘 12 克，赤芍 9 克，山栀 9 克，黄芩 9 克。

加减法：脓水多加鲜生地 50 克；痛剧加生牡蛎 50 克，夏枯草 9 克。

慢性中耳炎

慢性中耳炎是由于细菌毒力强，机体抵抗力差，或耳咽管病变，影响中耳脓液的引流，或急性炎症期未得及时适当的处理，炎症长达 3 个月以上者。

(一) 诊断

1. 慢性反复发作性耳内流脓。

2. 不同程度的听力减退，偶尔伴有耳鸣。

3. 长期慢性耳漏者，必须考虑胆脂瘤的形成。

(二) 治疗

1. 流脓者可按急性中耳炎淌脓者处理。

2. 确诊为胆脂瘤形成者，则宜马上进行手术治疗。

第三节　鼻病

慢性鼻炎

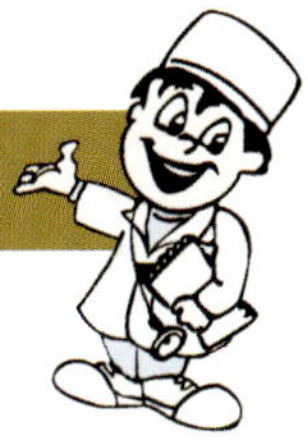

急性鼻炎 (一般称为伤风) 反复发作、有害的刺激性气体长期影响等因素都会导致慢性鼻炎。

慢性单纯性鼻炎

(一) 诊断

1. 鼻塞：可呈现交替性，即左侧卧时左鼻腔阻塞；右侧卧时右鼻腔阻塞。

2. 鼻涕多：黏液性、黏液脓性或脓性分泌。

3. 可有嗅觉减退，头胀头昏，咽部不适。

4. 检查鼻腔发现：鼻黏膜弥漫性充血、鼻甲肿胀、黏膜表面或仅于鼻腔底部有分泌物积聚，而中鼻道及嗅沟没有脓液。这也是与副鼻窦炎区别所在。

(二) 治疗

1. 中药：苍耳子 9 克，辛夷花 9 克，水煎服。

2. 局部治疗：目的是消除鼻黏膜肿胀，保持鼻腔呼吸道的通畅和分泌物的顺利排出。

(1) 用 1 ～ 2% 麻黄素溶液或鼻眼净滴鼻，每日 3 ～ 4 次 (鼻眼净久滴可反而促使鼻塞加重，不宜久用)。

(2) 用 10% 大蒜液滴鼻，要达到咽部，效果较好。

(3) 鹅不食草 (鲜)100 克，加米酒适量，浸 10 日滤过备用，用棉花蘸药汁塞入鼻腔内或滴鼻。

(4)70% 鹅不食草汁 100 毫升，氯化钠 1 克，麻黄素 0.5 克，苯海拉明 0.15 克，制成滴鼻剂，每日 1 ~ 2 次。

（三）预防

加强体育锻炼，增强抵抗力，注意保暖，避免伤风。

肥大性鼻炎

肥大性鼻炎一般由慢性肥厚性鼻炎发展而来，主要表现为鼻黏膜逐渐变厚，收缩功能减退，鼻塞程度加重下鼻甲黏膜呈暗红色，表面凹凸不平呈桑葚样，骨膜及骨组织增生，鼻甲骨骨质也可呈肥大改变。它与慢性单纯性鼻炎的区别就是：滴麻黄素等药物后肥厚黏膜无明显收缩，鼻塞亦无改善。

（四）治疗

同慢性单纯性鼻炎。一般治疗方法无效时可考虑做下鼻甲硬化剂注射疗法或鼻甲部分切除术。

过敏性鼻炎

过敏性鼻炎又称变态反应性鼻炎，多因天气变冷、多风、粉尘、某些植物花粉、螨虫、宠物毛等外界过敏原而引起以鼻痒、打喷嚏、流清涕等为主要症状的疾病，过敏性体质更容易发作。

（一）诊断

1. 突然发作性的鼻塞、鼻痒、喷嚏、大量流清水鼻涕。

2. 检查时可见鼻黏膜颜色比较苍白（紫灰色）及水肿。

3. 常有其他过敏性疾患史，如哮喘、荨麻疹等。

（二）治疗

1. 与慢性单纯性鼻炎相同。另外用鹅不食草干粉制成的 25% 软膏涂鼻腔有一定效果；还可加服抗过敏药物。

2. 按摩法。

萎缩性鼻炎

萎缩性鼻炎发展很慢，临床上主要表现为鼻黏膜萎缩干燥，骨膜、鼻甲骨萎缩，鼻腔宽大有脓痂，附有黄绿色痂皮。病人嗅觉减退，伴有头痛及少量鼻出血，呼出气体很臭（早期不臭），故称臭鼻症，女性多于男性，山区多于平原。一般认为本病与遗传、维生素缺乏、内分泌功能紊乱、鼻腔慢性炎症、鼻甲手术切除过多以及物理、化学刺激有关。

（一）治疗

1. 清除脓痂：一般用温热生理盐水、2% 小苏打水或 3% 硼酸水做鼻腔灌洗。

2. 滴鼻：用 0.5% 链霉素溶液或含薄荷的油剂（如石蜡油）；还可用石蜡油、麻油、菜油等油类，每日 3 ~ 5 次。

3. 患者应多接受日光照射，常食含有维生素 A 的胡萝卜或其他多种维生素。

鼻窦炎

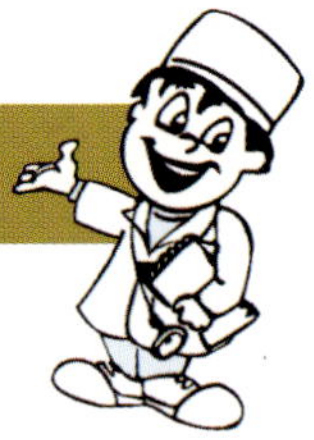

急性鼻炎后期或在擤鼻、喷嚏、游泳时，常使鼻腔内的细菌进入副鼻窦内引起炎症；或者由于鼻窦的开口处黏膜肿胀、鼻息肉阻塞，而使副鼻窦黏膜分泌的黏液引流不畅继发感染引起鼻窦黏膜的炎症，这些统称鼻窦炎。

急性鼻窦炎

（一）诊断

1. 与急性鼻炎相比，急性鼻窦炎鼻塞、流涕、嗅觉减退等症状更严重。严重的急性鼻窦炎还有一定程度的头痛、发热、全身不适、胃口不好、鼻旁眼眶下压痛。

2. 检查发现：鼻道（尤其是中鼻道）内有积脓，鼻腔黏膜充血肿胀。

（二）治疗

1. 西药治疗：可用 1% ~ 2% 麻黄素溶液、10% ~ 30% 磺胺醋酰钠溶液、10% 黄连溶液、0.1% ~ 0.5% 黄连素溶液滴鼻，每日 4 ~ 5 次，具有促进副鼻窦通气和排液作用。

2. 其他治疗：发热、头痛可服阿司匹林、布洛芬，控制感染可用阿莫西林、林可霉素或环丙沙星。

3. 局部冷敷或热敷。

4. 草药单方

(1) 松花粉，时时吸入鼻中。

(2) 苍耳子 3 克，研末吸入鼻内。

5. 中医辨证施治：治宜散风清热。

(1) 辛夷 4.5 克，白芷 4.5 克，细辛五分，苍耳子 6 克，薄荷 4.5 克。

加减法：鼻涕恶臭加黄芩 9 克，川黄柏 9 克；头痛加川芎 3 克，防风 6 克。

(2) 清肝保脑丸，每日 9 克，分 2 次服。

慢性鼻窦炎

急性鼻窦炎未能及时治疗，就会转成慢性鼻窦炎。

（一）诊断

1. 长期单侧或双侧鼻塞和脓涕多。

2. 全身症状不明显，有时有头昏、头痛。

3. 检查发现：鼻道有积脓，尤其是中鼻道和嗅沟。

4. 若鼻腔检查未发现脓液，临床症状看起来很像慢性副鼻窦炎，可滴或喷 1% 麻黄素溶液或放置浸有 1% 麻黄素溶液的棉片于鼻腔。5 分钟后再检查鼻腔，若仍无脓液排出，可采用头位排液法，令患者上身俯下坐着，头顶尽量向地，10 ～ 15 分钟后再检查。或可行诊断性上颌窦穿刺术。

（二）治疗

1. 鼻部用药：同急性副鼻窦炎。

2. 中药

(1) 苍耳子合剂：每日 3 次，每次服 5 毫升。2 周后改为每次服 10 毫升，4 周为一疗程。

制法：苍耳子 1000 克，辛夷 300 克，茜草 100 克，金银花 100 克，菊花 100 克，蜂蜜 400 克。将苍耳子和辛夷分别碾碎，然后同茜草、金银花、菊花加水 5000 毫升，煎约 5 小时，倒出药汁，加水再煎，如此四次。然后过滤，将所有药汁混合加热，浓缩到起泡沫时加入蜂蜜搅匀，得药汁约 600 毫升，加少许防腐剂装瓶备用。

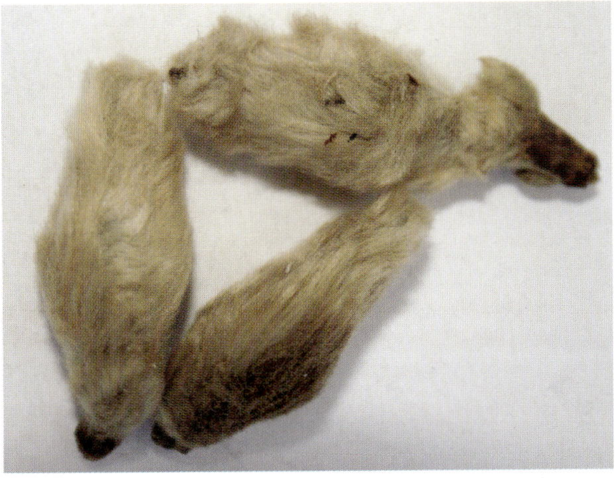

辛夷

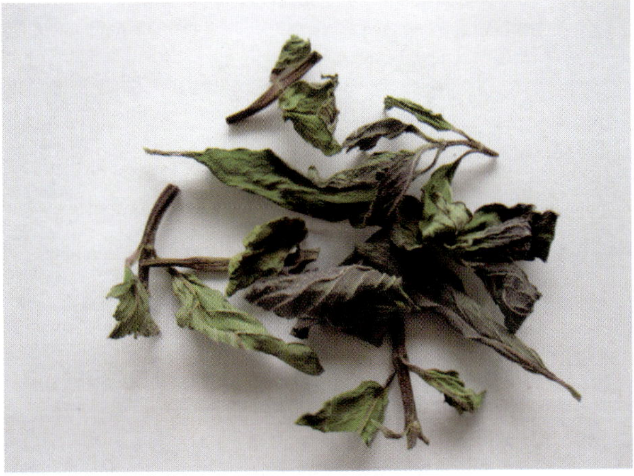

薄荷

(2) 丝瓜藤：距地面 15 厘米砍下丝瓜藤，取 60 厘米，洗净晒干研为细末，每服 6 克，每日 2 ～ 3 次，连服 2 周。

3. 上颌窦穿刺：既是明确诊断的重要方法，又是治疗上不可缺少的小手术。步骤如下：

(1) 麻醉：在下鼻道用 0.5% 利多卡因溶液麻醉。

(2) 穿刺：用上颌窦穿刺针自下鼻道向外上方穿过骨壁进入颌窦。

(3) 灌洗：用生理盐水灌洗，使脓液和水自中鼻道开口处流出来。

(4) 注药：一般常用药液为 10% 露黄连溶液、0.1% ～ 0.5% 黄连素溶液、油剂青霉素、10% ～ 30% 磺胺醋酰钠溶液或其他抗生素溶液。

4. 经多次穿刺效果不好者可用手术治疗。

鼻息肉

鼻息肉是鼻腔慢性炎症刺激引起黏膜肥厚、水肿及组织浸润而成，多发于 20 ～ 30 岁的年轻人。

诊断

1. 缓慢发展性鼻塞 其程度因息肉大小而决定，厉害时可使鼻内完全阻塞，甚至息肉可伸至鼻前庭。

2. 巨大鼻息肉可使鼻梁变宽，外鼻膨大饱满，成为蛙形鼻。

3. 鼻腔检查：可见到灰白色或淡红色的半透明光滑的圆形新生物，蒂活动，触之不易出血。

4. 与恶性肿瘤鉴别要点：肿瘤多有反复出血或鼻涕中带血病史，表面粗糙不平或有溃疡，触之易出血。

治疗

轻度息肉用 1% ～ 2% 麻黄素溶液滴鼻，可暂时缓解症状。严重者则可手术治疗，但常易复发。

预防

积极治疗鼻腔慢性疾患有助于降低鼻息肉的发生率。

第四节　咽、喉病

慢性咽炎

慢性鼻咽炎是一种病程发展缓慢的慢性炎症，常与邻近器官或全身性疾病并存，如急性咽炎反复发作、鼻炎、副鼻窦炎、扁桃体炎等，有时过度吸烟、饮酒等不良慢性刺激鼻咽部，也会引起慢性咽炎。

诊断

1. 咽部干燥不适，有异物感，或胀痛感。

2. 检查发现：咽部充血呈深红色，软腭、咽侧壁肥厚，咽后壁有血管扩张，淋巴滤泡增生；后期可黏膜干燥，无光泽，有痂皮附着于咽后壁。

治疗

1. 从病因上治疗，如根治扁桃体炎或副鼻窦炎，禁烟酒以消除不良刺激。

2. 0.25% 利多卡因溶液颈前三角区做皮下局部封闭，左右各 10 毫升。

3. 局部用药：冰硼散吹患处或选用薄荷含片、碘含片等。

4. 新鲜的萝卜菜适量，捣汁服。或干萝卜菜，煎汤服。

5. 苦胆草片，每日 3 次，每次 4 ～ 6 片，饭后服。或用左金丸，每次 3 克，每日 3 次。

6. 解毒消炎丸，每日 3 次，每次 4 ～ 6 粒。

喉炎

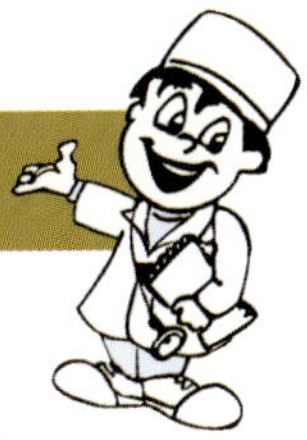

喉炎是指喉部黏膜的一般性病菌感染所引起的炎症。

急性喉炎

过度使用声带，吸入有害蒸汽和气体，过度吸烟、饮酒、张口呼吸等都会引发喉炎，局部和全身受凉是引起喉炎的重要因素。

（一）诊断

1. 声音粗糙、嘶哑或完全失音。体温正常或稍高。

2. 轻度喉痛，常有干咳或咳出少量黏液。若同时有气管炎，则有剧烈咳嗽。

3. 儿童可能出现吸气困难，有喉鸣音，夜间尤其明显。

（二）治疗

1. 适当休息，病情严重者、儿童、有咳嗽及吸气困难者尤其注意休息和保养。

2. 西医治疗

(1) 发热者，给予抗生素；咳嗽者，给予止咳祛痰药水。

(2) 复方安息香酊 10 滴，滴入沸水 500 毫升，张口吸入药物蒸汽，每日 3 次。如无药物，单纯水蒸气亦可。

(3) 有喉水肿、呼吸困难者，可喷入 1% 麻黄素溶液，内服强的松。

(4) 小儿急性喉炎常可引起喉水肿、喉阻塞而危及生命，必须严密观察（详见急症处理“喉阻塞”节）。

3. 草药单方：与扁桃体炎基本类似。还可用木蝴蝶 3 克代茶饮。

4. 中医辨证施治

(1) 风寒：干咳喉痒，轻度喉痛，苔薄，治宜祛风散寒。金沸草 9 克，牛蒡子 6 克，前胡 4.5 克，桔梗 3 克，甘草 3 克，荆芥 6 克。

(2) 风热：喉痛有灼热感，剧烈咳嗽或有体温，苔薄黄，治宜清热止咳。连翘 9 克，牛蒡子 6 克，杏仁 9 克，炙桔梗 6 克，银花 9 克，薄荷 4.5 克（后下）。

加减法：音哑加铁笛丸一粒或胖大海五只，木蝴蝶五分；气急加白芥子 9 克，炙苏子 9 克。

慢性喉炎

通常急性喉炎反复发作就会引起慢性喉炎，过度使用声带、不良的外界刺激、过度烟酒、全身和局部循环障碍等是慢性喉炎的诱发因素。

（一）诊断

1. 间歇性或持续性嘶哑，且可能在疲劳和过度使用声带后加重。但完全失音者较少见。

2. 间接喉镜检查：全部或部分喉黏膜呈慢性充血性增厚，可见“声带小结”，即看到扩张的小血管，有时发现声带闭合不全或声带边缘见到小结节，左右对称，颜色较白。

3. 老年人有逐渐加重的声音嘶哑，也可能是喉癌的征兆。

（二）治疗

1. 为使声带休息，要尽量少说话。

2. 草药单方

(1) 胖大海（即安南子），每日 2 ~ 5 枚，开水冲泡当茶喝，还可加甘草 3 克，桔梗 6 克，冲水饮。

(2) 皂角（又名猪牙皂角）1 个，刮去里皮和子，萝卜 1 个切片，加水 2 碗，煎剩半碗（不可加盐）服，如能连萝卜吃下就更好。

3. 中药：以养阴为主。

(1) 鲜石斛 15 克（或川石斛 9 克），鲜沙参 9 克，胖大海 9 克，木蝴蝶 3 克，麦冬 6 克，桔梗 6 克，甘草 3 克。

(2) 铁笛丸，每日服一粒。

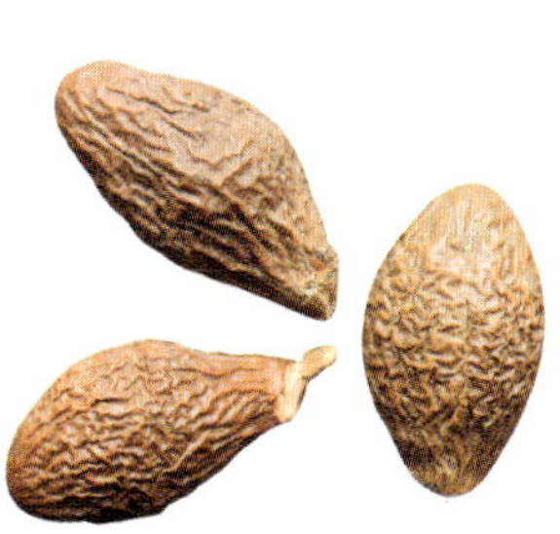

胖大海

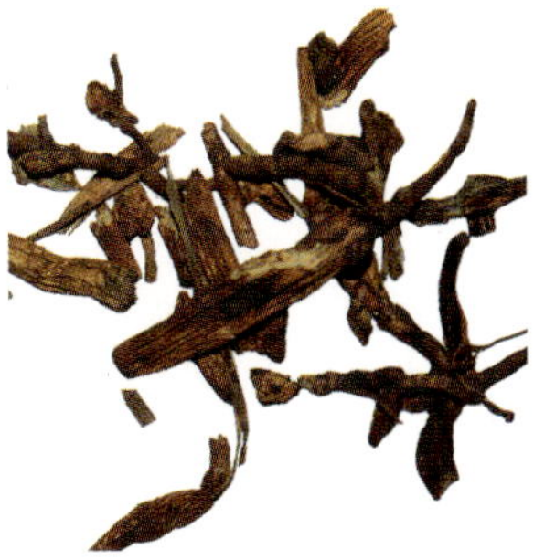

石斛

(3) 清音丸，每日服一粒。

4. 药物蒸汽或水蒸气吸入，每日 3 次。

5. 必要时可试用强的松，每日 3 次，每次 1 片。

6. 有声带小结者宜手术摘除。

第五节　口腔病

牙痛

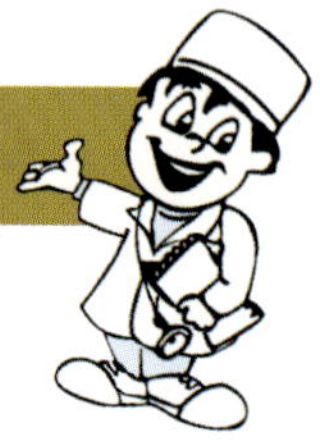

牙痛是以牙齿及牙龈红肿疼痛为主要表现的口腔疾患，一般是由于口腔不洁或过食膏粱厚味、胃腑积热、胃火上冲，或风火邪毒侵犯、伤及牙齿或肾阴亏损、虚火上炎、灼烁牙龈等引起病证。

治疗

1. 草药单方

(1) 一枝黄花 18 克，水煎去渣，再加鸭蛋一个冲服。

(2) 七叶一枝花 9 克，用烧酒 100 克，浸 3 ~ 5 日备用。牙痛时用药棉蘸药酒少量，搽患牙，可止痛。

(3) 白英 9 克，煎汁加蜂蜜适量冲服。

2. 服用各种止痛片。

3. 若是深龋引起牙髓炎及根尖周炎疼痛。可用镊子针头或缝衣针挑去蛀牙洞内食物残渣，放入蘸有牙痛水、10 滴水或清凉油的小棉球。如仍不能止痛，可在局部麻醉或针刺合谷下，用一注射针头对准蛀牙洞较薄弱处用力刺穿髓腔顶，再放止痛棉球。

4. 若是根尖周炎、牙周炎，视病情可加用牛黄解毒丸、银黄片、解毒消炎丸等，或用磺胺药、青霉素。

5. 如牙周炎反复发作，松动较大，宜拔牙。

简易拔牙

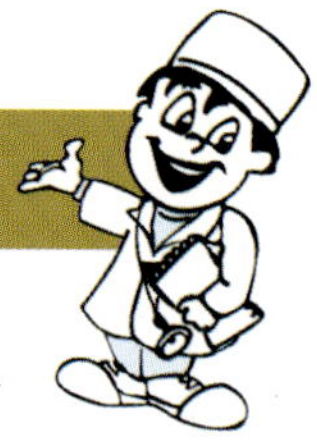

当牙齿周围组织明显萎缩，牙齿极度松动，失去咀嚼能力时；或外伤折断的牙冠与牙龈组织稍有粘连时；及儿童乳恒牙交替期，牙根吸收的乳牙，都需要拔牙或拔折断的牙冠。

操作步骤

（一）麻醉

(1) 表面麻醉：一般用 0.5% ~ 2% 达克罗宁、地卡因等作为麻醉剂。将蘸过麻醉剂的棉球放在牙齿唇颊和舌腭侧牙龈处 3 ~ 5 分钟进行麻醉，即可拔牙。

(2) 浸润麻醉：常用的麻醉剂有 0.5% 利多卡因溶液，将溶液缓慢注入于病牙牙根尖周围唇颊侧黏膜下 1.5 毫升，再在舌腭侧黏膜下注入 0.5 毫升，5 分钟后即可手术。

（二）消毒

取碘酊棉球消毒病牙周围牙龈。

（三）拔牙

医生站在病人的右前方，右手握钳（咬骨钳、持针钳、血管钳等均可采用），紧紧钳住患牙牙冠颈部或牙根，以根尖为中心，用力由小渐大向唇颊和舌腭方向摇动，同时对前牙施加扭转力，上颌牙从颊侧向下向外拔出，下颌牙向上向外拔出（用力不要过猛，防止器械撞击其他牙齿)。若没有器械，乳牙可用较牢的纱线或丝线缠住牙颈；把线向下压至龈下，然后用左右手各拉住一线头，稍用力一抽，即可拉下病牙。

(四)善后

牙拔除后，在创口上放置两块消毒棉球或小纱布，嘱病人轻咬半小时到1小时后吐出。

(五)注意

在拔牙中见有出血倾向，要做术后随访；嘱病人拔牙当日不可用力漱口，以免出血。

出血处理

拔牙后出血一般发生在拔牙后24小时以内。

1. 看清出血点后，将浸有0.1%肾上腺素的小棉球放置于出血点上，或用云南白药、马勃等中药敷在出血点上，再压上纱布或棉球。嘱患者轻咬半小时观察，直到出血完全停止，才能让病人离去。

2. 压迫止血无效时，用小圆针细丝线在局麻下将创口唇舌(颊腭)侧缝合一到二针，再令病人咬纱布半小时。5日后可拆线。

3. 若上述两种方法均不起作用，可用消毒纱条(碘仿或凡士林纱条)填塞齿槽窝。1～2日后取出纱条。

4. 内服解毒消炎丸、黄连素、磺胺药、抗生素等以防感染。

5. 如患者全身出血，要做好紧急治疗和输血的准备。

注意事项

伤寒、白喉、脑膜炎等急性传染病时期均不拔牙；患有心脏病、高血压等心血管疾患和血友病、白血病等血液病患者应特别慎重考虑；妇女经期及妊娠初期3个月可缓拔。

附录

速查表

SU CHA BIAO

- 头部疾病
  - 脑
    - 头痛 (P2～4)
    - 脑血管意外 (P231～232)
    - 颅内出血 (P321～321)
    - 颅脑损伤 (P310～312)
  - 神经
    - 坐骨神经痛 (P228～229)
    - 面神经瘫痪 (P229～229)
    - 神经衰弱 (P240～241)
  - 眼
    - 沙眼 (P369～369)
    - 角膜炎 (P369～370)
    - 结膜炎 (P370～371)
    - 青光眼 (P371～372)
    - 白内障 (P372～372)
  - 耳
    - 聋哑 (P375～375)
    - 外耳道疖、外耳道炎 (P375～376)
    - 化脓性中耳炎 (P376～377)
  - 鼻
    - 慢性鼻炎 (P377～378)
    - 鼻窦炎 (P378～379)
    - 鼻息肉 (P380～380)
  - 喉
    - 慢性咽炎 (P380～380)
    - 喉炎 (P381～381)
- 胸部疾病
  - 心
    - 风湿病 (P206～208)
    - 慢性风湿性瓣膜病 (P208～210)
    - 心律失常 (P210～211)
    - 心力衰竭 (P211～213)
  - 肝脾
    - 肝脾肿大 (P25～26)
    - 脾病 (P97～97)
  - 肺
    - 咳嗽 (P7～9)
    - 上呼吸道感染 (P187～188)
    - 支气管扩张 (P189～189)
    - 哮喘 (P190～191)
    - 大叶性肺炎 (P191～193)

- 腹部疾病
  - 肠
    - 腹泻 (P14～16)
    - 肠梗阻 (P258～259)
    - 急性阑尾炎 (P259～261)
    - 胆管蛔虫病 (P262～263)
  - 胃
    - 胃病 (P91～91)
    - 胃、十二指肠溃疡急性穿孔 (P257～258)
- 生殖系统疾病
  - 尿道
    - 膀胱病 (P92～92)
    - 泌尿系结石 (P218～219)
    - 睾丸鞘膜积水 (P279～280)
  - 肛门
    - 内痔 (P265～267)
    - 外痔 (P267～268)
    - 混合痔 (P268～268)
    - 肛裂 (P269～269)
    - 肛瘘 (P270～270)
  - 妇科病
    - 痛经 (P344～345)
    - 带下 (P346～347)
    - 盆腔炎 (P347～348)
    - 子宫脱垂 (P349～350)
    - 子宫肌瘤 (P350～351)
    - 卵巢囊肿 (P351～351)
- 四肢疾病
  - 上肢
    - 肱骨外科颈骨折 (P290～291)
    - 肱骨髁上骨折 (P292～292)
    - 前臂双骨折 (P293～293)
    - 桡骨下端骨折 (P294～294)
    - 肘关节脱位 (P306～306)
  - 下肢
    - 下肢溃疡 (P253～253)
    - 下肢静脉曲张 (P254～254)
    - 股骨颈骨折 (P295～295)
    - 髌骨骨折 (P297～297)
    - 胫腓骨骨折 (P297～298)
    - 指（趾）骨骨折 (P299～299)
    - 髋骨脱位 (P305～305)
    - 膝部扭挫伤 (P309～309)
- 皮肤疾病
  - 水痘 (P336～336)
  - 冻疮 (P359～359)
  - 皲裂 (P360～360)
  - 湿疹 (P360～361)
  - 荨麻疹 (P362～362)

常用诊疗术

常用诊疗技术具有针对性、实用性和可操作性，目的在于提高人们的临床基本技能和突发事件的应急处理技能。

① 人工呼吸

人类的呼吸、心跳完全停止 4 分钟以上，生命就有危险；若超过 10 分钟，就很难挽救了。所以，当发现一个人出现心跳、呼吸不规则或停止时，采取人工呼吸是分秒必争的重要急救措施。人工呼吸包括三种方法。

1. 口对口吹气法：这也是最简便有效的人工呼吸方法，同时还可进行心脏按摩，适用于各种呼吸停止、肋骨折断或伴有心跳停止的病人。

使病人仰卧，并使头部尽量后仰，张开其口，盖上手帕或数层纱布，用手捏紧病人鼻孔，对准其口用力吹气。病人胸部扩张起来后，停止吹气并放松鼻孔，使其胸部自然缩回去。一般成人 5 秒一次，孩童 4 秒一次，幼儿 3 秒一次，反复进行，直到病人呼吸恢复为止。

2. 仰卧压胸法：此法适用于一般窒息病人，不适宜胸部外伤者或同时需做心脏按摩者。具体操作如下：

令病人仰卧，背下垫一枕头或衣服。急救者面对病人，两腿分开，跪骑在病人大腿两侧，两手平放在病人胸部两侧乳头之下，大拇指向内，靠近胸骨下端，四指自然向上向外伸开，借上半身的体重用力压迫病人胸部挤出肺内空气。然后，急救者身体后仰，除去压力，病人胸部依其弹性自然扩张，空气进入肺内，这样反复进行，每分钟 16 ~ 20 次。

3. 俯卧压背法：适用于溺水及触电者，可使水向外流出，舌也不致阻塞咽喉，但此法影响心脏按摩的进行。

使病人俯卧，一臂前屈，头部偏向一侧，枕于臂上，以保证呼吸道通畅。腹部用枕头垫高。急救者跪伏在病人大腿两侧，面向头部，两臂伸直，两手平放在病人背部，拇指靠近脊柱，四指向外紧贴肋骨，身体前倾，以体重压迫病人背部将肺内空气挤出。然后，身体后仰，除去压力，使胸部自然扩张，空气进入肺内，如此重复操作，每分钟 16 ~ 20 次。

人工呼吸的三种方法

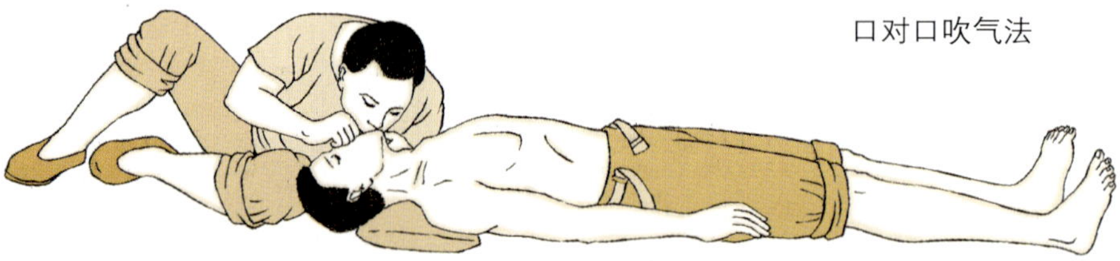

口对口吹气法

使病人仰卧，并使头部尽量后仰，张开其口，盖上手帕或数层纱布，用手捏紧病人鼻孔，对准其口用力吹气。病人胸部扩张起来后，停止吹气并放松鼻孔，使其胸部自然缩回去.

仰卧压胸法

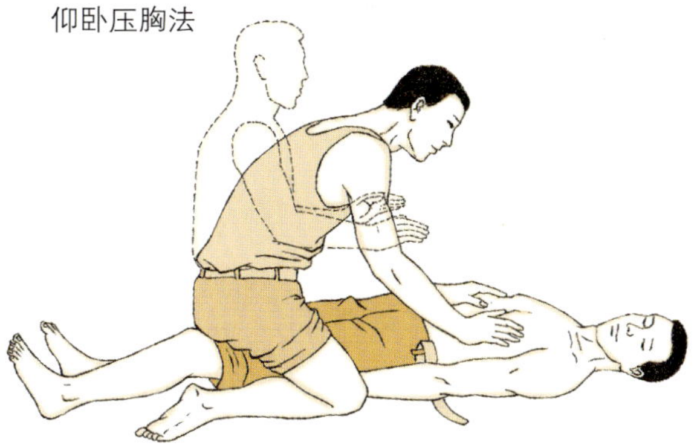

病人仰卧，急救者跪骑在病人大腿两侧，两手平放在病人胸部两侧乳头之下，用力压迫病人胸部挤出肺内空气。然后，急救者身体后仰，使胸部自然扩张，空气进入肺内。

俯卧压背法

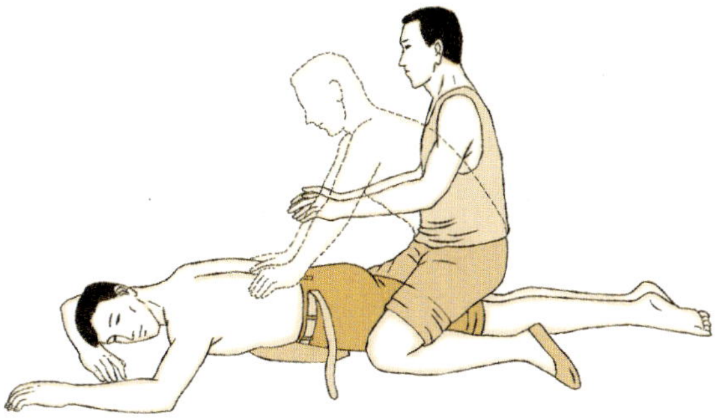

使病人俯卧，腹部用枕头垫高。急救者跪伏在病人大腿两侧，两手放在病人背部，身体前倾，压迫病人背部将肺内空气挤出。然后，身体后仰，除去压力，使胸部自然扩张，空气进入肺内。

人工呼吸法的节奏

人工呼吸的节奏，一般成人5秒一次，孩童4秒一次，幼儿3秒一次，反复进行，直到病人呼吸恢复为止。

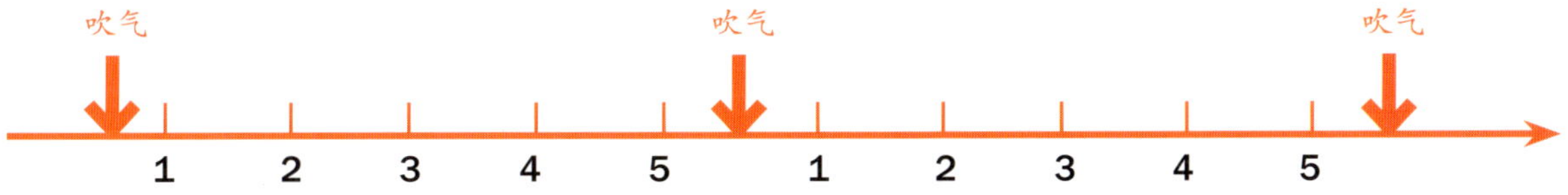

成人人工呼吸节奏

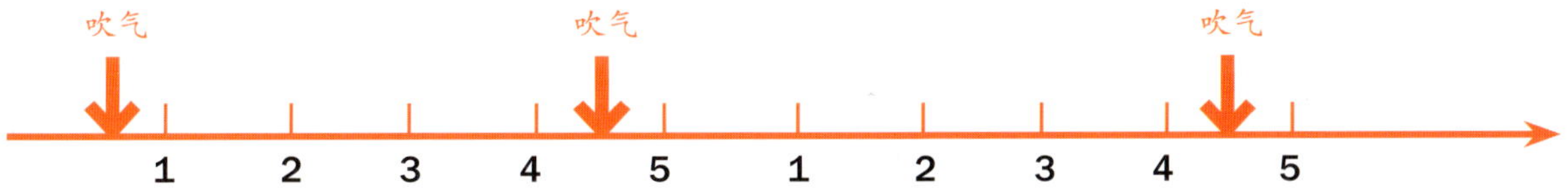

儿童人工呼吸节奏

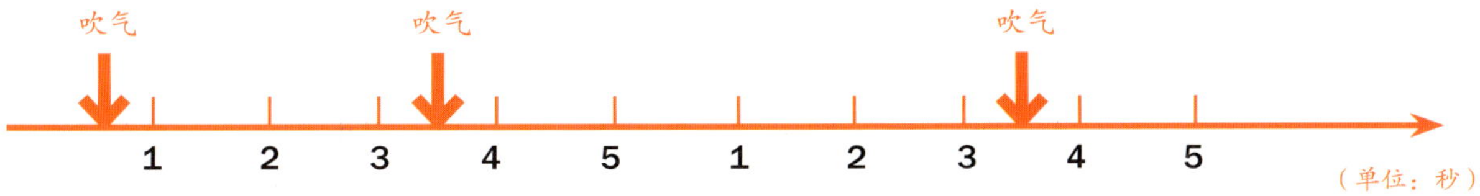

幼儿人工呼吸节奏

2 心脏按摩

心脏按摩若能起到预期的作用，病人肤色恢复正常，瞳孔缩小，颈动脉搏动可扪到，自发性呼吸恢复。具体操作如下。

先将病人平放于木板床上，头部稍低。急救者站在病人一侧，将一手的掌跟放在胸骨下端，另一手覆于其上，借急救者上身的体重，向胸骨下端用力加压，使其下陷3厘米左右，随即放松，让胸廓自行弹起。如此有节奏地压挤，每分钟60～80次。

在使用急救措施时，还要了解一些常识性的注意事项。

1. 进行人工呼吸前应解开病人的裤带、领扣及过紧的衣服；如舌头后缩，应设法拉出，以保证呼吸道的通畅。口腔内如有假牙、泥土、血块、黏液等物，应先取出。

2. 对心跳和呼吸同时停止的病人，一定要同时进行人工呼吸与心脏按摩。

3. 在按摩的时候不宜用力过大过猛，避免伤肋骨或内脏。

4. 在同时进行人工呼吸与心脏按摩时，要有耐心，坚持挽救病人，直至病人呼吸与心跳恢复正常时为止。

5. 掌握死亡特征，这是进行挽救与否的前提。

死亡特征可分为绝对特征和非绝对特征两类。

1. 绝对特征：即病人确定已经死亡，无抢救希望。

(1) 猫眼：用两手指从两侧捏眼球，死人的瞳孔变成椭圆形或裂缝样，称为猫眼。活人的瞳孔捏后不变形。

(2) 尸冷、尸僵和尸斑：

尸冷——死后身体温度下降到与周围环境相等。

尸僵——死后肌肉变硬和缩短，关节强直。

尸斑——死后血液沉积于身体下垂部位，该处皮肤出现紫红色或紫蓝色斑块。

2. 非绝对特征：即病人还没有真正死亡，还有生还的可能。

(1) 呼吸停止：看不出呼吸运动，鼻孔无气呼出，放轻而细的东西如棉绒等于鼻孔处不见摆动。冬天放镜面于鼻孔处不见水汽等。

(2) 心跳停止：摸不到脉搏、心尖搏动，听不到心音。

(3) 瞳孔散大，一切反射消失，用强光刺激不见瞳孔缩小，用棉绒、头发等细物触角膜时毫无反应。

上述这三项特征同时出现，才表示病人已经死亡。但对于溺水、触电等死亡不久的病人，即使同时出现这三项也非绝对，也不要轻易放弃，积极挽救一段时间，病人还有生还的可能。

心脏按摩法

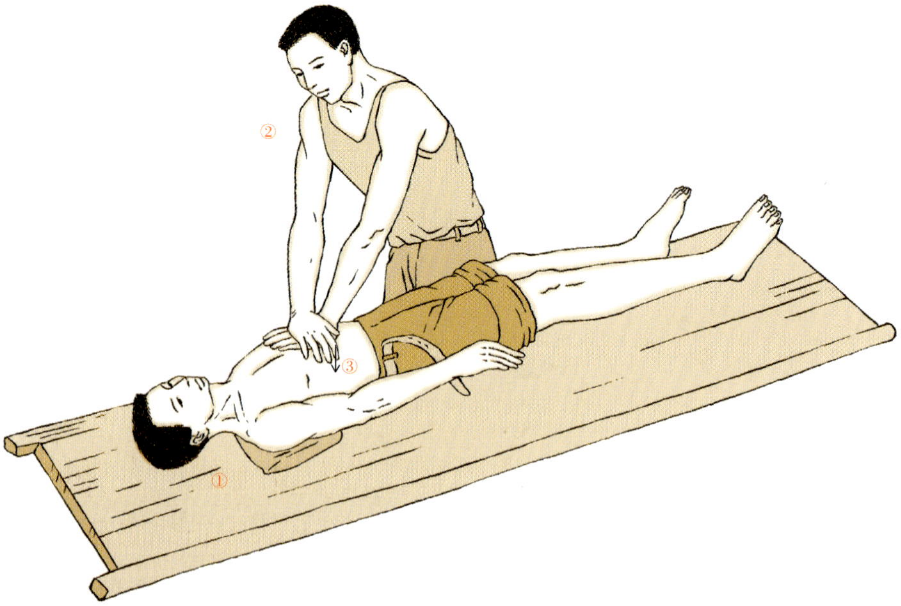

①先将病人平放于木板床上，头部稍低。②急救者站在病人一侧，将一手的掌根放在胸骨下端，另一手覆于其上。③借急救者上身的体重，向胸骨下端用力加压，使其下陷3厘米左右，随即放松，让胸廓自行弹起。

测量呼吸

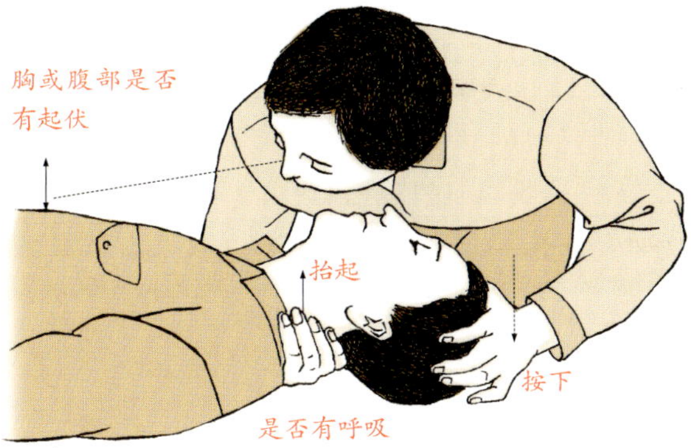

检查呼吸道是否畅通，将自己的脸颊靠近患者的口鼻，确认患者是否还有呼吸。

猫眼

用两手指从两侧捏眼球，死人的瞳孔变成椭圆形或裂缝样，称为猫眼。活人的瞳孔捏后不变形。

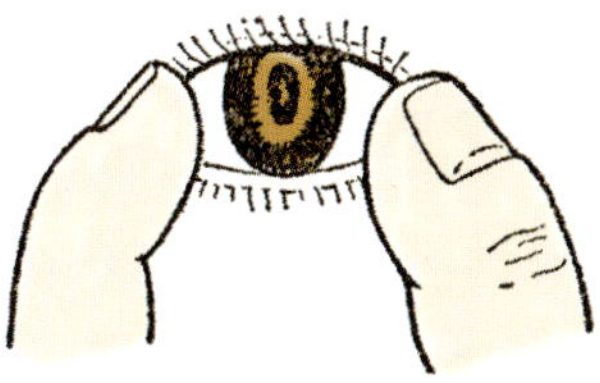

“猫眼”状态

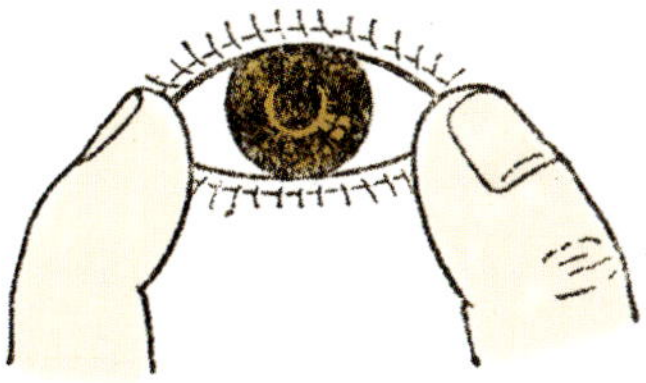

正常状态

③ 测量体温、脉搏和血压

测量体温

正常人的口腔温度在36.5 ~ 37.5℃之间，腋下较口腔温度低0.5℃，肛门温度较口腔高0.5℃。体温表因此分为口表与肛表两种。但不论哪种仪器，每次测量体温后均应将体温表擦净，将水银甩到35℃以下，并浸泡于消毒液内备用。在测量体温时，要根据各个部位的不同而采取不同的测量方法。

口腔内测量法：将口表的水银端斜放于病人舌下，令其紧闭口唇，牙不咬紧，3分钟后取出看结果。若剧烈劳动后或刚吃过冷热饮食者，约等15分钟以后再用此法。昏迷者及小儿不宜采用口腔内测量法。

腋下测量法：将体温表置于腋窝深处，患者屈臂过胸，将体温表夹紧，5 ~ 10分钟后取出看结果。这种测量法因使用方便，目前一般常用此法。

肛门内测量法：患者取屈膝侧卧位，将肛表的水银端涂上凡士林后，插入肛门约肛表的一半长，3分钟后取出看结果。检查时应把持肛表，以免脱落或折断。注意此法适用于小儿、重症及昏迷等病人。

测量脉搏

正常人的脉搏每分钟60 ~ 80次，激动或劳动后可加快。一般老年人和幼儿脉搏跳动速度不同于正常人，前者稍慢，后者较快。

①手腕把脉。②颈动脉把脉。③股动脉把脉。

测量血压

测量血压一把测量肱动脉。正常的肱动脉

血压，收缩压在 90 ~ 140 毫米汞柱，舒张压在 60 ~ 90 毫米汞柱。其中听到第一个脉搏跳动声响时汞柱所达到的刻度即为收缩压；随后搏动声音继续存在，并逐渐增大，至搏动声音突然变弱、变调时，汞柱达到刻度即为舒张压。血压记录用分数式，收缩压为分子，舒张压为分母。如 120 / 80 毫米汞柱，120 为收缩压，80 为舒张压。

测量方法如下：

①测量前，让病人休息 10 分钟以上。然后取坐位或平卧位，露出右上臂，伸直肘部，掌面向上，使手臂、心脏、汞柱的 0 点位于同一水平。②开放橡皮球颈部的气门，将血压计的袖带内气体驱尽，平整无折地缠于上臂中部，松紧适宜，袖带下缘距肘窝 2 ~ 3 厘米，并将袖带上的皮管连接于血压计的皮管上。③于肘窝摸到肱动脉后，将听诊器头部放上。④握住气球，关闭气门打气，至动脉搏动音消失为止，普通为汞柱上升到 160 左右（高血压患者应升至 200 以上），然后再慢慢开放气门，让汞柱缓缓下降。注意汞柱旁的刻度及脉搏跳动的声音。

测量体温法

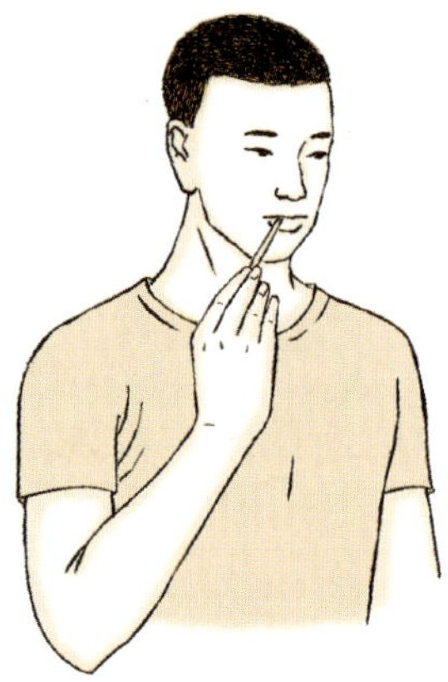

口腔内测量法

将口表的水银端斜放于病人舌下，令其紧闭口唇，牙不咬紧，3分钟后取出看结果。

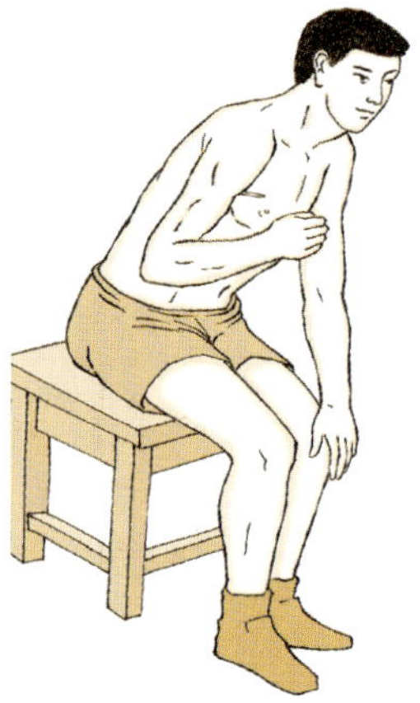

腋下测量法

将体温表置于腋窝深处，患者屈臂过胸，将体温表夹紧，5～10分钟后取出看结果。

测量脉搏法

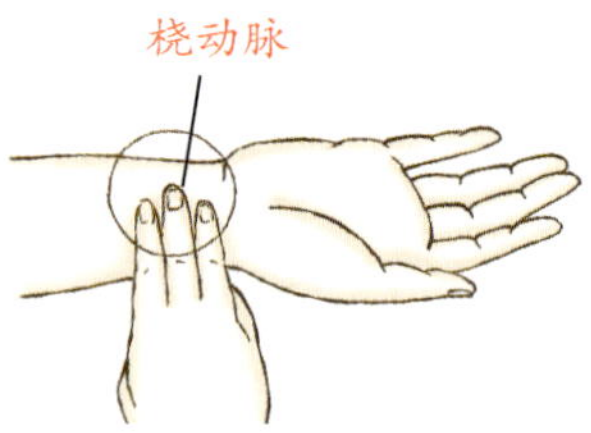

手腕把脉

让病人的手掌自然摊开，平放在桌面上，医生将示指、中指和无名指并排轻放在患者手腕的大拇指方向上（桡动脉）。

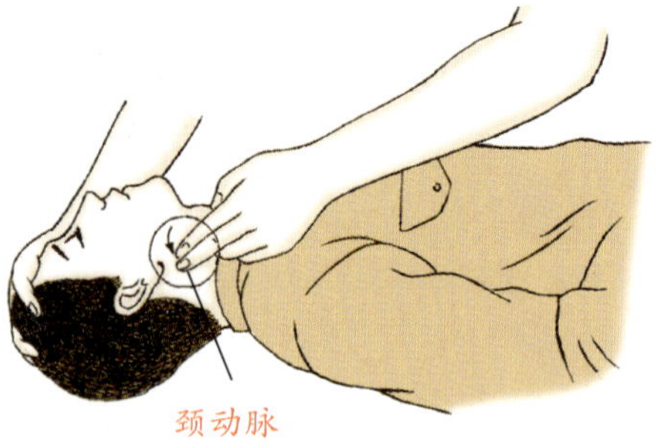

颈动脉把脉

用食指和中指轻放在喉结到耳际处的颈动脉上。

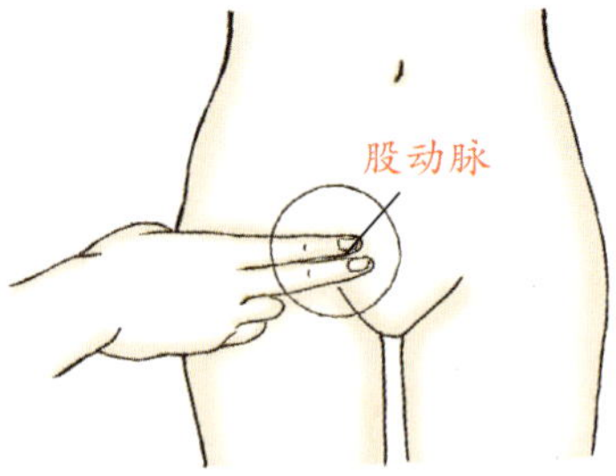

股动脉把脉

将食指和中指轻放在患者腿根（鼠蹊部位）上的股动脉上。

测量血压应注意什么

(1)测量血压应尽量一次听准，连续反复测量，容易影响结果的正确性。

(2)在使用血压计时，应放在平稳不振动的地方，打气时不能打得过猛，用后排尽橡皮带内的气体，将袖带卷好，放于盒内，然后关闭血压计盖。

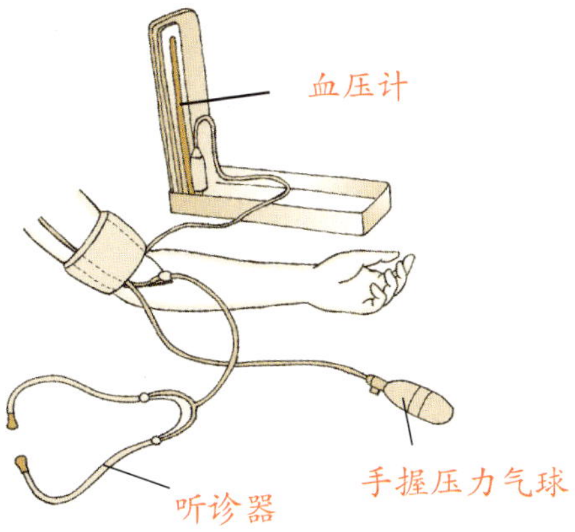

4 眼鼻耳用药法

眼鼻耳感染有其一般规律，亦有其特殊性，抗菌药物的应用除口服及注射为全身用药外，尚有各种局部用药，如滴耳、滴鼻、鼻腔喷雾、鼻内涂搽油膏、口腔含片及气雾吸入等。

眼部冲洗法

冲洗法用于结膜囊分泌增多或手术前清洁。

具体操作：让病人坐好，头微向后仰，同时嘱病人手持受水器，紧贴在颊部和鼻下相平的部位。医生面对病人，用右手持洗眼壶冲洗眼睑外部(注意壶要适当抬高，不要碰到眼部)，然后再用左手两指分开眼睑，令病人转动眼球，冲洗结膜囊各部。冲洗后用棉球擦干眼外部皮肤。

眼药用法

滴眼药水：让病人坐好，头向后仰，眼向上看。医生面对病人，用左手拇指将病人眼睑轻轻向下牵引，并按上一棉球，另一手持眼药水滴管，将药水滴入下穹窿部，每次1～2滴。注意滴管不要碰到眼睑，以免污染。然后嘱病人闭眼，用棉球擦去溢出的药水。

涂眼药膏：让病人坐好，头向后仰，眼向上看。医生面对病人，用左手拇指将病人眼睑轻轻向下牵引，用玻璃棒的一端，蘸上眼药膏少许，呈水平方向轻压在下穹窿部，叫病人闭眼，同时轻轻转动玻璃棒，并从水平方向抽出。然后用棉球按摩眼睑数分钟，使药膏散布在结膜囊内。

鼻滴药法

滴药前让病人排除鼻腔内分泌物，仰卧，头突出床缘，向后仰，使外耳部开口与颏尖部联线与地面垂直。或者使病人侧卧，头部突出床缘，头下垂靠近下肩。每次滴药3～5滴。为使药液能均匀分布鼻腔内，滴药后可让病人头部向两侧轻轻摆动。药液滴入后隔数分钟再坐起。

耳滴药法

1. 滴耳药的温度不宜过凉，以免因冷刺激鼓膜或内耳，引起眩晕、恶心等反应。滴耳药的加温很简单，只需将药液滴在耳郭腔，使其沿外耳道壁缓慢流入耳底，药液自会温暖。切忌将滴药直接滴到鼓膜上。

2. 滴药方法：嘱患者侧卧或将头倒向一侧肩部，使患耳外耳道口朝上，牵引耳郭，拉直外耳道，将药液滴入耳廓耳甲腔内，使药液由此进入外耳道并沿外耳道壁流入耳道深部，捺压耳屏数次即可。滴药量一般每次2～4滴，每日4次。若病人自己滴药，应以对侧手指牵引耳郭，同侧手指持滴药管，按上述滴药方法即可。

眼冲洗姿势

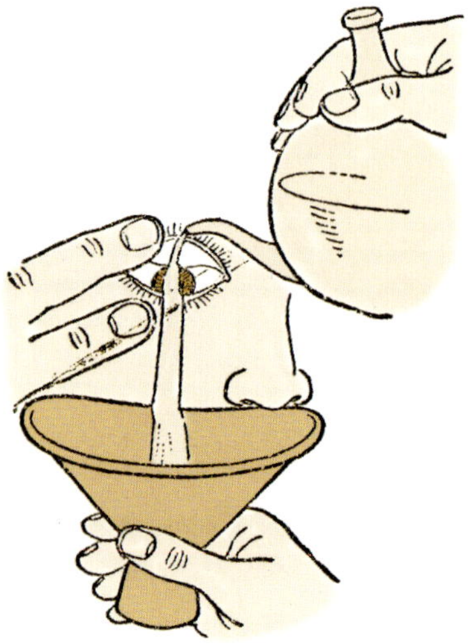

让病人坐好，头微向后仰，病人手持受水器，紧贴在颊部和鼻下相平的部位。医生用右手持洗眼壶冲洗眼睑外部，然后用左手两指分开眼睑，令病人转动眼球，冲洗结膜囊各部。

点眼药水法

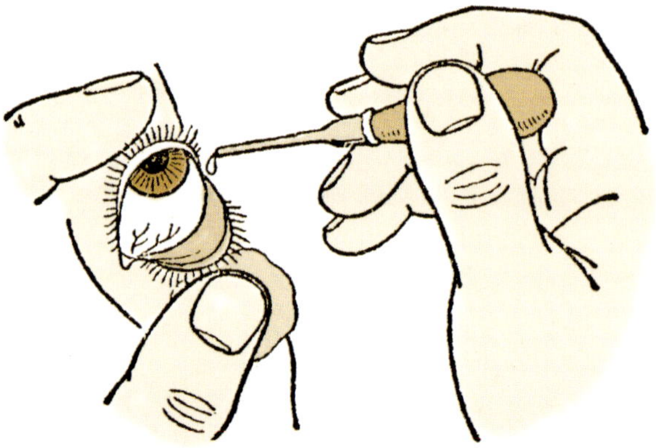

病人头向后仰，眼向上看。医生用左手拇指将病人眼睑轻轻向下牵引，并按上一棉球，另一手持眼药水滴管，将药水滴入下穹窿部，每次1～2滴。

涂眼药膏法

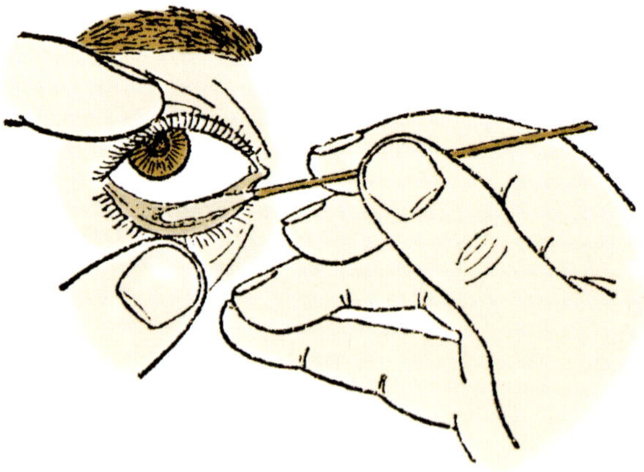

病人头向后仰，眼向上看。医生用左手拇指将病人眼睑轻轻向下牵引，用玻璃棒的一端，蘸上少许眼药膏，呈水平方向轻压在下穹窿部，叫病人闭眼，同时轻轻转动玻璃棒，并从水平方向抽出。然后用棉球按摩眼睑数分钟，使药膏散布在结膜囊内。

鼻滴药法

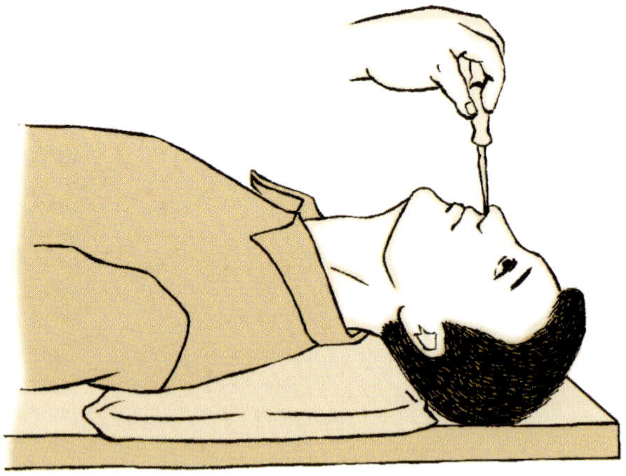

病人仰卧，头突出床缘，向后仰，使外耳部开口与颏尖部联线与地面垂直。每次滴药3～5滴。滴药后可让病人头部向两侧轻轻摆动。药液滴入后隔数分钟再坐起。

5 注射与输液常识

注射必备

注射器和针头，75%酒精棉球，2%碘酒棉球，消毒镊子，消毒锅或针盆，橡皮带，以上物品可酌情选用。

吸药方法

以酒精棉球消毒安瓿颈部，锯掉安瓿头进行吸药。如果是从橡皮密封的小瓶内吸药，应先消毒其瓶盖，在针筒内抽些空气，再将针头从瓶盖中央垂直刺入小瓶内，将空气打入，然后吸药。

注射方法

(1)皮下注射：一般在上臂上部外侧进针，避免在红肿或瘢痕部位注射。适用于需要迅速出现药效和不宜或不能经口服药时。

操作步骤：①将药液吸取放妥，以酒精棉球消毒局部皮肤，待干。②左手拉紧皮肤，右手持针使与皮肤成30°～40°斜角迅速刺入皮下，抽吸无回血，即可推药。③注射完毕，迅速拔出针头，用干棉球压迫片刻。

(2)皮内注射：注射部位一般在前臂内侧腕上2寸左右，且最好选用皮试针头。适用于各种过敏试验，或卡介苗等预防注射和局部麻醉等。

操作步骤：①抽取药液，以酒精棉球消毒皮肤。②酒精干后，以左手拉紧皮肤，右手持注射器，使针头斜面向上，与皮肤呈15°～30°角刺入皮内。③待针头斜面进入皮内时，推动针筒塞，局部可见半球形白色隆起，注射液量，一般为0.1毫升。拔出针尖时切勿按压。

(3)肌内注射：取臀部外上方1/4处为注射区，也可在上臂三角肌处注射。

操作步骤：①吸药液和皮肤消毒同皮下注射。②左手中、拇二指把皮肤撑开，右手持注射器，以前臂带动腕部的力量垂直迅速地将针头刺入肌肉内，然后以左手拇、食二指固定针头，抽吸无回血后，再以右拇指推药，推药时要慢且匀。③为了减轻病人的疼痛，可在推药时以左手中指尖端轻轻地缓慢划动注射点附近的皮肤。④注射完毕，迅速拔出针头，以灭菌棉球按压局部即可。长期臀部肌内注射(如结核病患者注射链霉素)引起硬结，可用热水袋或热湿敷。

(4)静脉注射：注射部位一般采用肘窝部、腕部、踝部、手(足)背部等处浅表静脉，小儿常用头皮静脉。静脉注射特别要注意无菌。

操作步骤：①因空气不得注入静脉，所以在吸取药液前，应先排尽空气放妥。②用碘酒、酒精先后消毒肘窝处皮肤，在穿刺上方扎紧止血带，并嘱病人握拳数次，以暴露静脉。肥胖者如肘部静脉难以察见，可选取他处较显见的静脉。

输液

1. 输液方法：先以少量注射液洗涤输液瓶和橡皮管，然后在滴管上端的橡皮管用开关夹夹紧，在瓶口橡皮塞上插入两枚粗针头，一枚接短皮管向上拉高作通气管用，一枚接输液橡皮管滴管，并挂在输液架上。然后注意排空空气，即右手持橡皮管和针头在下垂位，扭松开关夹使注射液经橡皮管针头流出，并使滴管内液体平面与滴注管保持一定距离。再扭紧开关夹和关闭滴管之小侧管，选择适当静脉进行穿刺，见到回血证实穿刺针在静脉内时，即可扭松开关夹。这时可见输液滴管内液体向下滴，即可用胶布固定针头和肢体，并从开关夹调节滴注速度。

2. 输液装置障碍的处理

(1)当滴注管内充满注射液而看不清液体是否在滴动时，可扭紧开关夹，放开滴注管的小侧管，待管内液面下降到适当高度能够分辨滴数时，即可关闭小侧管，扭松开关夹。

(2)若发现滴管停止不滴或不通畅时，则应检查注射部位情况，一般不外乎这些原因：①注射针、玻璃接管内为血块所阻塞，可打开接头，排出血凝块重新接上。②注射针和肢体位置变动关系：可适当变换肢体位置，转动针头方向，或抬高、压低针柄纠正。

吸药法

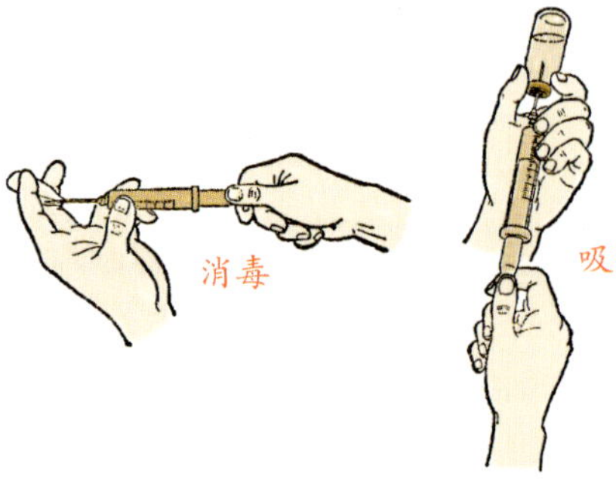

以酒精棉球消毒安瓿颈部，瓶盖，在针筒内抽些空气，再将针头从瓶盖中央垂直刺入小瓶内，将空气打入，然后吸药。

臂部肌内注射法

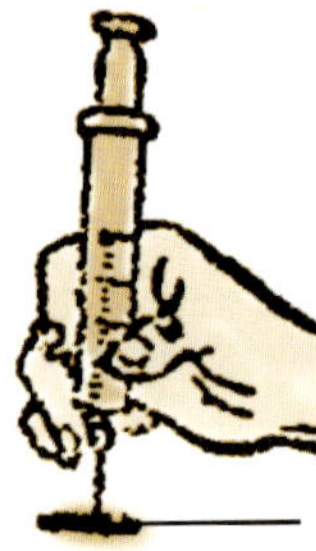

左手中、拇二指把皮肤撑开，右手持注射器，以前臂带动腕部的力量垂直迅速地将针头刺入肌肉内，然后以左手拇、食二指固定针头，抽吸无回血后，再以右拇指推药，推药时慢且匀。

皮内注射法

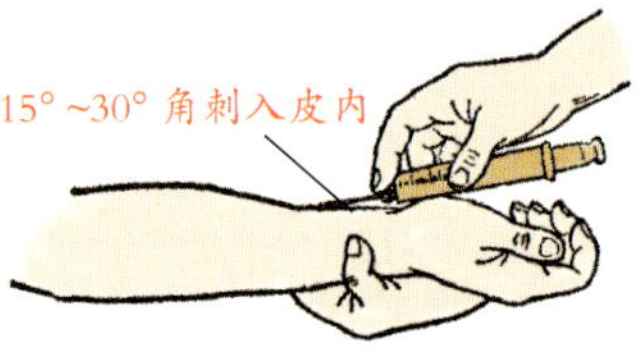

以左手拉紧皮肤，右手持注射器，使针头斜面向上，与皮肤呈15°～30°角刺入皮内。待针头斜面进入皮内时，推动针筒塞，局部可见半球形白色隆起，注射液量，一般为0.1毫升。

皮下注射法

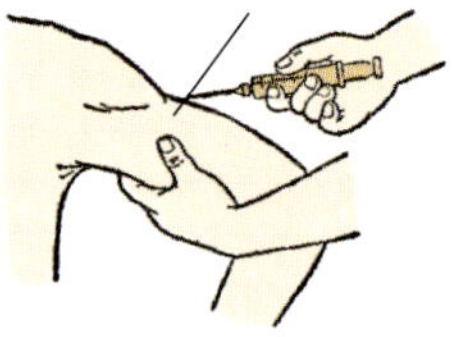

将药液吸取放妥，以酒精棉球消毒局部皮肤。左手拉紧皮肤，右手持针使与皮肤成30°～40°斜角迅速刺入皮下，抽吸无回血，即可推药。

6 伤口处理

清创（扩创术）

1. 术前准备：术前必须纠正休克、失血、脱水等全身情况。

2. 麻醉：一般选用神经阻滞或局部浸润麻醉；腰麻和全麻视情况决定。

3. 皮肤清洁消毒：首先除去急救包扎敷料及剃去毛发。手术者洗手戴消毒手套后，于伤口内填塞消毒纱布，用肥皂水及生理盐水进行洗涤伤口周围皮肤三遍。再以碘酊或硫柳汞酊消毒皮肤，铺消毒巾。

4. 伤口内处理：手术者更换消毒手套，穿手术衣，进行伤口内清洁冲洗处理，修剪无生活力的组织及创口边缘皮肤2～3毫米，然后缝合。如合并有肌腱、神经、骨折等损伤时，应同时进行缝合和固定复位。

5. 缝合和结扎：缝合结扎都要打结，常用的结有四种。

(1)单结：各种结的基本法。

(2)方结：最常用于结扎小血管或一般缝合。

(3)三叠结：用于结扎较大的血管或重要的组织。第一个结应较缓慢轻轻地持续用力，不使结扭转；第二个结交错地紧贴在第一个结之上，结扎时要使二线牵拉点与结扎点在同一直线上才能使结打紧。剪线时，在切口内的应紧靠线结处剪断，在皮肤表面的缝线则留1厘米左右，以便在拆线时牵引。

(4)钳子打结：扩创常用的打结方法，简单方便，还能节约缝线。

6. 术后处理：抬高肢体，注意血循环，敷料可在3日后更换和查看伤口。全身使用破伤风抗毒素1500单位，肌内注射，须先做过敏试验。适当使用抗生素，防止感染。

7. 拆线：拆线时间：头面部5日，躯体部7日，手指活动处及关节部位10～14日。但若有感染，脓肿形成时应提早拆线，必要时可放置引流物。

外科结

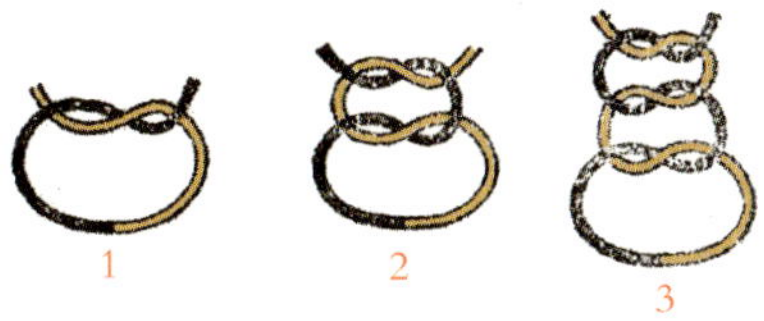

①单结。②方结：最常用于结扎小血管或一般缝合。③三叠结：第一个结应较缓慢轻轻地持续用力；第二个结交错地紧贴在第一个结之上，结扎时要使二线牵拉点与结扎点在同一直线上。

持钳打结法

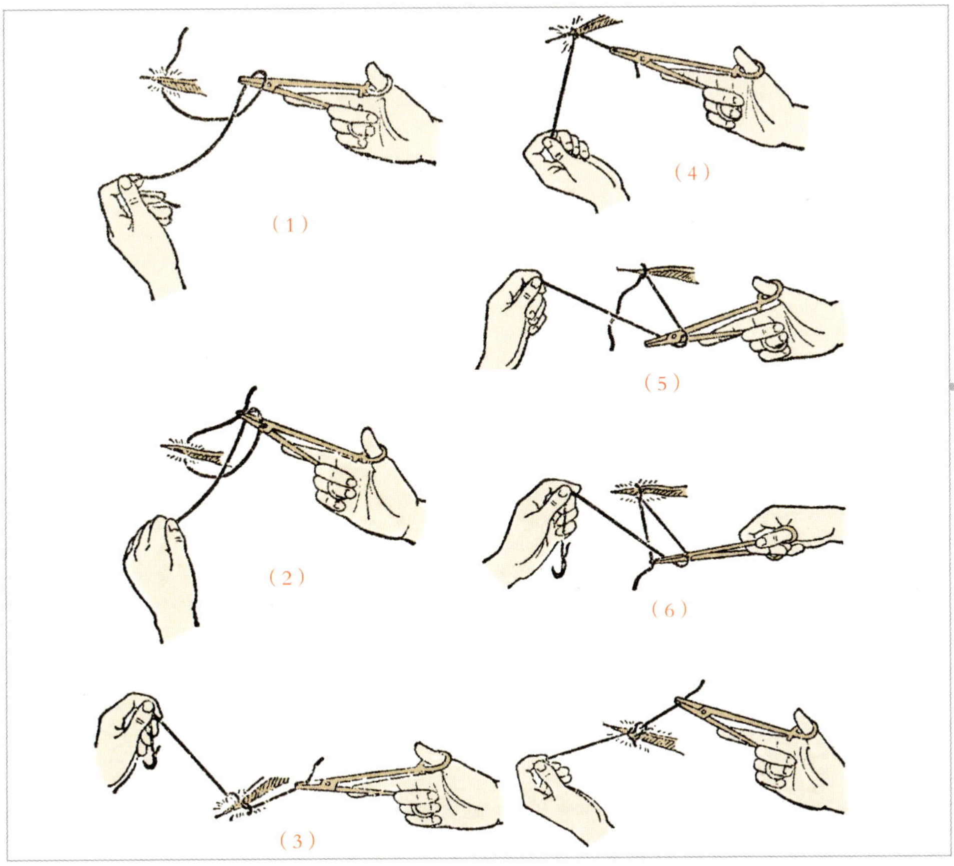

可用于浅、深部结扎。血管钳或持针钳既是线的延长，也是操作者手的延伸。此法适用于线头太短，徒手打结有困难时或打结空间狭小时的结扎。

伤口皮肤缝线拆除法

首先按换药的方法常规消毒切口区域，左手持镊子将线结轻轻提起，右手将微微张开的线剪尖端插入线结与皮肤之间的间隙，平贴针眼处的皮肤将线剪断，然后，快速轻巧地将缝线朝剪断侧拉出。

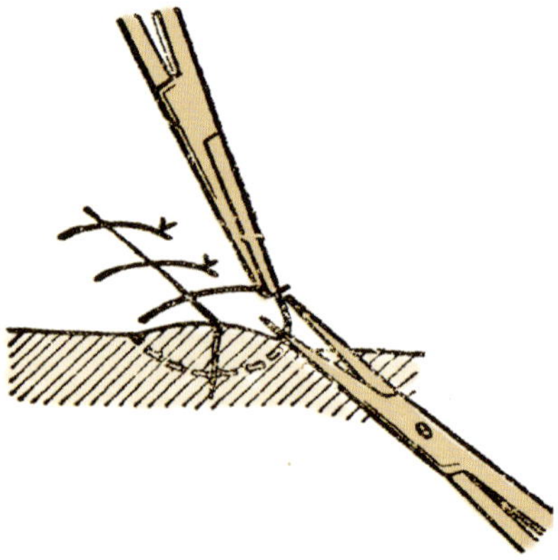

家庭急救

人们在日常生活中突然发病或遇到意外伤害的可能性始终存在，在医务人员尚未赶到现场的情况下，掌握一定的现场紧急自救和互救知识是十分必要的。

1 家庭火灾的紧急处置

1. 火灾发生时，首先要保持镇定，呼唤房内其他人离开（在时间允许下，其他人只带身边可拿的毛巾或布，时间不允许的话可以不要打湿，开门逃生前，先用手背触摸门板，如感到烫手，切勿开门。若不觉烫手，则打开门缝，并用脚抵住门的下方，观察是否可以逃生。切勿带其他行李，因为火势蔓延很快）并及时救火，如果火势仍在蔓延，请立即逃生（父母家长应及时弄清小孩安全情况）；如果是你的房间着火且可以冲出房间的话，请什么都不要拿，立即冲出去，要是有很多人的话请按顺序出去。

2. 离开着火房间后请关闭该房间房门（延迟烟火蔓延速度）。

3. 如果住在旅店时应在离开房间（带手电筒和口哨）后按走廊里的火灾警铃，可行的情况下通知附近的住户离开（大声叫），请勿使用电梯，但可使用消防电梯（电梯上有绿色标志，在入住旅店时需注意）。

4. 使用最近的逃生楼梯逃到户外；此时请观察楼梯是否安全（有无浓烟，温度是否正常）。如果安全可以使用该楼梯，反之立即逃往其他楼梯。如果所有的楼梯都不安全的话（因为楼下有烟的话，烟会向上延伸而且速度很快），请回到一间烟很少的房间，当然房子要有窗，如果在家里最好回到有阳台的房间里。

5. 如果在家里或房间里的话，在你还没来得及逃出去时，房间里又有大量浓烟时，请接近地面爬行到门口逃出，爬行时紧闭双眼，当手感觉到高温时，退后，改向爬，千万不要立即转身，因为你的脚可能会踢到火烧的地方。因为由于大气压力作用在离地面有大概7厘米的空间是没有烟的。

6. 这个时候请镇定，不要害怕，请将该房子的门关上，用床单或布将门缝和通风孔或气槽塞住，防止烟进入房间，然后立即将通向户外的窗户或玻璃打开（砸开），关掉空调和其他家电，如果楼层不高，想办法从窗户或未封的阳台逃到相邻安全的楼内。

7. 若是在高楼被困在火场时，可挥动鲜艳且大块的布匹，向街上的人求救。若迫不得已，必须往下跳时，可以利用广告招牌作为缓冲点，再跳下来；或利用被单，把被单连接成长绳，再顺着滑到接近地面处。

触摸门把

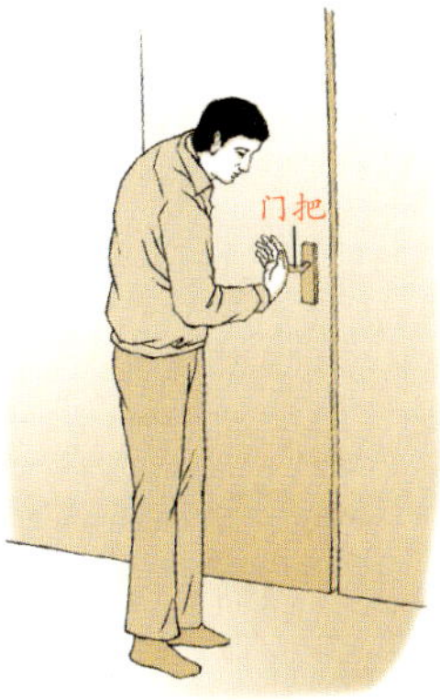

开门逃生前，一定要先用手触摸一下门把，判断屋外的火势是否会挡住通道，如果门把手很烫的话，请不要立即打开大门，否则就等于放火进屋。

门缝观火势

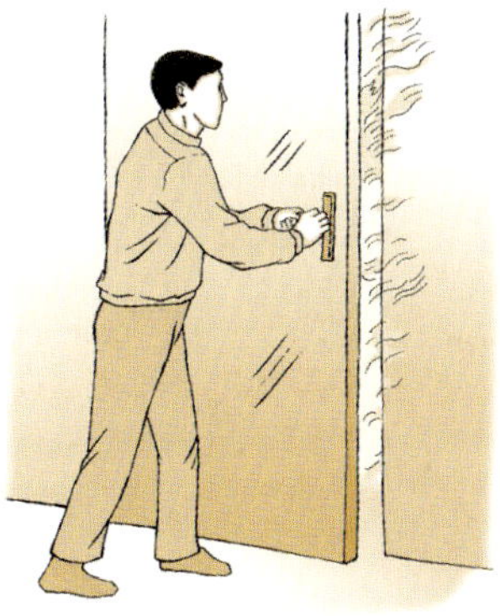

通过门把手可以判断火势的大小，如果门把手不是很烫，可以尝试打开门缝，观察外面的火势情况，切记不要一下就打开大门，如果大开门的话，火和浓烟都会顺势涌进屋内。

关好房门

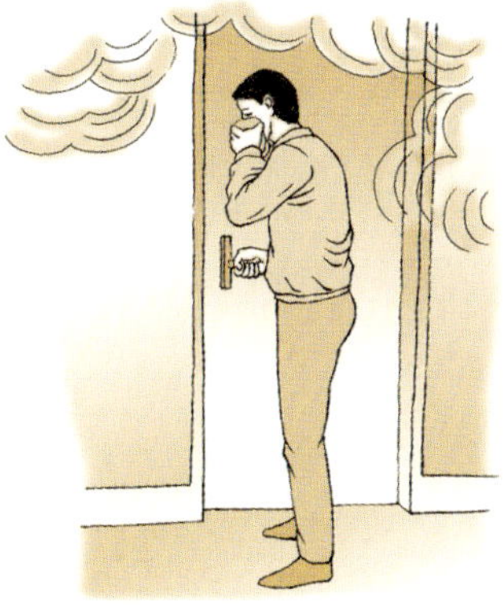

如果火势不是很大，可以通过楼梯逃跑的话，请关闭房内一切电源后，用湿毛巾捂住口鼻，关好房门，迅速撤离。关好房门可以尽可能延缓火势蔓延到屋内。

爬行逃生

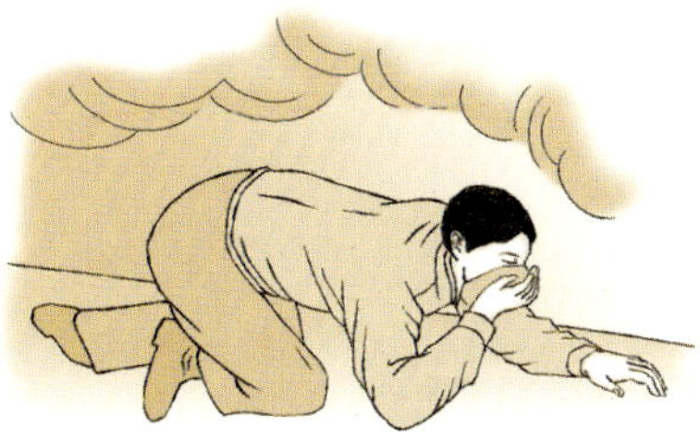

当房间里有大量浓烟时，用湿毛巾捂住口鼻，接近地面爬行到门口逃生。

窗口呼叫或逃生

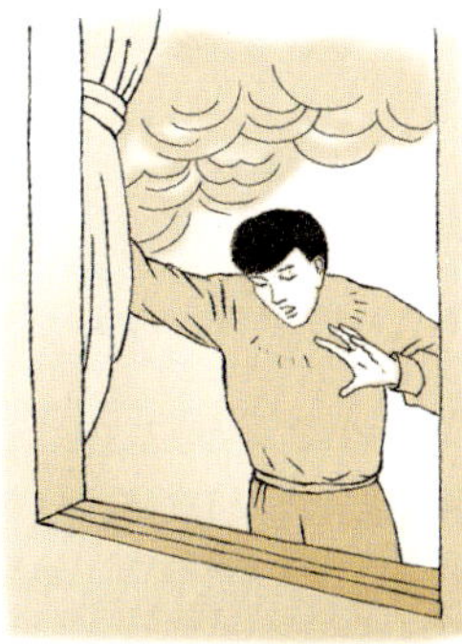

若是在高楼被困在火场时，可挥动鲜艳且大块的布匹，向街上的人求救。若迫不得已，必须往下跳时，可利用被单，把窗帘或被单连接成长绳，再顺着滑到地面。

② 气体燃料外泄

家庭用的气体燃料，多半是煤气（瓦斯）和石油气（桶装瓦斯），当气体燃料外泄或燃烧不完全时，就会发生一氧化碳中毒的情形，患者会有头痛、倦怠等症状，严重者甚至丧失意识、停止呼吸，以致死亡。

1. 什么是煤气中毒？

煤气的毒性来自一氧化碳。人在含有0.1%(体积)一氧化碳的环境中待1小时左右，就有头痛、恶心、呕吐、四肢无力等中毒现象。当空气中一氧化碳含量达到1%(体积)时，人体吸入2~3分钟便失去知觉，这就是我们日常所说的煤气中毒。

2. 一氧化碳中毒有哪些症状？

一氧化碳中毒一般分急性中毒和慢性中毒两种。

⑴急性中毒。急性中毒又分别为轻、中、重三种。

①轻度。表现为头晕、眼花、头痛、耳鸣，并且恶心呕吐、心悸、四肢无力。应脱离现场，呼吸新鲜空气或进行适当治疗，症状可迅速消失。

②中度。除上述症状外，还表现为多汗、烦躁、步态不稳、皮肤或黏膜苍白、意识朦胧甚至昏迷。如能及时抢救可很快苏醒。

③重度。除具有一部分或全部中度中毒症状外，患者进入昏迷状态。可持续几小时或几日。往往出现牙关紧闭，全身抽动，大小便失禁和血压上升、心律不齐等。重度中毒经及时抢救，脱离昏迷后，症状逐渐好转。有的重症患者在苏醒之后，经过一段“清醒期”又出现一系列神经系统严重受损的表现。

⑵慢性中毒。长期接触一氧化碳可能有以下症状。

①神经系统。头痛、头昏、失眠、无力、记忆力减退，注意力不集中、血压不稳定，甚至出现震颤、步态不稳等。

②心血管系统。出现心肌损害及冠状动脉供血不足，心电图改变，如各种类型的心律不齐、低血压及房室传导阻滞等。

3. 处理方式

⑴打开门窗，使空气流通。

⑵关掉煤气总阀把手，或瓦斯开关。

⑶将患者移到安全的地方，并松开颈部、胸部的衣物。

⑷若患者呼吸停止时，开放患者气道，并施行人工呼吸。

⑸使患者保持暖和，并打电话呼叫救护车。

4. 注意事项

(1)气体燃料外泄时，禁止开关任何电器用品，如抽风机、电风扇。

(2)在瓦斯外泄的现场，禁止点火，以免引发爆炸。

⑶事后拨电话到煤气公司，请专业人员到家里维修，切勿自行修理。

⑷瓦斯桶切勿装置于浴室内，应安装在通风处，如阳台。

⑸平日即用肥皂泡沫涂抹在瓦斯管线上，检查管线有无破洞。

关闭煤气总阀

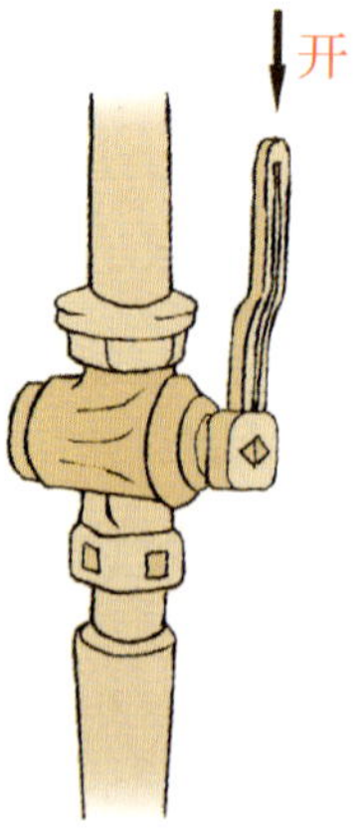

如果是管道煤气，立即关闭煤气总阀。一般情况是与煤气管同向为“开”，相垂直的是“关”。

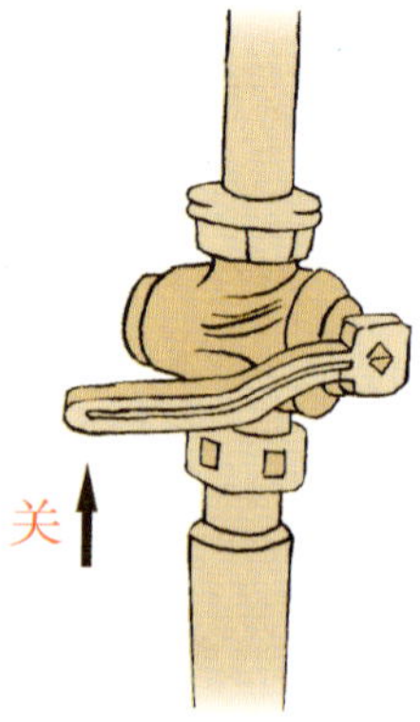

将患者移到通风的地方

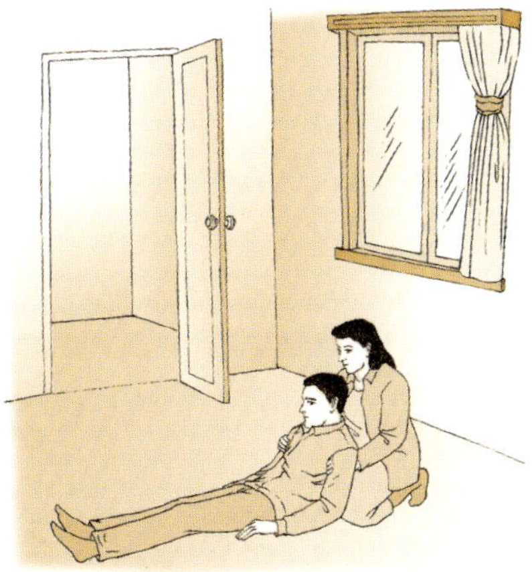

当发现有人中毒昏迷时，请先打开窗户和房门，然后将中毒者缓慢地移到通风且安全的地方。

开放气道，实施人工呼吸

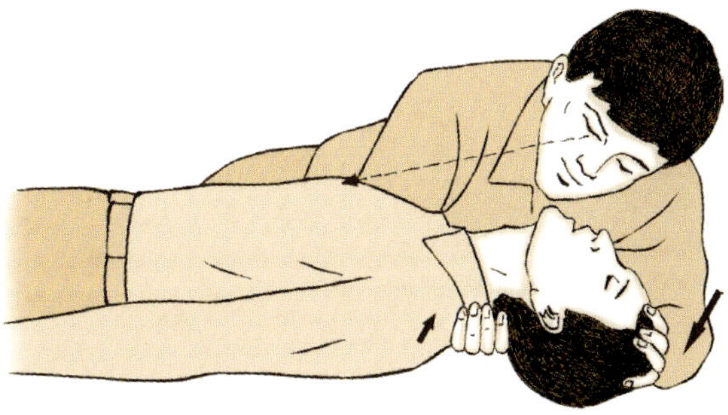

只要中毒者尚有一丝气息，就应该对其进行紧急抢救，首先松开衣领，开放患者的气道，一只手放在中毒者的额头上，另一只手放在颈部近发际处，让额头往后仰，然后进行人工呼吸。

保暖等待救援

进行完简单急救后仍无反应，请拨打120，给中毒者保暖，等待救护车的到来。

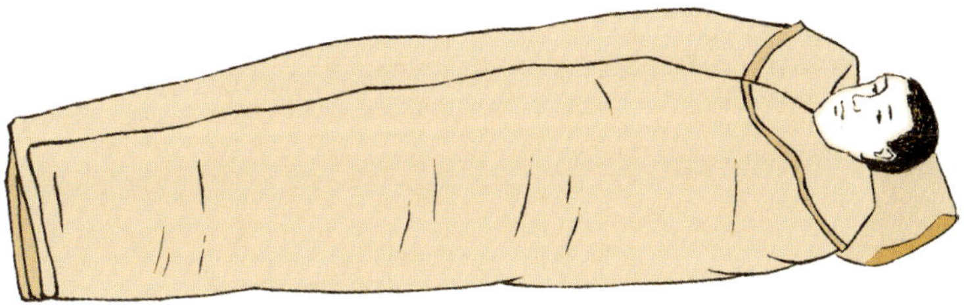

3 家中有人心脏病发作

心脏是一个强壮的、不知疲倦、努力工作的强力泵。心脏之于身体，如同发动机之于汽车。如果按一个人心脏平均每分钟跳 70 次、寿命 70 岁计算的话，一个人的一生中，心脏就要跳动近 26 亿次。一旦心脏停止跳动而通过抢救不能复跳，那就意味着，一个人的生命终止了。心脏病是人类健康的头号杀手。全世界 1 / 3 的人口死亡是因心脏病引起的，而我国，每年有几十万人死于心脏病。心脏病是可怕的杀手，若在 5 分钟内，没有对病人施行急救，则病人就可能成为自然人，甚至死亡。

高发人群

年龄大于 45 岁的男性、大于 55 岁的女性；吸烟者；高血压患者；糖尿病患者；高胆固醇血症患者；有家族遗传病史者；肥胖者；缺乏运动或工作紧张者。

早期症状

(1) 呼吸做了一些轻微活动时，或者处于安静状态时，出现呼吸短促现象，但不伴咳嗽、咳痰。

这种情况很可能是左心功能不全的表现。

(2) 如果脸色灰白而发紫、表情淡漠，这是心脏病晚期的病危面容。如果脸色呈暗红色，这是风湿性心脏病、二尖瓣狭窄的特征。如果呈苍白色，则有可能是二尖瓣关闭不全的征象。

(3) 如果鼻子是硬邦邦的，这表明心脏脂肪累积太多。如果鼻子尖发肿，表明心脏脂肪可能也在肿大或心脏病变正在扩大。此外，红鼻子也常预示心脏有病。

处理方式

(1) 若患者尚有知觉时，让患者靠着枕头坐着。

(2) 松开患者衣物。

(3) 用毛毯覆盖患者，将硝酸甘油片含于病人舌下。

(4) 打电话叫救护车，并告知是心脏病患者。

(5) 若患者心脏停止跳动，要立即实行心脏按摩与人工呼吸。

(6) 开放患者气道。

(7) 做口对口人工呼吸二次。

(8) 人工呼吸二次完后，再做心脏按摩 15 次，反复地做，其方法：①找到心脏按摩的部位，乳头连线和胸部中央的胸骨交叉的地方。②把一只手掌根放在按摩的部位，另一只手掌贴在上面。③保持手肘伸直的姿势，下压 3 ~ 5 厘米，其速率约为 1 分钟 60 次。④若患者瞳孔缩小，可以摸到颈动脉波动时，就表示有效。⑤患者脉动恢复跳动后，继续做人工呼吸至患者恢复自然呼吸。

轻微心脏病发表现

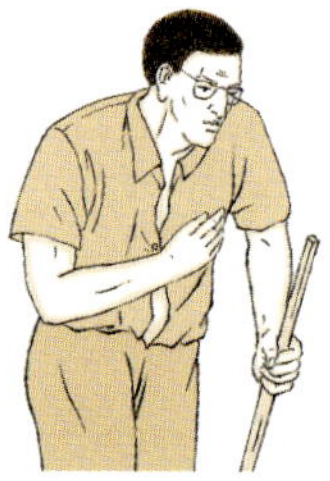

病人会将手置于疼痛的前胸，并出现气短、面色苍白、头晕和出冷汗。

轻微心脏病发处理

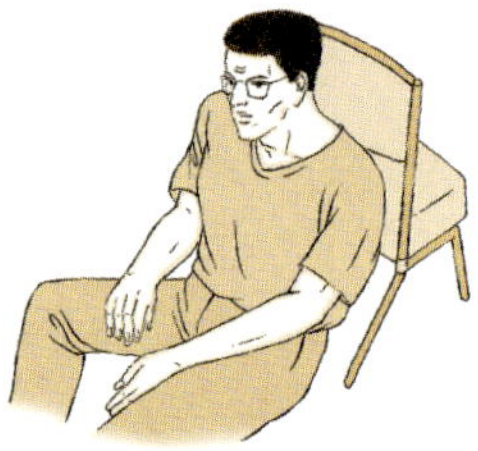

如果意识清醒，先安置病人坐在椅子上或者靠在床头上，松开衣领透气，并安慰病人。

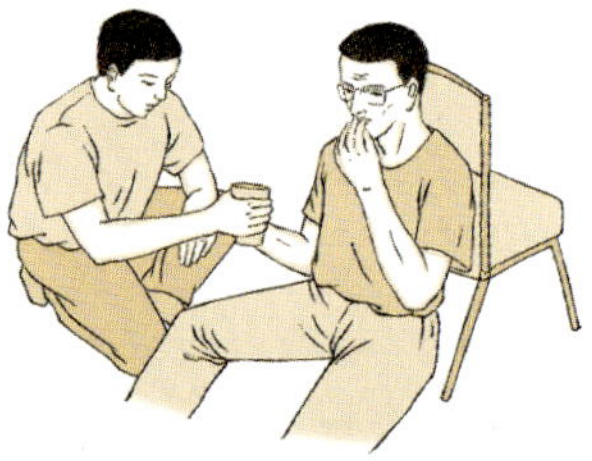

找到家里的药箱，寻找治疗心脏病的药物，如抗心绞痛药片，按照医生的医嘱给病人服用。

心脏按摩部位

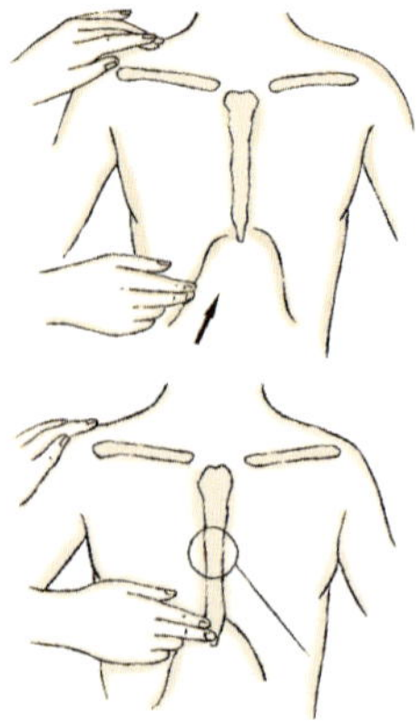

如果病人出现了昏迷，必须立刻进行心脏按摩，我们应该先找到心脏按摩的位置（乳头连线和胸部中央的胸骨交叉处），手指沿着肋骨移动，食指的边缘上面，就是压迫的部位。

心脏按摩方法

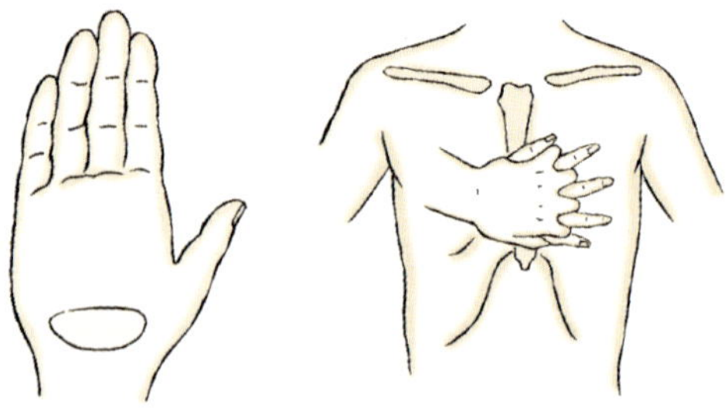

把一只手掌根放在按摩的部位，另一只手掌贴在上面。

垂直向下压

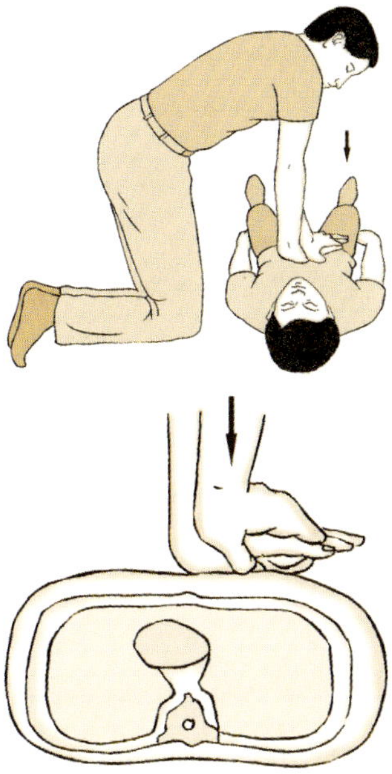

保持手肘伸直的姿势，下压3～5厘米，其速率约为1分钟60次。

放松力量

手不要离开胸部，只要将力量放松即可。

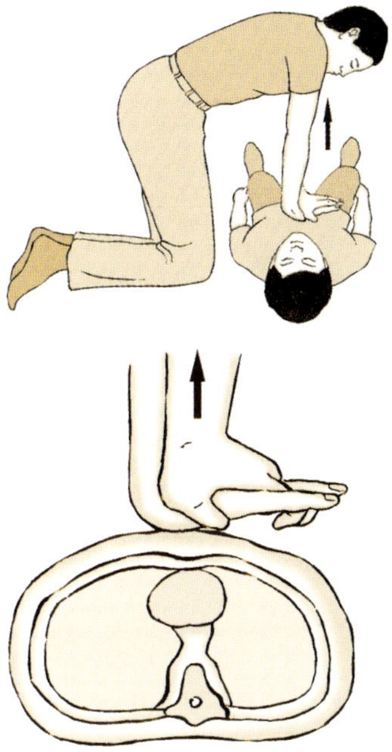

4 家中有人脑出血

脑出血，它起病急骤、病情凶险、死亡率非常高，是急性脑血管病中最严重的一种，为目前中老年人致死性疾病之一。

中老年人是脑出血发生的主要人群，以40～70岁为最主要的发病年龄，脑出血的原因主要与脑血管的病变、硬化有关。血管的病变与高血脂、糖尿病、高血压、血管的老化、吸烟等密切相关。通常所说的脑出血是指自发性原发性脑出血。患者往往由于情绪激动、费劲用力时突然发病，表现为失语、偏瘫，重者意识不清，半数以上患者伴有头痛、呕吐。

脑出血发病主要原因是长期高血压、动脉硬化。绝大多数患者发病时血压明显升高，导致血管破裂，引起脑出血。脑出血系指非外伤性脑实质内的出血。绝大多数是高血压病伴发的脑小动脉病变在血压骤升时破裂所致，称为高血压性脑出血。

脑出血较为典型的表现

血压突然升高，致使脑内微血管破裂而引起的出血。在出血灶的部位，血液能直接压迫脑组织，使其周围发生脑水肿。肢体突然麻木、无力或瘫痪，这时病人常会在毫无防备的情况下跌倒，或手中的物品突然掉地；同时，病人还会口角歪斜、流口水、语言含糊不清或失语，有的还有头痛、呕吐、视觉模糊、意识障碍、大小便失禁等现象。患者发生脑出血后，家属应进行紧急救护。

处理方式

1. 保持镇静并立即将患者平卧。千万不要急着将病人送往医院，以免路途震荡，可将其头偏向一侧，以防痰液、呕吐物吸入气管。

2. 迅速松解患者衣领和腰带，保持室内空气流通，天冷时注意保暖，天热时注意降温。

3. 如果患者昏迷并发出强烈鼾声，表示其舌根已经下坠，可用手帕或纱布包住患者舌头，轻轻向外拉出。

4. 可用冷毛巾覆盖患者头部，因血管在遇冷时收缩，可减少出血量。

5. 患者大小便失禁时，应就地处理，不可随意移动患者身体，以防脑出血加重。

6. 在患者病情稳定送往医院途中，车辆应尽量平稳行驶，以减少颠簸震动；同时将患者头部稍稍抬高，与地面保持 20° 角，并随时注意病情变化。

预防办法

高血压病人应在医师指导下，控制血压，并避免剧烈变动、饱餐、剧烈活动、用力排便、性交等可能诱发血压升高的因素。如出现剧烈的后侧头痛或项部痛、运动感觉障碍、眩晕或晕厥、鼻出血、视物模糊等可能是脑出血前兆，应及时到医院检查。

病人出现呕吐时的处理方法

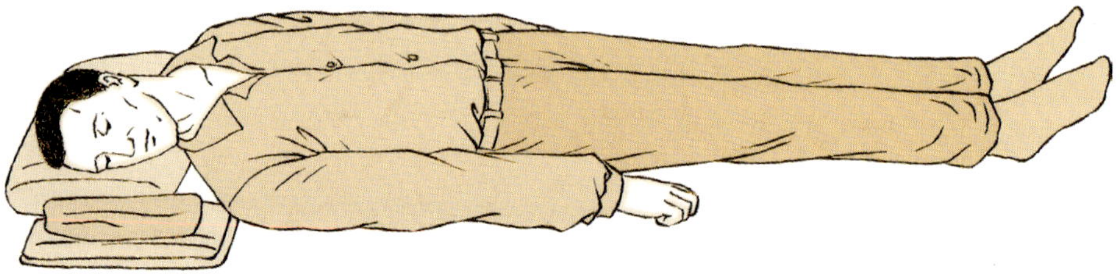

不要移动患者头部，轻轻让患者平卧，将其头偏向一侧，以防痰液、呕吐物吸入气管。

除去勒紧身体的东西

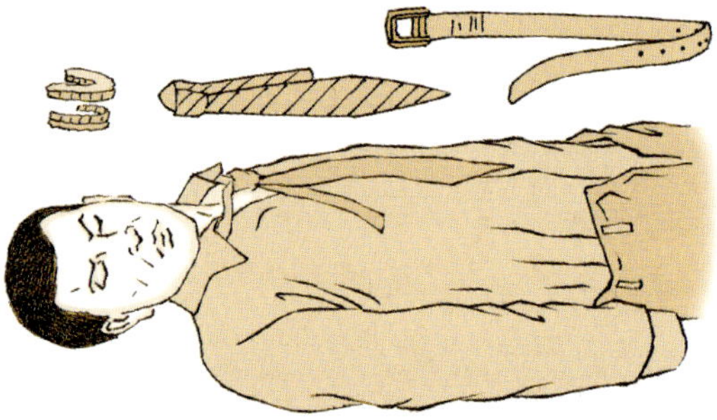

除去勒紧身体的东西，包括领带和皮带，如果有戴假牙的话也要拿出来，防止病人误吞。

病人出现痉挛时处理方法

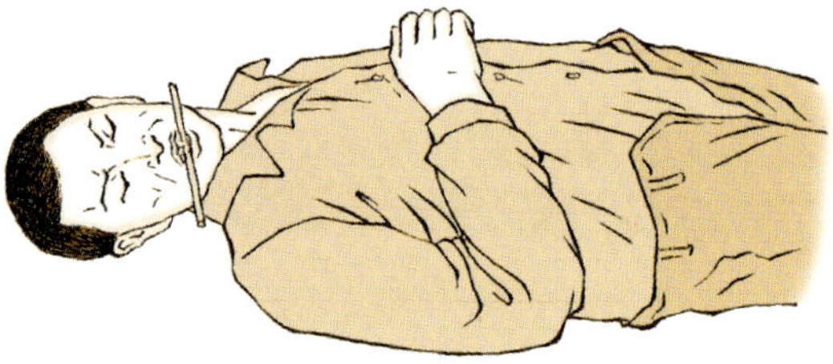

当病人有抽搐和痉挛的病症时，可以用手帕包住筷子或者铅笔让病人咬住，防止病人咬到自己的舌头，堵塞气道。

病人出现呼吸不畅时处理方法

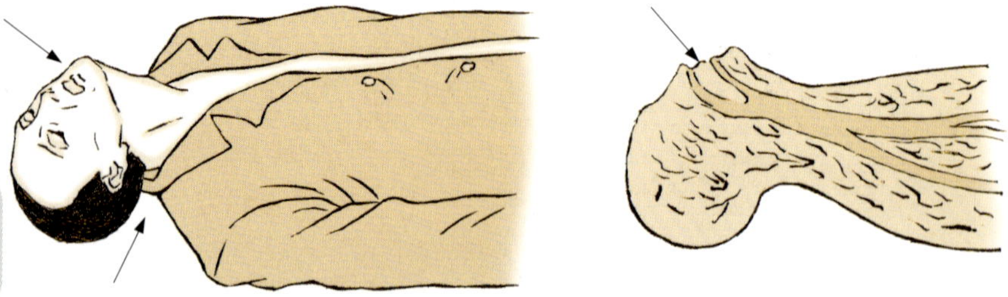

清除病人口内的分泌物，当发现舌头下坠时，要立即用手轻轻拉出舌头，确保气道畅通。

5 家人企图割腕自杀

当家中有人以割腕的方法自杀时，此时最重要的事情是赶快送医急救。但在送医之前，为防止血液流失造成生命危险，必须迅速做止血急救。

处理方式

1. 用干净的纱布覆盖伤口，将手于患部上方用力按住，并用绷带包扎好伤口。

2. 若大量出血则以止血带止血，绑止血带的位置是由伤口向心脏 3 厘米处，宽度约 5 厘米，绑上止血带后每隔 15 ~ 20 分钟放松 15 秒，以免肌肉坏死。

3. 记录绑止血带的时间。

4. 抬高出血部位。

包扎伤口

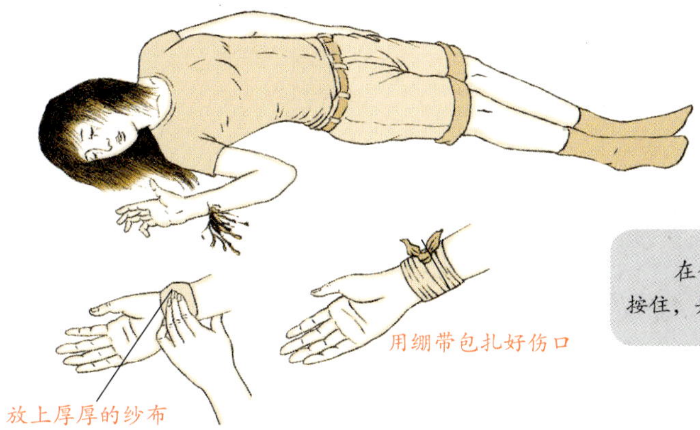

在伤口上放上纱布，将手于患部上方用力按住，并用绷带包扎好伤口。

卷上止血带

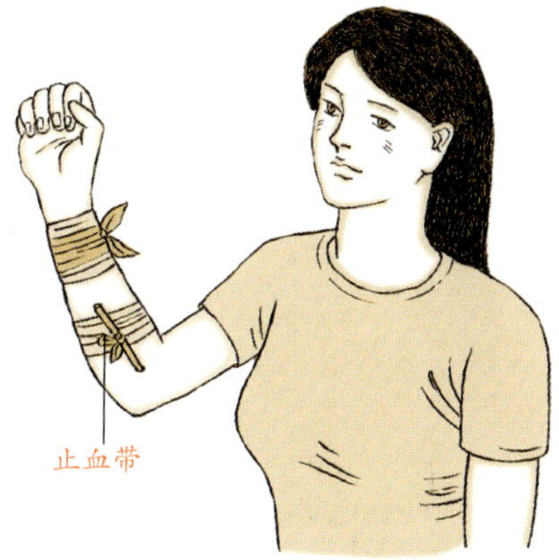

若大量出血则以止血带止血，绑止血带的位置是由伤口向心脏3厘米处，宽度约5厘米，绑上止血带后每隔15～20分钟放松15秒，以免肌肉坏死。

抬高出血部位

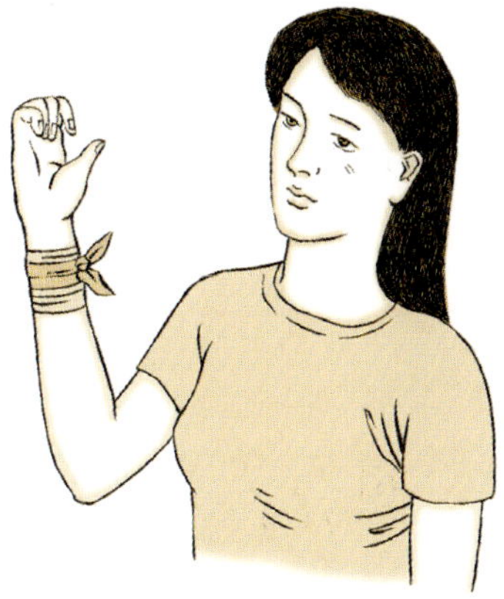

将包扎好的手腕稍稍抬高，这样可以更好地止血。

6 切菜时不小心切断了手指

在切菜时若一个不小心被利刀切断了手指，除了应立刻急救就医外，送医前也应妥善处理被切下的手指，以便就医后接合。只要处理得好，在六小时之内接合的可能性是很大的。

处理方式

1. 在切断面盖上纱布，用力按压，并缠上绷带。
2. 用力按住止血点做压迫止血。
3. 将被切断的手指用纱布包住，放入装满冰块及水的容器中冷冻。
4. 立刻带着被切断的手指就医。

包扎指头

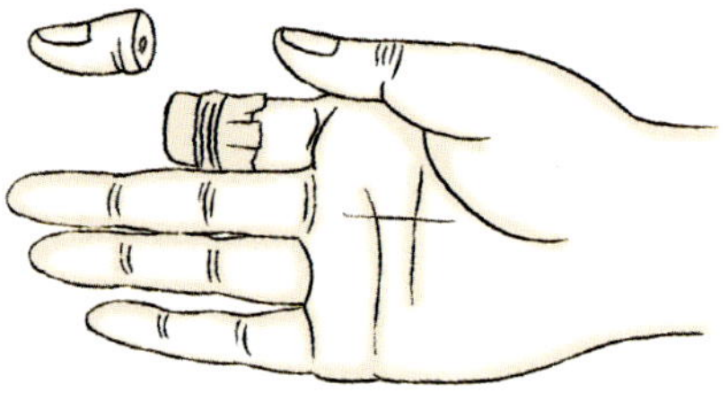

切菜时不小心切断了手指，不要惊慌，立即用纱布盖在指头上，用力按压止血，并用绷带包扎好。

止血

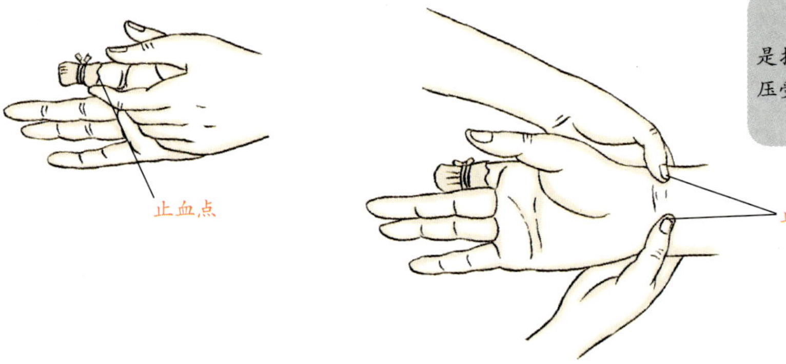

有两种止血方法：一是按压受伤指头；二是按压受伤手指所在的手腕。

切断指头的保存

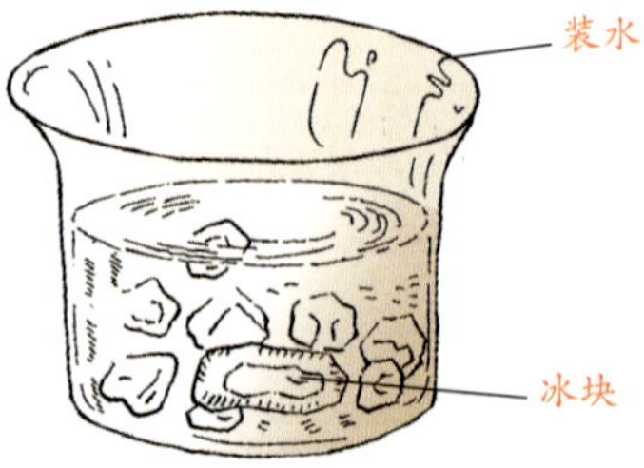

用纱布包好被切下的指头，找一个容器装上冰水和冰块，立刻冷冻。这样送医院就可以重新接上。

7 儿童楼梯摔下导致手臂骨折

家中小孩在楼梯上玩耍，若不注意安全，一不小心可能从楼梯上摔下，造成手臂骨折。一旦意外发生，请不要惊慌失措。

处理方式

1. 取木板、杂志、厚纸板等物品作为夹板。

2. 用绷带或其他代替物，如毛巾等扎紧，固定骨折处前后两个以上的关节。

3. 在腋间夹入海绵或绵布减轻疼痛。

4. 手臂前与颈部间缠绕布条或绷带支撑。

5. 送医治疗。

判断骨折

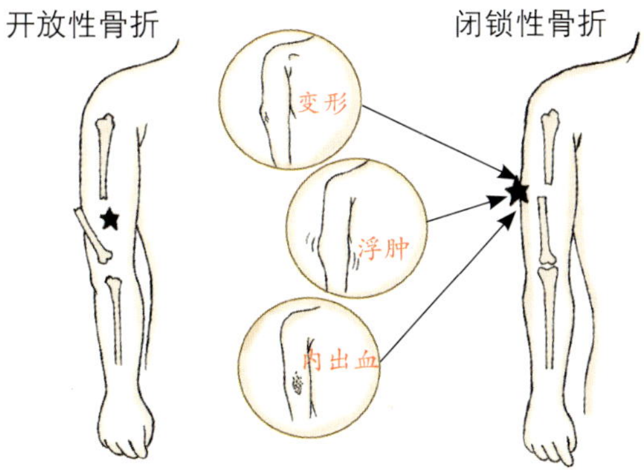

①开放性骨折：骨折附近的皮肤和黏膜破裂，骨折处与外界相通，耻骨骨折引起的膀胱或尿道破裂，尾骨骨折引起的直肠破裂，均为开放性骨折。因与外界相通，此类骨折处受到污染。②闭合性骨折：骨折处皮肤或黏膜完整，不与外界相通。此类骨折没有污染。

固定关节

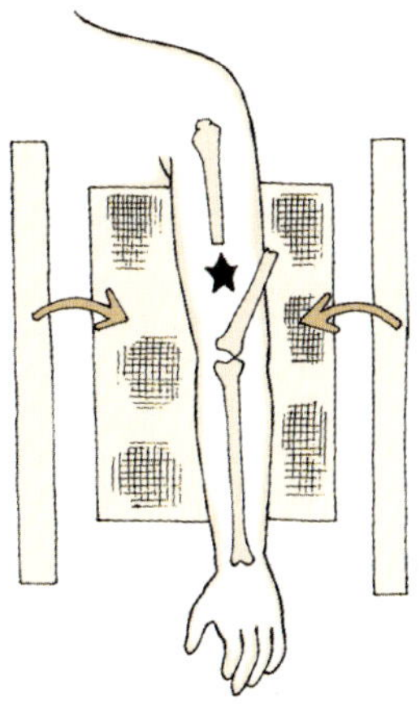

出血时，覆盖厚厚的一层纱布，用伸缩绷带固定好两处以上的关节在夹板上。

悬挂手臂

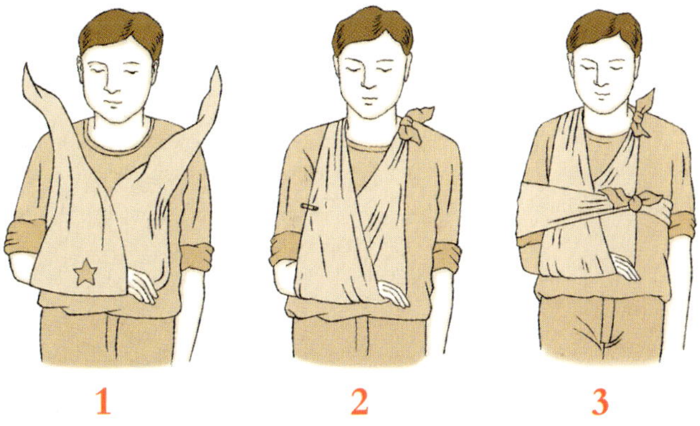

①用三角巾托住固定好的手臂，将三角巾的两端绕到脖子上打好结。②用别针固定好三角巾。③将另一个三角巾从背后绕到前面，在胸前处打结固定。

8 儿童误吞异物

儿童期活泼好动，凡是伸手可及的东西，总是会拿来往嘴巴里塞，而当喉咙哽塞时，又不知该如何向父母表达，因此父母平常除应注意家中小东西的摆设，也须随时注意儿童异常的状况。

处理方式

1. 鼓励儿童用力咳嗽，把异物咳出来。

2. 用两臂抱着儿童腰部，手置于肚脐与胸骨下缘中间位置，用力向后上方做推挤，直至儿童呕吐出异物为止。

3. 若儿童丧失意识时，立即开放气道，并施行口对口人工呼吸。

4. 两腿跨于儿童的两侧，并把手掌放于侧胸部，施压于儿童。

5. 立即叫救护车，并重复3、4两步骤，直至救护车来为止。

用力咳嗽

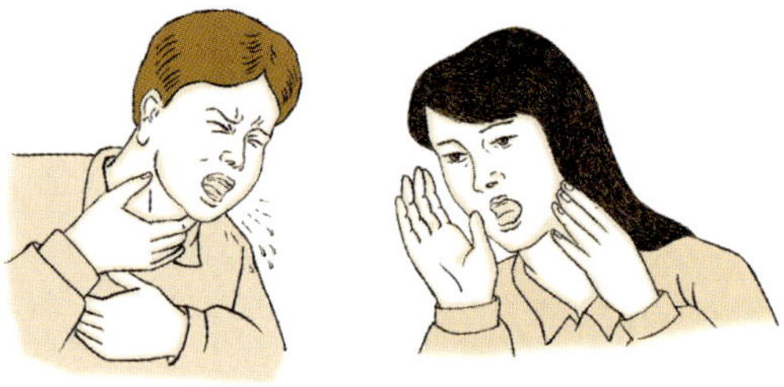

鼓励儿童用力咳嗽，最好能将异物咳出来。

用力拍打

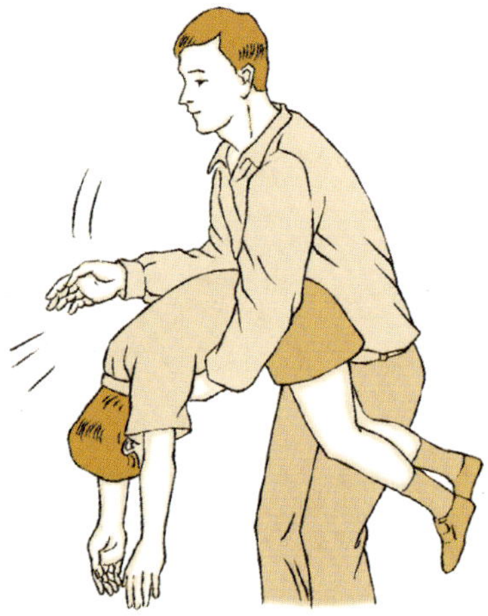

用两臂抱着儿童腰部，手置于肚脐与胸骨下缘中间位置，用力拍打背部，直至儿童呕吐出异物为止。

其他办法

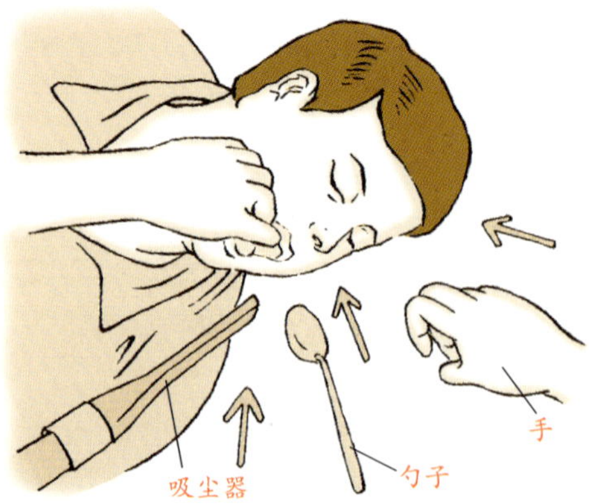

当用上面两种方法都无法让儿童吐出异物时，可以尝试用手或汤勺抠出口内异物，或者用吸尘器吸出口内异物。如果还不能将异物排出的话就要立即送医院。

9 家庭避震秘籍

地震虽然是人类目前无法避免和控制的灾害，但只要掌握一些技巧，也是可以从灾难中将伤害降到最低的。

1. 抓紧时间紧急避险。如果感觉晃动很轻，说明震源比较远，只需躲在坚实的家具旁边就可以。摇晃时立即关火，失火时立即灭火。大地震从开始到振动过程结束，时间不过十几秒到几十秒，因此抓紧时间进行避震最为关键。

2. 选择合适的避震空间。室内较安全的避震空间有：承重墙墙根、墙角；有水管和暖气管道等处。屋内最不利避震的场所是：没有支撑物的床上；吊顶、吊灯下；周围无支撑的地板上；玻璃和大窗户旁。

3. 做好自我保护。首先要镇静，选择好躲避处后应蹲下或坐下，脸朝下，额头枕在两臂上；或抓住桌腿等身边牢固的物体，以免震时摔倒或因身体失控移位而受伤；保护头颈部，低头，用手护住头部或后颈；保护眼睛，低头、闭眼，以防异物伤害；保护口、鼻，有可能时，可用湿毛巾捂住口、鼻，以防灰土、毒气的进入。

4. 将门打开，确保出口。钢筋水泥结构的房屋等，由于地震的晃动会造成门窗错位，打不开门，曾经发生有人被封闭在屋子里的事例。请将门打开，确保出口。

5. 不要慌张地向户外跑。地震发生后，慌慌张张地向外跑，碎玻璃、屋顶上的砖瓦、广告牌等掉下来砸在身上，是很危险的。

6. 在发生地震时，不能使用电梯。万一在搭乘电梯时遇到地震，将操作盘上各楼层的按钮全部按下，一旦停下，迅速离开电梯，确认安全后避难。

震后自救

地震时如被埋压在废墟下，周围又是一片漆黑，只有极小的空间，你一定不要惊慌，要沉着，树立生存的信心，相信会有人来救你，要千方百计保护自己。

地震后，往往还有多次余震发生，处境可能继续恶化。在这种极不利的环境下，首先要保护呼吸畅通，挪开头部、胸部的杂物，闻到煤气、毒气时，用湿衣服等物捂住口、鼻；避开身体上方不结实的倒塌物和其他容易引起掉落的物体；扩大和稳定生存空间，用砖块、木棍等支撑残垣断壁，以防余震发生后，环境进一步恶化。

设法脱离险境。如果找不到脱离险境的通道，尽量保存体力，用石块敲击能发出声响的物体，向外发出呼救信号，不要哭喊和盲目行动，这样会大量消耗精力和体力，尽可能控制自己的情绪或闭目休息，等待救援人员。

关火

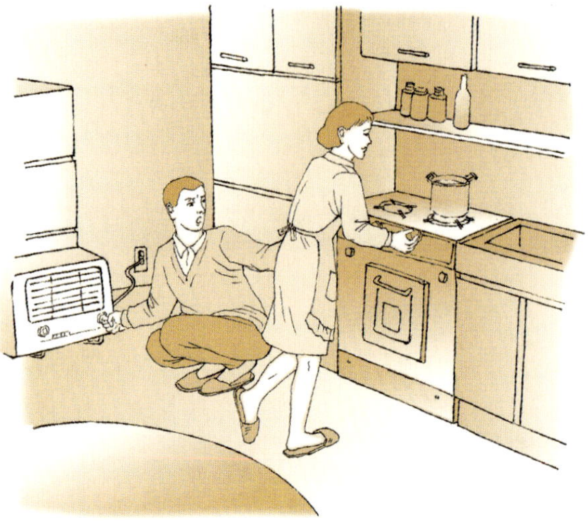

摇晃时立即关火，失火时立即灭火。火会引发火灾和爆炸等一系列连锁反应。

避震

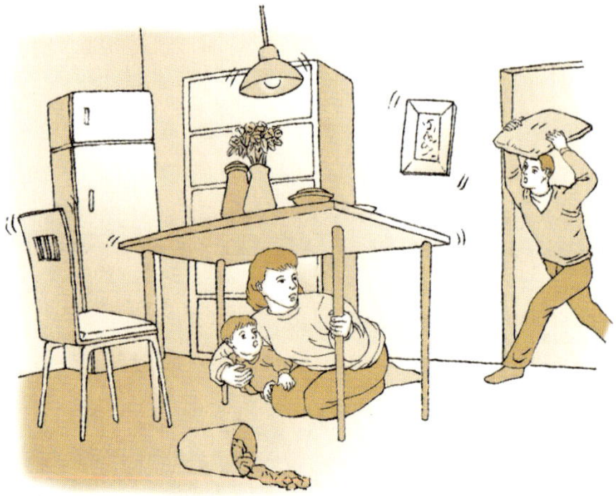

地震发生时，应选择承重墙墙根、墙角，或者坚固的桌子，蹲下或坐下，额头枕在两臂上。用坐垫等物品保护好头部。

不要慌张向外跑

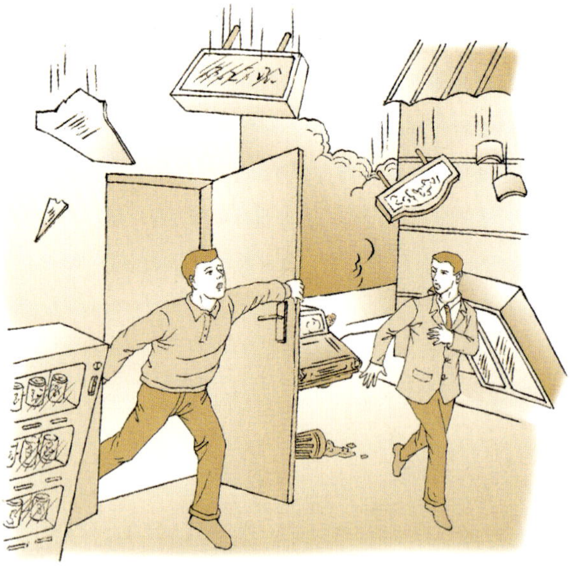

不要慌张地向户外跑。地震发生后，慌慌张张地向外跑，碎玻璃、屋顶上的砖瓦、广告牌等掉下来砸在身上，是很危险的。

打开房门

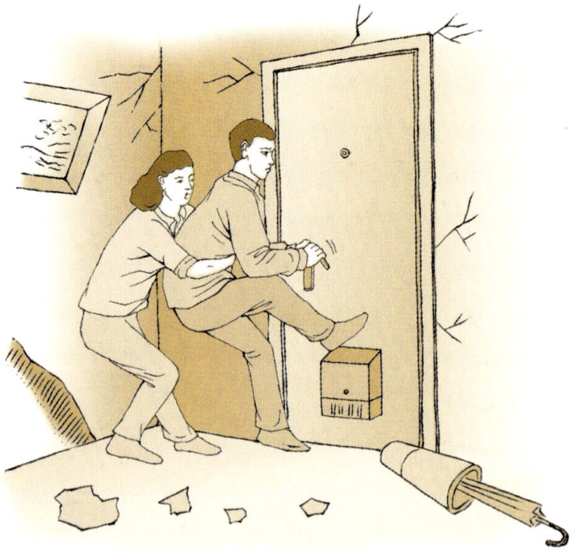

将门打开，确保出口。钢筋水泥结构的房屋等，由于地震的晃动会造成门窗错位，打不开门。

指压穴位疗法

指压穴位疗法之所以广受大众的喜爱，主要是因为它可以不受时间和空间的限制和气候变化的影响，简单易学，经济实惠，可以迅速缓解症状。

1 同身尺寸量法

中医里有“同身寸”一说，就是用自己的手指作为穴位的尺度。人有高矮胖瘦，骨节自有长短不同，虽然两人同时各测得1寸长度，但实际距离却是不同的。

1寸（手拇指横宽）

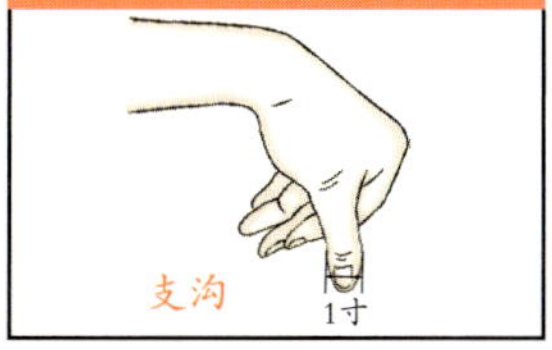

1寸（中指中节长度）

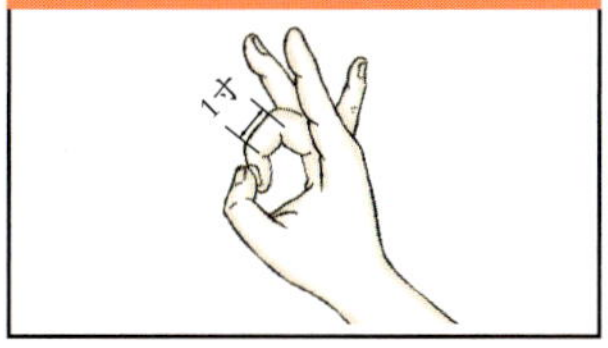

1.5寸（二指尺寸法）

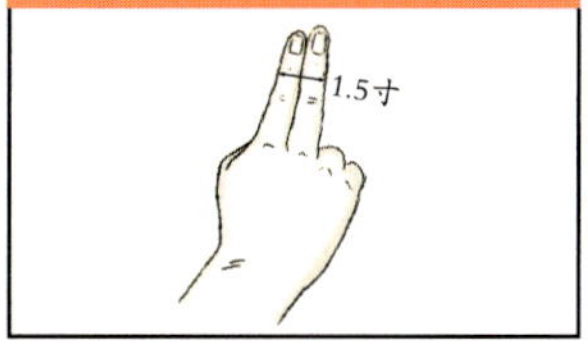

2寸（三指尺寸法）

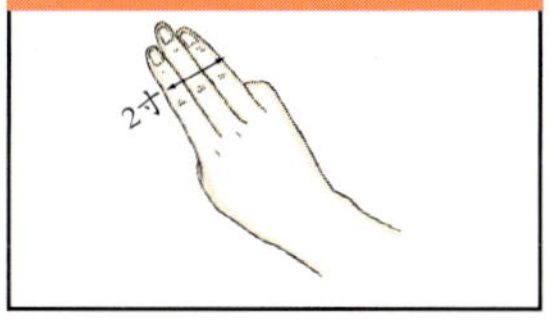

3寸（四指尺寸法）

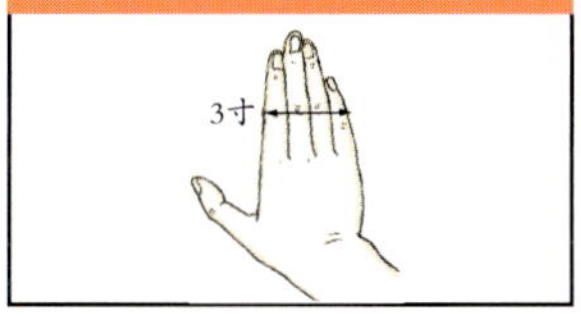

速记卡

1寸 =A. 手拇指横宽
B. 中指中节长度
1.5寸 = 二指尺寸法
2寸 = 三指尺寸法
3寸 = 四指尺寸法

2 指压的基本手法

指压法

拇指压法

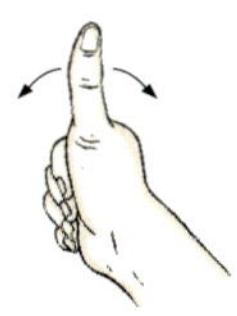

二指压法

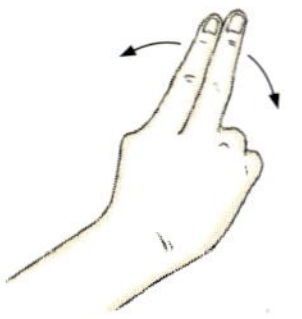

中指折叠法

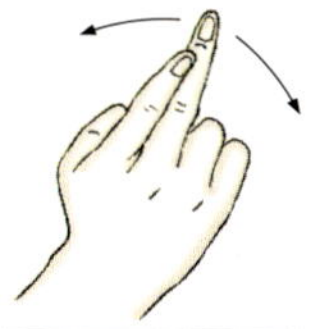

四指压法

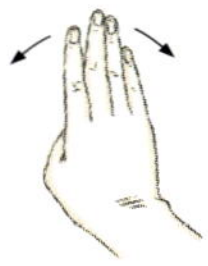

手刀切打法

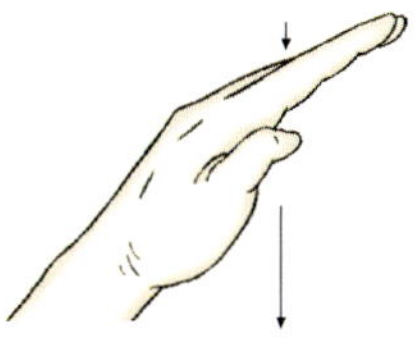

拳捶打法

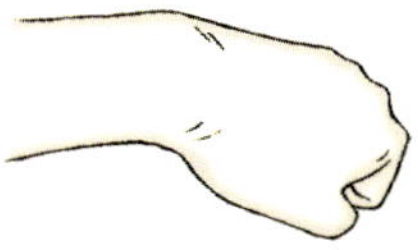

拿捏法

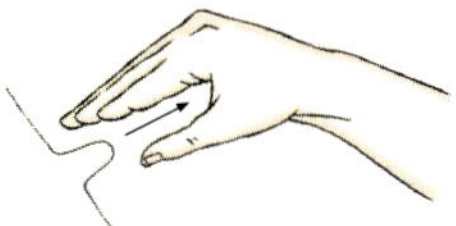

用拇指、食指、中指，拿捏穴位。

点穴震颤法

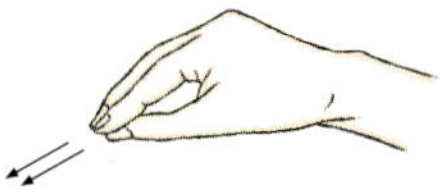

三指合并对准特定穴位，像小鸡啄米一样震动穴位。

3 自疗常见病

慢性胃炎

主要症状：轻微呕心感、食欲不振，胃部有持续性或阵发性的疼痛。饭后上腹部有微痛感或呕吐症状。

最有疗效的穴位：合谷和中脘。

注意事项：孕妇最好改用足三里穴，不用合谷穴，合谷穴容易引发流产。

合 谷

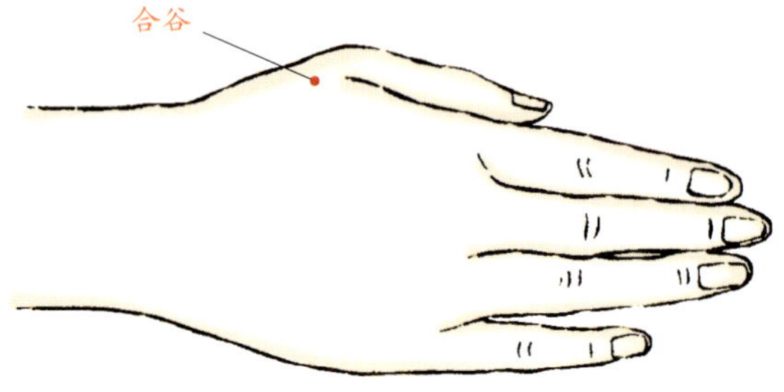

【取穴法】拇指和食指合拢时，在肌肉隆起的最高处。

中 脘

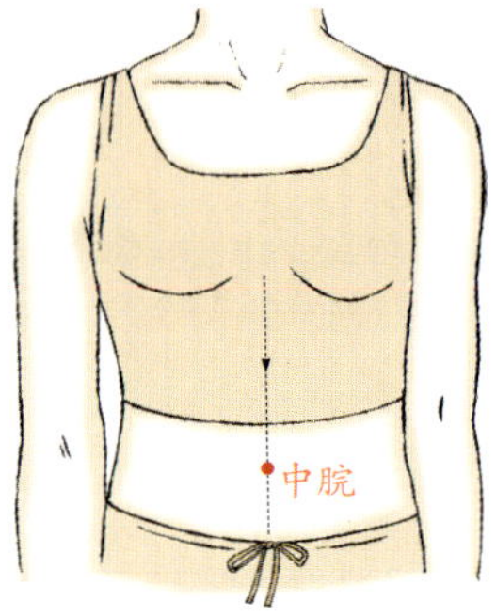

【取穴法】脐上4寸或胸骨剑突与脐的中间点。

胃溃疡

主要症状：脸色苍白、唇浅黄，疲倦虚弱。伴有胃胀气、呕逆、嗳气或吐酸水。严重时会出现胃出血、吐血、胃穿孔和突发性昏迷。

最有疗效的穴位：神门和足三里。

注意事项：神门穴不可用力过猛，要轻压快揉，否则会伤及手腕骨膜，造成骨膜炎。

神 门

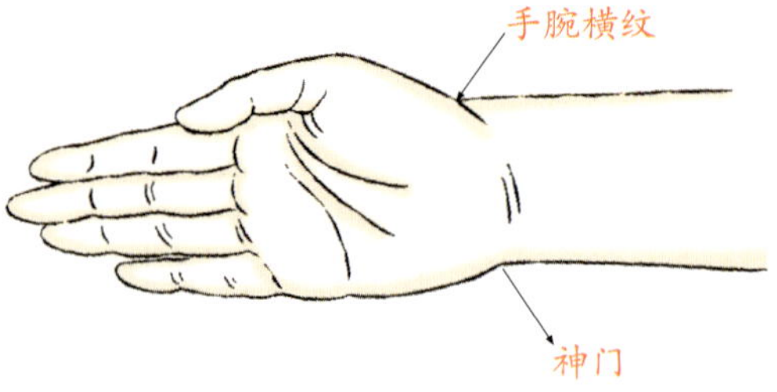

【取穴法】腕骨与尺骨相交接处，左右两手，各有一穴。

足三里

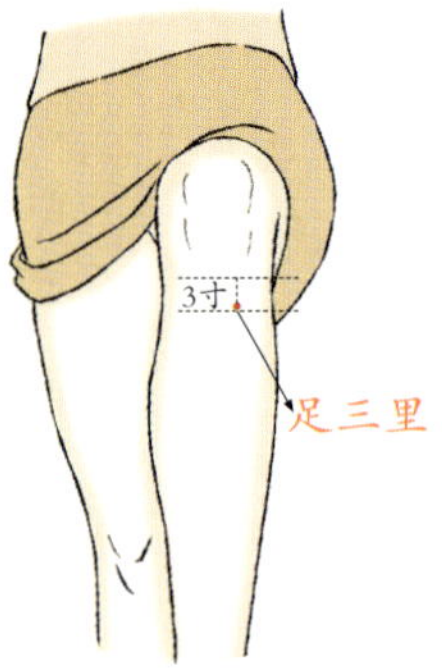

【取穴法】膝眼下三寸，胫骨前，向外一横指处。

便秘

主要症状：一周的排便次数少于三次，大便坚硬，不易排出，或粪便量少，排出困难，有时没有便意，或是排不干净。

最有疗效的穴位：支沟和天枢。

注意事项：支沟穴在手臂背部，指力中度即可，治疗儿童和患者应注意力度。

支 沟

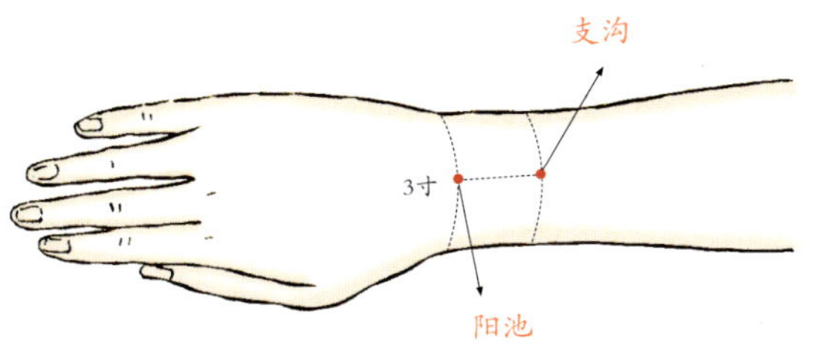

【取穴法】手背腕横纹的中点为阳池穴，阳池穴上3寸为支沟穴。

天 枢

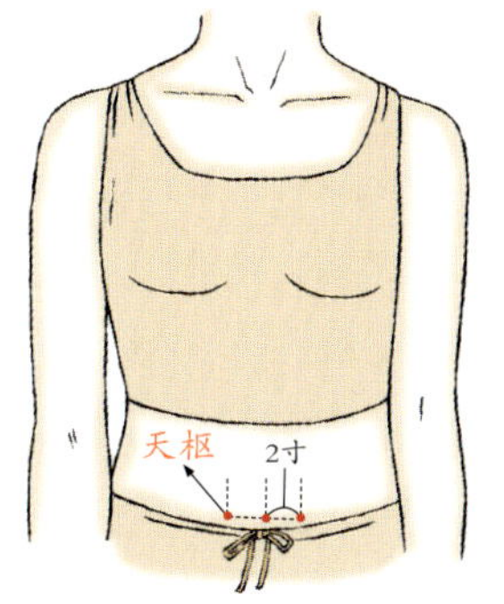

【取穴法】在脐旁开2寸，左右各一穴。

痔疮

主要症状：大便时看到流血、滴血或者粪便中带有血液或脓血，多数是由痔疮引起的；排便时有肿物脱出肛门，伴有肛门潮湿或有黏液，多数是由内痔脱出或直肠黏膜脱出；如果肛门有肿块，疼痛激烈，肿块标面色暗，呈圆形，可能是患了血栓性外痔；肛门肿块伴局部发热疼痛，是肛周脓肿的症状。

最有疗效的穴位：二白和承山。

注意事项：二白穴为经外奇穴，两手共四穴，用指压棒较方便。承山穴指压时会有强烈酸、麻、痛、胀感，可用较强刺激。

二 白

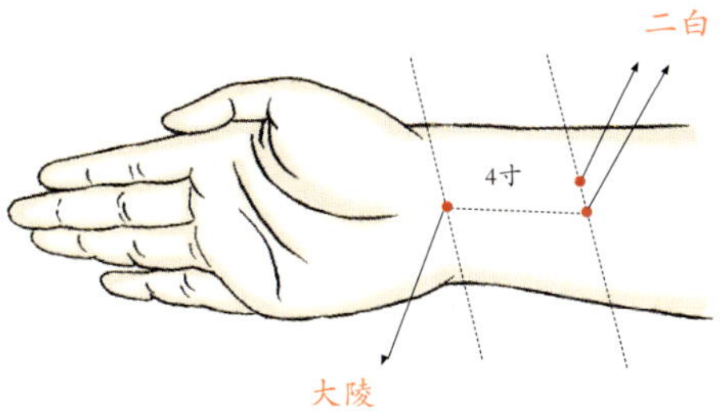

【取穴法】掌后横纹中点为大陵穴，大陵穴直上4寸处，一穴在两筋间，一穴在大筋外，左右两手共计四穴。

承 山

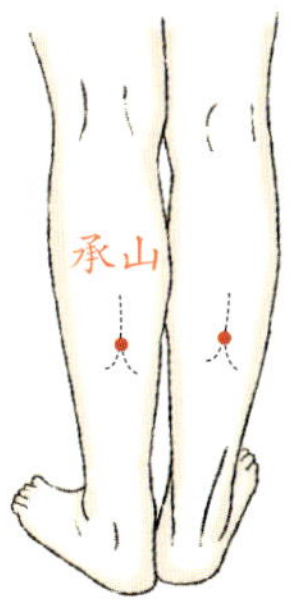

【取穴法】小腿腹肌中点，“人”形凹陷处，左右脚各一穴。

气喘

主要症状：发作时，呼吸急促，心跳加快，血压上升，咳嗽冒汗。静态时，胸部有紧迫感，呼吸困难，出现喘鸣声。秋冬季节温差大容易发作。

最有疗效的穴位：膻中和天突。

注意事项：膻中穴位于胸骨上，穴位深度浅，指尖用力即可达到。天突穴不宜用力过猛，恐引起剧烈咳嗽，或突发性呕吐。

膻 中

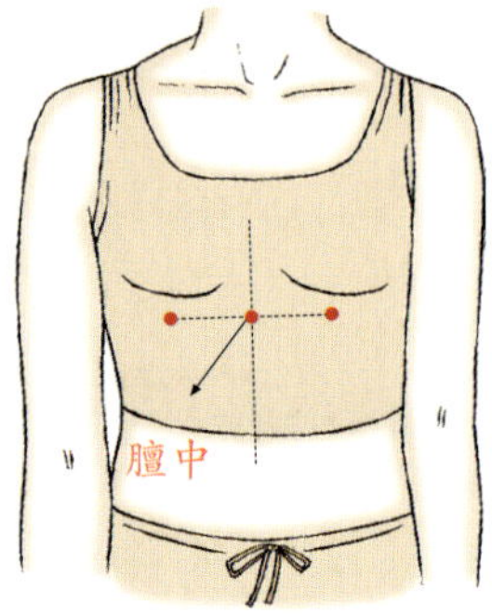

【取穴法】两乳头连成一线，取中间点即是。

天 突

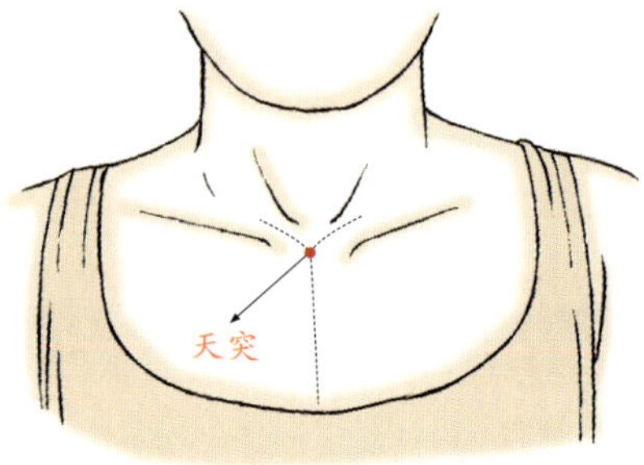

【取穴法】在左右锁骨与胸骨交接点的凹陷处即是。

流行性感冒

主要症状：流行性感冒起病急骤，轻重不一。可有急起高热，全身症状较重而呼吸道症状并不严重，表现为畏寒、发热、头痛、乏力、全身酸痛等。上呼吸道症状可有鼻塞、流涕、干咳、咽痛等。尚可见到恶心、呕吐、腹泻为主（胃肠型）的流感患者。体检病人呈急病容，面颊潮红，眼结膜轻度充血和眼球压痛，咽充血，口腔黏膜可有疱疹，发热症状可持续 3 ~ 5 日，体温可高达 40℃，肺部听诊仅有粗糙呼吸音，偶闻胸膜摩擦音。

最有疗效的穴位：大椎和风门。

注意事项：大椎穴指压力道不可过猛，并应注意患者是否有长骨刺或患有骨质疏松症。

大 椎

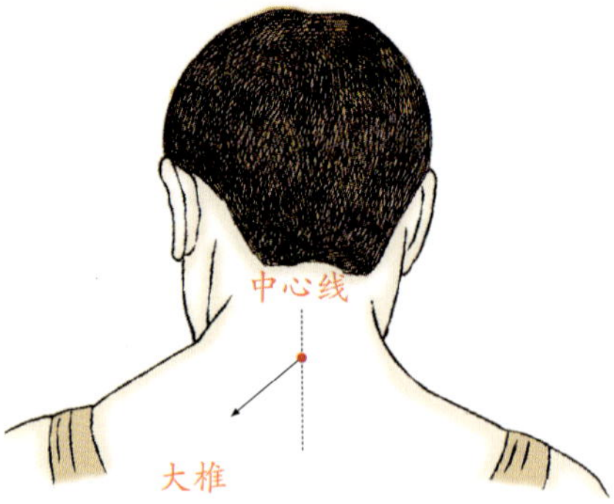

【取穴法】头微向前低，后颈部凸出高点微第七颈椎，其下凹陷处即是。

风 门

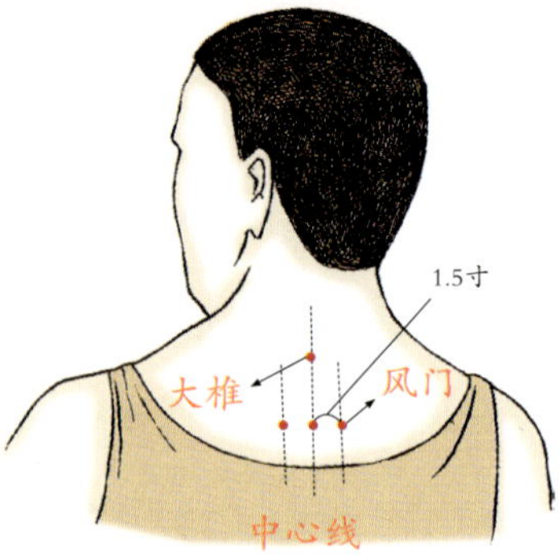

【取穴法】在大椎穴下，第二胸椎棘突点，旁开1.5寸即是，左右各有一穴。

高血压

主要症状：当血压突然升高到一定程度时会出现剧烈头痛、呕吐、心悸、眩晕等症状，严重时会发生神志不清、抽搐。这就属于急进型高血压和高血压危重症，多会在短期内发生严重的心、脑、肾等器官的损害和病变，如中风、心梗、肾衰等。

最有疗效的穴位：涌泉和人迎。

注意事项：人迎穴在颈动脉附近，宜仰头伸颈，用中指、食指压穴往轻推，要轻柔，切记过猛。

涌 泉

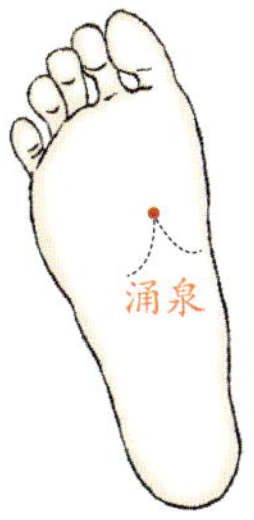

【取穴法】弯曲脚趾，脚底三分之一位置，有凹陷处的中间点即是，左右脚各有一穴。

人 迎

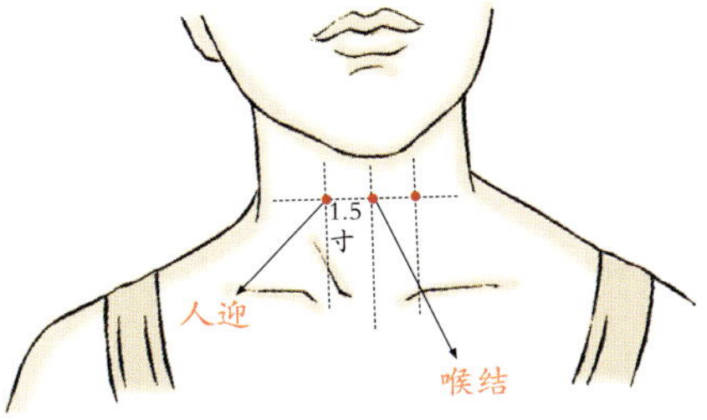

【取穴法】在喉结外侧1.5寸处，左右各一穴。

心肌梗死

主要症状：胸部中央突然产生剧痛，犹如针扎般强烈的刺痛。伴有恶心、呕吐感、呼吸困难、脸色苍白、冒冷汗、手足冰冷、指尖或嘴唇呈青紫色、血压下降、脉搏微细，严重时会立即休克或死亡。

最有疗效的穴位：内关和灵道。

注意事项：内关穴需指压按摩一次 5 分钟，直到有酸、麻、胀的感觉。

内 关

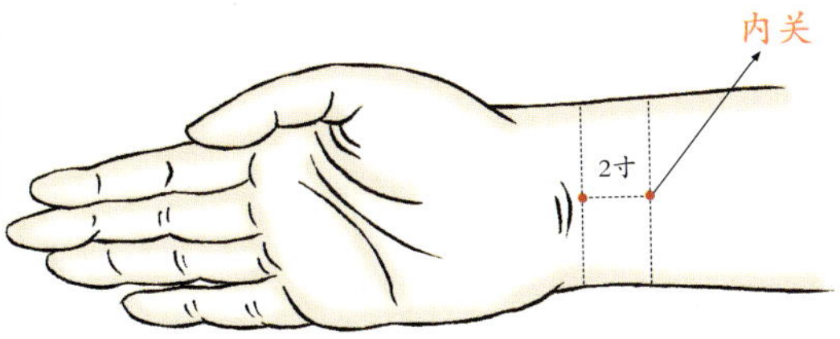

【取穴法】手腕横纹的中心点，往手臂上2寸的位置，其穴在两筋中间，左右两手各有一穴。

灵 道

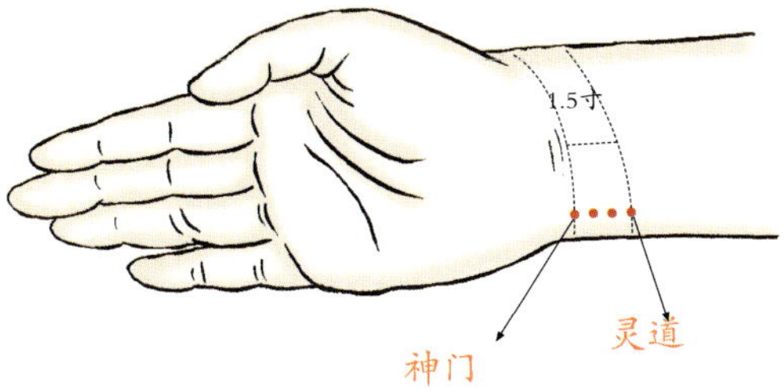

【取穴法】在神门穴往上1.5寸的位置，左右两手各有一穴。

糖尿病

主要症状：初期没有明显症状。中期先出现口渴，然后容易疲劳，开始消瘦，接着出现多吃、多喝、多尿。晚期出现视网膜病变及周边神经症状，如手脚麻木、肌肉萎缩或性功能退化，严重者出现尿毒症、急性心肌梗死及脑中风。

最有疗效的穴位：脾俞和足三里。

注意事项：脾俞　位于脊椎中心线旁，不宜过重，应注意患者是否患有骨质疏松症或脊椎病变。

脾 俞

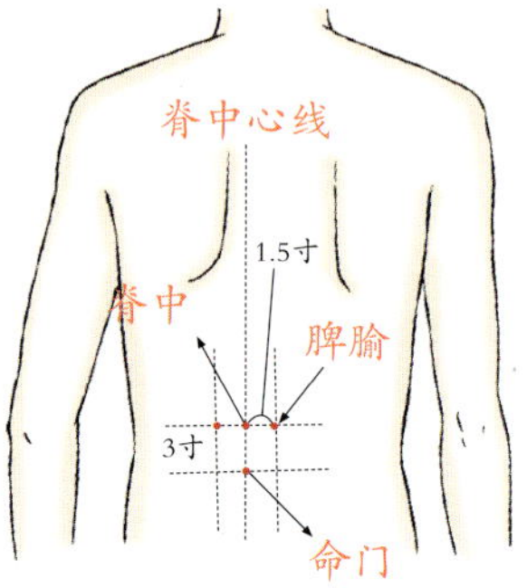

【取穴法】肚脐正后面为命门穴，此穴往上3寸为脊中穴，脊中穴左右旁开1.5寸处即是。

足三里

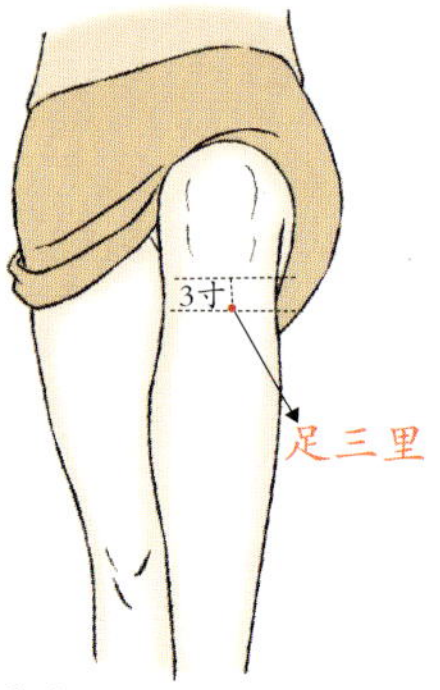

【取穴法】在膝眼下3寸，胫骨前外侧凹陷处即是，左右脚各有一穴。

痛风

主要症状：关节及周围软组织出现红肿疼痛，痛时如刀割般或撕裂啃咬般剧痛。因其发病快速如风，常见午夜足痛惊醒，故称痛风。

最有疗效的穴位：肾俞和阿是穴。

注意事项：肾俞穴在背部命门穴旁，指压力道中度即可，以酸麻感为度。阿是穴即压痛点穴，取发病部位之上下两个阿是穴，重力指压，使其酸麻感传至病位。

肾 俞

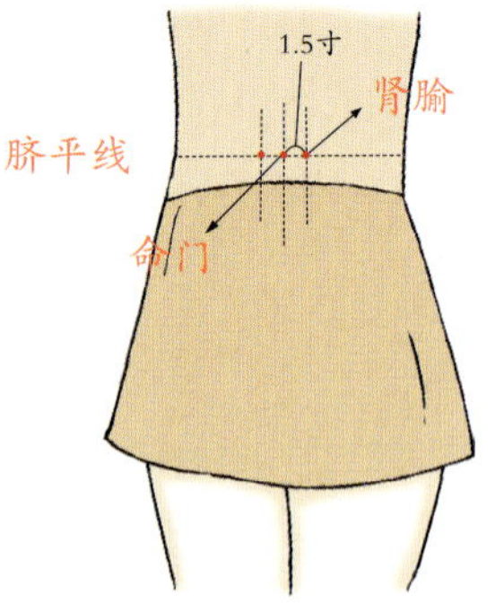

【取穴法】脊椎中心线与肚脐环平衡线交汇点即是命门穴，在命门穴左右旁开1.5寸即是，共有两穴。

阿是穴

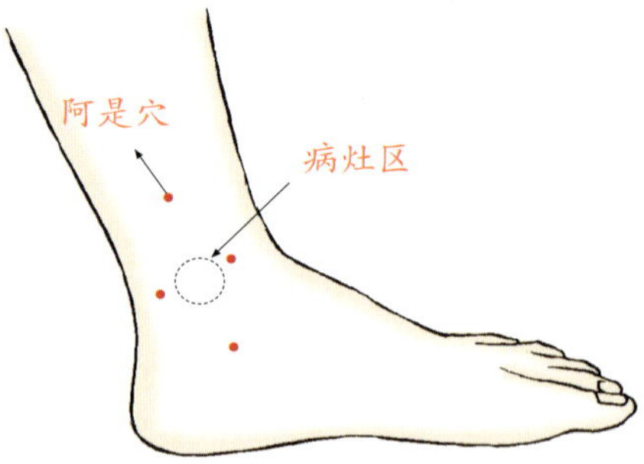

【取穴法】压痛点即是穴，俗称“天应穴”。

痛经

主要症状：月经前中后期，小腹、腰、外阴肛门疼痛。常伴有面色苍白、手足冰冷、头面部冷汗淋漓、恶心呕吐，严重者出现昏厥。

最有疗效的穴位：承山和合阳。

注意事项：合阳穴在小腿肌肉厚重处，指压力道宜重方能见效。

承山

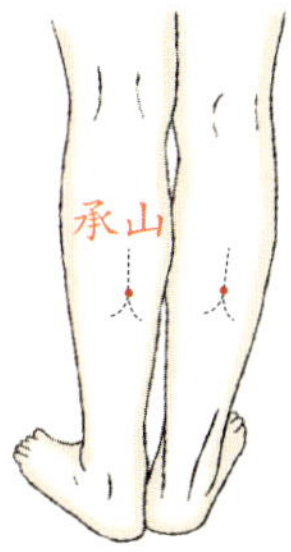

【取穴法】脚尖着地，小腿腿腹中间点出现“人”字形的凹陷处即是，左右两脚各有一穴。

合阳

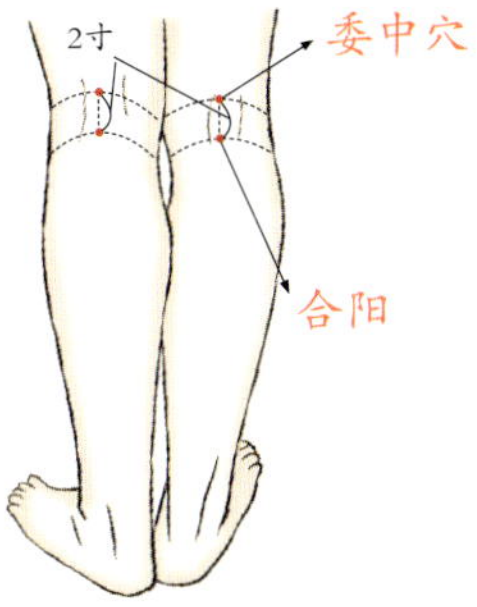

【取穴法】在委中穴往下2寸处即是，伸足取之，左右两脚，各有一穴。

孕妇呕吐

主要症状：妊娠初期（约第二个月）出现呕吐、恶心、厌食，持续数周，至第三四个月会自然消失，是妊娠的正常生理反应。

最有疗效的穴位：中脘和公孙。

注意事项：中脘穴深部为胃，宜空腹时指压，若饱食须防食物逆流食道。

中脘

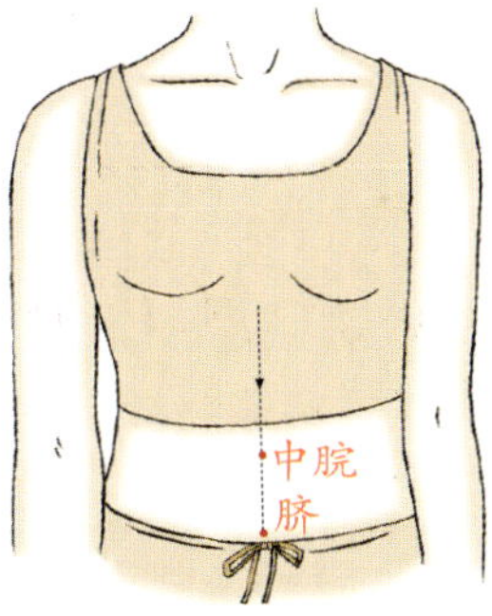

【取穴法】取胸骨剑突与脐的中间点即是。

合阳

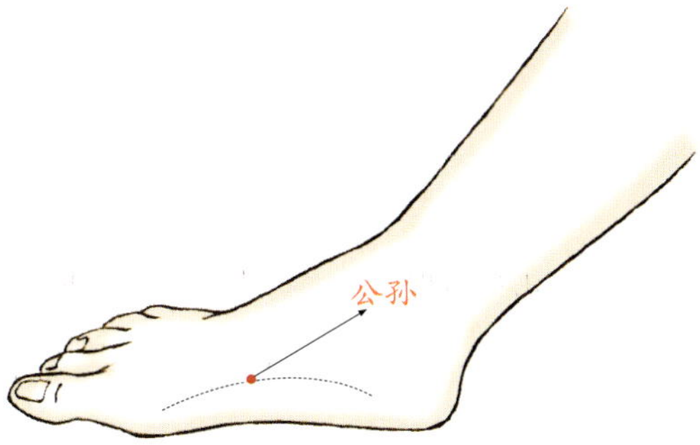

【取穴法】正坐合足，两足弓相距最远处即是，左右两脚各有一穴。

牙痛

主要症状：牙龈红肿、疼痛、有灼热感、口臭、口渴、喜冷饮，常伴有便秘、暴躁易怒、头痛、眩晕、疲倦，后期出现持续性牙疼。

最有疗效的穴位：液门和下关。

注意事项：液门穴对疼痛感极为敏感，指压力道适中即可，尤其对妇女、儿童。

液 门

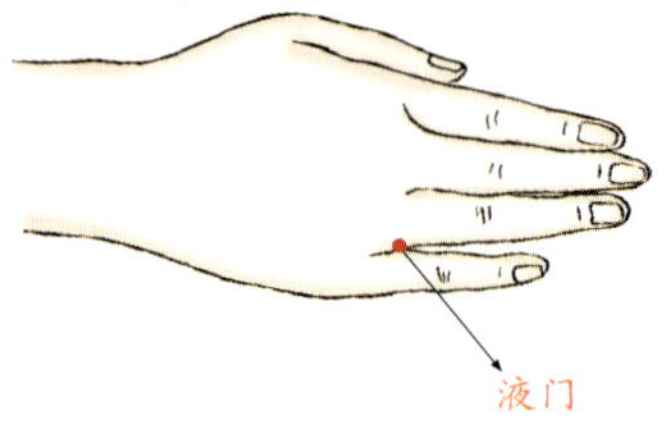

【取穴法】在小指和无名指之间的交接处即是，左右两手各有一穴。

下 关

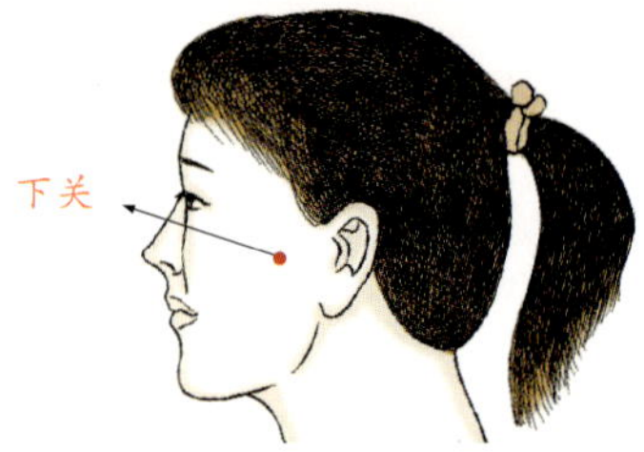

【取穴法】在颧骨弓下线凹陷处，张口有骨隆起，闭口凹陷又出，即是本穴，左右两侧各有一穴。

口腔溃疡

主要症状：唇内侧、舌头、舌腹、颊黏膜、前庭沟、软腭等部位，初发病时是一个或数个可以看得见的小红点，略有灼痛感，经过反复发作后转变成大小深浅不同的溃疡面，由病灶纤维蛋白和淋巴细胞渗出所形成的假膜覆盖着，疼痛明显，特别是吃饭或接触到刺激性食物时，疼痛会更加剧烈，灼痛难忍，重的口疮可扩展到整个口腔，表现为复发性口疮的疾病还有白塞氏病、口腔黏膜损伤性溃疡、疱疹性口炎、多形性红斑、结核性溃疡、接触性口炎、坏死性龈口炎和恶性溃疡等，其中恶性溃疡最为危险。

最有疗效的穴位：神阙和承浆。

注意事项：神阙穴指压时宜空腹进行，孕妇不适宜此穴。承浆穴对痛反应极为敏感，指压要轻柔。

神 阙

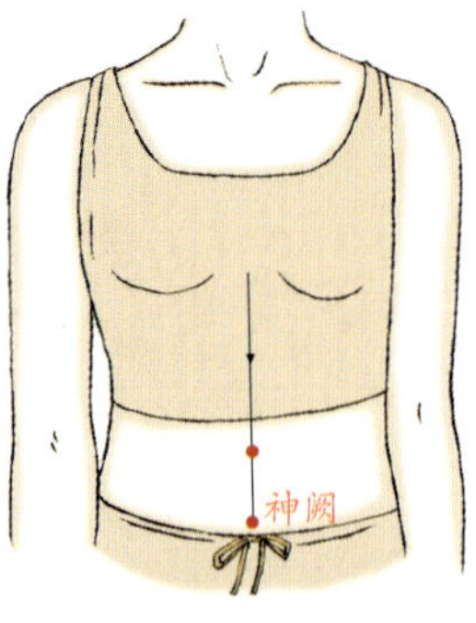

【取穴法】肚脐眼即是。

承 浆

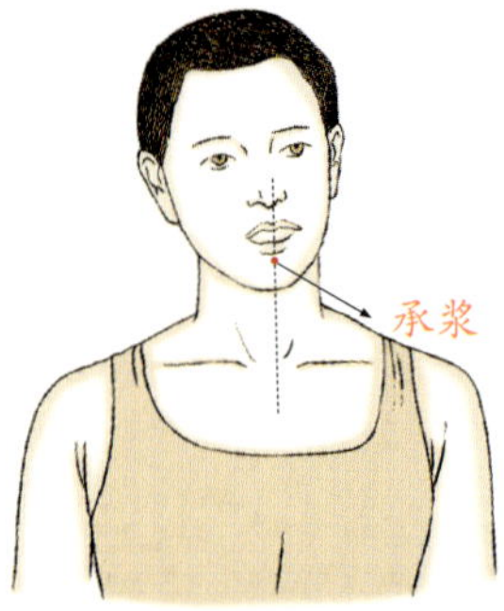

【取穴法】在下唇中中线与唇沟交叉点，有明显凹陷处即是。

落枕

主要症状：晨起突然颈部疼痛僵硬，头部活动受限，转动头则疼痛难忍。本病多晨间发作或气候变潮湿寒冷时，在活动后或气温回升时症状减轻，自然缓解。

最有疗效的穴位：风池和外关。

注意事项：风池穴在颈椎及耳垂间，是血管及神经密布的地方，指压不宜持续过久。外关穴在手臂外，内关穴在手臂内，刚好内外相对，临床上指压时，内外关同时进行，效果更好。

风 池

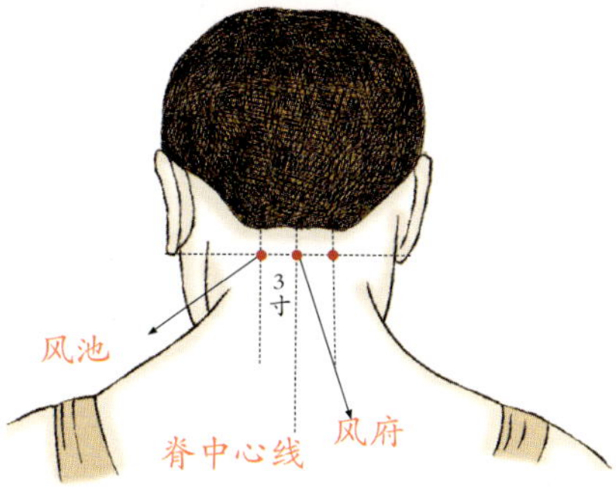

【取穴法】两耳垂连线的中点为风府穴，在风府穴左右旁开2寸即是，左右各有一穴。

外 关

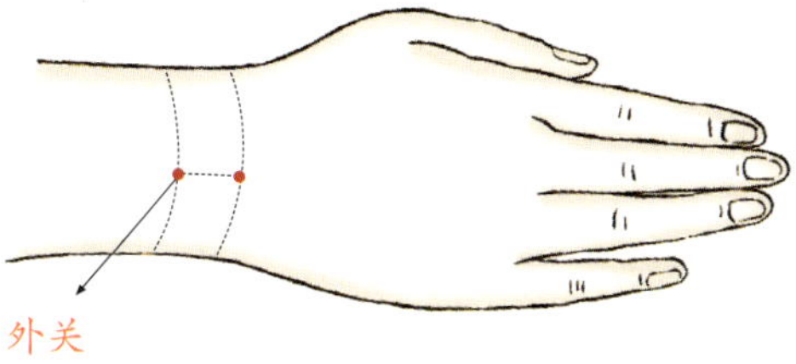

【取穴法】在手背，手腕横纹的中心点往上2寸的位置即是，左右两手各有一穴。

闪腰

主要症状：当用力不当，突然腰椎部位产生剧烈酸痛感。轻者腰部感觉不适，有局部疼痛。重者腰部持续性剧痛，不能行走和翻身。

最有疗效的穴位：天柱和养老。

注意事项：天柱穴在头后部，为神经及血管密集处，不要用力过猛。养老穴对痛感极为敏感，若用力过猛，恐造成手尺骨骨膜炎，应特别注意。

天 柱

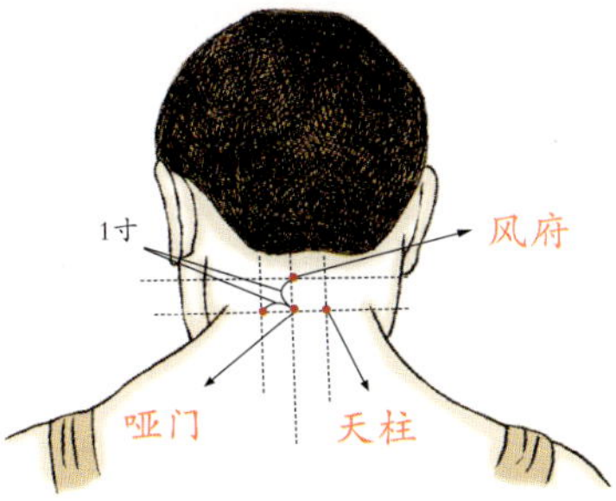

【取穴法】两耳垂连线中心点是风府穴，风府穴往下1寸是哑门穴，哑门穴旁开1寸即是，左右各有一穴。

养 老

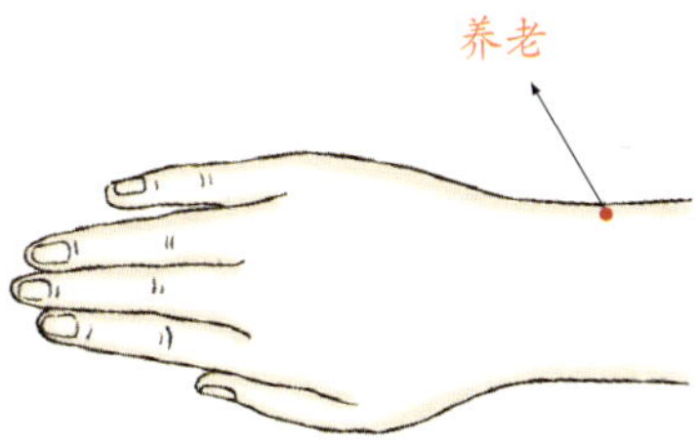

【取穴法】掌心向下，见尺骨头突出点，手心向胸，此高点会沉没，有明显凹陷处即是，左右两手各有一穴。

家庭医学全书